MODERNE ENTWICKLUNGEN AUF DEM GESTAGENGEBIET

HORMONE IN DER VETERINÄRMEDIZIN

SECHSTES SYMPOSION
DER DEUTSCHEN GESELLSCHAFT FÜR ENDOKRINOLOGIE
KIEL, DEN 28. BIS 30. APRIL 1959

SCHRIFTLEITUNG

PROFESSOR DR. H. NOWAKOWSKI
II. MED. UNIV.-KLINIK UND POLIKLINIK HAMBURG-EPPENDORF

MIT 276 ABBILDUNGEN

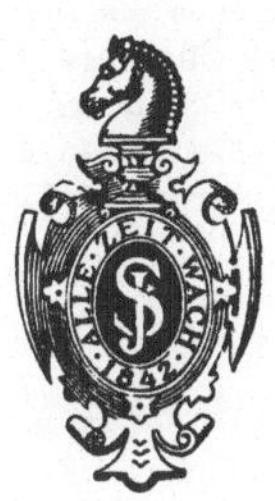

SPRINGER-VERLAG BERLIN HEIDELBERG GMBH

1960

ISBN 978-3-662-23272-9   ISBN 978-3-662-25301-4 (eBook)
DOI 10.1007/978-3-662-25301-4

Alphabetisches Verzeichnis der Referenten und Diskussionsredner

Aehnelt, E., Prof. Dr. med., Hannover, Klinik f. Tiergeburtshilfe u. -gynäkologie.

Algeo, W. J., M. S., Fort Collins, Colorado State University, USA.

Arcari, G., Dr. med., Milano, Laboratori Ricerche Farmitalia.

Baldratti, G., Dr. med., Milano, Laboratori Ricerche Farmitalia.

Bartelheimer, H., Prof. Dr. med., Berlin-Charlottenburg 9, II. Med. Klinik d. Freien Univ. im Städt. Krankenhaus Westend.

Becker, V., Prof. Dr. med. vet., Berlin-Zehlendorf, Klinik f. Pferdekrankheiten u. Institut f. Röntgen- u. Tierzahnheilkunde.

Berthet, J., Dr. med., Marseille 4/Frankreich, 16 av. Maréchal-Foch.

Blobel, R., Dr. med., Tübingen, Univ.-Frauenklinik.

Börnfors, St., Doz. Dr. med. vet., Malmö, Ferring AB.

Breuer, H., Doz. Dr. med., Bonn, Chirurg. Univ.-Klinik.

Brüggemann, J., Prof. Dr. Dr. med., München, Inst. f. Physiologie u. Ernährung d. Tiere d. Univ.

Buchholz, R., Priv.-Doz. Dr. med., Düsseldorf, Frauenklinik d. Med. Akademie.

Chang-Su Ahn, M., Dr. med., Frankfurt/M., I. Med. Univ.-Klinik.

Desaulles, P. A., Dr. med., Basel, Ciba AG., Pharmazeut. Abt.

Dhom, G., Priv.-Doz. Dr. med., Würzburg, Pathologisches Inst. d. Universität.

Dicsfalusy, E., Doz., Dr. med., Stockholm, Karolinska Sjukhuset.

Ditschuneit, H., Dr. med., Frankfurt/M., I. Med. Univ.-Klinik.

Engelhardt, F., Dr. med., Hamburg-Eppendorf, Neurolog. Univ.-Klinik.

Favier, G., Dr. med., Marseille 6/Frankreich, 122, Bd. Notre-Dame.

Federlin, K., Dr. med., Frankfurt/M., I. Med. Univ.-Klinik.

Ferin, J., Prof. Dr. med., Louvain/Belgien, Cliniques Universitaires.

Fuchs, F., Dr. med., Kopenhagen, Gynäkolog. Abt. d. Univ.-Frauenklinik.

Garrigues, J. C., Dr. med., Marseille 11/Frankreich, 109, Bd. St. Marcel.

Gassner, F. X., Prof. Dr. med. vet., Fort Collins, Colorado State University, USA.

Glaubitt, D., Dr. med., Hamburg-Eppendorf, I. Med. Univ.-Klinik.

Goslar, H., Dr. med., Tübingen, Anat. Institut d. Universität.

Grunert, E., Dr. med. vet., Hannover, Klinik f. Tiergeburtshilfe u. -gynäkologie.

Gusek, W., Dr. med., Hamburg-Eppendorf, Pathologisches Inst. d. Universität.

Haller, J., Dr. med., Göttingen, Univ.-Frauenklinik.

Hammerstein, J., Dr. med., Berlin-Charlottenburg 5, Univ.-Frauenklinik.

Hecht-Lucari, G., Prof. Dr. med., Rom, Via L. Respighi 16.

Herrmann, M., Dr. med., Gießen, Anatomisches Inst. d. Justus-Liebig-Universität.

Hevelke, G., Dr. med., Leipzig, Med. Univ.-Klinik.

Höpker, W., Doz. Dr. med., Lüdenscheid, Städt. Krankenhaus.

Hohlweg, W., Prof. Dr. med., Berlin NW 7, Inst. f. experiment. Endokrinologie d. Humboldt-Universität an der Charité.

Hollenbach, Ch., Dr. med., Kiel, Univ.-Frauenklinik.

Ijzerman, G. L., Oss/Holland, N. V. Organon.

Jaeger, K.-H., Dr. med., Freiburg-Betzenhausen, Sigsteinstr. 14.

Jöchle, W., Dr. med., Berlin-Dahlem, Inst. f. Tierzucht u. Erbpathologie d. Freien Universität.

Jores, A., Prof. Dr. med., Hamburg-Eppendorf, II. Med. Univ.-Klinik u. Poliklinik.

Junkmann, K., Prof. Dr. med., Berlin N 65, Schering AG., Müllerstraße 170/172.

Kaiser, R., Doz. Dr. med., München, I. Frauenklinik u. Hebammenschule der Universität.

Karg, H., Priv.-Doz., Dr. med. vet., München, Inst. f. Physiologie u. Ernährung d. Tiere d. Universität.

Karl, H. J., Dr. med., München, I. Med. Univ.-Klinik.

Knudsen, O., Doz. Dr. med. vet., Stockholm, Avdelningen för Obstetrik, Kungl. Veterinär-högskolan.

Koch, E., Priv.-Doz. Dr. med., Gießen, Med. Klinik d. Justus-Liebig-Universität.

Koch, F., Prof. Dr. med., Gießen, Med. und Nervenklinik d. Justus-Liebig-Universität.

Kracht, J., Prof. Dr. med., Hamburg-Eppendorf, Pathologisches Inst. d. Universität.

Krähenbühl, Ch., Dr. med., Basel, Ciba AG., Pharmazeut. Abt.

Kügelgen, B. von, Dr. med., Gießen, Med. u. Nervenklinik d. Justus-Liebig-Universität.

Langecker, H., Prof. Dr. med., Berlin N 65, Schöningstr. 1.

Lauritzen, Ch., Dr. med., Kiel, Univ.-Frauenklinik.

Lettow, E., Dr. med. vet., Berlin-Dahlem, Klinik u. Poliklinik f. kleine Haustiere d. Freien Universität.

Linke, A., Prof. Dr. med., Heidelberg, Med. Univ.-Klinik.

Lurie, R., Dr. med., Hannover, Physiolog. Inst. d. Tierärztlichen Hochschule.

Martin, R. P., Ph. D., Fort Collins, Colorado State University, USA.

Matsui, S., Dr. med., Hamburg-Eppendorf, Neuro-chirurg. Abt. d. Neurolog. Univ.-Klinik.

Muratore, R., Dr. med., Marseille 5/Frankreich, Faculté de Médecine Bd. d'Alès.

Napp, J.-H., Doz. Dr. med., Hamburg-Eppendorf, Univ.-Frauenklinik.

Niermann, H., Dr. med., Münster/Westf., Univ.-Hautklinik u. Poliklinik.

Nocke, L., Bonn, Chem. Abt. d. Chirurg. Univ.-Klinik.

Nowakowski, H., Prof. Dr. med., Hamburg-Eppendorf, II. Med. Univ.-Klinik u. Poliklinik.

Ober, K. G., Doz. Dr. med., Köln-Lindenthal, Univ.-Frauenklinik.

Oriol.Bosch, A., Dr. med., Hamburg-Eppendorf, II. Med. Univ.-Klinik u. Poliklinik.

Otaguro, K., Dr. med., Homburg (Saar), Univ.-Kliniken im Landeskrankenhaus.

Overbeck, G. A., Dr. med., Oss/Holland, N. V. Organon.

Overzier, C., Prof. Dr. med., Mainz, Med. Univ.-Klinik.

Payan, H., Dr. med., Marseille 6/Frankreich, 83, Rue St.-Jacques.

Petersen, H., Dr. med., Kiel, Med. Univ.-Klinik.

Petersohn, K. L., Dr. med., Kiel, Univ.-Frauenklinik.

Pfeiffer, E. F., Doz. Dr. med., Frankfurt/M., I. Med. Univ.-Klinik.

Pfeiffer, M., Dr. med., Frankfurt/M., I. Med. Univ.-Klinik.

Plotz, E. J., Prof. Dr. med., Chicago 37, The Chicago Lying-in-Hospital, USA.

Puck, A., Doz. Dr. med., Bonn, Univ.-Frauenklinik.

Rauscher, H., Prof. Dr. med., Wien IX., Univ.-Frauenklinik.

Rausch-Stroomann, J.-G., Dr. med., Hamburg-Eppendorf, I. Med. Univ.-Klinik.

Rick, W., Dr. med., Gießen, Med. u. Nervenklinik d. Justus-Liebig-Universität.

Riederle, K., Dr. med., Heidelberg, Med. Univ.-Klinik.

Rommel, P., Dr. med. vet., Leipzig, Geburtshilfliche Klinik d. Karl-Marx-Universität.

Rommel, W., Dr. med. vet., Leipzig, Ambulatorische Tierklinik.

Sala, G., Prof. Dr. med., Milano, Viale Beatrice d'Este 24.

Schirren, C., Dr. med., Hamburg-Eppendorf, Univ.-Hautklinik.

Schneider, W., Dr. med., Wien IX, I. Univ.-Frauenklinik.

Schöffling, K., Dr. med., Frankfurt/M., I. Med. Univ.-Klinik.

Schreiner, H. E., Dr. med., Hamburg-Eppendorf, Univ.-Hautklinik.

Schulz, E., Dr. med., Heidelberg, Med. Univ.-Klinik.

Schwarz, G., Dr. med., Heidelberg, Med. Univ.-Poliklinik.

Seige, K., Doz. Dr. med., Leipzig, Med. Univ.-Klinik.

Staemmler, H.-J., Doz. Dr. med., Kiel, Univ.-Frauenklinik.

Stange, H. H., Doz. Dr. med., Kiel, Univ.-Frauenklinik.

Suchowsky, G., Dr. med., Berlin N 65, Schering AG, Müllerstraße 170/172.

Swyer, G. I. M., M. A., D. Phil., M. R. C. P., London W. C. 1, University College Hospital.

Tamm, J., Doz. Dr. med., Hamburg-Eppendorf, II. Med. Univ.-Klinik u. Poliklinik.

Taupitz, A., Dr. med., Homburg (Saar), Univ.-Kliniken im Landeskrankenhaus.

Teitelbaum, M., Dr. med., Marseille 6/Frankreich, 133, Rue de Rome.

Témime-Morhange, A., Dr. med., Marseille 6/Frankreich, 137, Rue de Rome.

Ufer, J., Dr. med., Berlin N 65, Schering AG., Müllerstraße 170/172

Vague, J., Prof. Dr. med., Marseille 6/Frankreich, 19, Rue Fontange.

Voigt, K.-D., Doz. Dr. med., Hamburg-Eppendorf, II. Med. Univ.-Klinik u. Poliklinik.

Walter, K., Dr. med., Heidelberg, Med. Univ.-Klinik.

Weller, O., Doz. Dr. med., Gießen, Med. Univ.-Klinik.

Weisz, P., Dr. med., Budapest/Ungarn, Inst. f. Pathophysiologie d. Universität.

Wenner, R., Prof. Dr. med., Basel/Schweiz, Univ.-Frauenklinik.

Winkler, G., Dr. med., Gießen, Med. u. Nervenklinik d. Justus-Liebig-Universität.

Zaki, K., Dr. med. vet., Hannover, Klinik f. Tiergeburtshilfe u. -gynäkologie.

Zander, J., Doz. Dr. med., Köln-Lindenthal, Univ.-Frauenklinik.

Aus den Forschungslaboratorien der CIBA Aktiengesellschaft Basel
Pharmazeutische Abteilung

Moderne Entwicklung auf dem Gebiet der Gestagentherapie

Von

P. A. DESAULLES und CH. KRÄHENBÜHL

Seit CORNER und ALLEN im Lipoidextrakt von Corpora lutea die Anwesenheit des für die progestative Proliferation verantwortlichen Hormons demonstrierten (*8*), sind 30 Jahre verflossen und 25 Jahre, seit es HARTMANN und WETTSTEIN, gleichzeitig mit anderen Arbeitsgruppen, gelungen ist, Progesteron in kristalliner Form zu isolieren und seine Konstitution zu ermitteln (*1, 6, 33, 60*).

Die Gestagene feiern somit in diesem Jahr ihren 25jährigen Geburtstag, und es ist verlockend, aus diesem Anlaß einen Blick zurückzuwerfen. Man erkannte früh, daß die therapeutische Anwendung von Progesteron einigen Einschränkungen unterworfen ist. Peroral ist es, wenn überhaupt, nur sehr schwach wirksam. Da es im Organismus schnell abgebaut wird, müssen relativ große Mengen des Präparates injiziert werden. Die Forschung auf dem Gebiet der Gestagentherapie hat sich daher hauptsächlich auf wirksamere und peroral aktive Verbindungen gerichtet.

Nachdem sich Anhydro-hydroxy-Progesteron, das 1938 von INHOFFEN und HOHLWEG (*41*) entdeckt wurde, oral wirksam erwies (*9, 22*), schenkte man während der nächsten 15 Jahre der Entwicklung neuer gestagener Steroide nur wenig Aufmerksamkeit. Allerdings wurde bereits 1948 mitgeteilt, daß einige Derivate von Progesteron, darunter besonders das 11-Dehydro-Progesteron — speziell im Tierversuch —, nach parenteraler Verabreichung eine etwa 3mal stärkere Wirkung als Progesteron besitzen, nach peroraler Gabe jedoch fast wirkungslos sind (*45*). In den letzten 6 Jahren dagegen hat sich auf dem Gebiete der Gestagene eine besonders intensive Entwicklung von großer Mannigfaltigkeit abgezeichnet.

Bald erkannte man jedoch, daß diesen, dem Progesteron nahestehenden Steroiden, außer der gestagenen Wirkung noch andere Wirkungsqualitäten zukommen, wodurch sich diese Substanzen vom genuinen Hormon unterscheiden.

Diese Tatsache, die für die Klinik von nicht zu unterschätzender Bedeutung ist, erfordert eine genaue Charakterisierung der einzelnen Effekte dieser Substanzen in einem möglichst breit gewählten Spektrum von Testmethoden. Besonders wichtig war es zunächst, diejenigen Wirkungen zu ermitteln, die den im Organismus selbst auftretenden Gestagenen zukommen, um eine Vergleichsbasis für die zu untersuchenden gestagenen Steroide zu erhalten.

2 P. A. DESAULLES und CH. KRÄHENBÜHL:

Zu diesem Zwecke haben wir zuerst die verschiedenen, in Betracht kommenden Gestagene am mit Oestrogenen sensibilisierten Uterus des kastrierten Kaninchens bei parenteraler und peroraler Behandlung nach der Methode von CLAUBERG (*24, 46*) untersucht. Wir haben ferner ihre Wirkungen auf die Stromazellkerne des Uterus kastrierter Mäuse nach HOOKER und FORBES (*37*) gemessen.

Die zum Vergleich herangezogenen wichtigsten Gestagene haben wir nach ihrer Herkunft und chemischen Zugehörigkeit tabellarisch geordnet.

Von den natürlich auftretenden Gestagenen sind nur diejenigen angeführt, deren Wirkung mehr als ein Zehntel des Progesterons beträgt (Tab. 1 und 2).

Tabelle 1. *Wirkungsvergleich natürlicher Gestagene*

	HOOKER-FORBES (Maus)	CLAUBERG (Kaninchen) s. c.
Progesteron	100	100
Δ^4-3-Keto-20 α-ol	40	30—50
Δ^4-3-Keto-20 β-ol	200	10—20
21-Oxy-Progesteron (Desoxycorticosteron) . .	6[1]	10

Progesteron subcutan = 100

[1] Nur parenteral, nicht jedoch lokal wirksam. Alle Verbindungen peroral unwirksam.

Tabelle 2. *Wirkungsqualitäten natürlicher Gestagene*

	Androgene Wirkg.		Anabole Wirkg.	Uterotrope Wirkung	Östrogene Wirkung	Wirkung auf Elektrolyten NNlose Ratte
	Kapaun	Ratte ♂ kastr.	Ratte ♂ kastr.	Ratte ♀ kastr.	Ratte ♀ kastr.	
Progesteron	∅	(+)	(+)	(+)	∅	Na-Ret. +
Δ^4-3-Keto-20 α-ol	∅	∅	∅	(+)	∅	
Δ^4-3-Keto-20 β-ol	∅	∅	∅	∅	∅	
21-Oxy-Progesteron (Desoxycorticosteron) . . .	∅	∅	∅	+	∅	Na-Ret. ++

(Parenterale Verabreichung)

∅ wirkungslos, (+) angedeutete, + mäßige, ++deutliche, +++starke Wirkung

Progesteron ist nach wie vor das wirksamste natürliche Gestagen. Auf dieses, das gleich 100 gesetzt wird, beziehen sich die angegebenen Werte für die parenteral wirksamen Gestagene. Nur im Hooker-Forbes-Test zeigt sich das Δ^4-3-Keto-pregnan-20-β-ol zweimal wirksamer als Progesteron selbst. Nach der Methode von CLAUBERG, beträgt jedoch seine Aktivität nur $^1/_5$ bis $^1/_{10}$ derjenigen von Progesteron (*67*). Das 20-α-ol-Derivat ist im Hooker-Forbes-Test weniger wirksam, nach CLAUBERG jedoch etwas wirksamer. Desoxycorticosteron zeigt in beiden Tests nur schwache Wirkungen. Wichtig ist die Tatsache, daß keine dieser Substanzen peroral wirkt.

Als Maß für die anderen Wirkungsqualitäten der Gestagene wurde die androgene Wirkung am Kapaunenkamm und an den Sexualadnexorganen der kastrierten männlichen Ratte geprüft. Die anabole Wirkung wurde nach EISENBERG und GORDAN (*19, 34*) untersucht. Die Beeinflussung des Uteruswachstums wurde an weiblichen, kastrierten Ratten ermittelt, die Wirkung auf das Vaginalepithel, als Maßstab des östrogenen Effektes, nach ALLEN und DOISY (*23*). Die Wirkung

auf den Elektrolyten- und Wasserhaushalt untersuchten wir an nebennierenlosen, mit NaCl belasteten Ratten (*12*).

Daraus ergibt sich, daß dem Progesteron eine leichte androgene und anabole Wirkung zukommt (*52, 53*). Einen gewichtssteigernden Effekt auf den Uterus zeigen besonders Desoxycorticosteron (*65*), in geringerem Maße Progesteron und Δ^4-3-Ketopregnan-20α-ol (*66*).

Aus Tab. 2 geht ferner die bekannte deutliche natriumretinierende Wirkung des Desoxycorticosterons hervor (*11, 44*); ein Effekt, den in weit schwächerem Maß auch Progesteron zeigt (*47*). Vielleicht beruht darauf die lebenserhaltende Wirkung des Progesterons am nebennierenlosen Tier (*48*).

Substitutionen im Ring D oder Ring B und D des Steroidgerüstes führen zu Klassen von synthetischen Gestagenen, die sich quantitativ und auch z. T. qualitativ vom Progesteron unterscheiden (Tab. 3 und 4).

Tabelle 3. *Wirkungsvergleich synthetischer, in C 6 und C 17 substituierter Steroide*

X=6α Y=17β Z=17α				Substitutionen in C 6 und C 17		
				HOOKER-FORBES (Maus)	CLAUBERG (Kaninchen)	
					subcutan	peroral
H	COCH₃	CH₃	17α-Methyl-Progesteron		200	∅
H	COCH₃	OH	17α-Hydroxy-Progesteron	5000 bis 6000	10	∅
H	COCH₃	OAc	17α-Acetoxy-Progesteron		300—400	200—400
CH₃	COCH₃	OAc	17α-Acetoxy-6α-methyl-Progesteron		1500—2000	5000—6000
H	COCH₃	H	Progesteron	100	100	<0,2—0,5
CH₃	OH	C≡CH	6α-Methyl-17α-äthinyl-Testosteron		etwa 60	etwa 150—200
CH₃	OH	C≡CCH₃	6α-21-Dimethyl-17α-äthinyl-Testosteron		>·100	>200
H	OH	C≡CH	17α-Äthinyl-Testosteron	0,1	30	100

Progesteron subcutan = 100
Äthinyl-Testosteron peroral = 100

Tabelle 4. *Wirkungsqualitäten synthetischer, in C 6 und C 17 substituierter Steroide*

	Androgene Wirkung		Anabole Wirkung	Uterotrope Wirkung	Oestrogene Wirkg.	Wirkung auf Elektrolyten
	Kapaun	Ratte ♂ kastr.	Ratte ♂ kastr.	Ratte ♀ kastr.	Ratte ♀ kastr.	NNlose Ratten
17α-Methyl-Progesteron . .	∅	(+)	(+)	(+)	∅	
17α-Hydroxy-Progesteron .	∅	+ (+)	+ (+)	+	∅	
17α-Acetoxy-Progesteron . .	∅	(+)	(+)	(+)	∅	
17α-Acetoxy-6α-methyl Progesteron	∅	+ (+)	++	+	∅	
Progesteron	∅	(+)	(+)	(+)	∅	Na-Ret. +
17α-Äthinyl-6α-methyl-Testosteron	∅	(+) ∅	(+)	(+) ∅	∅	
17α-Äthinyl-6α,21-Dimethyl-Testosteron	∅	∅	(+)	∅	∅	
17α-Äthinyl-Testosteron . .	(+)	+	+	(+)	∅	

Zeichenerklärung s. Tab. 2   (Parenterale Verabreichung)

Anhydro-hydroxy-Progesteron, bzw. Äthinyl-Testosteron, zeichnet sich durch seine perorale Wirksamkeit im Clauberg-Test aus; auf dieses, das gleich 100 gesetzt wird, beziehen sich die angegebenen Werte für die peroral wirksamen Gestagene, ähnlich wie Progesteron für die parenteral wirksamen.

Die Wirkung dieser Substanz beträgt nach parenteraler Applikation im Clauberg bzw. Hooker-Forbes-Test (38) allerdings nur $^1/_3$ bis $^1/_{1000}$ der Progesteronwirkung. Der Verlust der C_{21}-Seitenkette scheint mit einer starken Einbuße im Hooker-Forbes-Test einherzugehen. Nach subcutaner Applikation ist 17α-Methyl-Progesteron im Clauberg-Test etwas wirksamer (62), 17α-Hydroxy-Progesteron dagegen weniger wirksam als Progesteron. 17α-Hydroxy-Progesteron, das eigentlich auch als natürliches Gestagen betrachtet werden kann, ist im Hooker-Forbes-Test das bis jetzt wirksamste Präparat (68). Beide Stoffe sind jedoch per os unwirksam.

17α-Acetoxy-Progesteron und besonders 6α-Methyl-17α-acetoxy-Progesteron stellen sowohl parenteral als auch peroral hochwirksame Gestagene dar (10, 54, 63), von denen das zweite das vorläufig wirksamste der bekannten Gestagene darstellt (3, 55). 6α-Methyl- und 6α-21-Dimethyl-äthinyl-Testosteron stellen neue Gestagentypen dar (7), von denen die 6α-21-Dimethyl-Verbindung eine starke perorale Wirksamkeit besitzt (16). Wir beobachten somit unterschiedliche relative Wirkungsstärken, je nach parenteraler bzw. peroraler Gabe.

Tabelle 5. *Wirkungsvergleich synthetischer im Ring A substituierter Steroide*

X (19 Nor Δ^4)	Y (17 β)	Z (17 α)	Im Ring A substituierte Substanzen (19-Nor-Verbindungen)	HOOKER-FORBES (Maus)	CLAUBERG (Kaninchen) subcutan	CLAUBERG (Kaninchen) peroral
do	COCH$_3$	H	19-Nor-Progesteron	50—100	600—800	etwa 20—50
do	OH	H	19-Nor-Testosteron	∅	etwa 1—2	etwa 20
do	OH	CH$_3$	19-Nor-17α-Methyl-Testosteron	∅	100—200	350—400
do	OH	C$_2$H$_5$	19-Nor-17α-Äthyl-Testosteron	∅	400—500	80—100
do	OH	C≡CH	19-Nor-17α-Äthinyl-Testosteron	∅	80—100	200
$\Delta^{5—10}$						
do	OH	CH$_3$	$\Delta^{5—10}$-19-Nor-17α-methyl-Testosteron	∅	20—25	100—150
do	OH	C≡CH	$\Delta^{5—10}$-19-Nor-17α-äthinyl-Testosteron	∅	15—20	100
19 Methyl Δ^4						
do	COCH$_3$	H	Progesteron	100	100	<0,2—0,5
do	OH	C≡CH	17α-Äthinyl-Testosteron	0,1	30	100

Progesteron subcutan = 100
Äthinyl-Testosteron peroral = 100

Alle diese Verbindungen zeichnen sich an der Ratte durch eine schwache bis mäßige androgene oder anabole Wirkung aus, die nur beim 6α-Methyl-17α-acetoxy-Progesteron und zum Teil beim 17α-Hydroxy-Progesteron etwas deutlicher sind (*50*). Als einziges zeigt Äthinyl-Testosteron am Kapaunenkamm andeutungsweise einen stimulierenden Effekt (*25*).

Auf das Uteruswachstum sind die 17α-Äthinyl-Derivate kaum oder sogar unwirksam; nur 17α-Hydroxy-Progesteron und 6α-Methyl-17α-acetoxy-Progesteron zeigen hier eine mäßige Wirkung (*56*).

Alle Präparate dieser Gruppe sind oestrogen unwirksam.

Werden aber im Ring A und D des Steroidgerüstes Substitutionen vorgenommen, so kommt man zu einer Klasse synthetischer Gestagene, die sich sowohl qualitativ als auch quantitativ vom nativen Progesteron unterscheiden (Tab. 5 und 6).

Tabelle 6. *Wirkungsqualitäten synthetischer im Ring A substituierter Steroide*

	Androgene Wirkung		Anabole Wirkung	Uterotrope Wirkung	Östrogene Wirkg.	Wirkung auf Elektrolyten NNlose Ratte
	Kapaun	Ratte ♂ kastr.	Ratte ♂ kastr.	Ratte ♀ kastr.	Ratte ♀ kastr.	
19-Nor-Progesteron	∅	(+)	∅			
19-Nor-Testosteron	++	+	++(+)	(+)	∅	
19-Nor-17α-Methyl-Testosteron	++	++	+++	+	∅	Na-Mehrausscheidung
19-Nor-17α-Äthyl-Testosteron	+++	+ (+)	+++	+	∅	Na-Mehrausscheidung
19-Nor-17α-Äthinyl-Testosteron	∅	+	(+)	+ (+)	+	
$\Delta^{5—10}$-17α-Methyl-Nor-Testosteron	+	+	++	+ (+)	+	Na-Retent.
$\Delta^{5—10}$-17α-Äthinyl-Nor-Testosteron	∅	∅	∅	++	+	Na-Retent.
Progesteron	∅	(+)	(+)	(+)	∅	Na-Retent.
17α-Äthinyl-Testosteron . .	(+)	+	+	(+)	∅	

(Parenterale Verabreichung)

Zeichenerklärung s. Tab. 2

Schon 1944 wurde erkannt, daß 19-Nor-Analoge des Progesterons wirksamer sind als die Ausgangssubstanz (*2*). Aber erst 1953 wurde die bedeutende Wirksamkeit des 19-Nor-Progesterons festgestellt, die sich nur nach parenteraler Applikation im Clauberg-Test manifestiert (*64*). Obwohl das Präparat eine in 17β stehende Methyl-Keton-Seitenkette hat, ist seine Aktivität im Hooker-Forbes-Test bloß $1/_2$ derjenigen des Progesterons (*68*).

Während dem Nor-Testosteron nur unbedeutende Gestagenwirkungen zukommen, zeigen Derivate des 19-Nor-Testosterons eine größere Wirkungsintensität, die bei 19-Nor-17α-Methyl- und 17α-Äthinyl-Testosteron besonders nach peroraler Verabreichung, bei 19-Nor-17α-Äthyl-Testosteron besonders nach parenteraler Verabreichung deutlich ist (*14, 15, 17, 49*).

Eine Δ^{5-10}-3-Keto-Konfiguration im Ring A vermindert im allgemeinen die parenterale Wirksamkeit (*58*), die perorale dagegen bleibt noch relativ hoch sowohl bei Δ^{5-10}-17α-Methyl-Nor-Testosteron wie bei Δ^{5-10}-17α-Äthinyl-Nor-Testosteron und entspricht etwa derjenigen von 17α-Äthinyl-Testosteron.

Werden diese Verbindungen auf ihre anderen Wirkungen untersucht, so stechen besonders bei 19-Nor-Testosteron und seinen 17α-Methyl- und Äthyl-Derivaten die starke androgene und anabole Wirkung hervor, die sich hier besonders am Kapaunenkamm, aber auch an der Ratte beobachten lassen (*15, 35, 59*). Alle drei Präparate wirken wachstumsfördernd auf den Uterus, Nor-methyl- und Noräthyl etwas stärker als die unsubstituierte Nor-Verbindung. Sie bewirken dagegen keine Cornifikation der Vaginalepithelzellen und sind somit eigentlich als oestrogen unwirksam zu betrachten.

Das 17α-Äthinyl-Derivat dagegen besitzt kaum androgene oder anabole Wirkungen, fördert aber in höherem Maß das Uteruswachstum und besitzt schwache aber deutliche oestrogene Eigenschaften auf das Vaginalepithel (*43*).

Alle Substanzen dieser Gruppe haben an nebennierenlosen Ratten eine leichte, aber deutliche, die Na^+-Ausscheidung fördernde Wirkung, die besonders beim 17α-Äthyl-Nor-Testosteron hervorsticht (*42*).

Von den Δ^{5-10}-Nor-Testosteron-Derivaten zeigt das 17α-Methyl schwache androgene und oestrogene Eigenschaften sowie gleichzeitig eine deutliche anabole und uteruswachstumsfördernde Wirkung (*21*). Das 17α-Äthinyl-Derivat ruft keine androgenen Effekte hervor, besitzt aber deutliche uteruswachstumsfördernde und oestrogene Wirkungen (*18, 51*). Beide Substanzen bewirken an nebennierenlosen, mit Salzlösung belasteten Ratten eine leichte Natriumretention.

Tabelle 7. *Wirkungsvergleich halogenierter Steroide*

W 9α-	X 11-	Y 21-	Z 17α-	Halogenierte Gestagene	
				Clauberg (Kaninchen)	
				subcutan	peroral
F	βOH	CH_3	H	10—20	300—500
Br	O	CH_3	H	50	300—500
H	H	CH_2F	H	100	20
H	H	CH_3	Br	etwa 150—200	20
Progesteron				100	$<0,2$—0,5
17α-Äthinyl-Testosteron				30	100

Progesteron subcutan = 100
Äthinyl-Testosteron peroral = 100

Entsprechend der Einführung eines Halogenatomes an besonderen, bevorzugten Stellen des Steroidgerüstes der Corticoide (*4, 13, 30*) wurde geprüft, ob dasselbe Vorgehen auch beim Progesteronmolekül zu qualitativen und quantitativen Änderungen der gestagenen Wirkung führen könnte (Tab. 7).

Die angegebenen Beispiele stellen einige der bis jetzt am wirksamsten gefundenen Substanzen dieser Gruppe dar. Die Einführung eines Fluor- oder Bromatoms in 9α-Stellung ergibt gegenüber 17α-Äthinyl-Testosteron eine etwas verbesserte perorale Wirkung (*31*). Substitutionen in 21 (*18, 28*) oder 17α-Stellung (*27*) ergeben entweder eine gleiche oder eine etwas höhere parenterale Wirksamkeit als Progesteron selbst. Von dieser Körperklasse sind von uns wenig andere Wirkungen untersucht worden. Jedoch ist bekannt, daß mit 9α-Halogen substituierte 11β-Hydroxy- oder Keto-Progesterone eine deutliche Hemmwirkung auf den mit Oestradiol zum Wachstum gebrachten Uterus verschiedener Nagetiere ausüben (*39*).

Diese Tatsache führt zu einem weiteren Aspekt der Gestagene. In den bisherigen Darlegungen haben wir von einigen wichtigen Vertretern dieser Körperklasse nur die eigentlich trophischen Wirkungen in Betracht gezogen; im folgenden werden wir nun versuchen, einige antagonistische Effekte im sexualendokrinen Wirkungskreis aufzuzeigen. Es ist bekannt, daß Progesteron und besonders auch einige Gestagene ausgesprochene Hemmeffekte auf gewisse sexualendokrine Funktionen ausüben. So hemmen sie zum Beispiel die wachstumsfördernden Eigenschaften des 17 β-Oestradiols auf den Rattenuterus (20). Sie rufen Störungen des normalen Oestrusrhythmus an Ratte und Maus hervor (51) und hemmen den Follikelsprung (29). Sie vermindern ebenfalls die Gonadotrophinausscheidung (32), was an Parabionten besonders klar zum Ausdruck kommt.

In der nächsten Tabelle (Tab. 8) haben wir versucht, die antagonistischen Effekte einiger ausgewählter Substanzen hinsichtlich ihrer sexualendokrinen Wirkungen zu vergleichen.

Tabelle 8. *Antagonismus gegenüber endokrinen Wirkungen an der Ratte nach parenteraler Behandlung*

	Anti-uterotrope Wirkung	Anti-gonadotrope Wirkung	Ovulations-Hemmung	Oestrus-Hemmung
		(Ratte)		
Progesteron	100	100	100	100
6α-Methyl-17α-acetoxy-Progesteron	100	>10		100
19-Nor-17α-Methyl-Testosteron .	>1000	20000—40000	5000	>5000
19-Nor-17α-Äthyl-Testosteron. .	5000—7000	etwa 500000	10000	>10000
19-Nor-17α-Äthinyl-Testosteron .	1500—5000	5000—7500	2000	2000
Δ^{5-10}-17α-Äthinyl-Nor-Testosteron	>10	4000—5000	2000	

(Parenterale Verabreichung)

Progesteron = 100

Zur Erleichterung der an sich schon schwierigen Interpretation der Ergebnisse wurden diese Versuche an der gleichen Tierart, in diesem Fall an der weiblichen Ratte, bei parenteraler Behandlung durchgeführt. Verglichen wurden miteinander die Hemmung auf die uterotropen Wirkungen des Oestradiols (20), des gonadotropen Hormons an parabiotischen Tieren (36), der Ovulation und des Oestrusrhythmus. Wie bei den anderen Tabellen wurde Progesteron zum Vergleich herangezogen.

Die antioestrogene Wirkung von Progesteron ist bekannt (40), wie auch sein antigonadotroper (26), ovulationshemmender und den Oestrusrhythmus hemmender Effekt.

6α-Methyl-17α-Acetoxy-Progesteron übt Wirkungen aus, die im allgemeinen nur wenig von denjenigen des genuinen Präparates verschieden sind. 19-Nor-Testosteron-Derivate dagegen zeigen sehr starke antioestrogene Wirkungen, die weit über diejenigen des Testosterons hinausgehen.

Nor-methyl-Testosteron ist etwa 10 mal wirksamer als Progesteron; Nor-äthyl- und Nor-äthinyl-Testosteron wirken ungefähr gleich stark und sind 50—70 mal wirksamer als Progesteron (20). Ihre antigonadotropen Wirkungen sind noch ausgesprochener. Nor-äthyl-Testosteron zeigt eine hohe Aktivität und ist etwa 5000 mal wirksamer als Progesteron. Nor-methyl-Testosteron ist mit einer im Vergleich zu Progesteron 200—400 fachen Aktivität etwa 10 mal weniger wirksam als jenes; Nor-äthinyl-Testosteron und Δ^{5-10}-Äthinyl-Nor-Testosteron sind 50—75 bzw. 40—50 mal wirksamer als Progesteron: beide sind etwa 100 mal weniger wirksam als Nor-äthyl-Testosteron (*26*).

Hinsichtlich der Ovulationshemmung und Unterdrückung des Oestrusrhythmus sind diese Verbindungen etwas weniger wirksam. Hier zeigt sich Nor-äthyl-Testosteron wieder am aktivsten. Dieses ist etwa 100 mal wirksamer als Progesteron, in absteigender Reihe folgen ihm Nor-methyl-, Nor-äthinyl- und Δ^{5-10}-17 α-Äthinyl-Nor-Testosteron, die beide etwa die gleiche Wirkung aufweisen.

Da sich diese Verbindungen durch unterschiedliche gestagene Wirkungsstärken auszeichnen, die ihren Ausdruck in der ersten Tabelle gefunden haben, kann man die eigentlichen trophischen und antagonistischen Effekte dieser Substanzen auch bei gleichgewählter gestagener Wirkung nach parenteraler Applikation miteinander vergleichen, wodurch eine weitere Beurteilung möglich ist.

Nimmt man die androgene, anabole, uteruswachstumsfördernde Wirkung als Ausdruck der trophischen Wirkungen nebst den gestagenen Effekten, die als gemeinsamer Nenner bei diesem Vergleich dienen, und als antagonistische Wirkungen den antioestrogenen Effekt und die hypophysäre gonadotrope Hormonhemmung, so ergibt sich folgendes Bild (Tab. 9).

Tabelle 9. *Wirkungsvergleich bei gleicher gestagener Wirkung nach parenteraler Behandlung*

| | Trophische Wirkungen | | | | Antagonistische Wirkungen | |
	Andro-gen	Anabol	Utero-trop	Östro-gen	Antiöstrog.	Hypo-physen-Hemmung
Progesteron	∅	∅	(+)	∅	(+)	+
6 α-Methyl-17 α-acetoxy-Progesteron	∅	∅	∅	∅	∅	(+)
19-Nor-17 α-Methyl-Testosteron	+	+ +	(+)	∅	+	+ +
19-Nor-17 α-Äthyl-Testosteron	(+)	+ +	(+)	∅	+ +	+ + +
19-Nor-17 α-Äthinyl-Testosteron	∅	∅	+	+	+ (+)	+ (+)
Δ^{5-10}-17 α-Äthinyl-Nor-Testosteron	∅	∅	+ +	+ + +	∅	+ + +

(Parenterale Verabreichung)

Dem Progesteron und besonders dem 6 α-Methyl-17 α-Acetoxy-Progesteron kommen neben der gestagenen nur andeutungsweise andere Wirkungen zu. Unter den 19-Nor-Testosteron-Derivaten zeichnet sich das Nor-methyl-Derivat besonders durch seinen starken anabolen Effekt und die hypophysäre Hemmwirkung aus, bei mäßiger Androgenwirkung. Das Nor-äthyl-Derivat zeigt im Vergleich zu den androgenen Effekten eine noch deutlichere anabole Wirkung bei allerdings sehr stark hemmendem Einfluß auf die oestrogenen wie auch auf die gonadotropen Effekte. Dem Nor-äthinyl-Derivat und besonders dem Δ^{5-10}-17 α-äthinyl-Nor-Testosteron kommt ein wesentlich anderes Wirkungsbild zu, insofern als beide ihrer androgenen und anabolen Wirkungskomponente verlustig gehen. Jenes zeigt bei mäßiger oestrogener und uteruswachstumsfördernder Wirkung geringe, wenn auch deutliche antagonistische Effekte. Dieses weist starke oestrogene und deutliche, das Wachstum des Uterus fördernde Wirkungen auf, dagegen ausgesprochen antagonistische Wirkungen, die sich aber nur an der hypophysären gonadotropen Hormonwirkung manifestieren.

Aus diesem, unter verschiedenen Gesichtspunkten gezogenen Vergleich ist ersichtlich, daß die neueren, seit etwa 6 Jahren in immer größerer Zahl auftauchenden Gestagene nicht einfach auf der Basis ihrer relativen Gestagenwirkung miteinander verglichen werden können. Für den auf endokrinologischem Gebiet tätigen Pharmakologen ist es immer sehr reizvoll, nicht nur quantitative, sondern auch qualitative Wirkungsunterschiede bei den verschiedenen Vertretern einer bestimmten Körperklasse zu suchen und herauszuarbeiten. Wenn dies schon mit bedeutenden Schwierigkeiten verbunden ist, so scheinen die Schwierigkeiten einer Übertragung der Ergebnisse von den zahlreichen, an verschiedenen Laboratoriumstieren durchgeführten Modellversuchen auf das klinisch pathophysiologische Geschehen, wie der Arzt es am Krankenbett beobachtet, noch größer, besonders da in der Regel eine direkte Übertragung nicht möglich ist. Aber solche Untersuchungen dürften dem Kliniker doch Anhaltspunkte für die Charakterisierung der betreffenden Substanzen geben.

Literatur

1. ALLEN, W. M., O. WINTERSTEIN: Science 80, 190 (1934).
2. — and M. EHRENSTEIN: Science 100, 251 (1944).
3. BABCOCK, J. C., E. W. GUTSELL, M. E. HERR, J. A. HOGG, J. C. STUCKI, L. E. BARNES and W. E. DULIN: J. Amer. chem. Soc. 80, 2904 (1958).
4. BORMAN, A., F. M. SINGER and P. NUMEROF: Proc. Soc. exp. Biol. (N. Y.) 86, 724 (1954).
5. BÜLBRING, E., H. J. BURN: J. Physiol. 85, 320 (1935).
6. BUTENANDT, A.: Wien. klin. Wschr. 47, 936 (1934).
7. CAMPBELL, J. A., J. C. BABCOCK and J. A. HOGG: J. Amer. chem. Soc. 80, 4717 (1958).
8. CORNER, G. W., and W. M. ALLEN: Amer. J. Physiol. 88, 326 (1929).
9. COURRIER, R., A. JOST: C. R. Soc. Biol. (Paris) 1, 1162 (1939).
10. DAVIS, M. E., G. L. WIED: J. clin. Endocr. 17, 1237 (1957).
11. DESAULLES, P. A., J. TRIPOD, W. SCHULER: Schweiz. med. Wschr. 83, 1088 (1953).
12. — Schweiz. med. Wschr. 86, 1060 (1956).
13. — Schweiz. med. Wschr. 87, 269 (1957).
14. — Geburtsh. u. Frauenheilk. 18, 667 (1957).
15. DJERASSI, C. L., L. MIRAMONTES and G. ROSENKRANZ: J. Amer. chem. Soc. 76, 4092 (1954).
16. DJERASSI, C., and H. J. RINGOLD: Drug Trade News 1958, 54.
17. DRILL, V. A., and F. J. SAUNDERS: In "Hormones and the aging process". p. 99. Acad. Press N. Y. 1956.
18. — and B. RIEGEL: Recent Progr. Hormone Res. 14, 40 (1958).
19. EISENBERG, E., and G. S. GORDAN: J. Pharmacol. exp. Ther. 99, 38 (1950).
20. EDGREN, R. A., and D. W. CALHOUN: Proc. Soc. exp. Biol. (N. Y.) 94, 537 (1957).
21. — Endocrinology 62, 689 (1958).
22. EMMENS, C. W., A. S. PARKES: J. Endocr. 1, 332 (1939).
23. — In Hormone Assay. p. 396. Acad. Press N. Y. (1950).
24. — In Hormone Assay. p. 419. Acad. Press N. Y. (1950).
25. — In Hormone Assay. p. 421. Acad. Press N. Y. (1950).
26. EPSTEIN, J. A., H. S. KUPPERMAN and A. CUTLER: Ann. N. Y. Acad. Sci. 71, 560 (1958).
27. ENGEL, CH. R., and H. JAHNKE: Canad. J. Biochem. Physiol. 35, 1047 (1957).
28. — and R. L. NOBLE: Endocrinology 61, 318 (1957).
29. EVERETT, J. W.: Endocrinology 43, 389 (1948).
30. FRIED, J.: Ann. N. Y. Acad. Sci. 61, 273 (1955).
31. — W. B. KESSLER and A. BORMAN: Ann. N. Y. Acad. Sci. 71, 494 (1958).
32. GOLDMAN, J. N., J. A. EPSTEIN and H. S. KUPPERMAN: Endocrinol. 61, 166 (1957).
33. HARTMANN, M., u. A. WETTSTEIN: Helv. chim. Acta 17, 878 (1934).
34. HERSHBERGER, L. G., E. G. SHIPLEY and R. K. MEYER: Proc. Soc. exp. Biol. (N. Y.) 83, 175 (1953).
35. — — — Proc. Soc. exp. Biol. (N. Y.) 83, 175 (1953).
36. HERZ, R., and R. K. MEYER: Endocrinology 21, 756 (1937).

37. Hooker, C. W., and T. R. Forbes: Endocrinology **41**, 158 (1947).
38. — — Endocrinology **45**, 71 (1949).
39. Huggins, C., and E. V. Jensen: J. exp. Med. **102**, 347 (1955).
40. — Proc. Soc. exp. Biol. (N. Y.) **92**, 304 (1956).
41. Inhoffen, H. H., u. W. Hohlweg: Naturwissenschaften **26**, 96 (1938).
42. Kagawa, C. M., C. G. v. Arman: Proc. Soc. exp. Biol. (N. Y.) **94**, 444 (1957).
43. McGinty, D., C. Djerassi: Ann. N. Y. Acad. Sci. **71**, 500 (1958).
44. Marcus, F., L. P. Romanoff and G. Pincus: Endocrinology **50**, 286 (1952).
45. Meystre, Ch., E. Tschopp u. A. Wettstein: Helv. chim. Acta **31**, 1463 (1948).
46. Miescher, K., u. P. Gasche: Helv. physiol. Acta **1**, 287 (1943).
47. Noble, R. L.: In G. Pincus, The Hormones. Vol. II, p. 75. Acad. Press N. Y. 1955.
48. — In G. Pincus, The Hormones. Vol. III, p. 695. Acad. Press N. Y. 1955.
49. Overbeek, G. A., J. de Visser: Acta endocr. (Kbh.) **22**, 318 (1956).
50. Pfiffner, J. J., and H. B. North: J. biol. Chem. **139**, 855 (1941).
51. Pincus, G., M. Chang, M. X. Zarrow, E. S. E. Hafez and A. Merill: Science **124**, 890 (1956).
52. Price, D., T. Mann and C. Lutwak-Mann: Nature (Lond.) **164**, 950 (1949).
53. — — — Anat. Rec. **122**, 363 (1955).
54. Prodox, Upjohn Co., Kalamazoo, Michigan.
55. Provera, Upjohn Co., Kalamazoo, Michigan.
56. Sala, G., G. Baldratti, G. Arcari: Atti Soc. lombarda Sci. med. biol. **13**, 160 (1958).
57. Salhanick, H. A., E. G. Holmstrom, and M. X. Zarrow: J. clin. Endocr. **17**, 667 (1957).
58. Saunders, F. J., R. A. Edgren and V. A. Drill: Endocrinology **60**, 804 (1957).
59. — and V. A. Drill: Endocrinology **58**, 567 (1956).
60. Slotta, K. H., H. Ruschig u. E. Fels: Ber. dtsch. chem. Ges. **67**, 1270 (1934).
61. Tschopp, E.: Arch. int. Pharmacodyn. **52**, 381 (1936).
62. — In H. Heusser, C. R. Engel, P. Th. Herzig, P. A. Plattner, Helv. chim. Acta **33**, 2229 (1950).
63. Turner, R. B.: J. Amer. chem. Soc. **75**, 3489 (1953).
64. Tullner, W. W., and R. Herz: Endocrinology **52**, 359 (1953).
65. Velardo, J. T., F. L. Hisaw and A. T. Bever: Endocrinology **59**, 165 (1956).
66. — Ann. N. Y. Acad. Sci. **75**, 441 (1959).
67. Zander, J., T. R. Forbes, J. Neher u. P. A. Desaulles: Klin. Wschr. **35**, 143 (1957).
68. Zarrow, M. X., G. M. Neher, E. A. Lazowasem and H. A. Salhanick: J. clin. Endocr. **17**, 658 (1957).

Aus der Universitäts-Frauenklinik Köln
(Direktor: Prof. C. KAUFMANN)

Neuere Erkenntnisse über die natürlichen Gestagene im menschlichen Organismus

Von

JOSEF ZANDER

Mit 4 Abbildungen

Auf dem 3. Symposium dieser Gesellschaft berichtete ich Ihnen über Progesteron in der Placenta und in der menschlichen Schwangerschaft (*33*). Ich möchte Ihnen heute einige neuere Erkenntnisse auf dem Gebiet der Gestagene sowie Problemstellungen, die sich daraus ergeben, darstellen. Herr PLOTZ berichtet im Anschluß an mein Referat über Progesteron in der menschlichen Schwangerschaft. Herr OBER berichtet im Rahmen seines Referates über die Gestagene im Cyclus. Ich möchte mich deshalb auf einige Fragestellungen beschränken, die mehr von allgemeinem Interesse sind, ohne dabei ausführlicher auf Cyclus und Schwangerschaft einzugehen.

1. Die natürlichen Gestagene und ihr Stoffwechsel

In meinem Bonner Referat berichtete ich Ihnen über die Isolierung eines neuen Metaboliten des Progesterons aus menschlichen Geweben (*33*). Wir bezeichneten diesen damals als Substanz x. Die Substanz wurde kurze Zeit später identifiziert (*39, 40*). Es handelte sich um ein Isomerengemisch von Δ^4-3-Ketopregnen-20α-ol und Δ^4-3-Ketopregnen-20β-ol. Beide Substanzen sind biologisch aktiv (*39, 40*). In Tab. 1 sind die biologischen Aktivitäten im Vergleich zum Progesteron dargestellt.

Tabelle 1. *Die biologische Aktivität der natürlichen Gestagene*

	Maus HOOKER- FORBES-Test intrauterine Injektion	Kaninchen CLAUBERG- Test subcutane Injektion	Mensch
Progesteron	1	1	1
Δ^4-3-Ketopregnen-20α-ol	$^1/_5$	$^1/_2$—$^1/_3$	als Cyclopentylpropionat weniger aktiv als Progesteron
Δ^4-3-Ketopregnen-20β-ol	2	$^1/_5$—$^1/_{10}$	als Cyclopentylpropionat weniger aktiv als Progesteron

Δ^4-3-Ketopregnen-20α-ol haben wir aus den hormonbildenden Geweben, Placenta, Gelbkörper und sprungreifen Graafschen Follikeln, isoliert. Die Mengen in diesen Geweben wurden im Verlauf des Cyclus und der Schwangerschaft ermittelt (*37, 40*). In Abb. 1 sind die durchschnittlichen Konzentrationen zusammengestellt. Die Konzentration der Δ^4-3-Ketopregnen-20-ol-Fraktion ist in diesen Geweben immer niedriger als die des Progesterons.

Im Armvenenblut schwangerer Frauen fanden wir in äußerst geringen Mengen eine Substanz mit ähnlichen Eigenschaften wie das α-Isomere. Eine sichere Identifizierung war noch nicht möglich. Dagegen isolierten wir die Verbindung aus Placentablut (*35*). Die Konzentration ist im Vergleich zu Progesteron in Tab. 2 dargestellt. Das β-Isomere konnte bisher nicht aus Blut isoliert werden.

Nach neueren Untersuchungen sind die beiden Isomere auch im Tierreich weit verbreitet (*2, 4, 9, 10, 13, 21, 22, 26*). Es scheinen jedoch gewisse artspezifische Unterschiede in der Bildung des α- und des β-Isomeren zu bestehen.

Tabelle 2. *Gestagene im Nabelblut*

ml Plasma	Progesteron γ/100 ml	Δ^4-3-Keto-pregnen-20 α-ol γ/100 ml
80	63,5	7,4
1355	60,6	3,7
405	72,7	4,3
325	70,9	6,5
355	73,9	6,2

Auf Grund der bisherigen Befunde möchten wir die beiden neu isolierten Substanzen als natürliche Gestagene bezeichnen. Es ist sehr wahrscheinlich, daß im menschlichen Organismus weit vorwiegend Δ^4-3-Ketopregnen-20 α-ol gebildet wird (*40*).

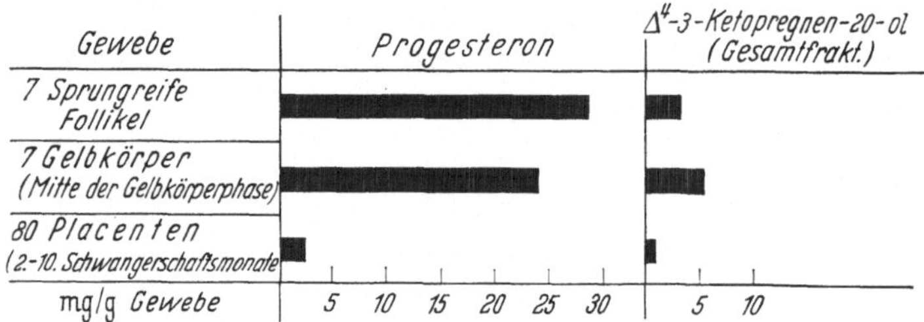

Abb. 1. Vergleich der durchschnittlichen Konzentrationen der Gestagene in hormonbildenden Geweben. [Nach J. ZANDER, T. R. FORBES, A. M. VON MÜNSTERMANN u. R. NEHER: J. clin. Endocr. **18**, 337 (1958)]

Der Beweis, daß dieses im Organismus durch reduktive Umwandlung des Progesterons entsteht, wurde *in vivo* und *in vitro* erbracht (Abb. 2). Im Fettgewebe von Frauen in der Menopause befinden sich keine Gestagene (*15*). Nach Injektion von Progesteron fanden wir im Fettgewebe neben Progesteron Δ^4-3-Ketopregnen-20 α-ol (*40*). 7 min nach intravenöser Injektion von Progesteron-4-C^{14} findet sich bei der Frau auch im Armvenenblut neben Progesteron das markierte α-Isomere (siehe Tab. 7). Die gleiche Umwandlung zeigten wir gemeinsam mit WIEST *in vitro* (*38*). Gewebshomogenate menschlicher Corpora lutea, Placenta, Uterusschleimhaut und Restovarien wurden mit Progesteron-4-C^{14} inkubiert. Neben anderen Umwandlungsprodukten erhielten wir Δ^4-3-Ketopregnen-20 α-ol-4-C^{14}. LITTLE u. Mitarb. (*16*) fanden eine *in vitro*-Umwandlung in das α-Isomere in Placentagewebe. SWEAT u. Mitarb. fanden eine *in vitro*-Umwandlung in *beide* Isomeren in Gewebskulturen von menschlichem Endometrium (*24*). Nach Untersuchungen von BERLINER und WIEST (*4, 26, 27*) an der hepatektomierten ovariektomierten und adrenalektomierten Ratte wird in den peripheren Geweben vor-

wiegend die Seitenkette des Progesteronmoleküls reduziert. Es entsteht das α-Isomere. WIEST (*29*) hat die 20 α-Hydroxysteroid-Dehydrogenase des Rattenovariums kürzlich eingehender charakterisiert.

Weitere in vitro-Untersuchungen mit WIEST zeigten die umgekehrte oxydative Umwandlung von Δ^4-3-Ketopregnen-20 α-ol in Progesteron im menschlichen Gewebe (Abb. 2) (*38*). Es besteht somit für die beiden Gestagene die Möglichkeit einer Oxyreduktion.

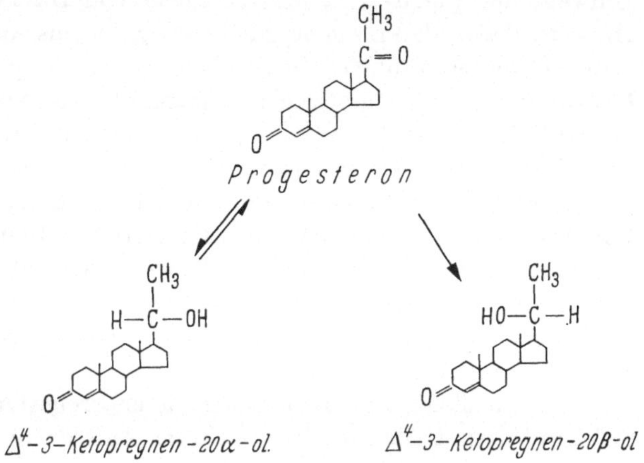

Solche Oxyreduktionen sind auch für die biologisch aktiven Oestrogene, Androgene und Corticosteroide (Tab. 3) bekannt. Ihre mögliche Bedeutung für den Wirkungsmechanismus der Hormone ist mehrfach diskutiert worden.

Die Enzymsysteme, welche die Oxyreduktionen biologisch aktiver Steroide

Abb. 2. Die natürlichen Gestagene

katalysieren, sind zweifellos weit in der Natur verbreitet. Sie haben kürzlich durch Untersuchungen von TALALAY und WILLIAMS-ASHMAN (*25*) außerordentliches Interesse gewonnen. Die Autoren glauben, daß sie als wasserstoffübertragende Systeme zwischen Pyridinnucleotiden wirken können, wobei die Steroidkomponente als Coenzym wirkt.

TALALAY und WILLIAMS-ASHMAN (*25*) gingen bei dieser Hypothese von Untersuchungen über den Einfluß eines solchen Oxyreduktase-Systems aus Placenta-

Tabelle 3. *Oxyreduktion biologisch aktiver Steroide im Organismus*

Gestagene:	Progesteron	$\rightleftharpoons \Delta^4$-3-Ketopregnen-20 α-ol
Androgene:	Androstendion	$\rightleftharpoons$ Testosteron
Oestrogene:	Oestron	$\rightleftharpoons$ Oestradiol
Corticosteroide:	Cortison	$\rightleftharpoons$ Cortisol

gewebe auf die Übertragung von Wasserstoff zwischen Pyridinnucleotid-Coenzymen aus. Es zeigte sich, daß die Reaktion durch geringe Oestrogenmengen aktiviert werden kann.

WIEST (*28, 29*) hat jedoch kürzlich an einem Modell, dem Deziduom des Rattenuterus, gezeigt, daß zumindest bei der Ratte ein derartiges Transhydrogenase-System für Pyridinnucleotide nicht in den biologischen Wirkungsmechanismus der Gestagene einbezogen ist.

Die Möglichkeit der Oxyreduktion biologisch aktiver Steroide im Organismus bleibt ein interessantes Phänomen und bedarf weiterer Klärung.

Die zentrale Bedeutung des Progesterons für die Biosynthese der Androgene und Oestrogene wurde in der letzten Zeit durch weitere Untersuchungen bestätigt. SOLOMON u. Mitarb. (*23*) zeigten zuerst eine *in vitro*-Umwandlung von Progesteron in 17 α-Hydroxyprogesteron sowie in das Androgen Androstendion durch Rinder-Ovarialgewebe. Wir isolierten in unserer Gruppe diese beiden Substanzen aus menschlichen Corpora lutea und sprungreifen Graafschen Follikeln (*34*). Außerdem fanden wir kürzlich auch im *in vitro*-Versuch mit menschlichem Corpus luteum- und Restovarialgewebe die gleiche Umwandlung von Progesteron in 17α-Hydroxyprogesteron und Androstendion (*36*). Auch in einem Arrhenoblastom sowie im Ovarium eines sog. Stein-Leventhal-Syndroms beobachteten wir diese Umwandlung (*30, 31*). *In vivo*-Versuche von DAVIS und PLOTZ geben ebenfalls Hinweise dafür, daß im menschlichen Organismus Androstendion aus Progesteron gebildet werden kann (*7*). Schließlich zeigten die gleichen Autoren eine *in vivo*-Umwandlung von Progesteron in Oestron bei einer Frau mit Chorionepitheliom (*7*).

Im Rahmen der Biosynthese, ausgehend von Progesteron, hat neuerdings die Oxydierung an C-6 Interesse gewonnen. C-6-oxydierende Systeme für Progesteron wurden bisher beim Menschen nur in der Placenta nachgewiesen (*3, 11*). DAVIS und PLOTZ fanden im Harn einer ovariektomierten, adrenalektomierten graviden Frau 6α-hydroxylierte Metaboliten des Progesterons (*6*). Kürzlich beobachteten wir eine *in vitro*-Umwandlung von Progesteron in 6β-Hydroxyprogesteron in einem polycystischen Ovarium bei sog. Stein-Leventhal-Syndrom mit Hirsutismus und genitalen Dauerblutungen (*38*).

Über die biologische Bedeutung dieser Progesteronderivate ist bisher nichts Sicheres bekannt. Man wird der weiteren Aufklärung mit Interesse entgegensehen dürfen.

2. Bildung, Elimination aus dem Blut, Verteilung auf die Gewebe und Inaktivierung

Wir haben heute eine gute Vorstellung über die Progesteronmengen, welche von den hormonbildenden Drüsen in einer bestimmten Zeiteinheit an den Organismus abgegeben werden. Für das Corpus luteum des Cyclus liegen sie in der Größenordnung von etwa 20 mg in 24 Std. (*17*). In der Placenta steigt die Progesteronbildung bis zum Ende der Schwangerschaft bis auf etwa 250 mg in 24 Std. an (*18, 33, 37*). Was geschieht nun mit dem Hormon, nachdem es von der endokrinen Drüse aus in das Blut gelangt ist?

Seit den ersten Untersuchungen von ZONDEK (*41*) ist bekannt, daß Progesteron schnell im Organismus inaktiviert wird. Beim Menschen wurde mehrfach festgestellt, daß es nach intravenöser Injektion sehr bald aus dem Blut verschwindet (*5, 7, 12, 14, 32*). Handelt es sich hierbei nur um eine schnelle Elimination durch Verteilung zwischen Blut und Geweben oder auch um eine echte Inaktivierung durch chemische Veränderung des Moleküls? Diese Frage ist nunmehr weitgehend geklärt.

In Abb. 3 ist das Ergebnis einer Untersuchung bei einer 57jährigen Frau in der Menopause dargestellt. Die Bearbeitung erfolgte gemeinsam mit SAMUELS, TYLER und WIEST (*35*). Die Patientin erhielt im Verlauf einer Minute eine intravenöse Injektion von etwa 7 μC Progesteron-4-C¹⁴. Das entsprach gewichtmäßig einer Menge von 100 γ Progesteron.

Es zeigt sich, daß schon 9 min nach Beendigung der Injektion der Hauptanteil der Radioaktivität in der Fraktion der Steroidconjugate vorliegt. Aus der mit β-Glucuronidase hydrolysierten Fraktion der Steroidconjugate wurden bei der Papierchromatographie nur 2 Substanzen isoliert. Sie wiesen die gleiche Beweglichkeit wie Pregnan-3 α-ol-20-on und Pregnan-3 α, 20 α-diol auf. In allen Fraktionen der freien Steroide erschien bei der Chromatographie vorwiegend unverändertes Progesteron. Daneben wurde in geringen Mengen Material mit der Beweglichkeit von freiem Pregnan-3 α-ol-20-on und Pregnan-3 α, 20 α-diol beobachtet.

Unabhängig von uns haben SANDBERG und SLAUNWIHTE (*20*) sowie DAVIS und PLOTZ (*7*) ähnliche Versuche mit markiertem Progesteron durchgeführt. Sie ermittelten die Gesamtaktivität in der freien und in den einzelnen hydrolysierten Fraktionen, ohne die einzelnen Verbindungen zu isolieren. Im Prinzip kamen diese Untersucher zu ganz ähnlichen Ergebnissen.

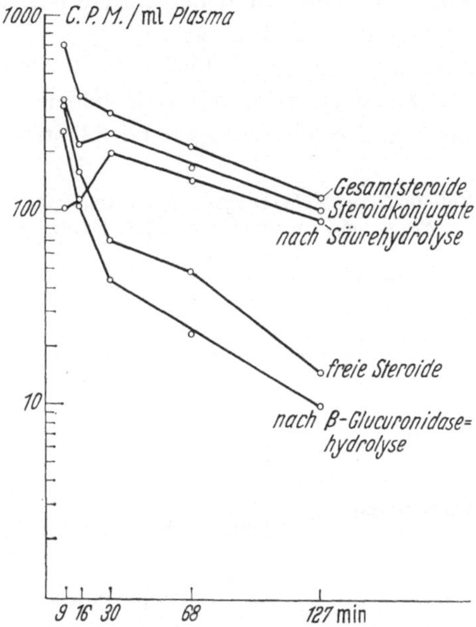

Bei der Untersuchung des Harns (Tab. 4) waren wir besonders an der in den ersten Stunden ausgeschiedenen Radioaktivität interessiert. Es zeigt sich, daß schon bis 25 min nach der intravenösen Injektion eine erhebliche Menge der Gesamtdosis ausgeschieden wird. Innerhalb von Std. werden 9% der injizierten Radioaktivität ausgeschieden. Im Stuhl (Tab. 5) erscheint dagegen die Hauptmenge erst 24—47 Std. nach der Injektion. Die Befunde von PLOTZ (*6, 8*) werden damit bestätigt.

Diese Ergebnisse zeigen, daß ein verhältnismäßig großer Anteil des ins Blut gelangten Progesterons innerhalb von Minuten durch Reduktion des Moleküls am A-Ring inaktiviert wird und daß die Ausscheidung der Metaboliten mit dem Harn fast ebenso schnell beginnt.

Die Geschwindigkeit der Inaktivierung macht bis zu einem gewissen Grade die Produktion der relativ großen Progesteronmengen verständlich; denn wenn ein bestimmter Blutspiegel erhalten werden soll, andererseits aber die betreffende Substanz schnell inaktiviert wird, so kann das nur durch eine relativ große Produktion ausgeglichen werden. Eine gute

Abb. 3. Verteilung der Radioaktivität im Plasma nach intravenöser Injektion von 6,897 × 10⁶ c.p.m. Progesteron-4-C¹⁴ (100 γ) im Verlauf von einer Minute bei einer 57jährigen Frau in der Menopause. [Nach ZANDER, J.: In Recent progress in the endocrinology of reproduction. Herausg. C. W. Lloyd. S. 255. New York: Academic Press. Inc. 1959

Tabelle 4. *Ausscheidung der Radioaktivität im Harn nach intravenöser Injektion von Progesteron-4-C¹⁴*

Sammelperiode	c. p. m.	% der injizierten Dosis	c. p. m./min
0— 28 min	50800	0,7	2032
25— 55 min	182000	2,6	6067
55—120 min	179000	2,6	2754
2— 3 Std.	150800	2,2	2513
3— 4 Std.	74100	1,1	1235
4— 5 Std.	60300	0,9	1005
5— 6 Std.	60800	0,9	1013
6— 12 Std.	420000	6,1	1167
12— 24 Std.	442000	6,4	613
24— 48 Std.	557000	8,1	387
48— 72 Std.	272000	3,9	189
Gesamtausscheidung:	2448800	35,6	

Vorstellung vermittelt hier die "turn over time". Sie wurde von PEARLMAN (*18*) aus eigenen und aus von uns ermittelten Werten für das Ende der Schwangerschaft errechnet und beträgt 3,3 min. Das heißt, in dieser Zeit muß die Placenta die gesamte im Blut zirkulierende Progesteronmenge ersetzen, wenn der physiologische Blutspiegel erhalten werden soll.

Dieser Vorgang läßt sich vielleicht am besten dadurch deuten, daß man ihn mit regulierenden Aufgaben des Hormons in Zusammenhang bringt. Stoffe, welche schnelle Regulationen im Organismus ermöglichen sollen, müssen auch schnell inaktivierbar sein; denn schnelle Regulationen sind vor allen Dingen dann denkbar, wenn die regulierende Substanz sowohl schnell inaktiviert bzw. eliminiert als auch vermehrt gebildet werden kann.

Neben der Inaktivierung und Ausscheidung ist die Verteilung des Progesterons und seiner Metaboliten in die Gewebe ein wesentlicher Faktor. Vor 5 Jahren zeigten wir gemeinsam mit C. KAUFMANN, daß freies Progesteron unter physiologischen und experimentellen Bedingungen in unveränderter Form, vor allem vom Fettgewebe aufgenommen wird (*15*). Wir errechneten damals aus den ermittelten Konzentrationen, daß sich in der Schwangerschaft etwa 10% des im Organismus gebildeten Progesterons im Fettgewebe befinden. PLOTZ und DAVIS (*19*) bestätigten unsere Befunde insofern, als sie nach Injektion von Progesteron-4-C^{14} Radioaktivität im Fettgewebe fanden. Bei Frauen in der 11.—18. Schwangerschaftswoche fanden sie 12 Std. nach der Injektion 17,7%, nach 24 Std. 33,7% und nach 48 Std. 19,6% der injizierten Radioaktivität im Fettgewebe.

Wir haben kürzlich weitere Untersuchungen mit Progesteron-4-C^{14} in dieser Richtung durchgeführt. Um die physiologischen Verhältnisse möglichst nachzuahmen, wurde Progesteron in einer Dosis und Zeiteinheit intravenös gegeben, die etwa der Progesteronproduktion durch die Placenta in der gleichen Zeiteinheit entsprechen. Es kam uns besonders darauf an, die Verteilung in die Gewebe möglichst frühzeitig zu beobachten.

In Tab. 6 und 7 sind die Ergebnisse eines solchen Versuches dargestellt. Es handelte sich um eine gravide Frau am Ende der 11. Schwangerschaftswoche. Die Patientin erhielt im Zeitraum von 5 min eine intravenöse Injektion von 5 μC Progesteron-4-C^{14} (spezifische Aktivität 20,8 mC/mM). Das entspricht 76 γ Progesteron.

Der Zeitraum der Blut- oder Gewebsentnahme ist in den Tab. 6 und 7 jeweils angegeben. 20 min nach der Injektion enthält das Fettgewebe der Bauchdecken schon radioaktives Material in einer Konzentration von 52 c.p.m. pro g Gewebe. Wenn man annimmt, daß diese Material gleichmäßig auf das gesamte Körperfettgewebe verteilt ist, so bedeutet das, daß innerhalb von 20 min etwa 8% der injizierten Dosis vom Fettgewebe aufgenommen wurden. Verglichen mit der Menge, die PLOTZ nach 12—48 Std. fand, ist das noch niedrig. Die übrigen untersuchten mütterlichen und fetalen Gewebe enthalten etwa 30 min nach der Injek-

Zabelle 5. *Ausscheidung der Radioaktivität im Stuhl nach intravenöser Injektion von Progesteron-4-C^{14}*

Sammelperiode	c. p. m.	% der injizierten Dosis
0—24 Std.	383 000	5,6
24—47 Std.	1 075 000	15,6
47—75 Std.	483 000	7,0
75—95 Std.	658 000	9,5
Gesamtausscheidung:	2 599 000	37,7

tion radioaktives Material in ziemlich gleichen Konzentrationen. Die „freien" markierten Steroide überwiegen in allen Geweben die Steroidconjugate.

Es wurden nun aus den verschiedenen Fraktionen die einzelnen Steroidfraktionen isoliert. Das Ergebnis für die „freien" markierten Steroide ist in Tab.7

Tabelle 6. *Verteilung der Radioaktivität im Blut und in Geweben unmittelbar nach intravenöser Injektion von 5 μC Progesteron-4-C¹⁴ (76 γ) bei einer graviden Frau am Ende der 11. Schwangerschaftswoche*

Material	Menge	Entnahme nach der Injektion in min	„freie" Steroide c. p. m. pro ml bzw. g	Steroidkonjugate (nach β-Glucuronidase-Hydrolyse) c. p. m. pro ml bzw. g
Mutter				
Plasma (Armvene)	14 ml	7	1002	20
Plasma (Armvene)	13 ml	35	124	45
Fettgewebe (Bauchdecke) . . .	7,5 g	20	38	14
Uterusmuskel	6,5 g	34	44	15
Endometrium	13,8 g	33	46	11
Corpus luteum	2,7 g	45	60	—
Frucht				
Placenta	35,1 g	31	65	—
Placentarblut	2,3 ml	31	63	—
fetale Leber	2,9 g	31	64	22
Fruchtwasser	251 ml	31	1	1

dargestellt. Es zeigt sich, daß vorwiegend unverändertes Progesteron bis zu etwa 30 min nach der Injektion in den Geweben vorliegt. Von der ersten Blutentnahme nach 7 min sowie aus der Decidua und Placenta wurde in geringeren Mengen

Tabelle 7. *Verteilung der „freien" C¹⁴-Steroide im Blut und in Geweben unmittelbar nach intravenöser Injektion von 5 μC Progesteron-4-C¹⁴ (76 γ) bei einer graviden Frau am Ende der 11. Schwangerschaftswoche*

Material	Menge	Entnahme nach der Injektion in min	Progesteron c. p. m. pro ml bzw. g	Δ^4-3-Keto-pregnen-20 α-ol c. p. m. pro mg bzw. g	mehr polare Metaboliten c. p. m. pro ml bzw. g
Mutter					
Plasma (Armvene)	14 ml	7	975	27	4
Plasma (Armvene)	13 ml	35	124	—	6
Fettgewebe (Bauchdecke)	7,5 g	20	38	—	—
Uterusmuskel	6,5 g	34	44	—	—
Endometrium	13,8 g	33	38	8	?
Corpus luteum	2,7 g	45	60	?	—
Frucht					
Placenta	35,1 g	31	59	7	—
Placentarblut	2,3 g	31	63	—	—
fetale Leber	2,9 g	31	—	—	64
Fruchtwasser	251 ml	31	1	—	—

Material mit gleicher Beweglichkeit wie Δ^4-3-Ketopregnen-20 α-ol isoliert. Anders verhält sich die fetale Leber. Hier gehört die gesamte Radioaktivität zu einem mehr polaren Metaboliten. Eine Identifizierung war bisher nicht möglich. Die

Fraktionen der Steroidconjugate enthielten z. T. Material mit der Beweglichkeit von Pregnandiol, z. T. aber auch höher und niedriger polares Material.

Die bisher vorliegenden Ergebnisse über die Inaktivierung und die Verteilung des Progesterons und seiner Metaboliten lassen sich zwanglos in der folgenden Arbeitshypothese zusammengefaßt deuten:

Unmittelbar nachdem das Hormon in den Blutkreislauf gelangt, verteilt es sich zu einem wesentlichen Teil in freier, noch aktiver Form, ziemlich gleichmäßig auf alle Gewebe unter Einschluß der Gewebe, auf die es eine besondere physiologische Wirkung ausübt. Die Inaktivierung und Ausscheidung beginnt um die gleiche Zeit. Für die Inaktivierung dürfte nicht nur die mütterliche Leber, sondern bei der graviden Frau auch die fetale Leber von Bedeutung sein. Erst sekundär kommt es zu einer gewissen Akkumulation im Fettgewebe, von wo aus Progesteron möglicherweise wieder langsam an das Blut abgegeben wird. Eine Akkumulation an den eigentlichen Wirkungsorten Uterus und Uterusschleimhaut ist nach allen bisher vorliegenden Befunden unwahrscheinlich. Viel wichtiger dürfte für die Wirkungen auf diese Zellsysteme der kontinuierliche Zustrom bestimmter Hormonmengen sein. Durch ein fein abgestimmtes Spiel zwischen Hormonbildung, Aufnahme und vielleicht auch Wiederabgabe des noch aktiven Hormons durch die Gewebe, durch seine Inaktivierung und Ausscheidung, stehen dem Organismus zahlreiche Möglichkeiten zur Regulation dieses Zustromes zur Verfügung.

3. Progesteron-Blutspiegel vor der Geburt

Ich möchte meine Ausführungen abschließen mit der Demonstration einiger Befunde, die diesen kontinuierlichen Zustrom, den Progesteron-Blutspiegel, unter physiologischen Bedingungen betreffen. Es ist bisher ein ungelöstes Problem, ob bei der Frau der Eintritt der Geburt mit einer Senkung des Progesteron-Spiegels in ursächlichem Zusammenhang steht. Man hat vielfach versucht, diese Frage durch die Untersuchung der Pregnandiolausscheidung vor der Geburt zu klären. Die Ergebnisse sind nicht eindeutig, und es hat sich außerdem gezeigt, daß die Bestimmung der Pregnandiolausscheidung für die Klärung dieses Problems nicht sehr geeignet ist (*15*). Untersuchungen des Progesteron-Blutspiegels bei unterschiedlichen Frauen führten ebenfalls bisher nicht zu einem eindeutigen Ergebnis (*1*).

In Abb. 4 sind nun Ergebnisse von Progesteronbestimmungen im Blut bei jeweils einzelnen graviden Frauen zusammengestellt. Untersuchungen bei den gleichen Frauen sind durch eine Linie miteinander verbunden. Die erste Bestimmung erfolgte vor dem Geburtsbeginn, die zweite in jedem Fall in der Austreibungsperiode, bei vollständig eröffnetem Muttermund. Es zeigt sich, daß der Progesteron-Blutspiegel immer stark absinkt, wenn die erste Bestimmung kurzfristig vor der zweiten durchgeführt wurde. Wenn der Abstand sich zwischen den Bestimmungen vergrößert, lassen sich keine sicheren Aussagen machen.

Die Deutung ist nicht einfach, da es durchaus möglich ist, daß der Blutspiegel erst unter der Geburt absinkt, was damit als sekundäres Ereignis zu betrachten wäre. Es ergeben sich aber neue Anhaltspunkte für eine weitere Untersuchung dieser vom physiologischen und auch klinischen Gesichtspunkt aus wichtigen Fragestellung.

In der mir zur Verfügung stehenden Zeit habe ich versucht, Ihnen in Grund-
rissen die Weiterentwicklung von mehr allgemeinen Fragestellungen auf dem
Gestagengebiet darzustellen. Wenn dieses auch durch die Anwendung neuer Methoden in den vergangenen Jahren sehr gefördert wurde, so kommen wir doch nur

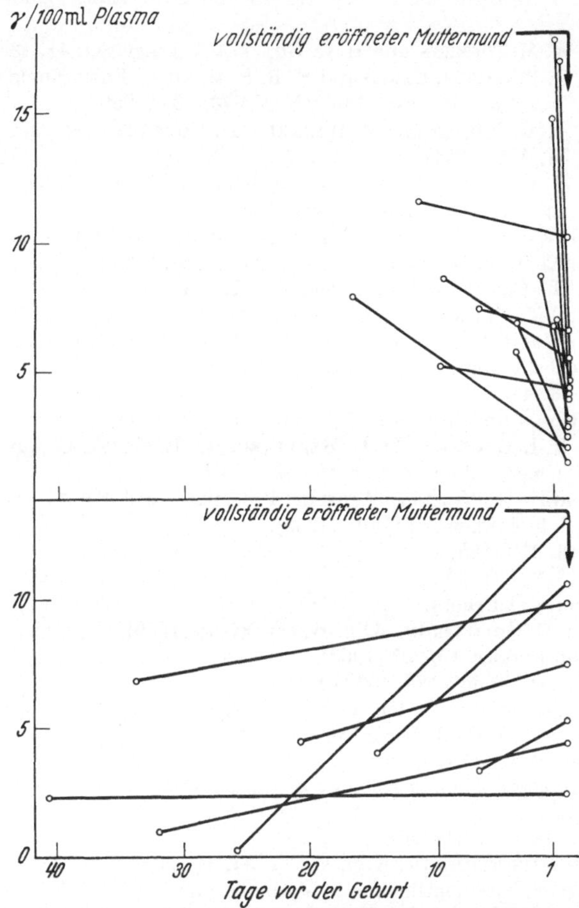

Abb. 4. Die Konzentration von Progesteron im Armvenenblut einzelner Frauen vor der Geburt und bei vollständig eröffnetem Muttermund. Die Bestimmung des Progesterons erfolgte nach ZANDER, SIMMER und VON
MÜNSTERMANN [Klin. Wschr. **32**, 529 (1954); **34**, 944 (1956)]. Um zuverlässige quantitative Ergebnisse zu erhalten,
wurden für jede einzelne Bestimmung 100 cm³ Blut entnommen. Untersuchungen bei gleichen Frauen sind
jeweils miteinander verbunden. Im oberen Feld sind die Fälle zusammengefaßt, bei denen der Blutspiegel sinkt.
Im unteren Feld sind die Fälle zusammengefaßt, bei denen der Blutspiegel steigt oder unverändert bleibt. Die Werte
sind nicht für Verluste bei der Aufarbeitung korrigiert

sehr langsam zu wirklich fundierten neuen Erkenntnissen, welche geeignet sind,
unser Verständnis für die physiologischen und vielleicht auch einmal für die
pathologischen Vorgänge in diesem Bereich zu erweitern.

Literatur

1. AITKEN, F. H., J. R. K. PREEDY, B. ETON and R. V. SHORT: Lancet **1958** II, 1096.
2. BALFOUR, W. E., R. S. COMLINE and R. V. SHORT: Nature (Lond.) **183**, 467 (1959).
3. BERLINER, D. L., and H. A. SALHANICK: J. clin Endocr. **16**, 903 (1956).
4. — and W. G. WIEST: J. biol. Chem. **221**, 449 (1956).

5. BUTT, W. R., P. MORRIS, C. J. O. R. MORRIS and D. C.WILLIAMS: Biochem. J. **49**, 434 (1951).
6. DAVIS, M. E., and E. J. PLOTZ: Recent Progr. in Hormone Res. **13**, 347 (1957).
7. — — Amer. J. Obstet. Gynec. **76**, 939 (1958).
8. — — G. V. LeROY and R. G. GOULD: Amer. J. Obstet. Gynec. **72**, 740 (1956).
9. GORSKI, J., O. V. DOMINGUEZ, L. T. SAMUELS and R. E. ERB: Endocrinology **62**, 234 (1958).
10. — R. E. ERB, W. M. DICKSON and H. C. BUTLER: J. Dairy Sci. **41**, 1380 (1958).
11. HAGOPIAN, M., G. PINCUS, J. CARLO and E. B. ROMANOFF: Endocrinology **58**, 387 (1956).
12. HASKINS, A. L. Ir.: Proc. Soc. exp. Biol. (N. Y.) **73**, 439 (1950).
13. HAYANO, M., M. C. LINDBERG, M. WIENER, H. ROSENKRANTZ and R. I. DORFMAN: Endocrinology **55**, 326 (1954).
14. HINSBERG, K., H. PELZER u. A. SEUKEN: Biochem. Z. **328**, 117 (1956).
15. KAUFMANN, C., u. J. ZANDER: Klin. Wschr. **1956**, 7.
16. LITTLE, B., J. DIMARTINIS and B. NYHOLM: Acta endocr. (Kbh.) **30**, 530 (1959).
17. OBER, K. G., I. KLEIN u. M. WEBER: Arch. Gynäk. **184**, 543 (1954).
18. PEARLMAN, W. H.: Ciba Found. Coll. Endocr. **11**, 233 (1957).
19. PLOTZ, J. E., and M. E. DAVIS: Proc. Soc. exp. Biol. (N. Y.) **95**, 92 (1957).
20. SANDBERG, A. A., and W. R. SLAUNWHITE IR.: J. clin. Endocr. **18**, 253 (1958).
21. SHORT, R. V.: Ciba Found. Coll. Endocr. **11**, 362 (1957).
22. — J. Endocr. **16**, 415 (1958).
23. SOLOMON, S., R. VAN DE WIELE and S. LIEBERMAN: J. Amer. chem. Soc. **78**, 5453 (1956).
24. SWEAT, M. L., B. I. GROSSER, D. L. BERLINER, H. E. SWIN, C. J. NABORS, and T. F. DOUGHERTY: Biochem. biophys. acta **28**, 591 (1958).
25. TALALAY, P., and H. G. WILLIAMS-ASHMAN: Proc. nat. Acad. Sci. **44**, 15 (1958).
26. WIEST, W. G.: J. biol. Chem. **221**, 461 (1956).
27. — Fed. Proc. **16**, 270 (1957).
28. — Fed. Proc. **18**, 351 (1959).
29. — J. Biol. Chem. (im Druck).
30. — J. ZANDER u. E. HOLMSTROM: Klin. Wschr. **37**, 45 (1959).
31. — — — J. clin. Endocr. **19**, 297 (1959).
32. ZANDER, J.: Nature (Lond.) **174**, 406 (1954).
33. — In Probleme der fetalen Endokrinologie. Symposium der Deutschen Gesellschaft für Endokrinologie. S. 170. Heidelberg: Springer 1955.
34. — J. biol. Chem. **232**, 117 (1958).
35. — In Recent progress in endocrinology of reproduction. S. 255. New York: Academic Press, Inc. 1959.
36. — Veröffentlichung in Vorbereitung.
37. — u. A. M. VON MÜNSTERMANN: Klin. Wschr. **34**, 944 (1956).
38. — u. W. G. WIEST: Veröffentlichung in Vorbereitung.
39. — T. R. FORBES, R. NEHER u. P. DESAULLES: Klin. Wschr. **35**, 143 (1957).
40. — — A. M. VON MÜNSTERMANN and R. NEHER: J. clin. Endocr. **18**, 337 (1958).
41. ZONDEK, B.: Nature (Lond.) **143**, 282 (1939).

Aus dem Chicago Lying-In Hospital und dem
Argonne Cancer Research Hospital, The University of Chicago

Die Anwendung radioaktiver Isotope in der Erforschung des Gestagenstoffwechsels in der Schwangerschaft

Von

E. J. Plotz

Mit 7 Abbildungen

Im Jahre 1945 veröffentlichte Konrad Bloch (*1*) das Ergebnis einer interessanten Untersuchung. Er gab einer Frau im achten Schwangerschaftsmonat mehrere Tage lang oral Cholesterin, das mit dem stabilen Isotop des Wasserstoffs markiert war. Anschließend isolierte er aus dem Harn chemisch reines Pregnandiol, in dem er das Wasserstoffisotop nachweisen konnte. Dieses Ergebnis führte zu der Annahme, daß Cholesterin eine wesentliche Vorstufe in der Biosynthese des Progesterons darstellt. Seit diesem klassischen Versuch haben zahlreiche in vivo und in vitro Versuche die Annahme Blochs bestätigt, und es besteht heute wohl kein Zweifel, daß das Cholesterin nicht allein eine wichtige Vorstufe des Progesterons, sondern auch anderer Steroidhormone einschließlich der Oestrogene (*2*) ist. In den folgenden Ausführungen werde ich mich auf Untersuchungen beschränken, die mit Hilfe von radioaktivem Progesteron und 17-Hydroxyprogesteroncapronat am Chicago Lying-in Hospital und am Argonne Cancer Research Hospital der Universität Chicago durchgeführt wurden. Bezüglich der Versuchsanordnung und Methodik verweise ich auf frühere Veröffentlichungen (*3—10*).

Es ist seit vielen Jahren bekannt, daß die Glucuronsäureester des Pregnandiols und Pregnanolons die Hauptausscheidungsprodukte des Progesterons im Harn sind. Bereits vor etwa 20 Jahren wiesen Venning und Browne (*11*) darauf hin, daß nach intramuskulärer Verabreichung von größeren Mengen Progesteron etwa 20—30% der injizierten Menge als Pregnandiol im Harn von schwangeren Frauen ausgeschieden werden. Während der Proliferationsphase des normalen Cyclus und nach der Menopause, das heißt also in Abwesenheit von aktiven Produktionsstätten des Progesterons, konnten die genannten Autoren jedoch nur wesentlich geringere Mengen Pregnandiol als Ausscheidungsprodukt einer gleichen Menge exogenen Progesterons im Harn auffinden. Weiterhin berichtete Guterman (*12*), daß die Umwandlungsrate Progesteron/Pregnandiol beim drohenden Abort in den Fällen erheblich größer ist, wenn die Schwangerschaft erhalten bleibt, als in den Fällen, bei denen es schließlich zur spontanen Unterbrechung der Schwangerschaft kommt.

Wir haben deshalb nichtschwangeren Frauen, schwangeren Frauen, bei denen die Schwangerschaft aus therapeutischen Gründen (Uteruscarcinom, schwerer Herzfehler usw.) unterbrochen wurde, und Frauen mit gestörter Schwangerschaft Progesteron intramukuslär verabreicht, das mit Kohlenstoff 14 im Ring A am Kohlenstoffatom 4 markiert war (Progesteron-4-C^{14}). Wie aus Tab. 1 ersichtlich ist, waren keine signifikanten Unterschiede der Ausscheidung der Radioaktivität im Harn bei den verschiedenen Gruppen erkennbar. Die erheblichen Variationen in der Ausscheidung sprechen vielmehr für eine individuelle Eigenart des Progesteronstoffwechsels, die von der Gegenwart einer aktiven Produktionsstätte des Progesterons unabhängig ist.

Tabelle 1. *Gesamtradioaktivität im Harn nach intramuskulärer Injektion von Progesteron-4-C^{14}*

Patientinnen	Anzahl	Gesamt-radio-aktivität (% der injizierten Dosis)	Schwankungs-breite %
Schwangere (9.—17. Woche)	11	39,6	15,4—61,7
Nichtschwangere	6	34,1	14,9—44,6
Post abortum	5	33,5	10,0—44,5
Missed abortion	1	50,6	—
Chorioepitheliom	2	32,4	32,3—32,5
Blasenmole	1	27,7	—

In diesem Zusammenhang möchte ich die Untersuchungen von Quilligan et al. (*13*) erwähnen, die unter Benutzung moderner Methoden für die Pregnandiolbestimmung die Annahme von Venning und Browne und Guterman nicht bestätigen konnten.

Unsere Untersuchungen haben weiterhin gezeigt, daß nach intramuskulärer Injektion von Progesteron-4-C^{14} erhebliche Mengen Radioaktivität im Stuhl aufgefunden wurden (Tab. 2). Die Durchschnittswerte für die Gesamtradioaktivität im Stuhl weichen bei schwangeren und nichtschwangeren Frauen nicht wesentlich voneinander ab. Ebenso wie bei der Ausscheidung im Harn bestehen erhebliche individuelle Schwankungen im Stuhl.

Tabelle 2. *Gesamtradioaktivität im Stuhl nach intramuskulärer Injektion von Progesteron-4-C^{14}*

Patientinnen	Anzahl	Gesamt-radio-aktivität (% der injizierten Dosis)	Schwankungs-breite %
Schwangere (9.—17. Woche)	11	20,4	4,4—35,6
Nichtschwangere	6	23,4	6,7—49,5
Post abortum	5	23,1	5,8—41,4

Die Ausscheidung von Stoffwechselprodukten in den Darm macht einen enterohepatischen Kreislauf wahrscheinlich. Sandberg u. Mitarb. (*14*) haben bei Frauen mit Gallenfisteln erheblich größere Mengen in der Galle als bei gesunden Frauen im Stuhl festgestellt. Diese Beobachtung spricht für die Rückresorption eines Teils des in der Galle ausgeschiedenen Materials durch die Darmschleimhaut.

Es erhob sich die Frage, ob ein Teil der Abbauprodukte des Progesterons durch die Haut ausgeschieden wird. Nach Injektion des markierten Progesterons wurde bei einer Patientin die fettige Oberflächenschicht der Haut in verschiedenen Zeitabständen mit Äther entfernt. Außerdem wurde die von der Patientin während der Beobachtungszeit getragene Wäsche mit Äther extrahiert. Wir haben eindeutig Radioaktivität in diesem ätherlöslichen Material nachgewiesen. Die Gesamtmenge war jedoch im Vergleich zu der gegebenen Dosis äußerst gering.

Bei den folgenden Untersuchungen haben wir versucht, die Frage zu beantworten, ob das Hormonmolekül während seines Abbaus in kleine Fragmente aufgesplittert wird wie in Kohlendioxyd und Wasser. Im Falle eines solchen oxydativen Abbaus müßte radioaktives Kohlendioxyd in der Ausatmungsluft nachweisbar sein. Nach Injektion von Progesteron-4-C^{14} wurde kein radioaktives Kohlendioxyd in der Ausatmungsluft schwangerer und nichtschwangerer Patientinnen festgestellt. Dieses Ergebnis spricht dafür, daß zumin-

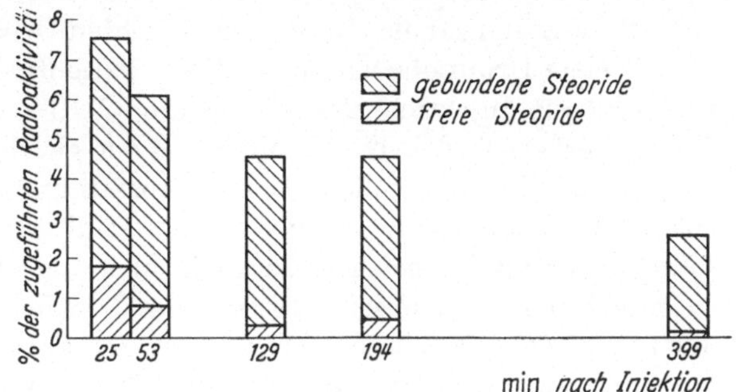

Abb. 1. Radioaktivität im Gesamtplasma nach intravenöser Injektion von Progesteron-21-C^{14}

dest der Ring A des Steroidmoleküls intakt bleibt, schließt aber die Möglichkeit nicht aus, daß die Seitenkette am Kohlenstoffatom 17 abgesplittert werden kann. Wir haben deshalb einer Frau in der zehnten Schwangerschaftswoche 28,3 μC Progesteron, das mit C^{14} am Kohlenstoffatom 21 der Seitenkette markiert war, intravenös injiziert und die Radioaktivität im Kohlendioxyd der Ausatmungsluft bestimmt. Während der ersten 4 Std. waren erhebliche Mengen von Radioaktivität nachweisbar. Danach fiel die spezifische Aktivität des ausgeatmeten $C^{14}O_2$ schnell ab, und 31 Std. nach der Injektion war keine Radioaktivität mehr in der Ausatmungsluft vorhanden. Diese Beobachtung deutet darauf hin, daß das Progesteron in Steroide umgewandelt werden kann, die nur 19 Kohlenstoffatome enthalten.

Wir haben also nach intramuskulärer und intravenöser Injektion von radioaktivem Progesteron etwa 60 bis 70% der verabreichten Radioaktivität im Harn, Stuhl und in der Ausatmungsluft wiedergewonnen. Es erhebt sich die Frage, wo und in

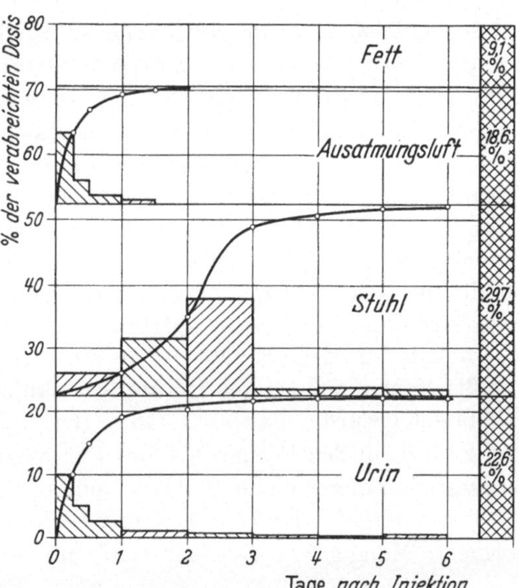

Abb. 2. Radioaktivität in Harn, Stuhl, Ausatmungsluft und Fett nach intravenöser Injektion von Progesteron-21-C^{14}

welcher Konzentration sich die restlichen 30—40% im Organismus befinden. Wir haben nur eine relativ geringe Konzentration von Radioaktivität im Blutplasma nach intramuskulärer Injektion von Progesteron-4-C^{14} nachweisen können. Ein Gipfelwert wurde im Plasma innerhalb von 24 Std. erreicht, überstieg aber nie 1,3% der verabreichten Dosis. Nach intravenöser Injektion von radioaktivem Progesteron waren bereits nach 25 min nur noch 1,83% der injizierten Radioaktivität in der freien und 5,75% in der gebundenen Steroidfraktion vorhanden (Abb. 1). Mit anderen Worten, etwa 92% des in die Blutbahn injizierten Progesterons waren innerhalb dieser kurzen Zeit aus der Zirkulation eliminiert worden. Zwei Stunden später wurden nur noch 4,5%, nach 12 Std. 2,1% und nach 48 Std. weniger als 1% der verabreichten Dosis im Blutplasma nachgewiesen.

Die erste Urinprobe wurde bei dieser Patientin etwa 3 Std. (175 min) nach der intravenösen Injektion des Progesteron-21-C^{14} untersucht, enthielt aber nur 2,78% der gegebenen Dosis. Innerhalb der gleichen Zeitspanne waren etwa 3% als radioaktives Kohlendioxyd in der Ausatmungsluft ausgeschieden worden. Auf Grund der Untersuchungen von Wiest et al. (15) bei Frauen mit Gallenfisteln sollten während der gleichen Zeit nicht mehr als 5% durch die Galle in den Darm ausgeschieden worden sein. Dieses würde bedeuten, daß innerhalb von 3 Std. nicht mehr als 10% durch Nieren, Leber und Lungen eliminiert wurden, während im Blutplasma nach 195 min nur noch 4,65% der Dosis vorhanden waren. Es war also mehr als 80% der in die Blutbahn injizierten Radioaktivität innerhalb von 3 Std. in das Gewebe abgewandert.

Die folgenden Schlußfolgerungen lassen sich auf Grund dieser Ergebnisse ziehen: 1. Das freie Steroidhormon wird mit großer Geschwindigkeit in wasserlösliche Inaktivierungsprodukte übergeführt und 2. das Hormon bzw. seine Stoffwechselprodukte werden äußerst schnell aus der Blutbahn eliminiert, wobei der weitaus größte Anteil in das Gewebe diffundiert.

Sechs Tage nach der intravenösen Injektion von Progesteron-21-C^{14} wurde bei der Patientin eine Schwangerschaftsunterbrechung durchgeführt und anschließend die bei der Operation entnommenen Gewebsproben auf ihren Gehalt an Radioaktivität untersucht. Die weitaus höchste Konzentration von Radioaktivität wurde im Fettgewebe gefunden. Vorausgesetzt, daß etwa 18% des Körpergewichts der Patientin aus Fett bestand, waren etwa 9,1% der verabreichten Dosis sechs Tage nach der intravenösen Injektion im Fettgewebe des Organismus zurückgehalten worden (Abb. 2). Dieses Ergebnis kam nicht überraschend, da bereits im Jahr 1956 Kaufmann und Zander (16) relativ hohe Konzentrationen Progesteron im Fettgewebe aufgefunden hatten.

In Abb. 3 sind die Ergebnisse unserer Untersuchungen bei 9 Frauen zusammengefaßt, denen eine einmalige intramuskuläre Injektion von Progesteron-4-C^{14} verabreicht wurde. Etwa 30—45% der injizierten Dosis waren innerhalb von 20—27 Std. in das Fettgewebe des Organismus abgewandert (unter der Voraussetzung, daß eine gleichmäßige Verteilung der Radioaktivität im Gesamtfett des Körpers stattgefunden hatte). Während der gleichen Zeit waren jedoch wesentlich geringere Mengen von Radioaktivität im Stuhl und Urin ausgeschieden worden. Von besonderem Interesse ist die letzte Patientin, bei der 148 Std. nach der Injektion von radioaktivem Progesteron die Schwangerschaft wegen einer schweren Colitis ulcerosa unterbrochen werden mußte. Während des Intervals zwischen Injektion und Operation schied die Patientin nur 15,5% der verabreichten Dosis im Urin und 4,5% im Stuhl aus. Im Fettgewebe dagegen waren 6 Tage später noch 40% der zugeführten Radioaktivität vorhanden. Leber- und Nierenfunktion waren intakt. Weitere Untersuchungen bei Patientinnen mit Colitis ulcerosa sollten geeignet sein, festzustellen, ob die beobachtete Abweichung des Progesteronstoffwechsels mit der Erkrankung im kausalen Zusammenhang steht. Wir haben derselben Patientin 9 Tage nach der Schwangerschaftsunterbrechung die gleiche Menge Progesteron-4-C¹⁴ intramuskulär injiziert und wieder relativ geringe Mengen von Radioaktivität im Urin (15,5%) und im Stuhl (16,5%) während einer Beobachtungsperiode von 6 Tage gewonnen.

Für die Verteilung des Progesteron im Gewebe sind zwei Faktoren von Bedeutung, seine Löslichkeit, insbesondere in Fetten, und sein Bindungsvermögen an Proteine. Es ist leicht zu verstehen, daß die starke Fettlöslichkeit des Hormons zu einer schnellen und erheblichen Aufnahme in das Fettgewebe führt, und man könnte sich vorstellen, daß diese Anreicherung im Fettgewebe einen Mechanismus darstellt, ein Hormondepot

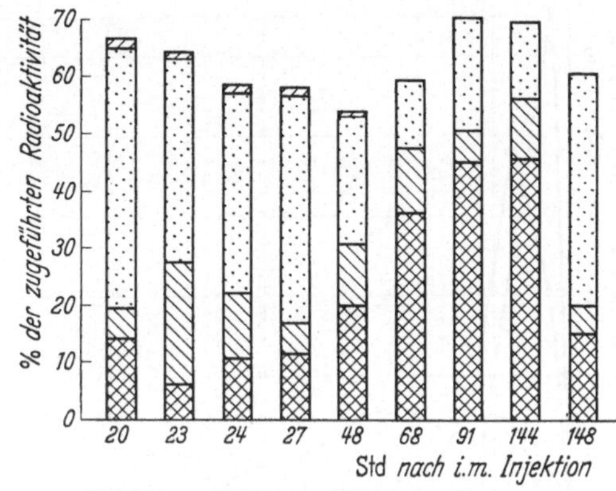

Abb. 3. Radioaktivität in Harn, Stuhl, Fett und Blutplasma nach intramuskulärer Injektion von Progesteron-4-C¹⁴

bei einem Überangebot zu schaffen, von dem die wirksame Substanz langsam wieder frei gemacht wird, um dann an den typischen Wirkungsorten des Gestagens, der Uterusschleimhaut und der Uterusmuskulatur, wirksam zu werden. Gegen diese Auffassung spricht aber die Beobachtung, daß eine einmalige intramuskläreu Injektion von Progesteron eine relativ beschränkte und kurzdauernde Wirkung hat.

In diesem Zusammenhang schien es von Interesse, das Verhalten der Radioaktivität im Fettgewebe von Patientinnen festzustellen, denen durch eine einmalige intramuskuläre Injektion radioaktives 17-Hydroxyprogesteroncapronat verabreicht wurde. Dieses von KARL JUNKMANN (19) entwickelte hochwirksame Gestagen ist durch einen verlängerten Wirkungsablauf ausgezeichnet. Diese verlängerte Wirkung könnte durch eine besonders erhebliche

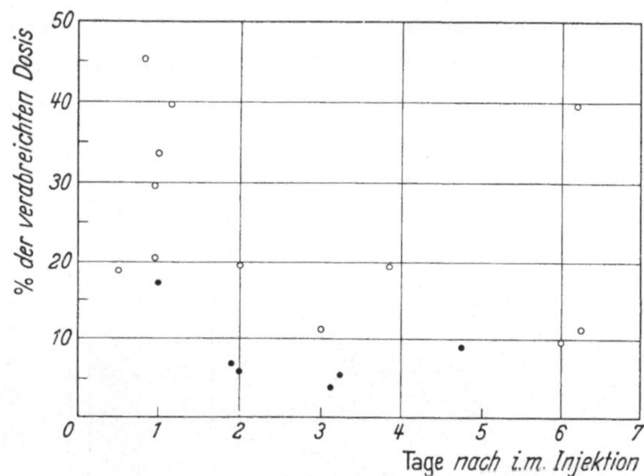

Abb. 4. Radioaktivität im Gesamtfett des Organismus nach intramuskulärer Injektion von zwei Gestagenen

Aufnahme des stark fettlöslichen Steroidesters im Fettgewebe als Ausdruck eines temporären Hormondepots erklärt. Ebenso wie nach der Injektion von Progesteron wurde nach Verabreichung von 17-Hydroxyprogesteron-4-C¹⁴-Capronat die höchste Konzentration im Fettgewebe festgestellt. Die Radioaktivität im Gesamtfett des Organismus war aber nach Zufuhr des Steroidesters wesentlich geringer als nach Progesteron (Abb. 4). Diese Beobachtung spricht ebenfalls gegen die

Annahme, daß die temporäre Speicherung des Steroids im Fettgewebe der wesentliche Faktor für die verlängerte Wirkung eines Gestagens darstellt. Wir nehmen vielmehr an, daß die hohe Radiokonzentration im Fettgewebe ein Ausdruck des sog. „Überlaufprinzips" ist, d. h. bei einem hormonalen Überangebot entgeht ein erheblicher Anteil der aktiven Substanz der Ausnutzung am Wirkungsort dadurch, daß sie in das Fettgewebe umgeleitet wird.

Es ist dagegen wahrscheinlicher, daß zumindest teilweise die verlängerte gestagene Wirkung des Esters durch eine verzögerte Resorption von der Injektionsstelle zustande kommt. Diese Auffassung wird durch die folgenden Beobachtungen gestützt. Nach intramuskulärer Injektion von radioaktivem 17-Hydroxyprogesteroncapronat stieg die Ausscheidungskurve der Radioaktivität im Harn nur langsam an, erreichte ein Plateau nach 36—48 Std. und fiel nach 6 Tagen langsam und stetig ab (Abb. 5). Im Gegensatz zu dieser Form der Ausscheidungskurve wurde nach einer einmaligen intramuskulären Injektion von radioaktivem Progesteron ein hoher Gipfel innerhalb von 24—30 Std. erreicht. Danach fiel die Kurve steil ab, und 6 Tage später waren nur noch ganz geringe Mengen von Radioaktivität im Harn feststellbar.

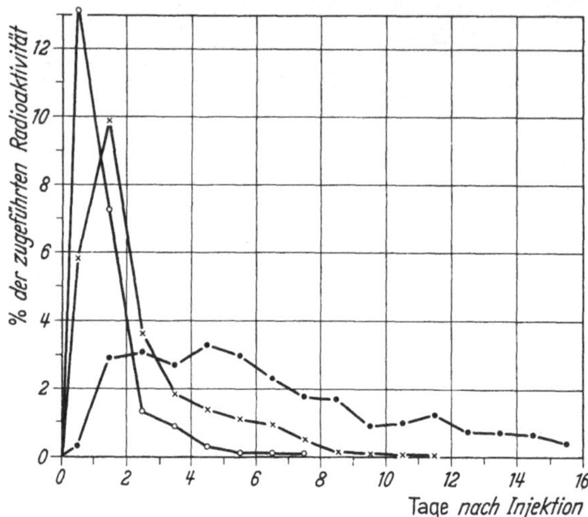

×—× Progesteron-21-C^{14} (i.v.), ○—○ Progesteron-4-C^{14} (i.m.), ●—● 17-OH-Progesteronecapronat-4-C^{14} (i.m.)

Abb. 5. Ausscheidung von Radioaktivität im Harn nach Injektion markierter Gestagene

Ein ähnliches Verhalten wie die Harnausscheidungskurve zeigt die Konzentrationskurve im Blutplasma nach intramuskulärer Verabreichung des markierten Esters. Nach einem langsamen Anstieg wurde ein Gipfelwert am 6. Tage erreicht. Danach fiel die Kurve langsam ab. Bei einer dieser Patientinnen wurde die Schwangerschaftsunterbrechung 88 Std. nach der intramuskulären Injektion des radioaktiven Steroidesters durchgeführt. Innerhalb dieser Zeit waren nur 9,5% der zugeführten Dosis im

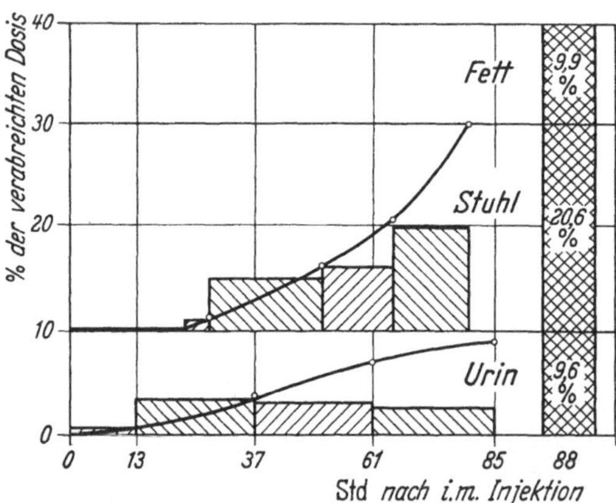

Abb. 6. Radioaktivität in Harn, Stuhl und Fett nach intramuskulärer Injektion von 17-Hydroxyprogesteroncapronat-4-C^{14}

Urin und 20,6% im Stuhl ausgeschieden worden (Abb. 6). Nur 9,9% wurde im Gesamtfett des Organismus nachgewiesen. Diese Ergebnisse sprechen dafür, daß erhebliche Mengen Radioaktivität an anderer Stelle, aller Wahrscheinlichkeit nach an der Injektionsstelle, zurückgehalten wurden.

Wie die aktive hormonale Steroidsubstanz an den Ort ihrer Wirkung gelangt, ist bisher unbekannt. In der Uterusschleimhaut und in der Uterusmuskulatur wurden beim Menschen bisher weder Progesteron noch die heute von ZANDER diskutierten Δ^4-Ketopregnen-20-ol-Isomere nachgewiesen (17). Wir haben nach Zufuhr von radioaktivem Progesteron die Radioaktivität im Endometrium und Myometrium bestimmt und festgestellt, daß nur relativ geringe Mengen von Radioaktivität in den Erfolgsorganen vorhanden waren. Die Radiokonzentration war an den typischen Wirkungsorten des Gestagens weit geringer als im Fett, in der Haut und in Myomen. Unter der Voraussetzung, daß keine wesentliche Umwandlung des Steroidmoleküls bei seiner Ankunft am Erfolgsorgan stattgefunden hatte, ergab die Umrechnung der im Gewebe gefundenen Radioaktivität (DPM/g) in Gewichtseinheiten (γ/g), daß nach einer hypothetischen Dosis von 100 mg Progesteron nicht mehr als 0,06 γ/g Gewebe im Endometrium oder Myometrium 24—48 Std. nach der intramuskulären Injektion erreicht würde (Abb. 7). 4—6 Tage später waren nur noch Spuren von Radioaktivität im Gewebe der Erfolgsorgane nachweisbar, so daß eine Umrechnung in Gewichtseinheiten praktisch zu Nullwerten führte.

Nach intramuskulärer Zufuhr von markiertem 17-Hydroxyprogesteroncapronat wurden ebenfalls nur geringe niedrige Konzentrationen von Radioaktivität im Endometrium und Myometrium gefunden. Die Umrechnung der im Gewebe nachgewiesenen Radioaktivität in Gewichtseinheiten ergab nach einer hypothetischen Dosis von 100 mg 17-Hydroxyprogesteroncapronat am 4. Tage nach der

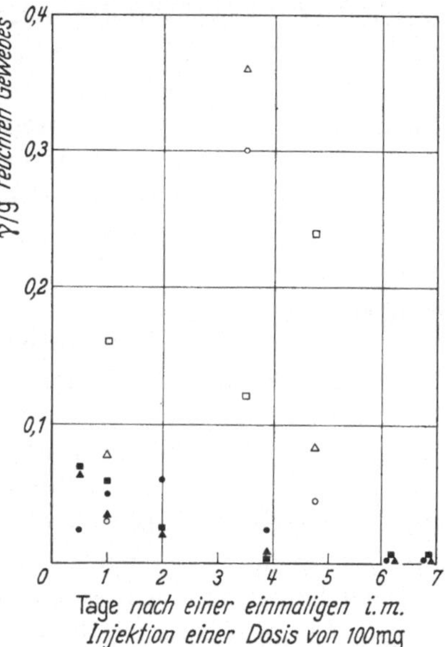

Progesteron: ● Endometrium, ▲ Myometrium, ■ Placenta. 17-OH-Progesteroncapronat: ○ Endometrium, △ Myometrium □ Placenta

Abb. 7. Umrechnung von Radioaktivität im Gewebe in Gewichtseinheiten nach einer hypothetischen Dosis von 100 mg Gestagen

intramuskulären Injektion Gipfelwerte von 0,3—0,37 γ/g Gewebe. Die besondere Wirkungsweise des Steroidesters scheint demnach mit einer ökonomischeren und protrahierten Art des Angebots an die Erfolgsorgane zusammenzuhängen, die zu einem höheren und gleichmäßigeren Hormonspiegel am Orte der Wirkung führt.

Wir wissen heute noch sehr wenig, in welcher Art und Weise die typisch gestagene Wirkung eines Steroidhormons in den Zellen der Erfolgsorgane zustande kommt und in welchem Ausmaß diese von anderen Steroiden, möglicherweise von Steroidstoffwechselprodukten, beeinflußt wird. Tierversuche von HISAW und VELARDO (18) haben gezeigt, daß die gleichzeitige Verabreichung von Pregnandiol die typische Wirkung des Progesterons, wie Deziduome bei der Ratte hervorzurufen, aufhebt. Weiterhin ist seit langem bekannt, daß die sekretorische Umwandlung des Endometriums nur (nach vorheriger Proliferation) unter dem Einfluß der Oestrogene auslösbar ist. Es erschien uns deshalb von Interesse, die möglichen Umwandlungen von Progesteron in andere Steroidhormone in der Schwangerschaft zu untersuchen.

Nach unseren Versuchen mit Progesteron-21-C^{14} mußte an die Möglichkeit gedacht werden, daß die Seitenkette des Steroidmoleküls am Kohlenstoffatom 17 im Verlauf seines Stoffwechsels abgesplittert wird. Vorausgesetzt, daß der restliche Anteil des Moleküls intakt bleibt, müßten Steroide entstehen, die nur 19 Kohlenstoffatome enthalten, z. B. das Androstendion. Dieses Steroid ist ein schwaches Androgen und spielt bei dem Stoffwechsel des Testosterons eine wichtige Rolle. In vitro-Versuche haben gezeigt, daß endokrine Drüsen Enzymsysteme enthalten, welche Progesteron in 17-Hydroxyprogesteron und das letztere in Androstendion umwandeln (*19*). Eigene Untersuchungen ergaben, daß nach Injektion von Progesteron-4-C^{14} sowohl in der normalen Schwangerschaft als auch beim Chorionepitheliom und Nebennierenrindencarcinom radioaktives Androsteron bzw. Ätiocholanolon im Harn ausgeschieden wurde. Beide Harnsteroide sind Ausscheidungsprodukte des Testosterons und Androstendions. Prinzipiell scheint also die Umwandlung von Progesteron in androgen wirksame Substanzen möglich zu sein. Wir nehmen jedoch nach unseren Untersuchungen an, daß normalerweise die Größenordnung einer solchen Umwandlung sehr gering ist. Es ist aber möglich, daß bei einer starken Aktivität der Enzymsysteme, die diese Umwandlung bewirken ein Überangebot an exogenem Progesterons zu den kürzlich beschriebenen Virilisierungserscheinungen weiblicher Feten führen kann.

Die Umwandlung des Progesteron in Oestrogene sollte auf Grund theoretischer Überlegungen möglich sein. Wir haben aber in der normalen Schwangerschaft eine solche Umwandlung bisher nicht nachweisen können. Der negative Ausfall solcher Untersuchungen könnte dadurch bedingt sein, daß die Transformation von Progesteron zu Oestrogen so geringfügig ist, daß sie dem Nachweis mit den uns zur Verfügung stehenden Methoden entgangen ist. Beim Chorionepitheliom dagegen haben wir nach Injektion von Progesteron-4-C^{14} radiochemisch reines Oestron-C^{14} im Harn aufgefunden.

Man sollte annehmen, daß eine geringe partielle Umwandlung eines Gestagens in Oestrogene seine biologische Wirkung auf das Erfolgsorgan, wie auf das ruhende Endometrium, günstig beeinflußt. Dieses scheint beim 17-Hydroxyprogesteroncapronat der Fall zu sein. Wir haben im Stuhl einer Patientin, der radioaktives Capronat injiziert worden war, radiochemisch reines Oestriol-C^{14} nachgewiesen.

Ich habe versucht, eine kurze Übersicht über die Ergebnisse von Untersuchungen des Progesteronstoffwechsels zu geben, die mit Hilfe radioaktiver Isotope beim Menschen durchgeführt wurden. Es unterliegt wohl keinem Zweifel, daß die Indicatormethode uns wertvolle Hinweise über das Schicksal eines Hormons im Organismus geben kann.

Literatur

1. Bloch, K.: J. biol. Chem. **157**, 661 (1945).
2. Werbin, H., E. J. Plotz, G. V. LeRoy and M. E. Davis: J. Amer. chem. Soc. **79**, 1012 (1957).
3. Plotz, E. J.: Geburtsh. u. Frauenheilk. **17**, 595 (1957).
4. Davis, M. E., E. J. Plotz, G. V. LeRoy, R. G. Gould and H. Werbin: Amor. J. Obstet. Gynec. **72**, 740 (1956).
5. Davis, M. D., and E. J. Plotz: Amer. J. Obstet. Gynec. **76**, 939 (1958).
6. Plotz, E. J., and M. E. Davis: Proc. Soc. exp. Biol. (N. Y.) **95**, 92 (1957).
7. LeRoy, G. V.: Trans. Ass. Amer. Phycns **70**, 202 (1957).

 8. EJARQUE, P., E. J. PLOTZ and M. E. DAVIS: Semiannual Report to the Atomic Energy Commission Argonne Cancer Res. Hospital. May 1958.
 9. PLOTZ, E. J.: Semiannual Report to the Atomic Energy Commission Argonne Cancer Res. Hospital. March 1956.
10. LUPU, C. I., E. J. PLOTZ and M. E. DAVIS: Semiannual Report to the Atomic Energy Commission Argonne Cancer Res. Hospital. September 1958.
11. VENNING, E. H., and J. S. L. BROWNE: Endocrinology 21, 711 (1937); 27, 707 (1940).
12. GUTERMAN, H. S.: In G. PINCUS, editor: Recent Progr. in Hormone Res. 8, 293 (1953).
13. QUILLIGAN, E. J., and I. ROTHSCHILD: J. clin. Endocr. 17, 595 (1957).
14. SANDBERG, A. A., and W. R. SLAUNWHITE JR.: J. clin. Endocr. 18, 253 (1958).
15. WIEST, W. G., G. I. FUJIMOTO and A. A. SANDBERG: J. clin. Endocr. 18, 972 (1958).
16. KAUFMANN, G., u. J. ZANDER: Klin. Wschr. 34, 7 (1956).
17. ZANDER, J.: Geburtsh. u. Frauenheilk. 17, 876 (1957).
18. HISAW, F. L., and J. T. VELARDO: Endocrinology 49, 732 (1951).
19. JUNKMANN, K.: Naunyn-Schmiedebergs Arch. exp. Path. Pharmak. 233, 244 (1955).

Diskussion

K.-D. VOIGT (Hamburg):

Im Anschluß an die interessanten Ausführungen von Herrn PLOTZ möchte ich mir zwei Fragen erlauben:

1. Beim Abbau des Progesterons zum Androstendion muß man doch wohl als hypothetisches Zwischenglied das 17α-Hydroxy-progesteron fordern. An welcher Stelle des Organismus, oder besser, in welchem Organ soll dieser Schritt erfolgen?

2. Die verlängerte Wirkung des 17α-Oxy-progesteroncapronats wurde von Herrn PLOTZ weitgehend über eine verzögerte Resorption erklärt. Es ist aber durchaus wahrscheinlich, daß auch andere Größen, z. B. die Hydrolyserate mit daraus resultierender verzögerter Steroidfreisetzung diesen Wert entscheidend beeinflussen. Wie verhalten sich z. B. die Halbwertszeiten bei i.v. Verabreichung von einerseits Progesteron und andererseits 17α-Hydroxyprogesteroncapronat?

K. JUNKMANN (Berlin):

Hinweis auf eigene ähnliche Untersuchungen, wie die von Herrn DESAULLES vorgetragenen schönen Versuche. Als Techniken wurden neben dem klassischen Clauberg-Versuch benutzt:

1. Die Unterdrückung eines durch ein Depot-Oestrogen ausgelösten Daueroestrus (eine lokale Wirkung auf das Scheidenepithel).

2. Verschiebung bzw. Verlängerung des Cyclus der Ratte (eine Kombination von lokaler und hypophysär-hypothalamischer Wirkung).

3. Hemmung der Wirkung von exogenen chorionalen Gonadotropinen von Mensch und Stute.

4. Die Aufhebung des Hohlweg-Effektes durch Oestrogene als isolierte Beeinflussung der eigenen Gonadotropine auf hypophysär-hypothalamischer Basis.

Die Ergebnisse dieser und anderer Vergleichsversuche wurden vor 3 Wochen in Tokio vorgetragen.

Auf die geringe eigene oestrogene Wirksamkeit, besonders des Äthinyl-19-nor-Testosterons, die etwa 0,1 γ Oestradiol je 3 mg entspricht, wird hingewiesen.

Zum Vortrag von Herrn PLOTZ wird an die Möglichkeit des Verbleibs der nicht nachgewiesenen Mengen, besonders des Hydroxyprogesteroncapronats im Fett der Körperzellen hingewiesen. In Übereinstimmung mit der Bemerkung von Herrn VOIGT wird der Erschwerung des Stoffwechsels der Estersteroide für die Erklärung ihrer Depotwirkung eine besondere Bedeutung zugemessen.

P. A. DESAULLES (Basel):

Wir haben die klassische Wirkung der Gestagene, nämlich die schwangerschaftserhaltende Wirkung beim Progesteron, 19 nor-Progesteron, 17α-Äthinyl-19-nor-Testosteron und seinen Estern sowie beim 17α-Hydroxyprogesteroncapronat an der Ratte und am Kaninchen untersucht. Beim Progesteron waren wir bei täglicher Verabfolgung von 10 mg und beim 19 nor-Progesteron von 5 mg in der Lage, die Schwangerschaft in 100% der Fälle bei der Ratte zu erhalten. Beim 17 α-Äthinyl-19-nor-Testosteron und seinen Estern gelang die Erhaltung der Schwangerschaft bei der Ratte nur über 6 Tage. Mit 17 α-Hydroxyprogesteroncapronat konnten wir an der Ratte in keinem Fall einen Erfolg erzielen. Am Kaninchen gelang es uns mit einer einmaligen Verabfolgung von 100 mg 17 α-Hydroxyprogesteroncapronat die Schwangerschaft zu erhalten, dagegen erwies sich das 17 α-Äthinyl 19-nor-Testosteron und seine Ester als unwirksam. Ähnliche Ergebnisse erzielte Prof. FUJII (Med. & Dent. University Tokyo) mit einer einmaligen Gabe von 17 α-Hydroxyprogesteroncapronat am Kaninchen und mit täglich kleinen Dosen von 17 α-Äthinyl-19-nor-Testosteron an der Ratte. Die Schwangerschaft blieb 8 Tage lang erhalten. Im Folgenden möchte ich noch auf die Verhinderung des durch Oxytocin induzierten Aborts am Kaninchen und an der Ratte hinweisen. Die Ratte scheint für diese Versuchsanordnung ein ungeeignetes Objekt darzustellen, da das Oxytocin im Gegensatz zum Kaninchen unwirksam ist. Beim Kaninchen gelingt es vom 25. Tag an mit 50 i. E. i.v. Oxytocin in 100% der Fälle einen Abort auszulösen. Man kann mit der Gabe von 100 mg bzw. 10 mg 17 α-Hydroxyprogesteroncapronat, einen Tag vor der Oxytocininjektion verabfolgt, in jedem Fall einen Abort verhindern. Für das 17 α-Äthinyl-19-nor-Testosteron besitzen wir in dieser Richtung keine Vergleichsmöglichkeiten, da wir mit dieser Substanz nicht in der Lage waren, beim Kaninchen die Schwangerschaft zu erhalten.

W. HOHLWEG (Berlin):

Eine typische antigonadotrope Wirkung ist die Verhinderung der Ausbildung der Kastrationszellen im HVL der Ratte. Vor Jahren hatte ich festgestellt, daß Progesteron in Dosen bis zu 1 mg pro Tag fast unwirksam ist. Wie verhalten sich diese neuen Gestagene?

Weiter sollte man zwischen antioestrogener und antikeratinisierender Wirkung unterscheiden. Testosteron hat eine stärkere antikeratinisierende Wirkung als Progesteron.

R. KAISER (München):

Bezüglich der Oestrogenwirkung des Äthinyl-nor-Testosterons, über die DESAULLES und JUNKMANN berichtet haben, möchte ich erwähnen, daß wir mit dem Verfahren von BROWN nach 30—100 mg Äthinyl-nor-Testosteron und reinem Acetatester eine Oestronausscheidung fanden, die Cycluswerte erreicht. Herangezogen wurden Frauen mit erloschener oder ausgeschalteter Ovarialfunktion. Man muß also damit rechnen, daß Oestrogene zu den Metaboliten dieser praktisch wichtigen Gestagene gehören. Dies erklärt auch die Beobachtung, daß diese Gestagene beim Menstruationsverschiebungstest nicht unbedingt mit Oestrogenen kombiniert werden müssen.

G. HECHT-LUCARI (Rom):

Es sei mir gestattet, eigene Experimente zu dem Vortrag von Frau Dr. BALDRATTI beizufügen. Zusammen mit den Kollegen SONNINO, CAZZANIGA und ZICHELLA habe ich den in vitro-Effekt einiger Gestagene — besonders des 6 α-methyl-17 α-acetoxyprogesteron — auf die Motilität des kastrierten Meerschweinchenuterus untersucht. Die Substanzen, in Propylen-Glykol, wurden immer dem Tyrode-Bad hinzugefügt. Als Oestrogen haben wir vorläufig nur den unter dem Namen Premarin bekannten Komplex verwendet, als synthetisches Oxytocin das Syntocinon Sandoz. Zur Illustrierung der Resultate möchte ich ihnen einige Bilder zeigen. Die Reaktion auf 0,01 i. E. Oxytocin ist sehr konstant. Weder Progesteron noch das synthetische mit LU bezeichnete Gestagen ist imstande, die Ansprechbarkeit für Oxytocin aufzuheben. Sie geht erst bei Gabe von 100 μg Progesteron oder 100 μg LU nach Premarin-Vorbehandlung verloren. Fünfzig μg genügen dagegen nicht. Sie reduzieren die Intensität der Uterusreaktion auf etwa die Hälfte, aber heben sie nicht auf. Ebenfalls nach Premarin-Vorbehandlung haben wir 50 μg Progesteron plus 50 μg LU getestet: die zwei Gestagene können indifferent oder synergistisch wirken, das hängt von der Gebärmutter ab. Auf keinen Fall aber wirken sie antagonistisch. Mit Äthinyl-nor-Testosteron haben wir ähnliche Experimente erst begonnen: scheinbar braucht man 200 μg plus Premarin, um die Oxytocin-Ansprechbarkeit vollkommen aufzuheben.

Desaulles (Basel): Schlußwort

Die pharmakologische Auswertung von Substanzen innerhalb einer Stoffgruppe, die sich mehr in qualitativem als in quantitativem Sinne voneinander unterscheiden, kann nur dann durchgeführt werden, wenn die Mehrzahl der in Frage kommenden Wirkungskomponenten an Hand verschiedener, definierter Testmethoden erfaßt und analysiert werden können. Ihre eigene Komplexität stellt jedoch den Prüfer vor das Dilemma, aus den zahlreichen zur Verfügung stehenden Methoden nur diejenigen auszuwählen, die sich am besten dazu eignen, Parallelen zu bestimmten pathophysiologischen Geschehnissen zu ziehen.

Die Erhaltung einer gestörten Schwangerschaft durch Gestagene bildet gewiß einen interessanten Aspekt des Wirkungsfeldes dieser Substanzen. Da aber, wie aus jetzt klassisch gewordenen Arbeiten bekannt ist, die Schwangerschaft von Ratte und Kaninchen von der menschlichen in ihren Beziehungen zum Ovar verschieden ist, können aus einer Schwangerschaftserhaltung an Ratte und Kaninchen nur gewisse Analogien zum Problem der Erhaltung der menschlichen Schwangerschaft gezogen werden. Die schönen, von Herrn Suchowsky dargestellten Versuche bestätigen die in dieser Richtung von anderen Autoren erzielten Resultate. Der Befund, wonach die neuen Gestagene zum Teil ausgesprochene Wirkung auf die Ausbildung der Kastrationszellen im Hypophysenvorderlappen der Ratte besitzen, wird besonders bei einzelnen Derivaten des 19-nor-Testosterons erhoben, die in dieser Eigenschaft besonders das 19-nor-17α-äthinyl-Testosteron und das 19-nor-Δ^{5-10}-17α-äthinyl-Testosteron als solche eindeutige, jedoch schwache oestrogene Wirkung besitzen.

J. Plotz (Chicago):

Zur Frage von Herrn Voigt möchte ich sagen, daß auch wir annehmen, daß die Umwandlung des Progesterons in Androstendion über das 17α-Hydroxyprogesteron stattfindet. Verschiedene Autoren glauben, daß in der Placenta des Menschen eine 17-Hydroxylase vorhanden ist.

Zur Frage des Wirkungsmechanismus des 17-Hydroxyprogesteroncapronats: Ich bin überzeugt, daß eine verzögerte Resorption des Steroidesters von dem Injektionsdepot im Muskel nur zum Teil die verlängerte Wirkungsweise erklärt. Wir wissen heute noch nicht, ob der Ester vor der Resorption in die Blutbahn hydrolysiert wird, glauben aber auf Grund von vorläufigen Harnuntersuchungen annehmen zu können, daß zumindest ein Teil des Capronats unverändert resorbiert wird. Weitere Untersuchungen mit markiertem Capronat sollten geeignet sein, die mögliche Rolle der Leber im Stoffwechsel dieses interessanten Steroidesters zu klären.

Vergleichende Wirksamkeit der neuen Gestagene bei der ovariektomierten Frau

Von

J. Ferin

Einleitung

Seit der Entdeckung der gestagenen Eigenschaften bestimmter 19-Nor-testosteron-derivate nimmt die Zahl der gestagenen Steroide unaufhörlich zu. Es ist gewiß gefährlich, die tierexperimentellen Daten ohne weiteres auf die Klinik zu übertragen. Eine pharmakodynamische, experimentelle Untersuchung bei der Frau selbst ist eine unerläßliche Voraussetzung für die rationelle therapeutische Verwendung. Das ist die Aufgabe, die wir uns gestellt haben.

Methode

a) Wahl der Patientinnen

Um wissenschaftlich wertvoll zu sein, kann eine solche pharmakodynamische Untersuchung nur bei chirurgischen Kastratinnen durchgeführt werden, die willig genug und vollkommen gesund sind und eine maximale hormonale Reaktionsfähigkeit ihres Genitaltraktes aufweisen. Wir verfügen über drei Patientinnen, die diese Bedingungen erfüllen:

1. Patientin V. D. H., 40 Jahre alt; am 12. Februar 1948 aus unbekanntem Grund kastriert; erhält seit Dezember 1953 regelmäßig Sexualhormone.

2. Patientin V. A., 58 Jahre alt; im Juli 1934 wurde wegen Ruptur der Tubargravidität eine rechtsseitige Salpingo-Ovarektomie und im Oktober 1939 aus dem gleichen Grund eine linksseitige Salpingo-Ovarektomie durchgeführt; erhält seitdem regelmäßig Sexualhormone.

3. Patientin D., 40 Jahre alt; 1947 wurde wegen Ruptur der Tubargravidität eine rechtsseitige Salpingo-Ovarektomie und im Oktober 1948 wegen eines Tuboovarialabscesses eine linksseitige Salpingo-Ovarektomie durchgeführt; erhält seit Oktober 1949 regelmäßig Sexualhormone.

Die bei diesen drei Frauen jahrelang durchgeführten Kontrolluntersuchungen haben niemals Änderungen in der Reaktion des Endometriums auf oestrogene Substanzen, die in Schwellendosen verabreicht wurden, ergeben.

Um die Klippe der individuellen Schwankungen der Reaktionsfähigkeit zu umgehen, haben wir uns zum Ziel gesetzt, bei jeder dieser drei Patientinnen die Schwellendosis jeder Substanz zu bestimmen. Außerdem haben wir uns darauf beschränkt, nur die Ergebnisse zu vergleichen, die bei *einer* Patientin mit den verschiedenen untersuchten Substanzen erzielt wurden.

b) Wahl des Tests

Was bedeutet eine gestagene Substanz für die Frau?

Dies ist eine Substanz, die imstande ist, bei der ovarektomierten Frau die komplette sekretorische Umwandlung des mit Oestrogenen vorbehandelten Endometriums hervorzurufen. Dies ist wirklich zweifellos das wichtigste Kriterium für die gestagene Wirkung, deren Hauptziel es ist, die uterine Einnistung des befruchteten Eies zu gewährleisten.

Aus diesem Grunde haben wir gemeint, daß eine Untersuchung der vergleichenden Wirksamkeit der neuen gestagenen Substanzen sich eher auf die Veränderungen im Endometrium stützen sollte als auf andere, wahrscheinlich nebensächliche Kriterien, wie z. B. das Verschwinden der oestrogenen Spinnbarkeit des Cervicalschleims, das Verschwinden der oestrogenen Zellen aus dem Vaginalabstrich oder schließlich die Erhöhung der Basaltemperatur.

Übrigens hielten wir es nicht für notwendig, zu versuchen, eine komplette sekretorische Umwandlung zu erreichen, die mit jener übereinstimmt, welche den 26. Tag eines 28tägigen Cyclus charakterisiert (*1*).

Wir haben die gestagenen Substanzen nur *während 5 Tagen* verabreicht und wir haben das Endometrium auf die erste Andeutungen einer gestagenen Wirkung untersucht, d. h. auf die massive Glykogenablagerung in den Drüsenzellen. Die Erfahrung hat uns gezeigt, daß diese Glykogenablagerung einen besseren meßbaren Endpunkt darstellt als die späteren sekretorischen Änderungen, bei denen es oft schwierig ist, die Höhe zu messen und die oft ins Mucosa ungleich verteilt sind.

Diese Ablagerung beginnt rasch, innerhalb von 14 Std., bei der ovarektomierten, mit Oestrogenen vorbehandelten Frau, die eine Progesteron-Infusion in entsprechender Dosierung erhält (*2*).

Der spezifische Charakter dieser Reaktion bei der Frau, den MOCQUOT und MORICARD (*3*) seit 1938 vermutet, ist eine Tatsache, die uns gesichert erscheint (*4, 5*).

Wir haben keine histochemische Methode zur Aufdeckung des Glykogens angewendet; das Vorhandensein des Polysaccharids wurde aus der basalen Vacuolisierung der Drüsenzellen ("lucid zone") abgeleitet, wobei wir eine Methode zu Hilfe nahmen, die wegen ihrer Einfachheit sehr verbreitet ist.

Wir haben verschiedene Grade der Vacuolisierung berücksichtigt:

0: Fehlen der basalen Sekretvacuolen.

1+: Vacuole in mehreren Zellen an einigen Drüsenschnitten.

2+: Vacuole in mehreren Zellen an den meisten Drüsenschnitten.

3+: Vacuolisation aller Drüsenzellen.

4+: Generalisierte ausgedehnte Vacuolisation.

Diese Einteilung ist willkürlich; wir können nicht bestätigen, daß die verschiedenen Grade tatsächlich den quantitativ unterschiedlichen hormonalen Reizen entsprechen.

c) Vorhergehende und gleichzeitige Oestrogenbehandlung

Die Erzeugung mehrerer Dutzend künstlicher Cyclen bei einer Anzahl ovarektomierter Frauen hat uns von der großen Bedeutung der Oestrogenbehandlung überzeugt (*4, 6*).

Damit die Kombination Oestrogen-Gestagen eine optimale Wirkung ausüben kann, ist ein gewisses Gleichgewicht zwischen diesen Substanzen erforderlich; je größer die Oestrogendosis ist, um so schwieriger läßt sich die sekretorische Umwandlung erreichen.

Deshalb haben wir die *Oestrogendosis in allen Versuchen gleich* gehalten, indem wir täglich 50γ Äthinyloestradiol oromucosal verabreichten. Diese Dosis entspricht bei einer unserer Patientinnen (V.D.H.) ungefähr der 5fachen Schwellen-Dosis für Äthinyloestradiol und etwa 1 mg Diäthylstilboestrol (7).

Wir wissen nicht, welcher Menge Oestradiolvalerianat (in öliger Lösung) oder Oestradiolbenzoat (in mikrokristalliner Lösung) diese Dosis Äthinyloestradiol entspricht; dies ist ein schwierig zu lösendes Problem, um so mehr als diese Depotpräparate intramuskulär auf einmal verabreicht werden. Diese wenigen Betrachtungen über die Dynamik der Reaktionen des Endometriums auf Geschlechtshormone genügen, um aufzuzeigen, daß es äußerst gefährlich ist, die Beurteilung der relativen Wirksamkeit dieser oder jener gestagenen Substanz auf den Vergleich der bei Zuständen mit unterschiedlicher oestrogener Behandlung (und bei verschiedenen Patientinnen) erzielten Ergebnisse zu basieren.

Die Beobachtungen von Boschann (8) sind in dieser Beziehung äußerst aufschlußreich.

Standard-Dosierungsschema:

> Vom 1. bis 20. Tag: 50γ/24 h Äthinyloestradiol perlingual.
> Vom 16. bis 20. Tag: unterschiedliche Dosis des zu untersuchenden Steroides.
> Am 20. Tag Untersuchung des Genitaltraktes: Vaginalabstrich, Unsuchung des Endocervicalschleims und Probestriche des Endometriums des Uterusfundus.
> Behandlung mit 8tägigen Intervallen, um eine Abbruchblutung hervorzurufen.

Ergebnisse:

> I. Progesteron, Anhydro-oxy-progesteron, Nor-progesteron.
> II. 17α-Hydroxyprogesteron und Derivate.
> III. Derivate des Oestrenolons
> (19-Nor-testosteron)
> (17β-Hydroxy-3-keto-oestr.:4-en).
> IV. Derivate des Oestrenols
> (17β-hydroxy-oestr.:4-en).
>
> Die Synthese dieser Verbindungen und die pharmakologischen Untersuchungen fanden statt in dem Laboratorium der N.V. Organon, Oss, Holland.

Schlußfolgerungen

1. Unsere Arbeit ist noch unvollständig; sie verschafft jedoch interessante Aufschlüsse über die relative gestagene Wirksamkeit einer Reihe neuer Substanzen.

Im Augenblick scheinen Methyloestrenolon, Äthinyloestrenolon und seine Acetat-Verbindung und schließlich Methyloestrenol die aktivsten Substanzen zu sein. Hierbei ist zu melden, daß das Äthinyloestrenol noch nicht auf Schwellendosis untersucht wurde.

Es wäre jedoch zu früh, diese Substanzen als die ideale Lösung unserer therapeutischen Probleme zu betrachten. Es muß betont werden, daß sich unsere vergleichende Untersuchung nur auf die gestagene Eigenschaft erstreckte; die anderen Effekte, die anabole, antigonadotrope, androgene, oestrogene oder anti-oestrogene, hyperthermisierende und schwangerschaftserhaltende Wirkung, sind nicht berücksichtigt worden.

Man kann mit Sicherheit annehmen, daß die verschiedenen Steroide, wie die Konkurrenten eines Pentathlon, sich auf sehr unterschiedliche Weise in diese verschiedenen „Spezialitäten" einordnen lassen und daß die beim Versuchstier erhaltenen quantitativen Ergebnisse sich nicht unbedingt beim Menschen als richtig erweisen werden.

2. Die Dosen der verschiedenen Substanzen, die wir mit Erfolg angewendet haben, um die ersten endometrialen Manifestationen des gestagenen Effektes auszulösen, gestatten uns nicht, die Dosen zu schätzen, die zur Erzielung einer kompletten sekretorischen Umwandlung erforderlich sind.

Diese Dosen werden gewiß viel höher sein. Es steht tatsächlich fest, daß die Aufrechterhaltung und progressive sekretorische Umwandlung des Endometriums eine progressiv ansteigende Menge an gestagenen Substanzen erfordert.

BOSCHANN, OBER, POTS und SWYER, die jeder für sich auf diesem Gebiet Untersuchungen durchgeführt haben, verfügen sicherlich über interessante Beobachtungen.

Es sei nur erwähnt, daß wir bei einer unserer Patientinnen (V. D. H.) ein für den 26. Tag charakteristisches Endometrium erhalten haben (*1*), mit einer Dosis von 5 mg Methyloestrenolon täglich, während 14 Tagen kombiniert mit 50 γ Äthinyloestradiol.

3. *Ist die Verabreichungsart von Bedeutung?* Wir verfügen über sehr wenige Angaben. Für das Methyloestrenolon scheint kein deutlicher Unterschied in der Wirkung, bei gastrointestinaler oder oromucosaler Absorption, zu bestehen. Auf jeden Fall ist das Methyloestrenolon bei intramuskulärer Verabreichung viel wirksamer als das auf gleichem Wege verabreichte Progesteron (*9*).

4. Was den Zusammenhang zwischen der Struktur und den biologischen Eigenschaften betrifft, so bestätigen unsere Untersuchungen — in bezug auf den Menschen — eine neue Tatsache, die nach unserer Ansicht betont werden muß: das Vorhandensein eines Sauerstoffatoms am C_3 ist für die Entwicklung der gestagenen Wirkung nicht unbedingt erforderlich.

Mehrere 3-desoxo-Steroide — Derivate des Oestrenols — verhalten sich tatsächlich wie wirksame gestagene Substanzen.

Tabelle 1. *Progesteron, Anhydro-oxy-progesteron, Nor-progesteron*

Tagesdosis: mg		V.D.H.	V.A.	D.
1. Progesteron: [Roussel]				
Intramuskulär	5,0			3+
	2,0			0
Perlingual	150,0		1+	
	100,0	0	0	1+
	50,0		0	
	25,0	0		
2. Anhydro-oxy-progesteron: [Roussel]				
Perlingual	100,0		3+	
	50,0	1+	1+	3+
	25,0	0	0	0
3. 19-norprogesteron: [Roussel]				
Intramuskulär	25,0			4+
	2,0			4+
	0,5			3+
	0,1			0

Tabelle 2. *17 α-hydroxy-progesteron und Derivaten*

Tagesdosis: mg		V.D.H.	V.A.	D.
1. 17 α-hydroxy-progesteron: [Schering]				
[Roussel]	500,0	0		
Oral	300,0			0
2. 17 α-hydroxy-progesteron-17-acetat: [Upjohn]				
Perlingual	25,0		0	
3. 6 α-methyl-17 α-hydroxy-progesteron-17-acetat: [Upjohn]				
Perlingual	2,5	3+		
	1,25			0
Oral	1,25		0	

Tabelle 3. *Oestrenolone-Derivaten* (17 β-Hydroxy-3-Keto-oestr.:4-ene)

Tagesdosis: mg		V.D.H.	V.A.	D.
1. 17 α-methyl: [Organon]				
Perlingual	12,5	4+	4+	4+
	5,0		4+	4+
	2,0	4+		
	1,0		2+	4+
	0,5	3+	2+	4+
	0,3	1+		3+
	0,2	0	0	
	0,1	0	0	0
Oral	10,0	4+		
	1,0	4+	2+	4+
	0,5		0	
Intramuskulär	0,5			4+
2. 17 α-methyl: [Organon]				
Perlingual	2,0	4+	3+	3+
	1,0	4+	1+	
	0,5	1+	0	0

Tabelle 4. *Oestrenolone — Derivaten*

Tagesdosis: mg		V.D.H.	V.A.	D.
3. 17 α-äthinyl: [SCHERING] *Perlingual*	10,0	4+	4+	
	1,0	4+	4+	
	0,2	3+	1+	4+
	0,1	2+	0	0
	0,05	0	0	
4. 17 α-äthinyl-17-acetat: [SCHERING] *Perlingual*	0,5			4+
	0,1	0	2+	3+
	0,05		0	
5. 17 α-äthinyl *delta 5:10* [SEARLE] *Oral*	20,0	4+	4+	
	2,0	4+	1+	4+
	1,0		0	0
6. 17 α-(2 methallyl): [SEARLE] *Perlingual*	1,0	2+	0	0
Oral	2,0		0	0

Tabelle 5. *Oestrenol — Derivaten*
(17 β-Hydroxy-oestr.:4-ene)

Tagesdosis: mg		V.D.H.	V.A.	D.
1. 17 α-methyl: *Perlingual*	2,0		3+	4+
	1,0	3+	1+	4+
Oral	2,0		3+	
	0,3	2+	0	1+
	0,1	0		
2. 17 α-methyl-17-acetat: *Perlingual*	0,25		0	
3. 17 α-propyl: *Perlingual*	10,0			3+
	2,0	0		
	1,0			0
Oral	10,0		0	
	1,0		0	
4. 17 α-allyl: *Perlingual*	5,0	3+		
	3,0			0
	2,0		0	0
	1,0	0		
Oral	10,0	4+		
5. 17 α-äthinyl: *Perlingual*	5,0	4+	4+	4+

Literatur

1. Noyes, R. W., A. T. Hertig and J. Rock: Fertility and sterility 1, 3—25 (1950).
2. Ferin, J., J. Bonte et J. Vassilopoulos: Bull. Soc. roy. belge Gynec. Obstet. **25**, 265 (1955).
3. Mocquot, P., et R. Moricard: Bull. Soc. Gynec. Obstet **27**, 503 (1938).
4. Ferin, J.: La fonction lutéale. Paris: Masson 1954.
5. Ferin, J.: Acta endocr. (Kbh.) **22**, 303 (1956).
6. Ferin, J.: Bull. Soc. roy. belge Gynec. Obstet. **25**, 385 (1955).
7. Schockaert, J. A., J. Ferin: Congrès International Jubilaire de la Société Française de Gynécologie. L'Expansion Scientifique Française. Paris 1951.
8. Boschann, H. W.: Hauptreferate und Diskussionen in Symposium on the effects of administered estrogens. Acta cytol. **2**, 331 (1958).
9. Fanard, A., A. Ghislain: Bull. Soc. roy. belge Gynec. Obstet. **26**, 709 (1956).

Diskussion

G. A. Overbeek (Oss):

Dr. Ferin hat in seinem Vortrag die neue Gruppe der Oestrenole erwähnt. Diese in unseren Laboratorien von Szpilfogel u. Mitarb. synthetisierten Steroide unterscheiden sich von den 19-nor-Testosteronen (Oestrenolonen) durch das Fehlen des Sauerstoffes am Kohlenstoffatom 3. Da bis heute über diese neuen Substanzen noch nichts publiziert wurde, möchte ich kurz über das 17α-Allyloestrenol berichten.

Das Allyloestrenol ist ein oral wirksames Gestagen. Im Clauberg-Versuch hat es oral etwa die gleiche Wirksamkeit wie Progesteron subcutan, im Corner-Allen- und im MacGinty-Test ist es relativ etwas weniger wirksam (Tab. 1).

Tabelle 1

Clauberg-Test	0,5 mg	(n = 20)
Corner-Allen-Test	10 mg	(n = 18)
MacGinty-Test	0,01 mg	(n = 11)

Grenzdosen (>50% ±) oral

Es erhält die Schwangerschaft an ovariektomierten Ratten (Tab. 2).

Tabelle 2

Allyloestrenol 2 × 2,5 mg/tgl. 2% (n = 46)	oral
Allyloestrenol 2 × 5 mg/tgl. 28% (n = 26)	oral

Allyloestrenol 2 × 2,5 mg/tgl. oral + Oestriol 1—10 γ/tgl. oral
22% (n = 50)

(Die Zahlen sind die Prozentsätze der überlebenden Feten, eine Woche nach der Ovariektomie, ausgeführt am 10. Tag der Schwangerschaft.)

Es ist aktiv im Deziduom-Test bei der Maus (Tab. 3).

Tabelle 3

Deziduome	n	% +	I
Allyloestrenol 2 mg/tgl. or.	23	74	2,2
Allyloestrenol 1 mg/tgl. or.	25	25	0,75
Progesteron 2 mg/tgl. s.c.	31	81	2,4
Progesteron 0,5 mg/tgl. s.c.	41	93	2,9
Progesteron 0,1 mg/tgl. s.c.	5	20	0,8

(Der Index I gibt einen Eindruck von der Größe der Deziduome.)

Obwohl die orale gestagene Wirkung von Allyloestrenol quantitativ etwas geringer ist als die von einigen anderen neuen Gestagenen, hat es den viel wichtigeren Vorteil, daß eine androgene Wirkung praktisch vollständig fehlt. Allyloestrenol ist bestimmt viel weniger androgen als z. B. Äthinyl- und Methyl-nor-Testosteron (Tab. 4).

Tabelle 4
Δ Samenblase (Differenz mit Kontrollen)

	0,5 mg/tgl.	1 mg/tgl.	2 mg/tgl.
Allyloestrenol . . .	—	0,9	0,7
Methyloestrenolon .	6,4	10,2	16,3
Äthinyloestrenolon .	4,4	7,0	13,2

Oral 1 Woche ♂ Ratten

Auch die Gonaden hemmende Wirkung ist gering: nach einer 6 monatlichen oralen Behandlung mit 25 mg/kg pro Tag war bei männlichen Ratten das Gewicht der Testikel unverändert und die Gewichte der Samenblase und der Prostata (in mg) nur wenig geringer als die der Kontrolltiere (Tab. 5).

Tabelle 5

Dosis	Testes	Samenblase	Prostata
0 mg/kg	2895	445	317
1 mg/kg	2851	409	369
5 mg/kg	2804	387	347
25 mg/kg	2729	279	238

oral   n = 15 unbehandelt
6 Monate   n = 5 behandelt

Eine solche Behandlung hatte keinerlei Einfluß auf die Ovarien (in mg), beurteilt an deren Gewicht und dem ungestörten Brunstcyclus (Tab. 6).

Tabelle 6

Dosis	Ovar	Uterus
0 mg/kg	76,8	395
1 mg/kg	80,9	315
5 mg/kg	76,2	348
25 mg/kg	79,6	271

oral   n = 15 unbehandelt
6 Monate   n = 5 behandelt

Aus der Universitäts-Frauenklinik Kiel
(Direktor: Prof. Dr. E. Philipp)

Der Einfluß der Nortestosteron-Ester auf das Zwischenhirn-Hypophysen-System

Von

H.-J. Staemmler

Mit 14 Abbildungen

Das Prinzip der endokrinen Regulation läßt erwarten, daß so hochwirksame Gestagene, wie die Nortestosteron-Derivate außer ihren spezifischen Gewebswirkungen auch die funktionelle Balance des Sexualendokrinium beeinflussen. Bezogen auf den transformatorischen Effekt am Endometrium liegt die therapeutische Dosis pro Cyclus zwischen 100 und 200 mg (Greenblatt 1956, Staemmler und Lauritzen 1956, 1957 a, b; Boschann 1957, Ferin 1957, Kaiser 1957 u. a.). Pincus (1956), Rock (1956) und ihre Mitarbeiter haben erstmalig an einer größeren Versuchsreihe den ovulationshemmenden Einfluß von Äthyl- und Äthinyl-Nortestosteron ab 200 mg pro Monat nachweisen können.

Wir führten entsprechende Untersuchungen mit der *Fragestellung* durch, welches funktionelle oder regulative Prinzip durch Nortestosteron-Verbindungen in einem Dosisbereich zwischen 100 und 200 mg beeinträchtigt wird.

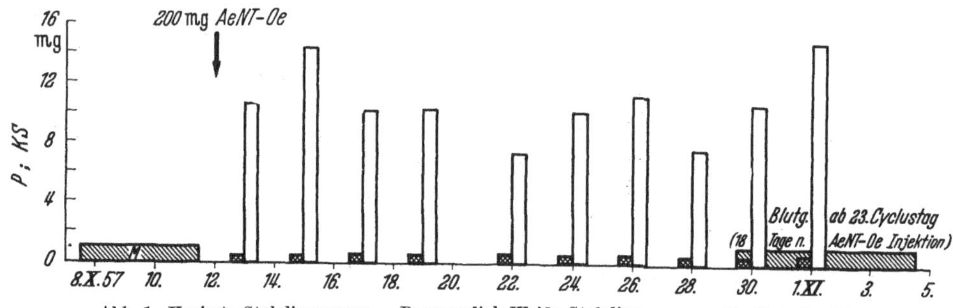

Abb. 1. Karierte Stabdiagramme = Pregnandiol. Weiße Stabdiagramme = C$_{17}$-Ketosteroide

Vorversuche hatten folgendes Ergebnis: Die einmalige i.m. Verabfolgung von 200 mg des depotwirksamen Äthinyl-Nortestosteron-Önanthat[1] (ÄNT-Ö) einige Tage nach Cyclusbeginn verhindert die Ovulation (s. Abb. 1). Die Pregnandiolausscheidung verbleibt unter 1 mg/die. Die Eliminationsrate der C$_{17}$-Ketosteroide wird dagegen, wie auch schon von Greenblatt (1956) mitgeteilt, nicht beeinflußt.

Mit Unterstützung der Deutschen Forschungsgemeinschaft.

[1] Die Nortestosteron-Verbindungen wurden uns freundlicherweise von der Fa. Schering A. G. — Berlin-West — zur Verfügung gestellt.

Vor dem erwarteten Menstruationstermin tritt eine meist länger anhaltende Abbruchblutung auf.

Eine Ovulationshemmung erreicht man auch mit 150 mg des Präparates (s. Abb. 2). Die Oestriol-Ausscheidung geht bei dieser Dosis nicht immer gänzlich zurück. Die Abbruchblutung kann schon wesentlich früher einsetzen.

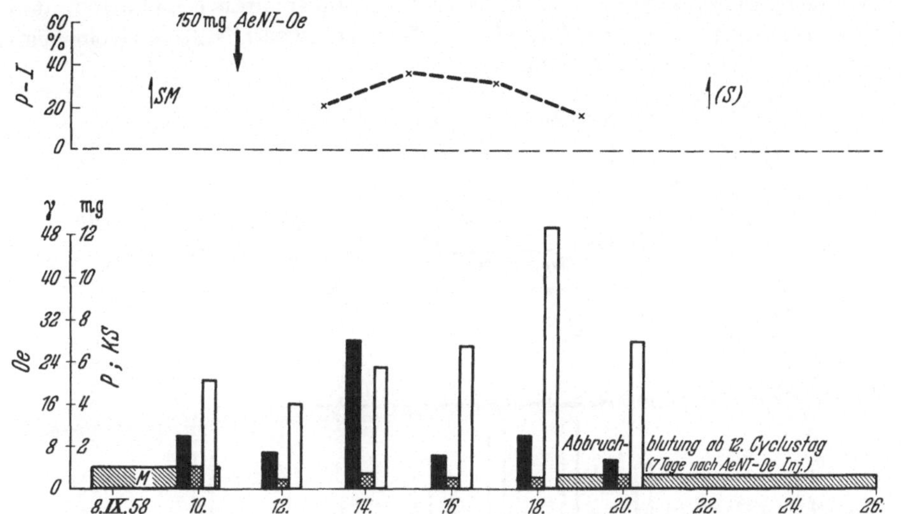

Abb. 2. Schwarze Stabdiagramme = Oestriol (Oe). Karierte Stabdiagramme = Pregnandiol (P). Weiße Stab-diagramme = C_{17}-Ketosteroide (KS). +－－－+ = Pyknose-Index (P-I). SM = Sekretorisch umgewandeltes Endometrim in menstruellem Zerfall. (S) = Endometrium in ungleichmäßiger oder schwacher Sekretion

In einem 3. Fall (Abb. 3) führten wir aus klinischer Indikation 25 Tage nach der Verabfolgung von 150 mg ÄNT-Ö eine Laparotomie durch. Der niedrigen Pregnandiolausscheidung entsprechend trugen die Ovarien *keinen* Gelbkörper, es wurde aber eine deutliche Thecahyperplasie vorgefunden.

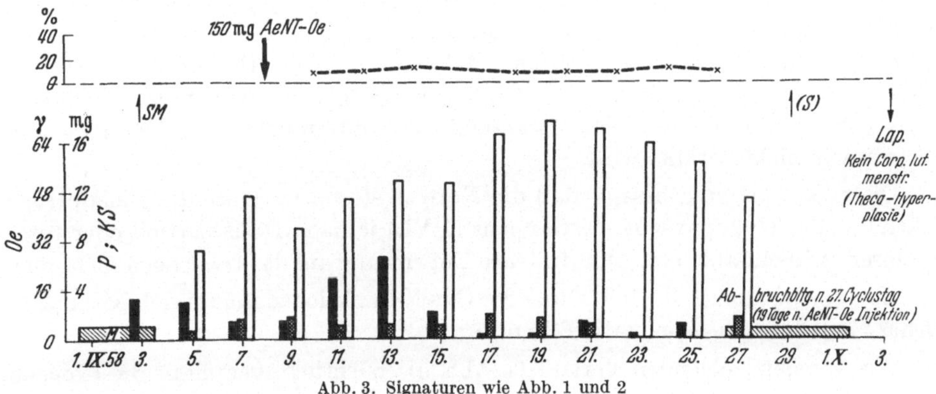

Abb. 3. Signaturen wie Abb. 1 und 2

Zur *Erklärung* dieses Effektes kann eine Beeinträchtigung

1. des Zwischenhirn-Hypophysen-Systems (GOLDMAN et al. 1957),

2. der inkretorisch abhängigen Ovarialformationen (im besonderen der Stoff-wechselregulationen z. B. des Enzymprofils usw.) und

3. des Oestrogenstoffwechsels (EDGREN 1957)
herangezogen werden.

Wir wollen die Frage nach dem *funktionellen Ansatz der Nortestosteron-Verbindungen* verfolgen und werden auf diesem Wege zugleich einige interessante Ausblicke in andere Problemstellungen erhalten.

Wir behandelten eine eumenorrhoische Pat. mit spontaner Lactation, deren Gonadotropinwerte nach der Methode von KLINEFELTER (1943) zu Cyclusbeginn pathologisch erhöht waren (s. Abb. 4).

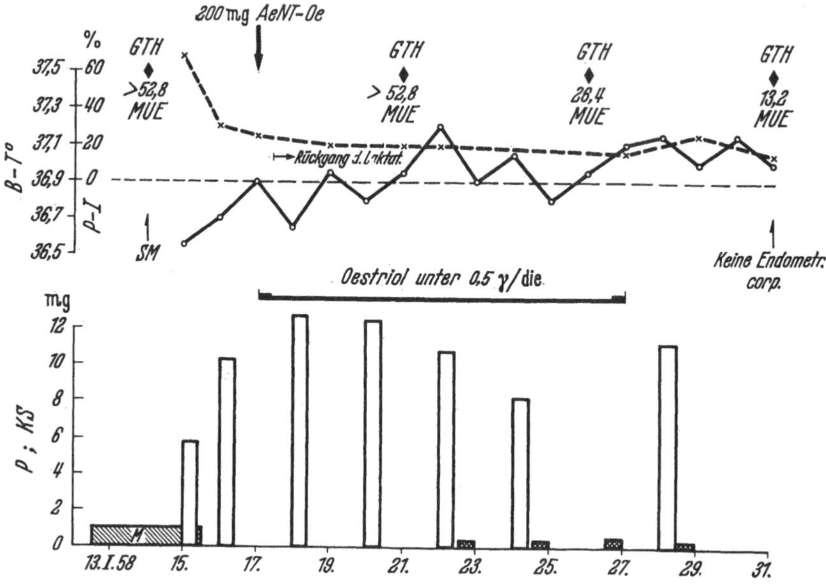

Abb. 4. Signaturen wie Abb. 2 und 3. ○—○ = Basaltemperatur

Die Injektion von 200 mg ÄNT-Ö verhinderte auch hier die Ovulation und hatte ein deutliches Absinken der Harngonadotropinwerte von über 52,8 auf 13,2 Mäuseuterus-Gewichtseinheiten (MUE) zur Folge. Die unter $0,5\,\gamma$ verbleibende Oestriolausscheidung weist auf eine weitgehende Dämpfung der inkretorischen Ovarialfunktion hin, während der interrenale Steroidstoffwechsel quantitativ nicht berührt wird.

Diese Beobachtung besagt, daß die Nortestosteron-Derivate die gonadotrope Aktivität des Hypophysenvorderlappens (HVL) je nach Dosis partiell oder total bremsen, schließt aber eine unmittelbare Einwirkung auf das Ovar noch nicht aus.

Eine solche direkte Beeinflussung der Ovarialfunktionen müßte sich bei zusätzlicher Gonadotropin-Applikation[1] kundtun:

Wie aus dem folgenden Verlauf (s. Abb. 5) ersichtlich, veranlaßt die exogene Stimulation trotz Vorbelastung mit 100 mg ÄNT-Ö einen biphasischen Funktionsablauf der Ovarien. Bei der anschließenden Laparotomie wurde ein frischer Gelbkörper vorgefunden.

---

[1] Verwendet wurde Predalon S und Predalon der Fa. Organon, München-Pasing, der wir für die Bereitstellung der Präparate danken.

Bei gleicher Medikation deckte die Laparotomie im folgenden Fall (s. Abb. 6) sogar 2 cyclusgerechte Corpora lutea auf. Die Ausscheidungsquoten von Oestriol und Pregnandiol variieren im Bereich eines spontanen Cyclus.

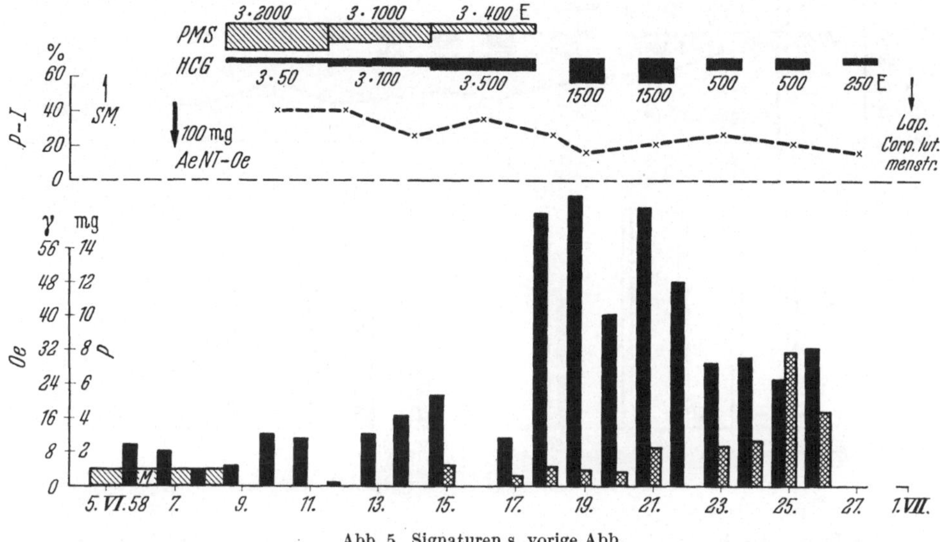

Abb. 5. Signaturen s. vorige Abb.

Eine *Steigerung* der Dosis auf 150 mg ÄNT-Ö beeinflußt die Ovarialreaktionen auf die Gonadotropine nicht (s. Abb. 7).

Für diesen Dosisbereich kann demnach eine direkte Einwirkung auf die ovariellen Biokinetik ausgeschlossen werden. Der Angriffspunkt der Nortestosteron-Derivate wäre demnach im Zwischenhirn-Hypophysen-System zu suchen.

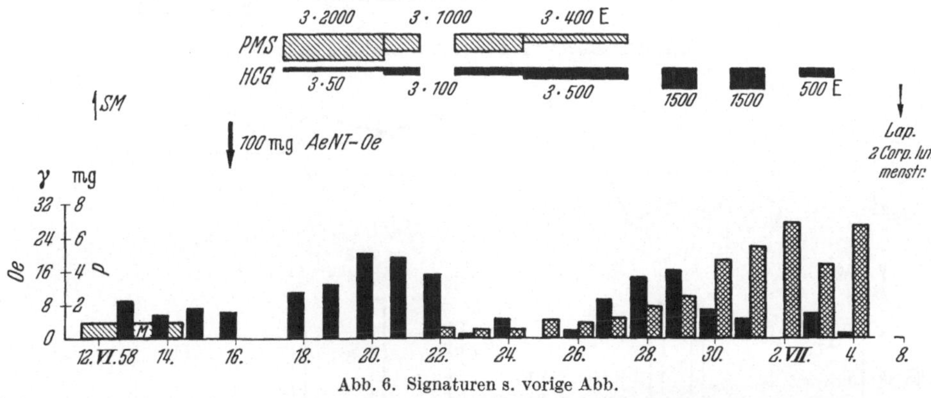

Abb. 6. Signaturen s. vorige Abb.

Für höhere Dosen scheint diese Folgerung jedoch nicht gültig:

Unter 200 mg Äthinyl-Nortestosteron-Depot und gleichzeitiger Gonadotropin-zufuhr wickelte sich zu unserer Überraschung *kein* biphasischer Cyclus mehr ab. Die Pregnandiolwerte, die Inspektion der Ovarien und die histologische Untersuchung der Keilexcisionen konnten das Vorhandensein eines Gelbkörpers ausschließen.

Zum gleichen Ergebnis kamen wir bei oraler Verabfolgung des stärker wirksamen Acetatesters in einer Gesamtdosis von 156 mg (s. Abb. 8).

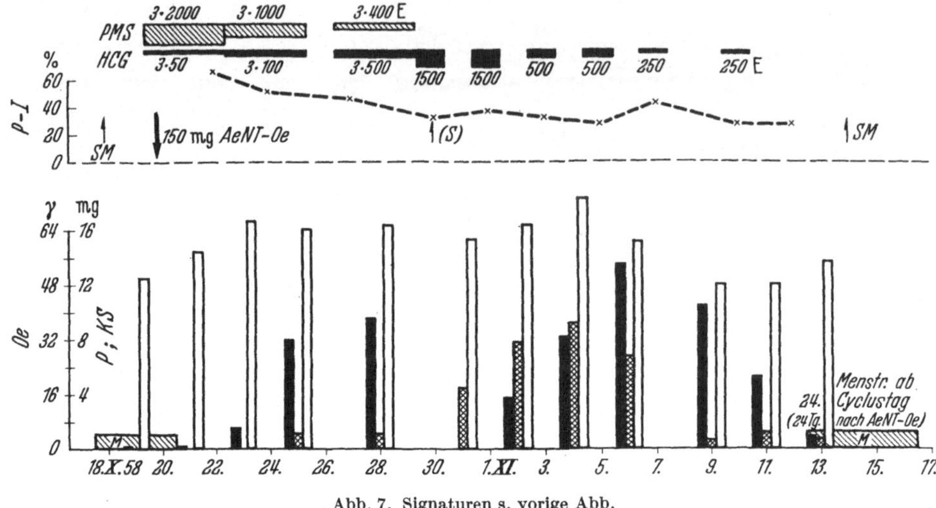

Abb. 7. Signaturen s. vorige Abb.

Vor Deutung dieses interessanten Resultates wäre zunächst zu klären, wieweit placentare Gonadotropine eine sistierende Ovarial-Funktion zu stimulieren vermögen. Aus einer 6jährigen Erfahrung (Staemmler 1956, 1957, 1958) mögen 2 Fälle den Gonadotropineffekt demonstrieren:

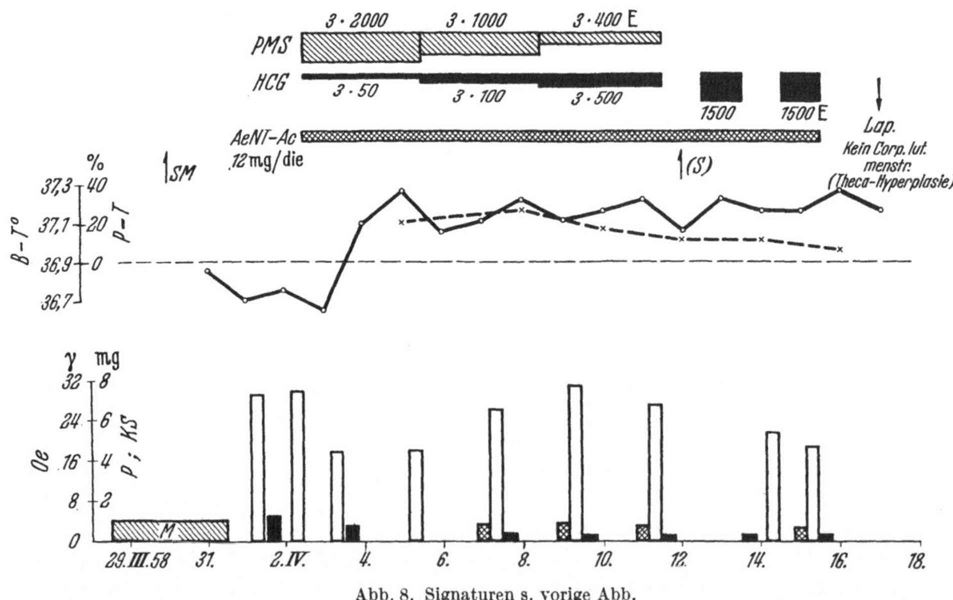

Abb. 8. Signaturen s. vorige Abb.

Bei der 1. Pat. (s. Abb. 9) bestand eine 1jährige sekundäre Amenorrhoe. Die Gonadotropin-Behandlung veranlaßte einen biphasischen Cyclus.

Die 2. Pat. (s. Abb. 10) wurde nach 3jähriger sekundärer Amenorrhoe einer Therapie mit Serum- und Choriongonadotropin unterzogen. Auch diese Ovarien konnten zu einem biphasischen Funktionsablauf angeregt werden.

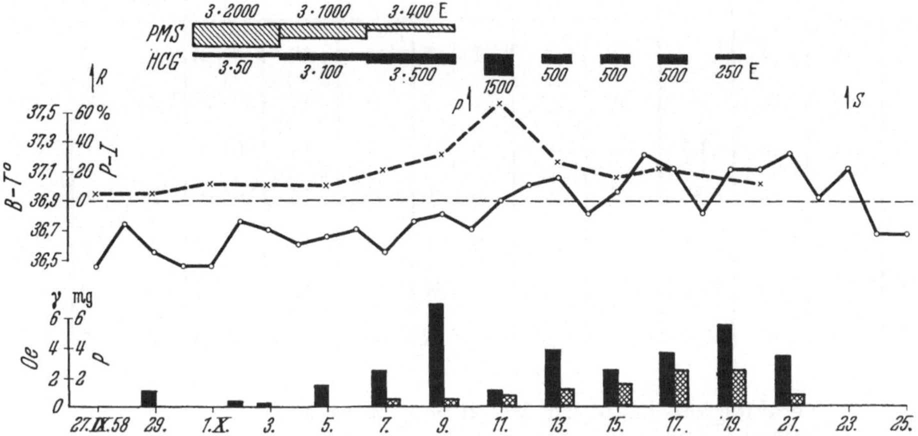

Abb. 9. Signaturen wie vorige Abb. R = Ruhendes Endometrium, P = Endometrium in Proliferation, S = Endometrium in Sekretion

Das Ausbleiben einer analytisch faßbaren, cyclusgerechten Ovarialreaktion ist demnach als Folge der Gestagenbelastung anzusehen.

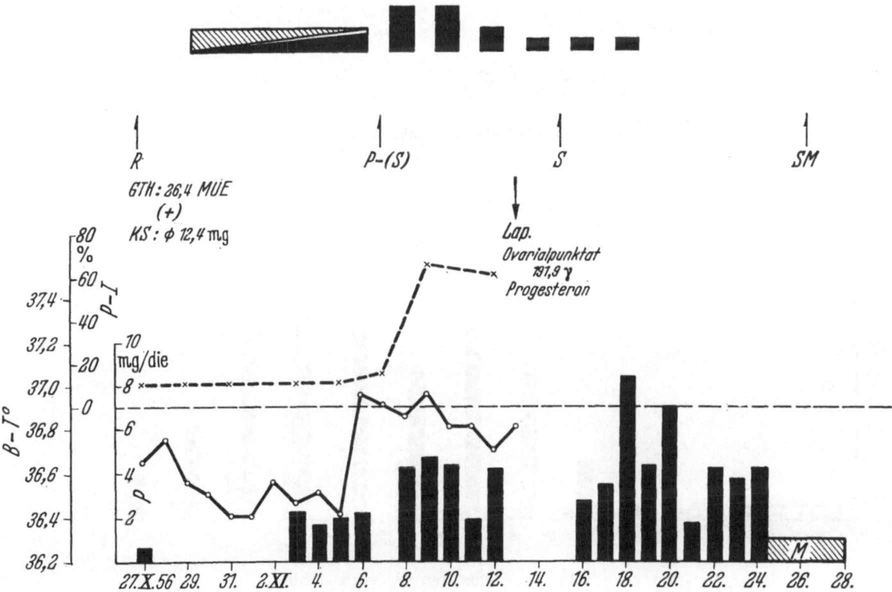

Abb. 10. Signaturen s. vorige Abb. Schraffiertes Dreieck = Serumgonadotropin, schwarzes Dreieck u. schwarze Blöcke = Choriongonadotropin, schwarze Stabdiagramme = Pregnandiol

Daß andererseits der Ansatz der Nortestosteron-Derivate nicht in den Ovarien zu suchen ist, konnten wir zunächst tierexperimentell klären (s. Tab. 1):

Tabelle 1

Gruppen	Zahl der Tiere	Versuchsdauer Tage	ÄNT-Ac Belastung gesamt mg	Kontrollbelastung gesamt	HCG gesamt E	Mortalität Tiere	Mortalität %	Rest-Tiere	Gewicht Streuung g	Positive Tiere Zahl	Positive Tiere %	Positive Ovarien Zahl	Positive Ovarien %	Trinkmenge pro Tier u. Tag ml
1	15	14	—	Öl	—	1	7	14	13 9—15	0	0	0	0	5,4
2	40	14	—	Öl	3,6	2	5	38	12 6—18	28	74	53	70	3,9
3	15	14	3,5	—	—	8	53	7	13 9—16	0	0	0	0	4,9
4	20	15	0,35	—	3,6	0	0	20	15 —	16	80	27	68	
5	30	15	3,5	—	3,6	6	20	24	13 —	21	87	38	79	4,3
6	15	14	17,5	—	—	7	47	8	11 9—17	0	0	0	0	4,1
7	95	14	17,5	—	3,6	30	32	65	11	42	65	74	57	3,2

Wir verabfolgten infantilen weiblichen Mäusen innerhalb von 14 Tagen 17,5 mg ÄNT-Ac subcutan und zusätzlich vom 10.—13. Versuchstag 3,6 E HCG (vgl. Gruppe 7). Trotz der extrem hohen Belastung mit dem Nortestosteron-Ester, die 1750 mg/kg Körpergewicht resp. das etwa 530fache der therapeutischen Dosis beträgt, war die Quote an Gelbkörpern gegenüber den unbelasteten Kontrollen (s. Gruppe 2) nicht signifikant reduziert (Staemmler und Staemmler 1960)!

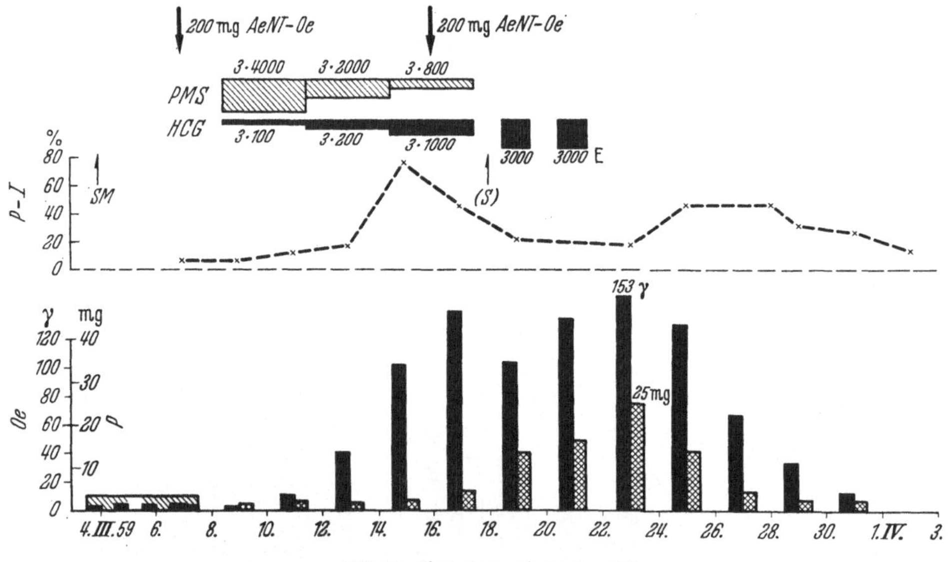

Abb. 11. Signaturen wie vorige Abb.

Durch Nortestosteron-Verbindungen höherer Dosierung wird demzufolge die Reaktionsfähigkeit der Ovarien nicht blockiert. Immerhin besteht noch die Möglichkeit, daß ihre Sensibilität für stimulatorische Impulse herabgesetzt wird. Der folgende Versuch scheint darauf hinzuweisen (s. Abb. 11).

Wir verabfolgten einer cyclusstabilen Pat. 200 mg ÄNT-Ö und gaben anschließend placentares Gonadotropin in *doppelter* Dosis.

Wie die Ausscheidungsraten von Oestriol und Pregnandiol belegen, entwickelte sich unter dieser erhöhten Gonadotropin-Medikation wiederum eine biphasische Ovarial-Funktion mit jetzt erheblich übersteigerter inkretorischer Aktivität, die trotz einer 2. Injektion von 200 mg ÄNT-Ö zu Spitzenwerten von 153 γ Oestriol und 25 mg Pregnandiol führte!

Entsprechende Ergebnisse erzielten wir an geschlechtsreifen weiblichen Mäusen (s. Tab. 2): Bei Belastung mit 35 mg ÄNT-Ac innerhalb von 8 Tagen lag die Gelbkörperrate nach 6 E HCG mit nur 50% signifikant unter der der Kontrollen (100%) (vgl. Gruppe 8 mit Gruppe 2). Eine *Verdoppelung* der HCG-Dosis steigerte die Gelbkörperquote auf 90% (s. Gruppe 9), hebt also die blockierende Wirkung der Nor-Verbindung wieder auf (STAEMMLER und STAEMMLER 1960).

Tabelle 2

Gruppe	I Zahl der Tiere	II Versuchs-Dauer Tage	III ÄNT-Ac Belastung gesamt	IV HCG gesamt E	V Morta-lität Tiere	V %	VI Rest-Tiere	VII Gewicht Streuung g	VIII Positive Tiere Zahl	VIII %	IX Positive Ovarien Zahl	IX %	X Corp.lutea pro Ovar
1	8	8	—	NaCl	0	0	8	22 20—24	4	50	6	38	1
2	8	8	—	6	0	0	8	21 17—24	8	100	16	100	4
3	8	8	—	12	0	0	8	22 19—24	8	100	16	100	7
4	8	8	—	18	0	0	8	23 20—25	8	100	16	100	9
5	9	8	0,7 ml Lösungsmittel	—	0	0	9	22 19—25	4	45	8	45	5
6	10	8	14 mg	6	0	0	10	18 15—22	8	80	15	75	4
7	10	8	14 mg	12	0	0	10	17 14—21	9	90	18	90	5
8	10	8	35 mg	6	0	0	10	18 15—23	5	50	10	50	3
9	10	8	35 mg	12	0	0	10	16 14—18	9	90	17	85	4

Der Ausgang dieser Versuche ist also dosisabhängig. Nach den Erfahrungen an infantilen Tieren, die belastet oder unbelastet immer mit Gelbkörperbildung reagieren, wenn nur das zugeführte HCG einen bestimmten *Schwellenwert* erreicht, liegt der Ansatzpunkt der Nortestosteron-Verbindungen mit großer Wahrscheinlichkeit *nicht* im Ovar. Wie wir ferner festgestellt haben, wird die endogene Gonadotropin-Inkretion durch diese Nortestosteron-Verbindungen zurückgedrängt. Für die Annahme ihres diencephalo-hypophysär gerichteten Einflusses spricht letztlich auch der folgende Versuch (s. Abb. 12):

Einer 29jährigen eumenorrhoischen Pat. wurden am 7. Cyclustag 200 mg ÄNT-Ö verabfolgt. Außer der Gonadotropin-Applikation der üblichen therapeutischen Dosis erhielt diese Pat. täglich *Depot-ACTH* bis zu 16 E/die. Unter

dieser Kombination kommt jetzt wieder ein biphasischer Ovarialcyclus zustande!
Die Pregnandiolwerte stiegen in der 2. Cyclushälfte über 6 mg/die an. Bei der

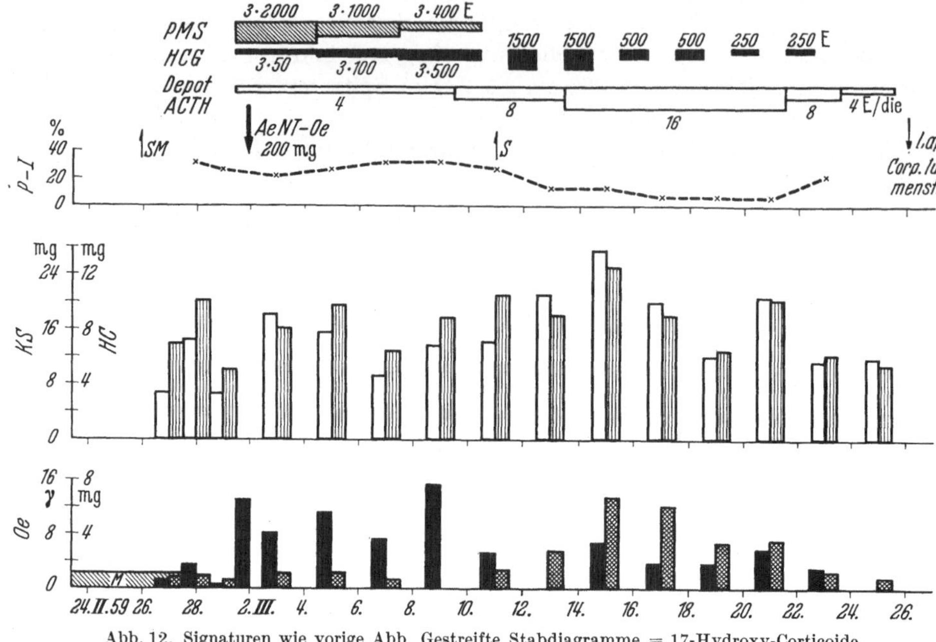

Abb. 12. Signaturen wie vorige Abb. Gestreifte Stabdiagramme = 17-Hydroxy-Corticoide

anschließenden Laparotomie fand sich im linken Ovar ein frischer Gelbkörper
(s. Abb. 13).

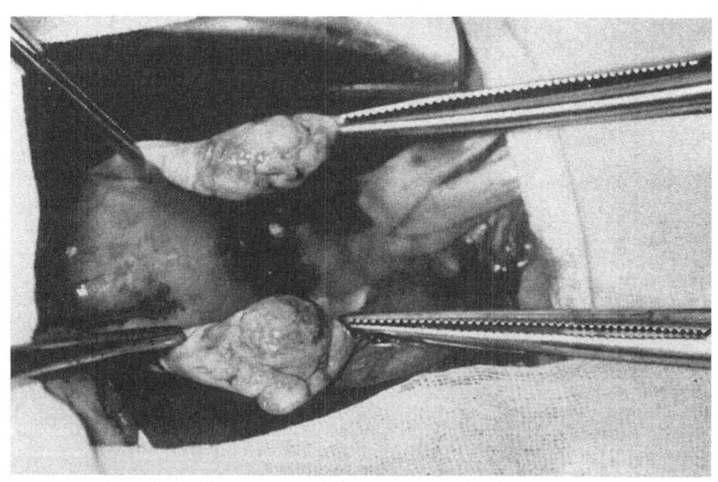

Abb. 13. Operationssitus Fall M. P.

Wie ist diese ACTH-Wirkung zu deuten?
Eine analytisch faßbare Beeinträchtigung der Corticosteroid-Synthese durch
Nortestosteron-Verbindungen konnte bisher nicht nachgewiesen werden (GREEN-

BLATT 1956). Bei unserer Pat. wurde die Ausscheidung an 17-Hydroxy-Corticoiden (modifizierte Methode von REDDY, JENKINS und THORN 1954) durch die ACTH-Medikation nicht nennenswert gesteigert, was aber individuellen Faktoren und nicht der Belastung mit ÄNT zuzuschreiben ist, wie ein späterer Kontrollversuch ergab (s. Abb. 14).

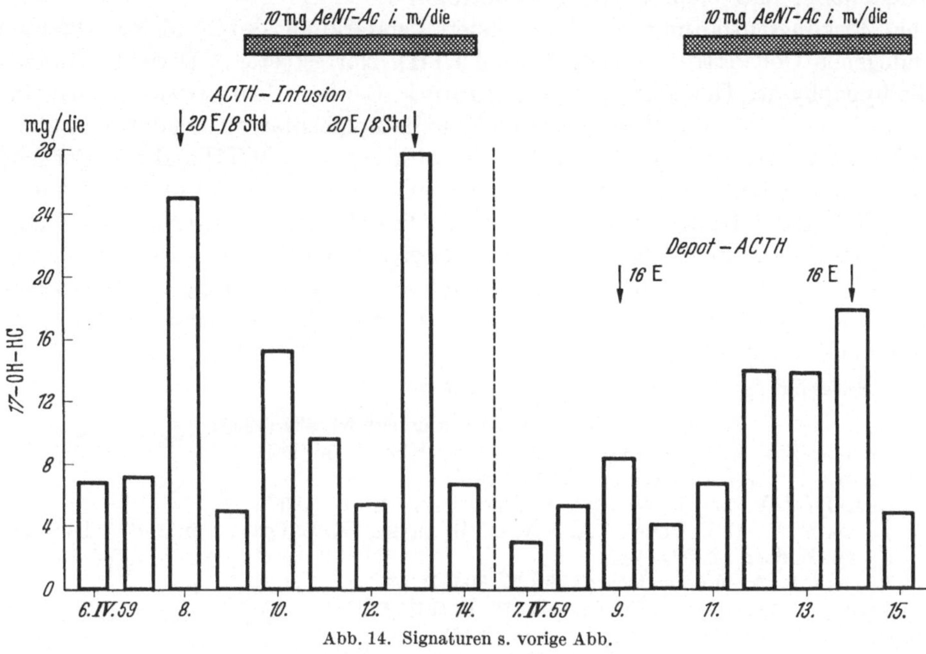

Abb. 14. Signaturen s. vorige Abb.

Nortestosteronester ändern die Ansprechbarkeit der Nebennierenrinde auf ACTH also nicht.

Über den Einfluß von ACTH und Corticosteroiden auf das Sexualendokrinium gehen die Versuchsergebnisse und ihre Interpretationen weit auseinander. Wahrscheinlich ist, daß die eine oder beide Hormongruppen eine Aktivierung der gonadotropen Hypophysenfunktion veranlassen.

Nach tierexperimentellen Untersuchungen verursacht ACTH einen Anstieg der Gonadotropin-Ausscheidung (SOHVAL und SOFFER 1951). Eine gleiche Beobachtung konnten SMITH und SMITH (1952) bei 2 ovariektomierten Frauen machen. Nach KAR, KARKUN und ROY (1954) lassen sich die Ovarien adrenalektomierter Tiere durch ACTH stimulieren. FRIED und RAKOFF (1950) sowie BRIMBLECOMBE, HALKERSTONE und REISS (1954) führen diesen Effekt allerdings auf Verunreinigungen mit ICSH zurück.

Ob eine derartige ACTH-Wirkung über die Aktivierung der Nebennierenrinde zu verstehen ist, erscheint noch nicht entschieden: Einerseits wird behauptet, daß adrenalektomierte reife Ratten auf 10 E HCG in gleicher Weise reagieren wie die Kontrollen (BROLIN und LINDBÄCK 1951, MANDL 1954). Andererseits konnte festgestellt werden, daß Cortison oder Cortisol beim Menschen die FSH-Inkretion steigert (MADDOCK et al. 1953, BROWN 1956). Eine Ovarial-Insuffizienz wurde sowohl mit Cortison (JONES et al. 1953) als auch mit ACTH (FORSHAM et al. 1948,

Davis et al. 1952) erfolgreich behandelt. Bei Rana pipiens beschleunigt Cortison den Ovulationsprozeß (Chang und Witschi 1957). Nach Payne (1951), Ingle (1952), Behrman (1954) und Mandl (1957) sind die Nebennierenrinden-Hormone für die normale Ansprechbarkeit der Ovarien auf Gonadotropine erforderlich.

Zusammenfassend kommen wir nach unseren Versuchsergebnissen zu der Vorstellung, daß choriogenes Gonadotropin *in einem bestimmten Dosisbereich* zur Wirkungsentfaltung am Ovar einer Verstärkung durch kleine Quanten endogenen Gonadotropins bedarf (wohl LTH). Nortestosteron-Derivate drängen die hypophysäre Gonadotropinbildung zurück. Sie bewirken gewissermaßen eine *partielle und temporäre Hypophysektomie*, so daß placentares Gonadotropin allein in der *ursprünglichen* Dosierung nicht mehr wirksam wird. ACTH und/oder Cortison bzw. Cortisol begünstigen die endogene Gonadotropin-Bildung und verschaffen dem choriogenen Gonadotropin damit wieder die notwendige effektive Verstärkung.

Nortestosteronderivate haben somit unseres Erachtens im Dosisbereich von 100—200 mg einen beachtenswerten Einfluß auf die gonadotrope (luteinisierende und/oder *luteotrope*) Aktivität der Hypophyse, der beim therapeutischen Einsatz zu berücksichtigen ist.

Literatur

1. Behrman, J.: Zit. nach E. K. Smith, Endocrinology **56**, 567 (1955).
2. Brolin, S. E., u. M. Lindbäck: Acta endocr. (Kbh.) **8**, 55 (1951).
3. Brown, P. S.: J. Endocrin. **14**, 129 (1956).
4. Chang, Ch. Y., and E. Witschi: Endocrinology **61**, 514 (1957).
5. Davis, M. E., C. E. Test, C. A. Navori, B. Aryse, R. E. Pottinger and F. Dunkle: J. clin. Endocr. **12**, 697 (1952).
6. Edgren, R. A.: Acta endocr. (Kbh.) **25**, 365 (1957).
7. Ferin, J.: Geburtsh. u. Frauenheilk. **17**, 10 (1957).
8. Forsham, P. H.: J. clin. Endocr. **8**, 15 (1948).
9. Fried, P. H., and A. E. Rakoff: J. clin. Endocr. **10**, 423 (1950).
10. Goldman, J. N., J. A. Epstein and H. S. Kupperman: Endocrinology **61**, 166 (1957).
11. Greenblatt, R. B.: J. clin. Endocr. **16**, 869 (1956).
12. Ingle, D. J.: Endocrinology **8**, 23 (1952).
13. Jones, G. E. S., I. E. Howard and H. Langford: Fertility and Sterility **4**, 49 (1953).
14. Kaiser, R.: Geburtsh. u. Frauenheilk. **17**, 24 (1957).
15. Kar, A. B., J. N. Karkun u. S. K. Roy: Acta endocr. (Kbh.) **15**, 101 (1954).
16. Klinefelter, H. K., F. Albright u. J. Griswold: J. clin. Endocr. **3**, 529 (1943).
17. Maddock, W. O., J. D. Chase and W. O. Nelson: J. Lab. clin. Med. **41**, 608 (1953).
18. Mandl, A. M.: J. of Endocr. **11**, 359 (1954).
19. — J. of Endocr. **15**, 448 (1957).
20. Payne, R. W.: Proc. Soc. exp. Biol. (N. Y.) **77**, 242 (1951).
21. Pincus, G., M. C. Chang, M. X. Zarrow, E. S. E. Hafez and A. Merrill: Endocrinology **59**, 695 (1956).
22. Reddy, W. J., D. Jenkins and G. W. Thorn: Metabolism **3**, 489 (1954).
23. Rock, J., G. Pincus and C. R. Garcia: Science **124**, 891 (1956).
24. Smith, O. W., and G. V. Smith: Rec. Progr. in Hormone Research Academic Press Inc. New York 7, 1952.
25. Sohval, A. R., u. L. J. Soffer: J. clin. Endocr. **11**, 677 (1951).
26. Staemmler, H.-J.: Arch. Gynäk. **187**, 711 (1956).
27. — Med. Klin. 1957: 20 u. 55.
28. — Gynaecologia **146**, 1 (1958).
29. — u. H. Staemmler: Acta endocr. (Kbh.) 1960 (im Druck).
30. — u. Chr. Lauritzen: Med. Klin. **1956**, 2167.
31. — — Med. Klin. **1957**a, 1861.
32. — — Medizinische **1957**b, 1889.

Diskussion

G. K. Suchowsky (Berlin):

Wir konnten im Tierexperiment an der Ratte im Hypophysenbild eine Beeinflussung nach Verabfolgung von 17α-Äthinyl-19 nor-Testosteron feststellen. Es kam dabei zu einer Vergrößerung der LM-Zellen, die signifikant war (P 0,01), Ergebnisse wie sie von Griesbach und Purves aus einer brieflichen Kommunikation hervorgehen.

Zur zentralen Wirkung der Gestagene möchte ich folgendes erwähnen. Nach Zerstörung des Nucleus hypothalamicus lateralis beim Kaninchen läßt sich eine durch Kupfersulfat induzierte Ovulation durch Verabfolgung von gestagen wirksamen Steroiden nicht hemmen, die bei intakten Tieren bei entsprechender Dosis beobachtet werden kann.

J. Haller (Göttingen):

Zu dem Vortrag von Herrn Staemmler möchte ich hinzufügen, daß sich für das Äthinyl-nor-Testosteronönanthat auch im Tierversuch am Meerschweinchen eine sichere hypophysenbremsende, antigonadotrope Wirkung nachweisen läßt.

Wir behandelten etwa 350 g schwere weibliche virginelle Meerschweinchen, denen nach Kastration ein Ovar in die Milz implantiert wurde, mit 70—90 mg Äthinyl-nor-Testosteronönanthat über 70—90 Tage (10 mg subcutan in Abständen von 10 Tagen injiziert). Die Hypertrophie des Ovarimplantats, die man als Folge der verstärkten gonadotropen Hormonproduktion bei unbehandelten Tieren findet, wurde durch das Önanthat unterdrückt.

Inwieweit auch kleinere Dosen über kürzere Zeit eine ähnliche Wirkung besitzen und wie sich im Vergleich dazu das Äthinyl-nor-Testosteronacetat und das unveresterte Äthinyl-nor-Testosteron verhalten, wird noch näher zu prüfen sein. Wir führen zur Zeit Untersuchungen durch, die zur Klärung dieser Fragen beitragen sollen.

K. D. Voigt (Hamburg):

Herr Staemmler hat uns in seinem Vortrag gezeigt, daß 19-nor-Testeronverbindungen die Hypophysen-Hypothalamus-Achse blockieren. Wenn ich mich recht erinnere, sind diese Untersuchungen ausschließlich an Frauen durchgeführt worden bzw. an weiblichen Versuchstieren angestellt worden. Zusammen mit Herrn Dr. Napp und Herrn Dr. Parada haben wir solche Untersuchungen bei endokrin gesunden Männern durchgeführt. Wie aus dem Diapositiv zu ersehen ist, läßt sich kein Anhalt für eine solche Auffassung nachweisen, was sowohl die Ausscheidung an Gonadotropin, Oestrogen- und Porter-Silberchromogenen angeht, als auch was das Ansprechen der NNR auf eine intravenöse ACTH-Belastung vor und während der Behandlung mit 20 mg/die 19-nor-Testosteron-äthinyl-önanthat betrifft. Entweder haben wir es hier also mit einer Geschlechtsspezifität zu tun oder es liegt am Präparat.

W. Schneider (Wien):

Zur Frage der zentralen Wirkung von nor-Steroiden mit Gestagenwirkung möchten wir nur kurz über Versuche berichten, die an juvenilen Ratten im Gewicht von 25—35 g durchgeführt wurden. Die dabei verwendete Substanz ist das 17α-Äthinyl-19-nor-Testosteronönanthat. Die Ovarien juveniler Ratten wiesen nach parenteraler Verabreichung dieses Stoffes schwere Regressionserscheinungen auf, die vor allem die Eizellen betrafen. Die Rate von degenerierten Eizellen überstieg bei weitem die Norm. Die zusätzliche Verabfolgung von vorerst 10 E HCG führte zu einer scheinbaren Normalisierung des histologischen Bildes. Die Ovarien glichen solchen von unbehandelten Tieren. Eine Bildung von Corpora lutea konnte fast nie beobachtet werden.

Die Applikation von 50 E HCG führte hingegen zu schwerer Cystenbildung der Ovarien. Diese Cysten erwiesen sich zum Teil als luteinisiert, die in ihnen befindlichen Eizellen befanden sich in Auflösung.

Aus Gewebezuchtversuchen von Rattenovarien, also unter Bedingungen des Fehlens der Hypophyse, ist bekannt, daß die Eizellen bis über die zweite Reifeteilung hinaus intakt bleiben.

Es erhebt sich somit die Frage, ob bei der Ratte die auftretenden Veränderungen an den Eizellen durch eine rein zentrale Wirkung der verwendeten Substanz erklärt werden können.

J. Ferin (Louvain):

Herr Dr. Staemmler hat uns gesagt, daß die Gabe von Äthinyl-nor-Testosteronönanthat — in gewissen Dosen — die 17 Ketosteroide im Harn nicht vermindert.

Im Gegensatz dazu haben wir gesehen (J. Ferin, R. Vanek, An. Endocrin. **19**, 545—567, 1958), daß die Gabe von Methyloestrenolon die 17-Ketosteroide herabsetzt.

Die Fraktionierung der 17-Ketosteroide zeigte, daß Androsteron und Ätiocholanolon besonders vermindert waren. Dieser Effekt ist besonders stark bei protrahierter Behandlung. Diesen Effekt sieht man übrigens auch bei Männern [L. G. Huis in 't Veld, P. A. F. van der Spek, Acta Endocrin. **29**, 238—252 (1958)].

Methyloestrenolon hat eine starke Bremsung der hypophysären gonadotropen Funktion zur Folge; die Gonadotropine im Harn sind auch vermindert [B. Louwerens, L. G. Huis in 't Veld, P. A. F. van der Spek, Acta Endocrin. **30**, 551—556 (1959)].

Die ovarielle Funktion ist nach Gaben von 5 mg pro Tag vom 5. bis zum 25. Tag erheblich erniedrigt.

Wir konnten die Ovarien von vier regelmäßig menstruierenden Patientinnen dreimal nach einem Monat und einmal nach 5 Monaten Behandlung in Serien schneiden. Wir fanden kein Corpus luteum, keine großen reifenden Follikel, aber einige normale Follikel von 3 mm maximalem Durchmesser. Die primordialen und sekundären Follikel hatten ein normales Bild. Die Theca interna waren im allgemeinen sehr wenig ausgeprägt [A. van Gansewinkel J. Ferin, Bull. Soc. roy. belge Gynec. Obstet. **28**, 442—446 (1958)].

H. J. Karl (München):

Wir verabreichten Äthinyl-nor-Testosteronönanthat bei Patienten mit fortgeschrittenem Mammacarcinom (6 Fälle) in einer Dosis von wöchentlich 200 mg i.m. Hormonausscheidungsuntersuchungen vor und während der Therapie ergaben in Übereinstimmung mit den Befunden von Herrn Staemmler für C 17-Ketosteroide und 17-OH-Corticosteroide innerhalb des Normalbereichs (2 Sigma) keine eindeutigen quantitativen Änderungen.

Bei der chromatographischen Auftrennung des Neutralextraktes (Methode Staib und Schild) zeigte sich jedoch ein deutliches Absinken der Fraktionen V und VI (Androsteron und Ätiocholanolon). Die übrigen Fraktionen lagen an der oberen Grenze des Normalbereichs (Sigma) oder waren leicht erhöht.

Inwieweit dieser Befund auf eine Hemmung einer Teilfunktion der Hypophyse zurückzuführen ist, muß noch offenbleiben.

R. Kaiser (München):

Zur Beurteilung der hemmenden Wirkung auf die Ovulation kann man auch einen Kurztest anwenden. Es handelt sich um die Vorverlegung der Menstruation in einem biphasischen Cyclus, die eine Unterdrückung des Follikelsprungs erfordert. An der Abbruchblutung in der zweiten Cyclushälfte zeigt sich dann der Effekt des Präparates, mit dessen Verabreichung schon bald nach der Menstruation begonnen werden muß.

H. J. Staemmler (Kiel):

Zur Bemerkung Dr. Voigt:

Die Ergebnisse der Gonadotropinbestimmungen nach Belastung mit nor-Testosteronderivaten sind für uns sehr interessant. Wahrscheinlich werden durch diese neuen Gestagene nicht alle, sondern nur die eine oder andere Gonadotropinfraktion gehemmt. Nach unseren Versuchen ist anzunehmen, daß im wesentlichen die LTH-Fraktion gebremst wird.

Zur Bemerkung Dr. Schneider, Wien:

Zu den von Herrn Schneider angegebenen, mit unseren divergierenden Versuchsergebnissen kann ich nur sagen, daß wir an infantilen *Mäusen* gearbeitet haben. Die Ergebnisse erschienen uns eindeutig. Wir haben allerdings auch gelegentlich bei niedrigeren Dosen von nor-Testosteron-Derivaten ein offenbar verstärktes Ansprechen der Ovarien auf HCG beobachten können.

Zur Bemerkung Prof. Ferin, Belgien:

Wir haben bisher nur die Ausscheidungsraten an C_{17}-Ketosteroiden unter Belastung mit nor-Testosteron-Derivaten verfolgt und konnten nie eine signifikante Änderung der Eliminationsrate an Ketosteroiden unter der Belastung feststellen. Interessant für uns ist die Bemerkung von Herrn Kahr, daß lediglich bestimmte Fraktionen aus dem Bereich der C_{17}-Ketosteroide gehemmt werden.

Istituto di Clinica Ostetrica e Ginecologica dell'Universitá di Roma
(Direttore: Prof. LUIGI CATTANEO)

Über die gegenseitige Beeinflussung von Progesteron und Äthinyl-Nortestosteron. Experimenteller Beitrag

Von

G. HECHT-LUCARI

Mit 3 Abbildungen

In der letzten Zeit ist eine ganze Reihe von synthetischen Steroiden gewonnen worden, die in den klassischen Tests eine quantitativ und qualitativ mehr oder weniger ausgeprägte Progesteronwirkung zeigten. Unsere Forschungen beschränkten sich lediglich auf das 17α-Äthinyl-19-nortestosteron (Äthinyl-Nortestosteron, ÄNT), dessen bekannte Eigenschaften ich ihnen deshalb einleitend, in Abb. 1 zusammengefaßt, vorführen möchte. Aus der Abbildung ist ersichtlich, daß sich

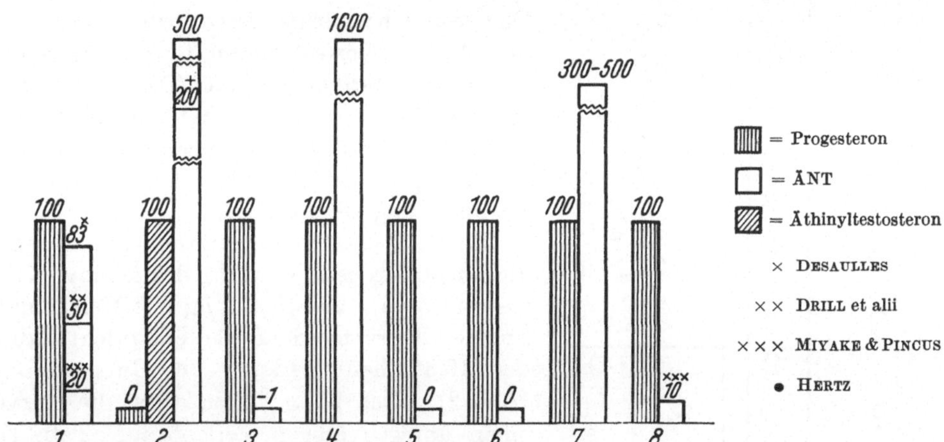

1 Clauberg-Test(-Parenteral); 2 Clauberg-Test(-Oral); 3 McGinty-Test (versch. Aut. u. eigene Resultate); 4 Rubin-Test, mod. Edgren antiöstogene Wirkung (versch. Aut. u. eigene Resultate); 5 Schwangerschaftserhaltung-Ratte (versch. Aut. u. eigene Resultate); 6 Deciduom-Erzeugung; 7 Greenblatt-Test (Frau); 8 „Carbo-Anhydrase"

Abb. 1

Äthinyl-Nortestosteron in vieler Hinsicht vom Progesteron unterscheidet, vor allem aber darin, daß es beim Nagetier die Schwangerschaft nicht erhält. Anderseits hat es sich jedoch in klinischen Tests an der Frau als durchaus im Sinne des Progesteron wirksam erwiesen. Die Ursache dieser Diskrepanz ist sicherlich in dem, noch nicht geklärten, Problem des Reaktionsmechanismus hormonell wirksamer Steroide am Erfolgsorgan zu suchen. Unsere Bestrebungen gingen also dahin, ein

Tabelle 1. *Rubin-Test mod. Edgren*

Behandlung	Kontrolle	Ö×	ÄNT 2 µg	ÄNT 10 µg	Ö + ÄNT 2 µg	Ö + ÄNT 10 µg	Ö + P 10 µg	Ö + P 50 µg	Ö + ÄNT 2 µg + P 10 µg	Ö + ÄNT 10 µg + P 50 µg
Uterusgew.	7,01±0,30[××]	28,03±1,02	6,01±1,08	12,08±0,78	23,82±2,2	21,23±2,36	26,1±2,61	23,06±1,59	21,21±1,72	21,1±1,17

Behandlung	Kontrolle	Ö		Ö + Änt 20 µg	Ö + P 50 µg		Ö + Änt 20 µg + P 50 µg
Uterusgew.	7,68±0,61	30,3±3,43		25,0±1,0	28,8±1,79		22,6±0,76

• mg/100 g Körpergewicht
× Oestron: immer 0,1 µg × 3
×× σ M.

Modell zu finden, das die Unterschiede und Ähnlichkeiten des Äthinyl-Nortestosteron gegenüber dem Progesteron genauer zu erforschen gestattet. Ein selten benütztes, aber unserer Meinung nach sehr gutes Versuchsmodell ist das der Simultananwendung zweier Substanzen am selben Versuchsobjekt, wobei das jeweilige antagonistische, synergistische oder indifferente Verhalten dieser beiden Stoffe zueinander deutlich wird. Das Prinzip solcher pharmakologischer Experimente ist erst kürzlich wieder in einem in den "Pharmacological Reviews 1957" veröffentlichten Symposium ausführlich erörtert worden. Daraus geht eigentlich als ideale Versuchsform folgende hervor: die Untersuchung eines wenig bekannten Pharmakon mittels eines Stoffes, der auf ein ähnliches wohl bekanntes Pharmakon vollkommen spezifisch antagonistisch wirkt. Falls der Antagonist auch bei dem ersten wirksam ist, muß man auf einen ähnlichen Reaktionsmechanismus beider Pharmaka schließen. Leider gibt es einen solchen spezifischen Antagonisten für Progesteron nicht. Darum haben wir in mehreren Tests Progesteron und Äthinyl-Nortestosteron in verschiedenen Dosen simultan angewandt. Diesem Prinzip nach mit den verschiedenen natürlichen Oestrogenen durchgeführte Experimente haben doch zu wichtigen Schlüssen über ihre gegenseitige Beeinflussung geführt.

Im *Rubin-Test modifiziert von* Edgren zeigt die anti-oestrogene Wirkung des Äthinyl-Nortestosteron nur zwischen 2 µg und 10 µg einen linearen Kurvenverlauf. Sie entspricht dabei der 16,3fachen Wirkung des Progesterons (Abb. 2). Über 10 µg hinaus weist die Kurve einen unregelmäßigen Verlauf auf (Tab. 1). Diese Unregelmäßigkeit könnte durch die schwache uterusstimulierende Wirkung des Äthinyl-Nortestosteron ("impeded estrogens"-Edgren) in diesem Test bedingt sein (Abb. 3). Bei 50 µg ist für beide Substanzen der Maximaleffekt erreicht; von dieser Dosis ab ist die anti-oestrogene Wirkung beider Steroide annähernd gleich und eine weitere Dosiserhöhung führt nicht zu einer weiteren Verminderung des Uterusgewichtes (Tab. 2).

Durch die simultane Verabreichung von Progesteron und ÄNT konnte keine verstärkte anti-oestrogene Wirkung erzielt werden. Die Ergebnisse der Simultananwendung unterscheiden sich von denen der alleinigen Progesteron- beziehungsweise Äthinyl-Nortestosteron-Gabe nach statistisch einwandfreier Methodik nicht. Anderseits fanden wir aber auch keinen Antagonismus.

Tabelle 2

Dosis	0	10 μg	15 μg	20 μg	50 μg	100 μg
ÄNT	7,70$\pm$1,42[1]	12,85$\pm$0,33	14,60$\pm$1,97	15,97$\pm$1,68	17,25$\pm$0,93	17,25$\pm$0,67
P		9,75$\pm$1,43	—	6,65$\pm$0,55	9,40$\pm$1,22	9,10$\pm$1,80

[1] σ M

Auch im *Clauberg-Test* kamen wir zu ähnlichen Resultaten, nämlich weder einem Antagonismus noch Synergismus. Die biologische Antwort des Erfolgsorgans bei Simultanverabreichung entsprach der Stimulation durch die jeweils stärker wirkende Substanz allein (Tab. 3).

Im *McGinty-Test* (Tab. 4) dagegen zeigte sich ein eindeutiger Antagonismus. Wie ja bekannt, ist Äthinyl-Nortestosteron in diesem Test praktisch unwirksam; auch wir konnten das bestätigen. Bei Simultangabe von Äthinyl-Nortestosteron und Progesteron fehlte dagegen auch jegliche Reaktion, wie sie sonst vom Progesteron hervorgerufen wird. Einen deutlichen Antagonismus fanden wir auch, als wir beide Substanzen lokal, Progesteron aber erst 24 Std. nach dem Äthinyl-Nortestosteron applizierten, und ebenfalls, als wir Äthinyl-Nortestosteron lokal und Progesteron gleichzeitig subcutan gaben.

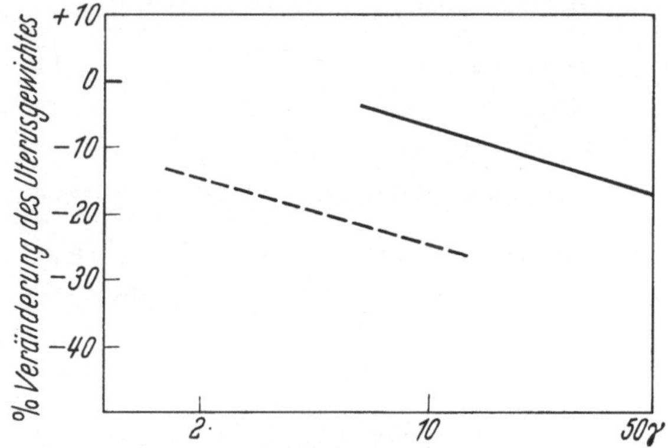

Dosis in μg
0% Veränderung = Uterusstimulation durch 3 μg Oestron
100% = Uterusgewicht der Kontrolle
———— = Progesteron; — — — — — — = ÄNT
Regressions-Formel
Y = % Depression des Uterusgewichtes; X = log. der Dosis des Antagonisten; Progesteron Y = + 7,01 − 14,44x Relative Potenz 1.00
ÄNT Y = − 10,56x, Relative Potenz 16,32

Abb. 2

Ferner haben wir 50 μg Äthinyl-Nortestosteron lokal und 1 bzw. 2 mg Äthinyl-Nortestosteron subcutan verabreicht; ins Kontrollhorn gaben wir Öl. Wir fanden einen fast noch ausgeprägteren Antagonismus. Wir können natürlich nicht ausschließen, daß es die so schwache Oestrogenizität des lokal applizierten Äthinyl-Nortestosteron ist, die den progestativen Effekt hindert. Es scheint uns aber eine wenig glaubwürdige Hypothese.

Vom Progesteron ist man heute der Meinung, daß es als unverändertes Molekül — von nur wenigen Abbauprodukten (ZANDER) abgesehen — die bekannten biologischen Reaktionen hervorruft. Dagegen müssen jene synthetischen Gestagene, die sich im Clauberg-Test positiv und im McGinty-Test negativ verhalten, als wahrscheinliche pro-Gestagene betrachtet werden, d. h. als Substanzen, die erst nach Umwandlung im Körper ihre gestagene Wirkung entfalten können. Das hätte erwarten lassen, daß — sofern überhaupt ein Antagonismus oder Synergismus mit dem Progesteron besteht — dieser eher bei simultaner subcutaner als bei lokaler Applikation der Substanzen in Erscheinung treten würde, da doch wahrscheinlich im ersten Fall dem Endeffekt am Erfolgsorgan dieselben oder zumindest sehr ähnliche lokale Stoffwechselreaktionen vorausgehen. Nach unseren Ergebnissen scheint dies jedoch nicht der Fall zu sein, sondern wir müssen annehmen, daß die beiden Substanzen verschiedene lokale Reaktionsabläufe hervorrufen, auch wenn sich das Endbild dann wenigstens rein morphologisch sehr ähnelt. Der unterschiedliche Effekt des Äthinyl-Nortestosteron bei lokaler Verabreichung könnte vielleicht dadurch erklärt werden, daß, wie gesagt, es — subcutan gegeben — erst in einer Abbauform am Uterus wirksam wird. Zu diesem Abbauprodukt kommt es bei lokaler Applikation offensichtlich nicht, da auch am mit Öl behandelten Kontrollhorn keine Progesteronwirkung erzielt wird. Bei dieser Gelegenheit möchte ich auf die Arbeiten von Emmens u. Mitarb. hinweisen, die vor kurzem nachgewiesen haben, daß in der Vagina der Maus ein lokal inaktives pro-Oestrogen als nicht umgebautes Molekül imstande ist, den lokalen Effekt subcutan verabreichter natürlicher und synthetischer Oestrogene zu hemmen, ganz wie mit Äthinyl-Nortesteron und Progestosteron. Es wäre daher interessant festzustellen, ob sich auch dem Äthinyl-Nortestosteron chemisch nahestehende Substanzen in diesem Versuchsmodell dem Progesteron gegenüber ähnlich ver-

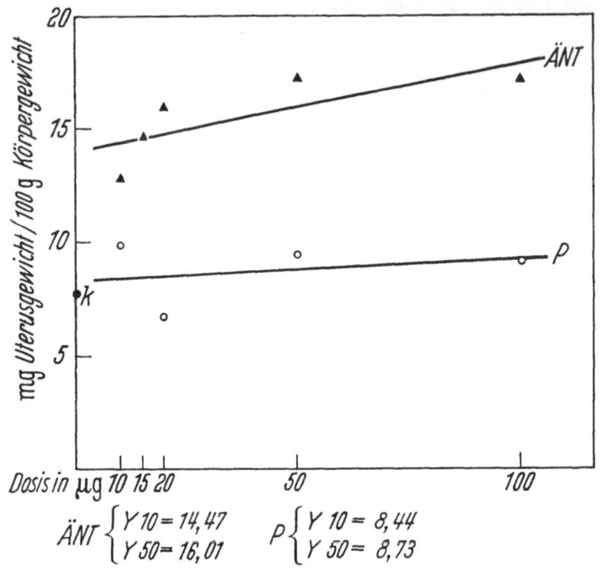

$$\text{ÄNT} \begin{cases} Y\,10 = 14{,}47 \\ Y\,50 = 16{,}01 \end{cases} \qquad P \begin{cases} Y\,10 = 8{,}44 \\ Y\,50 = 8{,}73 \end{cases}$$

Abb. 3. Uterus-infantile Maus. Effekt von ÄNT und P

Tabelle 3. *Test nach* Clauberg
Gewicht der Tiere 6—700 g. Vorbehandlung mit Oestradiol
1 μg × 5

Behandlung	Dosis in μg	Effekt
Progesteron	10 × 5	∅
	40 × 5	+
	100 × 5	+ + +
ÄNT	1 × 5	∅
	5 × 5	+
	40 × 5	+ +
	100 × 5	+ + +
Progesteron + ÄNT. . . .	10 + 1 × 5	+ (+)
	10 + 5 × 5	+ +
	40 + 40 × 5	+ + +
	100 + 100 × 5	+ + +

halten, ob also eine einfache molekulare Kompetition zwischen dem Progesteron und diesen Substanzen bei ihrer Lokalapplikation besteht.

Tabelle 4. *McGinty-Test*

Gruppe	Behandlung			Resultat	
	Lokal		Subcutan		
	rechts	links		rechts	links
1	Progesteron 1 μg	Öl	$=$	$+$	⌀
2	ÄNT 50 μg	Öl	$=$	⌀	⌀
3	Progesteron 1 μg + ÄNT 50 μg	Öl	$=$	⌀	⌀
4	ÄNT 50 μg	Öl	Progesteron 2 mg	$(+)$	$++$
5[1]	ÄNT 50 μg Progesteron 1 μg	Öl	$=$	⌀ $(+)$	⌀

[1] ÄNT lokal, Progesteron auch lokal, 24 Std. später

Zu großem Dank bin ich Herrn Prof. FORNAROLI und Frau Dr. KOLLER von der Forschungsabteilung der Firma Vister, Casatenovo Brianza, verpflichtet, ohne deren Mitarbeit und Hilfe die Durchführung dieser Untersuchungen nicht möglich gewesen wäre.

Literatur

1. DESAULLES, P. A.: Geburtsh. u. Frauenheilk. **18**, 667 (1958).
2. DRILL, V. A., and B. RIEGEL: Rec. Progr. Hormone Res. **14**, 29 (1958).
3. EDGREN, R.: Proc. Soc. exp. Biol. (N. Y.) **92**, 569 (1956).
4. EDGREN, R. A.: Endocrinology **62**, 689 (1958).
5. EMMENS, C. W., and R. I. COX: J. Endocr. **17**, 265 (1958).
6. HECHT-LUCARI, G.: Rec. Progr. Med. **24**, 583 (1958).
7. HERTZ, R.: Conference on Comparison of the Biological Properties of Steroids and Hormones, Committee on Research, Council on Pharmacy & Chemistry, A. M. A. October 1954, p. 99.
8. McGINTY, D. A., and C. DJERASSI: Ann. N. Y. Acad. Sci. **71**, 500 (1958).
9. MIYAKE, T., and G. PINCUS: Endocrinology **63**, 816 (1958).
10. MOLA, T., and G. HECHT-LUCARI: Monit. Ostet. Ginecol. Endocrinol. Metabol. 1959.
11. PINCUS, G., M. C. CHANG, M. X. ZARROW, E. S. E. HAFEZ and A. MERRILL: Endocrinology **59**, 695 (1956).
12. SAUNDERS, F.: Ann. N. Y. Acad. Sci. **71**, 541 (1958).
13. STUCKI, J. C.: Proc. Soc. exp. biol. (N. Y.) **99**, 500 (1958).
14. SUCHOWSKY, G., u. K. JUNKMANN: In Hormone u. Psyche und Die Endokrinologie des alternden Menschen. 5. Symp. dtsch. Ges. Endokrinol. Berlin: Springer 1958, S. 308.
15. „Symposium on drug antagonism". Pharmacol. Rev. **9**, 211 (1957).
16. VELARDO, J. T.: Ann. N. Y. Acad. Sci. **71**, 542 (1958).

Farmitalia Research Laboratories, Milan, Italy

Influence of 6 alpha-methyl-17 alpha-acetoxyprogesterone on female sexual functions

By

G. Sala, G. Baldratti, G. Arcari

It has been shown in previous reports (*1, 2*) that 6α-methyl-17α-acetoxy-progesterone presents high progestational activity both for subcutaneous and oral administration: in fact the new derivative is nearly 10 times more active than progesterone in the Clauberg-test for endometrial stimulation and in the increase of the carbonic anhydrase activity of uterine mucose.

Successively further investigations have been carried out with 6α-methyl-17α-acetoxyprogesterone: the effects on pregnancy, ovulation and estral cycle of rats and rabbits are reported in this communication.

Methods and results

1. Maintenance of pregnancy

a) Effect in the ovariectomized rabbits. 26 pregnant rabbits have been castrated at the 15th day of pregnancy. Starting from the 14th day of pregnancy a group of 10 animals has been injected s.c. with 2 mg of progesterone, a group of 12 animals with 0.5 mg of 6α-methyl-17α-acetoxyprogesterone and a group of 4 rabbits was left without any treatment.

The treatment was continued until the 28th day of pregnancy. In absence of parturition the animals have been sacrificed after 31—38 days and the uterus opened to inspect the fetuses.

The results are shown in table 1:

Table 1. *Maintenance of pregnancy in ovariectomized rabbits*

Compound	Dose mg/day	Number of rabbits	
		Treated	Protected
Castration	—	4	0
Progesterone	2	10	4
6α-methyl-17α-acetoxy-progesterone	0,5	12	10

All the untreated rabbits aborted within two days after castration. Progesterone treatment supported pregnancy in 4 out of 10 rabbits; 6 rabbits aborted respectively at the 21st, 22nd, 23rd, 24th and 26th day. 2 animals delivered spontaneously: one alive and the other one dead fetuses. 2 animals have been sacrificed at the 32nd day: the fetuses were dead in different phases of their development.

6α-methyl-17α-hydroxyprogesterone acetate treatment supported pregnancy in 10 out of 12 rabbits; 2 animals aborted, respectively at the 22nd and 24th day. None of the treated animals delivered spontaneously. At inspection, effected after the 31st day of pregnancy, most of the fetuses were dead: their development stopped at different phases.

b) Effect in the ovariectomized mice. 45 pregnant mice have been castrated at the 13th—15th day of pregnancy. Starting from the day preceding the castration the animals have been divided into groups and treated subcutaneously with different compounds for 5 days (table 2).

All the mice have been sacrificed on the 19th day of pregnancy and their uteri opened for inspection of the cavity. Presence of implantation sites and number of alive, dead or reabsorbed fetuses were recorded.

The results are summarized in table 2.

Table 2. *Maintenance of pregnancy in ovariectomized mice*

Treatment	N° mice	Implantation Sites N°	Fetuses		
			alive N°	dead N°	reabsorbed N°
Castration	8	—	—	—	all
Sham castration.	6	55	53	2	0
17α-ethynyl-19-nortestosterone. 1 mg .	7	—	—	—	all
17α-methyl-19-nortestosterone. 1 mg .	6	—	—	—	all
Progesterone. 1 mg	7	57	37	11	9
6α-methyl-17α-acetoxyprogesterone. 0.2 mg	5	36	20	13	3

Castration caused abortion in all the mice: at sacrifice no implantation sites were evident and the uterine cavity presented only necrotic material. Pregnancy was maintained in all sham castrated animals.

The treatment with 17α-ethynyl-19-nortestosterone and 17α-methyl-19-nortestosterone did not support pregnancy: the pattern is similar to that of castrated non treated animals.

Conversely progesterone (1 mg/day) and 6α-methyl-17α-acetoxyprogesterone (0.2 mg/day) were capable of maintaining pregnancy: in fact nearly 50% of the fetuses have been found alive and only 25% were reabsorbed.

2. Deciduomatogenic activity

This activity has been studied according to CHAMBON (*3*) in the castrated female rat.

The results, summarized in table 3, show that 6α-methyl-17α-acetoxypro-gesterone is effective in rat decidual test: its activity is roughly 15 times that of progesterone.

Table 3. *Deciduomatogenic activity*

Treatment	Dose mg/day (s. c.)	% increase in weight of traumatized horn
Controls	—	56.2
Progesterone	1	234.5
Progesterone	2	385.1
6α-methyl-17α-acetoxy-progesterone	0.1	320.5
6α-methyl-17α-acetoxy-progesterone	0.2	609.3

3. Progestational activity for local administration

In the test devised by McGinty (4) 30 γ of 6α-methyl-17α-acetoxyprogesterone produced a full grade response as recorded by McPhail's score.

4. Anticonceptional activity

a) Effect in the rabbit. Post partum female rabbits have been injected subcutaneously with a single dose of the steroid and from the following day they were caged with a fertile buck until mating occurred. The animals were than isolated and checked for pregnancy.

Table 4. *Inhibition of conception in female rabbits*

Groups	Dose mg	N° animals	% matings after			% conception after		
			2	10	20 days	2	10	20 days
Controls	—	22	100	—	—	50	—	—
Progesterone	10	19	78.9	100	—	0	10.5	—
6α-methyl-17α-acetoxy-progesterone	2	25	32	84	100	8	12	16
6α-methyl-17α-acetoxy-progesterone	10	30	23	70	100	0	13.3	30

Table 4 shows that all the controls mated up 2 days after cohabitation; 50% of them became pregnant and after 30—32 days delivered normally. In progesterone treated rabbits all the matings occurred only within the first 9 days; only 2 out of 19 animals (10,5%) became pregnant and delivered normally.

In the group of rabbits treated with 2 mg of 6α-methyl-17α-acetoxyprogesterone the matings took place only in 20 days; only 4 of these 25 animals (16%) became pregnant and delivered.

Matings occurred in the groups of rabbits treated with 10 mg of 6α-methyl-17α-acetoxyprogesterone within 20 days; 9 out of 30 animals (30%) became pregnant and delivered. The percentage of conceptions after 2 and 10 days from the day of treatment is definitely lower than the data of the controls. Only after 20 days the number of conceptions increased, probably due to the time elapsed from the moment of injection.

b) Effect in the mouse. Adult female mice were subcutaneously injected with a single dose of the steroid and caged with males 24 h afterwards.

The anticonceptional activity has been evaluated through the percentage of conceptions which occurred at different times after the treatment.

The results are shown in table 5.

Table 5. *Inhibition of conception in female mice*

Group	Dose mg	N° animals	% conceptions after			
			5	10	30	60 days
Controls	—	49	49	53	87.8	100
Progesterone.	2	15	6.7	20	100	—
6α-methyl-17α-acetoxy-progesterone.	2	10	0	0	50	100

Nearly 50% of the controls became pregnant within the first 5 days of the cohabitation. Progesterone and particularly 6 α-methyl-17 α-acetoxyprogesterone delay conception: in fact only 20% of the mice treated with progesterone and none of those treated with the new derivative became pregnant after 10 days.

After 30 days the anticonceptional effect is still present in 6 α-methyl-17 α-acetoxyprogesterone group, while no difference appears any more after 60 days from the treatment.

5. Effect on the estrus cycle of rat

Adult female rats with regular estrus cycles, have been injected daily with s.c. progesterone or 6 α-methyl-17 α-acetoxyprogesterone for 15 days. Vaginal smears were daily taken and examined for 15 days before, during and after the treatment. Both progesterone and 6 α-methyl-17 α-acetoxyprogesterone (table 6) inhibited estrus; the new derivative showed a stronger activity than progesterone. This effect is reversible: in fact all the treated rats show regular estrus cycle a few days after the treatment was stopped.

Table 6. *Effect on vaginal cytology of adult normal rats*

Group	Dose mg/day	N° animals	% estrus inhibition
Progesterone	1	9	55.5
Progesterone	2.5	11	100
6 α-methyl-17 α-acetoxy-progesterone	0.05	7	23.6
6 α-methyl-17 α-acetoxy-progesterone	0.1	11	81.9
6 α-methyl-17 α-acetoxy-progesterone	0.2	8	100

Discussion

The experiments here reported have evidenciated some biological properties of 6 α-methyl-17 α-acetoxyprogesterone on sexual functions of female animals.

The effect on pregnancy confirms the results obtained by STUCKY (5) in pregnant rats castrated on the 8th day of pregnancy and treated through until the 20th day.

According to our experience, progestational treatment allows pregnancy in castrated animals but delays or inhibits parturition: in fact 50% of progesterone treated rabbits and all the rabbits treated with 6 α-methyl-17 α-acetoxyprogesterone did not deliver at physiological term: they have been sacrificed 1—7 days after the presumptive day of parturition to inspect uterine cavity. Lack of parturition damages the fetuses, inasmuch as fetal mortality increases for each day after term.

Other steroids, 19-nortestosterone derivatives, classified as progestationals according to Clauberg-test on endometrial secretory proliferation, were not able to support pregnancy in ovariectomized mice.

These results point out a dissociation of progestational properties in the different compounds. Similarly 19-nortestosterone derivatives have been shown to lack local progestational activity (6, 7), to present, if there is any, a feeble deciduomatogenic effect (*8, 9*), and finally to be incapable of maintaining pregnancy (*5*).

As far as the anticonceptional activity is concerned, both progesterone and 6α-methyl-17α-acetoxyprogesterone inhibited conception in normal rabbits and mice. In the rabbits this activity depends upon an obstacle in mating and upon a true antiovulatory activity, as shown by the experiments above referred. In the mice the new derivative appears to be more active than progesterone. It is worth while of mentioning the transitory character of anticonceptional effect, inasmuch as conception occurs when the effect of treatment has vanished in the course of time.

It is still difficult to establish the mechanism of anticonceptional effect of pro-gestational compounds. Studies are running in order to define the influence of these products on gonadotropin secretion from pituitary and on gonadotropin effect on target organs.

Anyway, the term anticonception seems preferable for the moment, until we know exactly whether progestational steroids act at the level of pituitary, ovary or uterus and whether they interfere with gonadotropins or estrogen activity.

Summary

6α-methyl-17α-acetoxyprogesterone, a new derivative endowed with high progestational activity, maintains pregnancy both in ovariectomized rabbits and mice.

It also stimulates the decidual response in traumatized uterus of castrated rat and it is active for local application into a uterine segment.

6α-methyl-17α-acetoxyprogesterone inhibits conception in rabbits and mice and blocks the cyclical changes of vaginal smears of normal rats, wich become anestrus until the treatment continues.

Acknowledgements: The authors gratefully acknowledge the technical assistance of Miss P. Ragazzi and G. Caccia.

References

1. Sala, G., B. Camerino, C. Cavallero: Acta endocr. **29**, 508 (1958).
2. — G. Baldratti, G. Arcari: A.S.L.S.M.B. **13**, 160 (1958).
3. Chambon, Y.: C.R. Soc. Biol. (Paris) **146**, 1095 (1952).
4. McGinty, D. A., C. P. Anderson and N. B. McCullough: Endocrinology **24**, 829 (1939).
5. Stucky, J. C.: Proc. Soc. exp. Biol. (N. Y.) **99**, 500 (1958).
6. Saunders, F. J., F. B. Colton and V. A. Drill: Proc. Soc. exp. Biol. (N. Y.) **94**, 717 (1957).
7. McGinty, D. A., and C. Djerassi: Ann. N. Y. Acad. Sci. **71**, 500 (1958).
8. Pincus, G., M. L. Chang, M. X. Zarrow, E. S. E. Hafez and A. Merril: Endocrinology **59**, 695 (1956).
9. Zarrow, M. X., L. E. Peters and A. L. Caldwell jr.: Ann. N. Y. Acad. Sci. **71**, 532 (1958).

Diskussion

G. K. Suchowsky (Berlin):

I would like to add some of our own experiences in the field of anticonception-therapy. We studied the effect of 17α-ethinyl-19-nor-testosterone and of 17α-hydroxyprogesterone-caproate.

The first steroid was added to the standard diet amounting to a dose of 0,3, 0,1 and 0,03 mg per day. 0,3 mg/day inhibited conception, at 0,1 mg/day in 50% of the animals a pregnancy occurred but no lactation was observed, 0,03 mg/day did not inhibit conception but in some animals the lactation. 17α-hydroxyprogesterone-caproate was ineffective even up to 100 mg. We learned from your paper that apparently methylization in 6α-position increases the anticonceptional activity of 17α-hydroxyprogesterone-acetate.

G. BALDRATTI (Milano):

In reply to Dr. SUCHOWSKY, I should like to say that I have no personal data concerning the anticonceptional activity of 17α-acetoxyprogesterone. The 6α-methylation increases the classical progestational activity of this steroid, which becomes also anticonceptional, while 17α-acetoxyprogesterone does not possess as far as I know this effect.

Refering to the dosage used by us, I can add that 2 mg, single dose, of 6α-methyl-17α-acetoxyprogesterone inhibits completely the conception in mice, until the 10th day after treatment. This is the only dose that we have used in mice.

Aus der 1. Frauenklinik u. Hebammenschule der Universität München
(Prof. W. Birkenbach)

Der cytostatische Effekt verschiedener gestagener Substanzen

Von

Rolf Kaiser

Mit 4 Abbildungen

Während der Geschlechtsreife der Frau hemmt Progesteron physiologischerweise die proliferierende Wirkung der Oestrogene an den Erfolgsorganen. Am Endometrium äußert sich der Progesteroneinfluß in einer raschen Abnahme der Mitosen in den Drüsen und auch im Stroma während der Corpusluteum-Phase des Cyclus (Abb. 1a). Die angegebenen Zahlen beziehen sich auf jeweils 2000 Zellen. In der Gravidität sind nur anfangs im Stroma der Decidua noch einzelne Mitosen nachweisbar, im Drüsenepithel fehlen sie dagegen vollkommen.

Drüsenepithel und Stroma eines proliferierenden Endometrium reagieren auch auf oral oder parenteral zugeführte Gestagene mit einer Abnahme der Mitosenzahl. Sie sehen dies hier während der Proliferationsphase eines normalen Cyclus und bei 2 monophasischen Cyclen (Abb. 1b). Es handelt sich dabei um einen peripheren Effekt, der bei der künstlichen

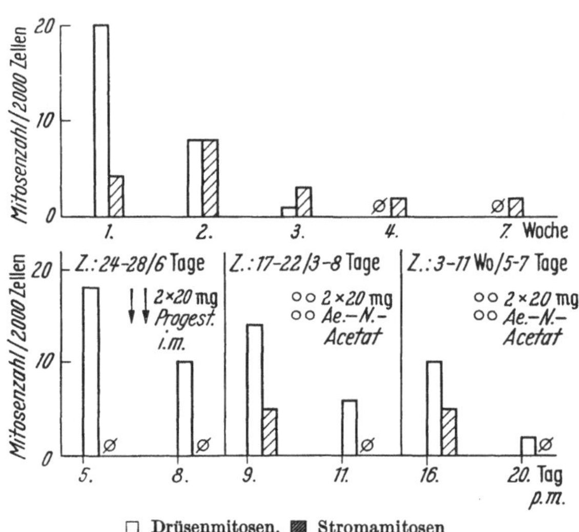

Abb. 1. a) Mitosenzahl in Drüsen und Stroma während des Cyclus. b) Mitosenzahl in Drüsen und Stroma nach Verabreichung von Gestagenen auf proliferierende Endometrien

Herstellung eines cyclusgerechten Endometrium nach Beginn der Progesteronverabreichung ebenfalls eintritt.

Außerdem können Gestagene durch ihre zentrale Hemmwirkung auf die gonadotrope Funktion des Hypophysenvorderlappens das cyclische Geschehen so weit unterdrücken, daß indirekt ebenfalls die oestrogenbedingte Proliferation an den Genitalorganen verhindert wird. Bickenbach hat dies für Progesteron bereits 1944 bei der Frau gezeigt; den Norsteroiden kommt diese Eigenschaft in noch größerem Umfang zu.

Zur Beurteilung einer Gestagenwirkung auf malignes Wachstum innerhalb eines hormonabhängigen Muttergewebes fehlte bisher eine objektive Testmöglichkeit. Wir haben deshalb versucht, mit Hilfe der Mitosenzählung am Korpuscarcinom des Uterus zu brauchbaren Ergebnissen zu kommen. Beim Korpuscarcinom ist die Entnahme vor und nach der Hormonverabreichung technisch einfach und gefahrlos bezüglich einer Propagierung des Tumors. Die richtige Bewertung erfordert allerdings eine sorgfältige Auswahl histologisch übereinstimmender Partien im Ausgangs- und im Endpräparat, da die Struktur bei ein und demselben Carcinom differieren kann. Wenn bei beiden Entnahmen genügend Gewebsmaterial zur Verfügung steht, gibt es in dieser Richtung jedoch kaum Schwierigkeiten.

Im folgenden berichten wir über 20 Fälle, bei denen es gelang, die genannten Bedingungen im wesentlichen zu erfüllen. Die Frauen befanden sich alle in der Menopause und erhielten Gestagene oral oder parenteral 14 Tage lang vor einer Operation oder Strahlenbehandlung.

Die Diagramme der Abb. 2 zeigen zunächst den Effekt von Äthinylnortestosteronacetat, dem derzeitig stärksten oralen Gestagen, und von Methylnortestosteron bei Tagesdosen von 30 mg. Vom halogenierten Ketoprogesteron oder Broxoron, einem schwächeren Gestagen, wurden wesentlich höhere Dosen bis zu 150 mg täglich gegeben. Die Mitosenzahlen von 2000 Carcinomzellen liegen zunächst mehr oder weniger stark über denen der Endometriumdrüsen während

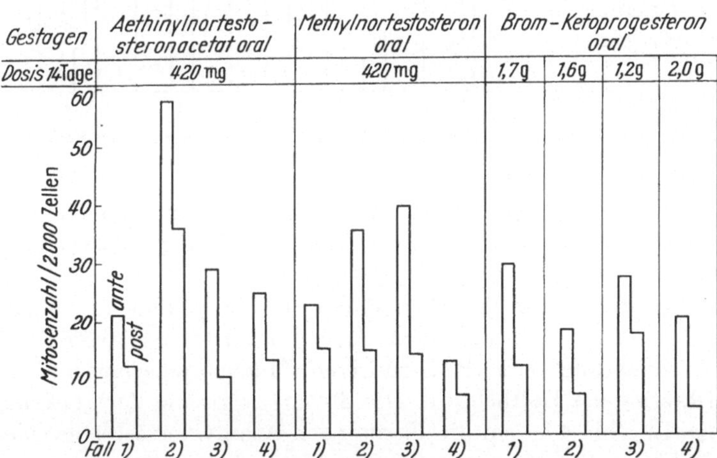

Abb. 2. Abnahme der Mitosenzahl nach oralen Gestagenen beim Korpuscarcinom

der Proliferationsphase des Cyclus. In allen drei Gruppen von jeweils 4 Fällen beträgt die Abnahme der Mitosen weitgehend übereinstimmend durchschnittlich 50% (Abb. 2).

Beim Äthinylnortestosteronönanthat und bei verschiedenen Gestagen/Oestrogenkombinationen macht die Reduzierung durchschnittlich ebenfalls 50—60% aus. Progesteron erweist sich im letzten Fall als ebenso wirksam wie die synthetischen Gestagene (Abb. 3).

Überblickt man die Resultate der Mitosenzählung, so stellt die konstant auftretende mitosenhemmende Wirkung der Gestagene oder der Gestagen-Oestrogen-Kombinationen in 20 Fällen mit Sicherheit keinen zufälligen Effekt dar.

Bemerkenswert erscheint die im Durchschnitt in allen Gruppen nahezu einheitliche Reduzierung um etwa 50%. Lediglich die wenigen undifferenzierteren Tumoren zeigen eine etwas geringere Reaktion. Bei einer besonderen Berücksichtigung von normalen und pathologischen Mitosen haben beide Gruppen ihren Anteil an der Gesamtabnahme. Das übereinstimmende Ergebnis spricht dafür, daß mit den verabreichten Dosen der maximale mitosehemmende Effekt erreicht wurde, den Gestagene erzielen können. Allem Anschein nach hat eine weitere Erhöhung der Hormonzufuhr von einer bestimmten Dosis ab keine nennenswerte Verbesserung

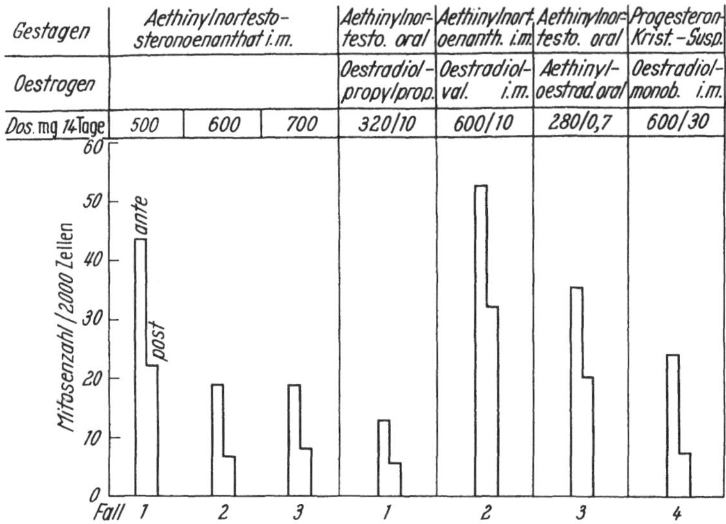

Abb. 3. Abnahme der Mitosenzahl nach perenteralen Gestagenen u. Oestrogen-Gestagen-Kombinationen beim Korpuscarcinom

des Resultats mehr zur Folge. Eine Überlegenheit des einen oder anderen Präparates wird sich vermutlich nur darin äußern, daß kleinere Tagesmengen notwendig sind.

Eine Durchsicht der histologischen Präparate ergibt zum Teil noch weitere bemerkenswerte Befunde. So fällt nach Äthinylnortestosteronacetat öfters eine verstärkte Absonderung von PAS-positiven Mucopolysacchariden und eine vermehrte Sekretion des Epithels auf. Das Stroma zeigt eine Verbreiterung durch Auflockerung[1]. In Abb. 4 haben die Kerne nach Äthinylnortestosteronacetat ein blasiges oder wabiges Aussehen angenommen; sie erscheinen insgesamt chromatinärmer als vor der Hormonverabfolgung. In vielen Fällen sind jedoch histologisch keine eindeutigen Veränderungen nachweisbar.

Unseres Erachtens kommen die geschilderten Befunde vor allem durch einen lokalen Gestageneffekt infolge einer zunehmenden Differenzierung der Carcinomzellen zustande. Wie lange die mitosenhemmende Wirkung anhält, kann auf Grund des Testes nicht beurteilt werden. Die Drosselung des Wachstums scheint aber über einen gewissen Grad nicht hinauszugehen, was auch mit den klinischen Erfahrungen übereinstimmt, über die THIESSEN vor einigen Jahren berichtet hat. Als nachteilig erscheint uns die interstitielle Auflockerung des Uterus unter dem

---

[1] s. KAISER, R.: Arch. Gynäk. **193,** 195 (1959)

Gestageneinfluß; sie führt zu einer verstärkten Absonderung aus dem Tumor. Zu beachten ist außerdem der proliferationshemmende Effekt auf das Bindegewebe. Er tritt nicht nur, wie gezeigt, an der Funktionalis des Endometrium in Erscheinung, sondern wurde erst kürzlich von CAGIANUT bei Anwendung von Methylnortestosteron auch an Fibroblastenkulturen nachgewiesen. Dieser Faktor

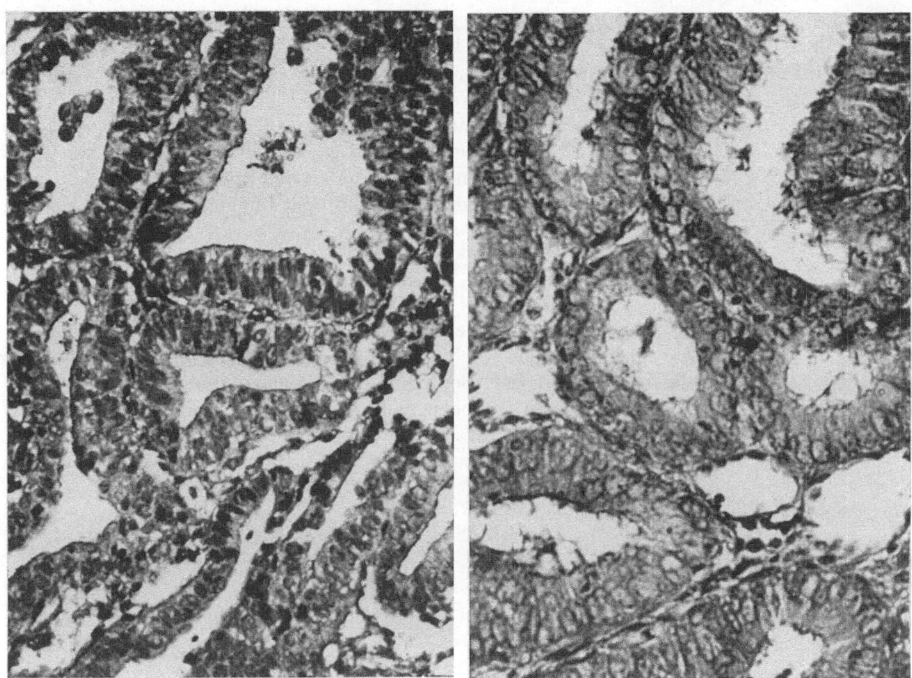

Abb. 4. Korpuscarcinom vor und nach Einwirkung von Aethinylnortestosteronacetat

wirkt sich wahrscheinlich auf die Abwehrleistung des Organismus gegen das Carcinom eher negativ aus. Er bietet dagegen evtl. eine Chance für die Behandlung von Tumoren des mesenchymalen Gewebes, also von Myomen und Sarkomen.

Die Ergebnisse lassen erkennen, daß die Korpuscarcinomzellen bis zu einem gewissen Grade noch die Eigenschaft ihres Muttergewebes besitzen, auf Gestagene mit einer Verminderung ihrer proliferativen Tendenzen zu reagieren. Die Bedeutung des Mitosetestes am Korpuscarcinom liegt zunächst vor allem in der Objektivierung der Leistungsfähigkeit von cytostatischen Stoffen, die an Tumoren in hormonabhängigen Geweben angreifen, wozu auch das Mamma-Carcinom gehört.

Diskussion

K. G. OBER (Köln):

Zu den eindrucksvollen Beobachtungen von Herrn KAISER wären gewisse Bedenken anzumelden: Kann man den Rückgang der Mitosen im Endometrium in der Sekretionsphase wirklich als cytostatischen Effekt auffassen? Die Sekretion ist hier zweifellos eine besondere Leistung der Zellen; man könnte sie mit der Umwandlung des sprungreifen Follikels in das Corpus luteum vergleichen. Ersteres enthält zahlreiche Mitosen, letzteres fast keine. Bei der Zählung der Mitosen müßte man berücksichtigen, daß diese noch einige Minuten nach der

Entfernung eines Gewebsstückes bis zum Eintritt der Fixierung weiterlaufen können. Sie sind dann also später im histologischen Schnitt nicht mehr vorhanden. Man kann also nur etwa gleich große, in gleicher Art gewonnene und in gleichen Zeitabständen in das gleiche Fixativ gebrachte Stücke verwerten. Die Schleimhaut eines durch Operation gewonnenen Uterus kann im Vergleich mit Curettagematerial zu Fehlschlüssen Anlaß geben.

G. K. Suchowsky (Berlin):

Bei der Untersuchung der Beeinflussung transplantierter Mammacarcinome bei C_3H-Mäusen durch 17α-Äthinyl-19 nor-Testosteron konnten wir eine signifikante Gewichtsabnahme und ein Absinken der Mitoserate beobachten, die einem Schwellenwert von 300 γ Substanz entspricht.

Die Frage von Herrn Ober habe ich eigentlich erwartet. Wir haben bei jeder Mitosezählung die Mitosen mit Colchicin in der Metaphase gehemmt. Das Hauptaugenmerk haben wir in jedem Fall auf die Gewichtsreduktion der Tumoren gegenüber den unbehandelten Kontrollen gelegt und unseren Befund nur durch histometrische Untersuchungen erhärtet, respektive kontrolliert.

R. Kaiser (München):

Es ist sicher besser, von einer mitosehemmenden, anstelle von einer cytostatischen Wirkung zu sprechen. Zur Technik möchte ich sagen, daß das Gewebsmaterial in der überwiegenden Zahl der Fälle unter denselben Bedingungen gewonnen und fixiert wurde. Die gezeigten histologischen Veränderungen sprechen mehr für eine lokale als für eine zentrale Wirkung der Gestagene.

Aus der Universitäts-Frauenklinik Kiel
(Direktor: Prof. Dr. E. Philipp)

Gestagene, Gestagenmetaboliten und Basaltemperatur

Von

Christian Lauritzen

Mit 1 Abbildung

Progesteron bewirkt, wenn in genügender Menge im Organismus vorhanden, einen physiologischen Anstieg der Körperwärme. Die cyclusgerechte Erhöhung der Basaltemperatur wird daher im allgemeinen als Minimalindex für eine ausreichende endogene Progesteronbildung im funktionierenden Corpus luteum angesehen. Dementsprechend hat man das Ausbleiben der cyclischen Hyperthermie meist auf eine mangelhafte oder fehlende Bildung dieses Hormons zurückgeführt. Die thermogenetische Wirkung dürfte zur Peripherie hin wahrscheinlich über Zwischenhirnzentren vermittelt werden. Ein Ausbleiben der Reaktion mag daher in seltenen Fällen auf einer Störung der hypothalamischen Wärmeeffektoren beruhen. Im Versuch läßt sich der typische Anstieg der Körperwärme beim Menschen durch Injektion von Progesteron mit Regelmäßigkeit erreichen. Zeitliche Sukzession und offensichtliche kausale Korrelation scheinen demnach die unmittelbare thermogenetische Wirkung dieses Hormons zu beweisen.

Dennoch gibt es eine Reihe physiologischer, pathologischer und experimenteller Tatsachen, die mit den eben genannten Anschauungen nicht ohne weiteres in Einklang stehen. Auch die gelegentlich zu beobachtenden Ausnahmefälle mit Fehlen des Wärmeanstiegs nach Progesteron lassen sich durch sie nicht immer befriedigend erklären. Schließlich werden die wichtigen neueren Erkenntnisse über das Verhalten von Stoffwechsel und Ausscheidung des Progesterons im Organismus in dieser Deutung der Vorgänge nicht sinngemäß berücksichtigt.

Wir gelangten daher zu der Ansicht, daß eine Modifikation der bis heute geltenden Auffassungen über die thermogenetische Wirkung des Progesterons aktuell und für ein besseres Verständnis bei weiteren Untersuchungen erforderlich sei. Die Gründe sollen im folgenden kurz dargelegt werden. Sie führten uns zur Aufstellung der Hypothese, daß vielleicht nicht das Progesteron oder zumindesten *nicht nur das Progesteron*, sondern natürliche Gestagenmetaboliten, bekannte und vielleicht bisher unbekannte, bei der physiologischen Erhöhung der Basaltemperatur eine Rolle spielen mögen.

1. Auffällig erscheint einmal die beträchtliche Latenzzeit bis zum Eintreten der thermogenetischen Wirkung nach Progesterongaben. Diese beträgt, weitgehend unabhängig vom Applikationsweg, wenigstens 6—8, oft bis zu 12 Std. und mehr.

Dies wäre für eine diencephale Reaktion, an deren Fortleitung endokrine Drüsen offensichtlich nicht maßgeblich beteiligt sind (*26*), ungewöhnlich lang. Der Wärmeeffekt ist auch nach größeren Dosen zunächst wenig deutlich und steigt dann ganz allmählich zum Höhepunkt an. Da andere thermogenetische Substanzen .viel rascher und direkter wirken und da die übrigen uns bekannten unmittelbar zentralen Effekte der Steroide durchweg nach einem kürzeren Intervall auftreten (*1, 2, 4, 7, 8, 10, 12, 28, 36, 39, 47*), erscheint die Erklärung, daß vielleicht erst die Metaboliten des bekanntlich rasch abgebauten Progesteron thermogenetisch wirksam sein könnten, als durchaus diskutabel.

2. Aus Versuchen an Tieren (*3, 6, 11, 16, 19, 35, 52, 53*) und beim Menschen (*14, 17, 30, 31, 33, 37*) darf man schließen, daß injiziertes Progesteron schon nach kurzer Zeit fast völlig aus dem peripheren Blut und ziemlich bald auch aus den Geweben verschwunden ist. Nach etwa 6 Std. erscheinen, mit chemischen Methoden nachweisbar, die ersten Metaboliten in signifikanten Mengen im Harn (*25, 34*). Ungefähr zur gleichen Zeit kann man meist den langsam beginnenden Anstieg der Körpertemperatur registrieren. Zur Zeit der maximalen thermischen Reaktion, etwa 24 Std. nach der Injektion, ist auch die durch *Metabolite* des Progesterons bedingte Radioaktivität im Plasma am größten (*33*). Hier besteht also offenbar ein deutlicher zeitlicher Zusammenhang zwischen der Anwesenheit von Gestagenmetaboliten und dem Anstieg der Basaltemperatur. Auch das Absinken der Grundwärme etwa 36—48 Std. nach einer Hormoninjektion ist zeitlich anscheinend mit dem Verschwinden von Progesteronmetaboliten aus Blut (und Harn), nicht aber der An- oder Abwesenheit von Progesteron selber korreliert.

3. In der Literatur liegen zahlreiche Berichte über Beobachtungen vor, daß eine normalerweise ausreichende Progesteronmenge bei sonst offenbar gesunden Personen keine Erhöhung der Basaltemperatur bewirkte (*5, 9, 13, 20, 29, 32, 42, 44, 45*). Darunter befinden sich auch einige Fälle, bei denen die Zwischenhirnfunktion zweifellos ungestört war. Es liegt hier natürlich nahe, an einen teilweise oder ganz abweichenden Verlauf des Progesteronstoffwechsels zu denken, wobei vielleicht thermogenetische Metabolite nicht durchlaufen werden. Es könnte sich dabei durchaus um eine funktionelle Regelung, eine Art „metabolischen Shift" handeln, die keinerlei pathologischen Charakter zu haben braucht. Nach den heutigen Kenntnissen nimmt ja das Progesteron im Steroidstoffwechsel eine zentrale Stellung ein und kann sowohl in Corticosteroide wie in Androgene oder Oestrogene umgebaut werden. Als besonders beweiskräftig im Sinne unserer Interpretation erscheinen jene Fälle, in denen trotz fehlender Temperaturerhöhung ein voll sekretorisches Endometrium gefunden wurde (*44*) und jene, bei denen neben der Temperaturreaktion auf Progesteron auch die Erhöhung der Pregnandiolausscheidung fehlte (*34*). Es sei darauf hingewiesen, daß solche Fälle keineswegs sehr selten sind.

4. Auch Desoxycorticosteron bewirkt einen Anstieg der Körperwärme. Diese Tatsache ließ sich zwanglos dadurch erklären, daß im Körper ein Teil des Desoxycorticosteron in Progesteron umgewandelt werden kann; doch ist diese Proportion offenbar relativ gering. Mindestens ebenso wahrscheinlich ist daher für unser Problem die Deutung, daß Desoxycorticosteron und Progesteron — was ja bekannt ist — gemeinsame Metabolite haben, die wärmewirksam sind.

Äthinyltestosteron und die Nor-Testosteronester erhöhen gleichfalls die Basaltemperatur, die letzteren besonders wirksam. Beide Substanzen werden aber weder zu Progesteron umgewandelt, noch zu Pregnandiol abgebaut (*15, 34*).

Das gleiche gilt für die 17 α-Hydroxyprogesteronester (*41*). Diese Verbindungen müssen also entweder selber thermogenetisch sein oder Umwandlungsprodukte bilden, welche die Thermoregulation beeinflussen. Jedenfalls gibt es sicherlich kein Monopol der Thermogenese für Progesteron.

5. Noch viele andere Fakten, die hier nur angedeutet werden können, sprechen für oder wenigstens nicht gegen die metabolische Interpretation, so z. B. das sehr inkonstante Verhältnis von gestagener zu thermogenetischer Wirkung oder die von der Dosisgröße weitgehend unabhängige stereotype Temperaturreaktion, schließlich die relativ schlecht thermogenetische Wirkung von intravenösem Progesteron, obwohl hierfür andere Erklärungen denkbar wären.

Die Anwesenheit von Oestrogenen, inbesondere Oestrogenüberschuß (*27*), aber auch Oestrogenmangel hat deutlichen Einfluß auf den Wärmeeffekt. Es liegt nahe, dabei an kompetitive oder permissive Effekte der Oestrogene auf den Progesteronmetabolismus zu denken. Bei Stoffwechselstörungen z. B. durch Hypothyreose und Leberkrankheiten, die mit Veränderungen auch im Steroidstoffwechsel einhergehen, muß man, genau wie im Senium, hohe Dosen von Progesteron injizieren, um eine Erhöhung des Pregnandiols und der Basaltemperatur zu erzielen (*27, 29, 32, 36*).

Es wurde nun versucht, die auf Grund der oben genannten Indizien geformte Vermutung, daß vielleicht gewisse Metaboliten des Progesterons die Basaltemperatur zu erhöhen vermögen, durch eigene Versuche weiter zu untermauern. Kappas et al. (*22, 23, 24*) hatten bereits bei Untersuchungen mit anderer Fragestellung auf die thermogenetische Eigenschaft des Ätiocholanolon, eines Corticosteroid-, Androgen-, aber auch fakultativen Progesteron- und 17 α-Hydroxyprogesteronmetaboliten und des Pregnan-3 α-ol, 20-on hingewiesen. Wir selber haben an 22 stoffwechselgesunde Patientinnen und an 7 freiwillige Versuchspersonen beider Geschlechter die wichtigsten Metaboliten des Progesterons[1] (Abb. 1) in Sesamöl gelöst intramuskulär verabfolgt und folgende Befunde erhoben:

1. Pregnan-3 α-ol, 20-on, ein Hauptmetabolit des Progesterons und wahrscheinlich des Desoxycorticosterons zeigt in der Tat eine sehr gute thermogenetische Wirkung bei einer Dosierung von 2—25 mg, also in und unterhalb des Bereichs der thermogenen Progesterondosis, was, zur Bestätigung unserer Ansicht, von einem Metaboliten des Progesterons logischerweise zu postulieren war. Die Wirkung tritt beginnend bereits nach 2—4 Std. auf, also früher als nach Progesteron, was noch die Auffassung, daß dieser und vielleicht andere Metaboliten des Progesterons vom gleichen Typ die eigentlich wirksamen thermogenetischen Substanzen sein könnten, weiter zu stützen scheint. Die Temperaturerhöhung beträgt in diesem Dosisbereich 3—9/10° C, ist im ganzen gleichartig wie diejenige nach Progesteron, aber anscheinend ausgeprägter. Sie ist ebenfalls durch Cortisone, Pyrazolon, Salizylat und Barbiturat zu verhindern. Eine pyrogene Reaktion liegt also anscheinend nicht vor. Auch das Ätiocholanolon war bei orientierenden Versuchen im Bereich zwischen 5 und 25 mg stark wärmewirksam.

---

[1] Wir danken Herrn Dr. W. Klyne, London, sowie der Schering A. G. für die Überlassung der Substanzen.

2. Alle anderen geprüften Verbindungen wie Pregnandion und Pregnandiol mit ihren Isomeren und Allo-Verbindungen sowie das 3 β-Pregnanolon sind nicht wärmewirksam. Pregnenolon, das in Progesteron umgewandelt werden kann, erhöhte die Basaltemperatur in einer Menge bis zu 60 mg noch nicht, ist aber in

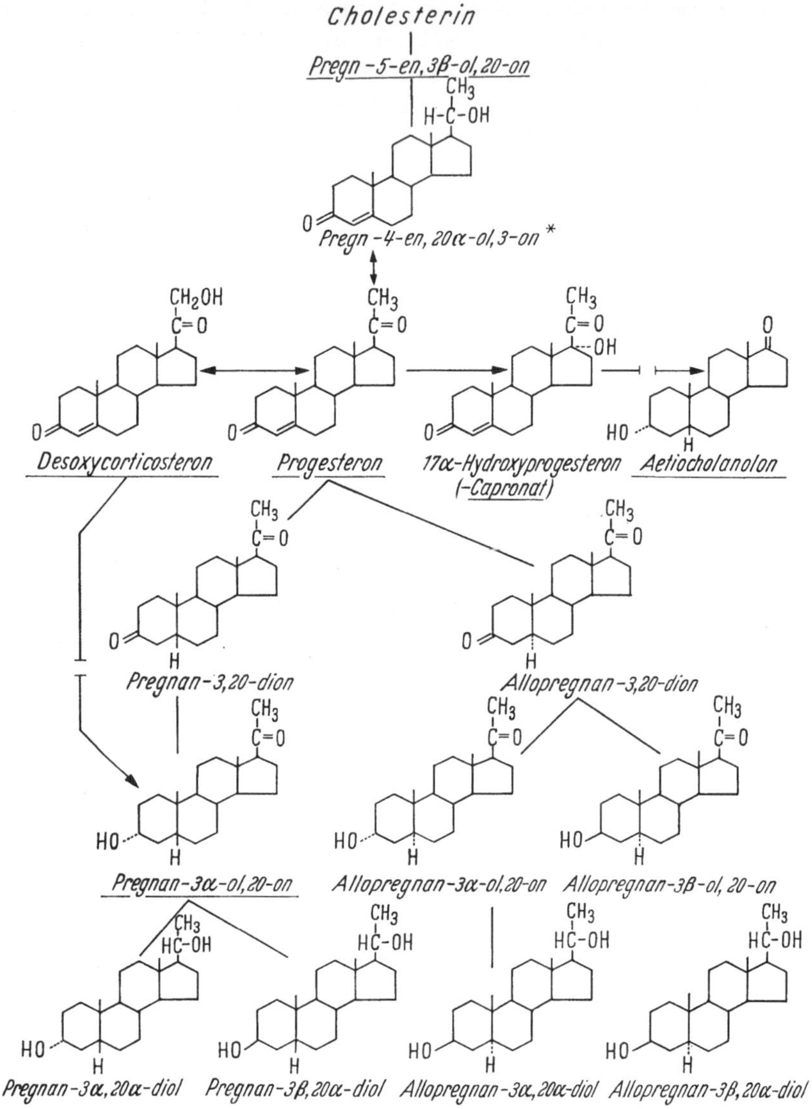

Abb. 1. Progesteron, Vorläufer und Metaboliten. Die unterstrichenen Verbindungen haben thermogenetische Wirkung. * nicht untersucht

höheren Dosen wirksam. Das 17 α-Hydroxyprogesteron war unwirksam, während das Capronat erst in höherer Dosierung einen deutlichen Effekt hat. Δ^4-3-Keto-pregnen-20α und β-ol (50) standen leider nicht zur Verfügung.

Wir sind uns darüber klar, daß unsere Theorie auf einer Reihe von Indizienbeweisen sowie Analogieschlüssen beruht und noch manche nicht bewiesenen Implikationen enthält.

Es steht aber doch fest, daß die vorgetragene Anschauung dem Verständnis der physiologischen und pathologischen Vorgänge um die Basaltemperatur bessere Möglichkeiten bietet. Sie mag daher als vorläufig formulierte Arbeitshypothese geeignet sein und vielleicht auch den tatsächlichen Verhältnissen mehr entsprechen.

Zusammenfassend möchten wir unsere Auffassung folgendermaßen wiedergeben: Pregnan-3α-ol, 20-on und Ätiocholanolon, Gestagen- bzw. Androgenmetabolite, wirken thermogenetisch, sind also offenbar nicht ganz stoffwechselinaktiv. Es erscheint nicht unmöglich, daß ihnen eine physiologische, vielleicht zentral angreifende Funktion zukommt. Wahrscheinlich gibt es noch andere thermogenetische Substanzen. Die Frage, ob Progesteron als solches thermogenetische Eigenschaften hat, läßt sich auf Grund der bisher erbrachten Belege nicht entscheiden. Bis eindeutige Beweise vorliegen, möchten wir die direkte Wärmewirkung des Progesterons als nicht ganz sicher bewiesen ansehen. Wir meinen, daß es wohl eines peripheren steroid katabolischen Prozesses, vielleicht in der Leber, bedarf, um den thermischen Effekt auszulösen. Zweifellos ergeben sich aus diesen Gedankengängen manche praktische Schlußfolgerungen, auf die hier aber nicht einzugehen ist.

Anmerkung bei der Korrektur:

Inzwischen wurde das Pregn-3α-ol-20-on in einer Dosis von 2 mg bei einer Patientin per infusionem über eine Stunde hin intravenös verabfolgt. Bei stündlicher rectaler Temperaturkontrolle zeigt sich 4 Std. nach Ansetzen der Infusion über 1 Std. hin ein beginnender Temperaturanstieg, der nach 8 Std. einen Maximalwert von 1,1° C erreichte. Die mehrfach kontrollierten Leukocytenwerte zeigten keine Veränderung.

Literatur

1. ABAD COLOMER, L.: Med. espan. **31**, 17 (1954).
2. ALLOITEAU, J. J.: C. R. Soc. Biol. (Paris) **148**, 223 (1954).
3. BARRY, M. C., M. L. E. EIDINOFF, K. DOBRINER and T. F. GALLAGHER: Endocrinology **50**, 587 (1952).
4. BURROWS, H.: Biological actions of sex hormones. 2. Ed. London: Cambridge Univ. Press 1949.
5. BROWN, J. B., A. KLOPPER and J. A. LORAINE: J. clin. Endocr. **17**, 401 (1958).
6. BUTT, W. R., P. MORRIS, C. J. O. F. MORRIS and D. C. WILLIAMS: Biochem. J. **49**, 434 (1951).
7. DAVIS, E., and B. E. HULIT: J. clin. Endocr. **9**, 714 (1949).
8. DELAVEAU, P.: Prod. Pharm. **11**, 231 (1956).
9. DÖRING, G. K., H. H. LOESCHKE u. B. OCHWADT: Pflügers Arch. ges. Physiol. **252**, 216 (1950).
10. EVERETT, J. W.: "Pituitary-ovarian relationships" in H. SOSKIN "Progress in clin. endocrinology". p. 319. New York: Grune & Stratton 1950.
11. GRADY, H. J., W. H. ELLIOT, E. A. DOISY jr., B. C. BOCKLAGE and E. A. DOISY: Abstr. Amer. chem. Soc. **118**, 28 C (1950).
12. GREEN, I. D.: J. clin. Endocr. **8**, 805 (1951).
13. HALBRECHT, J.: Lancet **1945**, 668.
14. HARTMANN, C. G., and A. WETTSTEIN: Proc. Soc. exp. Biol. (N. Y.) **73**, 443 (1950).
15. HAMBLEN, E. C., W. K. CUYLER and D. V. HIRST: Endocrinology **27**, 33 (1940).
16. HASKINS, A. L. jr.: Proc. Soc. exp. Biol. (N. Y.) **73**, 439 (1950).
17. HINSBERG, K., H. PELZER u. A. SEUKEN: Biochem. Z. **328**, 117 (1956).
18. HOFF, F.: Fieber, unspezifische Abwehrvorgänge, unspezifische Therapie. Stuttgart: Georg Thieme 1957.
19. HOOKER, C. W., and T. R. FORBES: Endocrinology **41**, 158 (1947).

20. Husslein, H., u. E. Gitsch: Wien. klin. Wschr. **1952**, 899.
21. Kaiser, R.: Klin. Wschr. **1955**, 264.
22. Kappas, A., L. Hellman, D. K. Fukushima and T. F. Gallagher: J. clin. Endocr. **16**, 948 (1956).
23. — — — — J. clin. Endocr. **17**, 451 (1957).
24. — — — — J. clin. Endocr. **18**, 1034 (1958).
25. Kaufmann, C., u. U. Westphal: Klin. Wschr. **1947**, 910.
26. Landau, R. L., D. M. Bergenstal, K. Lugibihl and E. M. Kascht: J. clin. Endocr. **15**, 1194 (1954).
27. Masters, W. H., and D. T. Magallon: J. clin. Endocr. **10**, 348 (1950).
28. Merryman, W., R. Boiman, L. Barnes and I. Rothchild: J. clin. Endocr. **14**, 1567 (1954).
29. Ober, K. G.: Klin. Wschr. **30**, 357 (1952).
30. — J. Klein u. M. Weber: Arch. Gynäk. **184**, 543 (1954).
31. Pearlman, W. H.: In Ciba Found. Coll. Endocrinology 11, 233 (1957).
32. Plotz, J.: Arch. Gynäk. **177**, 521 (1950).
33. — Geburtsh. u. Frauenheilk. **17**, 595 (1957).
34. — u. E. Darup: Arch. Gynäk. **177**, 486 (1950).
35. Riegel, B., W. L. Hartop jr. u. G. W. Kittinger: Endocrinology **47**, 311 (1950).
36. Rothchild, J.: J. clin. Endocr. **17**, 754 (1957).
37. Sandberg, A. A., and W. R. Slaunwhite: J. clin. Endocr. **18**, 253 (1958).
38. Scowen, E. F.: In Ciba Found. Coll. on Endocrinology 2, 324 (1952).
39. Selye, H.: Endocrinology **30**, 437 (1942).
40. Sommerville, I. F., and R. Bigler: Zit. nach L. T. Samuels and C. D. West: Vitam. and Horm. **10**, 251 (1952).
41. Tyler, E. T., and H. J. Olson: Am. Med. Ass. Ann. Meeting June 1958.
42. Wagner, H.: Münch. med. Wschr. **1952**, 2024.
43. Werbin, H., G. V. le Roy u. D. M. Bergenstal: Zit. nach Plotz (*33*).
44. Whitelaw, M. J.: Surg., Gynec., Obstet. **92**, 747 (1951).
45. Wilbrand, U.: Arch. Gynäk. **179**, 331 (1951).
46. Wiest, W. G., J. Zander, F. Tyler and L. T. Samuels: Zit. nach J. Zander, Bull. Soc. roy. Belge Gynéc. **28**, (1958) 423.
47. Witzel, H.: Z. Vitamin-, Hormon- u. Ferm.-Forsch. **10**, 46 (1956).
48. Zander, J.: Nature (Lond.) **174**, 406 (1954).
49. — T. R. Forbes, A. M. v. Münstermann and R. Neher: J. clin. Endocr. **18**, 337 (1958).
50. — u. A. M. v. Münstermann: Klin. Wschr. **1954**, 894.
51. Zarrow, M. X., and G. M. Neher: Endocrinology **56**, 1 (1955).
52. — R. L. Shoger and E. A. Lazo-Wazem: J. clin. Endocr. **14**, 645 (1954).
53. Zondek, B.: Nature (Lond.) **143**, 1 (1939).

Diskussion

J. Zander (Köln):

Wenn ich Sie recht verstanden habe, Herr Lauritzen, so denken Sie an die Möglichkeit, daß der Anstieg der Basaltemperatur nach Progesteron auf Grund Ihrer Befunde sowie der Befunde von Kappas, Hellman, Fukushima und Gallagher über die thermogene Wirkung der Progesteronmetaboliten, vor allen Dingen des Pregnen-3α-ol-20-on, zustande kommt. Erlauben Sie mir dazu bitte einen Hinweis und eine Frage. Es gibt gute Gründe zu der Annahme, daß im Durchschnitt etwa 10% des Progesterons in Form von Pregnandiol ausgeschieden werden. Ältere Untersuchungen über Methoden, mit denen der gesamte sog. Pregnandiol-komplex erfaßt wird, haben nun gezeigt, daß etwa 20% dieser Fraktion in Form von Oxy-ketonen, vorwiegend als Pregnan-3α-ol-20-on vorliegen. Demnach dürfte dieser Metabolit, wenn man die Ausscheidung als Maß nimmt, quantitativ nur in relativ geringen Mengen gebildet werden. Ein Anstieg der Basaltemperatur läßt sich mit 10—20 mg Progesteron erreichen. Unter der Annahme, daß die Ausscheidung hier ein richtiges Bild abgibt, würde das etwa 200—400 γ Pregnan-3α-ol-20-on entsprechen. Welches ist nun die Mindestdosis von Pregnan-3α-ol-20-on, mit der Sie noch eine thermogene Wirkung erreichen können?

Sie erwähnten weiter in Ihren Ausführungen, daß die thermogene Wirkung des Progesterons durch Cortisol oder dessen Derivate unterdrückt werden kann. In eigenen Beobachtungen an Patientinnen mit adrenogenitalem Syndrom konnten wir unter jahrelanger Behandlung mit Prednisolon typische, dem Cyclus entsprechende biphasische Temperaturen beobachten. Ich möchte Sie auch hier nach den Mindestdosen fragen, mit denen Sie noch eine Unterdrückung der thermogenen Progesteronwirkung beobachteten.

CHR. LAURITZEN (Kiel):

Zu den Fragen von Herrn ZANDER:

Bei unseren gegenwärtig doch noch recht lückenhaften Kenntnissen vom Stoffwechsel der Gestagene ist es naturgemäß schwierig, mit wohlfundierten Tatsachen zu argumentieren.

Der Anteil des Pregnanolon beträgt meines Wissens in den Ausscheidungflüssigkeiten Urin und Galle etwa 10% (MARIAN u. GOUGH 1946, SUTHERLAND u. MARIAN 1947, DORFMAN et al. 1948). Es ist aber doch wohl das Pregnanolon an sich kein Ausscheidungsprodukt, sondern ein wahrscheinlich wichtiger Metabolit im Zwischenstoffwechsel, der eben z. T. auch ausgeschieden wird. Diese Proportion besagt, meine ich, kaum etwas über die quantitative Bedeutung des Pregnanolon im Intermediärstoffwechsel. Wenn nach Injektion von Progesteron die Pregnandiol-Ausscheidung ansteigt, so kann man doch annehmen, daß ein Teil des Pregnandiol aus Pregnanolon entstanden ist. Außerdem gibt es ja offenbar noch weitere thermogenetische Metaboliten, wie z. B. Ätiocholanolon und vielleicht andere bisher unbekannte oder nicht untersuchte Verbindungen.

Zur Frage der thermogenetischen Schwellendosis des Pregnanolon: Wir sahen bereits nach 2 mg i.m. einen deutlichen Wärmeeffekt. Geringere Dosen wurden nicht verwendet.

Zur Hemmung der thermogenetischen Wirkung durch Prednison: Es müssen mindestens 15 mg Prednison gegeben werden. Niedrigere Dosierung ist nach unserer Erfahrung unwirksam. Die Wirkung beim adrenogenitalen Syndrom habe ich nicht untersucht.

Aus der Universitäts-Frauenklinik Köln
(Prof. C. KAUFMANN)

Experimentelle Grundlagen der Progesteronbehandlung

Von

K. G. OBER

Mit 10 Abbildungen

ROBERT COURRIER nannte Progesteron das Hormon der Mutter (*23*). Für Eintritt und ungestörten Ablauf der Schwangerschaft ist es notwendig (*4, 19, 24, 31*). FRAENKEL und CORNER haben dafür die Beweise geliefert (*4, 31*): Die wichtigsten Bildungsorte sind Corpus luteum und Placenta (*1, 20, 31, 32, 55, 83, 89, 93, 95*). Die Bedeutung des Corpus luteum für die Schwangerschaftserhaltung ist bei den einzelnen Arten allerdings verschieden. Kaninchen, häufig verwendete Experimentalobjekte der Progesteronforschung, verhalten sich anders als die Frau. Sie benötigen das Corpus luteum zur Erhaltung der Schwangerschaft (*24*), eine gravide Frau dagegen nicht (*38, 58, 83*); ihr genügt nach wenigen Wochen — bisweilen nach wenigen Tagen (*38*) — die Placenta. Progesteron beeinflußt in jedem Falle das Milieu des befruchteten Eies, also den Brutraum. Wichtig ist aber folgendes: Ohne gleichzeitigen Oestrogeneinfluß kommt es nicht richtig zur Wirkung, obgleich sich seine Effekte von denen der Oestrogene sehr unterscheiden.

Die beliebtesten Indikationen sind drohende Fehlgeburten und habituelle Aborte (*35, 54*). Mit Einschränkungen sind sie begründet. Zunächst wohl dann, wenn sich der Brutraum der Entwicklung des Eies nicht anpassen kann, also bei der Uterushypoplasie. Man hat gelegentlich den Eindruck, daß manche Frauen aufeinanderfolgend in immer späteren Schwangerschaftsmonaten Fehlgeburten haben. Folgen die Konzeptionen dicht genug aufeinander, dann beginnt die Gravidität jeweils in einem größeren Uterus. Hier mag die Behandlung früher zu einem lebensfähigen Kinde führen. Bewiesen ist das noch nicht. Vielleicht sind Oestrogene hier noch wichtiger. Sie beeinflussen mehr die Bildung der contractilen Proteine im Uterus, also sein Wachstum. Progesteron unterdrückt eher die Wehenbereitschaft durch Veränderung der Na : K-Relation an der Muskelzelle (*21, 25, 26, 27, 57, 72, 76*). Oestrogene fördern die Erweiterung des Isthmus, Progesteron wirkt ihr entgegen (*5, 8*).

In 50—60% aller Fehlgeburten sind die Eier mißbildet (*54, 89*). Beim Rest erkennt man nichts. Allerdings sind unsere Untersuchungsmethoden recht grob. Die Placenta hat viele Teilfunktionen (*78*). Gibt es Beispiele dafür, daß ein Organ in einer einzigen versagen kann, seine anderen aber ausfüllt? Man kann an das adrenogenitale Syndrom denken, an die Unfähigkeit der Nebennierenrinde, bei

Blockierung der 21-Hydroxylase (*45*) Cortisol zu bilden (*9, 10, 28, 45, 50, 71*). Entsprechendes hat man bei Schwangeren auf die Placenta bezogen allerdings noch nicht beobachtet.

Progesteron blockiert die contractilen Proteine im Uterus (*26, 27*). Kann es als Pharmakon bei nicht mißbildeten Eiern allein deshalb nützen? Eine ruhigstellende Wirkung wäre zu erwarten. Gibt man es beim drohenden Abort, dann hören häufig Wehen und Blutungen auf; das weist auf einen solchen Effekt hin. Bisher sprechen aber nur wenige klinische Beobachtungen für einen gewissen Wert bezüglich der Schwangerschaftserhaltung unter dieser Voraussetzung (*35, 54, 60*). Es bleibt also folgendes: Progesteron erscheint noch am meisten befähigt, die zur Ausstoßung der Frucht geeigneten Kontraktionen des Uterus gezielt zu hemmen. Selbst wenn sich aus dieser Möglichkeit nur selten die Erhaltung einer Schwangerschaft ergeben sollte, wäre sie zu nützen.

Wie und in welcher Menge soll man das Hormon zuführen? ZANDER hat die wesentlichen Grundlagen erarbeitet (*86, 89, 91, 93*). Hierzu drei graphische Darstellungen: In der Placenta ist die Konzentration des Progesterons im Gramm Gewebe in den ersten drei Schwangerschaftsmonaten am höchsten, dann gleichbleibend; der Gesamtgehalt nimmt im Laufe der Gravidität entsprechend dem Placentawachstum zu (*94*) (Abb. 1). Im Uterusvenenblut ist Progesteron bzw.

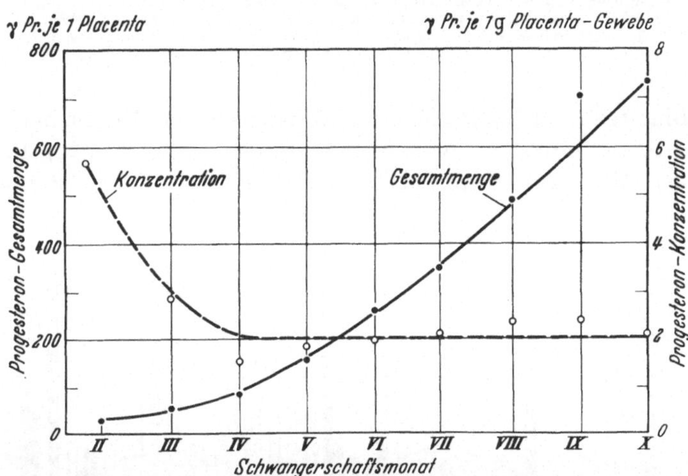

Abb. 1. Mittelwerte des Progesterongehaltes sowie der Progesteronkonzentration in 80 einzelnen Placenten aus dem II.—X. Schwangerschaftsmonat (nach J. ZANDER: Klin. Wschr. 1952, 312)

ein Progesteronäquivalent höher konzentriert als im Armvenenblut (*49, 55, 93*) (Abb. 2). Mit etwa 100 mg Progesteron täglich erhält man bei der nicht graviden ovariopriven Frau die gleiche Pregnandiolausschüttung wie im ersten Schwangerschaftsdrittel (*86*) (Abb. 3). Die Progesteronkonzentration im Uterusvenenblut bei Berücksichtigung der Placentadurchblutung (*16, 89*) und Bilanzversuche mit markiertem Progesteron in der Spätschwangerschaft (*70*) sprechen dafür, daß in 24 Std. zwischen 190 und 280 mg Hormon in den Körper übergehen (*89*).

Wahrscheinlich wirken die Placentahormone zunächst auf ihre unmittelbare Umgebung. Vermehrtes Uteruswachstum an der Placentationsstelle (*73*) und

uterine Blutungen bei intakter Tubenschwangerschaft sprechen dafür. Es wird sehr
schnell im Körper inaktiviert. Nach intravenöser Injektion verschwindet es bald

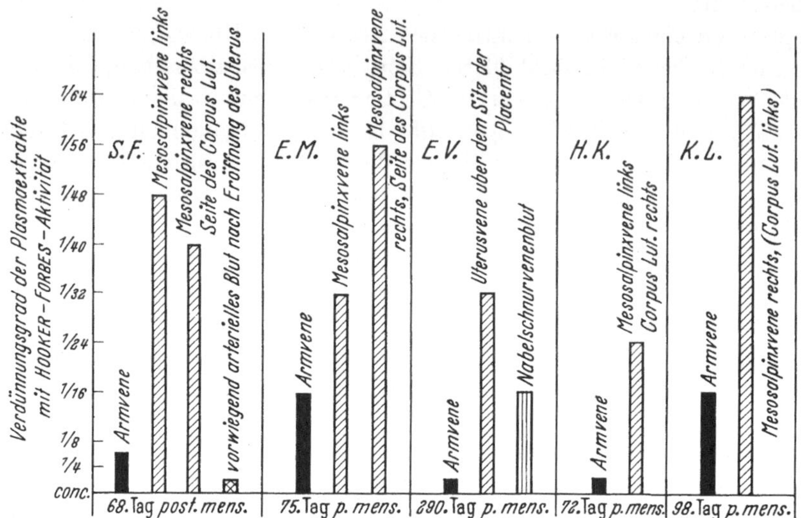

Abb. 2. Die Hocker-Forbes-Aktivität (Progesteronäquivalente) bei 5 Frauen im III. und IV. Monat der Schwangerschaft bzw. am Ende der Tragzeit im Armvenenblut und im gleichzeitig gewonnenen venösen Blut des Uterus. ■ Armvenenblut; ▨ Uterusvenenblut; ▧ arterielles Uterusblut; ▥ Nabelschnurblut (nach I. Klein, u. K. G. Ober: Klin. Wschr. 1954, 464)

aus dem Blut (*40*), eine weitgehende Inaktivierung im Plasma nach Injektion
markierten Progesterons wurde in 9—15 min beobachtet (*75, 91*). 100—300 mg
Progesteron sind täglich schwer zuzuführen, in gleicher Konzentration kaum in

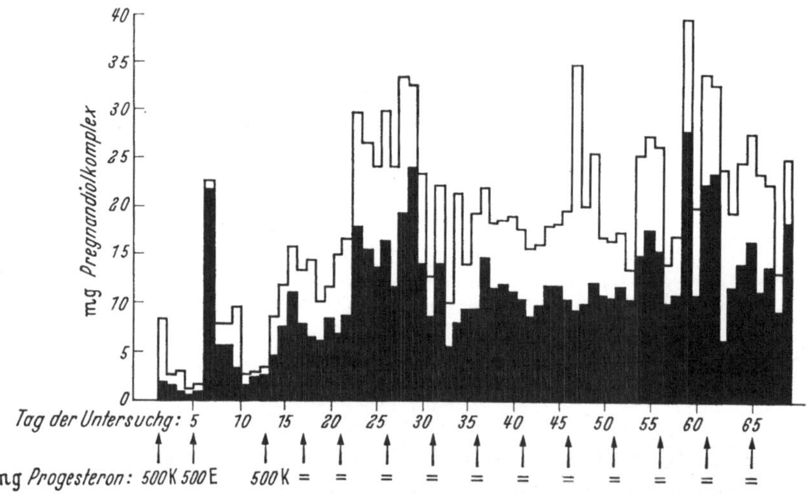

Abb. 3. Pregnandiolkomplexausscheidung bei einer 52 jährigen Patientin. Am 6. Tage erhielt die Patientin 500 mg Progesteron als Emulsion. Sonst erhielt sie alle 5 Tage 500 mg als Kristallsuspension intramuskulär (nach J. Zander: Klin. Wschr. 1953, 312)

den Uterus zu bringen. Allerdings wird man den Stoff nur dann anwenden, wenn
man noch mit einer gewissen Eigenproduktion im Uterus rechnet. Dennoch sollte

man täglich 100—200 mg zuführen. Kristallsuspensionen eignen sich besonders gut (*86*). Sie ersparen häufige Injektionen.

Es erscheint uns sinnvoll, mit dem Progesteron Oestrogene zu geben. Aus folgenden Überlegungen: Progesteron wirkt am besten in Gegenwart von Oestrogenen. In der Biosynthese der Sexualhormone ist es die erste Stufe (*92*). Man kann vermuten, daß bei unzureichender Progesteronbildung auch die Oestrogene ungenügend synthetisiert werden. Außerdem zeigte BROWN (*14, 15*), daß in der Schwangerschaft unter den Harnoestrogenen verhältnismäßig mehr Oestriol enthalten ist als außerhalb der Gravidität. Man kann sich daher fragen, ob Oestriol nicht auch ein Hormon der Mutter ist. Die Placenta kann es direkt aufbauen (*74*). Begründete Angaben über die notwendige Oestrogendosierung sind allerdings nicht möglich. Beobachtungen außerhalb der Gravidität sprechen dafür, etwa ein Zwanzigstel Gewichtsmenge Oestradiol zu verwenden.

Wann ist Progesteron sonst indiziert? Im Anschluß an die Fehlgeburt wäre an die Uterushypoplasie zu denken. Eine gewisse Hilfe ist möglich, wenn man über längere Zeit Progesteron und Oestrogene gibt, also eine Art Scheinschwangerschaft (*11, 29, 46, 61*) erzeugt. Das erzielte Wachstum hält einige Zeit an. Die Abb. 4 zeigt das Prinzip der Behandlung. Die notwendige Dosierung wird unten geschildert.

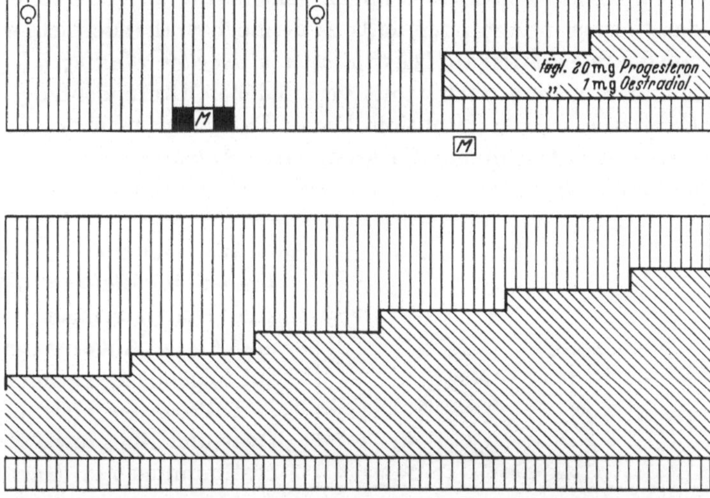

Abb. 4. Die Erzeugung einer Scheinschwangerschaft bei einer normal menstruierten Frau. Kurz vor einer erwarteten Menstruation wird damit begonnen, täglich 20 mg Progesteron und 1 mg Oestradiol zu injizieren. Alle 12 bis 14 Tage wird die täglich gegebene Progesteronmenge um 10 mg, die täglich applizierte Oestradioldosis um 0,5 mg erhöht

Zunächst wird die Menstruation mit Progesteron und Oestrogen unterdrückt (*11, 68*). Durch Erhöhung der Dosen wird eine Blutung immer weiter hinausgeschoben. Es kommt nicht zu Ovulationen. Der Uterus wächst, objektiv an der zunehmenden Sondenlänge erkennbar. Im Korpus entsteht eine Decidua, ähnlich wie in der Schwangerschaft. Nach Beendigung der Behandlung wird sie ausgestoßen, 3—4 Wochen später kommt es zu einer neuen Ovulation, nach 5—6 Wochen zu einer Menstruation. Der Uterus bildet sich aber erst nach einigen Monaten zu seiner Ausgangsgröße zurück. Kommt es in dieser Phase zu einer Konzeption, so wird die Schwangerschaft unter Umständen leichter ausgetragen.

Es bleiben *zwei andere Indikationen:* die funktionellen Blutungen und die *Amenorrhoe,* vor allem die sekundäre. Verlängerte, atypische Blutungen kann man dann als funktionelle bezeichnen, wenn man annimmt, sie nur durch eine Störung der normalen cyclischen Funktion der Eierstöcke erklären zu können (*2, 3, 66*). Selbstverständlich müssen andere Blutungsursachen ausgeschlossen werden. Vor 50 Jahren sprach man von der Metropathia haemorrhagica. ROBERT SCHROEDER erkannte und beschrieb die glandulär-cystische Hyperplasie. Sie ist die häufigste Form dieser Blutungen. 40% erfolgen aber aus anderen, zum Teil ganz verschiedenen Schleimhäuten. Die letzten Jahre zeigten, daß die endokrine Funktion der Ovarien nicht einfach durch den wachsenden Follikel und das Corpus luteum zu erklären ist; auch ohne deren Entwicklung können mehrere Hormone gebildet werden (*88*). Vielleicht werden sie auch von den Eierstöcken abgesondert. Mehrere Experimente sprechen dafür, daß auch geringe Abweichungen in der musterhaften Hormonbildung der Ovarien zu Blutungen Anlaß geben können (*2, 59, 63, 96, 97*). Dafür genügen z. B. experimentell erzeugte geringfügige Schwankungen der Progesteronwirkung. Es gibt gute Gründe anzunehmen, daß sie unter pathologischen Bedingungen auch spontan vorkommen. Der Begriff der funktionellen Blutungen erscheint daher für die Gegenwart brauchbar; es ist zu hoffen, daß die Zukunft bessere Definitionen bringen wird.

Eines haben diese Funktionsstörungen gemeinsam. In den Eierstöcken fehlt entweder das Corpus luteum oder, falls es dennoch vorhanden ist, weicht seine Funktion von der regelhaften ab. Die *typischen mensuellen Blutungen* folgen auf die schnelle Rückbildung und dem damit verbundenen Hormonentzug des Corpus luteum nach etwa 14 tägiger Funktion. Dieses Phänomen fehlt den funktionellen Blutungen, aber auch fast immer der sekundären Amenorrhoe.

Zunächst laufen die Ziele der hormonalen Behandlung darauf hinaus, die Wirkung eines Corpus luteum zu imitieren. Erfahrungsgemäß kann man dann funktionelle Blutungen beherrschen und fast alle sekundär-amenorrhoischen Frauen für die Zeit der Therapie zum Bluten bringen. Wie dosiert man? Die Antwort gründet sich auf folgende Experimente:

1. Progesteronbestimmungen im Ovar und Blut sowie Pregnandiolbestimmungen im Harn bei gesunden Frauen.

2. Verhalten des Progesterons im Organismus.

3. Reproduktion der Effekte des Corpus luteum bei der Kastratin mit Hormonen und bei der fruchtbaren Frau nach Exstirpatin des Corpus luteum (*66*).

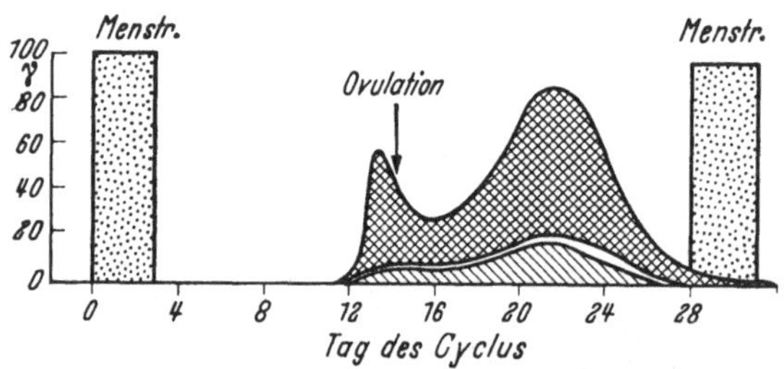

Abb. 5. Die gestagen wirksamen Steroide im sprungreifen Follikel und im Corpus luteum während des Cyclus. Oberes Feld mit gekreuzten Linien = Progesteron. Unteres Feld mit einfachen Linien $\varDelta^4$-3-Ketopregnen-20-ol (Gesamtfraktion). Die Streuungsfelder der aus 7 sprungreifen Follikeln und 31 Corpora lutea gewonnenen Einzelwerte sind dargestellt [nach J. ZANDER, T. R. FORBES, A. M. VON MÜNSTERMANN u. R. NEHER: J. clin. Endocr. **18**, 337 (1958)]

Wir ordneten Follikel und Corpora lutea zeitlich zum Follikelsprung. In den meisten Fällen lag das gleichzeitig gewonnene Endometrium vor. Die Erfahrungen bei hormonbehandelten Kastratinnen (*65, 66, 68*) und STIEFEs Kriterien (*81*) gaben uns die wichtigsten Anhaltspunkte für die Altersbestimmung. In diesem

Material bestimmten ZANDER u. Mitarb. (*95*) den Hormongehalt (Abb. 5). Ihre Kurve paßt gut zu zwei anderen. Biologische Teste für Progesteronäquivalente

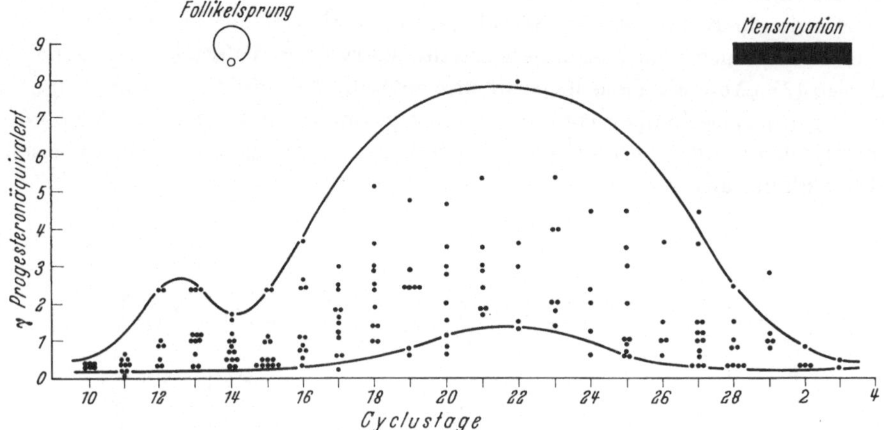

Abb. 6. Streuung der Progesteronäquivalente im Blut während des Cyclus. Die verwerteten 187 Bestimmungen stammen von BUCHHOLZ, R., L. DIBBELT u. W. SCHILD, Geburtsh. u. Frauenheilk. **14**, 620 (1954); FORBES, T. R., Am. J. Obstet. Gynec. **60**, 180 (1950); HINSBERG, K., u. E. KONRAD, Z. exp. Med. **124**, 153 (1954) sowie OBER, K. G., I. KLEIN u. M. WEBER, Arch. Gynäk. **184**, 543 (1954)

haben zuerst HOFFMANN und VON LÁM (*43*) in kleiner, später FORBES (*30*) in größerer Zahl angewendet. Folgendes Streuungsfeld (Abb. 6) erhält man, wenn man die Ergebnisse mehrerer Untersucher (*18, 30, 42, 68*) aus 178 Bestimmungen

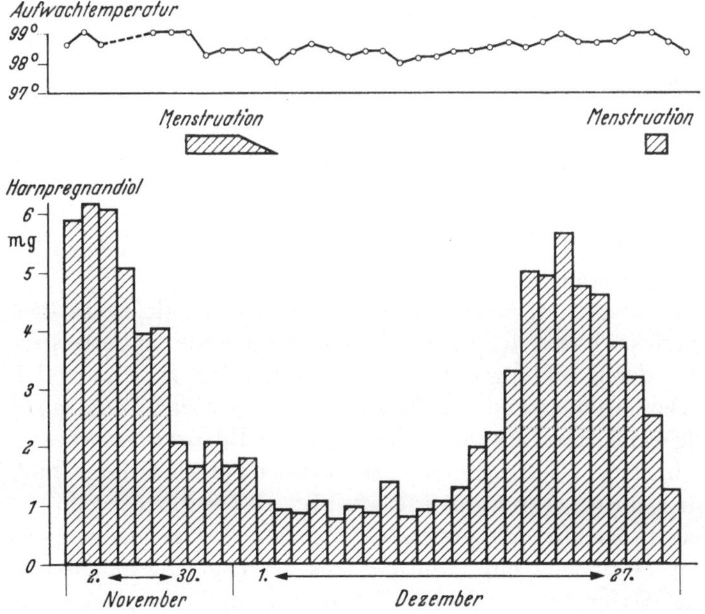

Abb. 7. Die Pregnandiolausscheidung im Cyclus [nach KLOPPER, A. I., J. Obstet. Gynec. Brit. Emp. **64**, 504 (1957)]

zusammenfaßt. Die Werte sagen nur etwas über die jeweilige relative Höhe des Blutspiegels aus, die auf Progesteron bezogenen Gewichtsangaben dürften aber nicht stimmen. Zu beachten ist der wahrscheinlich bereits vor der Ovulation liegende Gipfel, der erstmalig mit biologischen Testen erfaßt wurde (*30, 43*). Die Pregnandiolausscheidung im Harn ergibt bei den meisten Untersuchern eine ähnlich verlaufende Kurve (*51, 56, 84, 85*) (Abb. 7). Wegen des besonderen Wertes für die Praxis noch eine zusammengestellte Kurve der Aufwachtemperatur aus 68 Cyclen (*7*) (Abb. 8). Viele Experimente zeigten, daß Progesteron in geeigneter Dosierung die Basaltemperatur erhöht. Der prämenstruelle Anstieg ist ein guter Nachweis für die Entwicklung eines Corpus luteum, grob sagt er etwas über seine Funktionsdauer aus.

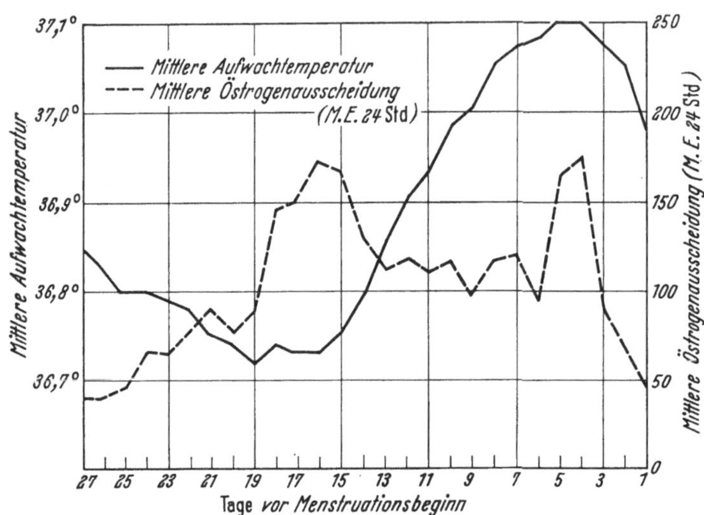

Abb. 8. Die mittlere Aufwachtemperatur aus 68 Cyclen und die Oestrogenausscheidung in Mäuseeinheiten im Cyclus [nach Bergman, P., Acta obstet. gynaec. scand. **29**, Suppl. 4 (1950)]

Die histologischen Zeichen der Progesteroneffekte am Endometrium sind gut definierbar (*64, 66*). Zahlreiche histochemische Untersuchungen liegen vor (*6, 12, 62, 65*).

Auf das Verhalten im Organismus, vor allem seinen schnellen Abbau wurde oben bereits verwiesen.

Zu den Versuchen an Kastratinnen: Hier entsteht ein neues Problem: Viele Progesteroneffekte lassen sich nur erzielen, wenn gleichzeitig Oestrogene verabfolgt werden. Über deren Bildung und Konzentration in Ovar, Blut und Harn wissen wir wenig. Die besten Grundlagen liefern Browns Untersuchungen (*13, 15*). Seine Bestimmungen im Harn gesunder Frauen sowie Bilanzen zwischen zugeführtem und ausgeschiedenem Oestrogen bei Kastratinnen sprechen dafür, daß fast immer zu viel Oestrogene gegeben werden. Das muß man berücksichtigen.

Kaufmann machte den ersten gelungenen Kastratinnenversuch (*47*). Er erzeugte mit Hormonen eine Blutung aus einer umgewandelten, zerfallenden Schleimhaut. Dafür wurden 50 mg Progesteron benötigt. Heute hält man die notwendige Progesteronmenge für größer. Will man möglichst *alle* Effekte des Corpus luteum reproduzieren, dann braucht man um 200 mg Progesteron, verteilt auf etwa 12 Tage (*67, 68*). Mit 100 mg erzielt man sie nicht mehr (*67*). Eine biphasische Temperaturkurve entsteht nur, wenn täglich mindestens 15 mg

Progesteron injiziert werden. Auch diese Menge spricht für eine um 200 mg liegende Progesteronbildung während der Funktion eines Corpus luteum. 200 mg Progesteron liefern eine Pregnandiolausscheidung, die zum normalen Cyclus paßt (*52, 67*), allerdings sprechen hier Bilanzversuche an Kastratinnen dafür, daß auch 100—500 mg Progesteron eine dem Cyclus entsprechende Pregnandiolausschüttung bedingen können (*87*). Biologische Teste zeigten, daß mit 200—400 mg Progesteron innerhalb von 10—12 Tagen ein Blutspiegel wie in der zweiten Cyclushälfte erzielt werden kann (*68*) (Abb. 9). Dabei wurde das Progesteron allerdings fast immer in einmaliger Gabe mit Depotwirkung für 12—14 Tage verabfolgt, also eine

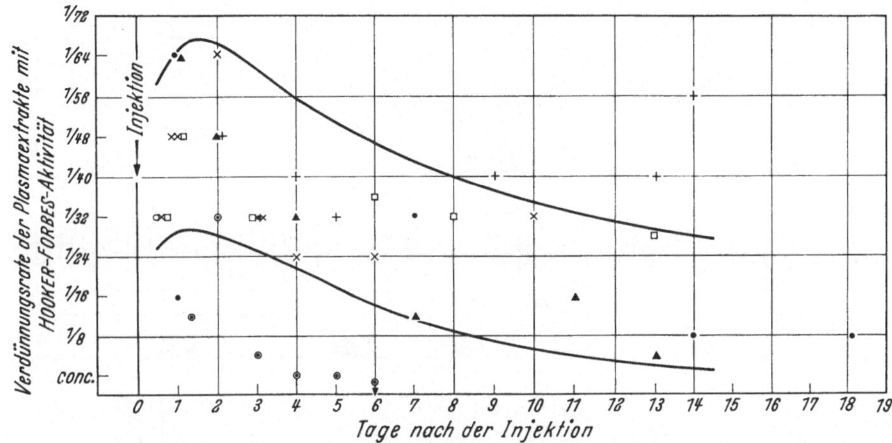

Abb. 9. 39 Bestimmungen der Hooker-Forbes-Aktivität nach Injektion von Progesteron in Kristallsuspension (Korngröße 0,02—0,1 mm). Mit 200 (● × ▲) und 300 mg (□) erhält man Werte im Streufeld. 100 (○) und 400 (+) mg fallen heraus

den physiologischen Verhältnissen nur bedingt entsprechende Wirkung erzeugt. Diese Hormonmenge vermag zusammen mit einem Zwanzigstel Gewichtsmenge Oestradiol eine erwartete Menstruation mit großer Sicherheit im Mittel für 12 Tage zu unterdrücken, wenn man mit der Behandlung kurz vor der erwarteten Blutung beginnt (*68, 79*). Mit dem gleichen Erfolg kann man sie bis zu 30 Std. nach Exstirpation eines Corpus luteum menstruationis beginnen (*68*). Im Blut verschwindet die Hooker-Forbes-Aktivität erst 24 Std. nach Entfernung des Corpus luteum (*68*). Das wird vielleicht dadurch erklärt, daß in Fett gespeichertes Progesteron (*53*) in dieser Zeit mobilisiert wird. Als Ausgang für die Dosen zur Erzeugung einer Scheinschwangerschaft haben sich diese Mengen bewährt. In diesem Falle setzt man die Menstruationsverschiebung über 12 Tage hinaus durch Zufuhr immer höherer Dosen fort.

So lückenhaft in heutiger Sicht diese Experimente sind, mit den notwendigen Vorbehalten erlauben sie doch folgende Aussage: Während seiner Funktion bildet ein Corpus luteum im Mittel etwa 200 mg Progesteron. Die Streuung dürfte eher den Bereich höherer Bildung decken. Als Ausgang für die Therapieformen, die sich den Ersatz der Corpus luteum-Funktion als Ziel setzen, besitzt sie einen praktischen Wert. Das zeigen klinische Beobachtungen:

Funktionelle Blutungen lassen sich mit diesen Mengen beherrschen, gleichgültig, welche Ursache sie haben (*22, 33, 41, 48, 66, 68, 68*). Amenorrhoische Frauen bluten mit größter Wahrscheinlichkeit nach einer solchen Behandlung (*69*).

Eine letzte Gruppe von Experimenten ist wichtig: HALBAN hat schon gezeigt, daß eine Frau innerhalb von 36—72 Std. nach Entfernung des Corpus luteum blutet, gleichgültig, wie alt es war (*36, 37*). Später zeigte sich, daß auch eine sehr kurzdauernde Progesteronzufuhr bei fast allen Amenorrhoen, aber auch in der ersten Cyclushälfte, eine Blutung etwa 72 Std. nach Beendigung der Medikation auslöst (*59, 63, 77, 96, 97*). Die einmalige Injektion von 25 mg und sogar weniger kann ausreichen (Abb. 10). Vielleicht werden diese kleinen Mengen auch von Eierstöcken abgegeben, die kein Corpus luteum haben. Es wurde zumindest in ihnen chemisch nachgewiesen (*88*). Neben einer Möglichkeit, manche funktionelle

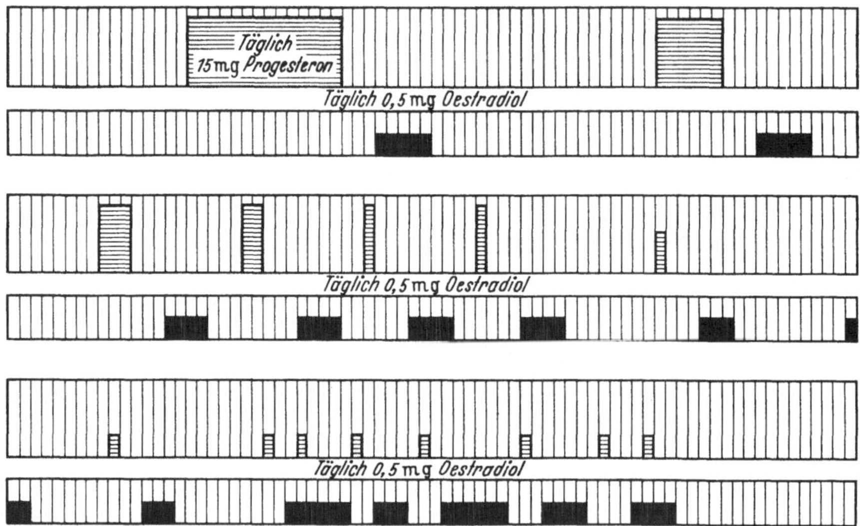

Abb. 10. Bei gleichbleibender Oestrogenwirkung kann Progesteron in ganz unterschiedlicher Dosierung Blutungen auslösen [nach OBER, K. G., Die Therapiewoche 6 (1956)]

Blutung zu erklären, zeigt sich hier ein Weg für die Therapie. Durch kurzfristige Progesteronangaben kann man Blutungen auslösen. In der Regel genügt die Injektion von 20 mg an 2—3 aufeinanderfolgenden Tagen. Die Amenorrhoe-Behandlung (*34, 96*), vor allem ihre Differentialdiagnose (*82*) (Abgrenzung der Schwangerschaftsamenorrhoe, bei der es nicht bluten kann), bedient sich dieser Möglichkeit.

Dieser kurze Überblick konnte nur einige Schwerpunkte der experimentell erarbeiteten Grundlagen berühren. Wichtige Gebiete (Die Bedeutung des Progesterons in der Steroidsynthese, der Progesteronstoffwechsel, zentrale Progesteroneffekte, neu entdeckte natürliche und „künstliche" Gestagene) blieben unberücksichtigt. Andere Referate werden sich hiermit beschäftigen.

Fast 30 Jahre sind vergangen, seit CORNER, W. M. ALLEN, BUTENANDT, WESTPHAL, WINTERSTEINER, FELS, HARTMANN und WETTSTEIN das Hormon isolierten. Heute ist es — um die „künstlichen" Gestagene bereichert — ein wichtiges Heilmittel in der Geburtshilfe und Frauenheilkunde. Sein Indikationsgebiet ist weitgehend umschrieben, über die notwendigen Dosierungen gibt es begründete Vorstellungen.

Literatur

1. ADLER, A. A., P. DE FREMERY and M. TAUSK: Nature (Lond.) **293** (1934).
2. ALLEN, W. M.: Sth. med. J. **44**, 817 (1951).
3. — Funktional uterine bleeding. In J. BREWER: Symposium on abnormal uterine bleeding. Baltimore 1958.
4. — and G. W. CORNER Amer. J. Physiol. **88**, 340 (1929).
5. ASPLUND, J.: Acta radiol. (Stockh.), Suppl. **91** (1952).
6. ATKINSON, W. B., and E. T. ENGLE: Endocrinology **40**, 327 (1947).
7. BERGMAN, P.: Acta obstet. gynaec. scand. **29**, Suppl. 4 (1950).
8. BORELL, U., and I. FERNSTRÖM: Acta obstet. gynaec. scand. **32**, 7 (1953).
9. BONGIOVANNI, A. M., and W. R. EBERLEIN: Pediatrics **16**, 628 (1955).
10. BRADBURY, J. T.: Clin. Obstet. Gynec. **1**, 257 (1958).
11. — R. C. LONG and W. C. DURHAM: Fert. Steril. **4**, 63 (1953).
12. BREMER, E., K. G. OBER and J. ZANDER: Arch. Gynec. **181**, 96 (1951).
13. BROWN, J. C.: Lancet **1955**, 320.
14. — Lancet **1956**, 704.
15. — J. Endocr. **16**, 202 (1957).
16. BROWNE, J., B. McCLURE and N. VEALL: J. Obstet. Gynec. Brit. Emp. **60**, 141 (1953).
17. BROWNE, J. S. L., J. S. HENRY and E. M. VENNING: J. clin. Invest. **16**, 678 (1937).
18. BUCHHOLZ, R., L. DIBBELT u. W. SCHILD: Geburtsh. Frauenheilk. **14**, 620 (1954).
19. CORNER, G. W.: Princeton Univ. Press 1947.
20. — and W. M. ALLEN: Amer. J. Physiol. **88**, 326 (1929).
21. — and A. Csapo: Brit. med. J. **1953**, 687.
22. COTTIER, H., u. U. HERRMANN: Gynaecologia **145**, 352 (1958).
23. COURRIER, R.: Endocrinologie de la gestation. Paris 1945.
24. — C. R. Soc. Biol. (Paris) **135**, 820 (1941).
25. CSAPO, A.: Congrés int. Gynec. Obstet. Genf 1954.
26. — Amer. J. Anat. **98**, 273 (1956).
27. — Recent Progr. Horm. Res. **12**, 405 (1956).
28. EBERLEIN, W. E., and A. M. BONGIOVANNI: J. biol. Chem. **223**, 85 (1956).
29. EICHNER, E., G. G. GOLER, J. REED and M. B. GORDON: Amer. J. Obstet. Gynec. **61**, **235** (1951).
30. FORBES, T. R.: Amer. J. Obstet. Gynec. **60**, 180 (1950).
31. FRAENKEL, L.: Arch. Gynäk. **91**, 705 (1910).
32. FREMERY, P. DE, A. LUCHS u. M. TAUSK: Pflügers Arch. ges. Physiol. **231**, 341 (1933).
33. GIANAROLI, L.: Minnerva ginec. (Torino) **9**, 2 (1957).
34. GIVEN, W. P., R. W. GAUSE and R. G. DOUGLAS: New Engl. J. Med. **243**, 357 (1950).
35. GOLDZIEHER, J. W., and B. B. BENIGNO: Amer. J. Obstet. Gynec. **75**, 1202 (1958).
26. HALBAN, J.: Zbl. Gynäk. **1922**, 771.
37. — u. R. KÖHLER: Arch. Gynäk. **103**, 575 (1914).
38. HALL, R. E.: Bull. Sloane Hosp. Women **1**, 49 (1956).
39. HARRIS, H.: Miscellaneous disorders of metabolism: I. Some abnormalties of amino-acid and haemoglobin metabolism. In R. H. S. THOMSON and E. J. KIMG: Biochemical disorders in human disease. p. 578. London 1957.
40. HASKIN jr., A. L.: Proc. Soc. exp. Biol. (N. Y.) **73**, 439 (1950).
41. HEDBERG, G. T.: Svensk. Läkartidn. **54** (1957).
42. HINSBERG, K., u. E. KONRAD: Z. exp. Med. **124**, 153 (1954).
43. HOFFMANN, FR., u. L. VON LÁM: Zbl. Gynäk. **1948**, 1177.
44. HOOKER, C. W., and T. R. FORBES: Endocrinology **41**, 158 (1947).
45. JAILER, J. W., J. J. GOLD, R. VAN DEN WIELE and S. LIEBERMAN: J. clin. Invest. **34**, 1639 (1955).
46. KAISER, R.: Dtsch. med. Wschr. **81**, 744 (1956).
47. KAUFMANN, C.: Zbl. Gynäk. **42** (1933).
48. — Arch. Gynäk. **183**, 264 (1953).
49. — Klin. Wschr. **1955**, 345.
50. — Klin. Wschr. **1958**, 1145.
51. — u. U. WESTPHAL: Klin. Wschr. **1947**, 910.

52. KAUFMANN, C., U. WESTPHAL u. J. ZANDER: Arch. Gynäk. **179**, 247 (1951).
53. — u. J. ZANDER: Klin. Wschr. **1956**, 7.
54. — M. WEBER u. J. ZANDER: Dtsch. med. Wschr. **1959**, 347.
55. KLEIN, I., u. K. G. OBER: Klin. Wschr. **1954**, 464.
56. KLOPPER, A. I.: J. Obstet. Gynec. Brit. Emp. **64**, 504 (1957).
57. KNAUS, H.: Die Physiologie der Zeugung. Wien 1950.
58. KOFF, A. K., and A. S. TULSKY: Surg. Clin. N. Amer. **1953**, 3.
59. KROHN, P. L.: J. Endocr. **7**, 310 (1951—1951).
60. KUPPERMAN, H. S., and S. C. LEFKOVICS: Fertid. and Steril. **8**, 131 (1957).
61. LONG, R. C., and J. T. BRADBURY: J. clin. Endocr. **11**, 134 (1951).
62. MCKAY, D. G., A. T. HERTIG, W. A. BARDAWIL and J. T. VELARDO: Obstet. Gynec. **8**, 22 (1956).
63. MASTERS, W. H., and D. T. MAGALLON: J. clin. Endocr. **10**, 348 (1950).
64. NOYES, R. W., A. T. HERTIG and J. ROCK: Fertid. and Steril. **1**, 3 (1950).
65. OBER, K. G.: Klin. Wschr. **1950**, 9.
66. — Ovar, in A. LABHART: Klinik der inneren Sekretion. Berlin-Göttingen-Heidelberg: Springer 1957.
67. — u. M. WEBER: Klin. Wschr. **1951**, 53.
68. — I. KLEIN u. M. WEBER: Arch. Gynäk. **184**, 543 (1954).
69. — L. MÜTING u. M. WEBER: Dtsch. med. J. **1958**, 489.
70. PEARLMAN, W. H.: Proc. Biochem. Soc. **65**, 7 (1957).
71. REIFENSTEIN, E. C.: J. clin. Endocr. **16**, 1262 (1956).
72. REYNOLDS, S. R. M.: Physiology of the uterus. New York 1949.
73. RUNGE, H.: Dtsch. med. Wschr. **1947**, 25.
74. RYAN, J. K.: Endocrinology **63**, 392 (1958).
75. SANDBERG, A. A., and W. R. SLAUNWHITE jr.: J. clin. Endocr. **18**, 253 (1958).
76. SCHWALM, H., u. K. CRETIUS: Arch. Gynäk. **191**, 271 (1958).
77. SEITZ, L.: Geburtsh. Frauenheilk. **3**, 271 (1941).
78. SNOECK, J.: Le placenta humain. Aspects morphologiques et fonctionnels. Paris 1958.
79. STADTMÜLLER, A.: Geburtsh. Frauenheilk. **16**, 949 (1956).
80. STALLWORTHY, J.: Northw. Med. **57**, 991 (1958).
81. STIEVE, H.: Z. mikrosk.-anat. Forsch. **53**, 467 (1943).
82. STURGIS, S. H.: Amenorrhea: Classification and treatment, in MEIGS-STURGIS: Progress in gynecology. Bd. II. New York 1950.
83. TULSKY, A. S., and A. K. KOFF: Fertil. and Steril. **8**, 118 (1957).
84. VENNING, E. H., and J. S. L. BROWNE: Endocrinology **21**, 711 (1937).
85. — Obst. Gynec. Survey **3**, 661 (1948).
86. ZANDER, J.: Klin. Wschr. **1952**, 312.
87. Geburtsh. Frauenheilk. **14**, 402 (1954).
88. — Nature (Lond.) **1954**, 406.
89. — Die Schwangerschaft. In A. LABHART: Klinik der inneren Sekretion. Berlin-Göttingen-Heidelberg: Springer 1957.
90. — Geburtsh. Frauenheilk. **17**, 876 (1957).
91. — Endocrinol. Reproduct. New York and London 1959, p. 255.
92. — u. K. SOLTH: Klin. Wschr. **1953**, 317.
93. — u. A. M. VON MÜNSTERMANN: Klin. Wschr. **1954**, 894.
94. — — Klin. Wschr. **1956**, 944.
95. — T. R. FORBES, A. M. VON MÜNSTERMANN and R. NEHER: J. clin. Endocr. **18**, 337 (1958).
96. ZONDEK, B.: J. Amer. med. Ass. **118**, 705 (1942).
97. — and S. ROZIN: J. Obstet. Gynec. Brit. Emp. **45**, 918 (1938).

Aus der I. Univ.-Frauenklinik Wien
(Vorstand: Prof. T. Antoine)

Therapie mit Depotgestagenen

Von

Herbert Rauscher

Mit 3 Abbildungen

Die Ära der therapeutischen Verwendung sog. Depotgestagene wurde durch die Progesteron*preßlinge* eingeleitet, mit denen bei einem Minimum an Materialaufwand ein Maximum von Wirksamkeit erreicht werden kann. Sie wurden aber zufolge verschiedener Inkonvenienzen relativ bald wieder verlassen und von den Progesteron-*Kristallsuspensionen* abgelöst, deren Bereitstellung für die Therapie auf Untersuchungen von Miescher, Gasche und Frey (*15*) zurückgeht. Nach einer Reihe günstiger Berichte (*1, 7, 14, 16, 22*), die sich allerdings jeweils nur auf relativ kleine Beobachtungszahlen stützen konnten, hat sich dann der Frage ihrer Verwendung im großen Stil der *Kaufmannsche* Arbeitskreis (*12, 13, 17, 18, 19, 20*) angenommen. Die im Zusammenhang damit entstandenen Untersuchungen haben unsere Vorstellungen von einer rationellen Progesterontherapie außerordentlich bereichert und dabei eine Reihe von Gesichtspunkten ergeben, die sich mit Gewinn auch für die Behandlung mit anderen Gestagenen verwerten ließen. Es darf wohl mit Recht angenommen werden, daß die Kenntnis von den Grundlagen der Therapie mit den Kristallsuspensionen und ebenso ihren Ergebnissen längst Allgemeingut der an der modernen Entwicklung interessierten Kreise geworden ist, so daß vor diesem Forum auf eine ausführlichere Erörterung verzichtet werden darf. Sozusagen das dritte Stadium begann mit der Einführung von Stoffen, die öllöslich sind und systematischen Untersuchungen von Junkmann (*10*) verdankt werden. Ihr wichtigster Vertreter ist das 17α-Hydroxyprogesteron*capronat*, das ich im folgenden der Kürze halber als Capronat bezeichnen zu dürfen bitte.

Vor Eingehen auf die am Menschen erhobenen Befunde soll kurz ein Punkt zur Sprache kommen, der mir, gerade auch in Hinblick auf die Therapie, einer besonderen Erwähnung wert zu sein scheint.

Er bezieht sich auf im Schrifttum erkennbar gewordene Tendenzen, den Unterschied zwischen den Effekten gewichtsmäßig gleicher Mengen von Progesteron und Capronat herauszustellen. Wir haben schon vor vielen Jahren anläßlich der Einführung der sog. synthetischen Oestrogene darauf hingewiesen, daß es bei zwei chemisch und stoffwechselmäßig verschiedenen Substanzen korrekterweise nicht zulässig erscheint, Effekte gewichtsmäßig gleicher Menge zueinander in Beziehung zu setzen, um dann *daraus* eine Überlegenheit des einen oder anderen Stoffes ableiten zu wollen. Gleiches Verhalten bezüglich Verträglichkeit und des Mangels an sonstigen unerwünschten Nebenwirkungen vorausgesetzt, ist es wissenschaftlich belanglos, welche *Mengen* des einzelnen Stoffes die entsprechenden Effekte hervorrufen. Entscheidend ist lediglich die qualitative Wirkung, und damit sehen wir den Schwerpunkt in der Frage: welche Anhaltspunkte bestehen, daß das Capronat einen für die Therapie ausreichenden Effekt entfaltet?

Allgemein anerkannt unter den Testen, die beim Menschen zur Prüfung der gestagenen Aktivität herangezogen werden können, ist die Reproduktion des der prämenstruellen Phase im Normalcyclus entsprechenden Bildes am Endometrium von Frauen, die operativ kastriert wurden. Aus den ersten einschlägigen Berichten (*2, 3, 23*) war es noch etwas schwierig, sich ein zutreffendes Bild zu machen, weil die von verschiedenen Autoren gewählten Versuchsanordnungen hinsichtlich der Oestrogenunterschichtung und des Verabreichungsmodus differierten. Es begann sich lediglich mit einiger Deutlichkeit abzuzeichnen, daß Dosen *unter* 250 mg Capronat für eine vollständige Transformation der Kastratinnenschleimhaut nicht ausreichen würden. Von Davis und Wied wurden dann Untersuchungen vorgelegt, bei denen täglich bis zum Auftreten der Entzugsblutung 1 mg Stilböstrol und am 14. Tag nach Beginn der Oestrogenmedikation einmalig 350 mg Capronat verabreicht wurden. Bei dieser Versuchsanordnung wurden am 14. Tag nach der Gestagenapplikation Endometrien gewonnen, deren histologisches Bild ähnlich oder gleich jenem in der prämenstruellen Phase normaler Cyclen war. Die Entzugsblutung trat zwischen 13. und 14. Tag nach der Gestagenverabreichung auf, die Basaltemperaturerhöhung wurde signifikant ausgelöst. Die durch die Oestrogenc hervorgerufene Proliferation am Vaginalepithel ließ unter der Einwirkung des Capronats im Abstrich eine Regression bis zu dem für die späte Corpus luteum, Phase charakteristischen Zelltyp erkennen und ebenso verschwand auch die anfänglich bestandene Arborisation im getrockneten Cervicalsekret.

Die Bedeutung des sog. Grundversuches bei der Kastratin steht außer Zweifel. Die Größenordnung der bei ihr ermittelten Mengen hat aber für die Therapie nur bedingten Wert, weil wir es hier mit Frauen zu tun haben, die noch im Besitze ihrer Ovarien sind. Die von den Keimdrüsen unterhaltene Oestrogenkonzentration ist im Einzelfall unbekannt und im Kollektiv verschieden.

Bei der allgemein anerkannten Abhängigkeit des Grades der Gestagenwirkung von der gleichzeitig einwirkenden Oestrogenmenge wird es daher verständlich, daß in klinischen Untersuchungen ziemlich schwer zu einer verbindlichen Aussage über die therapeutisch optimalen Dosen zu kommen ist, wenn man als Kriterium die Schleimhautveränderungen wählt. Daß dies auch für Untersuchungen über den Effekt von Progesteron zu bedenken ist, ist neueren Beobachtungen von Herrmann und Cottier (*9*) bei der Behandlung von Frauen mit funktioneller Blutung zu entnehmen. Sie fanden bei ihnen trotz therapeutisch befriedigenden Effektes am Endometrium zumeist nur geringe Sekretion, obwohl sie jene Kristallsuspension verabreicht hatten, die sich bei der Kastratin als ausreichend für den Ersatz der vollen Gelbkörperwirkung erwiesen hatte.

Als ein Test, dessen Ergebnisse leichter und damit auch mit mehr Verläßlichkeit gedeutet werden können, kann die Nachahmung der *protektiven* Funktion des Corpus luteum auf das Endometrium gelten, die an der Verhinderung der gesetzmäßig 2—5 Tage nach der Gelbkörperentfernung auftretenden Entzugsblutung geprüft wird. Wenn Frauen bis dahin nachgewiesenermaßen regelrechte Cyclen hatten, darf ihnen eine adäquate Oestrogeninkretion zugebilligt werden. Die

Ausgangssituation nach der Entfernung histologisch verifizierter Corpora lutea ist eindeutig. Die unter solchen Bedingungen erhobenen Befunde dürfen vorbehaltslos beurteilt werden. Bei der Verschiebung des Menstruationseintrittes normal cyclierter Frauen, die den dritten klinisch brauchbaren Test darstellt, ist das nur bei Erfüllung bestimmter Voraussetzungen möglich. Das Hervorrufen des für die Gelbkörperphase charakteristischen Verhaltens im Vaginalabstrich und an der Cervix ist ebenso wie die Auslösung der Basaltemperaturerhöhung — bei voller Würdigung des Interesses, das diese Wirkungen in erkenntnistheoretischer Hinsicht beanspruchen dürfen — vom therapeutischen Standpunkt aus ohne Belang.

Aus der nebenstehenden Abb. 1 ist die gestagene Aktivität des Capronats, getestet an der protektiven Wirkung auf das Endometrium, ersichtlich. Dem Gestagen war unter Berücksichtigung der auf OBER u. Mitarb. (20) zurückgehenden Erkenntnisse ein Oestrogen zugesetzt. In dieser Verbindung ließen 125 mg Capronat keinen ausreichenden Effekt erkennen. Nach 250 mg Capronat, einmalig am Operationstag verabreicht, setzte die Entzungsblutung 11 bis 14 Tage nach der Gelbkörperentfernung ein.

Das Hauptgewicht liegt nun natürlich auf der Umgrenzung der Dosen, die sich für die *Therapie* empfehlen. Dabei stellt sich zunächst die Frage: ist es nötig oder zumindest günstiger, jene Größenordnung zu wählen, mit der bei der Kastratin alle bekannten Gelbkörperwirkungen imitiert werden können. Wenn man die Grundlagen und Ergebnisse der Behandlung mit Kristallsuspensionen, in denen als Gestagen Progesteron enthalten ist, vor Augen hat, ist eine derartige Konzeption sicher bestechend. Beim Capronat hat sich aber gezeigt, daß nach Verabreichung der Dosen, die bei der Kastratin die Gelbkörperwirkung in allen Belangen zu ersetzen vermögen, die Ergebnisse bei der funktionellen Blutung hinsichtlich Blutstillung, Dauer des blutungsfreien Intervalls sowie Dauer und Intensität der Abbruchsblutung nicht erkennbar besser sind als nach jener Menge, die bei der nicht ovarektomierten Frau das Endometrium nach der Gelbkörperentfernung für 10—13 Tage in situ zu erhalten erlaubt. Das Studium von über 600 Einzelbeobachtungen bei verschiedenen Autoren (6, 24, 25, 30, 34, 35) läßt erkennen, daß in der Behandlung der funktionellen Blutung bei Verwendung des Capronats für eine Erhöhung des Gestagenanteils *über* 250 mg in therapeutischer Hinsicht kein stichhaltiger Grund vorliegt.

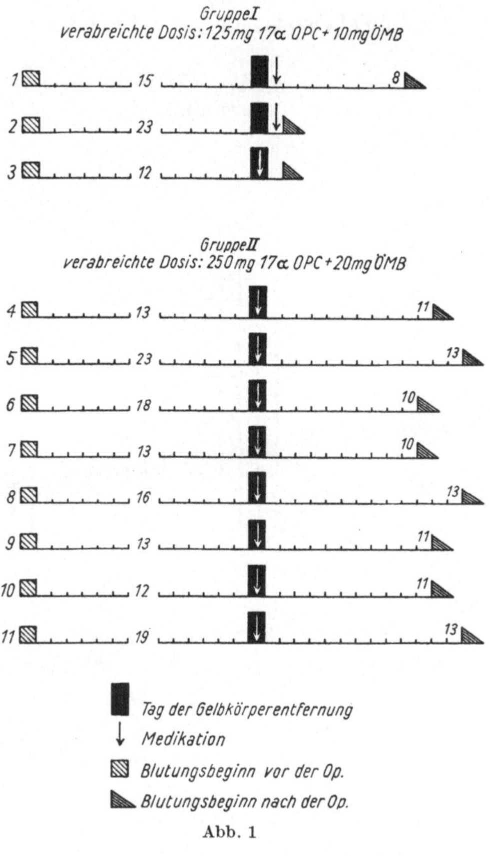

Abb. 1

Die Höhe der Dosis, die zur *Auslösung* einer Blutung gewählt wird, hängt wesentlich vom Behandlung*ziel* ab. Wenn es danach geboten erscheint, am Endometrium vor Eintritt der Blutung eine Transformation hervorzurufen, empfehlen sich mindestens 250 mg, denen dann in Hinblick auf unsere heutigen Vorstellungen ein Oestrogen zugesetzt werden soll. Generell wäre die Wahl dieser Dosis therapeutisch nur dann sinnvoll, wenn man Anhaltspunkte hätte, daß bei ihrer Verwendung eher oder häufiger eine ursächliche Beseitigung der vorliegenden Störung

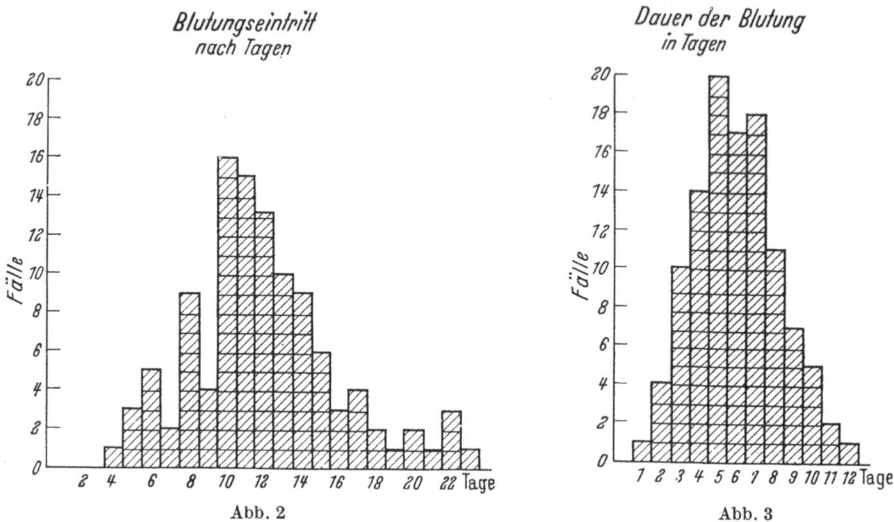

Abb. 2   Abb. 3

erreicht werden könnte. Beweise liegen bisher dafür nicht vor. Im allgemeinen dürfen daher, wenn das Behandlungsziel in erster Linie in der Provokation der Blutung erblickt wird, auch Dosen *unter* 250 mg als ausreichend angesehen werden. Einen Eindruck, was bei der einmaligen Verabreichung von 125 mg Capronat *ohne* zusätzliche Oestrogenmedikation für die Auslösung (*28*) von Blutungen erwartet werden darf, vermitteln zwei Bilder (Abb. 2 und Abb. 3), die die Wirkung bei über 100 Frauen wiedergeben.

Bei der statistischen Auswertung der Beobachtungen, die hier graphisch zum Ausdruck gebracht sind, hat sich ergeben, daß für das *Intervall* zwischen Verabreichung von 125 mg Capronat und Eintritt der darauffolgenden Blutung ein Zeitraum von 8—16, im Mittel von $11^1/_2$ Tagen in Aussicht gestellt werden kann. Die *Dauer* dieser Blutung darf für $3^1/_2$—$8^1/_2$, im Mittel für $5^1/_2$ Tage erwartet werden.

Über sichere Wirkungen des Capronats, dem auch zu diesem Zweck Oestrogene zugesetzt wurden, hat man ferner bei der Verschiebung des Menstruationseintritts (*31*) sowie bei der Erzeugung einer sog. Scheinschwangerschaft (*11, 32*) berichtet. Bezüglich seiner Leistung bei anderen Zuständen, die — oft vermeintlich — einer Gestagenbehandlung bedürftig angesehen werden, wie beispielsweise der Sterilität, dem prämenstruellen Syndrom usw., liegt die Problematik nicht beim Stoff, sondern bei der *Indikation*. Bezogen auf den Einzelfall rechnen wir zu den problematischen Indikationen auch die Störungen der Gravidität. Für sie ist im Zusammenhang mit der Verwendung des Capronats lediglich hervorzuheben, daß Belege, sein Gebrauch könnte eher zu nachteiligen Wirkungen führen als jener von Progesteron, bisher nicht (*8, 29, 33*) erbracht wurden.

Über das *Acetat* des 17α-Hydroxyprogesterons, das ebenfalls klinisch-experimentell (*5*) geprüft wurde, wurden bisher anscheinend keine erwähnenswerten therapeutischen Erfahrungen bekanntgegeben.

Bezüglich des 17-Äthinyl-19-Nortestosteron-önanthats, das im folgenden nur als *Önanthat* bezeichnet werden soll, kann ich mich kürzer fassen. Bei der schon erwähnten Versuchsanordnung mit täglicher Stilböstrolunterschichtung konnten die für den vollen Gelbkörpereffekt charakteristischen Zeichen, sowohl am Endometrium wie bezüglich des Verhaltens von Basaltemperatur, Cervix und Smear, durch die einmalige Verabreichung von 150 mg hervorgerufen werden. Die Schwelldosis, oberhalb deren eine ausreichende morphologische Umwandlung des oestrogenstimulierten Endometriums stattfindet, wurde von BOSCHMANN u. KUR (*4*) mit 50 mg beziffert; DAVIS und WIED (*5*) schätzen die untere Grenze für therapeutisch nützliche Dosen auf 100 mg. Getestet an der Entzugsblutung, wurden für die Einwirkungsdauer in einem Dosisbereich zwischen 50 und 400 mg 14—35 Tage angegeben, wobei volle Übereinstimmung nur darüber besteht, daß mit Erhöhung der Dosis auch die Dauer der Wirksamkeit zunimmt. Die im Hinblick auf die bei der Kastratin erhobenen Befunde ins Auge gefaßte Möglichkeit einer therapeutischen Verwendung wurde vereinzelt (*4*) bei primärer Amenorrhoe und dann auch bei funktioneller Blutung realisiert. Als gut wurde die Wirkung in einer Hormonkombination beschrieben, in der der Önanthatanteil 67 mg beträgt. In eigenen Untersuchungen haben wir das Önanthat zunächst bei 8 amenorrhoischen Frauen, die seit Jahren nicht mehr spontan geblutet hatten, einmalig in der Dosis von 100 oder 200 mg verabreicht. Es kam daraufhin ohne Ansehen der Dosis bei jeder von ihnen etwa 3 Wochen hernach zu einer leichten bis mittleren Blutung von maximal 3 Tagen Dauer, die sich dann — in gleicher Art und in Intervallen von 11—17 Tagen — noch bis zu 5mal wiederholte. Eine zweite Verabreichung 6 Wochen nach der jeweils letzten dieser Blutungen rief bei 5 von den 8 Frauen, die alle im Alter von weniger als 34 Jahren standen, den gleichen Effekt wie beim erstenmal hervor. Den Mechanismus, über den diese ausgesprochen rhythmisch wirkenden Blutungen zustande kamen, auch nur zu diskutieren, schiene uns bewußt spekulativ. Eine zweite Gruppe von Frauen erhielt das Önanthat in Hinblick auf eine Anregung von PINKUS u. Mitarb. (*21*). Diese Autoren hielten auf Grund einer Reihe von Beobachtungen für denkbar, daß bei sterilen Frauen, bei denen die Ovulation in einem oder mehreren Cyclen durch perorale Gaben von Nor-Testosteronderivaten unterdrückt wird, in der Folge der Eintritt einer Schwangerschaft begünstigt werden kann. Wir haben bei 9 Frauen mit Kinderwunsch, deren Verhalten in einer Reihe vorausgegangener Cyclen uns genau bekannt war, am 5. Tag nach Menstruationsbeginn einmalig 100 oder 200 mg Önanthat verabreicht. Vorweggenommen sei, daß nach beiden Dosierungen im Prinzip gleiche Effekte festzustellen waren. Die Basaltemperaturerhöhung, die 2 oder 3 Tage nach der Verabreichung auftrat, hielt mindestens 30, maximal 52 Tage an. Smear und Cervix, die bis zum 20. Tag nach der Applikation täglich kontrolliert wurden, ließen bis zu diesem Zeitpunkt die Zeichen der für die präovulatorische Phase charakteristischen Zunahme der oestrogenen Aktivität — die in den vorausgegangenen Cyclen immer nachzuweisen gewesen waren —

vermissen. Bezüglich der Blutungen war das Verhalten alarmierend. Im Anschluß an den Basaltemperaturabfall trat bei *allen* Frauen eine Blutung auf. Bei 6 von ihnen war es *außerdem* bereits rund 2 Wochen vor ihr, also noch *während* der hyperthermischen Phase, zu einer Blutung gekommen, die die Frauen als menstruationsähnlich empfanden. *Zusätzlich* hatten sich 4 von den 8 Frauen noch über leichte oder Tropfblutungen zu beklagen, die kontinuierlich oder diskontinuierlich an minimal 11 und maximal 31 Tagen auftraten. Und schließlich wurden bei 2 von diesen 4 Frauen auch noch nach dem Basaltemperaturabfall Rhythmusstörungen festgestellt, die dadurch charakterisiert waren, daß es für einen Zeitraum von $2^1/_2$ Monaten — ähnlich wie bei den Amenorrhoe-Patientinnen — ungefähr alle 2 Wochen zu einer Blutung kam. Schwanger wurde bisher noch keine dieser Frauen.

Wenn man *bewußt* nur aus der Schau des Therapeuten zu einer Beurteilung kommen will, so glauben wir, daß unter den derzeit verfügbaren Depotgestagenen nur die Progesteron-Kristallsuspensionen und das Capronat einen sicheren Platz in der Behandlung beanspruchen dürfen.

Literatur

 1. ANSELMINO, K. J.: Zbl. Gynäk. **3**, 284 (1958).
 2. BOSCHANN, H. W.: Ärztl. Wsch.. **9**, 589 (1954).
 3. — Geburtsh. u. Frauenheilk. **15**, 1070 (1955).
 4. — u. S. KUR: Geburtsh. u. Frauenheilk. **17**, 928 (1957).
 5. DAVIS, M. E., u. G. L. WIED: Geburtsh. u. Frauenheilk. **17**, 916 (1957).
 6. FROEWIS, J., u. R. ULM: Med. Klin. **53**, 1652 (1958).
 7. GOECKE, H.: Zbl. Gynäk. **3**, 282 (1948).
 8. GOLDZIEHER, J. W.: J. clin. Endocr. **17**, 323 (1957).
 9. HERRMANN, U., u. H. COTTIER: Geburtsh. u. Frauenheilk. **18**, 660 (1958).
10. JUNKMANN, K.: Naunyn-Schmiedebergs Arch. exp. Path. Pharmak. **223**, 244 (1954).
11. KAISER, R.: Dtsch. med. Wschr. **81**, 744 (1956).
12. KAUFMANN, C.: Arch. Gynäk. **183**, 264 (1953).
13. — Klin. Wschr. **33**, 345 (1955).
14. KNEER, M.: Dtsch. med. Wschr. **77**, 141 (1952).
15. MIESCHER, K., P. GASCHE u. H. FREY: Helv. physiol. Acta **2**, 515 (1944).
16. NAPP, J. H., u. J. PLOTZ: Med. Klin. **1952**, 104.
17. OBER, G. K.: Dtsch. med. Wschr. **80**, 552, 556, 566 (1955).
18. — Geburtsh. u. Frauenheilk. **17**, 610 (1957).
19. — Therapiewoche **6**, 508 (1958).
20. — J. KLEIN u. M. WEBER: Arch. Gynäk. **184**, 543 (1954).
21. PINCUS, G., u. Mitarb.: Amer. J. Obstet. **75**, 82 (1958).
22. PLOTZ, J.: Geburtsh. Frauenheilk. **9**, 492 (1949).
23. POTS, P.: Zbl. Gynäk. **77**, 1754 (1955).
24. PRILL, H. J.: Münch. med. Wschr. **99**, 844 (1957).
25. RAUSCHER, H.: Wien. med. Wschr. **107**, 863 (1957).
26. — Arch. Gynäk. **174**, 503 (1943).
27. — Zbl. Gynäk. **80**, 312 (1958).
28. — u. E. KOFLER: Geburtsh. u. Frauenheilk. **18**, 766 (1958).
29. REIFENSTEIN, E. C.: N. Y. Acad. Sci. 8. X. 1957.
30. SCHLÖSSER, W.: Med. Klin. **53**, 1182 (1958).
31. STADTMÜLLER, A.: Geburtsh. u. Frauenheilk. **16**, 949 (1956).
32. UFER, J.: Acta endocr. (Kbh.) **26**, 353 (1957).
33. WILKINS, L., u. Mitarb.: J. clin. Endocr. **18**, 519 (1958).
34. WILL, J.: Med. Klin. **51**, 1913 (1956).
35. ZORN, H.: Geburtsh. u. Frauenheilk. **18**, 924 (1958).

Aus der Univ.-Frauenklinik Hamburg-Eppendorf
(Direktor: Prof. Dr. G. Schubert)

Die Gestagentherapie mit Nortestosteron-Verbindungen

Von

J.-H. Napp

Mit 4 Abbildungen

Die überraschende Entdeckung der hohen progestionalen Aktivität verschiedener Nortestosteron-Verbindungen (*4, 6, 12, 16, 31, 32*) erfolgte an einem besonders günstigen Zeitpunkt. Nach jahrelanger Forschungsarbeit — besonders durch die Kaufmannsche Schule — waren erst kurz zuvor die Voraussetzungen für eine erfolgversprechende Gestagentherapie, die bis dahin auf reiner Empirie beruhend stark vernachlässigt worden war, geschaffen worden. Nach der Einführung der langwirkenden Depotpräparate und der besonders dosierten Mischampullen wurden mit den neuen oralen Gestagenen jetzt Mittel zur Verfügung gestellt, die neue Therapieformen ermöglichten und damit zu einer Ausweitung des Indikationsbereiches führen konnten.

Trotz der großen Unterschiede in der chemischen Struktur und im intermediären Stoffwechsel bewirken Progesteron und die Nortestosteron-Verbindungen bei Mensch und Tier praktisch die gleichen gestagenen Effekte. Keine Übereinstimmung besteht dagegen in der Anwendungsform und in dem Dosiseffekt beider Hormongruppen. Bei einer vergleichenden Bewertung der progestionalen Aktivität läßt sich feststellen, daß unter Berücksichtigung verschiedener Kriterien Methyl- und Äthinylnortestosteron bei oraler Medikation wirksamer sind als das intramuskulär zugeführte Progesteron. Eine konstante gewichtsmäßige Relation der gestagenen Wirksamkeit besteht zwischen beiden Wirkstoffen allerdings nicht. Wenn wir z. B. die jeweils erforderliche Dosis von Progesteron mit 100% ansetzen, genügen vom Äthinylnortestosteron 50—70% für eine volle sekretorische Umwandlung des Endometriums (*2, 9, 13, 16, 23, 28*), 10% für die Erhöhung der Basaltemperatur (*7, 20, 23*) und etwa 20% der Progesteronmenge für die Verschiebung einer Menstruationsblutung (*10, 11*) (Abb. 1).

Aus dieser Zusammenstellung geht deutlich hervor, daß summarische Vergleiche über die Wirksamkeit verschiedener Stoffe einer Hormongruppe nur sehr zurückhaltend bewertet werden dürfen. Aus der unendlichen Vielzahl der Wirkungen eines Hormons erfassen wir durch die Teste nur eine kleine Gruppe sichtbarer Zeichen, die biologisch gesehen durchaus nicht eine entscheidende Rolle spielen müssen. So können wir z. B. durch den Kaufmannschen Aufbauversuch exakt die Dosis ermitteln, die am Endometrium die gleichen Veränderungen wie ein normal funktionierendes Corpus luteum hervorruft. Nicht berücksichtigt werden dabei aber die vielfältigen anderen Effekte, z. B. auf das Zentralnervensystem und andere Drüsen mit innerer Sekretion, auf die Schwangerschaft und auf den Stoffwechsel, die vergleichsweise in einem ganz anderen Dosisverhältnis stehen können.

Der Indikationsbereich für die Therapie mit Nortestosteronverbindungen unterscheidet sich nicht grundsätzlich von dem der Progesteronbehandlung. Der Vorteil der synthetischen Gestagene liegt neben ihrer hohen Wirksamkeit hauptsächlich in der idealen Dosierbarkeit, die durch die orale Applikation gegeben ist. Die Möglichkeit, die Behandlung zu jedem gewünschten Zeitpunkt abzubrechen oder die tägliche Dosis zu ändern, erlaubt ein sehr individuelles therapeutisches Vorgehen, dessen Fehlen bei der Injektionsbehandlung mit standardisierten Depotpräparaten immer als ein großer Nachteil empfunden wurde.

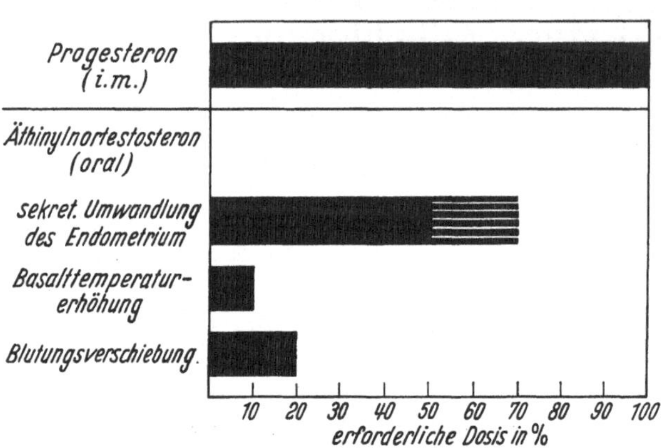

Abb. 1. Vergleich der progestionalen Wirksamkeit von Progesteron (i.m.) und 17α-Äthinylnortestosteron (oral). Das Verhältnis der Dosiswirkung ist bei einem Vergleich beider Wirkstoffe nicht einheitlich. Jedes gestagene Kriterium besitzt eine spezielle, wirkstoffgebundene Ansprechbarkeit

Um diesen Vorteil der neuen Gestagene voll auszunutzen, sollte daher auf starre Behandlungsschemen verzichtet und nach Möglichkeit in jedem Einzelfall die therapeutisch voll wirksame Minimaldosis ermittelt werden. Durch niedrige Dosen lassen sich die Rückwirkungen der hormonalen Behandlung auf die Hypophyse und die Gonaden weitgehend einschränken und damit die Aussichten der Behandlung in vielen Fällen wahrscheinlich verbessern. Bei den von uns verwendeten Dosen, die im allgemeinen bei 5—10 mg Äthinylnortestosteron pro Tag liegen und nur im Ausnahmefall 15—20 mg betragen, haben wir Nebenwirkungen kaum beobachtet. Nur in Ausnahmefällen werden leichte Beschwerden, wie Völlegefühl, Kopfschmerzen, gesteigerte Aktivität oder auch leichte Erregbarkeit angegeben, also Symptome, die wir auch in gleicher Weise beim ovulatorischen Cyclus sehen. Darüber hinausgehende Nebenwirkungen, wie Ödeme und Virilisierungserscheinungen (30) sind immer die Folge einer erheblichen Überdosierung (21).

Das wichtigste Indikationsgebiet der Gestagentherapie in der Gynäkologie sind die funktionellen Blutungen auf Grund einer Follikelpersistenz. In Übereinstimmung mit Ober (23) haben auch wir festgestellt (21), daß die Nortestosteronbehandlung in diesen Fällen gegenüber der Therapie mit standardisierten Mischpräparaten von Depothormonen wesentliche Vorteile besitzt. Der Abfall der Hormonkonzentration im Blut ist nach Absetzen der Tablettenbehandlung sehr viel steiler als bei den langsam ausklingenden Depotpräparaten. Die Abbruchblutung, die als „hormonale Curettage" das eigentliche Ziel unserer Behandlung ist, wird dadurch im Vergleich zur Depotbehandlung wesentlich abgekürzt.

Auch bei bestimmten Formen der Amenorrhoe können wir mit den fein dosierbaren oralen Gestagenen therapeutische Effekte auslösen, die der relativ groben Depotbehandlung versagt bleiben müssen. Nach der Verabfolgung extrem niedriger Dosen der oralen Gestagene haben wir wiederholt einen Effekt beobachtet, den wir nur im Sinne einer induzierten Ovulation deuten können (*21*). Voraussetzung hierfür ist der Nachweis einer unterschwelligen Oestrogenproduktion bei fortlaufender Kontrolle des Vaginalabstriches. Nach der täglichen Zufuhr von 1 mg Methyl- oder Äthinylnortestosteron über 4—5 Tage blieb die Basaltemperatur in diesen Fällen über insgesamt 14 Tage erhöht. Mit dem Abfall der Basaltemperatur begann die Blutung aus einem sekretorisch umgewandelten Endometrium (Abb. 2). Die Chance, einen solchen ovulationsauslösenden Effekt zu erzielen, ist naturgemäß nicht sehr groß, da die erforderlichen endogenen Bedingungen wahrscheinlich nur während einer sehr kurzen Zeitspanne vorhanden sind, die wir mit unseren diagnostischen Methoden nicht exakt erfassen können.

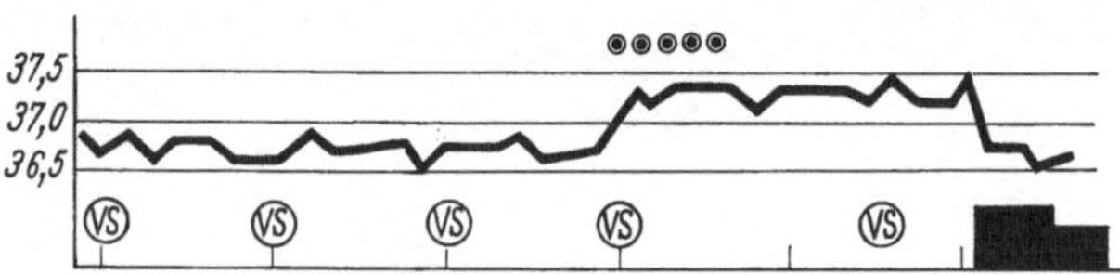

Abb. 2. Ovulationsauslösung durch kleine Dosen von Nortestosteron-Verbindungen. (VS) = Vaginalabstrich. ⊚ = Tablette mit 1 mg Methyl- oder Äthinylnortestosteron

Mit täglich 10—15 mg der oralen Gestagene läßt sich die Sekretionsphase eines Cyclus um einen beliebigen Zeitraum verlängern und damit der Eintritt der Menstruation mit großer Sicherheit verschieben. Die Tablettenbehandlung muß etwa 3 Tage vor der erwarteten Menstruation beginnen. Der Blutungseintritt erfolgt dann mit dem Abfall der Basaltemperatur etwa 1—2 Tage nach Absetzen der Medikation. Dieser Verschiebungseffekt ist bei Patientinnen mit einer Sterilität, bei denen eine verkürzte Sekretionsphase festgestellt wurde, von großer therapeutischer Bedeutung, da durch die gesteigerte sekretorische Umwandlung des Endometriums die Nidationsfähigkeit des befruchteten Eies erhöht werden kann.

Der starke Einfluß der Nortestosteronverbindungen auf das Hypophysen-Zwischenhirnsystem steht heute im Mittelpunkt des klinischen Interesses. Während durch kleine Dosen möglicherweise eine Stimulierung erreicht wird, führen große Dosen zu einer Hemmung bzw. völligen Blockade der gonadotropen Funktion des Hypophysenvorderlappens (*24, 26* u. a.), wie durch die Untersuchungen von STAEMMLER bestätigt wird. Mit Gaben von 10—15 mg täglich vom 5. bis zum 24. Cyclustag läßt sich die Ovulation bei der Frau mit großer Sicherheit unterdrücken (*29*). Auf dieser Wirkung der oralen Gestagene wurde von PINCUS und ROCK (*5, 8, 25, 27, 33*) ein antikonzeptionelles Verfahren aufgebaut, das bei einem Großversuch an 125 Frauen in Puerto Rico bei 1279 Cyclen die Erwartungen voll erfüllte. Das von den Autoren verwendete Präparat [10 mg 17α-Äthinyl-5 (*10*) Oestrenolon mit 0,22 mg Äthinyloestradiolmethyläther] führte allerdings bei 27% der Frauen zu Nebenerscheinungen, wie Übelkeit, Spannung in der Brust und Völlegefühl; bei Frauen, die daraufhin die Tablettenzufuhr unterbrachen, wurden wieder gehäuft Schwangerschaften beobachtet.

Ob eine von staatlicher Seite befürwortete Geburtenkontrolle die hormonale Kastration mit ihren vielfältigen Rückwirkungen auf das gesamte Endokrinium und auf das psychische Verhalten der Frauen rechtfertigt, soll im Rahmen dieses Referates nicht diskutiert werden.

Das Schema der antikonzeptionellen Behandlung mit Nortestosteronverbindungen ist in der Abb. 3 aufgezeichnet. Bei den Blutungen handelt es sich selbstverständlich nicht um echte Menstruationen, sondern um Gestagenabbruchblutungen nach anovulatorischen Cyclen. Wird die Zufuhr von Nortestosteronverbindungen, kombiniert mit Oestrogengaben, kontinuierlich fortgesetzt, so

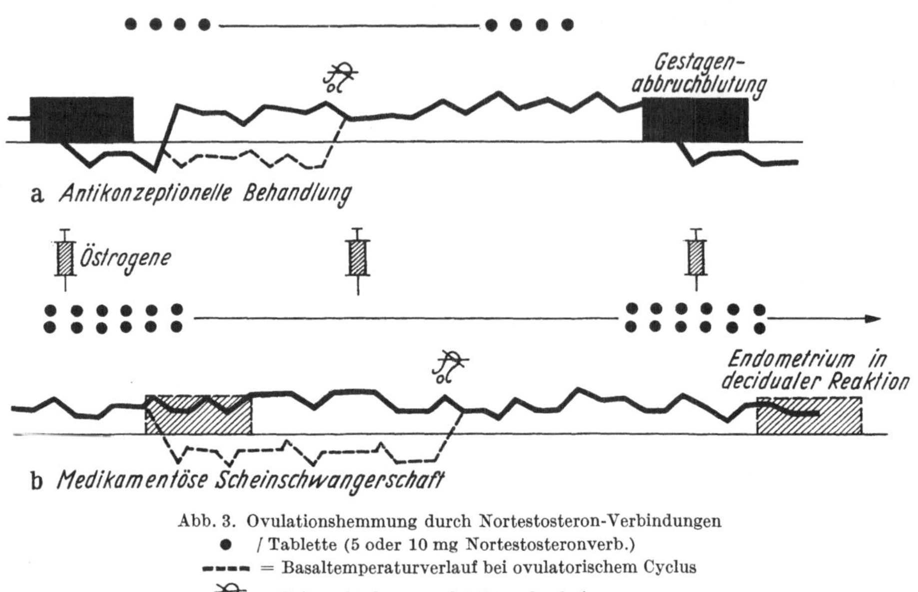

Abb. 3. Ovulationshemmung durch Nortestosteron-Verbindungen

● / Tablette (5 oder 10 mg Nortestosteronverb.)

– – – – = Basaltemperaturverlauf bei ovulatorischem Cyclus

= Zeitpunkt der unterdrückten Ovulation

= Zeitpunkt der ausgebliebenen Menstruationsblutung

entwickelt sich der Zustand der „medikamentösen Scheinschwangerschaft". Diese Form der hormonalen Behandlung wurde erst vor wenigen Jahren in die gynäkologische Endokrinologie eingeführt und hat in der Zwischenzeit einen weiten Indikationsbereich gefunden (Tab. 1). Sie hat sich besonders bewährt

Tab. 1. Indikationen zur medikamentösen Scheinschwangerschaft

Hypoplasie des Uterus und Dysmenorrhoe

Ovarialinsuffizienz ⎫
Infertilität ⎭ „Rebound Phänomen"

Endometriose

Narbenbildung im kleinen Becken ⎫
Strahlenresistentes Uteruscarcinom ⎭ Zusatzbehandlung zur Strahlentherapie

zur Behandlung der Hypoplasie des Uterus mit Dysmenorrhoen (*21, 22*), zur Auslösung eines Rebound-Phänomen bei der Ovarialinsuffizienz (*3*) und der Infertilität (*29, 33*) sowie zur Behandlung der Endometriose (*18*). Chronisch entzündliche und narbige Prozesse können durch die starke Auflockerung des Beckenbindegewebes günstig beeinflußt werden. Weiterhin ist zu hoffen, daß strahlenresistente Genitalcarcinome infolge der besseren Durchblutung unter dieser Behandlung auf eine Strahlentherapie bzw. cytostatische Behandlung besser ansprechen. Möglicherweise wird dieser unterstützende Effekt durch eine direkte cytostatische Wirkung der Nortestosterone (17) und durch die Blockade der gonadotropen Funktion des Hypophysenvorderlappens noch verstärkt.

Als letztes muß die Frage diskutiert werden, ob die Nortestosteronverbindungen auch unbedenklich in der Schwangerschaft angewendet werden können. Die bisher noch spärlichen Berichte über die Behandlung des drohenden Abortes mit den neuen oralen Gestagenen weisen auf den besonders ausgeprägten wehenhemmenden Effekt dieser Wirkstoffe hin (1, 14, 15, 19). Neben ihren hervorragenden gestagenen Wirkungen besitzen die Nortestosteronverbindungen mehr oder weniger ausgeprägte androgene Eigenschaften. Nach dem ersten Hinweis auf die Möglichkeit der Androgenisierung eines weiblichen Feten durch Methylnortestosteron (30) haben wir jetzt eine eindeutige Zwitterbildung des äußeren Genitale bei einem neugeborenen Mädchen nach langdauernder und hochdosierter Behandlung der Mutter mit Äthinylnortestosteron beobachtet.

Bei vorausgegangenen Frühaborten und extremem Kinderwunsch wurde die Therapie bereits 5 Wochen nach der letzten Menstruation mit dem Einsetzen leichter Blutungen begonnen

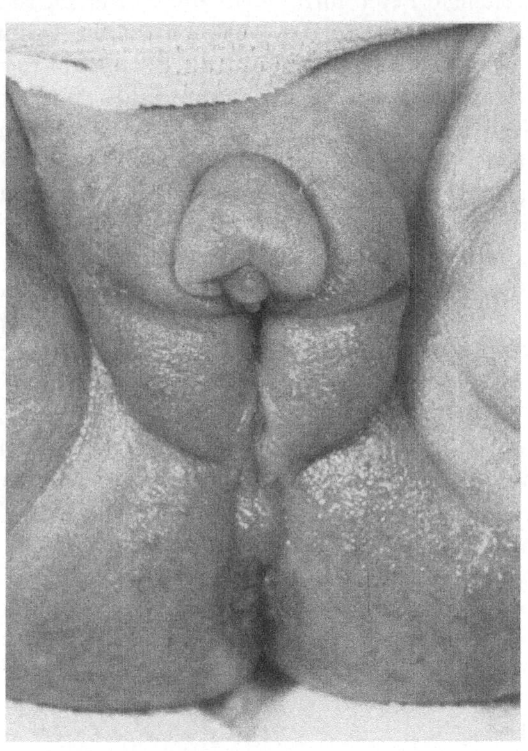

Abb. 4. Äußeres Genitale eines neugeborenen Mädchens nach Behandlung der Mutter mit hohen Dosen von Äthinylnortestosteron während der Dauer der Schwangerschaft. Clitoris penisartig vergrößert. Labioscrotalfalten dorsal teilweise zusammengewachsen. Dadurch Verlegung des Introitus vaginae. Urethramündung an normaler Stelle

und bis zur 36. Schwangerschaftswoche fortgesetzt. Insgesamt nahm diese Patientin, bei der es sich um eine Arztfrau handelte, eine wirksame Substanzmenge von 5500 mg Äthinylnortestosteron zu sich. Die tägliche Dosis schwankte zwischen 20 und 50 mg. Das 4 Wochen vor dem errechneten Termin durch Schnittentbindung entwickelte Mädchen zeigte ein auffallend mißgebildetes Genitale. Die Clitoris war penisartig vergrößert, die Glans von einem Präputium halb bedeckt. Durch das teilweise Zusammenwachsen der Labioscrotalfalten war der Introitus vaginae im unteren Drittel durch eine Rhaphe verdeckt. Die Urethra mündete — von der Vagina getrennt — an normaler Stelle. Der Befund entsprach äußerlich dem klinischen Bild des Pseudohermaphroditismus femininus auf Grund eines konnatalen adrenogenitalen Syndroms. Das chromosomale Geschlecht konnte anhand der Leukocytenuntersuchungen als eindeutig weiblich bestimmt werden. Die fraktionierte Untersuchung der Nebennierenrindenhormone ergab keinen Anhalt für eine gesteigerte endogene Produktion androgener Hormone. Ein Zusammenhang mit der extrem hoch dosierten und langdauernden Zufuhr von Äthinylnortestosteron in der Schwangerschaft war daher mit großer Wahrscheinlichkeit anzunehmen.

Die Möglichkeit, durch die Zufuhr von Gestagenen in der Schwangerschaft weibliche Feten intrauterin zu virilisieren, ist durch die Mitteilung von Wilkins u. Mitarb. (*34*) in den Mittelpunkt der Diskussionen gerückt worden. Bei dem hier geschilderten Fall sind die Folgen auf die ungewöhnlich hohe Dosierung und die lange Dauer der Behandlung zurückzuführen. Außer der Erkenntnis, daß die Hormontherapie in der Schwangerschaft besonderen Gesetzen unterliegt, können daher keine allgemeingültigen Schlußfolgerungen aus diesem Geschehen abgeleitet werden. Auch unter Berücksichtigung einer möglichen Zwitterbildung kann eine gleiche Therapieform dann gerechtfertigt sein, wenn die Schwangerschaft bei starkem Kinderwunsch nur durch die Anwendung solcher Mittel zu erhalten ist. Die anatomischen Veränderungen bleiben immer auf das äußere Genitale beschränkt und können durch einen operativen Eingriff relativ leicht korrigiert werden. Weitere Nebenwirkungen und Spätfolgen sind nach unseren bisherigen Erkenntnissen nicht zu befürchten.

Ich glaube, daß man die bisherigen Erfahrungen dahingehend zusammenfassen kann, daß die neuen oralen Gestagene aus der Gruppe der Nortestosteron-Verbindungen eine hervorragende Ergänzung der uns bisher zur Verfügung stehenden Hormonpräparate darstellen. Ihr Vorteil liegt in erster Linie in der Möglichkeit der oralen Applikation, die ein sehr individuelles therapeutisches Vorgehen und damit auch eine Erweiterung des Indikationsbereiches erlaubt. Nach Überdosierung können Nebenwirkungen, insbesondere Virilisierungseffekte, auftreten. Ebenso wie bei allen anderen hochwirksamen Hormonpräparaten sollte es daher selbstverständlich sein, daß diese Verbindungen nur nach besonders kritischer Indikationsstellung und bei vorsichtiger Dosierung Verwendung finden dürfen.

Literatur

1. Abramson, D.: Ann. N. Y. Acad. Sci. **71**, 759 (1958).
2. Boschann, H.-W.: Ann. N. Y. Acad. Sci. **71**, 727 (1958).
3. Buschbeck, H.: Geburtsh. u. Frauenheilk. **18**, 634 (1958).
4. Djerassi, C., L. Miramontes, G. Rosenkrantz and F. Sondheimer: J. Amer. chem. Soc. **76**, 1092 (1954).
5. Döring, G. K.: Münch. med. Wschr. **100**, 1669 (1958).
6. Ferin, J.: Ann. Endocr. **17**, 261 (1956).
7. — Acta endocr. (Kbh.) **22**, 303 (1956).
8. Garcia, C. R., G. Pincus and J. Rock: Amer. J. Obstet. Gynec. **75**, 82 (1958).
9. Greenblatt, R. B.: J. clin. Endocr. **16**, 869 (1956).
10. — Amer. J. Obstet. Gynec. **76**, 626 (1958).
11. — and E. C. Jungck: J. Amer. med. Ass. **166**, 1461 (1958).
12. Hertz, R., W. Tullner and E. Raffelt: Endocrinology **54**, 228 (1954).
13. — J. H. Walte and L. B. Thomas: Proc. Soc. exp. Biol. (N. Y.) **91**, 418 (1956).
14. Hodgkinson, C. P., E. J. Igna and A. P. Bukeavich: Ann. N. Y. Acad. Sci. **71**, 753 (1958).
15. — — — Amer. J. Obstet. Gynec. **76**, 279 (1958).

16. Kaiser, R.: Geburtsh. u. Frauenheilk. **17**, 24 (1957).
17. — Vortrag 32. Dtsch. Gynäkologen-Kongreß Frankfurt 1958.
18. Kistner, R. W.: Amer. J. Obstet. Gynec. **75**, 264 (1958).
19. Kräubig, H., u. H.-F. Geller: Med. Klin. **53**, 1948 (1958).
20. Lauritzen, Chr.: Geburtsh. u. Frauenheilk. **17**, 807 (1957).
21. Napp, J. H., u. A. Rothe: Dtsch. med. Wschr. **83**, 325 (1958).
22. — Referat 55. Tagung Nordwestd. Ges. f. Gynäk. in Celle 1958.
23. Ober, K. G., L. Müting u. M. Weber: Dtsch. med. J. **9**, 489 (1958).
24. Overbeek, G. A., u. J. de Visser: Acta endocr. (Kbh.) **22**, 318 (1956).
25. Pincus, G.: Lancet **1958**, No. 7025 448
26. — M. Chang, M. X. Zarrow, E. S. E. Hafez and A. Merrill: Endocrinology **59**, 695 (1956).
27. — J. Rock, C. R. Garcia, E. Rice-Wray, M. Paniagua and I. Rodriguez: Amer. J. Obstet. Gynec. **75**, 1333 (1958).
28. Pots, P.: Zbl. Gynäk. **79**, 529 (1957).
29. Rock, J., G. Pincus and C. R. Garcia: Science **124**, 891 (1956).
30. Seelen, J. C.: J. clin. Endocr. **18**, 1137 (1958).
31. Staemmler, H. J., u. Chr. Lauritzen: Med. Klin. **51**, 2167 (1956).
32. Tyler, E. T.: J. clin. Endocr. **15**, 881 (1955).
33. — and H. J. Olson: Ann. N. Y. Acad. Sci. **71**, 704 (1958).
34. Wilkins, L., H. W. Jones, G. H. Holman and R. S. Stempfel: J. clin. Endocr. **18**, 559 (1958).

University College Hospital, London W.C. 1

Probleme der klinischen Beurteilung gestagener Steroide

Von

G. I. M. Swyer

Bis vor wenigen Jahren waren Progesteron und Ethisteron die einzigen zur Verfügung stehenden gestagenen Substanzen, die beide jedoch, klinisch gesehen, viele Mängel aufwiesen. Der intensiven Arbeit der Steroidchemiker und in nicht geringem Maße dem Weitblick einiger pharmazeutischer Firmen ist es zu danken, daß in jüngster Zeit eine erstaunlich große Zahl von Gestagenen entwickelt wurde. Daraus ergibt sich die Notwendigkeit, die Eigenschaften dieser Substanzen kennenzulernen und ihre therapeutischen Möglichkeiten dem Kliniker zugänglich zu machen. Bei der Entwicklung dieser Steroide wurden zunächst Tierversuche auf breiter Basis durchgeführt, die jedoch aus verschiedenen Gründen allein nicht ausreichen, präzise Auskunft über Vor- und Nachteile einer bestimmten Substanz zu geben. Obwohl Tierversuche eine annähernd genaue Schätzung der androgenen, stickstoffanabolen oder oestrogenen Wirkung eines gestagenen Steroids erlauben, kann doch der Progesteron-Effekt, wie er am Tier nach Clauberg oder McGinty gemessen wird, in seiner Wirkung am menschlichen Endometrium ganz unterschiedlich sein. So kann ein Steroid, wie z. B. das Nor-ethynodrel, bei der Behandlung des drohenden und habituellen Aborts wirksam gefunden werden (Rakoff 1958), obwohl eine schwangerschaftserhaltende Wirkung bei Kaninchen, die am 10. Tag der Schwangerschaft kastriert wurden, nicht nachzuweisen ist (Saunders und Drill 1958).

Für die klinische Anwendung gestagener Substanzen ist eine annähernd genaue Kenntnis ihres Wirkungsgrades unerläßlich. Im Zusammenhang mit dieser Forderung ergeben sich eine Anzahl schwieriger Probleme, die im folgenden diskutiert werden sollen. Außerdem müssen die verschiedenen Wirkungen dieser Substanzen sorgfältig untersucht werden, um die Indikationen für ihren klinischen Gebrauch zu bestimmen. Die Wichtigkeit solcher Untersuchungen unterstreicht das folgende Zitat von Southam (1958):

„Viele Behauptungen sind über den günstigen Einfluß dieser Verbindungen bei der Behandlung von Sterilität, Amenorrhoe, Dysmenorrhoe, Endometriose, Abort, funktionellen Blutungen, kurz, der ‚Frauenkrankheiten' schlechthin, aufgestellt worden. Es ist jedoch unwahrscheinlich, daß diese Präparate — so bestechend sie sein mögen — als Allheilmittel für diese Krankheiten angesehen werden können. Sie sind zweifellos von Nutzen bei der symptomatischen Behandlung vieler menstrueller Störungen, aber die genaue Kenntnis der Ursachen dieser Störungen ist eine Voraussetzung für ihre Anwendung."

Bestimmung des Wirkungsgrades der Gestagene

Der Wirkungsgrad des Progesterons wird beim Menschen durch folgende Kriterien gekennzeichnet: 1. Die Herbeiführung sekretorischer Veränderungen im oestrogen-vorbehandelten Endometrium; 2. Erhöhung der Basaltemperatur; 3. Unterdrückung der durch Oestrogen herbeigeführten Veränderung des Cervical-schleims (einschließlich des typischen Farnkrautphänomens); 4. Gestagene Veränderung im Vaginalabstrich; 5. Erhöhung der Pregnandiol-Ausscheidung im Urin; 6. Unterdrückung der Gonadotropin-Ausschüttung der Hypophyse; 7. Allgemeine Stoffwechselveränderungen, die durch katabole Wirkungen sowie durch Beeinflussung des Natrium- und Chloridhaushalts gekennzeichnet sind. Diese Aufzählung erhebt selbstverständlich nicht den Anspruch auf Vollständigkeit. Sicher rufen nicht alle Gestagene — außer dem Progesteron selbst — die obengenannten Veränderungen hervor, und jedes besitzt die einzelnen Eigenschaften in verschiedenem Grade. Bei einigen können sogar entgegengesetzte Wirkungen nachgewiesen werden.

17 α-Äthyl-19-nor-testosteron und 17 α-Methyl-19-nor-testosteron haben z. B. eine ausgeprägte stickstoffanabole Wirkung, während das Nor-ethynodrel einen deutlichen oestrogenen Effekt hat und atypische Veränderungen am Endometrium hervorruft. In genügender Dosierung erhöhen alle Gestagene die Basaltemperatur, jedoch kann bei verschiedenen der thermogenetische Effekt schon bei einer Dosierung erreicht werden, die viel zu niedrig ist, um eine volle Sekretionsphase des Endometriums hervorzurufen. Bei keinem der neueren Gestagene kann Pregnandiol als Stoffwechselprodukt angesehen werden.

Daraus ergibt sich, daß die Auswahl der Kriterien, nach denen die relative gestagene Wirkungsstärke gemessen werden soll, nicht einfach ist. Sicher ist ein einzelnes Kriterium nicht ausreichend, denn es ist z. B. unwahrscheinlich, daß die Wirkungsrelation zweier Gestagene, die auf der Entwicklung einer vollen Sekretionsphase beruht, auch für die Fähigkeit, die Ovulation zu unterdrücken, gültig ist.

Während Nor-ethynodrel beispielsweise ein starker Hypophysenhemmer ist (PINCUS et al. 1958), ruft es doch im allgemeinen keine typische späte Sekretionsphase am Endometrium hervor. Dennoch, beziehungsweise trotz dieser Einschränkung, scheint es, daß für die meisten Zwecke die Wirkung auf das Endometrium das beste allgemeine Kriterium für die Schätzung der Wirkungsstärke ist, da ein Gestagen, daß keine sekretorischen Veränderungen hervorruft, kaum als ein Gestagen bezeichnet werden kann.

Der Ablauf sekretorischer Veränderungen am Endometrium

Die durch Gestagene hervorgerufenen Veränderungen am Endometrium während der Sekretionsphase sind äußerst kompliziert und schließen morphologische Veränderungen und histochemische Wirkungen auf die Drüsen, das Stroma und die Blutgefäße ein. Es ist z. B. allgemein anerkannt, daß die *zuerst* erkennbare Veränderung eine subnucleare Vacuolisierung der Drüsenzellen ist. Das würde sicher einen ausgezeichneten Maßstab darstellen, wenn man nicht die Tatsache berücksichtigen müßte, daß fortgesetzte Behandlung in der gleichen oder in höherer Dosierung die typischen Anzeichen einer *späten* Sekretionsphase hervorruft. Relativ leicht ist es z. B., ein Endometrium in mittlerer oder später Sekretionsphase zu diagnostizieren, aber auch das würde kein Kriterium für eine definitive Endphase sein. Es würde nämlich Steroide, wie z. B. das Nor-ethynodrel, ausschließen, welche keine solchen Endometriumsveränderungen machen, obwohl sie bei fortgesetzter Anwendung ein Decidua-ähnliches Bild — einer Schwangerschaft ähnlich — hervorrufen. Daher erscheinen uns sowohl das Auftreten subnuclearer Vacuolisierung nach kürzerer Zeit (etwa 5 Tagen) als auch einer mittleren sekretorischen Phase nach einer längeren Zeitdauer (etwa 10 Tagen) als die besten allgemeinen Anhaltspunkte für Vergleichsuntersuchungen.

Bei dem Versuch, Gestagene auf Grund ihrer Wirkung auf das Endometrium miteinander zu vergleichen, muß als komplizierender Faktor in Betracht gezogen werden, daß die Reaktionsfähigkeit des Endometriums nicht nur bei den einzelnen Patientinnen verschieden ist, sondern auch bei ein und derselben Patientin zu verschiedenen Zeiten differiert. Von den zwei Patientengruppen, an denen im allgemeinen solche Untersuchungen durchgeführt werden, erscheinen die oestrogenvorbereiteten, chirurgisch kastrierten Patienten reaktionsfähiger als Patienten mit sekundärer Amenorrhoe, die in ähnlicher Weise vorbehandelt wurden. Variationen von Patient zu Patient müssen jedoch bei beiden Gruppen in Kauf genommen werden. Die Reaktionsfähigkeit des Endometriums kann im Laufe fortgesetzter Behandlung deutlich gesteigert werden. Die Reaktion nach dem ersten Behandlungsabschnitt ist daher nur von begrenztem Wert. Aus diesem Grunde wird, um den Grad der Genauigkeit zu erhöhen, vorgeschlagen, daß die Untersuchungen bei einer größeren Anzahl von Patienten am Ende des dritten Behandlungscyclus durchgeführt werden. Der vorgeschlagene Behandlungsplan sieht zunächst die Oestrogen-Vorbereitung des Endometriums (z. B. mit täglich 0,1 mg Äthinyloestradiol oral) 10 Tage lang vor. Dann wird das zu testende Gestagen (zusammen mit fortgesetzter Oestrogen-Behandlung) bei der Kurzbehandlung 5 Tage lang und bei der längeren Therapie 10 Tage lang gegeben. Eine Strichcurettage wird am Tage nach Absetzen der Medikation durchgeführt. Bei der kurzen Behandlung kommt es darauf an, die Minimaldosis festzustellen, die noch eine subnucleare Vacuolisierung hervorruft, während bei der längeren Behandlung die Ausbildung einer mittleren Sekretionsphase ausschlaggebend ist.

Abbruchblutung

Ein anderes Kriterium, nach dem die Wirkungsstärke gestagener Substanzen gemessen werden kann, ist ihre Fähigkeit, eine Entzugsblutung bei der amenorrhoischen Frau nach kurzdauernder Behandlung hervorzurufen, entweder mit oder ohne zusätzliche Oestrogen-Medikation. Das gleiche Problem der unterschiedlichen Reaktionsfähigkeit bei den einzelnen Patienten und auch beim gleichen Patient zu verschiedenen Zeiten — das schon bei den Endometriumsveränderungen erwähnt wurde — tritt auch hier auf.

Einige vorläufige Untersuchungen, bei denen Nor-ethisteron und Nor-ethisteron-acetat allein oder in Verbindung mit Äthinyloestradiol gegeben wurden, haben zunächst die Durchführbarkeit dieser Methode bewiesen. Weiterhin konnte gezeigt werden, daß offenbar eine 5tägige Behandlung zufriedenstellendere Resultate ergibt als eine 3tägige, und daß auch ohne zusätzliche Oestrogengaben eine Abbruchblutung hervorgerufen werden kann (Tab. 1).

Tabelle 1. *Auftreten einer Abbruchblutung nach kurzdauernder Behandlung mit Gestagenen*

Gestagen	Tagesdosis mg	Anzahl der Tage	Abbruchblutung Anzahl der positiven Ergebnisse	Gesamtzahl der behandelten Cyclen
Norethisteron	10	5	5	5
	5	5	6	6
Norethisteronacetat	5	5	2	2
	2	5	3	6
	1	5	12	12
	2	3	4	6
	1	3	3	3
Norethisteronacetat + Äthinyloestradiol (0,01 mg per mg Gestagen)	1	5	5	5
	2	3	6	12
	1	3	6	12

Folgendes Schema hat sich beim Vergleich der Wirkungsstärke besonders bewährt: Die Patientin nimmt eine bestimmte Menge der Substanz A 5 Tage lang, und wenn keine Blutung innerhalb der nächsten 10 Tage erfolgt, wird die Behandlung mit doppelter Dosis weitergeführt. Dabei wird die Menge so oft verdoppelt, bis ein Blutungseffekt auftritt. Nach dieser Blutung wird ein weiterer Behandlungskurs mit der Hälfte der vorher wirksam gefundenen Dosis durchgeführt, wobei das Intervall zwischen den beiden Behandlungen einen Monat betragen soll. Dieses Behandlungsschema führen wir mit weiterhin halbierten Dosen so lange fort, bis eine unwirksame Dosis bestimmt ist. Dadurch wird die geringste noch wirksame Dosis ermittelt (die ebenfalls variieren wird) nach der größere oder niedrigere Dosen bestimmt werden können. Der ganze Prozeß muß dann bei den gleichen Patienten mit der Substanz B wiederholt werden. Erst wenn direkte Vergleiche bei einer genügenden Anzahl von Patienten auf diese Weise gemacht worden sind, ist es möglich, die Wirkungsrelationen unter Berücksichtigung der statistisch gültigen Fehlergrenzen festzulegen.

Menstruationsverschiebung

Die uterine Blutung, die dem Entzug von Progesteron folgt, läßt sich nicht durch fortgesetzte Medikation von Oestrogenen in physiologischen Dosen, sondern nur durch ein wirksames Gestagen verhindern. Auf Grund dieser Tatsache haben GREENBLATT, JUNGCK und BARFIELD (1958) einen Test für die Wirksamkeit gestagener Verbindungen vorgeschlagen, bei welchem die Substanzen Frauen mit normaler Ovulation gegeben wurden. Die Behandlung wird 6—7 Tage nach der Ovulation begonnen (die durch Messung der Basaltemperatur festgestellt wird) und erstreckt sich über 3 oder mehr Wochen. Eine wirksame Substanz verhindert den Beginn der Periode, die erst 2 oder 3 Tage nach Absetzen des Mittels auftritt. Unwirksame Substanzen oder eine ungenügende Dosierung werden den Beginn der Blutung nicht verhindern, auch wenn die Behandlung fortgesetzt wird. Bei diesen Tests ergab es sich, daß Nor-ethisteron (17 α-Äthinyl-19-nor-testosteron) im allgemeinen in einer Dosis von 30 mg täglich wirksam ist. Im Vergleich dazu würden täglich 75—100 mg parenteral gegebenes Progesteron die Blutung nur um 15—30 Tage über das erwartete Datum der Periode hinaus verschieben; 500 mg

Progesteron als Vaginalsuppositorien würden die Blutung für nur 7 Tage hinauszögern, während 300 mg Ethisteron, 1000 mg 17-Acetoxyprogesteron und 1250 mg 17α-Hydroxy-progesteron-capronat täglich bei oraler Gabe keine Wirkung zeigten. Da für die Entwicklung eines sekretorischen Endometriums Norethisteron bei oraler Gabe und Progesteron bei täglicher intramuskulärer Injektion ungefähr in gleicher Dosis wirksam sind, kann angenommen werden, daß der von Greenblatt et al. vorgeschlagene Test noch größere Bedeutung für die Feststellung der gestagenen Aktivität hat als die Wirkung auf das Endometrium. Dieser Test, der ebenso wie der Endometriumtest auf der Entzugsblutung basiert, kann auch bei unverheirateten Frauen durchgeführt werden, da keine Vaginaluntersuchung notwendig ist.

Vaginalabstriche

Eine weitere vielversprechende Möglichkeit, gestagene Substanzen zu testen, ist die Untersuchung des Vaginalabstrichs, die relativ leicht durchzuführen ist. Als charakteristischer Effekt des Progesterons auf das Vaginalepithel wird die Herabsetzung des Karyopyknose-Index (der durch Oestrogene erhöht wird) sowie eine Fältelung und Zusammenklumpung von Zellen angesehen. In vergleichenden Untersuchungen von Wied und Davis (1958) stimmten bei verschiedenen Gestagenen die Dosen, die eine vollständige Unterdrückung des Karyopyknose-Index hervorriefen, mit denjenigen überein, die für eine volle sekretorische Umwandlung des Endometriums notwendig waren. Diese Resultate sollten zu weiteren Untersuchungen Anlaß geben.

Veränderungen des Cervicalschleims

Progesteron führt zu typischen Veränderungen des unter Oestrogen-Einfluß stehenden Cervicalschleims. Diese Veränderungen sind durchaus eindeutig, treten schnell auf und sind allgemein gut bekannt. Ob die Unterdrückung des Farnkrautphänomens als Endphase der mit bloßem Auge sichtbaren Befunde gewertet wird, ist dabei Ansichtssache. Es ist relativ einfach, die gestagene Wirkung durch die Untersuchung des Cervicalschleims und des Vaginalabstriches zu ermitteln. Eine 5tägige Gestagen-Verabreichung bei Oestrogen-vorbehandelten Frauen mit sekundärer Amenorrhoe ist wahrscheinlich ausreichend, um ein ähnliches Verhalten der beiden Parameter zu erkennen.

Ovulationsunterdrückung

Diese Eigenschaft der Gestagene ist bei der oralen Konzeptionsverhütung und bei der Behandlung essentieller Dysmenorrhoe von Bedeutung. Während es nicht ratsam erscheint, die fehlende antikonzeptionelle Wirkung einer Substanz bei den vergleichenden Untersuchungen als einen entscheidenden Punkt zu werten, kann zu diesem Zweck die geringste Dosis, die eine Dysmenorrhoe verhindert, als ein wichtiges und wertvolles Kriterium gebraucht werden. Es wird vorgeschlagen, das zu testende Gestagen solchen Patientinnen zu verabreichen, die an Dysmenorrhoe leiden, ohne daß eine organische Ursache nachzuweisen ist und die vorzugsweise schon auf Oestrogenmedikation zur Ovulationsunterdrückung günstig reagiert haben. Die Substanz wird vom 3. Tag des Cyclus an über 20 Tage gegeben. Wenn die folgende Periode schmerzlos verläuft, sollte die Dosis im nächsten Cyclus halbiert werden. Ist die Regel schmerzhaft, wird eine Verdoppelung der Dosis angeraten und die Therapie so lange weitergeführt, bis die geringste wirksame Dosis gefunden ist. Eine ernsthafte Komplikation bei dieser Methode kann sich daraus ergeben, daß sehr hohe Gestagen-Dosen selbst eine Dysmenorrhoe verursachen können und dadurch den falschen Eindruck erwecken, daß eine zu niedrige Dosis angewandt wurde.

Die klinische Bedeutung des Progesterons

Darüber braucht wenig gesagt zu werden. Die Zeit und die gesammelte Erfahrung werden allein den tatsächlichen Wert dieser Substanzen in der Klinik bestimmen. Dagegen kann natürlich der Einwand erhoben werden, daß sich die Beurteilung des klinischen Wertes so weit wie möglich auf exakte Versuche und nicht auf bloße Eindrücke oder auf allgemeine Erfahrung stützen sollte, die einer kritischen Betrachtung nicht standhalten können. Solche Versuche wurden nur selten durchgeführt, wie z. B. aus den vielen Berichten über den Wert der Gestagene beim drohenden und habituellen Abort hervorgeht. Beim drohenden Abort ist die Situation natürlich besonders schwierig, da zahlreiche kausale Faktoren in Betracht gezogen werden müssen, die nur selten vor der eigentlichen Behandlung festgelegt werden können. Aber selbst unter diesem Gesichtspunkt scheint es bei solchen Fällen kein wirklich stichhaltiges Argument zur Durchführung eines doppelten Blindversuchs zur besseren Kontrolle zu geben. Das gilt selbstverständlich auch für den habituellen Abort. Da es jedoch unwahrscheinlich ist, daß ein einzelner Untersucher eine genügende Anzahl von Patienten zur Verfügung hat, ist dies ein Präzedensfall, der eine Zusammenarbeit in großem Stil erfordert. Die meisten Autoren geben — ohne Rücksicht auf die Art der Behandlung — eine kindliche Überlebensrate von 70—80% an, während BEVIS (1951) bei seinen Patientinnen, die zwar genau untersucht, aber nicht in bestimmter Weise behandelt wurden, eine Überlebensrate von 81% feststellte. Demgegenüber könnten die Resultate, die mit einer wirklich wirksamen Gestagen-Substanz erzielt werden, nur wenig günstiger ausfallen und müßten außerdem einer kritischen statistischen Beurteilung standhalten. In keiner der bisher publizierten Untersuchungen, in denen positive Resultate angegeben wurden, ist das bisher der Fall gewesen.

Die Beurteilung der Gestagene bei der Behandlung menstrueller Beschwerden ist weniger schwierig. Es liegen z. B. zahlreiche Berichte über ihre ausgezeichnete Wirkung bei der Behandlung funktioneller uteriner Blutungen vor, obwohl Dauererfolge mitunter zweifelhaft sind. In der Behandlung der Dymenorrhoe haben die Gestagene bereits einen festen Platz, und auch beim prämenstruellen Syndrom konnten günstige Resultate erzielt werden. Da sich jedoch diese Beurteilung auf rein subjektive Befunde stützt, erscheint auch hier ein doppelter Blindversuch angezeigt, um ein endgültiges Urteil geben zu können. Als weitere Indikation für die gestagene Wirkung kann die Endometriose angesehen werden. Die bei all diesen Krankheitsbildern durch sorgfältige Beobachtung gewonnenen Erfahrungen zahlreicher Untersucher müssen gegeneinander abgewogen werden, wobei neben den Vorzügen auch die Nachteile und Nebenreaktionen berücksichtigt werden müssen. Dann erst kann ein endgültiges Urteil über die Wirksamkeit der einzelnen Substanzen und die für ihren Gebrauch in Betracht kommenden Indikationen abgegeben werden.

Zusammenfassung

Einige Probleme der klinischen Beurteilung gestagener Substanzen wurden diskutiert. Da keine dieser Verbindungen alle bekannten Eigenschaften des Progesterons besitzt, und da die Einzelwirkungen im allgemeinen in unterschiedlichem Grade vorhanden sind, wird eine Reihe verschiedener charakteristischer Merkmale zum Vergleich der Wirkungsstärke vorgeschlagen. Die in Frage kommenden Kriterien sind: 1. Bildung subnuclearer Vacuolen im Endometrium Oestrogen-vorbehandelter Frauen mit sekundärer Amenorrhoe oder nach Kastration, die nach einer 5 tägigen Behandlung mit Gestagenen auftritt; 2. die Ausbildung einer mittleren oder späten Sekretionsphase des Endometriums bei ähnlich vorbehandelten Frauen nach einer 10 tägigen Anwendung von Gestagenen. Bei den beiden genannten Versuchen wurden vorher zwei ähnliche Behandlungskurse mit Oestrogenen und Gestagenen durchgeführt, um das Endometrium zu sensitivieren; 3. eine Abbruchblutung, die einer 5 tägigen Behandlung mit Progesteron bei Frauen mit sekundärer Amenorrhoe folgt; 4. Menstruationsverschiebung bei normalen Frauen, die 20 Tage lang, beginnend am 20. Tag des Cyclus, Gestagene erhielten; 5. Unterdrückung des Karyopyknose-Index im Vaginalabstrich; 6. Hemmung der durch Oestrogene verursachten Veränderungen des Cervicalschleims solcher Patientinnen, wie sie unter 1. genannt sind (einschließlich Farnkrautphänomen) und 7. Ovulationsunterdrückung durch Gestagengaben vom 5.—25. Tag des Cyclus, um eine schmerzlose Periode bei „essentieller" Dysmenorrhoe zu erreichen. Zur Durchführung vergleichender Untersuchungen werden einige Hinweise gegeben, und dabei wird auf die komplizierenden Faktoren bei solchen Untersuchungen aufmerksam gemacht. Um zu einer genauen Beurteilung der klinischen Bedeutung der Gestagene zu kommen, werden Kontrollblindversuche gefordert, da die Beurteilung auf Grund von Eindrücken und allgemeinen Erfahrungen kritischen Betrachtungen nicht standhalten kann.

Primolut N (Nor-ethisteron) und Nor-ethisteron-acetat wurden freundlicherweise von der Schering A. G. zur Verfügung gestellt.

Literatur

Bevis, D. C. A.: Lancet 2, 207 (1951).
Greenblatt, R. B., E. C. Jungck and W. E. Barfield: Ann. N.Y. Acad. Sci. 71, 717 (1958).
Pincus, G., J. Rock and C. R. Garcia: Ann. N.Y. Acad. Sci. 71, 677 (1958).
Rakoff, A. E.: Conference on Enovid 1958. (G. D. Searle & Co.).
Saunders, F. J., and V. A. Drill: Ann. N.Y. Acad. Sci. 71, 516 (1958).
Southam, A. L.: Fertil. and Steril. 9, 581 (1958).
Wied, G. L., and M. E. Davis: Ann. N. Y. Acad. Sci. 71, 599 (1958).

Zur Wirkung der Gestagene und Oestrogene bei gonadotropinrefraktären Cyclusstörungen

Von

J. Ufer

Mit 1 Abbildung

Die Behandlung von Frauen mit schweren Cyclusstörungen, bei denen als Hauptsymptom ein Ausfall der Ovulationen zu beobachten ist, ist trotz aller Fortschritte und Empfehlungen schwierig und oft enttäuschend, zumal die eigentliche Ursache des Leidens diagnostisch oft nur ungenügend geklärt werden kann. Eine besonders zweifelhafte Diagnose besteht bei denjenigen Fällen mit Amenorrhoe, bei denen es mit dem Progesterontest (10) nicht gelingt, eine uterine Blutung zu erzeugen, bei denen also nicht nur die generative, sondern auch die vegetative Funktion der Keimdrüsen insuffizient ist. Auch die Applikation von Stutenserumgonadotropin und Choriongonadotropin führt hier meist nicht zum Erfolg (2, 9).

Eine weitere Behandlungsmöglichkeit besteht in der cyclischen Verabreichung von Oestrogenen und Gestagenen (6), die mehrmals wiederholt nicht selten zu einer Wiederaufnahme des Cyclus führt. Außerdem ist eine Therapieform empfohlen worden, die als „Pseudogravidität" bezeichnet wird und ursprünglich nur zur Behandlung des weiblichen Hypogenitalismus gedacht war (5, 8, 12). Sie besteht in der kontinuierlichen gleichzeitigen Applikation von Gestagenen und Oestrogenen über 6 bis 8 Wochen oder auch länger. Die Dosierung ist ansteigend und entspricht etwa der Hormonbildung in den ersten Schwangerschaftsmonaten. Auf Abb. 1 ist ein Behandlungsschema mit Progynon-Depot und Proluton-Depot abgebildet, das ich 1956 vorgeschlagen habe (12).

Auf die Auswirkungen dieser Kur soll hier nicht im einzelnen eingegangen werden. Es sei nur erwähnt, daß

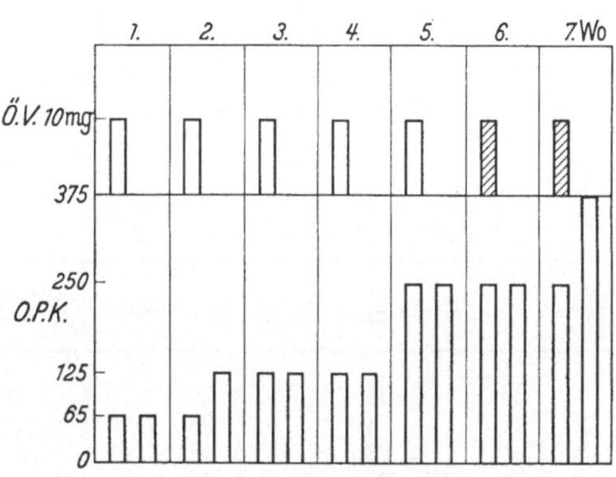

Abb. 1. Behandlung mit Oestradiolvalerianat (Ö.V.) und 17α-Oxy-Progesteronkapronat (O.P.K.). (In der 6. und 7. Cycluswoche wurde oft auf Oestrogeninjektionen verzichtet ▨)

sehr häufig eine auffallende Vergrößerung und Auflockerung des Uterus eintritt, und daß der Cyclus erwartungsgemäß während der Behandlungszeit unterbrochen wird. Nicht selten konnte ich bei Frauen mit Temporegelstörungen und kurzdauernder Amenorrhoe eine Normalisierung des Cyclus im Anschluß an eine solche Kur beobachten. Auch Schwangerschaften traten bei vorher sterilen Frauen auf (11).

Diese Befunde gaben Anlaß, sich etwas einhergehender mit der Frage zu beschäftigen, welche Behandlungsform bei Cyclusstörungen ernsterer Natur aussichtsreich ist. Aus einem größeren Krankengut wurden 10 geschlechtsreife Frauen ausgewählt, die an einer länger dauernden Amenorrhoe zwischen $1^1/_2$ und 5 Jahren litten, und die sowohl auf den eingangs erwähnten Progesterontest als auch auf eine einmalige Kur mit Stutenserumgonadotropin und Choriongonadotropin in der üblichen Dosierung von 3 mal 1000 bzw. 4 mal 1500 E nicht angesprochen hatten. Es bestanden bei ihnen keinerlei Virilisierungserscheinungen. Sie wurden nun mit der soeben erwähnten Gestagen-Oestrogen-Kur über etwa 8 Wochen behandelt und in den darauffolgenden 4 Monaten, in denen erfahrungsgemäß im günstigen Fall ein Cyclus in Gang kommt, mit Hilfe von Morgentemperaturmessungen, Endometriumbiopsien und Farnkrauttest beobachtet. 4 Frauen hatten in dieser Zeit einen oder mehrere echte biphasische Cyclen. Die übrigen 6 Patientinnen erhielten nach Ablauf der 4 Monate nochmals gonadotrope Hormone in der gleichen Dosis, auf die sie anfangs nicht reagiert hatten. Bei 4 weiteren Patientinnen kam es daraufhin überraschenderweise zu einem biphasischen Cyclus, allerdings nur jeweils ein einziges Mal (Schema). Auch einige Frauen mit therapieresistentem, anovulatorischem Cyclus haben in gleicher Weise günstig angesprochen. Näheres ist der Tab. 1 zu entnehmen.

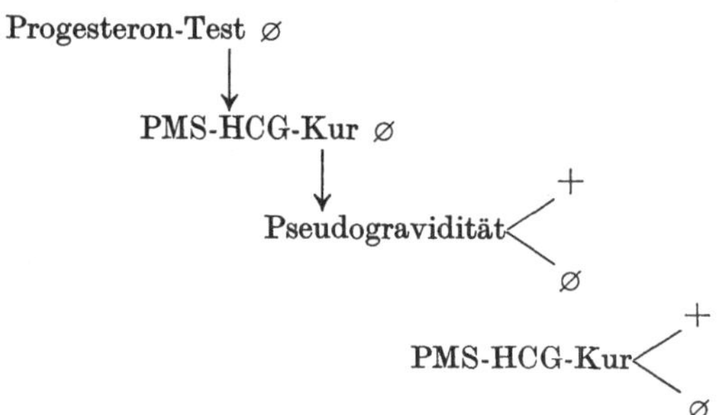

Tabelle 1. *Die Reaktion auf die verschiedenen Behandlungsverfahren*

Pat.		Alter Jahre	Störung u. Dauer	Progesteron-Test	PMS-HCG-Kur	Pseudo-gravidität	PMS-HCG + Pseudo-gravidität
1	D	32	s. A. 3 J.	∅	∅	∅	+
2	K	24	s. A. $2^1/_2$ J.	∅	∅	+	—
3	S	28	s. A. $4^1/_2$ J.	∅	∅	∅	+
4	Ki	34	s. A. $1^1/_2$ J.	∅	∅	+	—
5	Ab	32	s. A. 5 J.	∅	∅	∅	∅
6	I	29	s. A. 3 J.	∅	∅	∅	+
7	H	28	s. A. 1 J.	∅	∅	+	—
8	A	34	s. A. $1^3/_4$ J.	∅	∅	+	—
9	Sch	38	s. A. $2^1/_2$ J.	∅	∅	∅	+
10	G	32	s. A. $2^1/_4$ J.	∅	∅	∅	∅
11	St	24	anov. Cyclus	—	∅	+	—
12	B	28	anov. Cyclus	—	∅	∅	+
13	Dr	23	anov. Cyclus	—	∅	+	—
14	Sa	25	anov. Cyclus	—	∅	+	—
15	L	26	anov. Cyclus	—	∅	∅	+

Aus diesen Befunden geht hervor, daß Cyclusstörungen hinsichtlich Ansprechbarkeit auf eine Hormontherapie sehr unterschiedlich zu bewerten sind. Dementsprechend dürfte auch die Prognose recht verschieden sein. In Tab. 2 wird versucht, eine Relation zwischen den besprochenen Therapieformen und der Prognose aufzustellen.

Tabelle 2. *Zur Prognose bei Frauen mit Amenorrhoe*

Progesteron-Test	PMS-HCG-Kur	Pseudo-gravidität	Pseudo-gravidität + PMS-HCG-Kur	Prognose
+				günstig
∅	+			fraglich
∅		+		fraglich
∅	∅	∅	+ ∅	ungünstig

Was ich hier herausstellen wollte, ist die Beobachtung, daß in vielen Fällen im Anschluß an die kombinierte Gestagen-Oestrogen-Kur, also an die Erzeugung einer „Pseudogravidität", eine Phase entsteht, in der es zur Stimulierung der Ovarialfunktion kommt. Diese kann nach unseren gegenwärtigen Anschauungen nur über das HVL-Zwischenhirnsystem erfolgen (*1, 3, 4*).

Aus diesen Befunden könnte man schließen, daß die Heilungsaussichten von ernsteren Cyclusstörungen durch eine solche Hormonkur im Sinne einer Pseudogravidität verbessert werden können. Ich glaube aber nicht, daß man die Erwartungen zu hoch spannen darf. Die schönen histologischen Untersuchungen der Kieler Universitäts-Frauenklinik zeigen, daß in vielen Fällen die pathologisch-anatomischen Veränderungen der Keimdrüsen irreparabel sind und infolgedessen alle Bemühungen, einen Cyclus wieder in Gang zu bringen, erfolglos sein müssen (*7*).

Literatur

1. BUSCHBECK, H.: Medizinische **1957**, 42, 1523.
2. DÖRFFLER, P., u. H.-J. STAEMMLER: Z. Geburtsh. **149**, 1 (1957).
3. HECKEL, N. J., et al.: J. clin. Endocr. **11**, 235 (1951).
4. IGARASHI, M.: Fertil. and Steril. **8**, 362 (1957).
5. KAISER, R.: Dtsch. med. Wschr. **81**, 744 (1956).
6. KAUFMANN, C.: Zbl. Gynäk. **57**, 42 (1933).
7. PHILIPP, E.: Dtsch. med. Wschr. **78**, 286 (1953).
8. ROCK, J., C. R. GARCIA and G. PINCUS: Rec. Progr. Hormone Res. **13**, 323 (1957).
9. RYDBERG, E.: Acta obstet. gynaec. scand. **18**, 1 (1938).
10. SCHRANK, P.: Zbl. Gynäk. **74**, 1569 (1952).
11. UFER, J.: Acta endocr. (Kbh.) **26**, 352 (1957).
12. — Int. Congr. Fertility and Steril. 1956.

Diskussion

W. HOHLWEG (Berlin):

Schon 1934 habe ich entdeckt, daß es bei Dauerzufuhr von Follikelhormon zu einer Abnahme seiner antigonadotropen Wirkung kommt, was ich auf eine „Desensibilisierung des Zwischenhirn-HVL-Systems" zurückführte. In den letzten Jahren haben wir diese Gewöhnung an die Zufuhr peripherer Hormone — auf welcher auch das Rebound-Phänomen beruht — eingehend untersucht. Die Dauerzufuhr von wöchentlich 2mal 5 γ Oestradiolbenzoat s.c. führt bei geschlechtsreifen Rattenmännchen nach 2—3 Monaten zu einer fast völligen Hemmung der Hodenfunktion. Nach 7 Monaten aber sind die Hoden trotz gleichbleibender

Oestrogenzufuhr, sowohl was die Spermiogenese als auch ihre Hormonproduktion betrifft, wieder voll funktionsfähig. Analoge Resultate erhielten wir bei Rattenweibchen bei Dauerzufuhr von Testosteron: Die vorübergehend gehemmte Ovarialfunktion setzte wieder ein. Ich nehme an, daß es auch bei der Daueranwendung von Nor-Testosteron-Verbindungen zur Ovulationshemmung und damit zur Konzeptionsverhütung, zu einer Gewöhnung kommen kann. Ich will die Frage tierexperimentell prüfen.

F. Fuchs (Kopenhagen):

Behandlung der drohenden Frühgeburt mit großen Dosen Progesteron

126 Patientinnen mit Symptomen einer drohenden Frühgeburt wurden mit großen Dosen Progesteron, beziehungsweise mit Placebo in einer doppelt blindkontrollierten Versuchsreihe behandelt. Die eine Patientengruppe bekam kristallinisches Progesteron in vegetabilischem Öl in Dosen von 200 mg täglich in 3 Tagen, 150 mg in 2 Tagen und später 100 mg täglich. Die andere Gruppe bekam dasselbe Öl ohne Progesteron. Die gleich großen Untersuchungsgruppen stimmten in der Altersverteilung, in der Anamnese und in den Symptomen gut überein. Die Tabelle zeigt, daß sich die Resultate in beiden Gruppen nicht voneinander unterscheiden, auch nicht bei Aufteilung nach Initialsymptomen.

Zeitpunkt der Geburt in Relation zur Behandlung	Gruppe A	Gruppe B
Geburt während der Behandlung:		
1. oder 2. Tag	13	13
3.—7. Tag	7	2
8.—14. Tag	4	10
15.—28. Tag	2	4
nach 28. Tag	1	2
	27	31
Geburt nach Abschluß der Behandlung:		
1. Woche	3	4
2. Woche	3	2
3. oder 4. Woche	7	4
später	23	22
	36	32

Die Patientinnen in Gruppe B bekamen Progesteron, diejenigen in Gruppe A nur Öl. Aus den Untersuchungsresultaten ist die Schlußfolgerung zu ziehen, daß Progesteron selbst in großen Dosen eine Frühgeburt nicht verhindern kann, wenn klinische Symptome bereits vorhanden sind.

Literatur

Fuchs, F., u. G. Stakemann: Behandling af truende partus praematurus med store doser progesteron. Ugeskr. Laeg. **121**, 566 (1959).
— — Treatment of threatened premature labor with large doses of progesterone. Amer. J. Obstet. Gynec. (in press).

R. Kaiser (München):

Die Pseudogravidität spielt eine zunehmende theoretische und praktische Rolle. Da die kombinierte Oestrogen- und Progesterontherapie im wesentlichen zu einer Hypertrophie der präexistenten Zellen im Uterus führt, empfehlen wir bei ausgeprägten Hypoplasien eine ausgiebige Oestrogenvorbehandlung zur Anregung der Zellneubildung. Besteht eine Dysmenorrhoe auf der Basis einer Uterushypoplasie mit erhaltenem Cyclus, so ist die Kombinationstherapie indiziert, mit der prämenstruell begonnen wird; wir haben darauf 1956 erstmals hingewiesen. Für die Bremstherapie zur Erzielung eines Rebound-Effektes kann auf die Oestrogenprämedikation verzichtet werden. Den Pat. gegenüber gebrauchen wir nicht die Ausdrücke „Scheinschwangerschaft" oder „Pseudogravidität", sondern sprechen von einer hormonalen Wachstums- oder Auflockerungsbehandlung.

J. Plotz (Chicago):

Ich möchte kurz über unsere Erfahrungen mit der Behandlung des habituellen Aborts am Chicago Lying-in Hospital der Universität Chicago berichten. 90 Frauen wurden 50—100 mg Progesteron in Öl 3—5mal in der Woche intramuskulär verabreicht, und weitere 47 Frauen erhielten 500 mg 17(α)-Hydroxyprogesteroncapronat in 1 oder 2 Injektionen wöchentlich. Die prophylaktische Behandlung wurde in allen Fällen möglichst früh, immer vor der 10. Schwangerschaftswoche, begonnen und bis zur 20. bzw. 32. Woche durchgeführt. Nach Behandlung mit Progesteron haben 70% der Frauen und nach Behandlung mit dem Steroidester 76,5% der Frauen die Schwangerschaft ausgetragen. Lokale Nebenwirkungen nach Injektion des Esters sind nicht aufgetreten. Im Gegensatz dazu waren nur 13,8% bzw. 16,4% der vorausgegangenen Schwangerschaften erfolgreich gewesen.

In keinem Fall haben wir bei dieser hochdosierten und frühzeitigen prophylaktischen Behandlung des habituellen Aborts Virilisierungserscheinungen weiblicher Feten beobachtet. Ich habe während meines Vortrages heute morgen darauf hingewiesen, daß prinzipiell die Umwandlung des Progesteron in Androgene während der Schwangerschaft möglich ist, daß aber normalerweise die Umwandlungsrate sehr niedrig ist. Aus diesem Grund kommt es nur selten zu „spontanen" Virilisierungen weiblicher Feten, die durch eine erhöhte Umwandlungsrate des endogen produzierten Progesterons in Androgene hervorgerufen werden. Nur bei einer pathologisch gesteigerten Aktivität der Enzymsysteme, die die Umwandlung bewirken, sollte man mit weiblichem Pseudohermaphroditismus bei der Behandlung des habituellen Aborts mit Progesteron rechnen. Nach Zufuhr von radioaktivem 17-Hydroxyprogesteroncapronat haben wir weniger als 4% der zugeführten Radioaktivität in der neutralen ketonischen Fraktion des Urins aufgefunden, was dafür spricht, daß dieser Steroidester sicherlich nicht in einem wesentlichen Grad in androgene Hormone umgewandelt wird. Ich möchte darauf hinweisen, daß die kürzlich in der Literatur beschriebenen Fälle von weiblichem Pseudohermaphroditismus fast ausschließlich nach Behandlung mit anderen gestagen wirksamen Substanzen wie Äthinyl-nor-testosteron beobachtet worden sind.

G. I. M. Swyer (London):

In reply to Prof. Ferin's question, it is well known, that although norethynodrel readily produces early secretory changes in the endometrium, progression of glandular development, so as to produce a late secretory picture, does not usually occur. Instead, there is disproportionate stromal development, with glandular regression, so that a decidual picture emerges. This is true with doses of from 5 to 20 mg daily, given with or without additional oestrogen.

Rarely, however, a typical late secretory picture may be found after 9 or 10 days' treatment with 10 mg daily. It is because a late secretory picture does not usually appear with norethynodrel that I have suggested that, for comparative purposes, the production of early secretory changes after a 5-day course and of mid- or late secretory changes after a 10-day course should be used for the comparison of progestogens in respect of their effects on the endometrium.

J. Ferin (Louvain):

Herr Dr. Swyer hat uns gesagt, daß Norethynodrel nicht imstande ist, eine volle sekretorische Umwandlung zu bewirken. Die Frage ist: Welche Dosen Oestrogene haben Sie in gleicher Zeit gegeben ?

Amerikanische Autoren, z. B. Kupperman (Proceedings of a Symposium on 19-nor-progestational Steroids, January 1957, Searle Research Laboratories), sahen eine komplette sekretorische Drüsen-Umwandlung im Endometrium einer Kastratin und in Fällen von sekundärer Amenorrhoe nach Verabfolgung von „Enovid (14 Tage lang), d. i. Norethynodrel und Äthinyl-oestradiol-3-methyl-äther. Trotzdem ist es oft schwer zu erzielen. Es ist zu erwähnen, daß Enovid 10 mg Norethynodrel und 150 γ Äthinyl-oestradiol-3-methyl-äther enthält, was wahrscheinlich ein zu hoher Anteil an Oestrogenen ist.

Aus dem Schering AG, Berlin, Hauptlaboratorium

Die Androgene des Ovars

Von

K. Junkmann

Mit 3 Abbildungen

Über das Vorkommen von Androgenen im weiblichen Organismus gab es schon bald kaum Zweifel. So werden sicher Androgene in den Nebennieren gebildet.

Virilisierende Ovarialtumoren ließen jedoch auch an das Ovar als Quelle der weiblichen Androgene denken. In meinem Vortrag möchte ich mich darauf beschränken, die Erfahrungen zu diskutieren, die unter physiologischen und experimentellen Bedingungen für das Ovar als Quelle weiblicher Androgene sprechen.

Schon bald nach dem Vorliegen geeigneter biologischer Auswertungsverfahren war man bemüht, im Frauenharn Androgene nachzuweisen (*31, 32, 52, 92, 101, 102*) und konnte mit verbesserten Extraktionstechniken 1,4—4,6 mg Androsteron entsprechende Androgenmengen als Tagesausscheidung der Frau gegenüber 3,6—6,9 mg bei Männern finden (*29*).

Umgekehrt schied der Mann 2—29 γ Oestrogene, die Frau 4—60 γ pro Tag aus. Von anderen (*22*) wird angegeben, daß die Tagesausscheidung bei Männern und Frauen 40—50 iE (= 4—5 mg Androsteron) sei. Auch Werte von 18—48 iE für Männer (*53*) und 7—35 iE für Frauen werden genannt (*104*). Kastration senkte bei der Frau die 17-Ketosteroidausscheidung nur gelegentlich deutlich

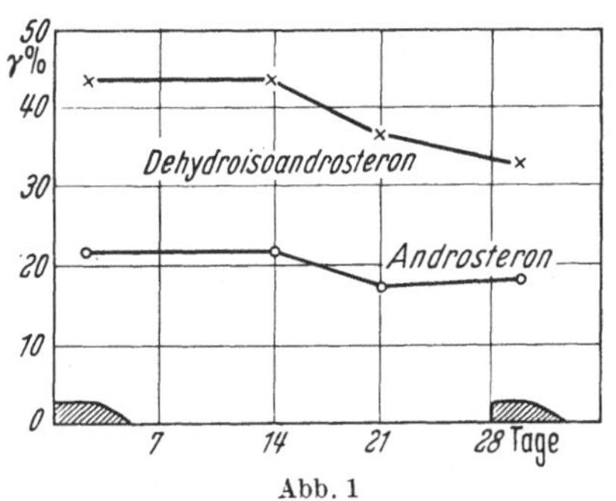

Abb. 1

(*6, 126*). Dagegen erfährt ihre Zusammensetzung Veränderungen im Sinne einer Abnahme der wenigstens teilweise als Metaboliten des Testosterons angesehenen Stoffe Androsteron und Ätiocholanolon (*45*). Sie nehmen nach Kastration bei der geschlechtsreifen Frau von 2,7 bzw. 2,6 mg je Tag auf 0,4 bzw. 0,8 mg ab. (Bei Männern von 5,6 bzw. 3,8 mg auf 1,9 bzw. 2,6 mg.) Vergleiche auch (*85*). Allerdings konnten Dobriner und Lieberman keine Abnahme nach Kastration bei Frauen feststellen (*23*). Auch in der Klimax wird von der Frau nur wenig Androsteron (1,2) und Ätiocholanolon (1,0) ausgeschieden (*45*) bzw. sinken im Senium die entsprechenden Werte ab (*84*). Anscheinend enthält von den Ketosteroidfraktionen nur die Androsteronfraktion nennenswert androgene Wirksamkeit (*1*).

Schwankungen der Ketosteroide bzw. Adrogene im Cyclus beim Meerschwein (*15*) oder beim Menschen (*22, 68*) wurden gelegentlich beobachtet, scheinen jedoch nicht regelmäßig nachweisbar zu sein (*17, 104*).

Eine recht deutliche Sprache sprechen die Erfahrungen, die bezüglich der Biogenese der Sexualhormone in den letzten Jahren gesammelt werden konnten. Darf ich auf das nächste Diapositiv verweisen (Abb. 2).

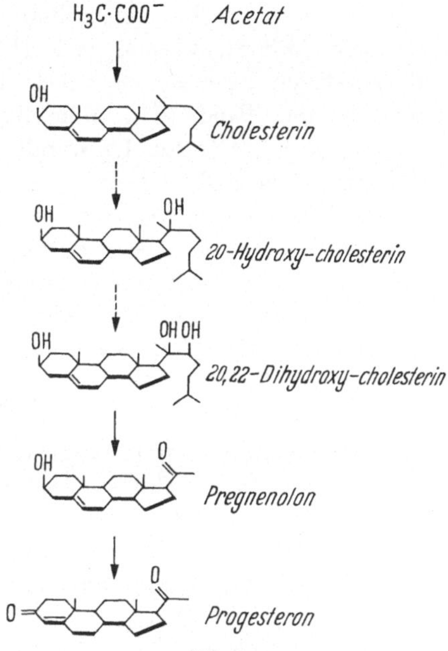

Bekanntlich entsteht aus Acetat, vermutlich über Squalen in den Organen, insbesondere auch in Nebenniere, Hoden und Ovar, Cholesterin, das vermutlich nach Hydroxylierung in 20- und 22-Stellung und Abspaltung von 6 C-Atomen Pregnenolon liefert. Dieses geht durch Oxydation in 3-Stellung und Wanderung der Δ^5-Doppelbindung nach der 4-Stellung in Progesteron als die zentrale Ausgangssubstanz aller Steroidhormone über. In der Nebenniere entstehen aus ihm durch weitere Hydroxylierungen in 17-, 21-, 11- und 18-Stellung die Corticoide und nach Abspaltung der Seitenkette die in 11-Stellung hydroxylierten Nebennierenrinden-Androgene (83).

Im Ovar, in der Placenta bzw. im Hoden erfolgt der Abbau des Cholesterins zu Progesteron analog. So erscheint Tritium-markiertes Cholesterin bei Schwangeren als Pregnandiol im Harn (18). Menschliche Placenta bildet bei Durchströmung von der Fetalseite aus Cholesterin Pregnenolon und Progesteron (106). Die Cholesterinsynthese erfolgt im Corpus luteum aus markiertem Acetat (18), der Abbau zu Progesteron aber nicht nur in Ovar und Placenta, sondern nach Frühabort und Kastrationen auch an anderer Stelle (18). Die Synthese bzw. der Abbau des Progesterons zu Androgenen und Oestrogenen findet nach dem im nebenstehenden Diapositiv gezeigten Schema statt (Abb. 3).

Das Ergebnis des ersten Schrittes des Abbaues von Progesteron, das 17 α-Oxyprogesteron, konnte in sprungreifen Follikeln und in den Corpora lutea des menschlichen Ovars nachgewiesen werden (107, 128). Die Umwandlung von Progesteron in 17 α-Oxyprogesteron war nicht nur im Hoden von Ratte, Rind und Mensch zu zeigen (63, 97, 105, 116), sondern ließ sich auch in Rinderovarien verfolgen (107). Allerdings liegt auch ein erfolgloser Versuch mit Rinderovarbrei vor (73).

Der zweite Schritt, die Abspaltung der Seitenkette und Bildung von Androstendion,

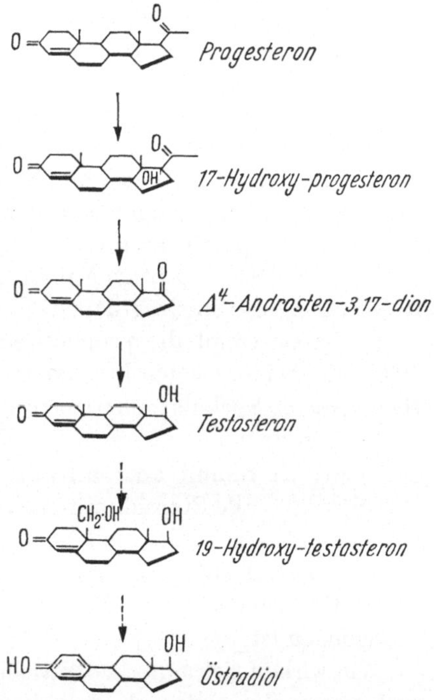

Abb. 2

Abb. 3

in dem Butenandt (*12*) sowie Ruzicka und Wettstein (*94*) schon 1935 die Vorstufe der biologischen Oestrogensynthese vermuteten, ist ebenfalls für Hoden von Ratte, Rind und Mensch (*63, 97, 105, 116*) und für Rinderovarien wahrscheinlich gemacht, nicht zuletzt auch durch den Nachweis von Androstendion in menschlichen Follikeln und Corpora lutea (*63, 67, 97, 105, 116*) erwiesen. Außerdem fanden sich Δ^4-Androstendion und 19-Hydroxyandrostendion als Vorstufen der Oestronsynthese in Follikelsaft und Placentahomogenaten von Mensch und Rind (*67*). Menschliche Ovarschnitte bildeten aus Testosteron Oestradiol (*3*). Für die Umwandlung von Androstendion in Testosteron durch Reduktion der 17-Ketogruppe in Ovarien fehlt bisher ein direkter Beweis. Auch konnte Testosteron selbst bisher nicht im Ovar nachgewiesen werden (*103*). Dagegen ließ sich der Übergang von Testosteron in Oestrogene (Oestradiol, Oestron, Oestriol) im menschlichen Ovarialgewebe beweisen (*3, 4, 125*). In jüngster Zeit ergaben Versuche mit Ovarschnitten von einem Stein-Leventhal-Syndrom die Bildung von 17 α-Hydroxyprogesteron, Δ^4-Androstendion und Testosteron aus markiertem Acetat (*74*).

Durch diese Befunde wird die Bildung von Oestron in der schwangeren Stute aus markiertem Testosteron (*38*) verständlich. Eine erhöhte Oestrogenausscheidung ist auch sonst mehrfach nach Testosterongabe für das Meerschweinchen (*109*) und für den Menschen (*69, 70, 95*) beschrieben und vielfach diskutiert worden (*72, 79, 122*). Damit wird auch die nach Radiocholesterin bei der schwangeren Frau beobachtete Ausscheidung aktiven Oestrons verständlich (*120*). Allerdings soll die Umwandlung von Testosteron in Oestrogene nicht nur in Placenta, Ovarien, Hoden und Nebennieren vorkommen, sondern auch nach Adrenalektomie und Ovariektomie möglich sein (*121*).

Die Bildung der auch im Hoden vielfach nachgewiesenen Oestrogene (*26, 33, 58, 79, 96*) scheint auf dem gleichen Wege zu verlaufen. Fassen wir das bisher Gesagte zusammen:

In den weiblichen Ausscheidungen sind bedeutende Mengen Androgene nachweisbar. Sie entstammen wahrscheinlich dem Testosteronstoffwechsel und nur zum Teil dem Stoffwechsel der Nebennierenandrogene. Es ist mit an Sicherheit grenzender Wahrscheinlichkeit bewiesen, daß Testosteron bei der Biosynthese der ovariellen, placentären und testiculären Oestrogene ein wesentliches Zwischenprodukt ist. Der endgültige Nachweis der Bildung von Testosteron im Ovar wurde in letzter Zeit erbracht (*74*).

Es haben somit die prophetischen Worte von B. Zondeck (*129*), der schon 1934 für beide Gechlechter androgene und oestrogene Hormone auf Grund theoretischer Spekulationen postulierte, ihre Bestätigung gefunden. Das hat z. B. auch Samuels (*96*) in einem in Hamburg gehaltenen Vortrag zum Ausdruck gebracht. Er nimmt an, daß alle Steroid-produzierenden Zellen grundsätzlich befähigt sind, alle Steroidhormone zu bilden; die verschiedenen hormonbildenden Gewebe in Ovar, Hoden und Nebennieren entstammen ja alle einer gemeinsamen embryonalen Anlage. Sie unterscheiden sich in ihrer Fermentausstattung nicht qualitativ, sondern nur dadurch, daß deren quantitative Zusammensetzung verschieden ist.

Wie wirken sich nun die ovariellen Androgene auf den Gesamtorganismus aus und kommt ihnen eine physiologische Bedeutung zu? Ich beschränke mich dabei auf physiologische und experimentelle Verhältnisse und lasse die oft sehr deutlichen Manifestationen ovarieller Androgene bei pathologischen Zuständen außer Betracht.

Als eine physiologische Äußerung der ovariellen Androgene wird immer wieder (*78, 103, 117, 118*) das Verhalten des Hennenkammes zitiert. Färbung, Turgor und Durchblutung wechseln mit den Lege- und Ruheperioden. Kastration läßt auch den Hennenkamm atrophieren. Eine Wiederherstellung gelingt nur mit Androgenen, nicht aber mit Oestrogenen. Auch bei Ausbildung und Sekretion des Ovidukts wirken ovarielle Androgene mit (*8*). Die Gefiederfärbung des weiblichen Sperlings in der Brunst ist androgen determiniert. Nach Kastration läßt sie sich nur durch Androgene, nicht durch Oestrogene, hervorrufen (*124*).

Die bei Ratten und Mäusen gelegentlich, bei bestimmten Stämmen sogar relativ häufig, vorkommende weibliche Prostata (*64, 65, 88, 89, 123*) ist ein androgen beherrschtes Organ (*54*). Sie zeigt Aktivitätssteigerungen in bestimmten Zeiten der Entwicklung und gewissen Perioden der Schwangerschaft (*10*). Diese Aktivitätssteigerungen treten auch bei adrenalektomierten Ratten auf, sind also nicht durch Nebennierenrindenandrogene bedingt (*9*). Die weibliche Prostata atrophiert nach Kastration und wird dann durch Androgene, nicht aber durch Oestrogene restituiert (*123*).

Deutlicher als nach diesen Beobachtungen wird die androgene Potenz der Ovarien unter experimentellen Bedingungen. So sind öfter Virilisierungen weiblicher Versuchstiere beschrieben worden (*37, 59, 87*). Schließlich wurden auch spontane Virilisierungen bei Meerschweinchen hinsichtlich Körperform und Klitoriswachstum beobachtet (*2*). Die Tiere hatten cystische Ovarien, aber normale Cyclen. Röntgenbestrahlung der Ovarien von Meerschweinchen führte zum Untergang des generativen Gewebes, jedoch zu exzessiver Bildung von Luteingewebe in den Ovarien und Virilisierung (*108*). Partielle Ovariektomie bewirkte beim Meerschweinchen Virilisierung (*61*).

Transplantationen von Ovarien in männliche Kastraten zeigen besonders nach längerem Verweilen des Implantats in dem klassischen Versuch von Lipschütz (*60*) starke androgene Wirkungen. Der männliche Meerschweinchenkastrat reagierte zunächst auf das implantierte Ovar mit Feminisierung. 3 Jahre nach der Kastration war er jedoch revirilisiert unter fast vollständiger Restitution der männlichen sekundären Geschlechtscharaktere. Eine Parallele findet der Versuch durch die Implantation embryonaler Hühnerovarien in einen Kapaun, der nach vorübergehender Feminisierung virilisiert wurde (*57*). Überdies konnte schon 1911 beim männlichen kastrierten Frosch Virilisierung durch ein Ovarimplantat ausgelöst werden (*66*).

Homologe Transplantationen von Ovarien in kastrierte männliche Mäuse oder Ratten führten zu Stimulierung von Samenblasen und Prostata (*19, 40, 41, 42, 43, 44, 81*). Die zunächst gemachte Annahme, daß bei Transplantation ins Mäuseohr die erniedrigte Temperatur des Transplantats für die Androgenproduktion verantwortlich sei (*40, 42, 43, 56*) wurde nicht bestätigt (*19, 39, 50*). Sowohl Implantate im Ohr wie in der Schwanzwurzel, als auch im Oberschenkel (*39*), schließlich auch im Peritoneum (*19*) waren androgen wirksam. Darüber hinaus waren Transplantate in der Schwanzwurzel kastrierter Rattenweibchen stimulierend auf die weibliche Prostata und auf die Clitoris wirksam (*39*). Ein Auto-

transplantat im Ohr einer kastrierten weiblichen Ratte stimulierte ein Samen-
blasenimplantat androgen (*40*).

Der letzte Versuch leitet zu Transplantationsversuchen über, bei denen
männliche androgenstimulierte Organe in weibliche Empfänger transplantiert
wurden. So wurden Prostataimplantate in infantile weibliche Ratten zwar nicht
androgen beeinflußt gefunden, wohl aber die eigene weibliche Prostata. Allerdings
trat die androgene Beeinflussung auch nach Kastration auf, so daß hier an eine
extraovarielle Androgenquelle gedacht wurde (*11*). Ovargewebe, in die Milz
transplantiert, beeinflußt zwar systemisch die Prostata nicht, da anscheinend die
Androgene des Transplantats in der Leber unwirksam werden, wohl aber wird
ein neben das Ovartransplantat eingebrachtes Samenblasentransplantat androgen
stimuliert (*127*). Schließlich führte Implantation von Ovarien in die Samenblasen-
wand der kastrierten männlichen Ratte zur vollkommenen Regeneration der
Samenblase (*50*).

In Kastraten implantiertes Ovargewebe steht unter dem Einfluß der als Folge
der Kastration vermehrt gebildeten hypophysären Gonadotropine. Zur Beurteilung solcher Versuche scheint daher ein Überblick über die Erfahrungen einer
eventuellen Beeinflussung der Androgenproduktion des Ovars durch Gonadotropine nützlich. HCG und PMSG bewirkten an weiblichen infantilen Ratten,
vom 6. bis zum 30. Lebenstag verabfolgt, Hyperthropie von Clitoris, Präputium
und Präputialdrüsen (*7*). Prostataimplantate in weiblichen Ratten wurden durch
HCG androgen beeinflußt. Vergleiche auch (*86, 87*). Weibliche Meerschweinchen
konnten durch HCG virilisiert werden (*76, 77, 108*). Diese Wirkung trat nach
Kastration nicht auf (*76, 108*). Alkalische Vorderlappenextrakte verursachten
ebenfalls Hypertrophie von Clitoris und Stachelorganen des Meerschweinchens,
waren jedoch im Gegensatz zu den Versuchen mit HCG auch am Kastraten,
wenigstens teilweise wirksam (*37, 76, 108*). Man denkt hier an eine Beteiligung
von Nebennierenandrogenen als Folge des ACTH-Gehaltes des alkalischen Vorder-
lappenextraktes (*118*). Weiter konnte eine vermehrte Androgenproduktion im
ovariellen Interstitium der hypophysektomierten Ratte nachgewiesen werden (*75*).
Auch ich selbst (*49*) glaube wahrscheinlich gemacht zu haben, daß das Ovar der
hypophysektomierten Ratte unter dem Einfluß von HCG und PMSG, gemessen
an der Beeinflussung der Präputialdrüsen, Androgene bildet. Schließlich bewirkt
PMSG am Sperlingweibchen (*82*) und beim Bergfinken (*98*) die androgen bedingte
Schwarzfärbung des Schnabels. HCG und PMSG steigern die Kammgröße
infantiler Hennen (*93*) und PMSG sowie hypophysäre Gonadotropine fördern die
Entwicklung der Wulffschen Gänge und das Kammwachstum bei braunen Leg-
horn (*112*). Die bei Frauen gefundene, mit Gonadotropinen vermehrte Ausscheidung von Androsteron und Ätiocholanolon, die nach Kastration ausbleibt, spricht
ebenfalls für eine Steigerung der Testosteronsekretion durch die Ovarien (*71*).

Im Gegensatz zu den ziemlich einheitlichen Befunden, die eine Steigerung der
androgenen Funktion der Ovarien in situ erkennen lassen, findet sich nur eine
Beobachtung, daß die Androgenproduktion von Ovartransplantaten durch PMSG
gesteigert wurde (*81*). Meist war eine solche Steigerung durch PMSG (*19, 20*) nicht
möglich. Wahrscheinlich ist eine Steigerung der Androgenproduktion des Trans-
plantates nur zu erzielen, wenn die Kastratenhypophyse noch nicht voll ausgebildet

ist und das Transplantat noch nicht unter dem maximalen Einfluß der Gonadotropine aus der Kastratenhypophyse steht.

Zum Schluß wären noch einige Versuche an Parabiosetieren zu erwähnen. Vereinigung einer infantilen weiblichen kastrierten Ratte mit normaler infantiler weiblicher Ratte mit weiblicher Prostata läßt bis zum 120. Lebenstag zunehmende androgene Stimulierung der weiblichen Prostata erkennen (47). Parabiosevereinigung von 2 kastrierten Rattenmännchen, von denen eines ein Ovarimplantat trägt, läßt androgene Beeinflussung von Samenblasen und Prostata in dem das Ovarimplantat enthaltende Tier beobachten (47).

Alle diese Befunde sprechen demnach stark für die Möglichkeit einer androgenen Sekretion durch die Ovarien. Die Annahme, daß die ovariellen Oestrogene zu einer gesteigerten Androgensekretion durch die Nebennieren führen sollen, ist wohl theoretisch denkbar. Sie dürfte jedoch wegen der sehr schwachen Wirksamkeit der Nebennierenandrogene (Androstendion, 11-hydroxylierte C_{19}-Verbindungen, Dehydroisoandrosteron) nur eine sehr untergeordnete Rolle spielen. Sie mag gelten für die partielle Wirksamkeit alkalischer Hypophysenvorderlappenextrakte (37, 76, 108) an Kastraten, die in der Regel viel ACTH, aber relativ wenig Gonadotropine enthalten. Sie trifft nicht sicher zu für HCG und PMSG, die höchstens ganz geringfügig mit ACTH verunreinigt sein können. Außerdem erklärt sie nicht das Ausbleiben der Androgensekretion nach Kastration sowohl bei physiologischen androgenen Manifestationen des Ovars (118, 124) bzw. ihr Erhaltenbleiben nach Adrenalektomie (9). Ein virilisierender Einfluß der Nebenniere auf die Rattenprostata bei Kastraten scheint nur bei infantilen Ratten und nur während eines kurzen Lebensabschnittes möglich zu sein (62). Für die vielfachen, geschilderten androgenen Wirkungen von HCG und PMSG sowohl auf die normale wie die hypophysektomierte weibliche Ratte und auf transplantierte Ovarien ist zweifellos das Ovar als Androgenquelle anzusehen.

Aus den Erfahrungen bezüglich der Biosynthese und des Stoffwechsels der Sexualhormone ist anzunehmen, daß das ovarielle wesentlichste Androgen Testosteron selbst ist, eine Schlußfolgerung vieler Autoren (7, 21, 27, 44, 45, 48, 118), der auch ich mich anschließen möchte. Da androgen besonders stark aktive Ovarien meist zahlreiche Corpora lutea, Thecaluteinisierung bzw. Hypertrophie des Interstitium zeigen (19, 30, 47, 87, 100, 108, 118, 127), hat man auch Progesteron als ovarielles Androgen diskutiert (19, 39, 50, 55, 78, 90, 127). Seine androgene Wirksamkeit ist jedoch sehr schwach bzw. fehlend (35, 36, 50, 78, 81, 127). Auch der alte Befund von STEINACH bezüglich androgener Wirksamkeit von Corpus luteum-Extrakten wurde neuerdings nicht bestätigt (24). Der Nachweis von Fructose und Citronensäure als sehr empfindlicher Androgentest läßt in Samenblase, Prostata und Coagulationsdrüse der kastrierten Ratte erst mit 25 mg je Tag positive Wirkungen erkennen, die etwa der Wirkung von 5 γ Testosteronpropionat entsprechen (90). Gelegentlich wird dem Progesteron ein leichter virilisierender Einfluß auf die juvenile Rattensamenblase zugeschrieben, die in späterem Alter einem synergistischen Effekt auf die Testosteronwirkung Platz macht (114).

Der häufige Befund von Luteinisierung, besonders Theca- und Interstitium-Luteinisierung, läßt an diese Zellformationen als Ursprung ovarieller Androgene denken (16, 79, 89, 113), eine Ansicht vieler Autoren, der auch ich mich besonders im Hinblick auf das Interstitium (*49*) anschließe. Auf das Interstitium weisen auch bestimmte histochemische Untersuchungen hin (*91*). Damit soll mit Samuels (*96*) nicht ausgeschlossen werden, daß grundsätzlich jedes Steroid-produzierende Gewebe auch im Ovar zur Androgensynthese fähig ist.

Als mögliche Quelle der Androgene werden auch die sog. Hiluszellen des Ovars diskutiert. [Für das Meerschweinchen (*61*), für den Menschen (*46, 99*), in der Menopause (*21*), bei Hiluszelltumoren (*111*) und in pathologischen Fällen (*5, 80, 110, 115*).] Sie wurden auch bei einem Fall ovarieller Agenesie hypertrophisch gefunden (*34*). Auch morphologische Untersuchungen (*21*) deuteten in ähnlicher Richtung.

Der Androgenproduktion des Ovars kommt sicher nicht nur eine theoretische Bedeutung zu. Besitzt doch die Frau ebenso wie das weibliche Tier im wesentlichen durch Androgene beeinflußbare Organe (Clitoris, Präputium, kleine Labien, Präputialdrüsen, vielleicht auch Talgdrüsen und Analdrüsen), deren funktioneller Zustand wahrscheinlich durch die ovariellen Androgene mitgesteuert wird. Nicht zuletzt ist vielleicht auch die Libido der Frau auf die Anwesenheit ovarieller Androgene angewiesen. Allerdings gibt es Mitteilungen (*25, 51, 119*), die sich auch hier für eine größere Bedeutung der Nebennierenandrogene aussprechen und einen Einfluß der Kastration auf die Libido ablehnen. Auch die außerordentlich günstige Beeinflussung der Kastrationsfolgen oder der Erscheinungen der Menopause durch entsprechende Androgen-Oestrogengemische deuten in die gleiche Richtung. Vorläufig gehöre ich selbst zu den wenigen (*13, 14, 28, 48, 49*), die den Androgenen des Ovars eine Rolle im Cyclus zuordnen. Ich hoffe, daß diese Annahme in der Zukunft noch mehr gestützt werden kann.

Meine Damen und Herren:

Das Ovar produziert demnach mit Sicherheit auch unter physiologischen Umständen Androgene, mit großer Wahrscheinlichkeit vorwiegend Testosteron. Wahrscheinlich ist die Hauptquelle das interstitielle und das Thecalutein-Gewebe, ohne daß damit andere Gewebsformationen vollkommen ausgeschlossen sein sollen. Den variellen Androgenen kommt bestimmt eine physiologische Bedeutung bei der Ausbildung spezifisch androgenbeherrschter Organe der Frau und des weiblichen Tieres zu. Daneben kann man mit Voss (*117, 118*) auch an Sensibilisierungen für andere Hormone oder bestimmte allgemeine Stoffwechselwirkungen als Funktion der Androgene denken. Das Verständnis für die Einordnung ovarieller Androgene in den Cyclus dürfte mit der Zeit mehr Boden gewinnen.

Literatur

1. Arata, L., L. di Girolamo, R. Magliocca, A. Natoli and E. Zilli: Ormonologia **15**, 199 (1955).
2. Bacsich, P., and G. M. Wyburn: Nature (Lond.) **157**, 588 (1946).
3. Baggett, B., L. L. Engel, K. Savard and R. I. Dorfman: Fed. Proc. **14**, 175 (1955).
4. — — — — J. biol. Chem. **21**, 931 (1956).
5. Bergheiser, W.: Amer. J. Obstet. Gynec. **73**, 429 (1957).
6. Bianchi, M., and G. Ermiglia: Arch. E. Maragliano Pat. Clin. **11**, 29 (1955).
7. Bradbury, J. T., and F. Gaensbrauer: Proc. Soc. exp. Biol. (N. Y.) **41**, 128 (1939).
8. Brant, J. A. W., and A. V. Nalbandov: Poultry Sci. **35**, 692 (1956).
9. Burrill, M. W., and R. R. Greene: Endocrinology **28**, 871 (1941).
10. — — Anat. Rec. **83**, 209 (1942).
11. — — Proc. Soc. exp. Biol. (N. Y.) **42**, 764 (1939).

12. BUTENANDT, A., u. H. KUDSZUS: Z. physiol. Chem. **237**, 75 (1935).
13. BUSCHBECK, H.: Zbl. Gynäk. **76**, 1631 (1954).
14. — Z. Geburtsh. u. Gynäk. **142**, 11 (1954).
15. CHAROLLAIS, E. J., K. PONSE et M. F. JAYLE: Ann. Endocr. (Paris) **18**, 109 (1957).
16. CULINAR, A.: J. Obstet. Gynec. Brit. Emp. **52**, 545 (1954).
17. DAVIS, M. E., u. E. J. PLOTZ: Acta endocr. (Kbh.) **21**, 245 (1956).
18. — — G. V. LE ROY, R. G. GOULD and H. WERBIN: Amer. J. Obstet. Gynec. **27**, 47 (1956).
19. DEANESLY, R.: Proc. roy. Soc. B **126**, 122 (1938).
20. DESCLIN, L.: C. R. Soc. Biol. (Paris) **128**, 557 (1938).
21. DHOM, G.: Z. Geburtsh. Gynäk. **142**, 289 (1955).
22. DINGEMANSE, E., H. BORCHARD and E. LAQUEUR: Biochem. J. **36**, 500 (1937).
23. DOBRINER, K., and S. LIEBERMAN: Ciba Foundation Colloquia on Endocrinology **2**, 381 (1952).
24. FELS, E., and L. M. DIAZ: Helv. med. Acta **5**, 366 (1938).
25. FILLER, W., and N. DREZNER: Amer. J. Obstet. Gynec. **47**, 122 (1944).
26. FORBES, A. P.: La fonction endocrine du testicule sympos. Paris 1957, p. 109.
27. FURUHKJELM, M.: Zit. nach L. G. HUIS IN'T VELD and E. DINGEMANSE (1952), On the secretion of estrogenic and androgenic substances in the urine of women. Helsingfors 1940.
28. GAARENSTROOM, J. H., and S. E. DE JONGH: Contribution to the knowledge of the influences of gonadotropics and sex hormones on the gonads of rats. New York—Amsterdam: Elsevier Publ. Comp. 1946.
29. GALLAGHER, T. F., D. H. PETERSON, R. I. DORFMAN, A. T. KENYON and F. C. KOCH: J. clin. Invest. **16**, 659 (1937).
30. GEMZELL, C. A., K. G. TILLINGER and A. WESTMAN: Acta obstet. gynec. scand. **35**, 42 (1956).
31. GOECKE, H., Z. Geburtsh. Gynäk. **112**, 273 (1936).
32. — P. WIRZ u. H. DANERS: Arch. Gynäk. **153**, 233 (1933).
33. GOLDZIEHER, J. W., and J. S. ROBERTS: J. clin. Endocr. **12**, 143 (1952).
34. GORDAN, G. S., E. W. OVERSTREET, H. F. TRAUT and G. A. WINCH: J. clin. Endocr. **15**, 1 (1955).
35. GREENE, R. R., M. W. BURRILL and A. C. IVY: Endocrinology **24**, 351 (1939).
36. — — and D. M. THOMSON: Endocrinology **27**, 469 (1940).
37. GUYENOT, E., and DUSZINSKA WIETRZYKOWKAS: Rev. Suisse Zool. **42**, 341 (1935).
38. HEARD, R. D. H., P. H. JELLINEK and Y. J. O'DONNELL: Endocrinology **57**, 200 (1955).
39. HERNANDEZ, T.: Amer. J. Anat. **73**, 127 (1943).
40. HILL, R. T.: Endocrinology **21**, 495 (1937).
41. — Endocrinology **21**, 633 (1937).
42. — Anat. Rec. **67**, Suppl. 24 (1937).
43. — and W. U. GARDNER: Anat. Rec. **64**, Suppl. 21 (1936).
44. — and M. T. STRONG: Endocrinology **27**, 79 (1940).
45. HUIS IN'T VELD, L. G., et E. DINGEMANSE: Sem. Hôp. Paris **1952**, 417.
46. HUSSLEIN, H., Z. Geburtsh. Gynäkol. **130**, 32 (1948).
47. JOHNSON, D. C.: Endocrinology **62**, 340 (1958).
48. JONGH, S. E. DE, J. H. GAARENSTROOM and F. J. A. PAESI: Verslag Ned. Akad. Wetensch. Afd. Natuurk. **53**, 71 (1944).
49. JUNKMANN, K.: Ärztl. Wschr. **9**, 289 (1954).
50. KATSH, S.: Endocrinology **47**, 370 (1950).
51. KINSEY, A. C., W. B. POMEROY, C. E. MARTIN and P. H. GEBHARD: Sexual behavior in the human female. Philadelphia: W. B. Saunders Co. 1953.
52. KOCH, F. C.: Physiol. Rev. **17**, 153 (1937).
53. KOCHAKIAN, C. D.: Endocrinology **21**, 60 (1937).
54. KORENCHEVSKY, V.: J. Physiol. **90**, 371 (1937).
55. KULLANDER, S.: Acta endocr. (Kbh.) **23**, 131 (1956).
56. LAMPTON, A. K., and A. J. MILLER: J. Urol. **45**, 552 (1941).
57. LEROY, P.: Ann. Endocr. (Paris) **9**, 459 (1948).
58. LEZCH, R. B., W. O. MADDOCK, I. TOKÜYAMA, C. A. PAULSEN and W. O. NELSON: Rec. Progr. Hormone Res. **12**, 377 (1956).

59. Lipschütz, A.: C.R. Acad. Sci. (Paris) **179**, 1625 (1924).
60. — Virchows Arch. path. Anat. **285**, 35 (1932).
61. — C.R. Soc. Biol. (Paris) **112**, 1272 (1933).
62. Lloyd, C. W., and J. Fredericks: J. clin. Endocr. **11**, 724 (1951).
63. Lynn, W. S.: Fed. Proc. **15**, 305 (1956).
64. Mahoney, J. J.: Anat. Rec. **77**, 375 (1940).
65. — J. exp. Zool. **90**, 413 (1942).
66. Meisenheimer, J.: Zool. Anz. **38**, (1911); zit. nach A. Biedl, Innere Sekretion 2. Aufl. 1913.
67. Meyer, A. S.: Biochim. biophys. Acta **24**, 1435 (1955).
68. Migeon, C. J., A. R. Keller, B. Lawrence and T. H. Shepard: J. clin. Endocr. **17**, 1051 (1957).
69. Myers, W. P. L., C. D. West, O. H. Pearson and D. A. Karnofsky: J. Amer. med. Ass. **161**, 127 (1956).
70. Nathanson, J. T., L. L. Engel, R. M. Kelley, G. Ekman, K. H. Spaulding and J. Elliott: J. clin. Endocr. **12**, 1172 (1952).
71. Netter, A., R. Henry, A. Lambert, M. Thévenet, P. Lumbroso and P. Aschheim: Ann. Endocr. (Paris) **16**, 833 (1955).
72. — — — P. Lumbao, M. Thévenet et F. Mauvais: Ann. d'Endocr. (Paris) **19**, 798 (1958).
73. Nissim, J. A.: J. Endocr. **9**, 28 (1953).
74. O'Donnell, V. J., and J. G. Mccaig: Biochem. J. **71**, 9^P (1959).
75. Paesi, F. J. A., and J. H. Gaarenstroom: Verslag Ned. Akad. Westenschap. Afd. Natuurk. **52**, 592 (1943).
76. Papanicolaou, G. N., and E. A. Falk: Proc. Soc. exp. Biol. (N. Y.) **31**, 750 (1934).
77. — — Science **87**, 238 (1938).
78. Parkes, A. S.: Rec. Progr. Hormone Res. **5**, 101 (1950).
79. Paschkis, K. E., and A. E. Rakoff: Rec. Progr. Hormone Res. **5**, 115 (1950).
80. Pedersen, J., and C. Hamburger: Acta endocr. (Kbh.) **13**, 109 (1953).
81. Pfeiffer, C. A., and C. W. Hooker: Anat. Rec. **83**, 543 (1942).
82. — and A. Kirschbaum: Yale J. Biol. Med. **13**, 315 (1941).
83. Pincus, G.: IV. int. Congress of Biochemistry 1.—6. 9. 1958, Wien, Symposion IV.
84. — L. P. Romanoff and J. Carlo: J. Gerontol. **9**, 113 (1954).
85. Pond, M. H.: J. Endocr. **10**, 202 (1954).
86. Ponse, K.: Bull. Acad. Suisse Sci.-Med. **10**, 1 (1954).
87. — IIIme Réunion des Endocrinologists de Langue française 1955.
88. Price, D.: Proc. Soc. exp. Biol. (N. Y.) **41**, 580 (1939).
89. — Anat. Rec. **82**, 93 (1942).
90. — T. Mann and C. Lutwak-Mann: Anat. Rec. **122**, 363 (1955).
91. Rennels, E. C.: Amer. J. Anat. **88**, 63 (1951).
92. Riess, H.: Z. Geburtsh. Gynäk. **136**, 1 (1952).
93. Ringer, R. K., P. D. Sturkie and H. S. Weiss: Poultry Sci. **36**, 435 (1957).
94. Ruzicka, L., and A. Wettstein: Helv. chim. Acta **18**, 986 (1935).
95. Salmon, U. J.: Proc. Soc. exp. Biol. (N. Y.) **37**, 488 (1937).
96. Samuels, L. T.: Vortr. Hamburg 1958.
97. Savard, K., R. I. Dorfman, B. Baggett and L. L. Engel: J. clin. Endocr. **16**, 1629 (1956).
98. Schildmacher, H., u. L. Steubling: Biol. Zbl. **71**, 272 (1952).
99. Scully, R. E.: J. clin. Endocr. **13**, 1254 (1953).
100. Shippel, S.: J. Obstet. Gynec. **62**, 321 (1955).
101. Siebke, H.: Arch. Gynäk. **146**, 417 (1931).
102. — Arch. Gynäk. **156**, 317 (1933).
103. Simmer, H.: Dtsch. med. Wschr. **83**, 349 (1958). — (Zus.)
104. Simpson, S. L., P. de Fremery and A. Macbeth: Endocrinology **20**, 363 (1936).
105. Slaunwhite jr., W. R., and L. T. Samuels: J. biol. Chem. **220**, 341 (1956).
106. Solomon, S., A. L. Lena, E. van de Wiele and S. Lieberman: 126th Meeting, Amer. Chem. Soc. New York Sept. 1954.

107. — E. van de Wiele and S. Lieberman: J. Amer. chem. Soc. **78**, 5453 (1956).
108. Steinach, E., u. H. Kun: Pflügers Arch. ges. Physiol. **227**, 265 (1931).
109. — — u. O. Peczenik: Wien. klin. Wschr. **49**, 899 1936).
110. Sternberg, W. H.: Amer. J. Path. **25**, 493 (1949).
111. Stolk, J. C.: Ned. T. Verlosk. **45**, 376 (1955).
112. Taber, E.: J. exp. Zool. **107**, 65 (1948).
113. — Endocrinology **48**, 6 (1951).
114. Talliaferro, I., E. J. Wells, S. Kay and R. H. Hode: Arch. intern. Med. **91**, 675 (1953).
115. Vernet, G.: Cir. Ginec. Urol. **1953**, 42.
116. Viscelli, T. A., M. E. Lombardo and P. B. Hudson: Fed. Proc. **16**, 265 (1957).
117. Voss, H. E.: Med. Klin. **48**, 770 (1953).
118. — Z. Geburtsh. Gynäk. **140**, 83 (1954).
119. Waxenberg, S. E., M. G. Drellich and A. M. Sutherland: J. clin. Endocr. **19**, 193 (1959).
120. Werbin, H., E. J. Plotz, G. V. le Roy and E. M. Davis: J. Amer. chem. Soc. **79**, 1012 (1957).
121. West, C. D., B. L. Damast, S. D. Sarro and O. H. Pearson: J. biol. Chem. **218**, 409 (1956).
122. Winter, C., H. Hollings and R. B. Stebbins: Endocrinology **52**, 123 (1953).
123. Witschi, E., J. J. Mahoney and G. M. Riley: Biol. Zbl. **58**, 455 (1938).
124. — and R. A. Miller: J. exp. Zool. **79**, 475 (1938).
125. Wotiz, H. H., J. W. Davis, H. M. Lemon and M. Gut: J. biol. Chem. **222**, 487 (1956).
126. Würterle, A.: V. Symp. dtsch. Ges. Endokrinologie. S. 140 (1958).
127. Zahler, H.: Virchows Arch. path. Anat. **320**, 374 (1951).
128. Zander, J.: Klin. Wschr. **35**, 1101 (1957).
129. Zondek, B.: Nature (Lond.) **133**, 494 (1934).

Aus der Universitäts-Frauenklinik Kiel
(Direktor: Prof. Dr. E. Philipp)

Die Bildungsstätten androgener Hormone in den fehlgebildeten und fehlgesteuerten Eierstöcken der Frau

Von

H.-H. Stange

Mit 18 Abbildungen

Unsere Ansichten über die Funktionsabläufe in den steroidbildenden Organen haben den letzten Jahren in mancher Hinsicht eine Wandlung erfahren. Vornehmlich die Biochemie vermittelte uns mit ihren modernen Verfahren neue Einblicke in das komplizierte Feingefüge endokriner Vorgänge und ließ anstelle relativ starrer Schemen mehr dynamische Vorstellungen treten. Diese sind für den Kliniker außerordentlich wichtig und zwingen ihn vielfach zur Revision seiner bisherigen Anschauung. Darüber hinaus stellen sie den Morphologen vor die Aufgabe, Beiträge zur Lösung der Frage nach dem Produktionsort der einzelnen Steroidhormone zu liefern.

Als Bildungsstätten ovarieller Androgene müssen unter Berücksichtigung der Befunde von Zander (*64, 65*) und Dhom (*66*) nicht nur die Thecazellen, die Hilus- und hypertrophierten Stromazellen, sondern auch die Granulosazellen angesehen werden. Pflichtet man der Theorie Fischels bei (*16*), dann handelt es sich um Abkömmlinge der mesenchymalen Mutterzelle aus der Gonadenanlage.

Trotz der engen entwicklungsgeschichtlichen Verwandtschaft besitzen diese Elemente im ausdifferenzierten Zustand ein solches individualistisches Reaktionsvermögen und derartige morphologische Unterschiede, daß ihnen hinsichtlich ihrer endokrinen Potenz normalerweise spezielle Funktionen zugesprochen werden müssen. Wir haben es jedoch aller Wahrscheinlichkeit nach nicht mit einer absoluten Monopolstellung der einzelnen Zellarten zu tun, sondern eher mit einem synergistischen Vorgang, bei welchem unter bestimmten Bedingungen die sonst vielleicht nur eine Hilfsfunktion ausübenden Elemente gewissermaßen für die anderen eintreten können. Diese Auffassung trifft zumindest für die steroidbildenden Ovarialtumoren zu.

Allgemein wird die Ansicht vertreten, daß die Granulosa- und Thecazelltumoren oestrogen-, die Luteome oestrogen- und gestagen-, die Hiluszelltumoren sowie die Arrhenoblastome und hypernephroiden Tumoren androgen-aktiv sind. Unterzieht man sich der Mühe, das darüber vorliegende Schrifttum durchzuarbeiten, ergeben sich einige antischolastische Gesichtspunkte (Abb. 1) [Zusammenfassende Literatur (*37*)].

Gegen diese bewußt vereinfachte Darstellung könnte von seiten der Morphologen und Endokrinologen mancher Einwand erhoben werden. Sie sollte jedoch lediglich zeigen, daß Ovarialgeschwülste gleicher feingeweblicher Struktur grundsätzlich befähigt sind, die verschiedensten hormonalen Effekte auszulösen oder sich scheinbar „neutral" zu verhalten.

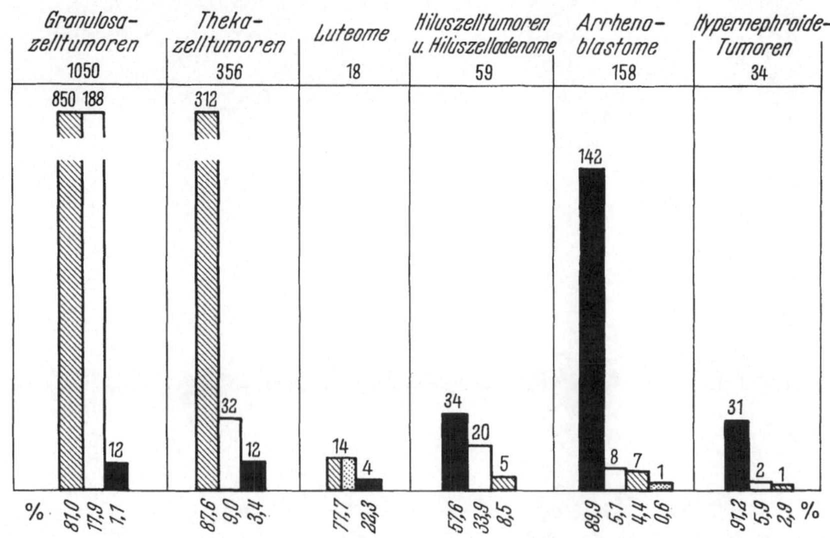

Abb. 1. Steroidbildende Ovarialtumoren

Hormonale Effekte: ■ androgene, ▨ oestrogene, ▨ gestagene, ▨ oestrogene und gestagene, ▢ keine

Es sei Ihre Aufmerksamkeit nunmehr auf zwei klinische Beobachtungen gelenkt.

Eine 18jährige, 144 cm große, weiblich determinierte Person mit allen Zeichen der rudimentären Gonaden suchte wegen primärer Amenorrhoe und zunehmender Klitorishypertrophie die Klinik auf. Die Ausscheidung der gonadotropen Hormone war mit 6,6 ME (KLINEFELTER) verringert, während die Werte der Harncorticoide sowie der 17-KS im Bereich der Norm lagen. Das in Serienschnitten untersuchte, etwa stricknadeldicke linke ovarielle Rudiment wies kein Keimparenchym, jedoch mehrere erbsengroße Hiluszelladenome auf (Abb. 2 bis 8). Will man die Klitorishypertrophie nicht als isolierte Fehlbildung deuten, kann für deren Zustandekommen nur eine Androgenproduktion in den hyperplastischen Hiluszellverbänden verantwortlich gemacht werden. Hierdurch fände vielleicht auch die für das ovarielle Rudiment niedrige gonadotrope Aktivität ihre Erklärung.

Als zweite Beobachtung sei eine 18jährige Patientin erwähnt, bei welcher sich nach anfänglich normaler Menstruation in den letzten 2 Jahren Oligomenorrhoe und Virilismus (Acne, Bartwuchs, tiefe Stimme) bemerkbar machten. Die Ausscheidung der gonadotropen Hormone, der 17-KS, der Harncorticoide und des Pregnandiols lag im Bereich der Norm. In der Annahme, es handle sich um ein Stein-Leventhal-Syndrom, wurde laparotomiert. Dabei fand sich links ein tomatengroßes, relativ derbes Ovarium, während sich die rechte Gonade in normaler Größe und Beschaffenheit präsentierte. Der in Serienschnitten untersuchte linke Eierstock wies neben einer ungewöhnlichen Persistenz des Granulosaepithels im Bereich atretischer Follikel viele von Funktionsabläufen unabhängige Granulosaballen auf. Letztere ließen zum Teil fließende Übergänge zu kleinen Granulosazelltumoren erkennen. Auffällig war auch die Theca- und Stromazellhyperplasie (Abb. 9—14). Zwei Monate nach der Operation setzte ein bis heute regelmäßiger Cyclus ein, sechs Monate später waren Bartwuchs und Acne weitgehend verschwunden; die Stimme hatte wieder ihren normalen Klang.

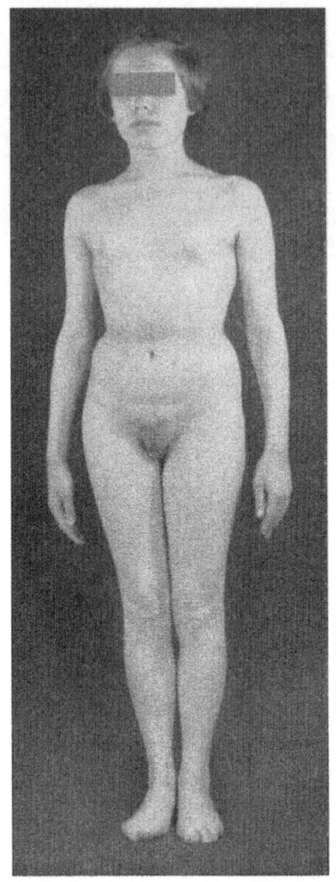

Abb. 2. 18jährige Patientin mit
rudimentären Ovarien

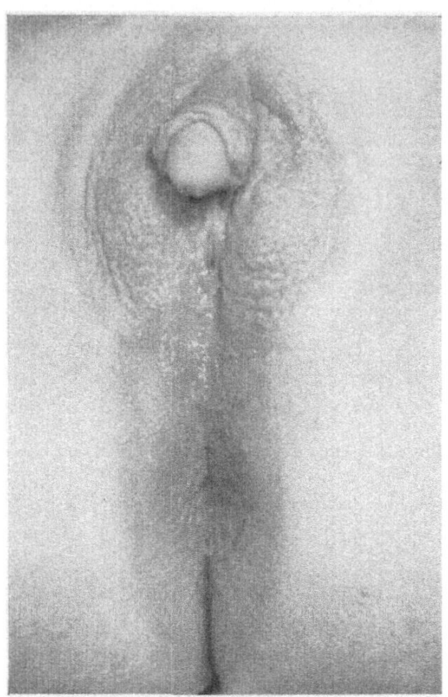

Abb. 3. Äußeres Genitale mit Klitorishypertrophie

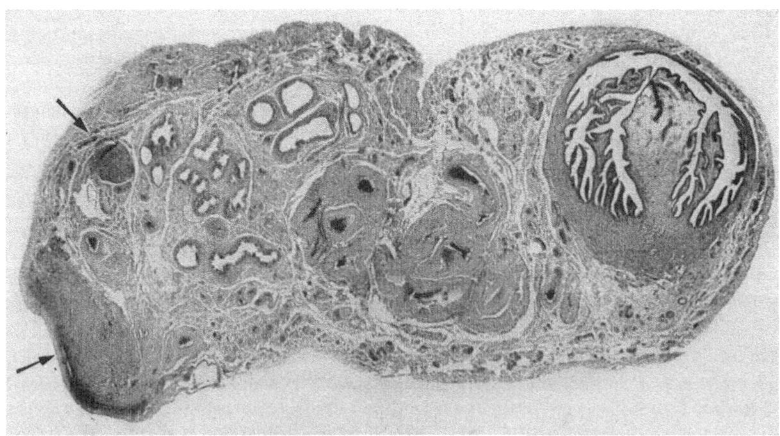

Abb. 4. Übersicht über Tube, Mesosalpinx, Epoophoron, Rete ovarii und Keimplatte; bei den Pfeilen
hyperplastische Hiluszellformationen

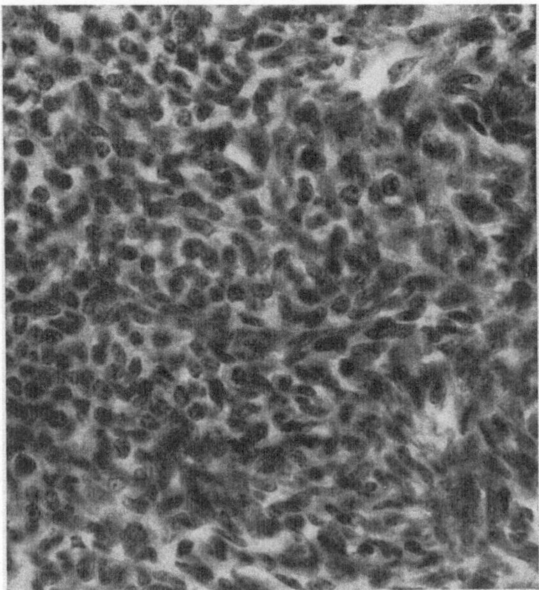

Abb. 5. Hypertrophie der Stromazellen

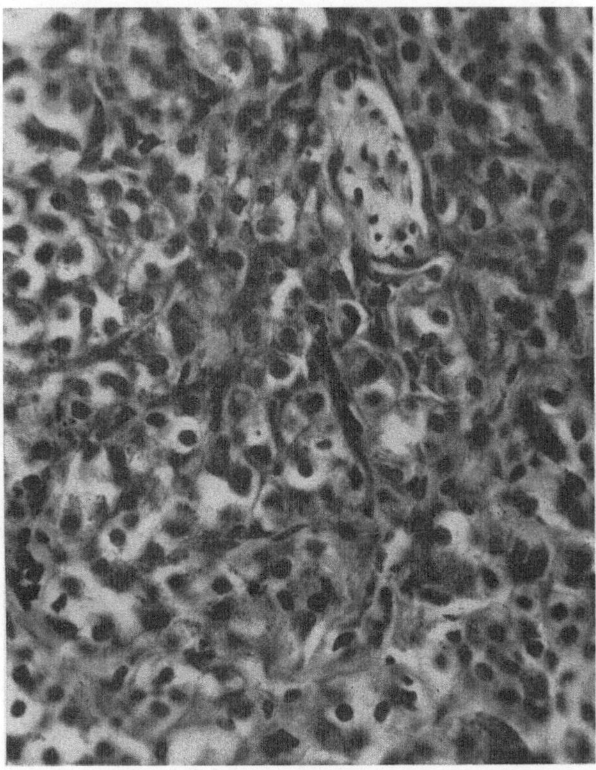

Abb. 6. Ausschnitt aus dem Hiluszelladenom

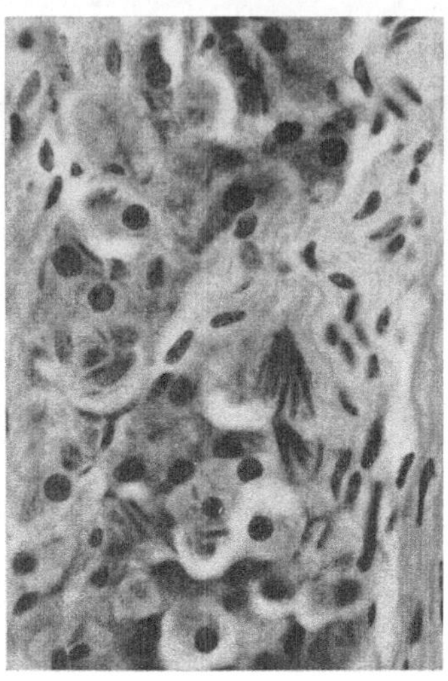

Abb. 7. Reinkesche Kristalle in den Hiluszellen

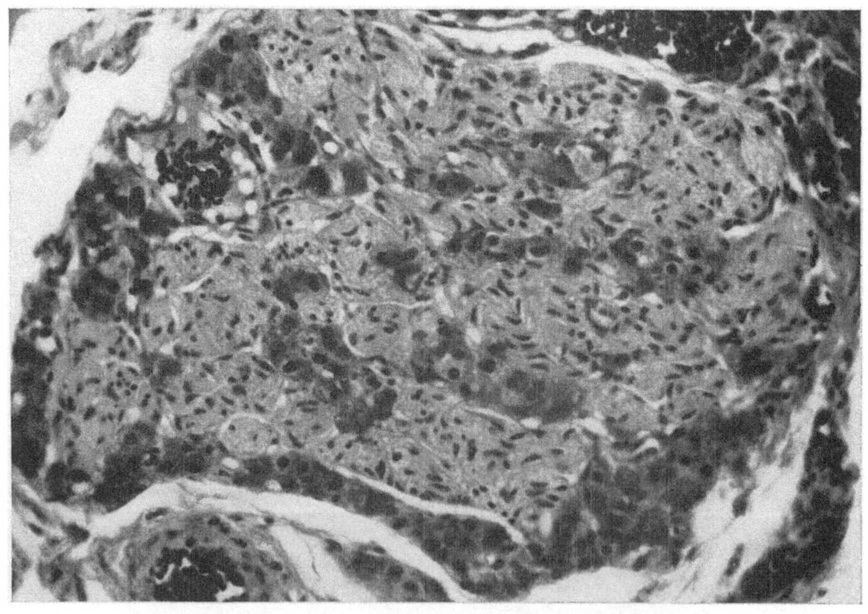

Abb. 8. Hiluszellen in peri- und endoneuraler Anordnung

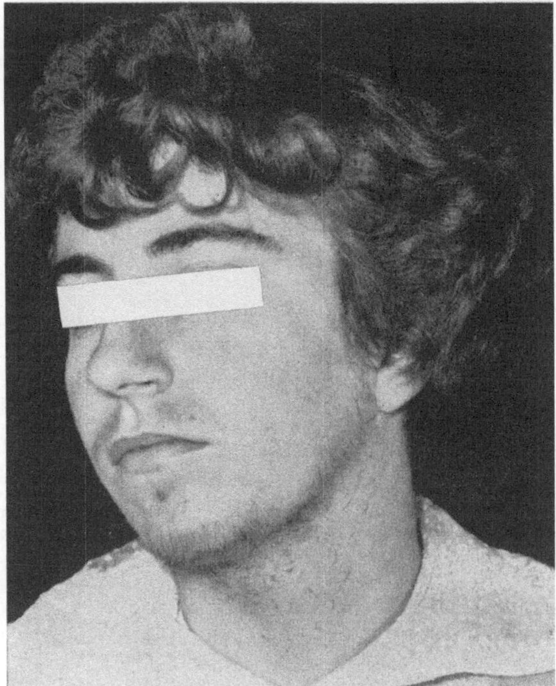

Abb. 9. 18 jährige Patientin mit virilen Erscheinungen

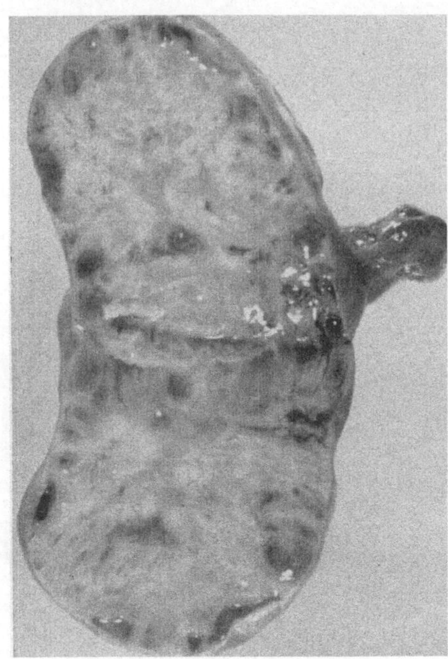

Abb. 10. Operationspräparat

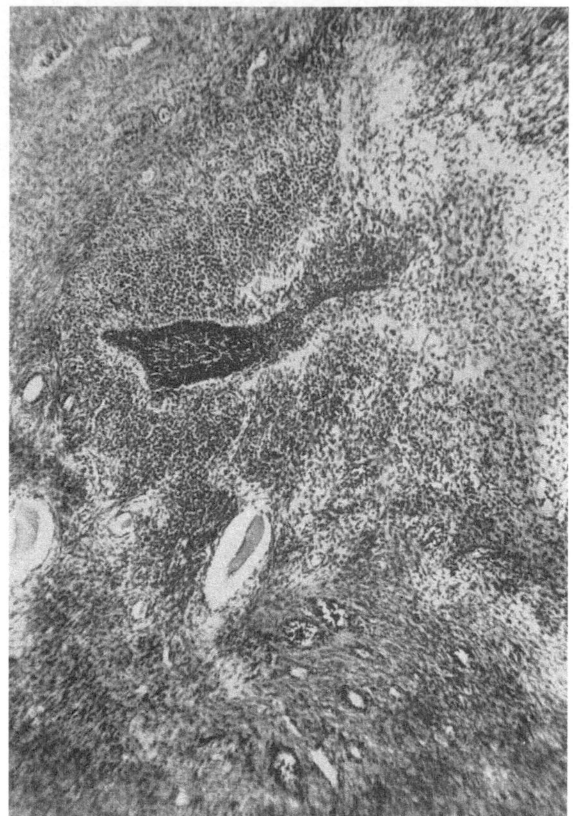

Abb. 11. Persistenz des Granulosaepithels im Bereich eines atretischen Follikels

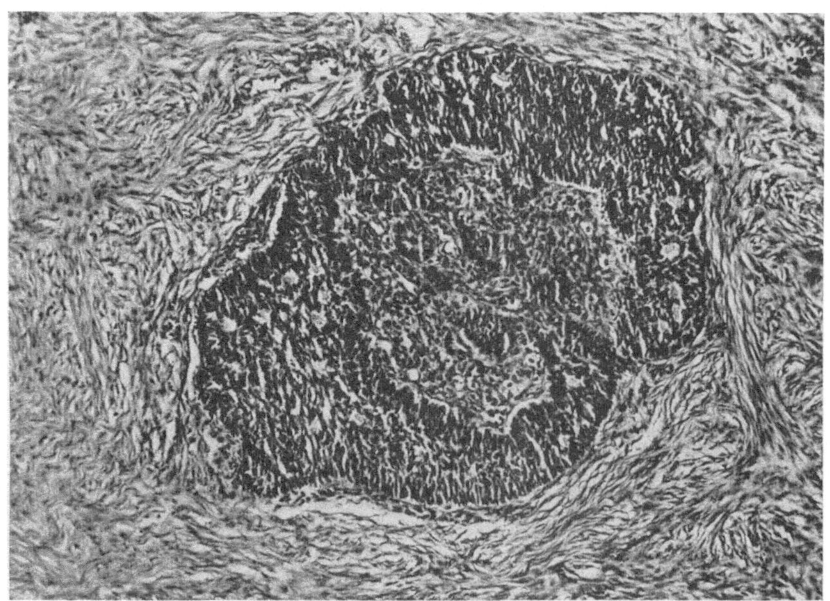

Abb. 12. Granulosazelltumorformationen

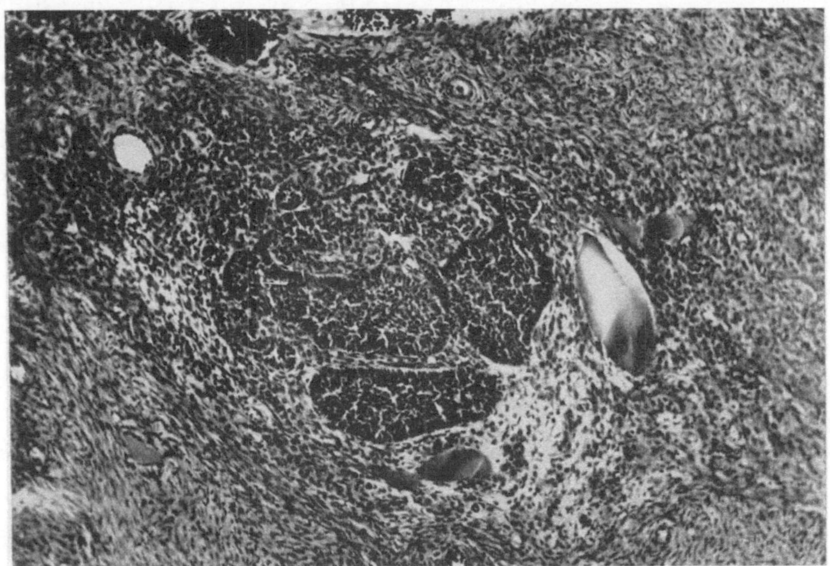

Abb. 13. Granulosazelltumorformationen mit hyperplastischer und hypertrophierter Theca

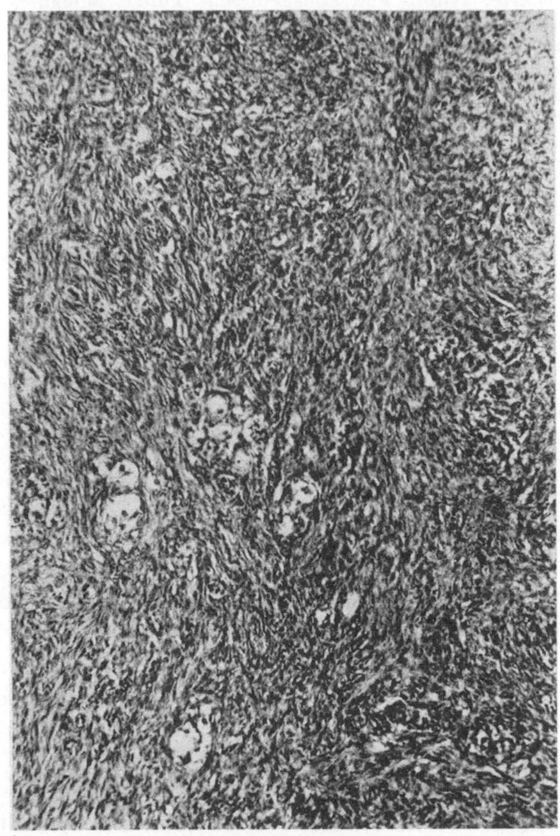

Abb. 14. Stromaluteinzellen

Das, was heute im Schrifttum schlechthin als Stein-Leventhal-Syndrom bezeichnet wird, stellt keineswegs eine einzelne Krankheit dar und zeigt, wie wenig Autorennamen geeignet sind, inkonstante phänotypische Erscheinungsbilder unklarer Genese treffend zu kennzeichnen. Es erscheint deshalb und besonders auch im Hinblick auf die mit dieser Endokrinopathie verbundenen androgenen Effekte der Versuch gerechtfertigt, den Begriff mehr einzuengen.

Tabelle 1

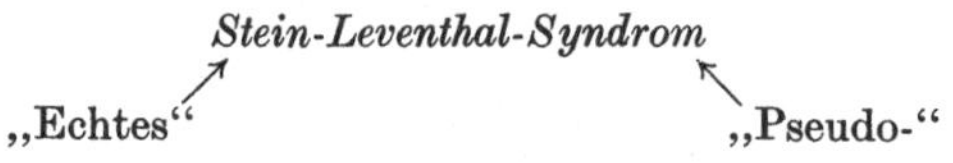

Klinische Befunde

Oft Schwangerschaftstoxikose der Mutter	Keine besonderen Hinweise
Häufig erstes oder einziges Kind	Keine besonderen Hinweise
Primäre Amenorrhoe oder primäre Cyclusstörungen anderer Art	Nach zunächst normalem Cyclus Regelstörungen verschiedenster Art
Selten verbunden mit einem AGS	Fast stets verbunden mit einem „latenten" AGS, selten mit einem „manifesten" AGS
Große Ovarien	Normalgroße oder mäßig vergrößerte Ovarien

Histologische Befunde

+++	Verbreiterte, hyalin- und kollagenreiche Tunica albuginea	+
+++	Reduzierung des Keimparenchyms	(+)
+++	Polycystische Degeneration	+++
(+)	Aktivität der Sekundärfollikel	++
+++	Hyperthecosis und Thecaluteinisierung	+++
++	Hypertrophie und Hyperplasie der Theca externa	+
(+)	Corpus luteum oder Residuen desselben	+
++	Stromafibrosis	+
++	Stromahyperplasie und -hypertrophie	+
+	Diffuse Stromaluteinisierung	(+)
++	Hiluszellen	+
++	Einlagerung saurer Mucopolysaccharide in die Gefäßwand der spiraligen Markarterien	(+)

Gonadotropin-Test

Nach bisheriger Erfahrung vermögen nur die Ovarien des „echten" Stein-Leventhal-Syndroms auf die Verabfolgung kombinierter gonadotroper Hormone mit exzessiv überschießender Reaktion zu antworten.

Therapie

Doppelseitige Keilexcision	Cortison oder Prednison

Das *echte* Syndrom ist nach unseren Befunden möglicherweise die Folge einer endokrinen Fetopathie und letztlich bedingt durch eine überstarke pränatale Stimulierung der Ovarien. Die daraus resultierende Fibrosis und Reduzierung des Keimparenchyms können die Voraussetzung für spätere Korrelationsstörungen schaffen und somit zur klinischen Manifestation der zunächst latenten Schädigung führen (*42, 43, 45, 46, 59, 60, 61, 63*). Trifft eine Regulationsstörung des innersekretorischen Systems erst zur Zeit der Geschlechtsreife auf ein bis dahin anatomisch und funktionell normal ausgerichtetes Ovarium, kann dieses zweifellos unter längerer Einwirkung derselben sehr viel Ähnlichkeit mit dem fibro-cystischen Eierstock des Stein-Leventhal-Syndroms aufweisen. Bei sorgfältiger Anamneseerhebung und vor allem bei morphologischer Serienschnittbetrachtung bleiben jedoch gewisse Unterschiede nicht verborgen (Tab. 1).

Ich verkenne keineswegs die dieser Aufstellung anhaftenden Mängel, welche sich allein schon aus den zahlreichen Täuschungsmöglichkeiten bei Betrachtung der wandelbaren ovariellen Gewebsstrukturen ergeben. Über die verschiedenen hormonalen Effekte des echten Syndroms möge Abb. 15 Auskunft geben. Die gestagenen Effekte wurden nach Behandlung mit Serum- und Choriongonadotropin gefunden. Methoden: Prenandiolbestimmung nach KLOPPER, Progesterooanalyse nach ZANDER und SIMMER. (Die Progesteronwerte verdanken wir Herrn ZANDER.) Alle vorbehandelten Ovarien wiesen keinen Gelbkörper auf.

Auch ohne Verabfolgung gonadotroper Hormone sind von FISCHER (*17*) und später auch von ZANDER (*65*) große Mengen Progesterons in diesen Ovarien nachgewiesen worden, obwohl kein Gelbkörper vorhanden war.

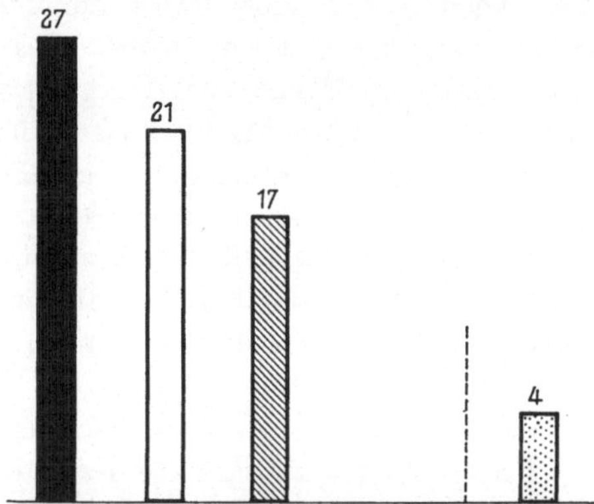

Abb. 15. Hormonale Effekte beim echten Stein-Leventhal-Syndrom (69 eigene Beobachtungen) Hormonale Effekte: ■ androgene, ▨ oestrogene, ▦ gestagene, ⌐ keine

Das Ergebnis weist sehr viel Ähnlichkeit mit dem der steroidbildenden Eierstockstumoren auf. Die gleichen Formationen — vornehmlich die Theca- und Hiluszellen — sind in der Lage, verschiedene endokrine Effekte auszulösen. Was jedoch speziell die Androgenaktivität anbelangt, muß bei der zur Zeit üblichen Betrachtung des Syndroms berücksichtigt werden, daß Vergesellschaftung sowohl mit einem latenten als auch mit einem manifesten AGS möglich ist. Im ersteren Fall läßt sich keineswegs immer sicher entscheiden, ob die Störung bedingt ist durch eine familiär festgelegte Instabilität der Konstitution oder durch eine geringe, mit biochemischen und biologischen Methoden nicht faßbare hormonale Fehlleistung (*3—5, 8—12, 14, 18—22, 24—26, 28—30, 33—39, 41, 44, 48—50, 53—56*). Ich kann aus zeitlichen Gründen nicht näher auf die in diesem Zusammenhang erhobenen interessanten Hormonbefunde eingehen.

Die Tatsache, daß von einem histologisch gleichbeschaffenen Gewebe die verschiedensten endokrinen Impulse auszugehen vermögen, gab zu den mannigfaltigsten Spekulationen Veranlassung. So wurde unter anderem auf die variierende Ansprechbarkeit der Erfolgsorgane hingewiesen. Des weiteren sprach man von einem ambisexuellen Hormon oder führte speziell die ovarielle Androgenproduktion auf männlich ausgerichtete Zellen (Zwischenzellen des Arrhenoblastoms) der weiblichen Gonade zurück.

Es ist das große Verdienst der Biochemie, darauf hingewiesen zu haben, daß die Biosynthese der Sexualhormone nicht mehr als isoliertes Phänomen zu gelten hat, sondern in den verschiedenen steroidbildenden Geweben in der gleichen Weise über Acetat — Cholesterin — Gestagene — Androgene — Oestrogene verläuft. Diese Reaktionskette steht unter Kontrolle bestimmter Enzymsysteme, von deren Verteilung und Konzentration letztlich die Beschaffenheit des jeweils produzierten Steroids abhängig ist [Literatur bei (*13, 32, 48, 52, 57, 65*)].

Diese Betrachtungsweise hat bisher vornehmlich auf dem Gebiete der Nebennierenrindenstörungen (AGS) ganz neue Ausblicke ergeben und bestimmt darüber hinaus heute unser therapeutisches Vorgehen. Neuere in vitro- und in vivo-Versuche haben gezeigt, daß auch das Ovarialgewebe verschiedene Fermente enthält, welche den Ablauf der erwähnten Reaktionskette überwachen (*1, 27, 58*).

Partielle oder totale Blockierung gewisser Enzymsysteme müssen Entgleisungen in der Biosynthese der Steroide zur Folge haben. Speziell für das Stein-Leventhal-Syndrom würde dies bedeuten, daß bei den mit Hirsutismus einhergehenden Fällen der Übergang von den Androgenen zu den Oestrogenen verringert oder ganz blockiert ist, während bei den durch Zeichen einer relativen Hyperfollikulinie charakterisierten Fällen der Abbau der Androgene zu den Oestrogenen besonders begünstigt wird (*65*).

Auf diese Weise ließen sich auch die verschiedenen hormonalen Effekte der einzelnen steroidbildenden Ovarialtumoren deuten. Über die Ursache der Enzymstörung selbst sind wir jedoch so gut wie nicht orientiert. Vielleicht spielen genetische Momente eine Rolle.

Von chemisch-morphologischer Sicht aus können entscheidende Beiträge über die Feststellung der Produktionsstätten ovarieller Androgene nicht beigesteuert werden, solange wir nicht über spezifische Verfahren zum Wirkstoffnachweis am Schnittpräparat verfügen. Diese Tatsache schließt jedoch keineswegs aus, daß histochemische Befunde unter Umständen zu heuristisch wertvollen Vermutungen führen können (*2*).

Wir kennen eine Reihe von Färbungen, Reaktionen und optischen Prüfungen, die uns einen gewissen Anhalt über die feingewebliche Lokalisation der Steroidhormone vermitteln (Tab. 2).

Tabelle 2. *Färbungen, Reaktionen und optische Prüfungen zur Darstellung der Steroidhormone am Schnittpräparat*

1. Acetonlöslichkeit
2. Darstellung mit Fettfärbemethoden
3. Doppelbrechung im polarisierten Licht
4. Fluorescenz
   a) Autofluorescenz
   b) Sekundärfluorescenz (BURKL u. KELLNER)
5. Cholesterinnachweis
6. Ammoniakalische Silberreaktion
7. Reaktion mit dem Schiffschen Reagens
8. Phenylhydrazinreaktion (BENNETT)
9. Dinitrophenylhydrazinreaktion (DEMPSEY u. WISLOCKI)
10. Phenylhydrazinformazanreaktion (SELIGMAN u. Mitarb.)
11. Reaktion nach ASHBEL-SELIGMAN

Es sei aber nochmals ausdrücklich betont, daß alle angeführten Methoden nur allgemeine und vieldeutige Aussagen erlauben (*7, 40*). Am besten eignet sich nach meiner Erfahrung die letzte Methode, wenn es gelingt, störende Gewebsaldehyde und Oxydationsprodukte ungesättigter höherer Fettsubstanzen durch entsprechende Vorbehandlung auszuschalten. Ich verweise in diesem Zusammenhang auf die Mitteilung von FERNER und RUNGE (*15*). Die Reaktion fällt in den Thecazellen, in den Hiluszellen und hypertrophierten Stromazellen sowie in den „K"-Zellen, gelegentlich jedoch auch in den Granulosaluteinzellen positiv aus (Abb. 16 bis 18). Daß die für den Androgennachweis auch heute noch vielfach gebrauchte

Färbung nach BROSTER und VINES (*6*) kein histochemisches Verfahren darstellt, wurde von uns (*46, 47*) mehrfach betont und ist jüngst durch DE GROODT (*26a*) bestätigt worden.

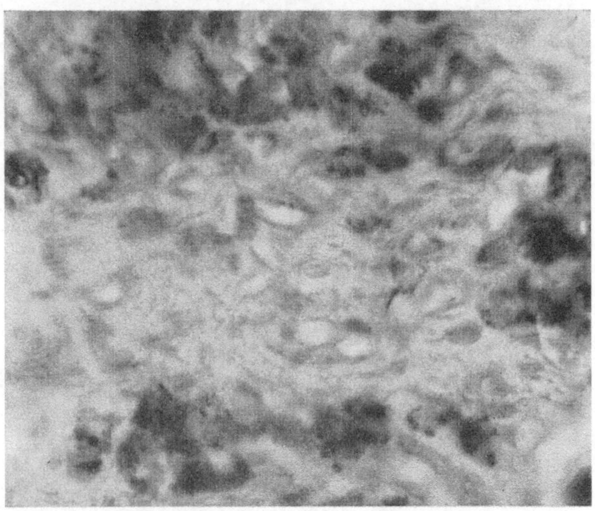

Abb. 16. Positive Ashbel-Seligman-Reaktion in den Hiluszellen

Wenn mein Referat nur wenig zu dem Problem der ovariellen Androgenbildung beizutragen vermochte, so möge man nachsichtig die Ursache mit darin suchen,

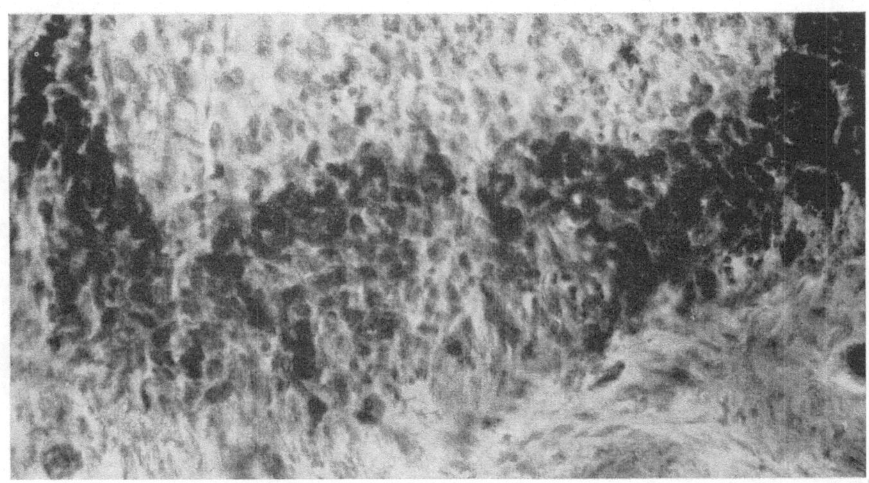

Abb. 17. Positive Ashbel-Seligman-Reaktion in den Thecazellen

daß die Kliniker und Morphologen bis jetzt nicht über die ersten tastenden Schritte in dem uns von der Biochemie erschlossenen Neuland hinausgekommen sind.

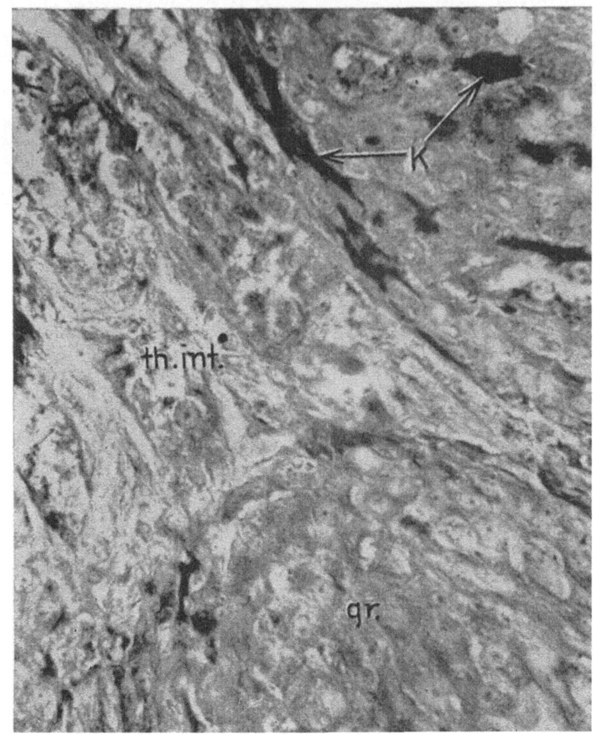

Abb. 18. Positive Ashbel-Seligman-Reaktion in den „K“-Zellen [White (1951)]

Literatur

1. Bagget, B., u. Mitarb.: J. biol. Chem. **221**, 931 (1956).
2. Bargmann, W.: Geburtsh. u. Frauenheilk. **17**, 863 (1957).
3. Bergstrand, H.: Virchows Arch. path. Anat. **293**, 413 (1934).
4. Berge, B. S. ten: Ned. T. Verlosk. **99**, 1470 (1955).
5. Bret, J., et al.: Bull. Ass. Gynéc. Obstet. **2, 532** (1950).
6. Broster, L. R., et al.: Brit. med. J. **1937**I, 662.
7. Buno, W.: Tercer Congresso Panamericano de Endocrinologia Santiago de Chile **1954**, 243.
8. Burger, K., u. Mitarb.: Geburtsh. u. Frauenheilk. **13**, 914 (1953).
9. Chosson, J., et al.: Ann. Endocr. (Paris) **19**, 734 (1958).
10. Culiner, A.: J. Obstet. Gynaec. Brit. Empire **56**, 439 (1949).
11. Cunningham, K.: Med. J. Aust. **26**, 698 (1953).
12. Dockerty, M. B., et al.: Amer. J. Obstet. **61**, 966 (1951).
13. Dorfman, R.: Med. Mitt. (Schering) **19**, 92 (1958).
14. Fehér, L., u. Mitarb.: Acta endocr. (Kbh.) **28**, 219 (1958).
15. Ferner, H., u. Mitarb.: Z. Zellforsch. **45**, 39 (1956).
16. Fischel, A.: Z. Anat. **92**, 34 (1930).
17. Fischer, R. H., et al.: J. clin. Endocr. **12**, 890 (1952).
18. Gallagher, T. F., et al.: J. clin. Invest. **37**, 794 (1958).
19. Gardner, L. I. J.: J. clin. Endocr. **13**, 1054 (1953).
20. Gemzell, C. A., u. Mitarb.: Acta obstet. gynec. scand. **35**, 42 (1956).
21. Gemzell, C. A., u. Mitarb.: Acta endocr. (Kbh.) **30**, 387 (1959).
22. Gilbert-Dreyfus, H., et al.: Ann. Endocr. (Paris) **19**, 744 (1958).
23. Gold, J. J., et al.: Amer. J. Obstet. **75**, 1034 (1958).

24. GREENBLATT, R. B.: Amer. J. Obstet. **66**, 66 (1953).

25. — Recent Progr. Hormone Res. **16**, 335 (1958).

26. — et al.: J. clin. Endocr. **16**, 235 (1956).

26a. GROODT, M. DE: Scalpel 8, 3 (1958).

27. HAYANO, M., et al.: Endocrinology **55**, 326 (1954).

28. HEIZER, H.: Geburtsh. u. Frauenheilk. **13**, 167 (1953).

29. INGERSOLL, F. M., et al.: Amer. J. Obstet. **66**, 117 (1950).

30. JAILER, J., u. Mitarb.: Gynaecologia (Basel) **138**, 276 (1954).

31. JOHNSEN, S. G.: Acta endocr. (Kbh.) **21**, 146 (1956).

32. KAUFMANN, C.: Klin. Wschr. **36**, 1145 (1958).

33. KOETS, P.: J. clin. Endocr. **9**, 795 (1949).

34. MAHAUX, J., et al.: Ann. Endocr. (Paris) **19**, 768 (1958).

35. MEAKER, S. R.: Fertil. and Steril. **1**, 293 (1950).

36. MILCON, S. M.: Ann. Endocr. (Paris) **19**, 856 (1958).

37. MORRIS, G. MC. L., and R. E. SCULLY: Endocrine pathology of the ovary. St. Louis: C. V. Mosby Comp. 1958.

38. NARJIB, ABU-HAYDAR, et al.: J. clin. Endocr. **14**, 766 (1954).

39. NETTER, A., et al.: Ann. Endocr. (Paris) **15**, 559 (1954).

40. PEARSE, A. G. E.: Histochemistry, theoretical and applied. London: Churchill Ltd. 1954.

41. PESONEN, S., u. Mitarb.: Acta endocr. (Kbh.) **30**, 405 (1959).

42. PHILIPP, E.: Dtsch. med. Wschr. **81**, 1298 u. 1321 (1956).

43. — Dtsch. med. Wschr. **82**, 1325 (1957).

44. — u. Mitarb.: Acta endocr. (Kbh.) **17**, 338 (1954).

45. — — Dtsch. med. Wschr. **79**, 1519 (1954).

46. — — Med. Klin. **52**, 2120 (1957).

47. — — Ann. Endocr. (Paris) **19**, 792 (1958).

48. PLOTZ, J.: Geburtsh. un Frauenheilk. **17**, 595 (1957).

49. PRUNTY, F. T. G., et al.: Ann. Endocr. (Paris) **19**, 820 (1958).

50. ROTTINGHUIS, H.: Gynaecologia (Basel) **134**, 108 (1952).

51. Samuels, L. T.: Metabolism of the steroid hormons. In Progress in the Chemistry of fats and other lipids (1955).

52. SCHAUMKELL, K. W., u. Mitarb.: Z. Zellforsch. **46**, 610 (1957).

53. SEBAUM, J.: J. clin. Méd. (Paris) **511**, 297 (1957).

54. SENDRAIL, M., et al.: Ann. Endocr. (Paris) **19**, 824 (1958).

55. SHIPPEL, S.: J. Obstet. Gynaec. Brit. Empire **57**, 362 (1950).

56. SIEGLER, M. A., et al.: Amer. J. Obstet. **64**, 431 (1952).

57. SIMMER, H.: Dtsch. med. Wschr. **83**, 249 (1958).

58. SOLOMON, S., et al.: J. Amer. chem. Soc. **78**, 5453 (1956).

59. STANGE, H.-H.: Z. Geburtsh. Gynäk. **148**, 16 (1957).

60. — 3. Symposion der Deutschen Gesellschaft für Endokrinologie S. 215. Berlin-Göttingen-Heidelberg: Springer 1955.

61. — 4. Symposion der Deutschen Gesellschaft für Endokrinologie. S. 234. Berlin-Göttingen-Heidelberg: Springer 1956.

62. — u. Mitarb.: Zbl. Gynäk. **79**, 1281 (1957).

63. — — Med. Klin. **58**, 414 (1958).

64. ZANDER, J.: Klin. Wschr. **35**, 1101 (1957).

65. — Geburtsh. u. Frauenheilk. **17**, 876 (1957).

66. DHOM, G.: Habilitationsschrift Würzburg (1953).

Clinique endocrinologique. Faculté de médecine de Marseille
(Directeur: Prof. Jean Vague)

Les hypertrichoses, leur développement et leur mécanisme

(d'après 600 observations)

Par

J. Vague, A. Témime-Morhange, J. C. Garrigues, J. Berthet,
M. Teitelbaum, G. Favier, H. Payan et R. Muratore

Il est hors de propos de traiter entièrement ce vaste sujet encore très controversé. Aussi nous limiterons nous à notre expérience personnelle, basée sur l'étude plus ou moins complète de 600 observations d'hypertrichoses féminines.

Une définition est indispensable en premier lieu. Nous entendons sous le nom d'hypertrichose le développement plus ou moins masculin du système pileux de la femme. Un fin duvet isolé de la lèvre supérieure chez la femme avant la ménopause comme quelques poils superflus du visage à cette époque étant un phénomène très banal, nous ne parlerons d'hypertrichose qu'au delà de cette limite. Nous n'avons pas retenu les cas apparus après la cinquantaine et avons exigé avant cet âge la présence d'un début net de barbe, de moustache, de toison inter pubo ombilicale, périanale, intermammaire, de calvitie frontale, isolés ou associés.

I. Les mécanismes du développement normal du système pileux

1. Les différences entre les dispositions masculine et féminine du sytème pileux sont d'ordre quantitatif. Elles sont très précises et n'ont pas besoin d'être rappelées.

2. Il n'existe d'après notre expérience que 3 hommes sur 1000 qui après 25 ans ont une toison entièrement féminine, et 4 femmes sur 1000 qui entre 20 et 40 ans ont une toison entièrement masculine; mais les cas intermédiaires sont très nombreux dans les deux sexes. Une toison discrète de la lèvre supérieure avant 40 ans se voit chez 10% des brunes et 5% des blondes. Les hypertrichoses proprement dites, que nous avons fait commencer audelà de ces limites, semblent atteindre 3% des femmes, dans notre région tout au moins.

3. Le développement des poils corporels et la chute des cheveux traduisent dans les deux sexes l'action des androgènes. L'origine des androgènes est bien établie chez l'homme. Chez la femme elle est plus discutée. Mais les travaux de Kitty Ponse démontrant l'activité androgène de l'ovaire après stimulation par les gonadotrophines, ceux de Johnson et de Kullander, mettant en évidence le même fait sous l'influence des gonadotrophines produites par le rat castré, ceux de Zander isolant l'androstenedione chez la femme dans le follicule avant maturation et dans le corps jaune, les constatations anatomo-cliniques de Philipp, de Plate, de Botella-Llusiá ne laissent plus de doute sur l'origine ovarienne d'une partie des androgènes féminins.

A l'époque où l'on connaissait mal les androgènes ovariens, l'origine des androgènes responsables de la toison pubo-axillaire à disposition féminine a été attribuée par ALBRIGHT dans les deux sexes au cortex surrénal et le terme d'adrenarche fut dès lors couramment prononcé. Il est depuis classique de répéter que seule la superstructure masculine de cette toison est en relation chez l'homme avec les androgènes testiculaires. Nous ne reprendrons pas longuement les arguments brillamment avancés par le grand endocrinologue américain dans son travail de 1942. A vrai dire, aucun d'eux (augmentation des 17-cétostéroïdes à la puberté — absence de toison pubo-axillaire chez les nains hypophysaires et sa présence dans les agénésies gonadales — perte des poils pubo-axillaires chez la femme dans l'hypopituitarisme, la maladie de Simmonds, la maladie d'Addison, le myxoedème et l'extrême vieillesse — faible influence de la castration testiculaire et ovarienne sur la disposition féminine du système pileux — possibilité de règles normales malgré l'absence de toison pubo-axillaire dans la maladie d'Addison — inefficacité des oestrogènes sur le développement pilaire des nains hypophysaires contrastant avec son action dans les agénésies gonadales), n'entraîne la conviction. Au contraire, tout porte à croire que ce qui fait la différence fondamentale entre la puberté au sens étymologique du mot lui-méme et l'enfance, c'est non pas une transformation considérable des fonctions surrénales dont nous n'avons aucune preuve, mais bien une métamorphose testiculaire ou ovarienne qui est évidente. L'entraînement surrénal à la suite de la mise en train de l'activité gonadale par l'intermédiaire de l'hypophyse que nous retrouvons en pathologie est possible et même probable. Mais la priorité semble appartenir aux gonades, aussi bien chez la fille que chez le garçon, la différence entre les deux paraissant résider dans le fait que les ovaires secrètent moins d'androgènes que le testicule, celui-ci sécrétant à son tour moins d'oestrogènes que l'ovaire.

Si la surrénale au moment de la puberté devenait beauconp plus active, cette suractivité devrait porter sur ses autres fonctions, notamment la sécrétion des substances cortisoniques. Or, contrairement à l'élimination des 17 Cs qui s'accroît fortement dans les deux sexes à l'époque prébubérale, celle des 17 hydroxycorticoïdes suit une évolution continue (LELONG et JAYLE) parallèle au poids. Une fille de 15 ans pèse 2 fois plus qu'une fillette de 9 ans. Elle élimine 2 fois plus de 17 hydroxycorticoïdes comme 2 fois plus de bien d'autres substances, mais 4 fois plus de 17 cétostéroïdes. Un phénomène exactement semblable se passe chez le garçon. Comme d'autre part la grande transformation anatomique, qui s'est produite en même temps, n'a pas frappé les surrénales, mais bien les gonades, il semble logique de relier ces deux phénomènes anatomique et sécrétoire.

4. Homéostase de la sécrétion androgène chez la femme.

Il est donc établi que la femme possède, comme l'homme, une double source d'androgènes surrénale et gonadale, que chacune de ces sécrétions est sous la dépendance d'une stimuline spécifique, l'ACTH et la L. H., mais il est possible que ces deux stimulines croisent leur action, agissant chacune sur la glande dont elle n'est pas le stimulant électif.

A cette sécrétion d'androgènes se joint celle des oestrogènes et de la progestérone qui sont rythmées par l'ovulation (contrairement à la sécrétion oestrogène chez l'homme, non négligeable, qui paraît continue).

Les relations des sécrétions d'androgènes, d'oestrogènes et de progestérone se situent chez la femme sur deux plans, celui des rapports numériques entre ces sécrétions, celui des rapports histologiques centrés par l'ovulation.

Le rapport des androgènes et des oestrogènes est important par l'action similaire (kératinisation vaginale) ou au contraire l'inhibition mutuelle (système pileux, glandes mammaires) qu'ont ces hormones sur les divers récepteurs.

Les rapports histo-sécrétoires sont complexes. Il est possible, comme cela a été suggéré, que la testostérone soit à un taux optimum qu'on peut considérer comme le taux physiologique nécessaire à l'ovulation (Gaarenstroom et de Jongh, Plate). Mais c'est surtout la sécrétion excessive des androgènes qui paraît, comme nous le verrons plus loin, en relation avec les troubles de l'ovulation, sans qu'il soit facile de décider quel est, des deux phénomènes, le premier en date.

5. Réceptivité du système pileux aux androgènes.

Cette notion, due principalement à Champy, est fondamentale en endocrinologie et plus spécialement en matière de développement du système pileux. Le premièr exemple en est l'inégalité fréquente de la toison dans diverses régions qui ne peut s'expliquer que par une inégale sensibilité à une imprégnation hormonale partout la même. La deuxième preuve de l'influence de la réceptivité tient à la fréquence des hypertrichoses sans augmentation des 17 CS. A vrai dire, cette preuve n'est pas absolue, car il est certain que des androgènes se manifestent sans donner de métabolites porteurs d'une cétone en 17. Les différences de sensibilité thérapeutique du système pileux à la testostérone ou à l'androstanolone sont un autre témoin de la réceptivité locale.

L'origine de ces différences est le plus souvent génétique, ethnique ou familiale. Rarement elle se situe dans un traumatisme local, responsable d'une sensibilité accrue dans un territoire donné. Il semble démontré que la précocité de l'imprégnation androgène détermine la sensibilité ultérieure à ces substances. C'est ainsi qu'à l'opposé plus cette imprégnation est tardive, plus les follicules pileux lui résistent. Le fait est particulièrement net pour les hypotrichoses masculines. Diverses raisons nous incitent à penser que l'imprégnation précoce de l'organisme féminin par les androgènes à l'époque où ils ne sont pas combattus suffisamment per les oestrogènes, c'est à dire la période foetale et plus souvent la première période de la puberté, joue un grand rôle dans la sensibilité ultérieure de l'organisme et notamment du système pileux et que cette sensibilité précocement acquise demeure à peu près définitive. Un autre exemple de cette réceptivité est la réponse souvent inégale que font à la même dose d'androgènes les divers récepteurs de ces hormones, glandes sébacées, clitoris, larynx, répartition graisseuse, rapports squelettiques avant qu'ils soient définitifs, comportement sexuel et général. Au cours des hypertrichoses, il sera très rare à la fois que les autres récepteurs ne répondent pas un peu aux androgènes et qu'il y répondent autant que le système pileux.

II. L'exploration hormonale des hypertrichoses et ses résultats

En dehors des méthodes destinées à apprécier la sécretion oestrogène et le cycle ovarien, elle a surtout pour but d'étudier les androgènes responsables éventuels de l'hypertrichose.

1. Le dosage des 17 CS donne une image grossière de l'activité androgène.

2. Leur distinction en 3α-hydroxy-17 CS, non précipitables par la digitonine et 3β-hydroxy-17 CS, précipitables par cette substance, n'offre qu'ún intérêt relatif. Parce que la déhydroépiandrostérone, dont l'origine exclusivement surrénale est presque certaine, en fait partie, les seconds ont passé pour signer l'origine surrénale, cependant que les premiers étaient attribués à la fois aux surrénales et aux gonades. On ne peut cependant tirer de ces notions une certitude pour le diagnostic.

3. La séparation par JAYLE en glycuronidates et sulfates assimilant à juste titre les premiers aux 3α-hydroxy-17 CS, les deuxièmes aux 3β-hydroxy-17 CS, a les mêmes avantages et les mêmes inconvénients que la méthode précédente.

4. La chromatographie sur colonne, de DINGEMANSE, constitue un grand progrès en distinguant nettement les 3β-hydroxy-17 CS (fraction III) probablement surrénaux, les 3α-hydroxy, androstérone et étiocholanolone (fraction IV et V) probablement surrénaux et génitaux et les 3α-11β-dihydroxyandrostérone et étiocholanolone (fractions VI et VII) dont l'origine exclusivement surrénale est presque certaine. Cette séparation dont nous avons l'habitude est très précieuse, mais ne donne pas non plus de certitude absolue.
Le fractionnement A. B. C. de JAYLE est du même ordre.

5. La chromatographie sur papier est certainement la meilleure méthode. Elle identifie avec une précision parfaite les stéroïdes éliminés, avec moins de certitude leur origine. Néanmoins, la mise en évidence de l'augmentation élective de certains stéroïdes, même quand la somme totale des 17 CS est subnormale, voire normale, permet d'apprécier l'hyperandrogénie et de fortement soupçonner sa source. C'est ainsi que BUSH, notant une élévation du rapport des 5α-H-stéroïdes, androgènes (11β-hydroxyandrostérone), aux 5β-H-stéroïdes, inactifs (11β-hydroxy étiocholanolone et 11 cetoétiocholanolone), a pu expliquer l'hyperandrogénie, malgré un taux peu élevé de 17 CS, et dans une large mesure affirmer son origine surrénale.

6. Parmi les méthodes plus simples, l'oxydation bismuthique proposée par NORYMBERSKI, STUBBS, WEST et PRUNTY, en transformant en 17 cétone l'hydroxyle 17 des stéroïdes en C 21, dose par une réaction de ZIMMERMANN avant et après oxydation les 17 CS préformés et les 17 CS ,,cétogènes", c'est à dire les 17 hydroxy stéroïdes en C 21 d'origine surrénale.
L'oxydation chromique, mise au point par Garrigues dans le Laboratoire de la Clinique endocrinologique de Marseille, a pour effet de transformer en 17 cétone l'hydroxyle 17 des stéroïdes en C 19 issus de la testostérone, accessoirement de l'androstérone, et dont l'origine paraît donc plutôt gonadique.
En définitive, le fait que le métabolisme des androgènes testiculaires et plus encore des androgènes ovariens est très mal connu, alors que celui des androgènes surrénaux l'est relativement bien, rend difficile, par quelque méthode que ce soit, de signer avec certitude, dans la plupart des cas mineurs, l'origine surrénale ou génitale d'une hyperandrogénie.
Les épreuves à l'ACTH et à la gonadotrophine chorionique, que nous pratiquons couramment, ne semblent pas donner elles-mêmes de réponse absolument spécifique en raison des actions croisées de ces hormones. Il en est de même de l'épreuve de freination parl a cortisone et les substances voisines qui n'est pas non plus spécifique d'une hyperandrogénie surrénale.

Cependant, la séparation des stéroïdes associée aux épreuves dynamiques, qui donne une certitude dans les cas majeurs, permet d'approcher considérablement le diagnostic dans les autres.

Envisagées de ce point de vue, les hypertrichoses forment trois groupes principaux.

III. Hypertrichoses par hyperandrogénie majeure, surrénale ou ovarienne

Elles sont aujourd'hui assez bien connues et classées; leur diagnostic est généralement facile, leur traitement codifié Elles comprennent:

1. Les tumeurs surrénales virilisantes avec généralement un taux très élevé des 17 CS, d'androstérone et d'étiocholanolone, de déhydroépiandrostérone. Les 11 oxy 17 CS, métabolites du cortisol, peuvent être normaux ou accrus. Les épreuves dynamiques n'ont pas d'action nette.

2. L'hyperplasie surrénale congénitale, dont nous ne rappellerons pas les symptômes classiques et dont la cause paraît bien, depuis les travaux de Wilkins, située dans une altération enzymatique congénitale, le plus souvent génétique.

a) Portant sur la 21-hydroxylase, la lésion biochimique dévie le métabolisme de la progestérone vers le prégnanetriol, cependant que la carence plus ou moins importante des 21 hydroxystéroïdes sollicite l'ACTH qui hyperplasie la surrénale, accroît encore la formation de progestérone et de prégnanetriol, mais aussi, à partir de la $\Delta 5$ prégnenolone, celle da la déhydroépiandrostérone. La sécrétion de cortisol et d'aldostérone est suffisante dans les formes plus ou moins compensées par l'hypercorticisme, insuffisante dans les autres.

b) La même inhibition portant sur la 11 hydroxylase aboutit, comme l'ont montré Eberlein et Bongiovanni à la formation de désoxycorticostérone en excès et du composé S (17, 21 diol-3.20 dione) et à l'excrétion de leurs dérivés tétrahydro, cependant que la déhydroépiandrostérone est peu abondante et que manquent le 11 oxy prégnanetriol et les 11 oxy 17 CS. Dans cette forme, 20 fo is plus rare que les précédentes, l'hypertension artérielle, habituelle, est vraisemblablement due à l'excès de désoxycorticostérone. Dans toutes les hyperplasies surrénales, l'ACTH ne provoque qu'une augmentation insuffisante ou nulle du cortisol et de ses dérivés; les 17 CS tombent à la normale par la cortisone on ses succédanés.

Le diagnostic de ces formes majeures d'hyperandrogénie surrénale dans leurs diverses formes biochimiques est le plus souvent facile. On en connaît des formes moins exubéran tes et authentiques qui obéissent au même traitement par la cortisone et ses dérivés. En existe-t-il des formes encore plus discrètes, assez variées dans leur mécanisme enzymatique comme le suggèrent Kappas et Bush ? C'est le problème que nous retrouverons tout à l'heure.

3. Tumeurs ovariennes masculinisantes (arrhénoblastome, tumeur à cellules lipidiques) dont les symptômes pelviens ne sont netsque dans les formes volumineuses.

Dans un cas récent le taux élevé des 17 hydroxy stéroïdes en C 19, le taux normal de la déhydroépiandrostérone, l'absence de prégnanetriol, l'augmentation élective des 17 CS après gonadotrophine, leur élévation normale par l'ACTH nous ont fourni un faisceau de présomptions pour l'origine ovarienne de l'hyperandrogénie que la laparotomie a vérifiée.

Soumises à un traitement rationnel, exérèse pour les tumeurs surrénales ou ovariennes, cortisone ou ses dérivés pour l'hyperplasie surrénale, ces hyper-androgénies guérissent. Leurs séquelles demeurent plus ou moins. L'hypertrichose cède d'autant plus que l'imprégnation androgène était plus récente.

De ces cas évidents nous devons rapprocher les hypertrichoses provoquées par la thérapeutique androgène, justifiée ou bien plus souvent inconsidérée, sous forme de testostérone, mais aussi d'androstanolone. La réceptivité individuelle joue certes un grand rôle dans l'apparition de ces hypertrichoses dont l'évolution obéit à la méme loi de la durée de l'imprégnation androgène.

IV. Hypertrichose pure, indemne d'autres anomalies que celle de la réceptivité du système pileux

Le terme d'hypertrichose idiopathique, couramment employé, devrait être réservé à ce groupe, dans lequel le cycle menstruel est absolument normal, ainsi que le clitoris, les glandes sébacées, la voix, le squelette, la musculature, la répartition graisseuse et l'examen standard minimum des fonctions ovariennes, 17 CS, oestrogènes et prégnandiol. Ces cas sont rares. Sur 600 observations nous n'en trouvons que 14,3%. Encore cette proportion devrait être sans doute plus réduite par une sélection plus rigoureuse. Les troubles caractériels souvent sévères, la dystonie végétative y sont d'après notre expérience constants. Le signe de CHVOSTECK s'observe dans 52% des cas. Les prédispositions raciales, race brune méditerranéenne et notamment de l'Orient méditerranéen, y sont notables. S'il n'est pas certain que la sécrétion des androgènes soit absolument normale dans ces hypertrichoses pures, nous avons de fortes raisons de penser que la réceptivité excessive des follicules pileux en est la cause principale. L'hypertrichose débute à l'époque des la puberté, s'accroît assez rapidement jusqu'à 25 ans, puis très lente-ment par la suite. La santé n'est pas touchée, en dehors de la névrose caractérielle et végétative. Il n'y a pas d'autre traitement que l'épilation.

V. Hypertrichose commune

C'est de loin la plus fréquente. Elle se présente en un tableau stéréotypé que l'on peut d'après nos observations schématiser ainsi:

1. Prédispositions. a) La prédisposition ethnique est plus difficile à affirmer que dans les groupes précédents. Une étude plus étendue serait nécessaire. Toutefois, nous retrouvons peut être la même relation avec la coloration brune et les races de la Méditerranée orientale.

b) La prédisposition familiale est très nette. Dans la lignée jusqu'au 2è degré nous retrouvons: hypertrichose 31,5% troubles névrotiques 17%, psychoses 5%, épilepsie 1%, dystrophies notables diverses 6,3%, troubles menstruels 38%, stérilité 15%, acné 4%. La plupart de ces chiffres sont hautement significatifs, d'autant plus qu'ils doivent être majorés, étant donné que les renseignements pèchent généralement par défaut.

2. Données morphologiques. a) L'hypertrichose est des plus variables depuis la limite minima que nous avons fixée jusqu'au type entièrement masculin. Notons cependant que ce dernier, qui finit par se constituer habituellement dans les hyper-trichoses majeures envisagées plus haut si on les laisse évoluer, est ici exceptionnel.

La calvitie frontale, n'est presque jamais amorcée, même pour des hypertrichoses considérables. Il n'est pas rare d'observer des réponses très inégales entre les divers territoires du système pileux.

b) L'acné de la face ou du dos, ou des deux à la fois, se développant lors de la puberté, augmentantpendant la période prémenstruelle ou ne se manifestant qu'à ce moment là, disparaissant ou s'atténuant pendant la grossesse, a été noté dans 23% des cas.

c) Les rapports squelettiques et la répartition graisseuse sont superposables pour tout le groupe à un groupe quelconque de femmes normales. Le mode et la moyenne de l'indice de la différenciation masculine par la répartition graisseuse sont de —64, ceux du rapport huméro-trochantérien de 1,12 chiffres normaux et leur courbe de Gauss est celle de nos groupes témoins. Ces faits démontrent que pendant la période de croissance l'excès d'androgènes ne s'est pas exprimé plus souvent que dans la moyenne de la population.

d) L'équilibre pondéral s'écarte volontiers de la normale; la répartition des poids est plus étalée que dans la moyenne des groupes normaux, traduisant la faillite de l'homéostase métabolique, surtout dans le sens de l'obésité: maigres 20,6% poids normal ($\pm 10\%$ de la moyenne) 46,4%, obèses 33%.

e) L'aspect de la vulve est la plupart du temps normal. Un développement légèrement excessif du clitoris est noté dans 19% des cas; mais l'hypertrophie plus nette dépassant 5 mm ne se voit que chez 3% des malades. L'utérus et le vagin sont habituellement normaux (3% de fibromyome utérin).

f) Il est difficile de fournir des données précises sur l'état des ovaires. Nous n'avons opéré que 30 de nos malades que présentaient les lésions, bien connues aujourd'hui depuis Stein et Leventhal, constituées par l'augmentation de volume, la polykystose, l'épaississement de l'albuginée, l'hyperplasie thécale, la lutéinisation à des degrés divers, toutes ces lésions étant plus ou moins associées. Nous avons été frappés par la relation entre le degré de sclérose corticale et le nombre des follicules primordiaux immédiatement sousjacents. Lorsque la sclérose est intense, ces follicules sont presque au contact les uns des autres, sous la bande collagène qui paraît les refouler en profondeur. Malgré la présence de toutes ces lésions, des restes de corps jaune s'observent dans la moitié des cas. Gemzell, Tillinger et Westman ont fait récemment le même constatation.

Les cas que nous avons opérés l'ont été surtout en raison de l'importance des troubles menstruels, notamment de la douleur. On ne peut guère savoir comment sont constitués les ovaires des femmes qui n'ont pas été opérées ou qui n'ont pas été l'objet d'une coelioscopie. Toutefois, la fréquence de l'augmentation de volume des ovaires au toucher vaginal, celle des douleurs pelviennes, l'absence d'autonomie clinique réelle des cas qui ont été explorés donnent à penser que ces lésions plus ou moins associées sont habituelles au cours de l'hypertrichose commune. On doit reconnaître qu'elles existent aussi chez beaucoup de femmes atteintes de troubles menstruels ou de stérilité et dépourvues d'hypertrichose. Nous les retrouverons plus loin.

g) Les dystrophies dégénératives diverses sont souvent notées. Nous retrouvons dans nos observations: scoliose 24,6%, camptodactylie 10,6%, stégocéphalie 5,6%, blépharite chronique et rebelle 5%, langue scrotale 2%, vitiligo 2%, kystose sébacée 1,6%, brachyphalangie terminale du pouce 1,5%, hyperostose frontale interne réalisant le syndrome de MORGAGNI-MOREL, 1,5%, paralipo-dystrophie 0,5%. La plupart de ces chiffres sont nettement significatifs.

3. *Troubles nerveux.* Nous avons vu leur fréquence relative dans les antécédents. Des symptômes de dystonie végétative importante à prédominance vaso-motrice et digestive figurent chez 87% de nos malades et des troubles caractériels notables, souvent importants, chez 76,6%. Nous trouvons encore 1% d'épileptiques, chiffre non significatif. Mais 41% des malades présentent uns signe de CHVOSTECK contre 5 à 7% dansla moyenne de la population. L'électroencéphalogramme (H. GASTAUT) ne s'est montré normal que dans 21% des cas. Nous avons observé 44,5% de rythme θ, 4,8% de rythme δ, 22,6% de rythme rapide, 10% de rythme en arceau, 8% d'altérations comitiales, presque toutes infra-cliniques.

Dans la majorité des cas, la fragilité nerveuse des sujets les met aux prises avec une foule de circonstances pathogènes qui perturbent leur cycle ovarien et qui souvent accentuent, parfois semblent déclencher leur hypertrichose. Il n'est pas exagéré de dire que les troubles névropathiques associés aux hypertrichoses, occupent dans le tableau clinique une place aussi importante que l'hypertrichose elle-même. Prunty a justement attiré l'attention sur ce point. Il est certain que la conscience de la disgrâce physique retentit facilement sur l'équilibre psychique des malades. Mais l'antériorité des troubles nerveux par rapport à l'excés du développement du système pileux n'est pas douteuse. Elle s'observe dès avant la puberté et se retrouve dans la lignée souvent dissociée d'avec l'hypertrichose.

Le comportement sexuel est des plus variables, évidemment soumis aux circonstances. Mais il est presque toujours anormal. Le type le plus fréquent associe l'anaphrodisie ou la dysaphrodisie avec une libido plutôt accrue, de type viril, plus ou moins exprimée, parfois totalement inconsciente. Nous avons souvent noté un accroissement des impulsions sexuelles contemporain de l'ovu-lation ou des phénomènes qui en marquent la tentative infructueuse, réalisant un véritable rut, qui est normalement presque imperceptible chez la femme.

4. *Cycle menstruel.* Le type le plus fréquent est la spanioménorrhée 50,9% qui peut aller jusqu'à l'aménorrhée. Viennent ensuite les cycles de 28 jours (26,4%), les cycles irréguliers à prédominance de spanioménorrhée (17,2%) et les cycles courts (5,5%). Le syndrome prémenstruel accusé est présent dans 38,5% des cas. La polykystoadénomatose de RECLUS dans 6,6%, la stérilité dans 9%. La dysménorrhée n'a pas été comptée, mais est très fréquente.

5. *Exploration hormonale.* L'exploration du cycle mentruel par la biopsie de l'endomètre, le colpogramme, les dosages hormonaux courants révèlent dans 60% des cas une insuffisance lutéale. Les signes d'hyperoestrogénie authentique sont minoritaires, 20% sur la biopsie de l'endomètre, 12% sur les colpogrammes. Mentionnons la relative fréquence du colpogramme atrophique, 18%, dont un tiers seulement avec aménorrhée. Dans 27% le colpogramme montre encore des cellules androgéniques. Le FSH est généralement normal, souvent dans les limites supérieures quand le prégnandiol est bas.

Nous avons trouvé un taux de 17 CS inférieur ou égal à 8 mg dans 51,8% de nos cas. Le taux était supérieur à 8 mg chez 48,2%, à 10 mg chez 32,9%, à 15 mg chez 7%, à 20 mg chez 2% seulement. L'élévation nette des 17 CS dans la deuxième partie du cycle, normalement nulle ou non significative, a été constatée chez 27% de nos malades.

Nos cas de séparation correcte des divers stéroïdes ne dépassent pas encore la trentaine et n'autorisent donc pas de conclusion. Nous relevons cependant 1 fois sur 3 que les pourcentages de l'androstérone et de l'étiocholanolone sont au-dessus de la normale. La déhydroépiandrostérone ne dépasse pas habituellement 1 mg par 24 heures, chiffre physiologique. Le prégnanetriol est habituellement nul ou très faible, au dessous d'1mg, mais a pu passer de 1,4 à 7,2 dans la deuxième partie du cycle. Nous avons fait la même constatation que Prunty au sujet de l'abaissement du rapport des 17 hydroxystéroïdes en C 21 (stéroïdes cétogènes de Prunty) aux 17 CS. Les 17 hydroxystéroïdes en C 19 se sont élevés une fois à 22 mg autant que dans une tumeur ovarienne virilisante chez une femme hypertrichosique au cycle subnormal, très névropathe. L'épreuve à l'ACTH et à la gonadotrophine chorionique, largement pratiquée, n'a pas apporté d'enseignement très valable. La première a élevé régulièrement et normalement le Zimmermann et le Gornall; la deuxième ne nous a pas donné de modification significative. La freination par le cortisol et plus souvent par la Δ cortisone a abaissé régulièrement l'élimination des 17 CS, sans qu'on puisse tirer de ce fait une conclusion sur la source des stéroïdes.

A vrai dire, ces épreuves demanderaient d'être pratiquées sur une vaste échelle avec fractionnement correct des stéroïdes comme l'ont fait Kappas et coll. dans un cas et Bush et Mahesh dans quelques autres. Dansles deux observations d'hypertrichose commune particulièrement bien étudiées par ces auteurs, les éliminations de stéroïdes se rapprochaient sur un mode très mineur de ce qui se passe dans l'hyperplasie surrénale congénitale. Elles en différaient par le taux normal de déhydroépiandrostérone et plus encore par l'augmentation des métabolites du cortisol après ACTH.

6. Evolution spontanée et thérapeutique de l'hypertrichose commune. Laissée à elle-même, l'hypertrichose commune, après sa constitution rapide post-pubertaire, s'accentue très lentement jusqu'à la vieillesse. La vie génitale est habituellement perturbée. Passé la ménopause, l'hypertrichose n'est plus qu'un inconvénient esthétique.

Deux traitements ont une visée pathogénique. L'intervention chirurgicale sur les ovaires consiste dans la résection cunéiforme (Stein et Leventhal), la démédullation (Botella-Llusià), la décortication (nous-mêmes avec Michel Carcassonne). Ces diverses interventions provoquent presque constamment une amélioration de l'ovulation et du cycle menstruel, parfois la fécondité, irrégulièrement le retour à l'équilibre hormonal et à l'amélioration psychique, exceptionnellement la régression de l'hypertrichose. Ces interventions ont pour but de libérer l'ovulation. L'ovariectomie uni ou bilatérale est réservée aux cas compliqués, douloureux ou inflammatoires.

La deltacortisone, 15 à 30 mg par jour, plus ou moins longtemps prolongée, donne des résultats satisfaisants dans les formes dont les dégâts anatomiques ovariens sont les plus limités. On peut voir aussi à sa suite cycle mentruel normal, fécondité, amélioration générale. Mais nous n'avons pas noté de régression de l'hypertrichose. La deltacortisone agit-elle comme dans l'hyperplasie surrénale, ou à titre d'antiinflammatoire, favorise-t-elle la lyse de la coque ovarienne au moment de l'ovulation? Nous l'ignorons encore. One ne saurait cependant comparer ces résultats aux effets spectaculaires de la même hormone dans l'hyperplasie surrénale.

La psychothérapie dont l'épilation fait partie, une hygiène rationnelle ne devront jamais être négligées chez ces malades au système nerveux toujours fragile.

7. Mécanisme de l'hypertrichose commune. Il est encore très mal connu. Nous disposons pour l'approcher de deux ordres de faits:

a) La clinique et la pathologie mettent en évidence:

1. les altérations du système nerveux, la sensibilité aux chocs émotifs, la réceptivité excessive aux androgènes.

2. les anomalies des fonctions ovariennes: difficulté de l'ovulation au premier chef, suivie d'insuffisance lutéale, lésions ovariennes que nous avons analysées, fréquentes, peut être constantes.

A ce propos, la controverse au sujet de l'autonomie du syndrome de STEIN-LEVENTHAL nous paraît sans fondement. STEIN et LEVENTHAL ont décrit une aménorrhée fréquemment curable par la résection cunéiforme d'ovaires polykystiques et observé que ce syndrome était souvent accompagné d'hypertrichose. L'expérience acquise depuis démontre la justesse de ces vues et que ces lésions analysées plus haut coïncident toujours avec une gêne de l'ovulation, souvent avec de l'hypertrichose.

3. L'origine probablement génétique du syndrome.

b) La biochimie semble démontrer dans de nombreux cas une hyperandrogénie, mineure sans doute, mais non négligeable.

L'effet de cette hyperandrogénie discrète semble majoré par l'excès de réceptivité du système pileux qui est peut être lui-même sous la dépendance de l'imprégnation précoce par les androgènes.

L'origine de cette hyperandrogénie reste à établir.

a) En faveur d'une origine surrénale et d'une altération enzymatique de l'équilibre cortisol-androgènes surrénaux plaident

1. les caractères communs avec l'hyperplasie surrénale congénitale: virilisation, arrêt de l'ovulation, élimination de métabolites qui paraissent venir de la surrénale, action de la deltacortisone,

2. la loi qui veut que toute maladie se présente non seulement sous ses formes majeures, les premières connues, mais aussi sous ses aspects les plus mineurs, identifiés bien après les premiers.

b) En faveur de l'origine ovarienne s'inscrivent les faits suivants:

1. Les différences cliniques de l'hypertrichose commune et de l'hyperplasie surrénale. La première ne donne lieu à aucune manifestation prépubertaire, en dehors des troubles névrotiques. Ses symptômes d'accompagnement cèdent moins bien à la cortisone et à ses dérivés qu'ils ne le font dans la seconde.

2. Si quelques observations de BERGSTRAND, NAJIB GOLDBERT, de FEHER, de nous-mêmes relèvent l'association de la polykystose ovarienne avec l'hyperplasie surrénale, la lésion ovarienne la plus habituelle de l'hyperplasie surrénale paraît être l'atrophie et non la polykystose.

3. En face des analogies chimiques entre l'hyperplasie surrénale et l'hypertrichose commune s'inscrivent des différences notables: généralement pas d'augmentation de la déhydroépiandrostérone, pas de déficit en cortisol, réponses normales à l'ACTH.

En définitive, il est possible que le groupe des hypertrichoses communes doive être démembré à son tour en trois variétés dont ne saurait prévoir l'importance relative, hyperandrogénie surrénale, hyperandrogénie ovarienne et hypertrichose par troubles de la réceptivité.

Il nous faudra des investigations biochimiques à la fois très complètes et étendues à un grand nombre de cas, ainsi qu'une meilleure connaissance du métabolisme des androgènes ovariens et de leur origine histologique avant que nous puissions réaliser cette distinction.

Pour l'instant, nous serions tentés de donner la première place dans le mécanisme de l'hypertrichose commune aux altérations nerveuses génétiques, corrélatives peut être de dystrophies précoces des ovaires qui créent un obstacle à l'ovulation.

C'est sur ce terrain particulier que les chocs successifs de la vie dont l'expérience clinique démontre l'intervention, provoquent, sans doute par les relais neuro-hypophyso-ovariens et neuro-hypophyso-surrénaux la rupture de l'équilibre entre les androgènes et les oestrogènes d'une part et les androgènes et le cortisol de l'autre. On concevrait ainsi que chaque ovulation favorise ce petit excès d'androgènes ovariens et que chaque émotion, en exigeant un peu plus de cortisol, fasse de même pour les androgènes surrénaux. Mais des recherches plus poussées sont encore nécessaires pour établir le mécanisme certain de l'hypertrichose commune.

Résumé

L'hypertrichose commune est presque constamment associée à une névrose caractérielle et végétative et à des anomalies du cycle menstruel où prédomine la gêne de l'ovulation. Les lésions ovariennes, polykystose, hyperthécose y sont très fréquentes. Le mécanisme, encore confus, doit faire intervenir les troubles de la réceptivité et un excès modéré d'androgènes dont la source est peutêtre double, ovarienne et surrénale.

Bibliographie

ALBEAUX-FERNET, M., J. ROBERT et M. CAROIT: L'hirsutisme. 1 vol. 107 p. Paris: Masson 1954.
ALBRIGHT, F., P. H. SMITH and R. FRAZER: Amer. J. med. Sci. **204**, 625—648 (1942).
ANGELESCU, E., A. M. D. SERBAN et D. STOENESCU: Stud. Cerc. Endocrinol. Roman 8, 441—447 (1957).
ARON-BRUNETIERE, R., et A. DENARD-TOULET: Ann. Endocr. (Paris) **19**, 698—711 (1958).
BLOCH-MICHEL, H., R. HENRY, M. THEVENET et Y. SALOMON-BERNARD: Ann. Endocr. (Paris) **19**, 712—718 (1958).
BONGIOVANNI, A. M., W. R. EBERLEIN and J. CLARA: J. clin. Endocr. **14**, 409—422 (1954).
BOTELLA LLUSIA, J.: Gynécol. prat. **3**, 91—100 (1952).
— Encyclopédie méd. chir. Gynécologie **146**, D 10, 1—9 (1957).
— Endocrinologia de la mujer. 779 p. 2è ed. Editorial cientifico medica. Madrid 1956.
— Medizinische **9**, 69—73 (1958).
BUSH, I. E., and V. B. MAHESH: J. Endocr. **18**, 1—25 (1959).
CALAME, A.: Le syndrome de MORGAGNI-MOREL. Etude anatomo-clinique. 1 col. 153 p. Paris: Masson 1951.
CHAMPY, C., R. COUJARD et B. DEMAY: Ann. Endocr. (Paris) **11**, 195—211 et 307—320 (1950).
CHOSSON, J., H. SERMENT, H. RUF et J. L. CODACCIONI: Ann. Endocr. (Paris) **19**, 734—739 (1958).
DINGEMANSE, E., and L. G. HUIS IN'T VELD: Acta endocr. (Kbh.) **7**, 71—86 (1952).

DORFMAN, R. I.: Biosynthesis of steroids in hyperactive and tumour bearing human glands. In Ciba Found. Coll. Endocrin. XII. Hormone production in endocrine tumours. 62—72. London: J. A. Churchill 1958.

EBERLEIN, W. R., and A. M. BONGIOVANNI: J. clin. Endocr. 15, 1531—1533 (1955).

FEHER, L., G. GYÖRY, R. LESS und J. LASZLO (Budapest): Acta endocr. (Kbh.) 28, 219—226 (1958).

GAARENSTROOM, J. H., and S. E. DE JONGH: New York: Elsevier Publ. 1946.

GALLAGHER, T. F., A. KAPPAS, L. HELLMAN, M. B. LIPSETT, O. H. PEARSON and C. D. WEST: J. clin. Invest. 37, 794—799 (1958).

GARDNER, L. I.: J. clin. Endocr. 13, 1054—1063 (1953).

GELLER, S., G. LAUGIER-GELLER et M. F. JAYLE: Rev. franç. Ét. clin. biol. 1, 973—975 (1956).

GEMZELL, C. A., K. G. TILLINGER and A. WESTMAN: Acta endocr. (Kbh.) 30, 387—404 (1959).

GILBERT-DREYFUS, J. SEBAOUN et M. ZARA: Ann. Endocr. (Paris) 19, 744—750 (1958).

GOBEL, P., F. HENI u. L. ULRICH: Endokrinologie 37, 65—85 (1959).

GOLD, J. J., and R. FRANK: Amer. J. Obstet. Gynec. 75, 1034—1042 (1958).

HENI, F., u. P. GÖBEL: Endokrinologie 37, 230—236 (1959).

HENSCHEN, F.: Morgagni's syndrome: Hyperostosis frontalis interna, virilismus, obesitas. 1 vol. 172 p. Edinburg, London: Oliver and Boyd 1949.

JAYLE, M. F.: Ann. Endocr. (Paris) 12, 404—450 (1951).

— E. BEAULIEU et L. GONZALEZ-FLOREZ: Ann. Endocr. (Paris) 14, 642—646 (1953).

JOHNSON, D. C.: Endocrinology 62, 340—347 (1958).

KAPPAS, A., O. H. PEARSON, C. D. WEST and T. F. GALLAGHER: J. clin. Endocr. 16, 517—528 (1956).

KELLER, M. u. A. HAUSER: Arch. Gynäk. 190, 241—266 (1958).

— — Gynaecologia (Basel) 143, 381—386 (1957).

KULLANDER, S.: Acta endocr. (Kbh.) 23, 2, 131—144 (1956).

LELONG, M., M. F. JAYLE, R. SCHOLLER, P. CANLORBE, P. BORNICHE et MLLE. SZPER: Sem. Hôp. Paris. Ann. Péd. 33, 2738—2745 (1957).

— — P. CANLORBE, R. SCHILLER et P. BORNICHE: Sem. Hôp. Paris 33, 2745—2756 (1957).

MAHAUX, J., C. FLAMAND et J. PIRART: Ann. Endocr. (Paris) 19, 768—777 (1958).

MOREL, F.: L'hyperostose frontale interne. 1 vol. Paris: Doin 1930.

MORGAGNI, G. B.: De sedibus et causis morborum. 2. ep 27.2. Venezia 1761.

NABARRO, J. D. N., A. MOXHAM, J. D. H. SLATER and G. WALKER: Proc. roy. Soc. Med. 51, 7, 552—554 (1958).

NETTER, A., R. HENRY, M. THEVENET, M. MASCHI et P. LUMBROSO: Ann. Endocr. (Paris) 15, 559—567 (1954).

— — A. LAMBERT, M. THEVENET et C. F. MALLAT: Ann. Endocr. (Paris) 19, 783—788 (1958).

— — — P. LUMBROSO, M. THEVENET et P. MAUVAIS: Ann. Endocr. (Paris) 19, 789—791 (1958).

NORYMBERSKI, J. K., R. D. STUBBS and H. F. WEST: Lancet 1953 I, 1276—1281.

PERLOFF, W. H., B. J. CHANNICK, H. F. HADD and J. H. NODINE: Fertil. and Steril. 9, 247—255 (1958).

PESONEN, F., and R. MIKKUNEN: Acta endocr. (Kbh.) 27, 170—178 (1958).

PESONEN, S., S. TIMONEN and R. MIKKONEN: Acta endocr. (Kbh.) 30, 405—423 (1959).

PHILIPP, E., u. H. H. STANGE: Acta endocr. (Kbh.) 17, 338—354 (1954).

— — Dtsch. med. Wschr. 79, 1519—1522 (1954).

— — Med. Klin. 52, 2120—2122 (1957).

— — Ann. Endocr. (Paris) 19, 792—803 (1958).

— — Dtsch. med. J. 9, 315—319 (1958).

PLATE, W. P.: Acta endocr. (Kbh.) 11, 119—126 (1952).

— Ann. Endocr. (Paris) 19, 804—808 (1958).

PONSE, K.: Gonadotrophines chorioniques et fonction androgène de l'ovaire. Colloques sur «la fonction lutéale». Paris: Masson 1954. 57, 61.

— La fonction androgène de l'ovaire chez l'animal. IIIè réunion des Endoc. de langue française 89—138. Bruxelles Masson 1955.

— Ann. Endocr. (Paris) 19, 809—819 (1958).

Prunty, F. J. G., R. V. Brooks et D. Mattingly: Ann. Endocr. (Paris) **19**, 820—823 (1958).
— Brit. med. J. **1956** II, 615—673.
Romani, J. D.: Ann. Endocr. (Paris) **19**, 854—856 (1958).
Schneider, R.: Z. Haut- u. Geschl.-Kr. **24**, 132—136 (1958).
Schreus, H. T.: Arch. Klin. exp. Dermat. **206**, 664—665 (1957).
Sendrail, M., L. Gleizes et A. M. Salvi-Sibboni: Sem. Hôp. Paris **34**, 57, 2988—2995 (1958); Ann. Endoc. (Paris) **19**, 824—827 (1958).
Staemmler, H. J.: Gynaecologia (Basel) **146**, 1, 130 (1958).
Stange, H. H.: Z. Geburtsh. u. Gynäk. **148**, 16—82 (1957).
Stein, I. F., and M. L. Leventhal: Ann. J. Obst. et. Gynec. **29**, 181 (1935).
— Amer. J. Obstet. Gynec. **50**, 385 (1945).
— M. R. Cohen and R. Elson: Amer. J. Obstet. Gynec. **58**, 267 (1949).
Vague, J.: La différenciation sexuelle humaine. Ses incidences en pathologie. 1 vol. 386 p. Paris: Masson 1953.
— Ann. Endocr. (Paris) **17**, 485—489 (1956).
— Sem. Hôp. Paris **23**, 2622—2624 (1957).
— et coll.: Ann. Endocr. (Paris) **16**, 585—591 (1955).
— — Marseille-méd. **93**, 585—592 (1956).
— — Marseille-méd. **93**, 571—583 (1956).
— — Ann. Endocr. (Paris) **17**, 426—432 (1956).
— H. Payan, R. Muratore, A. Temime-Morhange, J. Garrigues et J. Berthet: Ann. Endocr. (Paris) **19**, 828—840 (1958).
Wilkins, L.: Ann. Endocr. (Paris) **19**, 841—851 (1958).
— and coll.: J. clin. Endocr. **11**, 1—25 (1951).
— — J. clin. Endocr. **12**, 277—295 (1952).
— — J. clin. Endocr. **14**, 287—296 (1954).
— — Virilizing adrenal hyperplasia; its treatment with cortisone and the nature of the steroïds abnormalities. 1 vol. Colloquia on Endocrinology. Ciba Foundation. London 1955.
Zander, J.: J. biol. Chem. **232**, 1, 117—122 (195)8.
— Geburtsh. u. Frauenheilk. **17**, 876—895 (1957).
— T. R. Forbes, R. Neher u. P. Desaulles: Klin. Wschr. **35**, 143 (1957).

Diskussion

G. Schwarz (Heidelberg):

Ich möchte zum Thema ,,Androgene des Ovars" einen Fall von Gonadendysgenesie mit Virilisierung demonstrieren. Dieser Fall schließt sich gut an die Reihe schon bekannter Fälle an.

Es handelt sich um eine 64jährige, 174 cm große Frau, die folgende Symptome der Gonadendysgenesie aufwies:

1. eine primäre Amenorrhoe
2. fehlende Brustentwicklung
3. erhöhte Gonadotropinausscheidung von mehr als 320 ME
4. ein weibliches Genitale bei zellkernmorphologisch männlichem Geschlecht.

An der Diagnose besteht wohl kein Zweifel, obgleich auf eine Gonadenbiopsie leider verzichtet werden mußte.

Darüber hinaus hat die Pat. als Symptome der Virilisierung (Bilder):

1. starken Bartwuchs ohne sonst vermehrte Körperbehaarung;
2. einen typisch männlichen Ansatz des Kopfhaares und so typisch männliche Gesichtszüge, daß sie dadurch allgemein zunächst für einen Mann gehalten wird;
3. Zeichen von Virilismus am Genitale und der Gestalt und
4. eine erhöhte Ausscheidung der 17-Ketosteroide, besonders der Androsteronfraktion. Der ACTH-Test ist negativ.

Es besteht schon im klinischen Bild ein deutlicher Unterschied zum adrenogenitalen Syndrom. Wenn ein so ausgeprägter Bartwuchs vorhanden ist, würde man auch bei dieser Erkrankung eine starke Körperbehaarung erwarten. Auch die Ausbildung der Muskulatur ist nicht wie beim AGS ausgesprochen männlich.

In der Regel weisen diese Fälle eine stärker verzögerte Knochenentwicklung auf, wie man es sonst von der Gonadendysgenesie her kennt. Der vorliegende Fall hatte einen sicher

registrierten Wachstumsschub im Alter von 27 Jahren, so daß auch hier, wie in den Fällen von
GORDAN, DEL CASTILLO, GREENBLATT, auf eine erhebliche Verzögerung der Knochenentwicklung geschlossen werden kann.

Die Unterschiede im Bild des AGS und der Gonadendysgenesie mit Virilisierung machen
es wahrscheinlich, daß ein Androgen von besonderer Struktur in den mißbildeten Gonaden
erzeugt wird. Die Kenntnis dieser Untergruppe der Gonadendysgenesie ist von praktisch-
diagnostischem Interesse, weil sich diese Fälle äußerlich von der unkomplizierten Gonadendysgenesie so sehr unterscheiden, daß die Diagnose schwierig sein kann.

G. SUCHOWSKY (Berlin):

Wir führten an inf. weibl. Ratten im Gewicht von 50—55 g eine isolierte Röntgenbestrahlung der Ovarien mit 500, 1000 und 2000 r durch. Eine Woche nach der Bestrahlung begannen
wir mit der Behandlung durch 6 Tage mit jeweils 10 iE bzw. 1 iE HCG oder PMSG. Am 7. Tag
nach der Erstinjektion wurden die Tiere getötet. 500 r rief keine Schädigung des Ovars hervor,
bei 1000 r waren einzelne Follikel geschädigt, bei 2000 r war das Keimepithel vollständig
zerstört. Die Zwischenzellen blieben in allen drei Fällen unbeeinflußt. Histologisch zeigten die
Ovarien nach HCG- oder PMSG-Behandlung eine starke Stimulation der Zwischenzellen.
Ein Oestrus konnte weder nach PMSG- noch HCG-Behandlung ausgelöst werden. Wir beobachteten einen dosisabhängigen Gewichtsanstieg der Präputialdrüsen, der im Vergleich zu den
unbehandelten und bestrahlten Tieren sowie Kontrollen signifikant war (P = < 0,01).

Ferner konnte man eine deutliche Gewichtszunahme der Nebennieren bei den Tiergruppen
erkennen, die noch erhaltene und stark stimulierte Follikel aufwiesen, wie wir es nach Oestrogenbehandlung an normalen Ratten beobachteten (S. B. CARTER, 1956; G. SUCHOWSKY, 1958).
Bei der Gruppe, die keine funktionstüchtigen Follikel aufwiesen, jedoch stark vergrößerte
Präputialdrüsen hatten, waren die Nebennieren gegenüber den Kontrollen verkleinert, was
wir als Androgenwirkung deuten.

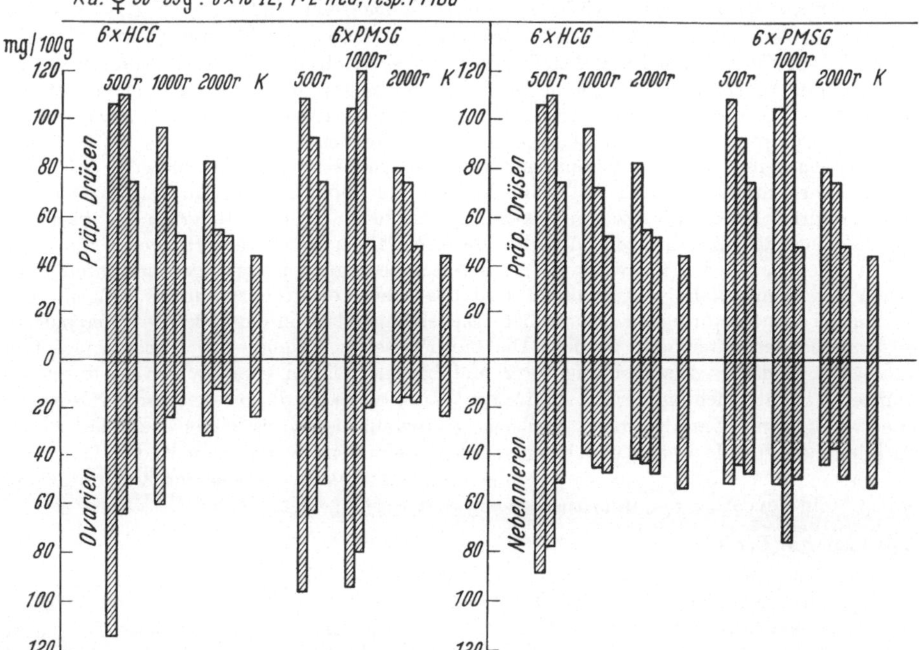

Wir schließen aus unseren Ergebnissen, daß die von den Zwischenzellen des Ovars abgegebenen Androgene für den Gewichtsanstieg der Präputialdrüsen verantwortlich sind.

G. Dhom (Würzburg):

Die Steroidbildung durch Hiluszellen des Ovars ist wohl allgemein anerkannt, obwohl für diese Funktion bisher nur morphologische Belege erbracht werden konnten. Das Tierexperiment läßt uns hier im Stich, da Hiluszellen im Tierreich weitgehend fehlen. In eigenen Untersuchungen konnten wir Hiluszellen nur bei einigen Affenarten auffinden. Herr Stange hat in seinen Arbeiten ebenso wie wir auf die gute Vascularisation der Hiluszellkomplexe hingewiesen, die eine hämokrine Funktion annehmen lassen. Trotzdem ist die bekannte enge topographische Beziehung der Hiluszellen zu den Hilusnerven so auffällig, daß man sich die Frage nach der Bedeutung dieses Phänomens neu stellen muß. Der Kontakt zum Nervengewebe ist bei den Hiluszellen ja viel enger als zwischen Nebennierenrinde und Nebennierenmark oder zwischen Vorder- und Hinterlappen der Hypophyse. Eine Erklärung für diese Tatsache steht bis jetzt noch aus.

J. Zander (Köln):

Zu Professor Junkmann:

Herr Professor Junkmann hat uns einen umfassenden Überblick über die Androgene im Ovarium gegeben. Ich möchte lediglich auf einen Punkt hinweisen. Bisher liegt meines Erachtens kein sicherer Beweis dafür vor, daß Testosteron das prinzipielle Androgen des Ovariums ist. Bei den von Herrn Professor Junkmann erwähnten in vitro-Versuchen handelte es sich um eine Umwandlung in Testosteron im Gewebe eines Stein-Leventhal-Syndroms. Es ist durchaus möglich, daß hier besondere Bedingungen vorliegen, die nicht für das normale Ovarium gelten. Bei unseren Isolierungsstudien aus normalen menschlichen Corpora lutea und sprungreifen Follikeln ließ sich jedenfalls kein Testosteron nachweisen. Dagegen isolierten wir das Δ^4-Androsten-3,17-dion. Wenn sich auch nicht ausschließen läßt, daß Testosteron in äußerst geringen Mengen, die mit unserer Methode nicht mehr erfaßt werden konnten, vorhanden ist, so ist doch sicher, daß Androstendion quantitativ in viel größeren Mengen vorliegt. Ein klarer Beweis für eine Testosteronbildung in normalen Ovarien muß noch erbracht werden.

Zu Herrn Stange:

Herr Stange hat in seinen Ausführungen darauf hingewiesen, daß das sog. Stein-Leventhal-Syndrom zur Zeit noch nicht als einheitliches Krankheitsbild angesehen werden kann. Zweifellos sind die zur Zeit üblichen klinischen Definitionen des Syndroms sehr weich. Damit mag auch die wachsende Anzahl publizierter Fälle in einem gewissen ursächlichen Zusammenhang stehen. Man sollte sich immer darüber im Klaren sein, daß man über die eigentlichen Ursachen dieses klinischen Symptomenkomplexes bis heute außerordentlich wenig weiß. Es sei in diesem Zusammenhang nur auf die Arbeiten der Gallagher-Gruppe hingewiesen. Sie geht auf Grund biochemischer Studien soweit, Fälle, die klinisch als idiopathischer Hirsutismus oder als Stein-Leventhal-Syndrom bezeichnet wurden, ursächlich einer veränderten Tätigkeit der Nebennierenrinde zuzuschreiben. Auf der anderen Seite gibt es aber Hinweise, die daran denken lassen, daß auch in Ovarien unter bestimmten Bedingungen abwegige Hormonbildungen vorkommen können, die das klinische Bild des Stein-Leventhal-Syndroms prägen. Eine Klärung scheint hier dringend erforderlich. Einzelfälle sollten in der Zukunft differenzierter und umfassender untersucht werden. Die biochemischen Befunde der Hormonspiegel im Organismus und der Ausscheidung ihrer Metaboliten müssen ergänzt werden durch die unmittelbare Untersuchung der enzymatischen Verhältnisse für die Biosynthese der Hormone in den veränderten Ovarialgeweben. Vielleicht gelingt auf diese Weise eine bessere Korrelation von klinischen, histologischen und biochemischen Befunden, die dann im Endergebnis auch eine bessere Differenzierung des Symptomenkomplexes zuläßt, welcher zur Zeit unter dem Namen Stein-Leventhal-Syndrom zusammengefaßt wird.

K. Junkmann (Berlin):

Ich darf nur kurz auf die Bemerkung von Herrn Zander eingehen.

Ich glaube, mich dahingehend geäußert zu haben, daß ich es mit höchster Wahrscheinlichkeit als erwiesen halte, daß das Testosteron das eigentliche Androgen des Ovars ist, daß jedoch der letzte Beweis durch den zitierten Befund an einem immerhin pathologischen Ovar noch nicht vollständig erbracht ist. Ich würde empfehlen, nach Testosteron nicht in den Corpora lutea, sondern im Interstitium, womöglich im stimulierten Interstitium zu fahnden und denke, daß dann der Nachweis gelingen sollte.

Aus der Colorado State University, Fort Collins/Colorado

Hormone in der Tiermast

Von

F. X. GASSNER, R. P. MARTIN and W. J. ALGEO*

Mit 23 Abbildungen

I. Einleitung

Eine bekannte englische Redensart besagt, daß "the peoples of the world and particularly their armies travel on their stomachs". Erzeugung von Nahrungsmitteln und deren ständiger Nachschub sind die vielleicht kritischsten Faktoren für die Aufrechterhaltung des Wachstums, der Wirtschaft und der Sicherheit einer Nation. Besonders augenfällig geworden ist diese Tatsache in Kriegszeiten, als Nahrungsmittel rationiert werden mußten. Die amerikanische Bevölkerung ist an einen höheren Fleischkonsum gewöhnt als die meisten anderen Völker, wenngleich man Fleisch auch immer noch als den Luxus in der täglichen Nahrung bezeichnen muß. Vor allem durch die Aufklärung der Öffentlichkeit über den Nährwert von Fleisch und anderen tierischen Produkten ist der Fleischverbrauch in den Vereinigten Staaten während der letzten Jahre stark angestiegen und man schätzt, daß der Fleischanteil in der menschlichen Ernährung heutzutage etwa 25% des Gesamteiweiß- und 15% des Caloriengehalts ausmacht. Der jährliche Pro-Kopf-Verbrauch tierischer Produkte einschließlich Fleisch, Fisch, Milchprodukte, Eier usw. ist in den USA im Durchschnitt auf etwa 295 kg angestiegen. Davon entfallen etwa 91 kg auf Rindfleisch, Kalbfleisch, Schweine- und Hammelfleisch, Geflügel und Fisch. Auf der anderen Seite hat der Verbrauch kohlenhydratreicher Nahrungsmittel wie Getreideprodukte, Kartoffeln, Zucker usw. abgenommen. Im Jahre 1958 gliederte sich der Pro-Kopf-Verbrauch an Fleisch folgendermaßen auf: 36,3 kg Rindfleisch, 3,18 kg Kalbfleisch, 27,7 kg Schweinefleisch, 15,4 kg Geflügel- und 1,81 kg Lamm- und Hammelfleisch.

Bei einer Bevölkerung von 175 Millionen ist die Gesamtproduktion an Fleisch in den Vereinigten Staaten gewaltig und erklärt die Größe der amerikanischen Tierhaltung, die industrielle Ausmaße angenommen hat. Die amtliche Zählung weist für den 1. Januar 1959 insgesamt 97 Millionen Rinder aus, von denen $^2/_3$ auf Fleischvieh und $^1/_3$ auf Milchvieh entfallen. Daraus errechnet sich, daß für die Ernährung von 100 Menschen im Jahr ungefähr 55 Rinder notwendig sind. Von den 77 Millionen Hektar Bodenfläche in den USA sind etwa 60% Farmland, das für Feldfruchtanbau, Weiden und verschiedene andere Kulturen genutzt wird. Im Besitz des Staates bzw. der öffentlichen Hand befinden sich weitere

---

* Sinton & Brown Co., Santa Maria, Cal.

108 Millionen Hektar Land, die der Rinder- und Schafweide dienen. Auf die 17 westlichen Staaten der USA entfallen etwa 46% des gesamten Rinderbestandes; davon dienen 90% der Rindfleischerzeugung. Während man früher in diesem Hauptgebiet der Rindfleischproduktion überwiegend Ochsen bis zum Alter von 4 Jahren auf Weide heranzog und dann als Mastrind schlachtete, hat sich die Fleischerzeugung jetzt auf Kälber- und auf Jährlingsaufzucht umgestellt. Der Bedarf liegt bei 1—2 Jahre alten Tieren mit einem Schlachtgewicht von 450 bis 500 kg. In der Rindfleischerzeugung liegt das Schwergewicht bei der Verwertung von Ochsen. Allgemein werden die Bull-Kälber mit 2 Monaten kastriert, gleichzeitig gekennzeichnet und geimpft. Die Kälber werden mit 6 Monaten abgesetzt und dann auf die Weide gebracht.

Die Ochsenmast erfolgt entweder auf der Farm selbst oder in Mastbetrieben. In den zahlreichen Farmen des Mittleren Westen und im Osten (z. B. in Iowa 14000 Farmen mit etwa 2 Millionen Rindern) werden pro Farm jährlich 50 bis 2000 Tiere mit Getreide und anderen auf der Farm produzierten Futtermitteln gemästet. Im Westen der USA jedoch wird die Hauptmenge der Rinder in großen Mastbetrieben mit einer jährlichen Kapazität zwischen 2000 und 85000 Stück gemästet. Während in den kleineren Farmen die Rindermast durch die Zeit der Futtermittelernte saisonbedingt ist, arbeiten die großen Mastbetriebe das ganze Jahr hindurch. Die Futtermittel werden von benachbarten Farmen gekauft und in eigenen Futtermühlen verarbeitet. Auch Abfallprodukte anderer Industrien, wie beispielsweise Zuckerrübenschnitzel und Melasse von Zuckerfabriken oder verschiedene Rückstände der Ölsaatenverarbeitung, werden als Futter verwendet. Einige dieser Futtermittel sind fasrige Rauhfutter, andere stellen Konzentrate dar. Diese werden für das Viehfutter so gemischt, daß eine ausgewogene Mischung von Nähr- und Ballaststoffen resultiert.

In den USA unterscheidet man zwischen folgenden Schlachtwertklassen bzw. Fleischqualitäten: Prime, choice, good, commercial, standard, canner and cutter. Das Ziel des Mastbetriebes ist die Erzeugung der Fleischqualität choice. Die Ochsen werden 100—130 Tage mit einem Futter gemästet, das aus 70% Konzentraten und 30% Rauhfutter besteht. Um die hinsichtlich Geschmack, Zartheit und Saftigkeit angestrebte, sehr gute Fleischqualität zu erreichen, dürfen die Tiere höchstens 1—2 Jahre alt sein und müssen genügend Muskel- und Oberflächenfett besitzen. Der Verbraucher zieht mageres Fleisch den fetteren Qualitäten vor, und das Fleisch von sehr fetten Rindern wird daher kaum der Prime-Qualität entsprechen.

Die Praxis der Tierfütterung wird nicht nur in den USA, sondern auch auf der ganzen übrigen Welt als eine Kunst angesehen, gemäß dem alten Sprichwort, daß das Auge des Herrn das Kalb fett macht. Seit den 20iger Jahren wird durch die rapide Entwicklung der Biochemie und Ernährungswissenschaft besondere Aufmerksamkeit der Ernährung des Wiederkäuers geschenkt, wobei die symbiotische Beziehung zwischen den Millionen Mikroorganismen des Wiederkäuermagens bei der Utilisierung von Futtermitteln im Tier erkannt wurde. Heute wissen wir, daß das Verhältnis von Caloriengehalt zu Proteingehalt des Futters von großer Bedeutung ist, besonders da, wo exogene Hormone verabreicht werden. So werden die besten Erfolge in der Ochsenmast mit Futtermitteln erzielt, die bei einem Gehalt von 1435 Calorien etwa 68—71 g rohes verdauliches Protein pro kg Futter enthalten. Eiweißmangel in der Nahrung des Wiederkäuers kann durch Zufüttern von Harnstoff korrigiert werden, solange wie dieser sich auf nicht mehr als 25% des Gesamtproteins beläuft. Bis zu dieser Konzentration sind die Rumenorganismen noch imstande, Aminosäuren aus Harnstoff zu synthetisieren. Der Rohfaseranteil im Mastfutter sollte zwischen 12 und 15% liegen. Dieser Anteil ist kritischer, als man bislang gedacht hat, da die cellulosespaltenden Mikroorganismen des Wiederkäuermagens ziemlich viel Essigsäure produzieren. Da die spezifische dynamische Wirkung der Essigsäure bevorzugt in die Wärmeerzeugung geht (18), nimmt bei zu hohem Rohfasergehalt (20%) des Futters die genutzte Nettoenergie ab und der Nutzeffekt sinkt. Vitamine B im Futter sind von untergeordneter Bedeutung, da sie im Rumen in genügender Menge produziert werden. Eine Ausnahme stellt das B_{12} dar, weil die Rumenorganismen für dessen Synthese Kobalt benötigen und in kobaltarmen Gegenden nicht genügend B_{12} im Rumen erzeugt werden kann. Rinder benötigen etwa 2,2 γ Kobalt pro kg Körpergewicht im täglichen Futter. Auch Vitamin A stellt einen bedeutenden Futterfaktor dar. Daher werden für die Erhaltung des Tieres entsprechende Carotinmengen (22 iE pro kg Körpergewicht) in der Nahrung benötigt.

Um den Nahrungsmittelbedürfnissen der schnell anwachsenden Bevölkerung zu entsprechen, wurde die Landwirtschaft und besonders die Viehwirtschaft während des letzten Weltkrieges und in der Nachkriegszeit ständig zur Steigerung der Fleischerzeugung und Fleischqualität sowie der Produktion von Milch und Eiern bei geringeren Kosten für den Konsumenten angehalten. Ernährungswissenschaftler haben enorme Anstrengungen unternommen, um Mittel und Wege zur Verbesserung der Ausnutzung von Nahrungseiweiß, Kohlenhydraten und Fetten zu finden. Durch Zusatz von sog. Ausnutzungs- oder Umwandlungsfaktoren zum Futter konnte man die Verdauungs- und Resorptionsgeschwindigkeit steigern. Die auf dieser Basis im Laufe des letzten Jahrzehnts gemachten Fortschritte bei der Rinder- und Geflügelfütterung sind wirklich erstaunlich. Verglichen mit den Verhältnissen vor 20 Jahren wachsen heutzutage auf Grund von Verbesserungen in der Ernährung, Zucht und Haltung z. B. Puten und Hühner bei halber Futtermenge doppelt so schnell. Dabei muß jedoch berücksichtigt werden, daß optimale Fütterungsresultate nur bei Tieren erzielt werden können, deren funktionelle Kapazität nicht durch Krankheiten beeinträchtigt ist. Die als Zusatzfutter verabreichten Vitamine, Mineralien und Spurenelemente werden normalerweise als essentielle Nahrungsfaktoren angesehen, wirken jedoch bei unspezifischen Erkrankungen eigentlich als Medikamente. Die Zahl dieser medikamentös wirkenden Zusatzfuttermittel ist beträchtlich angestiegen und beinhaltet Arsenverbindungen, Antioxydantien, Antibiotica, Tranquilizer, Coccidiostatica und endlich auch Hormone. Nachdem diese Zusatzfuttermittel allgemein anerkannt worden waren, mußte der Futtermischer oft die Rolle eines Apothekers übernehmen und vielfach in das eigentliche Gebiet der Veterinärmedizin eindringen. Dafür sprachen gute Gründe:

Die zu verabreichende Menge eines Medikaments ist sogar bei therapeutischer Dosierung im allgemeinen sehr gering. Dazu kommt, daß die wenigsten Medikamente wasserlöslich sind. Diese Tatsachen führten zum Futter als idealem Trägerstoff, da hierbei sorgfältige und gründliche Mischung möglich ist. Darüber hinaus findet diese Art der Massenmedikation beim Tierhalter wegen der Wirtschaftlichkeit natürlich besonderen Anklang.

II. Wirkung von Hormonen beim Geflügel

Sowohl Forscher auf dem Gebiet der Tierernährung als auch Rinderzüchter und Geflügelhalter haben die günstigen Wirkungen bestimmter Hormone auf Schlachttiere in steigendem Maße erkannt. Viele der einschlägigen Erkenntnisse haben in der Fleischindustrie während der letzten Jahre eine Anwendung gefunden, die in der Vergangenheit wegen der Kosten für Hormonsubstanzen, ihre kurze Wirkung, die Notwendigkeit häufiger Applikation und schließlich mangels geeigneter Methoden zur Verhinderung unerwünschter Nebenwirkungen nicht möglich gewesen war.

Die im Jahre 1938 von Dodds (8) gemachte Entdeckung, daß Stilbene, besonders aber Stilboestrol, starke oestrogene Wirksamkeit bei oraler und parenteraler Applikation besitzen, führte zu entsprechender Anwendung der Stilbenderivate in der Geflügelproduktion. Maßgebend für diese Entwicklung war die Tatsache, daß der Preis dieser Oestrogene nur einen Bruchteil der Kosten für natürliche Oestrogene ausmachte. Lorenz (16) hat in einem ausführlichen Bericht über die Wirkungen von synthetischen Oestrogenen beim Geflügel berichtet und gezeigt, daß die Stilbene und vorzugsweise ihre Dimethyläther starke orale Wirksamkeit bei Hühnern besitzen. Trotz der oralen Wirkung der Dimethyläther wurde ihre Anwendung in der Geflügelindustrie nicht gestattet, da diese Verbindungen in erheblichen Mengen vom Gewebe zurückgehalten werden. Bestimmte Stilbene werden durch Veresterung ihrer OH-Gruppen resistenter gegen den Abbau in der Leber, wodurch eine Wirkungsverlängerung beim Geflügel zustandekommt. Ein Beispiel dafür ist Dienoestroldiacetat, das mit 22 mg pro kg Futter an Hühner verfüttert wird und das einzige von der Food and Drug Administration fürHühnerfütterung zugelassene Stilbenderivat darstellt. Die orale Anwendung von Stilboestrol soll insofern unbefriedigend sein, als die erforderliche Menge zu groß ist und das Verfahren damit unwirtschaftlich wird.

Nach neueren Informationen sollen jedoch 10 mg pro kg Futter bei Hühnern und 5 mg pro kg Futter bei Puten eine Verbesserung der Fleischqualität ergeben und besonders bei Puten auch Gewichtssteigerungen gegenüber den Kontrolltieren hervorrufen. Implantiert man 12—15 mg Stilboestrol als Preßling oder in Polyglykolpaste unter die Haut hinter dem Kamm, so wird eine wesentliche Verbesserung bei der Hühnermast und Schlachtreife innerhalb von 4 bis 6 Wochen nach Implantation erzielt. Nach Genehmigung durch die Food and Drug Administration wird diese Methode seit 1950 bei Fleischhühnern geübt. Die jährliche Erzeugung der so behandelten Hühner wird auf mehr als 150 Millionen Stück geschätzt.

Die durch Hormonverabreichung beim Geflügel erzielten physiologischen Wirkungen und biochemischen Veränderungen sind von Gassner u. Mitarb. (10) im einzelnen diskutiert worden. Der Zweck der Oestrogenbehandlung ist zunächst die Qualitätsverbesserung des Geflügelfleisches. Jede Qualitätskomponente wird zumindest in einem gewissen Ausmaß, zumeist im positiven Sinne, beeinflußt. Der bekannteste erzielbare Vorteil betrifft den Fettansatz, da in allen Körperteilen der Tiere zusätzliches Fett abgelagert wird. Das für die Saftigkeit des Fleisches wichtige Muskelfett wird durchweg vermehrt und kann besonders im Beingewebe mehr als verdoppelt sein. Die Zunahme von subcutanem Fett bedingt die verbesserte Endqualität der Tiere und durch den Effekt der Oestrogene auf die Hautstruktur und das Federwachstum bekommen die ausgeschlachteten und gerupften Tiere ein glattes, seidiges Aussehen. Obgleich die Haut an Zartheit gewinnt, weisen die Tiere weniger von Kämpfen herrührende Hautschrunden auf; daneben wird das Fleisch weißer und zarter. Die physiologischen Auswirkungen der Oestrogenverabreichung sind besonders interessant. Bemerkenswert ist die Wirkung auf den Lipoidstoffwechsel, die zu einem rapiden Ansteigen der Blutspiegel von Cholesterin, Phosphorlipoiden und Triglyceriden führt. Schon 12 Std. nach subcutaner Oestrogenverabreichung kann der Anstieg des Lipoidspiegels beobachtet werden; ebensoschnell sinkt dieser nach Oestrogenentzug wieder ab. Dieser Anstieg scheint unabhängig von aufgenommenem Nahrungsfett zu sein, da er auch bei Tieren auftritt, denen das Futter für längere Zeit entzogen wird. In Versuchen mit radioaktivem Phosphor P^{32} konnte LORENZ (*16*) zeigen, daß die Phosphorlipoidsynthese in der Leber stark vermehrt wird, während die Umsatzrate gleichzubleiben scheint. Bei den behandelten Tieren werden in der Zeiteinheit mehr neue Phosphorlipoide an den Kreislauf abgegeben. Die lipämische Reaktion auf Oestrogenbehandlung wird durch Entfernung von Hypophyse, Nebennieren, Pankreas, Epithelkörperchen oder Testes nicht aufgehoben, auch werden die Blutspiegel durch Verabreichung anderer Sexualhormone oder Nebennierenrindenhormone nicht beeinflußt. Werden jedoch schilddrüsenaktive Substanzen zusammen mit Oestrogenen verabreicht, so wird die lipämische Reaktion verhindert. Umgekehrt führt Verminderung der Thyroxinproduktion durch Verabreichung von Thyreostatica zu einem Anstieg des Blutcholesterins und anderer Blutlipoide. Wie der hohe calorische Wert des gebildeten Fettgewebes erwarten läßt, zeigt oestrogenbehandeltes Geflügel gegenüber den unbehandelten Kontrollen keinen bemerkenswerten Gewichtszuwachs pro Futtermengeneinheit. Man kann annehmen, daß die Oestrogene direkt auf den Lipoidstoffwechsel wirken. Dieser wird jedoch durch die Schilddrüsenaktivität beeinflußt, und daher ist ein verminderter Grundumsatz Voraussetzung für die Fettablagerung. Durch Kombination von implantiertem Stilboestrol mit 3 mg 1-Methyl-2-mercaptoimidazol haben wir diesen Befund praktisch ausgenutzt.

III. Wirkungen von Hormonen bei Rindern

Schon bald, nachdem die Wirksamkeit einer Oestrogenbehandlung beim Geflügel sichergestellt war, wurde die Erforschung der Wirkungen von Hormonen auf fleischliefernde Säugetiere intensiviert. Während das Wachstum durch Stilboestrolimplantation signifikant gesteigert werden konnte, wurde jedoch im Unterschied zum Geflügel keine beschleunigte Fettablagerung gesehen. Sowohl bei Rindern als auch bei Schafen wurde durchweg Verminderung der Fleischqualität und ausgesprochene Stimulierung akzessorischer Geschlechtsorgane beobachtet. Die Anwendung von Testosteronimplantaten beschleunigte zwar den Gewichtszuwachs bei Ochsen und Färsen, die Fleischqualität nahm jedoch ab und der Futterbedarf pro kg Gewichtszuwachs erhöhte sich (*1, 7*). BURROUGHS (*2*) berichtete dann, daß die Verabreichung kleiner Mengen Stilboestrol mit dem Futter hinsichtlich zusätzlicher Gewichtszunahme gute Resultate zeigte. Dieser Befund verursachte eine Revolutionierung der Rindfleischerzeugung. Die in verschiedenen Versuchsstationen einschließlich unserer eigenen durchgeführten Versuche stimmten mit den Beobachtungen des Iowa State College überein, wonach die tägliche Gewichtszunahme bis zu 115 g gesteigert und gleichzeitig bis zu 12% Futter eingespart werden können. Während der letzten 5 Jahre ist die Verfütterung von kleinen Mengen Stilboestrol (10 mg pro Kopf pro Tag) zu einem Standardverfahren geworden. Man schätzt, daß heute zwischen 8 und 9 Millionen Rinder dieses Oestrogen mit dem Futter erhalten. Eine Vielzahl von Untersuchungen einschließlich verschiedener eigener Befunde haben gezeigt, daß in den genießbaren Teilen des Schlachtrindes keine Stilboestrolrückstände nachgewiesen werden können. Die Food and Drug Administration hat aus diesem Grunde der Verwendung dieses Oestrogens als Futterzusatz zugestimmt. Anscheinend wird nur ein Bruchteil des verfütterten Stilboestrols vom Rind ausgenutzt, denn der mit den Faeces ausgeschiedene Teil beläuft sich auf 50—75%. Daraus kann man entnehmen, daß eine sehr kleine Menge systemisch wirksamen Stiloestrols einen Gewichtszuwachs hervorruft. Im Gegensatz zur Wirkung bei Hühnern stimuliert Stilboestrol beim Rind nicht den Lipoidstoffwechsel und vermehrt auch die Fettablagerungen nicht besonders. Die Hauptwirkung scheint die Bildung und Ablagerung von Eiweiß zu sein, wodurch das Verhältnis Fleisch- zu Fettbildung zugunsten des Fleischansatzes verändert wird.

IV. Wirkung von Androgen-Oestrogen-Implantation

Die Grundidee zur Verwendung von Androgen-Oestrogen-Kombinationen wurde vor etwa 10 Jahren geboren, und es ist ausführlich darüber berichtet worden (*10*). Diese Befunde legten den Grundstein zu einer Reihe von Untersuchungen, bei denen man Ochsen Kombinationen von Androgenen und Oestrogenen in verschiedenen Mengenverhältnissen als Preßlinge implantierte. Bald schon fand man, daß zur Erreichung eines Maximums an Wachstum und Gewichtszunahme und zur Vermeidung ungünstiger Nebenwirkungen auf die Fleischqualität das Androgen stets im Überschuß angewandt werden muß. Durch Kombination von 5 Teilen Androgen mit 1 Teil Oestrogen wurden schließlich durchweg ausgezeichnete Ergebnisse hinsichtlich Gewichtszunahme, Futterausnutzung, Fleischqualität und Abwesenheit von Nebenwirkungen erzielt.

V. Wirkung von Progesteron-Oestrogen-Implantaten

Um verbessertes Wachstum und gesteigerte Gewichtszunahme bei Mastlämmern zu erzielen, wurden zahlreiche Untersuchungen mit Stilboestrolimplantaten durchgeführt. Während die Gewichtszunahme gesteigert werden konnte, zeigten sich aber gewöhnlich Verminderungen der Fleischqualität sowie unerwünschte Nebenwirkungen auf die akzessorischen Geschlechtsorgane, Samenblase und Prostata, immer aber unter Einbeziehung der Bulbo-Urethral-Drüsen. Obwohl alle männlichen Wiederkäuer diese Drüsen besitzen, scheinen jedoch nur die des Schafes durch Stilboestrol beeinflußt zu werden. Es kommt zu einer bedeutenden Vergrößerung dieser Drüsen und oft zum Verschluß der Urethra mit dadurch bedingter Harnverhaltung. Darüber hinaus wurde beim männlichen Kastraten häufig Rectumprolaps beobachtet. Bei weiblichen Lämmern wurde zwar keine Occlusion der Harnwege, dafür aber häufig Uterus- und Rectumprolaps gesehen. Zur Vermeidung dieser Nebenwirkungen wurde Stilboestrol mit Testosteron oder Progesteron in verschiedenem Verhältnis gemischt. Man fand, daß wenigstens 25 Teile Progesteron auf 1 Teil Oestrogen erforderlich sind, um die glanduläre Hypertrophie praktisch aufzuheben. Mischungen von Testosteron und Oestrogenen in ähnlichen Verhältnissen waren in dieser Beziehung wirkungslos (*13*). Nachdem man solche Kombinationsimplantate bei vielen Tausenden von Schafen untersucht hatte, zeigten sich selbst nach Erhöhung des Verhältnisses auf 50 zu 1 beim männlichen Kastraten Wirkungsschwankungen, die von der Empfindlichkeit der jeweiligen Rasse abhingen. Dicke und Struktur der Haut waren deutlich beeinflußt, und durch Schwund in der Subcutis wurde das Abhäuten im Schlachthof erschwert.

Bei Rindern waren die Ergebnisse mit Progesteron-Oestrogen-Kombination zufriedenstellender. Die täglichen Gewichtszunahmen wurden gesteigert, und es kam kaum zu einer Stimulierung der akzessorischen Geschlechtsdrüsen, jedoch wurde bei einigen Ochsen Euterentwicklung und Zunahme der Zitzengröße sowie Aktivierung des Mammaparenchyms bis zur Lactation beobachtet. Hinsichtlich der Verbesserung von Wachstum und Mastergebnis bei Ochsen scheint von den zahlreichen untersuchten Oestrogenen das Oestradiolbenzoat in einer Dosierung von 20 mg, kombiniert mit 1000 mg Progesteron, ziemlich gut wirksam zu sein. Implantation von Preßlingen, die eine Mischung von Testosteron und Oestradiol enthalten, erwies sich als weniger günstig.

VI. Hormon-Kombinations-Implantate in Polyglykolpaste

Bis 1954 wurden diese Hormonkombinationen in Form zylindrischer Preßlinge implantiert. Die Verwendung von flüssigen Vehikeln war wegen zu schneller Resorption der Hormone und der dadurch bedingten zu kurzen Wirkung in der Mastpraxis unerwünscht.

Die Implantation von Preßlingen hat bei Großtieren eine Anzahl von Nachteilen:

1. Die Methode ist zeitraubend und erfordert verschiedene Hilfskräfte.

2. Um einige Preßlinge auf einmal zu implantieren, benötigt man ein relativ großes Implantationsgerät.

3. Häufig brechen die Preßlinge während der Implantation.

4. Die die Implantation vornehmende Person kann gesundheitsschädlichen Einflüssen ausgesetzt sein, wenn die Preßlinge mit ungeschützten Händen hantiert werden.

5. Nach der Implantation erfolgt ausgedehnte Abkapselung der Preßlinge. Rinder sind für ihre starke Fremdkörperreaktion bekannt, und um die notwendige Hormonmenge dem Tier wirklich zuzuführen, muß die Dosierung erhöht werden.

In Erkenntnis der vielen Schwierigkeiten, die mit der Preßling-Implantation bei Großtieren verbunden sind, ist es unserem Laboratorium in Zusammenarbeit mit der Firma Mattox & Moore, Inc. gelungen, ein besonderes Injektionsgerät dem Gebrauch bei Rindern und anderen großen Tieren anzupassen. Diese Injektionspistole benutzt versiegelte Plastikhülsen, die eine Polyglykolpaste als Vehikel für die Hormone enthalten. Unter Benutzung einer kleinen Kanüle, die die harte Rinderhaut leicht durchdringt, kann eine abgemessene Menge der Hormonpaste (bis zu 0,8 cm³) leicht mit einer Hand injiziert werden. Die Hormonpasten sind unbegrenzt stabil und kommen durch die Versiegelung der Hülse nicht in Kontakt mit den Händen der die Injektion vornehmenden Person, wodurch mögliche gesundheitliche Schädigungen vermieden werden. Da die Injektionen schnell erfolgen können (3 Ochsen pro Minute), ist es möglich, eine große Anzahl von Tieren mit einem Minimum an Arbeitsaufwand zu behandeln.

Die Hormone werden in einer Mischung von Polyäthylenglykolen verschiedenen Molekulargewichts warm gelöst. Die Paste wird nach Erkalten halbfest und bleibt bei den in den einzelnen Teilen der USA herrschenden Temperaturen injizierbar, ohne daß es zur Ausscheidung der Inhaltsstoffe kommt. In keinem Falle wurden nach der Injektion unangenehme Hautreaktionen als Folge von Entzündungen beobachtet. Die Injektion erfolgt in eine lose Hautfalte an der Ohrbasis. Das Material verteilt sich über eine kleine Fläche unter der Haut, wobei sich die Steroide fein kristallin abscheiden und dann langsam resorbiert werden. Die Resorptionsgeschwindigkeit ist wegen der relativ geringen Vascularisation der Injektionsgegend beträchtlich vermindert. Da das Ohr und die umgebende Haut nach der Schlachtung verworfen werden, besteht praktisch keine Gefahr, daß die genießbaren Körperteile des Tieres mit Hormonrückständen verunreinigt werden.

VII. Bestimmung der Wirksamkeit von Hormonen bei der Rindermast

Versuchsanordnung

Ausgewählt wurden zur Schlachtung bestimmte Weiderinder der Qualität good bis choice, nachdem sie zur Gewöhnung an die Futterpferche eine mehrwöchige Einstellzeit durchgemacht hatten. Sie wurden nach Größe, Alter und Körperbau sortiert, mit einer Zahl gekennzeichnet, den einzelnen Versuchsgruppen zugeteilt und erhielten während der Versuchsdauer das im jeweiligen Mastbetrieb übliche Futter. Alle Futtermittelrationen wurden so berechnet, daß sie die vom National Research Council angegebenen Mindestfuttersätze übertrafen. In Zwischenräumen von 3—4 Wochen wurden die Tiere gewogen, und der durchschnittliche Gewichtszuwachs wurde sowohl für die Periode als auch für die Gesamtzeit ermittelt. Als Kriterien für die Beurteilung des Behandlungserfolges wurden die durchschnittliche tägliche Gewichtszunahme, die zur Schlachtreifmachung benötigte Zeit, Beobachtungen von unangenehmen Nebenwirkungen auf Körperbau, Schlachtwertklasse (USDA), Fleischqualität (wie Farbe, Marmorierung, Struktur), das Verhältnis Lebendgewicht zu Schlachtgewicht, Kühlverlust sowie Wirkungen auf akzessorische Geschlechtsorgane gewertet. Nach dem Schlachten wurden die Tiere der tierärztlichen Fleischbeschau zugeführt. Zu diesem Zeitpunkt wurden möglichst vielen Tieren jeder Gruppe kleine Proben von Muskel, Leber, Milz und Fett entnommen. Gleiche Proben wurden in Polyäthylensäcken gesammelt und für die anschließende Analyse auf mögliche Hormonrückstände tiefgefroren. Von jeder Behandlungsgruppe wurden Schlachtgewicht und

Fleischqualität notiert. Zwischen den hormonbehandelten Tieren und den Kontrollen wurden rohe Vergleichsbeobachtungen hinsichtlich der Schlachtwertklasse angestellt. Bei der Viertelung der Rinderseiten wurden Farbe, Struktur und Marmorierung des Querschnitts durch die sog. hohe Rippe (12. Rippe) beurteilt. Von den hormonbehandelten Ochsen und Kontrolltieren wurden Samenblase und Prostata gesammelt. Die akzessorischen Geschlechtsorgane wurden in Bouinscher Lösung fixiert, geschnitten, gewogen und histologisch auf mögliche Hormonwirkungen untersucht. Es ist im Rahmen dieses Vortrages unmöglich, im Detail über die Vielzahl der von mehr als 60000 Rindern gesammelten Daten zu berichten. Deshalb sollen hier nur die beiden wirksamsten Hormonkombinationen betrachtet werden:

VIII. Hormonale Ochsenmast

1. Testosteron-Stilboestrol-Kombination in Pastenform
(Formulierung # 554)

Nachdem die subcutane Implantation von 120 mg Testosteron und 24 mg Stilboestrol eine Steigerung des täglichen durchschnittlichen Gewichtszuwachses bei Mastochsen gezeigt hatte, wurde von der gleichen Hormonkombination nun eine Polyglykolpaste hergestellt und diese in einer Menge von 0,8 cm³ unter die Ohrhaut injiziert. Resultate:

Die Tab. 1 enthält eine Zusammenstellung von 10 Versuchen, in denen die durchschnittlichen Gewichtszunahmen von insgesamt 607 unbehandelten Kontrolltieren den entsprechenden Durchschnittswerten von 587 mit einmaliger Injektion von 120 mg Testosteron und 24 mg Stilboestrol behandelten Versuchstieren gegenübergestellt sind. Bei jedem Versuch wurden Versuchstiere und Kontrollen gleichzeitig untersucht und durch Vergleich der mittleren täglichen Zunahmen

Tabelle 1

ohne orales Stilboestrol

Versuchs-Nr.	Kontrollen		Versuch Einmalige Injektion von (554)[1]		Gewichtsvorteil d. Versuchsgruppe gegenüber d. Kontrollgruppe	
	Anzahl Ochsen	Mittl. tägl. Gewichtszunahme kg/Tag	Anzahl Ochsen	Mittl. tägl. Gewichtszunahme kg/Tag	Differenz	
					kg/Tag	%
1	9	1,08	10	1,16	+ 0,077	+ 7,1
2	50	1,15	50	1,225	+ 0,0725	+ 6,3
3	61	1,28	58	1,36	+ 0,077	+ 6,0
4	57	1,2	57	1,225	+ 0,0272	+ 2,3
5	152	1,09	154	1,19	+ 0,1	+ 9,1
6	55	1,05	54	1,11	+ 0,059	+ 5,6
7	49	1,05	24	1,18	+ 0,095	+ 9,1
8	48	1,28	54	1,4	+ 0,118	+ 9,2
9	60	1,38	60	1,52	+ 0,141	+10,2
10	66	1,16	66	1,49	+ 0,326	+28,1
	607	1,16 (Gewog. Mittel d. tägl. Gewichtszunahme)	587	1,274 (Gewog. Mittel d. tägl. Gewichtszunahme)	+ 0,114	+ 9,8

[1] 120 mg Testosteron, 24 mg Stilboestrol.

bewertet. So zeigten die Kontrollgruppen einen Zuwachs von 1,16 kg pro Kopf und Tag, während die behandelten Ochsen 1,274 kg tägliche Gewichtszunahme aufwiesen, also 114 g pro Kopf und Tag = etwa 10% mehr als die unbehandelten Tiere. Unter der Annahme einer durchschnittlichen Mastperiode von 100 Tagen waren die behandelten Tiere bei einem täglichen zusätzlichen Gewichtsanstieg von 27—326 g am Ende zwischen 2,7 und 32,6 kg schwerer als die Kontrolltiere. Der ausgesprochene wirtschaftliche Vorteil der Hormonpastenbehandlung wird bei dieser Betrachtung sofort klar.

2. Wirkung von Stilboestrol als Futterzusatz

Da die Mehrzahl der Rindermastbetriebe routinemäßig Stilboestrol mit täglich 10 mg pro Tier in einem Proteinfutterzusatz verabreichen, bekamen folgende Fragen wirtschaftliche Bedeutung:

Welche Vorteile werden hinsichtlich täglicher Gewichtszunahme beim Mastochsen erzielt:

1. wenn man Stilboestrol täglich verfüttert?

2. wenn die Hormonkombination # 554 als Paste einmal injiziert wird?

3. wenn man einmalig # 554 injiziert und die Tiere gleichzeitig orales Stilboestrol erhalten?

In 10 Versuchen, bei denen alle Tiere einschließlich der Kontrolltiere Stilboestrol mit dem Futter erhielten, wurde die Wirkung der Hormonkombination # 554 bestimmt. Wie aus Tab. 2 hervorgeht, zeigen alle Tiere, die Stilboestrol oral erhalten, höhere Gewichtszunahmen als unbehandelte Tiere (s. Tab. 1). Tiere, denen zusätzlich die Hormonkombination injiziert wurde, erzielten im Mittel einen um 127 g pro Kopf und Tag höheren Gewichtszuwachs als die Kontrolltiere, die ausschließlich Stilboestrol im Futter erhielten. Es ist augenfällig, daß der Gesamtgewichtszuwachs schon allein durch orales Stilboestrol gesteigert wird.

Tabelle 2

mit oralem Stilboestrol

Versuchs-Nr.	Kontrollen		Versuch Einmalige Injektion von (554)[1]		Gewichtsvorteil d.Versuchsgruppe gegenüber d. Kontrollgruppe	
	Anzahl Ochsen	Mittl. tägl. Gewichtszunahme kg/Tag	Anzahl Ochsen	Mittl. tägl. Gewichtszunahme kg/Tag	Differenz	
					kg/Tag	%
1	117	1,05	200	1,24	+ 0,19	+ 18,1
2	64	1,2	64	1,305	+ 0,104	+ 8,7
3	49	1,4	51	1,52	+ 0,118	+ 8,4
4	51	1,215	50	1,28	+ 0,068	+ 5,6
5	29	1,34	30	1,46	+ 0,118	+ 8,8
6	110	1,23	113	1,39	+ 0,163	+ 13,3
7	105	1,36	105	1,495	+ 0,136	+ 10,0
8	115	1,205	115	1,34	+ 0,136	+ 11,3
9	52	1,315	53	1,605	+ 0,29	+ 22,1
10	66	1,68	65	1,76	+ 0,086	+ 5,1
	758	1,274 (Gewog. Mittel d. tägl. Gewichtszunahme)	846	1,401 (Gewog. Mittel d. tägl. Gewichtszunahme)	+ 0,127	+ 10,0

[1] 120 mg Testosteron, 24 mg Stilboestrol.

Um das Zusammenwirken der 3 obengenannten Einzeleffekte zu ermitteln, wurden in Tab. 3 die mittleren Tagesgewichtszunahmen einer großen Anzahl von Kontrolltieren mit den entsprechenden Gewichtszunahmen von Versuchstieren verglichen, die einmal nur orales Stilboestrol, zum anderen nur die Hormonkombination # 554 und endlich sowohl orales Stilboestrol als auch die Hormonkombination erhielten.

Tabelle 3

Behandlung	Kontrolle	Orales Stilboestrol	*ohne orales Stilboestrol* + # 554[1]	*mit oralem Stilboestrol* + # 554
Anzahl der Versuche	10	10	10	10
Anzahl der Ochsen	607	758	587	846
Gewog. Mittel d. tägl. Gewichtszunahme	1,16	1,274	1,274	1,4
Gewichtsvorteil gegenüber der negativen Kontrolle (kg)	—	+ 0,114	+ 0,114	+ 0,240
Gewichtsvorteil gegenüber der negativen Kontrolle (%).	—	+10,0	+10,0	+20,7

[1] 120 mg Testosteron, 24 mg Stilboestrol in 0,8 cm³ Polyglykolpaste.

1. 607 unbehandelte Kontrollen erzielten eine Gewichtszunahme von 1,16 kg pro Kopf und Tag.

2. 758 Ochsen, die Stilboestrol im Futter erhielten, erreichten eine Gewichtszunahme von 1,274 kg pro Kopf und Tag, entsprechend 114 g oder 10% mehr als die unbehandelten Kontrollen.

3. Bei 587 Ochsen, die eine einmalige Injektion der Hormonkombination # 554 erhielten, konnte eine Gewichtszunahme von 1,274 kg pro Kopf und Tag verbucht werden, entsprechend 114 g = 10% mehr als die Kontrollen.

4. Wenn sowohl orales Stilboestrol gegeben als auch die Pasteninjektion verabreicht wurde, stieg der tägliche Gewichtszuwachs auf 1,4 kg an, entsprechend einem Mehrzuwachs von 240 g pro Kopf und Tag oder 20,7% gegenüber den Kontrollen.

Daraus geht klar hervor, daß die Wirkungen von oraler und parenteraler Hormonverabreichung additiv sind. In diesem Zusammenhang ist die Tatsache interessant, daß der tägliche Gewichtszuwachs zwar bei beiden Methoden der Hormonverabreichung der gleiche war, jedoch für die gleiche Gewichtszunahme im ersten Fall 1200 mg Stilboestrol, im 2. Fall 144 mg Testosteron-Stilboestrol-Mischung nötig waren.

3. Implantation von langwirkenden Steroid-Kombinationen

Noch bevor JUNKMANN 1956 (*14*) seinen ausgezeichneten Bericht über die Darstellung einer Reihe von langwirkenden Steroidhormonestern gegeben hatte, konnten wir mit großzügig zur Verfügung gestellten Mengen von Testosteronönanthat, Oestradiolvalerianat und 17α-Hydroxyprogesteroncapronat großangelegte Tierversuche beginnen. In einem vorläufigen Bericht zeigte GASSNER (*11*), daß Kombination von Androgenestern oder Gestagenestern mit Oestrogen im Verhältnis 5:1 die Wirkungsdauer des Masteffektes im Vergleich zur Verwendung von Testosteron und Stilboestrol verlängerte. Wir konnten beispielsweise zeigen, daß Mischungen von 120 mg Testosteronönanthat oder 120 mg 17α-

Hydroxyprogesteroncapronat mit 24 mg Oestradiolvalerianat (# 569 und # 570)
die Gewichtszunahme von Mastochsen signifikant erhöhen. Ausgehend von der
Annahme, daß die anabole Wirksamkeit durch Kombination von Androgen,
Gestagen und Oestrogen noch weiter gesteigert werden könnte, wurde von uns die
aus 60 mg Testosteronönanthat, 60 mg 17 α-Hydroxyprogesteroncapronat und
24 mg Oestradiolvalerianat bestehende Formulierung # 576 hergestellt. Dieses

Tabelle 4. *Wirkung einer Injektion von # 576 (Rapigain, Squibb) ohne gleichzeitige Verfütterung von Stilboestrol auf das Mastergebnis bei Rindern*

ohne orales Stilboestrol

Versuchs-Nr.	Kontrollen		Versuch Einmalige Injektion von # 576[1]		Gewichtsvorteil d. Versuchsgruppe gegenüber d. Kontrollgruppe	
	Anzahl Ochsen	Mittl. tägl. Gewichtszunahme kg/Tag	Anzahl Ochsen	Mittl. tägl. Gewichtszunahme kg/Tag	Differenz	
					kg/Tag	%
1	26	1,06	39	1,205	+0,145	+13,7
2	57	1,2	57	1,38	+0,181	+15,2
3	48	1,28	54	1,48	+0,195	+15,2
4	43	1,33	44	1,47	+0,141	+10,6
5	90	1,36	91	1,505	+0,145	+10,7
Gesamtdurchschnitt	264	1,275	285	1,43	+0,155	+12,1

[1] — 60 mg Testosteron-önanthat
    60 mg 17-Hydroxyprogesteroncapronat
    24 mg Oestradiol-valerianat
= in 0,8 cm³ Polyglykolpaste einmalig injiziert.

Dreiergemisch langwirkender Steroide wurde in 5 Versuchen von etwa 100 Tagen
Dauer an Mastochsen geprüft, die kein Stilboestrol erhielten. Wie aus den in
Tab. 4 zusammengestellten Ergebnissen hervorgeht, zeigten 264 unbehandelte
Kontrolltiere eine tägliche Gewichtszunahme von 1,275 kg, während die behand-
delten Tiere 1,43 kg täglichen Gewichtszuwachs aufwiesen. Bei einem täglichen
Gewichtsvorteil von 155 g wogen die behandelten Tiere nach einer Mastzeit von

Tabelle 5. *Wirkung einer Injektion von # 576 (Rapigain, Squibb) bei gleichzeitiger Verfütterung von Stilboestrol auf das Mastergebnis bei Rindern*

mit oralem Stilboestrol

Versuchs-Nr.	Kontrollen		Versuch Einmalige Injektion von # 576[1]		Gewichtsvorteil d. Versuchsgruppe gegenüber d. Kontrollgruppe	
	Anzahl Ochsen	Mittl. tägl. Gewichtszunahme kg/Tag	Anzahl Ochsen	Mittl. tägl. Gewichtszunahme kg/Tag	Differenz	
					kg/Tag	%
6	33	1,0	34	1,23	+0,222	+22,1
7	79	1,18	117	1,40	+0,222	+18,8
8	51	1,22	50	1,36	+0,14	+11,6
9	97	1,24	195	1,36	+0,118	+ 9,5
10	66	1,68	65	1,81	+0,131	+ 7,8
Gesamtdurchschnitt	326	1,29	461	1,426	+0,136	+10,2

[1] — 60 mg Testosteron-önanthat
    60 mg 17-Hydroxyprogesteroncapronat
    24 mg Oestradiol-valerianat
= in 0,8 cm³ Polyglykolpaste einmalig injiziert.

100 Tagen 15,5 kg mehr als die Kontrollen. In 5 weiteren Versuchen wurde Mastochsen die Dreierkombination injiziert und gleichzeitig täglich 10 mg Stilboestrol mit dem Futter verabreicht. Tab. 5 zeigt, daß die tägliche Gewichtszunahme der 461 behandelten Tiere um 136 g höher lag als die der nur mit Stilboestrol behandelten 326 Kontrolltieren, woraus sich eine Addition der Effekte beider Behandlungsarten ergibt. Dies wird noch deutlicher bei Betrachtung der Tab. 6, in der die Ergebnisse von simultan durchgeführten Versuchen nebeneinander aufgeführt sind. Mit Stilboestrol allein wurden die Kontrollen um 77 g täglich übertroffen. Die Kombinationspaste allein ergab um 145 g höhere Gewichtszunahmen, und durch Kombinierung beider Behandlungsarten wurden 222 g Mehrgewicht pro Tag erzielt, entsprechend etwa 22,2 kg in der 100 Tage dauernden Mastperiode.

Tabelle 6

Behandlung	ohne Stilboestrol	mit Stilboestrol	ohne Stilboestrol + # 576	mit Stilboestrol + # 576
Anzahl der Ochsen.	100	100	100	100
Mastzeit in Tagen	100	100	100	100
Mittl. tägl. Gewichtszunahme (kg/Tag)	1,165	1,242	1,31	1,387
Gewichtsvorteil gegenüber den Kontrollen (kg/Tag)	—	0,077	0,145	0,222

IX. Hormonale Färsenmast

Mit dem stetig steigenden Anfall gesunder Färsen, die nicht zur Zucht benötigt werden, ist das Interesse an der Färsenmast in den letzten Jahren enorm gestiegen. Eine ausgemästete Färse hat einen kleinen plumpen Körper mit ausgezeichnetem Fleisch von außergewöhnlich gutem Geschmack und großer Zartheit, woraus sich die Beliebtheit am Markt und beim Konsumenten erklärt. Die Hereinnahme gesunder Färsen in den Mastbetrieb ist jedoch durch die Tatsache beschränkt, daß bei der gedrängten Unterbringung in den Futterpferchen durch stets vorhandene brünstige Tiere Unruhe ausgelöst und der Masteffekt gefährdet wird. Obgleich man Färsen gelegentlich kastriert, wenn einzelne Herden besonders unruhig erscheinen, so ist doch die chirurgische Entfernung der Ovarien wegen der damit verbundenen Kosten und des Konditionsverlustes der Tiere auf jeden Fall unwirtschaftlich. Implantation von Oestrogenen führt bei den Färsen oft zu Unruhe und Erregung sowie ständigem Bespringen anderer Tiere. Aus diesem Grunde waren die Versuche, durch Hormonverabreichung die tägliche Gewichtszunahme von Färsen im Mastbetrieb zu steigern, weniger erfolgreich als bei Ochsen, da das natürliche sexuelle Verhalten nur noch mehr stimuliert wurde.

Die günstigen Resultate der Anwendung von # 554 und # 576 bei der Ochsenmast veranlaßten uns zur Prüfung dieser Hormonkombinationen bei der Färsenmast. Weiterhin interessierte uns, ob wie bei den Mastochsen es auch bei Färsen nach oraler Verabreichung von Stilboestrol und Implantation zur Addition der Wirkung kommen würde. In einem Versuch an 400 Färsen wurden die Wirkungen der Hormonimplantate mit und ohne gleichzeitige Gabe von Stilboestrol nebeneinander untersucht.

Resultate:

In Abb. 1 ist die auf der Basis des kumulativen Gewichtszuwachses errechnete prozentuale Differenz der täglichen Gewichtszunahmen behandelter Tiere zu den Kontrollen über 3 aufeinanderfolgende 30-Tage-Perioden aufgetragen. Man sieht,

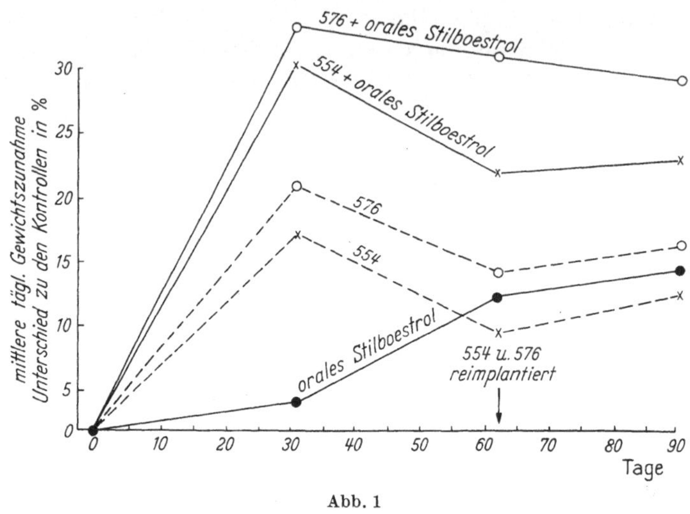

Abb. 1

daß bereits durch orale Gaben von Stilboestrol allein ein langsamer, aber stetiger Anstieg der Gewichtszunahme zustande kommt. Eine einmalige Injektion von # 554 und # 576 ohne zusätzliche Stilboestrol-Verabreichung führte nach den ersten 30 Tagen zu einem starken Anstieg, der nach 60 Tagen abzunehmen begann.

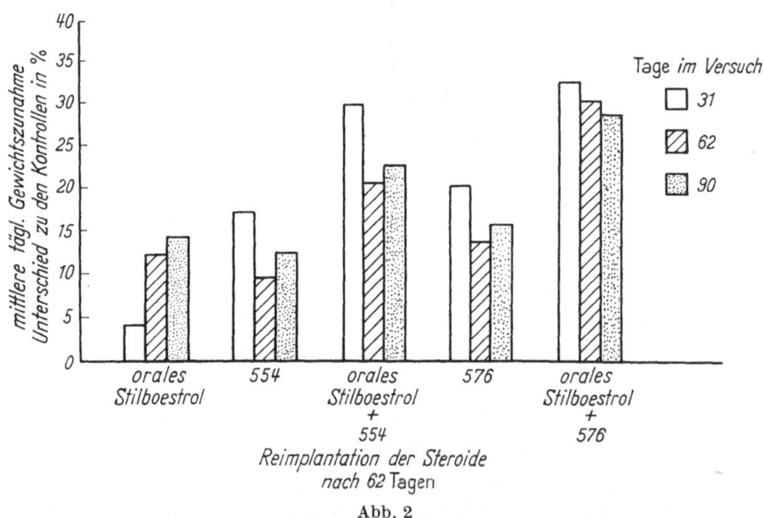

Abb. 2

Die Addition der Wirkungen wurde bei gleichzeitiger Gabe von Stilboestrol augenfällig und ergab eine Steigerung der täglichen Gewichtszunahme von mehr als 30%, verglichen mit den Kontrollen. Nach 60 Tagen erhielten alle injizierten

Versuchsgruppen eine zweite Injektion, um zu sehen, ob die anfänglich beobachtete Gewichtszuwachsrate aufrechterhalten werden konnte. Daß dies tatsächlich der Fall ist, kann man aus dem relativ hohen Endwert der täglichen Gewichtszunahme bei 90 Tagen klar ersehen. Abb. 2 veranschaulicht die Verhältnisse graphisch. Die x-Achse stellt die Kontrollen dar, die weder orales Stilboestrol noch Hormonimplantate erhalten haben. Man sieht, daß die Wirkungen von oraler Stilboestrolgabe und Hormonimplantation ungefähr additiv sind. Unangenehme Nebenwirkungen hinsichtlich Verhalten im Mastbetrieb, Verhältnis von Lebendgewicht zu Schlachtgewicht, Schlachtwertklasse oder Fleischqualität konnten nicht festgestellt werden.

X. Charakteristik des Fleisches von hormonimplantierten Ochsen und Färsen

Es konnte gezeigt werden, daß von hormonbehandelten Tieren stammendes Fleisch dem Fleisch der unbehandelten Kontrolltiere mindestens in jeder Beziehung ebenbürtig ist. Die Schlachtwertklasse ist ein kritisches Maß für die Qualität, und unter Benutzung dieses Maßes fanden wir beispielsweise, daß von 1443 hormonbehandelten Mastochsen und 621 Kontrolltieren 90,6 bzw. 91,1% der US-choice-Qualität entsprachen. Zwischen Kontrollen und behandelten Tieren konnten keine der Hormonwirkung zuzuschreibenden Unterschiede bezüglich Fleischfarbe, Marmorierung des Querschnittes durch die sog. hohe Rippe (12. Rippe), Fleischstruktur und Kühlverlust festgestellt werden. Unter Kühlverlust versteht man den Gewichtsverlust, den das noch warme ausgeschlachtete Tier nach 24-bis 48 stündigem Verbleiben im Kühlraum durch Feuchtigkeitsverlust erleidet. Dieser Wert ist damit ein ziemlich genaues Maß für den Wassergehalt des Fleisches. Hin und wieder wird behauptet, daß hormonbehandelte Tiere nur deswegen schwerer als unbehandelte Tiere seien, weil ihr Fleisch mehr Wasser enthielte. Durch die Bestimmung des Kühlverlustes, der niemals mehr als das normale Maß von 2% überstieg, kann man jedoch zeigen, daß Hormonbehandlung den Wassergehalt nicht erhöht. Auf der Basis der kritischen Bewertung der Zusammensetzung des ausgeschlachteten Tieres, wie sie von CLEGG und CARROLL (3,4) angegeben worden ist, konnten keine meßbaren Feuchtigkeitsunterschiede gefunden werden. Wie sich durch Ätherextraktion beweisen ließ, war jedoch der Fettgehalt leicht vermindert und der Anteil des mageren Fleisches erhöht. Mit Stilboestrol implantierte Färsen hatten deutlich weniger Fettablagerungen und mehr mageres Fleisch. Was die produzierte Fleischmenge, gemessen an dem Verhältnis von Lebendgewicht zu Schlachtgewicht, anbelangt, so konnten zwischen den obenerwähnten beiden Gruppen keine signifikanten Unterschiede gefunden werden. Bei 621 Kontrollen betrug das Schlachtgewicht im Mittel 60,7%, bei 1443 behandelten Tieren im Durchschnitt 60,6% vom Lebendgewicht.

XI. Einfluß von Zusatzfuttermitteln auf die Wirkung der Hormonimplantate bei Rindern

Zwischen Nährstoffen, Nährstoffdepots im Körper und der Wirkung von Steroidhormonen besteht ein enger Zusammenhang. Steroide können nicht nur den Eiweißstoffwechsel beeinflussen, sondern umgekehrt kann auch die Nahrungseiweißmenge die Steroidhormonwirkung modifizieren (*15*). Bei Lämmern, die Stilboestrol mit dem Futter erhielten, zeigten sich nach Steigerung des Caloriengehaltes der Nahrung von 1170 auf 1470 Calorien pro kg Futter und Erhöhung des Roheiweißgehaltes von 9 auf 17% eine Zunahme des täglichen Gewichtszuwachses sowie Verbesserung der Schlachtwertklasse, der Futterausnutzung und gleichzeitig eine Abnahme des Fleischabfalles (*19*). Durch Erhöhung des Caloriengehalts der Nahrung allein konnte keine Steigerung der Gewichtszunahme erzielt werden, wohl aber wurden die Futterausnutzung, die Schlachtwertklasse und die Menge des Fleischabfalles im günstigen Sinne beeinflußt. In einer Anzahl von Versuchen mit einjährigen Tieren, die auf Weide gestellt waren, konnte die absolute Notwendigkeit einer angemessenen Nährstoffmenge bei Anwendung von Sexualhormonen schlagend unter Beweis gestellt werden. Bei einem Versuch erhielten 400 Tiere eine einmalige Injektion von # 576, also 60 mg 17 α-Hydroxyprogesteroncapronat, 60 mg Testosteronönanthat und 24 mg Oestradiolvalerianat in Polyglykolpaste. Nach 3 monatiger Weide hatten die behandelten Tiere täglich durchschnittlich 151 g, also pro Kopf insgesamt 13,6 kg mehr zugenommen als eine Gruppe von 400 Kontrolltieren. In einem während desselben Jahres durchgeführten Vergleichsversuch verloren die behandelten Tiere auf magerer Weide im gleichen Zeitraum pro Kopf 9,1 kg an Gewicht. Eine günstige Wirkung der Hormonbehandlung kann daher nur dann erwartet werden, wenn die Nahrungsaufnahme angemessen ist. Da Eiweiß- und Gesamtstoffwechsel augenfällig durch die anabole Wirkung von Sexualhormonen beeinflußt werden, scheinen die Grundbedürfnisse an Eiweiß und calorischer Energie durch die Hormonbehandlung verändert zu werden. Um dieses nachzuprüfen, wurden

Tabelle 7. *Einfluß von eiweiß- und calorienreichem Futter auf die Wirkung von Hormonimplantaten*

Gruppe	1	2	3	4	5
Behandlung + 576	Kontrollen Standard-Futter	Caloriengehalt erhöht um 9,5%	+13% verdauliches Eiweiß Caloriengehalt erhöht um 9,5%	Caloriengehalt erhöht um 19,5%	+ 21% verdauliches Eiweiß Caloriengehalt erhöht um 19,5%
Anzahl der Ochsen	66	66	66	66	66
Mastzeit in Tagen .	122	122	122	122	122
Mittl. tägl. Gewichtszunahme (kg/Tag)	1,26	1,34	1,32	1,35	1,40
Gewichtsvorteil gegenüber den Kontrollen (kg/Tag)	—	0,08	0,06	0,09	0,14
kg Futter/kg Gewichtszuwachs .	9,5	8,7	9,0	8,4	8,4

Rationen an Mastochsen verfüttert, in denen der Proteinanteil und der Caloriengehalt in verschiedenem Verhältnis erhöht waren. Gleichzeitig erhielten die Tiere die Dreierkombination # 576. Die in Tab. 7 zusammengestellten Ergebnisse zeigen, daß sich die mittlere tägliche Gewichtszunahme immer dann erhöhte, wenn die zugeführte Calorienmenge gesteigert wurde. Bei einer Erhöhung des Gesamtcaloriengehalts um 9,5% konnte durch Steigerung des verdaulichen Eiweißanteils um 13% keine zusätzliche Gewichtszunahme verbucht werden. Wurden jedoch Eiweiß- und Caloriengehalt weiter gesteigert, so konnte die Gewichtszunahme noch verbessert werden. Bei unseren früheren Arbeiten hatten wir beobachtet, daß der Einfluß von Hormonkombinationsimplantaten auf das Mastergebnis nach 60—70 Tagen abzunehmen begann. Man möchte daher annehmen, daß beim Maximum der Hormonwirkung und bei gesteigerter Aufnahme von Nahrungscalorien auch ein Bedürfnis für eine Erhöhung der Aufnahme von verdaulichem Eiweiß vorliegt. Während die für einen Gewichtszuwachs von 1 kg notwendige Futtermenge bei allen behandelten Gruppen niedriger lag als die der Kontrollen, benötigte die mit calorienreichem Futter von hohem Proteingehalt gefütterte Gruppe pro Tag fast $^1/_2$ kg weniger Futter als alle anderen behandelten Gruppen.

XII. Wirkung der Hormonbehandlung bei Schafen

Die mit der Zucht, Fütterung und Mästung von Schafen befaßte Industrie hat in den USA einen beträchtlichen Umfang. Für den 1. Januar 1959 wies die amtliche Zählung beispielsweise annähernd 33 Millionen Schafe aus. Diese Zahl liegt im Frühling während der Ablammperiode noch um etwa ein Drittel höher. Wie aus der Vielzahl der publizierten Arbeiten hervorgeht, hat die hormonale Behandlung von Schafen zur Erzielung größerer Fleischausbeute großes Interesse gefunden. Im allgemeinen hat jedoch die Verfütterung von Stilboestrol bei Lämmern nicht die gleichen befriedigenden Resultate wie bei Rindern. Während die mittlere tägliche Gewichtszunahme durch orale Verabreichung von 3—10 mg pro Tag gesteigert werden konnte, geht aus vielen Berichten eine Verschlechterung der Schlachtwertklasse und der Fleischqualität hervor. Vorteilhafter erwies sich die Implantation von Stilboestrol-Preßlingen mit 2—6 mg, wodurch nicht nur die Gewichtszunahme, sondern auch die Futterausnutzung verbessert werden konnte. Vielfach wurden nach Stilboestrolimplantation jedoch unerwünschte Nebenwirkungen beobachtet, wie Mammawachstum, Rectum-, Uterus- und Vaginalprolaps sowie Vulvavergrößerungen bei weiblichen Lämmern bzw. Analödem, Vergrößerung des Präputiums, Rectum-Prolaps und manchmal eine starke Vergrößerung der akzessorischen Geschlechtsorgane bei kastrierten männlichen Tieren. Die letztere Nebenwirkung ist besonders unerwünscht. Während Samenblase und Prostata nur mäßig auf Stilboestrol ansprechen, reagieren die Bulbo-Urethral-Drüsen beim Schaf im Gegensatz zu denen des Rindes besonders empfindlich und wachsen in vielen Fällen bis zur Apfelgröße an. Die Vergrößerung bedingt einen wachsenden Druck auf die Urethra, deren Verschluß zu Harnverhaltung, Bauchödem, Urämie und sogar Blasenruptur führt. Vorher kommt es durch starkes Drängen oft zum Rectumprolaps. Bei weiblichen Lämmern ist das Drängen nicht so ausgeprägt, und man beobachtet nur vereinzelt einen dadurch verursachten Prolaps des Genitaltrakts. Die zum Zwecke der Verminderung von Nebenwirkungen erfolgte Zugabe von Testosteron oder Progesteron zum Stilboestrolimplantat erwies sich als wirkungslos, wenngleich in einigen Fällen zusätzliche Gewichtszunahmen beobachtet werden konnten. Bessere Resultate wurden durch Implantation einer Kombination von 25 mg Progesteron

und 2,5 mg Oestradiolbenzoat in das Ohr erzielt. Die mittlere tägliche Gewichtszunahme wird erhöht und Nebenwirkungen scheinen kaum noch aufzutreten. Im
Rahmen unserer eigenen Arbeiten haben wir kürzlich verschiedene Versuche
durchgeführt, bei denen Lämmer eine Mischung von 60 mg Testosteronundecylat
und 12 mg Oestradiolundecylat in das Ohr injiziert bekamen. Während der ersten
40 Tage wurden Gewichtszunahmen erzielt, die um täglich 59 g über den Kontroll-
gewichten lagen. Darüber hinaus beliefen sich die Kosten pro kg Gewichtszunahme
auf nur 44 Cents gegenüber 66 Cents bei den unbehandelten Kontrollen. Unangenehme Nebenwirkungen konnten nicht beobachtet werden. Es scheint, daß
sich diese Mischung wegen der langen Wirkungsdauer der Steroidhormonester
und des Fehlens des den Stilbenen eigenen raschen Wirkungseintritts für die
Schafmast ebenso gut eignen werden wie für die Rindermast.

XIII. Hormonale Schweinemast

Die Schweinehaltung in den Vereinigten Staaten ist erheblich größer als die
Schafhaltung. Die amtliche Zählung vom 1. Januar 1959 weist über 57 Millionen
Schweine aus, und nach Ende der Abferkelperiode dürfte diese Zahl zum 1. Juni
1959 auf etwa 75 Millionen ansteigen. Viel Forschungsarbeit ist auf die Beantwortung der Frage verwandt worden, ob Hormonbehandlung von Schweinen durch
Steigerung der Fleischerzeugung von wirtschaftlichem Vorteil ist. Es ist natürlich
im Rahmen dieses Vortrages unmöglich, über die umfangreiche einschlägige
Literatur zu berichten. Allgemein ergab die Verfütterung von Stilboestrol ziemlich
enttäuschende Resultate. Die durch Verabreichung von Stilboestrol in Mengen
von 2—50 mg pro Tag erzielten Ergebnisse divergieren sehr stark. Es konnte
jedoch gezeigt werden, daß man mit geringeren Hormonmengen zwar kleinere,
dafür aber gesicherte Erhöhungen der Wachstumsrate erzielen kann. Durch
parenterale Verabreichung von Stilboestrol ließ sich ebenfalls ein kleiner Gewichtsvorteil erreichen. Ähnlich enttäuschende Resultate ergab die Verwendung anderer
Oestrogene, wie Oestradiolbenzoat oder sonstige Ester. In einigen Fällen wurde
über eine Reduzierung des Futterbedarfs unter der Stilboestrolbehandlung
berichtet, jedoch war dieser Vorteil nicht groß genug, um die Industrie zur Hormonbehandlung von Schweinen in großem Maßstab zu bewegen. So gibt es also noch
kein diesbezüglich empfohlenes oder im Handel befindliches Hormonpräparat.
Durch Antibiotica-Zusatz zum Futter stilboestrolbehandelter Schweine ließen
sich keine größeren Gewichtszunahmen erzielen, als sie nicht auch schon durch
Antibiotica-Fütterung allein erreicht wurden. Gewisse Anzeichen deuten auf eine
Verminderung des Rückenfettes und Bauchgewichts, was der augenblicklichen
Tendenz, die Schweineschmalzproduktion einzuschränken und dafür mehr
Fleisch zu erzeugen, entgegenkommt. Mischungen von Androgenen oder Gesta-
genen mit Oestrogenen verminderten die Gewichtszunahme, führten jedoch zur
Abnahme des Fettgehaltes und vermehrten den Anteil an magerem Fleisch. Die
Stilboestrolbehandlung von Schweinen beiderlei Geschlechts vergrößert die
akzessorischen Geschlechtsorgane und steigert ihre Funktion. Dieses Problem
und andere mit der Verwendung von Hormonen bei der Tiermast zusammenhängenden Fragen sind von Prof. Fr. Brücke (Wien) auf dem „3. Symposion über
Fremdstoffe in der Nahrung" im Mai 1957 in Como diskutiert worden.

XIV. Die hormonale Behandlung von Schlachttieren im Lichte der Volksgesundheit

Hormonale Substanzen werden als Stoffe definiert, die in der offiziellen US-Pharmakopoe oder anderen Arzneibüchern aufgeführt sind bzw. als Substanzen, die keine Nahrungsmittel sind und die die Struktur oder irgendeine Funktion des menschlichen oder tierischen Körpers beeinflussen. Aus diesem Grunde unterliegen diese Substanzen dem Amerikanischen Food, Drug and Cosmetic Act und damit der Überwachung durch die Food and Drug Administration, einem Zweig des US-Department of Health, Education and Welfare. Nach diesem Gesetz darf keine Person irgendwelche neue Arzneimittel in den Handel einführen oder liefern, wenn nicht ein entsprechender Antrag gemacht und die Verwendung von der Food and Drug Administration genehmigt ist. Der Antrag muß enthalten:

1. ausführliche Untersuchungsberichte, die die Wirksamkeit des Mittels in der beanspruchten Nutzanwendung beim Menschen oder Tier unter Beweis stellen,

2. ausführliche Untersuchungsberichte, aus denen hervorgeht, ob das Präparat in der Anwendung beim Tier unschädlich ist oder nicht,

3. ausreichende Beweise dafür, daß der Genuß von Produkten, die von so behandelten Tieren stammen, für den Menschen unschädlich ist, kein Gesundheitsrisiko beinhaltet und vom Standpunkt der Volksgesundheit aus vertretbar ist.

Es ist in diesem Vortrag bereits ausgeführt worden, daß synthetische Oestrogene, besonders Stilboestrol, weitverbreitete Anwendung zur Verbesserung des Wachstums und zur Mästung von Schlachttieren gefunden haben. Über die vielen Versuche, mittels chemischer oder biologischer Methoden Oestrogenrückstände in Nahrungsmitteln nachzuweisen und zu bestimmen, hat LORENZ (*17*) zusammenfassend berichtet. Mit einer Reihe von relativ unempfindlichen chemischen Methoden konnten keine Oestrogenrückstände nachgewiesen werden. In empfindlicheren Tierversuchen konnte zwar signifikante Oestrogenwirksamkeit gefunden werden, jedoch mußten die Ergebnisse wegen des Fehlens entsprechender Kontrollversuche in Zweifel gezogen werden. STOB u. Mitarb. (*24*) wandten eine hochempfindliche biologische Methode an, die die Wirkung oral verabreichter Oestrogene auf das Uterusgewicht der infantilen Maus benutzt. Dieses Verfahren wurde später von PRESTON u. Mitarb. (*20*), von TURNER (*25*) und endlich von UMBERGER u. Mitarb. (*26*) modifiziert und erwies sich als so empfindlich, daß noch 1 γ pro kg in dem an Mäuse verfütterten Fleisch nachgewiesen werden konnte. Um die Konzentration von Oestrogenrückständen im Gewebe zu bestimmen, stellten wir in unserem Laboratorium für jede Untersuchung eine Standard-Dosis-Wirkungskurve durch abgestufte Zugabe des fraglichen Oestrogens zum Futter auf. Die Standardkurve ist typisch sigmaförmig und kann durch logarithmische Auftragung des Uterusgewichts in mg sowie Berechnung der Kurvenneigung gestreckt werden.

Die nach dem Schlachten entnommenen verschiedenen Gewebe werden in gefrorenem Zustand vermahlen, mit dem Futter in bestimmten Verhältnissen gemischt und bis zur Fütterung an die Versuchstiere in Cellophan verpackt eingefroren. Ein 2. Mäusekollektiv erhält im Versuch die gleiche, jedoch zuvor mit 4 γ Stilboestrol pro kg vermischte Gewebeart. Diese Versuchsanordnung gestattet auch die Berechnung von Oestrogenmengen, die sonst nicht mehr erfaßt werden könnten. Zusätzliche Verfeinerungen der Methode sind von UMBERGER u. Mitarb.

(*26*) hinreichend beschrieben worden. Diese Bestimmungsmethode ist in unserem Laboratorium seit 1954 für eine große Anzahl von Untersuchungen benutzt worden und hat sich als sehr zuverlässig und genau erwiesen.

1. Bestimmung von Oestrogenrückständen im Geflügelgewebe

Resultate

Abb. 3 zeigt die Wirkung auf das Uterusgewicht der infantilen Maus nach oraler Verabreichung von Stilboestrol in Mengen von 5—20 γ pro kg Futter. Man

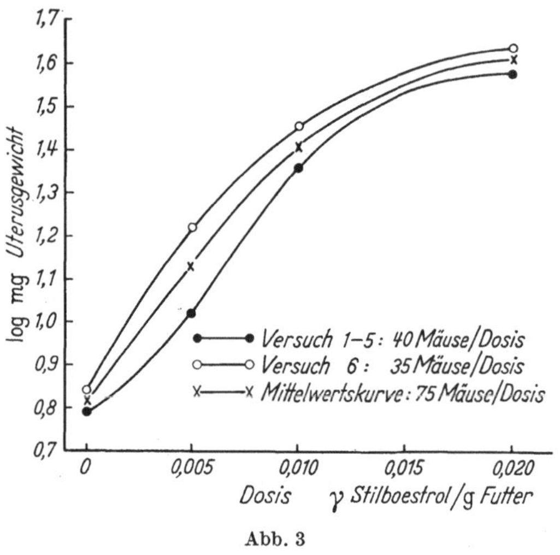

Abb. 3

sieht, daß nach 10 γ pro kg die Kurve abzuflachen beginnt, und deshalb scheint der brauchbare Kurventeil zwischen 0 und 10 γ pro kg zu liegen. Abb. 4 zeigt die aus 6 unabhängigen Mäuseversuchen abgeleitete Standardkurve, für die der

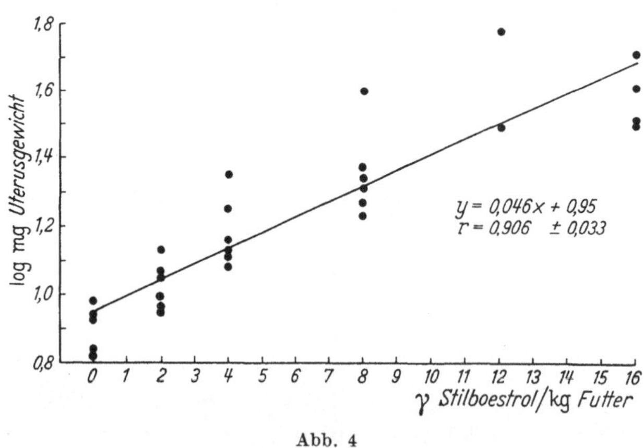

Abb. 4

Regressionskoeffizient und die Neigung berechnet wurden. Die ausgewerteten Dosierungen sind 0, 2, 4, 8, 12 und 16 γ Stilboestrol pro kg Futter. Wie aus Abb. 5

hervorgeht, ist die Wirkung von verestertem Stilboestrol auf den Uterus der infantilen Maus ähnlich der des Stilboestrols, wenn äquimolare Mengen verabreicht werden. Diese Auswertungsmethode läßt sich auch für die Wirkungsbestimmung von verestertem Oestradiol, wie z. B. Oestradiolvalerianat, benutzen.

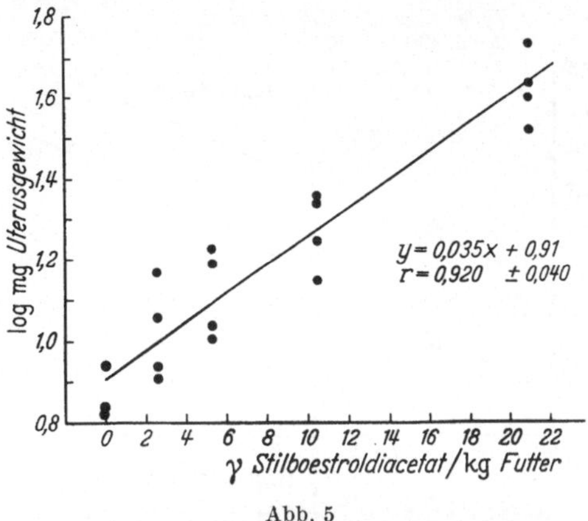

Abb. 5

Abb. 6 zeigt, daß man zur Erzielung ähnlicher Uteruswirkungen diesen Ester gegenüber Stilboestrol mindestens in der zehnfachen Menge verabreichen muß.

Um die Resultate verschiedener Laboratorien vergleichen zu können, ist es von erheblicher Bedeutung, daß das in den Mäuseversuchen verwendete Futter frei

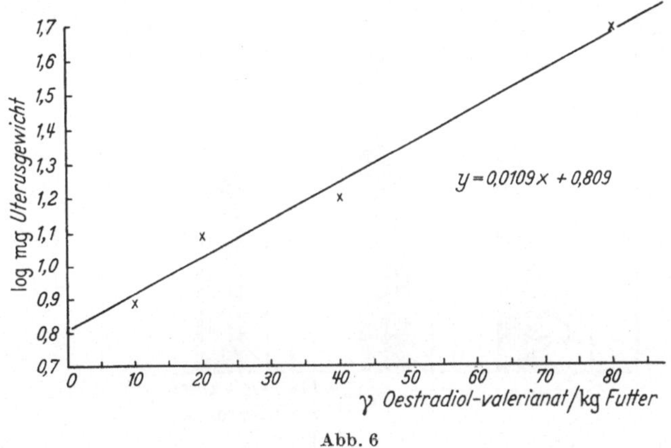

Abb. 6

von Oestrogenen oder uterotroper Wirksamkeit ist. In Abb. 7 ist ein Vergleich zwischen dem von der Food and Drug Administration und dem in unserer Universität verwendeten Futter angestellt. Die beiden Futtersorten wurden mit 3, 6 und 12 γ Stilboestrol pro kg versetzt, und es zeigte sich, daß FDA-Futter eine stärkere Uteruswirkung auslöst als das bei uns übliche Futter, woraus das Vorhandensein von uterotroper Aktivität in der ersten Futterart hervorgeht. Es besteht demnach die Möglichkeit, daß auch Geflügelfutter deutliche oestrogene und uterotrope Wirksamkeit enthält, die dann im Gewebe und in den Organen des damit gefütterten Geflügels wiederauftaucht. In einem hier zu schildernden Fall enthielten die Lebern von Hühnern, die als Kontrolltiere keine Oestrogene erhalten hatten, deutliche oestrogene bzw. uterotrope Aktivität. Bei der Untersuchung des Hühnerfutters wurde gefunden, daß die darin enthaltenen

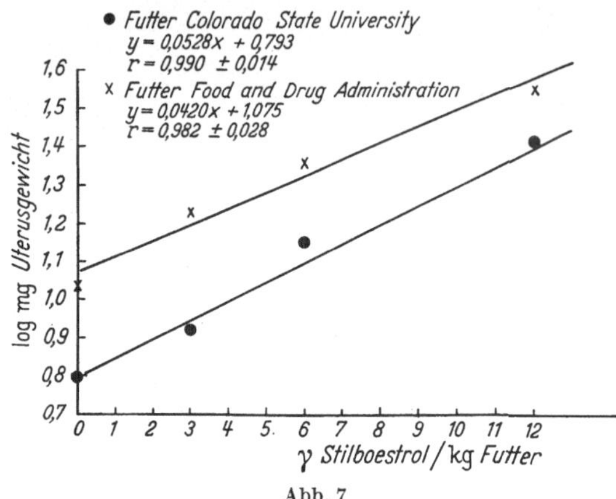

Abb. 7

Oestrogenmengen ausreichten, um nach Zugabe von 3, 6 und 12 γ Stilboestrol pro kg weitere Uterusgewichtszunahmen zu verhindern (s. Abb. 8). Nach Vergleich der berechneten Kurvenneigungen wurde gesehen, daß das Futter selbst eine sehr starke Wirkung hervorruft und der Zusatz von Stilboestrol die waagerechte

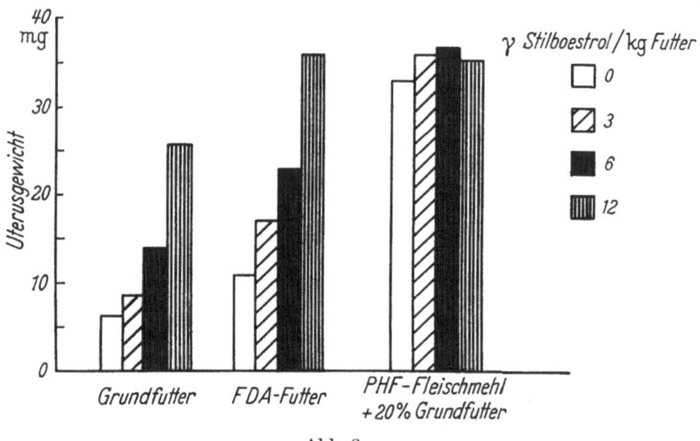

Abb. 8

Wirkungslinie nicht beeinflußte (Abb. 9). Die oestrogene Wirksamkeit konnte schließlich in einem aus Geflügelabfällen hergestellten Fleischmehl gefunden werden, das als Eiweißzusatz im Futter enthalten war.

Interessant ist eine neuere Entwicklung bei den langwirkenden Oestrogenderivaten. Es handelt sich dabei um ein durch Veresterung von Stilboestrol mit Phophorsäure erhaltenes Polystilboestrolphosphat. Aus Oestradiol konnte analog ein Polyoestradiolphosphat dargestellt werden. (Leo, A. B., Hälsingborg/Schweden.)

Polystilboestrolphosphat und Polyoestradiolphosphat besitzen eine ungewöhnlich lange Wirkungsdauer bei parenteraler Verabreichung. Da sie im Magen-Darm-Trakt nicht resorbiert werden, sind sie oral unwirksam (s. Abb. 10).

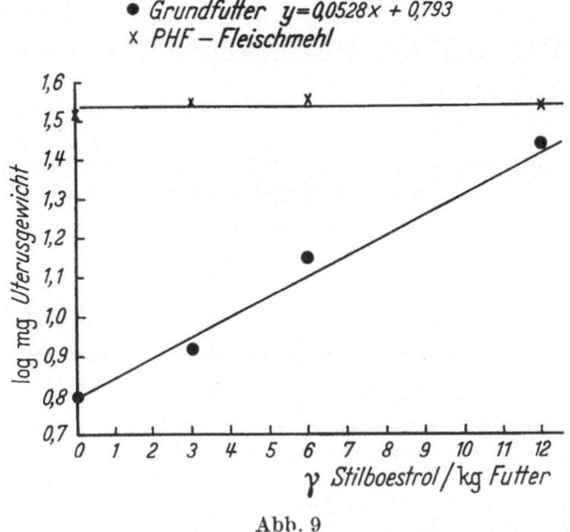

Abb. 9

In vielen Untersuchungen der genießbaren Gewebe von Hühnern, die mit Stilboestrol oder anderen Stilbenderivaten behandelt worden waren, konnten wir meßbare Rückstände in Muskel, Leber, Haut und Bauchfett nachweisen. Tab. 8 enthält eine Anzahl von typischen Beispielen. Bei der Berechnung der uterotropen Wirksamkeit als γ Stilboestroläquivalente pro kg Gewebe fanden wir

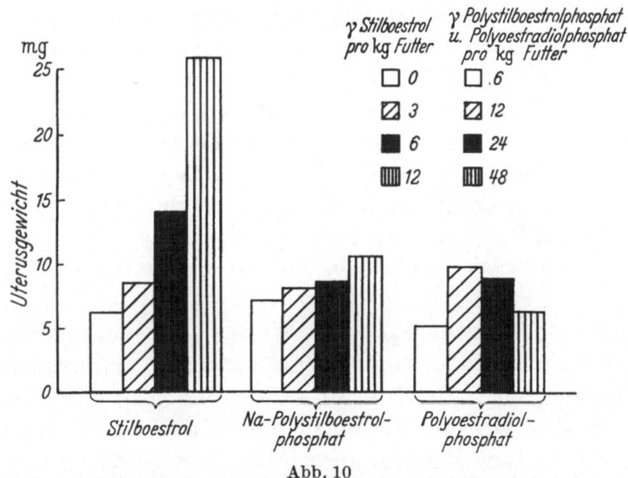

Abb. 10

0,3—7,7 γ pro kg Muskel, 2,8—102,7 γ pro kg Leber, 3,1—18,5 γ pro kg Haut und 0—11 γ pro kg Bauchfett. Implantation von Stilboestrol-Preßlingen verursacht bei Hühnern relativ kleine Rückstände, wobei die höchsten Werte in der Leber gefunden wurden. Verfütterung von Stilboestrol an Hühner mit 22 mg pro kg Futter führt zu erheblich größeren Leberrückständen. Das gleiche gilt für das Stilboestrol-Trimethylacetat. Die durch Stilboestroldiacetat verursachten Leberrückstände liegen zwischen 20 und 30 γ pro kg, was den von uns und einer Reihe anderer Autoren gefundenen Werten entspricht. In diesem Zusammenhang sei hingewiesen auf die kürzliche Veröffentlichung von Umberger u. Mitarb. (27), die dieses Problem ausführlich diskutieren und zeigen, daß ihre Werte fast völlig mit unseren übereinstimmen. Rückstände im Putengewebe sind gewöhnlich erheblich niedriger als bei Hühnern, was dem im Vergleich zu Puten höheren Fettgehalt der Hühner entspricht.

Tabelle 8. *Stilbenrückstände in Geflügel bestimmt nach der Uterusgewichtsmethode an der infantilen Maus*

Oestrogen	Verabreich. Art	Dosis	Zeit (Wochen)	Tierart	Uterotrope Wirksamkeit als γ Stilboestrol/kg			
					Muskel	Leber	Haut	Bauchfett
Stilboestrol	Implant.	15 mg	4	Huhn	0,3	28,0	3,1	5,4
Stilboestrol	Implant.	15 mg	3	Huhn	1,5	36,0	14,8	0
Stilboestrol	Futter	22 mg/kg	3	Huhn	7,7	102,7	14,6	11,0
Stilboestrol	Implant.	15 mg	6	Pute	2,2	3,6	—	0
Stilboestrol	Futter	22 mg/kg	6	Pute	0,6	4,5	—	0
Stilboestroldiacetat[1] .	Implant.	15 mg	4	Huhn	1,6	27,5	18,5	5,4
Stilboestrol-dimethylacetat	Implant.	15 mg	4	Huhn	1,8	46,0	12,8	0
	Futter	22 mg/kg	6	Huhn	5,2	89,7	13,7	8,0
Dienoestroldiacetat .	Futter	22 mg/kg	6	Pute	1,3	2,8	—	0

[1] Durchschnitt von 11 Versuchen.

Nach gründlicher Untersuchung des Problems von Oestrogenrückständen in Hühnern entschied die Food and Drug Administration, daß diese Rückstände keine Gefährdung der Öffentlichkeit darstellen und deswegen gegen die mehr als 20 inzwischen genehmigten Anträge keinerlei Einspruch erhoben wird. Es wird jedoch empfohlen, Stilbene höchstens bis 72 Std. vor dem Marktverkauf zu füttern. In der Zwischenzeit soll stilbenfreies Futter gegeben werden. Das gilt auch für die Anwendung von Dienoestroldiacetat, obgleich nach Umberger u. Mitarb. (28) hiermit die Gewebsrückstände bei sehr niedrigen insignifikanten Werten liegen.

Obgleich in diesem Vortrag keine Verträglichkeitsgrenze für irgendein Hormon beim Menschen erörtert oder begründet werden soll, muß doch folgendes gesagt werden:

Wenn entsprechend den angegebenen Werten die Oestrogenrückstände 30 γ pro kg Hühnerfleisch nicht überschreiten und wenn man annimmt, daß der Kochverlust des Fleisches 50% beträgt, so würde das gekochte Fleisch ungefähr 30—60 γ/kg enthalten. Bei diesem Gehalt müßte man fast 30 kg Fleisch essen, um die im US-Dispensatory von 1947 als typische therapeutische Dosis angegebene Menge von 1 mg Stilboestrol aufzunehmen.

Es ist bekannt, daß die Verträglichkeit für Stilboestrol beim Menschen sehr groß zu sein scheint. Ferguson (9) verglich die Wirkung des Stilboestrols in der Schwangerschaft mit der Wirkung eines Placebos und verabreichte an 190 schwangere Frauen von der 13. bis zur 30. Schwangerschaftswoche eine Gesamtdosis von 11 725 mg Stilboestrol. Dabei konnten weder schädliche Wirkungen auf das Gewicht des Feten noch toxische Wirkungen bei der Mutter beobachtet werden.

Während der 30. Schwangerschaftswoche wurden täglich mehr als 130 mg Stilboestrol verabreicht, und man müßte schon mehr als 1000 kg Fleisch mit einem Oestrogengehalt von 100 γ/kg essen, um eine äquivalente Stilboestrolmenge zu sich zu nehmen.

Oestrogene sind auch in natürlichen Nahrungsmitteln enthalten. Der Oestrogengehalt von 50 verschiedenen Alfalfa-Arten, die im mittleren Westen untersucht wurden, betrug bis zu 66 γ/kg. Noch größere Mengen wurden in Trifolium subterraneum von Australien sowie in den meisten Weidegräsern gefunden. Es konnte außerdem gezeigt werden, daß eine ausschließliche Getreidediät bei der infantilen Maus eine stärkere Wirkung auf das Uterusgewicht hervorruft als die Verabreichung des Fleisches hormonbehandelter Tiere. In käuflicher Rinderleber wurden mehr Oestrogene als im Fleisch stilboestrolbehandelter Tiere nachgewiesen. Man kann sicher annehmen, daß das Fleisch von während des Oestrus oder der Trächtigkeit geschlachteten Kühen meßbare Oestrogenmengen enthält. Im Fett von Ochsen, die nicht mit Stilboestrol behandelt worden sind, findet man immer mehr als 4 γ Stilboestroläquivalente pro kg. Der Mensch nimmt mit der Nahrung laufend Oestrogene auf, das gilt besonders für die Muttermilch. Der natürliche Oestrogengehalt der Kuhmilch schwankt innerhalb der Herde (Rasse) und ebenso mit dem Stadium der Trächtigkeit. Im Durchschnitt beträgt der Oestrogengehalt der Trockenmilch etwa 5—8 γ Stilboestroläquivalente pro kg und ist damit erheblich höher als die hier diskutierten Konzentrationen. Es ist nicht neu, daß man durch Verfütterung von normaler käuflicher Vollmilch das Uterusgewicht der infantilen Maus verdoppeln kann. Mensch und Tier müssen also anscheinend normalerweise einen hohen Schwellenwert für die Oestrogenwirkung aufrechterhalten, und der Mensch scheint relativ unempfindlich gegen die unendlich kleinen Oestrogenmengen der Nahrung zu sein.

2. Konzentration von Oestrogenrückständen im Gewebe von stilboestrolbehandelten Rindern, Schafen und Schweinen

Eine eingehendere Diskussion der Oestrogenrückstände bei Rindern und Schafen erübrigt sich, da zwischen den einzelnen Untersuchern, einschließlich der Food and Drug Administration, ziemliche Übereinstimmung besteht. UMBERGER u. Mitarb. (29) gaben eine zusammenfassende Darstellung ihrer Befunde bei Rindern, die Stilboestrol im Futter erhielten. Unsere eigenen zahlreichen Untersuchungsergebnisse stimmen mit diesen Befunden und denen anderer Arbeitskreise völlig überein. Man kann ohne Einschränkung feststellen, daß in keinem Falle signifikante Oestrogenrückstände vorhanden sind, sondern nur unendlich geringe Spuren. Im Gewebe gefundene Oestrogenaktivitäten waren wegen ihrer Geringfügigkeit immer als bedeutungslos zu bezeichnen. Die hier gemachten Ausführungen erklären die Tatsache, daß heute täglich 8—9 Millionen Rinder in den Mastbetrieben der USA eine kleine Stilboestrolmenge mit dem Futter erhalten.

XV. Bestimmung der Gewebsrückstände und des Stoffwechselschicksals von langwirkenden Steroidhormonestern bei Rindern durch Verwendung markierter Substanzen

Während es bei der Steroidkombination # 554 (120 mg Testosteron + 24 mg Stilboestrol in Polyglykolpaste) keine Schwierigkeiten bereitete, mit Hilfe des

Uterusgewichtstests nachzuweisen, daß von den 24 mg Stilboestrol kein Rückstand in den genießbaren Teilen der geschlachteten Tiere verbleibt, stellte die Bestimmung von Testosteronrückständen jedoch ein Problem dar, und zwar aus folgenden Gründen:

A. Nehmen wir an, daß ein 340 kg schwerer Ochse eine einmalige Injektion dieser Hormonkombination erhält. In der anschließenden Mastperiode von 90 Tagen würde das Tier etwa 110 kg zunehmen und beim Schlachten etwa 450 kg wiegen. Wenn in dieser Zeit das Testosteron weder durch Leberabbau noch durch Ausscheidung mit Harn oder Faeces verlorengehen sollte und sich die Gesamtmenge von 120 mg gleichmäßig auf die Gewebe verteilte, würden in jedem kg 265 γ Testosteron enthalten sein. Da Testosteron bekanntermaßen schnell abgebaut und ausgeschieden wird, ist die oben angenommene Retention äußerst unwahrscheinlich, und es erscheint unmöglich, mit chemischen oder biologischen Methoden Testosteronrückstände nach dieser Zeit nachzuweisen. Wenn man jedoch im Muskelfleisch oder in der Leber Testosteronrückstände von maximal 265 γ/kg annimmt, erhebt sich andererseits die Frage, ob diese Konzentration noch ein gesundheitliches Risiko für den Konsumenten darstellt. Selbst wenn das Hormon oral zur Wirkung käme, würde die im kg enthaltene Menge nur etwa $^1/_{50}$ der durchschnittlichen therapeutischen Minimaldosis beim Menschen darstellen.

Trotzdem aus diesen Überlegungen hervorgeht, daß eine gesundheitliche Gefährdung nicht besteht, erschien ein analytischer Beweis der Abwesenheit von Testosteronrückständen wünschenswert.

B. Ein Überblick über die biologischen und chemischen Hormonbestimmungsmethoden ergibt folgendes Bild:

1. Die Bestimmung von γ-Mengen androgenwirksamer Substanzen im Gewebe oder in Extrakten ist im Tierversuch wegen der extrem geringen Empfindlichkeit unserer Versuchstiere unmöglich.

2. In zahlreichen Versuchen bemühten wir uns, Testosteron mit chemischen Methoden aus Fleisch zurückzugewinnen, dem zuvor 220 γ/kg zugesetzt worden waren, und fanden, daß dieses Vorgehen wegen der Umständlichkeit des Verfahrens, der Steroidverluste durch Zersetzung während der Extraktion und wegen der Störungen durch viele tierische Fette äußerst unpraktisch ist. In Anbetracht dessen erschien die Verwendung C^{14}-markierter Steroide als die Methode der Wahl.

Bei großen Tieren, wie z. B. Rindern, ist es im Gegensatz zum Menschen möglich, relativ große Steroidmengen mit hoher spezifischer Aktivität zu injizieren und durch Verfolgung der Aktivität einen hohen Prozentsatz des markierten Steroids zu erfassen, was mit nicht-markierten Steroiden unmöglich erscheint.

Obgleich der Testosteronstoffwechsel beim Menschen nicht völlig geklärt ist und man andererseits die bei einer Species erhobenen Befunde nicht ohne weiteres auf eine andere übertragen kann, ergeben sich durch das Studium der Verhältnisse beim Rind möglicherweise doch gewisse Anhaltspunkte bezüglich des menschlichen Stoffwechsels. Neben den aus dem Abbau in Leber oder Niere stammenden Stoffwechselprodukten wäre zudem der Nachweis von Metaboliten denkbar, die trotz untergeordneter Menge mit der eigentlichen Hormonwirkung in Zusammenhang stehen.

1. Stoffwechsel von Testosteron-4-C^{14}

Versuchsanordnung

Ein Ochse von 338 kg Gewicht (Sam) wurde während einer mehrwöchigen Einstellperiode vor Versuchsbeginn in einem speziell konstruierten Stoffwechselstall gehalten und an das Tragen eines für die Sammlung des 24-Stunden-Harns entworfenen Geschirrs gewöhnt. Die Sammlung des 24-Stunden-Kots erfolgte auf rostfreien Stahlhorden. Am Tage 0 erhielt das Tier eine Injektion von 115 mg Testosteron, 23 mg Stilboestrol und 5,0 mg Testosteron-4-C^{14}, entsprechend 385 μC (die spezifische Aktivität des gesamten Testosterons betrug demnach 7 Millionen Impulse pro Minute pro mg). In der ersten Woche wurden Harn und Kot täglich, in den darauffolgenden 4 Monaten wöchentlich gesammelt. Nach 4, 8 und 24 Std. wurden der Jugularis jeweils 500 cm³ venöses Blut entnommen. In den darauffolgenden 2 Monaten erfolgten die Abnahmen wöchentlich oder 2 wöchentlich. 34 Std. nach der Injektion und dann jeweils in wöchentlichen Abständen wurden Leber- und Muskelproben durch Biopsie gewonnen. In jedem Fall wurde das Tier unter aseptischen Bedingungen chirurgisch vorbereitet.

Das Gerät zur Leberbiopsie bestand aus einem Spezialtrokar mit Kanüle, der durch eine kleine Hautinzision zwischen 12. und 13. Rippe eingesetzt und dann kranioventral geführt wurde. Nach Entfernung des Trokars wurde die Kanüle im Uhrzeigersinn gedreht, dann mit einer großen Spritze angesaugt und ein Stück Leber von 3—5 g entfernt. Die Wunde wurde mit Antibioticapuder versehen und die Inzision genäht. Niemals wurde irgendein Anzeichen von Stress oder eine Infektion beobachtet. Muskelbiopsien von 5—10 g wurden vom linken oder rechten Rumpf gewonnen. Das Blut wurde mit Natriumcitrat versetzt, sofort abgekühlt und bis zur Extraktion eingefroren. Der Harn wurde in einer von hinten über die Präputialöffnung geschobene Gummihalbkugel gesammelt und floß dann über ein Gummirohr in eine Flasche, die zur Verhinderung bakterieller Wirkungen mit 30 cm³ Toluol und 10 cm³ einer Penicillin-Streptomycin-Lösung beschickt war. Die auf Horden gesammelten Faeces wurden bei 65° im Trockenschrank bis zur Konstanz getrocknet, in Plastiksäcke abgefüllt und bis zur anschließenden Extraktion eingefroren.

2. Extraktion und Meßmethoden

Meßmethoden

Alle Messungen wurden mit einem Packard Tri-Carb Scintillations-Zählgerät durchgeführt. Von jeder Probe wurde ein aliquoter Teil gemessen. Die Korrektur des Zählverlustes erfolgte mit einem internen Standard, und die Ausbeute des Geräts wurde mit einem versiegelt gelieferten Standard auf 100% korrigiert. Für jede untersuchte Materialart wurden Leerwertkurven angefertigt.

Extraktionsmethoden

1. Gewebe.

a) Festes Gewebe wurde in heißem Äthanol homogenisiert und mit Essigester im Soxhlet extrahiert.

b) Das aus der ersten Versuchsserie (Ochsen) stammende Blut wurde 1:20 verdünnt, in der Hitze mit Säure hydrolysiert und kontinuierlich mit Äther extrahiert. Blut der 2. Versuchsserie (Kühe) wurde mit wasserfreiem Natriumsulfat behandelt und mit Äther/Alkohol (3:1) extrahiert. Mit dieser Methode werden vergleichsweise 15—20% mehr Radioaktivität extrahiert als durch Ätherextraktion des säurehydrolysierten Bluts.

2. Harn. In der ersten Versuchsreihe (Ochsen) wurde der Harn nach Säurehydrolyse kontinuierlich mit Äther extrahiert und der Ätherextrakt mit Alkali und Wasser gewaschen. (Bemerkung: Beim Harn des mit Testosteronönanthat behandelten Ochsen wurden 7% der Radioaktivität von der alkalischen Waschlösung zurückgehalten, beim Harn des mit 17 α-Hydroxyprogesteroncapronat behandelten Ochsen waren es sogar wenigstens 20%.) In der zweiten Versuchsserie (Kühe) wurde der angesäuerte Harn mit Kochsalz gesättigt, mit Butanol extrahiert und der Butanolextrakt mit halbgesättigter Natriumsulfatlösung gewaschen. (In Vergleichsversuchen mit dem Harn des Ochsen, der 17 α-Hydroxyprogesteroncapronat erhalten hatte, fanden wir, daß sich mit der Butanolmethode mehr als das Doppelte an Radioaktivität extrahieren läßt als durch Ätherextraktion des säurehydrolysierten Harns.)

3. Faeces. In der ersten Versuchsreihe (Ochsen) wurden die getrockneten, gemahlenen Faeces zunächst mit Äthanol im Soxhlet extrahiert. In der 2. Versuchsreihe (Kühe) wurden die frischen Faeces mit Celite vermischt und kontinuierlich mit Äthanol extrahiert. Aliquote Teile wurden direkt gemessen.

Resultate

Die Bestimmung der Radioaktivität lieferte folgende Ergebnisse:

1. Leber (Abb. 11). 24 Std. nach Injektion von Testosteron-4-C^{14} wurden in einer 5,1 g wiegenden Probe nach Korrektur für 75% Ausbeute 2210 Impulse pro Minute gefunden. Umgerechnet entspricht diese Aktivität einer Menge von 62 γ

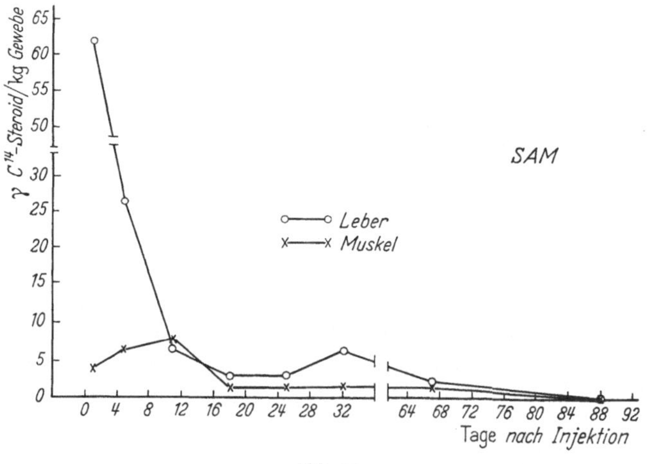

Abb. 11

Testosteron-4-C^{14}/kg Leber. Nach 5 Tagen betrug die Konzentration 26,5 γ/kg, nach 18 Tagen noch 2,65 γ/kg und war am 67. Tag bis auf 1,9 γ/kg abgesunken. In den Geweben des nach 119 Tagen geschlachteten Tieres konnte keine Radioaktivität mehr nachgewiesen werden.

2. Muskel (Abb. 11). 24 Std. nach der Injektion betrugen die errechneten Steroidrückstände 3,8 γ/kg Muskel. Am 11. Tag war dieser Wert auf 7,7 γ/kg angestiegen, betrug am 18. Tag aber nur noch 1,3 γ/kg und hielt sich bei dieser Konzentration bis zum 67. Tag. Nach dem Schlachten konnte keine Radioaktivität mehr im Muskel gefunden werden.

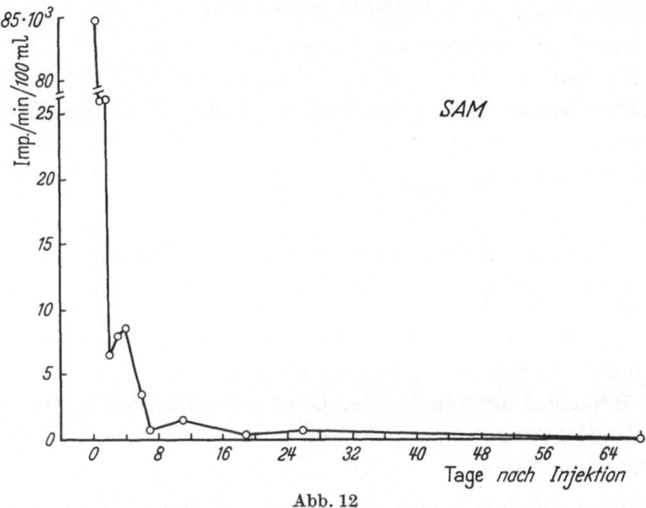

Abb. 12

3. Blut (Abb. 12). 4 Std. nach Injektion wurde im Blut eine Radioaktivität, entsprechend 12 γ-% C_{19}-Steroid bestimmt. Nach 8 und 24 Std. betrug der Spiegel 4 γ-%, fiel nach dem 4. Tag ab und am 68. Tag und danach konnte keine Aktivität mehr nachgewiesen werden.

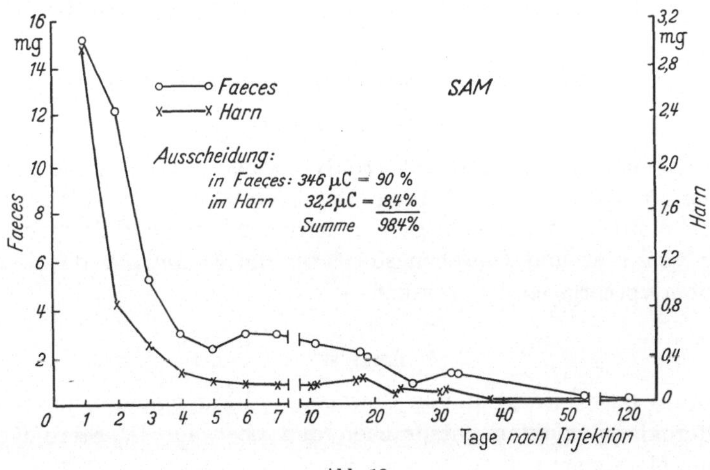

Abb. 13

4. Harn (Abb. 13). Während der ersten 24 Std. nach der Injektion wurden insgesamt $2,135 \times 10^7$ Impulse pro Minute bzw. 3 mg C_{19}-Steroid mit dem Harn ausgeschieden. Die Ausscheidung nahm in einer glatten hyperbolischen Kurve ab, und am 45. Tag ließen sich nur noch Spuren von Aktivität nachweisen. Insgesamt wurden 8,4% der injizierten Dosis mit dem Harn ausgeschieden.

5. Faeces (Abb. 13). In den ersten 24 Std. wurden $1{,}077 \times 10^8$ Impulse pro Minute entsprechend 15 mg C_{19}-Steroid mit den Faeces ausgeschieden. Die Menge sank dann zum 5. Tag rapide auf etwa 2,7 mg pro Tag ab und hielt sich hier bis zum 20. Tag. Insgesamt wurden 90,0% der injizierten Menge mit den Faeces ausgeschieden.

Gesamtausscheidung

Die mit dem Harn und mit den Faeces ausgeschiedene Radioaktivität belief sich auf 98,4% der injizierten 385 μC Testosteron-4-C^{14}. Das Verhältnis von Faeces- zu Harnausscheidung belief sich auf etwa 11:1. Die Halbwertzeit der injizierten Menge betrug 10,5 Tage. Nach dem Schlachten konnten nur noch Spuren von Radioaktivität an der Injektionsstelle (Ohr) nachgewiesen werden.

XVI. Stoffwechsel veresterter 4-C^{14}-Steroide

Wie bereits im vorstehenden gesagt, besteht die von uns am wirksamsten gefundene Hormonkombination # 576 aus einem Gemisch von 60 mg Testosteronönanthat, 60 mg 17α-Hydroxyprogesteroncapronat und 24 mg Oestradiolvalerianat in 0,8 cm³ Polyglykolpaste. Um zu zeigen, daß keine dieser Verbindungen vom Rindergewebe zurückgehalten wird, wurden die bereits oben beschriebenen Methoden angewandt:

a) Die Prüfung auf Oestrogenrückstände im Gewebe mit dem Uterusgewichtstest verlief negativ.

b) Die Hormonkombination # 576 wurde mit Testosteronönanthat-4-C^{14} verschnitten und einem Ochsen injiziert.

c) Ein 2. Ochse erhielt eine einmalige Injektion der Hormonkombination # 576, die mit 17α-Hydroxyprogesteroncapronat-4-C^{14} verschnitten war.

1. Stoffwechsel von Testosteronönanthat-4-C^{14}

Versuchsanordnung

Ein Ochse von 263 kg Gewicht (Kelly) erhielt eine Injektion der Dreierkombination # 576, die mit 202 mg Testosteronönanthat-4-C^{14}, entsprechend 458 μC, verschnitten war. Die übrige Versuchsanordnung und der Zeitplan für die Entnahme von Blut und Geweben sowie für die Sammlung der Exkrete entsprachen dem vorhergehenden Versuch.

Analyse

Behandlung und Extraktion von Geweben und Flüssigkeiten zur Bestimmung von C_{26}-Steroidäquivalenten entsprachen den oben für C_{19}-Steroidäquivalente angegebenen Methoden.

Resultate

Leber (Abb. 14). 24 Std. nach Behandlung errechneten sich 58 γ C_{26}-Steroid (äquivalent Testosteronönanthat) pro kg Leber. Nach einer Woche hatte der Gehalt auf 23,4 γ/kg abgenommen und betrug 2 Wochen nach der Injektion nur 3,1 γ/kg. Nach dem Schlachten wurden 0,22 γ/kg gefunden.

Muskel (Abb. 15). Während der ersten Woche in gleichen Zeitabständen durch Biopsie gewonnenes Gewebe enthielt nur Spuren des Steroids. Bei den anschließenden Bestimmungen und nach dem Schlachten konnte keine meßbare Aktivität im Muskelgewebe gefunden werden.

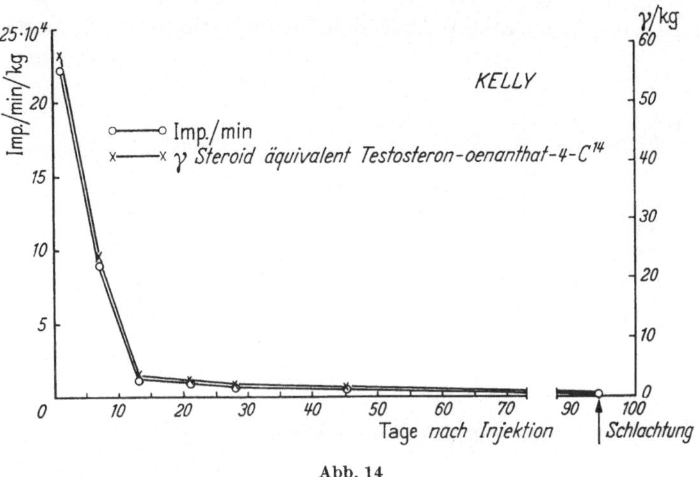

Abb. 14

Blut. 4 Std. nach Injektion betrug die Konzentration an C_{26}-Steroid-Äquivalenten im Blut 4,3 γ-% und nach 24 Std. nur noch 0,8 γ-%. Während der restlichen 76 Tage konnten nur noch Spuren nachgewiesen werden.

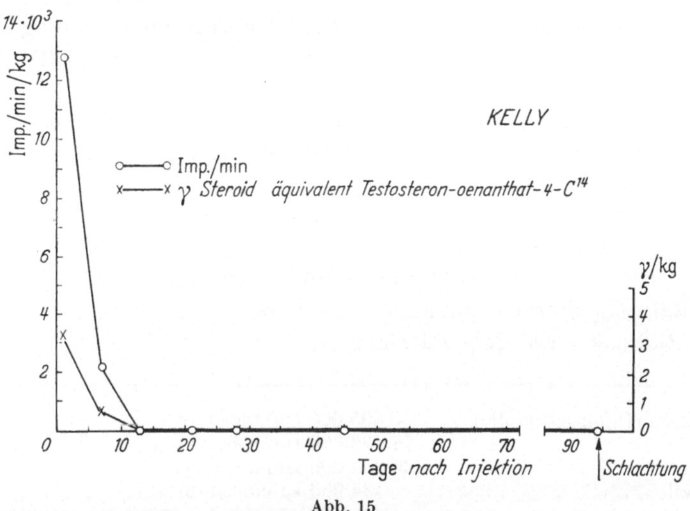

Abb. 15

Harn (Abb. 16). Die mit dem Harn ausgeschiedene Menge an C_{26}-Steroidäquivalenten war im Hydrolysat des ersten 24-Stundenharns mit 677,3 γ relativ hoch, nahm dann auf 300 γ/Tag ab, blieb bis zum 7. Tag konstant und betrug danach nur noch 50 γ/Tag und weniger. Insgesamt konnten 2,4% der injizierten Aktivität im Harn bestimmt werden. Bemerkenswert ist die stark verminderte

Ausscheidungsgeschwindigkeit des Önanthats, die im Vergleich zum freien Testosteron weniger als $^1/_3$ beträgt.

Faeces (Abb. 16). In den Faeces wurden insgesamt 76,6% der injizierten Radioaktivität wiedergefunden. Die Ausscheidung von C_{26}-Steroidäquivalenten erreichte am 2. Tag mit 31,54 mg ihren höchsten Wert. Am 4. Tag war die ausgeschiedene Menge auf 10,5 mg abgesunken, hielt sich bis zum Ende des 6. Tages auf dieser

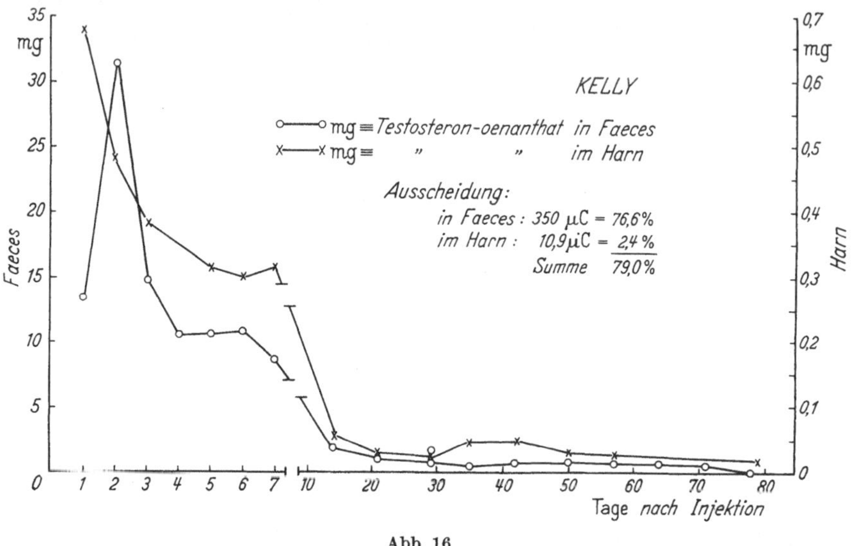

Abb. 16

Höhe und entsprach damit dem Verhalten der Harnausscheidung. Die Werte nahmen danach ständig ab und am 78. Tag konnten nur noch 319 γ gefunden werden.

Fett. 2 Monate nach Injektion enthielt durch Biopsie gewonnenes subcutanes Fett keine Radioaktivität mehr. Im Nierenfett konnten bei der Schlachtung jedoch noch 23,4 γ/kg gefunden werden.

Gewebsproben nach der Schlachtung. Muskeln, Nieren, Lymphdrüsen und Milz waren bei der Schlachtung frei von Radioaktivität. Während in der Leber ein insignifikanter Wert von nur 0,22 γ/kg gefunden wurde, enthielten jedoch 500 cm³ Galle noch 8,5 γ C_{26}-Steroidäquivalente. Bei Versuchsende verteilte sich die wiedergefundene Radioaktivität folgendermaßen:

Ohren (Injektionsstelle)	15 895 000 Impulse/min =	1,56%
Faeces	778 432 000 Impulse/min =	76,6 %
Harn	25 234 000 Impulse/min =	2,48%
Galle	34 000 Impulse/min =	0,00%
Summe	819 595 000 Impulse/min =	80,64%

Das Verhältnis Kot zur Harnausscheidung betrug 32:1 gegenüber 11:1 beim Testosteron. Trotzdem die veresterte Verbindung eine lange Wirkungsdauer besitzt, wurde jedoch in beiden Versuchen eine Halbwertzeit von 10,5 Tagen gefunden. Die Gleichheit der Halbwertzeiten wird durch die Beobachtung gestützt, daß die Ausscheidung bei den beiden Tieren während der 1. Woche, in der die ausgeschiedene Radioaktivität alle 24 Std. genau ermittelt wurde, 40,5% bzw. 39,4% betrug. Ein chemischer Beweis der langen Wirksamkeit des Esters wird jedoch durch die Feststellung erbracht, daß das Önanthat eine Viertelwertzeit von 65 Tagen, das freie Testosteron jedoch nur eine von 26,5 Tagen besitzt. Es ergeben sich hieraus interessante Fragen nach dem unterschiedlichen Stoffwechselweg der beiden Steroide, auf die entsprechende Antworten noch nicht gegeben werden können.

2. Verhalten des 17α-Hydroxyprogesteroncapronats-4-C^{14} im Stoffwechsel

Versuchsanordnung

Ein Ochse von 274 kg Gewicht (Abe) erhielt eine Injektion der Dreierkombination # 576, die mit 193 mg 17α-Hydroxyprogesteroncapronat-4-C^{14}, entsprechend 366 μC, verschnitten war. Im übrigen erfolgte die Durchführung des Versuchs wie oben beschrieben, auch der Zeitplan für die Entnahme von Blut und Gewebe sowie für die Sammlung von Exkreten entsprach annähernd dem oben beschriebenen Versuch.

Analyse

Behandlung und Extraktion von Geweben und Flüssigkeiten zur Bestimmung von C_{27}-Steroidäquivalenten entsprachen den oben angegebenen Methoden.

Resultate

Leber (Abb. 17). 5 Std. nach der Injektion betrug die Konzentration an C_{27}-Steroidäquivalenten 161 γ/kg Leber. Dieser Wert nahm nach 24 Std auf 34 γ/kg

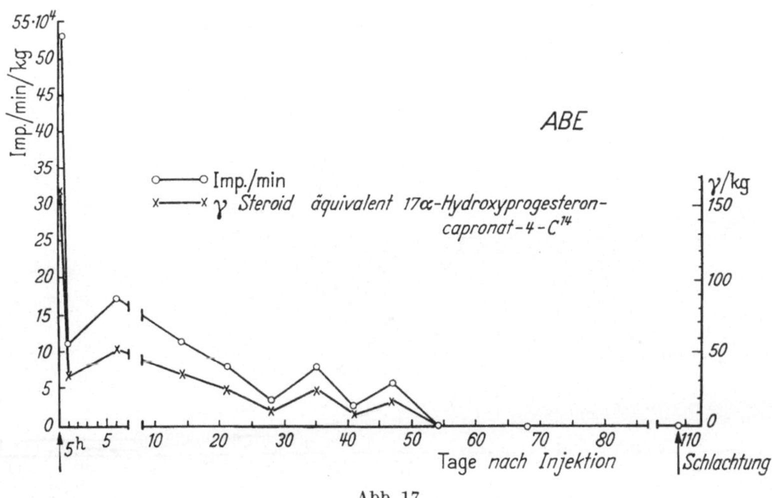

Abb. 17

ab, stieg zum 6. Tag auf 53 γ/kg an, um zwischen 14. und 47. Tag langsam wieder abzufallen. Am 35. und 47. Tag wurden zwei kleine Maxima gefunden; anschließend konnten nur noch Spuren nachgewiesen werden.

Muskel (Abb. 18). Die Aktivitätswerte verhielten sich ähnlich wie die in der Leber, nur waren die Muskelwerte erheblich niedriger. 5 Std. nach Injektion wurden 15 γ C_{27}-Steroidäquivalente/kg Muskel bestimmt. Zwischen 6. und 35. Tag lagen die Werte zwischen 6,2 und 12,6 γ/kg und danach konnten allenfalls Spuren von Aktivität gefunden werden.

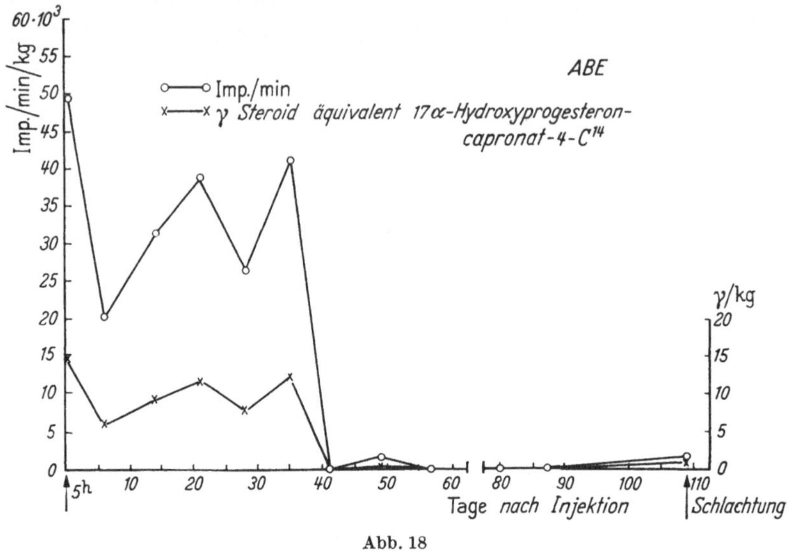

Abb. 18

Fett. Am 36. und 56. Tag durch Biopsie aus Schulter und Rumpf entnommene Proben enthielten 17,4 bzw. 29,5 γ/kg. Im Gegensatz zu Testosteronönanthat scheint 17α-Hydroxyprogesteroncapronat eine nachweisbare Affinität zum subcutanen Fett zu besitzen.

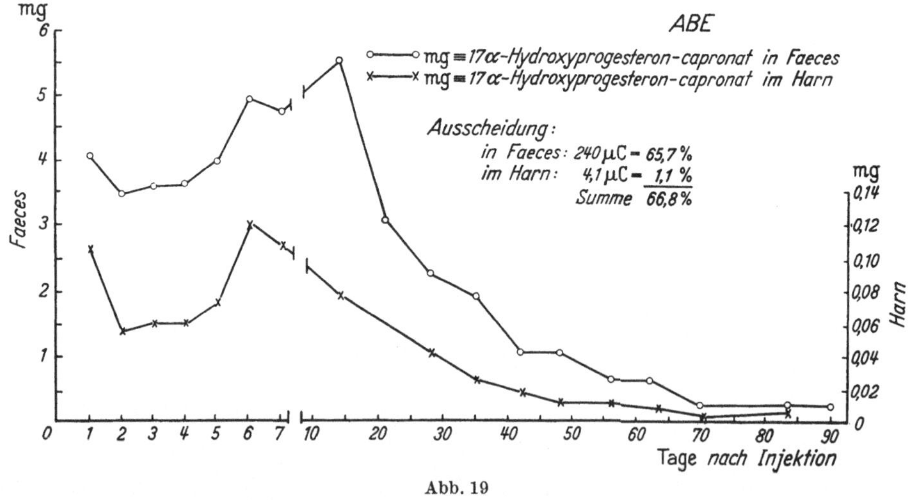

Abb. 19

Blut. Während der ersten 24 Tage konnten nur sehr niedrige Konzentrationen von durchschnittlich 0,115 γ-% gefunden werden, danach war keine Aktivität mehr nachweisbar.

Harn (Abb. 19). Die Ausscheidung von C_{27}-Steroidäquivalenten betrug während der ersten 24 Std. 104,7 γ, lag während des 2., 3. und 4. Tages bei etwa der Hälfte und stieg dann wieder auf den Anfangswert an. Anschließend nahm die Ausscheidung ständig ab und am 83. Tag wurden nur noch 5,9 γ im Tagesharn bestimmt. Die ausgeschiedene Gesamtmenge belief sich auf 1,1% der injizierten Dosis.

Faeces (Abb. 19). Insgesamt wurden 65,7% der injizierten Radioaktivität mit dem Kot ausgeschieden. Das Verhältnis von Kot- zu Harnausscheidung betrug 63:1. Die Ausscheidung von C_{27}-Steroidäquivalenten belief sich am ersten Tag auf 4,1 mg, betrug am 2. Tag noch 3,4 mg und nahm dann ständig zu, um am 14. Tag den höchsten Wert von 5,5 mg zu erreichen. Bemerkenswert ist die Ähnlichkeit der Harn- und Kotausscheidungskurven.

Die meisten der nach dem Schlachten entnommenen Gewebe zeigten entweder gar keine Aktivität oder nur Spuren. Im Fett der Leistenbeuge, im Nierenfett und im Eingeweidefett waren jedoch Mengen von 17—27,3 γ/kg nachweisbar.

Die bei Versuchsende wiedergefundene Gesamtradioaktivität verteilte sich wie folgt:

Ohren	33 200 000 Impulse/min =	4,1%
Faeces . . .	534 712 000 Impulse/min =	65,7%
Galle	11 000 Impulse/min =	0,0%
Harn	9 255 000 Impulse/min =	1,1%
Summe . . .	577 178 000 Impulse/min =	70,9%

Die Halbwertzeit der injizierten Dosis betrug 33 Tage und war damit 3 Wochen länger als die des Testosterons bzw. des Testosteronönanthats. Die Viertelwertzeit belief sich auf mehr als 90 Tage, da bei Versuchsende nur 67% der injizierten Aktivität ausgeschieden worden waren.

3. Verhalten von 17α-Hydroxyprogesteroncapronat im Stoffwechsel der tragenden und nichttragenden Kuh

Wie aus vielen Publikationen hervorgeht, hat das 17α-Hydroxyprogesteroncapronat als langwirkendes Gestagen großes klinisches Interesse gefunden. Durch eine Reihe von vergleichenden klinischen Untersuchungen (*5, 6, 12, 21, 22, 23*) ist u. a. auch die Überlegenheit dieser Verbindung gegenüber dem Progesteron beim habituellen Abort unter Beweis gestellt worden. Aus diesem Grunde war es für uns von besonderem Interesse, den Stoffwechsel dieser Substanz an der tragenden und nichttragenden Kuh zu untersuchen.

Versuchsanordnung

Eine 504 kg schwere 3jährige Guernsey-Kuh, die 10 Monate zuvor gekalbt hatte, wurde rectal palpiert. Dabei wurde festgestellt, daß die Kuh nicht tragend war und am rechten Ovar ein persistierendes corpus luteum besaß. Dieses wurde manuell enukleiert und bei einer 3 Wochen später erfolgenden Nachuntersuchung wurde am selben Ovar ein in Rückbildung befindliches corpus luteum nach Brunst gefunden, obgleich eine tatsächlich stattgefundene Brunst nicht bemerkt worden war. Die Kuh wurde zunächst an das Tragen eines Spezialgeschirrs zum getrennten Auffangen von Harn und Faeces gewöhnt und erhielt dann eine Injektion von 470 mg 17 α-Hydroxyprogesteroncapronat, gemischt mit 164 mg der gleichen, 4-C^{14} markierten Verbindung (entsprechend 275 μC), in angewärmter Polyglykollösung. Die spezifische Aktivität der Steroidmischung betrug damit 963000 Impulse/min/mg. Die Injektion erfolgte an der Basis des linken und rechten Ohrs. Faeces und Harn wurden 10 Tage lang täglich und anschließend wöchentlich gesammelt. Blutabnahmen und Leberbiopsien erfolgten nach 4 und 24 Std., nach 3 und 7 Tagen und anschließend in wöchentlichen Abständen. Muskel- und Fettproben wurden am 3. und 7. Tag, danach wöchentlich entnommen. Die Aufarbeitung und Analyse erfolgten nach den oben bei den Versuchen am Ochsen beschriebenen Methoden.

Resultate

I. Nichttragende Kuh „Sally"

Blut. Nach 4 Std. wurde eine Konzentration an C$_{27}$-Steroidäquivalenten von 2 γ-% gemessen. Der Spiegel sank dann ab und schwankte während eines Zeitraumes von 42 Tagen zwischen 0 (am 1. und 3. Tag) und 1,4 γ-% (am 21. Tag).

Leber (Abb. 20). 4 Std. nach der Injektion errechnete sich nach der Aktivität eine Konzentration von 176 γ C$_{27}$-Steroidäquivalente/kg. Der Gehalt sank dann zum 7. Tag auf einen niedrigen Wert ab, stieg auf einen konstanten Spiegel von 150 γ/kg zwischen dem 14. und 28. Tag an und war am 42. Tag auf 32 γ/kg abgefallen.

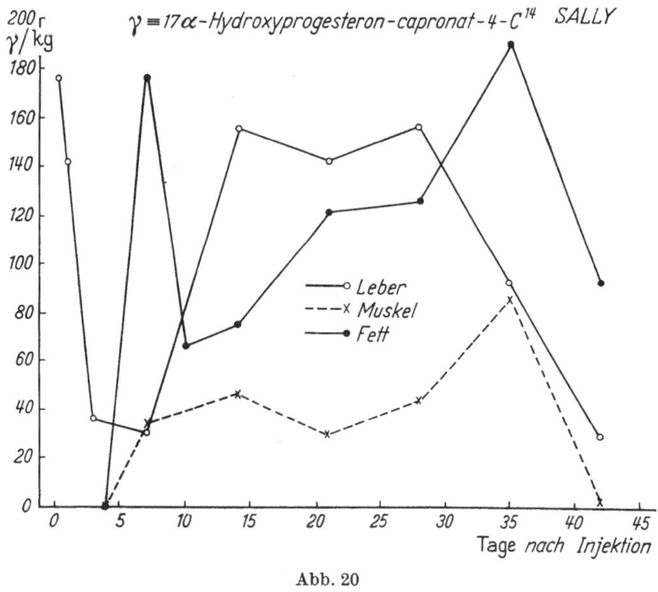

Abb. 20

Muskel (Abb. 20). In der am 3. Tag entnommenen ersten Muskelprobe konnte keine Aktivität gefunden werden. Vom 7.—35. Tag schwankte die Konzentration zwischen 34 und 86 γ/kg und fiel zum 42. Tag auf 6 γ/kg ab. Die Muskelkonzentrationen verliefen etwa parallel zum Leberspiegel, waren jedoch fast durchweg niedriger.

Fett (Abb. 20). Am 3. Tag konnte noch keine Aktivität im subcutanen Fett gefunden werden. Am 7. Tag betrug die Konzentration jedoch 176 γ/kg, fiel dann auf 66 γ/kg am 10. Tag und stieg im Verlaufe von 3 Wochen zu einem Maximum von 190 γ/kg an. Genau wie im Blut, Leber und Muskel war der Gehalt am 42. Tag stark abgefallen.

Harn (Abb. 21). In 37 Tagen wurden 12 μC oder 4,4% der injizierten Aktivität mit dem Harn ausgeschieden. Die Tagesausscheidung war durch 2 Gipfel von 620 bzw. 800 γ C_{27}-Steroidäquivalente am 1. und 22. Tag ausgezeichnet. Minima wurden am 4. und 16. Tag mit 220 bzw. 520 γ gefunden. Am 37. Tag betrug die Tagesausscheidung nur 120 γ, war aber am 44. Tag erneut auf 410 γ angestiegen.

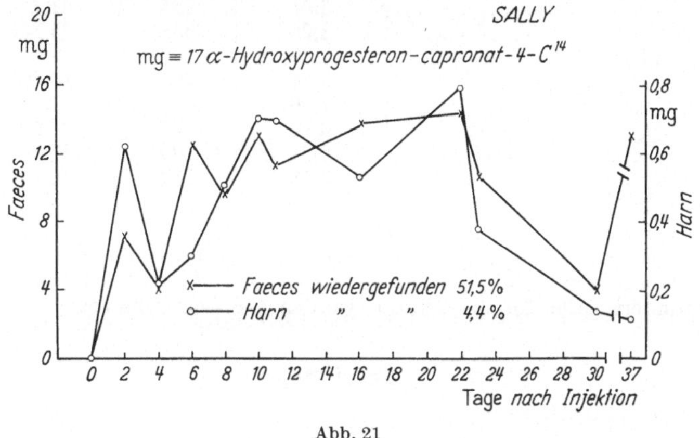

Abb. 21

Faeces (Abb. 21). 51,5% der injizierten Aktivität wurden in 37 Tagen mit dem Kot ausgeschieden. Die 24-Stundenausscheidung stieg langsam bis zu einem Maximum von 14,2 mg am 22. Tag an und fiel zum 30. Tag auf 4 mg ab. Am 37. und 44. Tag wurden 13 bzw. 8,4 mg gefunden.

Die Harn- und Kotausscheidungskurven verliefen sehr ähnlich, nur schwankte die Ausscheidung mit den Faeces zwischen dem 6. und 23. Tag sehr stark. Es scheint sich dabei nicht um Analysenfehler zu handeln. In unseren anderen Versuchen haben wir diese Schwankungen niemals beobachtet. Möglicherweise spiegeln sie das funktionelle Verhalten von Ovar und Uterus wieder.

Gesamtausscheidung

Nach 37 Tagen betrug die Gesamtausscheidung 152 μC oder 56% der verabreichten Dosis. Die Halbwertzeit des injizierten Hydroxyprogesteroncapronats betrug 33 Tage. Dieser Wert wurde auch beim Ochsen „Abe" gefunden. Einen Überblick über die Steroidrückstände in den einzelnen Organen und Geweben vermittelt die Tab. 9.

Stoffwechsel bei der tragenden Kuh

Eine 380 kg schwere 4jährige Jersey-Kuh, die ein Jahr zuvor gekalbt hatte, wurde rectal palpiert und dabei eine Trächtigkeit im 3. Monat festgestellt. Das Tier erhielt eine Injektion von markiertem und gewöhnlichem Hydroxyprogesteroncapronat in der bereits oben angegebenen Menge. Die gesamte übrige Versuchsanordnung sowie die Aufarbeitung von Geweben und Exkreten entsprachen dem oben beschriebenen Versuch.

        F. X. Gassner, R. P. Martin and W. J. Algeo:

Tabelle 9. *Radioaktivität in den Geweben einer nicht-tragenden Kuh 53 Tage nach Injektion von 17 α-Hydroxyprogesteroncapronat-4-C¹⁴* **
Sally

Gewebe	Analysierte Menge[1] g	Gesamtaktivität d. analys. Probe Imp./min	Gesamtaktivität/kg Gewebe Imp./min	C_{27}-Steroidäquivalente/ kg Gewebe γ
Leber	5,36	151	28,200	40
Muskel	6,11	95	15,600	22
Nebennieren	3,94	197	50,000	70
Nierenfett	3,91	224	57,200	80
Mesenterialfett	3,26	638	195,800	276
Fett der submaxillaren Speicheldrüse .	2,39	0	0	0
Uterusfett	3,34	367	110,000	155
Euter	4,50	321	71,400	100
Uterus	3,16	383	121,000	170
rechtes Ovar	2,34	90	38,200	54
linkes Ovar	3,58	132	36,800	52
Corpus luteum vom linken Ovar. . . .	4,70	0	0	0

* Spezifische Aktivität in Toluol/Alkohol 4:1 = 710000 Imp./min/mg.
[1] Jede Probe wurde in heißem Äthanol homogenisiert und dann kontinuierlich mit heißem Essigester extrahiert. Alle Impulse/Minute wurden für Selbstabsorption und Zählverlust korrigiert.

Resultate

II. Tragende Kuh „Bess"

Blut. Nach 4 Std. betrug der Blutspiegel an C_{27}-Steroidäquivalenten 2,8 γ-%. Der Spiegel schwankte dann zwischen 0,6 γ-% nach 24 Std. und 1,2 γ-% am 11. Tag und unterschied sich damit nicht besonders von dem der nichttragenden Kuh. Am 18. und 25. Tag konnte jedoch im Unterschied zu dieser keine Aktivität mehr gefunden werden.

Leber (Abb. 22). 4 Std. nach der Injektion berechnete sich der Gehalt an C_{27}-Steroidäquivalenten auf 172 γ/kg. Bis zum 4. Tag schwankte diese Konzentration nur um etwa 15 γ, stieg am 8. Tag auf 220 γ pro kg an und fiel zum 25. Tag auf 64 γ/kg ab. Abgesehen davon, daß beim tragenden Tier die Konzentrationen am 3. und 7. Tag höher lagen, war der Kurvenverlauf nicht sehr verschieden von dem der nichttragenden Kuh.

Muskel (Abb. 22). Die Anfangskonzentrationen von 50 γ/kg am 4. Tag und 140 γ/kg am 11. Tag lagen erheblich höher als beim nichttragenden Tier, das dafür jedoch im späteren Verlauf des Versuchs höhere Konzentrationen aufrecht erhielt. Am 25. Tag konnte in einer Muskelprobe von 2,3 g keine Aktivität mehr gefunden werden.

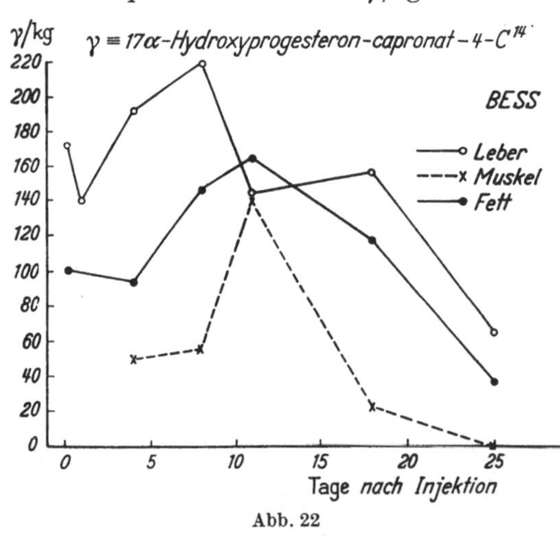

Abb. 22

Fett (Abb. 22). Zwischen den beiden Kühen konnten keine großen Aktivitätsunterschiede im Fett beobachtet werden. Ebenso wie im Muskel war jedoch die Konzentration im Fett des tragenden Tieres am 25. Tag geringer (36 gegen 126 γ/kg).

Harn (Abb. 23). In 28 Tagen wurden 4,0 μC oder 1,5% der injizierten Dosis mit dem Harn ausgeschieden, verglichen mit 4,4% bei der ersten Kuh. Der Ausscheidungsverlauf war gekennzeichnet durch ein am 13. Tag zwischen hohen Werten von 340 und 360 γ auftretendes, ausgeprägtes Minimum von 70 γ/Tag. Eine ähnliche Depression wurde bei der nichttragenden Kuh am 16. Tag verzeichnet.

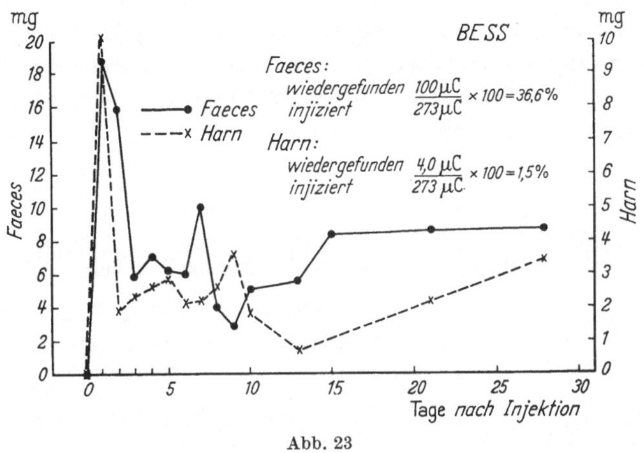

Abb. 23

Faeces (Abb. 23). In 28 Tagen wurden 100 μC oder 36,6% der injizierten Dosis mit den Faeces ausgeschieden. Die am 1. und 2. Tag gefundene Tagesausscheidung war doppelt so hoch wie beim nichttragenden Tier, obgleich beim tragenden Tier die Tagesmengen im weiteren Verlauf des Versuchs allgemein geringer waren. Zwischen 3. und 7. Tag wurde eine konstante Ausscheidung von etwa 6 mg/Tag gefunden, und auch zwischen dem 14. und 28. Tag verlief die Ausscheidungskurve mit Tagesmengen von etwa 8,5 mg waagerecht. (Zu beachten ist, daß die große, nichttragende Kuh verglichen mit der kleineren, tragenden Kuh täglich etwa die 3fache Menge feuchter Faeces ausschied.)

Um über die Natur der mit den Faeces ausgeschiedenen Metaboliten des 17 α-Hydroxyprogesteroncapronats näheren Aufschluß zu erhalten, haben wir die Faeces der tragenden Kuh „Bess" und des Ochsen „Abe" nach einem besonderen Verfahren aufgearbeitet:

1. Zwei 100 ml-Proben eines alkoholischen Faeces-Extraktes der Kuh „Bess" (jede Probe = 174,500 Impulse/min) wurden mit je 40 ml gesättigter Bariumhydroxyd-Lösung und einem geringen Überschuß an festem Ba(OH)$_2$ · 8 H$_2$O versetzt. Nach Durchmischung und Stehenlassen wurde über Celite filtriert, der p_H-Wert des Filtrats auf 6 eingestellt und aliquote Teile gemessen. Es wurden 78% der Aktivität wiedergefunden.

Eine dritte 100 ml-Probe wurde mit gewaschenem Bleihydroxyd behandelt, das aus 23,3 g Pb(OAc)$_2$ · 3 H$_2$O und 5,9 g KOH hergestellt war. Nach Filtration über Celite wurde das Filtrat mit verdünnter Schwefelsäure auf p_H 6 eingestellt und nochmals über Celite filtriert. Es wurden 77% der ursprünglichen Aktivität wiedergefunden.

Die obigen Resultate, nach denen unabhängig vom Fällungsmittel ein Aktivitätsverlust von ungefähr 25% auftritt, weichen von den Ergebnissen der Aufarbeitung von Faeces des Ochsen „Abe" stark ab. In letzterem Falle wurden durch $Pb(OH)_2$-Behandlung in drei Fällen nicht mehr als 5% der Aktivität verloren. Dies könnte für die Anwesenheit von sauren Konjugaten in den Faeces der tragenden Kuh und für die Abwesenheit solcher Konjugate in den Faeces des Ochsen sprechen.

2. Die Resultate einer Verteilung des Filtrates der Ba- bzw. Pb-Fällung sind in den beiden folgenden Aufarbeitungsschemata wiedergegeben. Betrachtet man die Resultate zusammen, so scheinen in den Faeces der tragenden Kuh ungefähr 60% der Aktivität in Form hochpolarer Verbindungen vorzuliegen und etwa 25% konjugiert zu sein (Tabelle 10).

Tabelle 10. *Aufarbeitung von Faeces (tragende Kuh „Bess")*

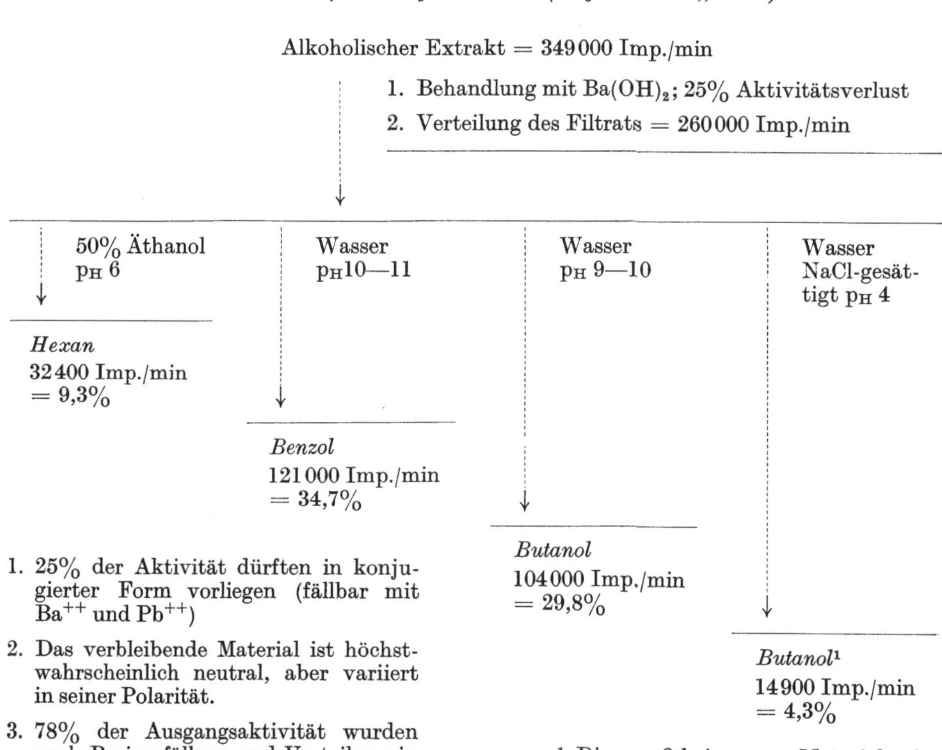

Vergleichsweise werden beim Ochsen etwa 30% der Aktivität als hochpolare Verbindungen ausgeschieden, wobei allenfalls nur ein sehr geringer Anteil konjugiert ist (Tabelle 11).

Tabelle 11. *Aufarbeitung von Faeces (Abe)*

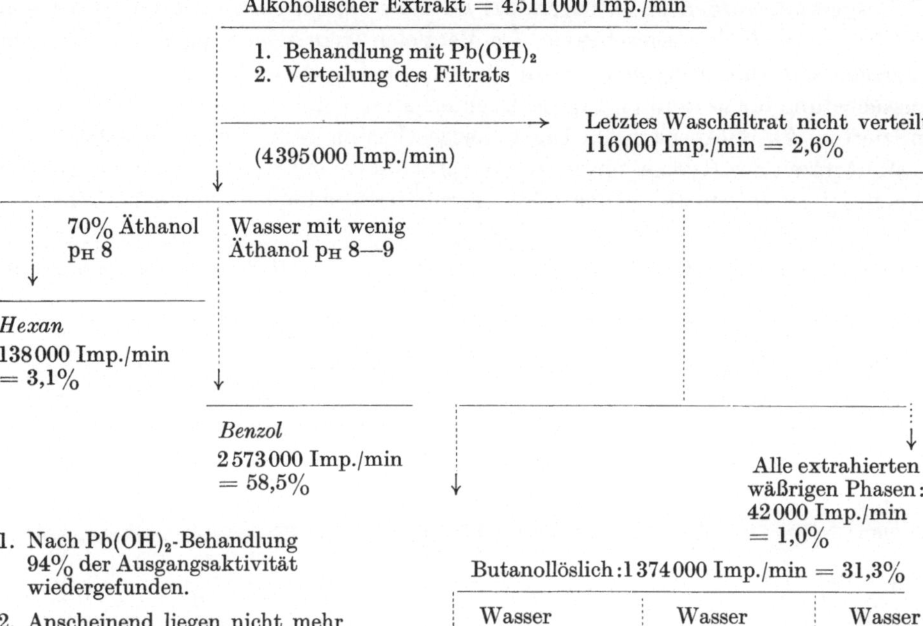

Alkoholischer Extrakt = 4511000 Imp./min

1. Behandlung mit $Pb(OH)_2$
2. Verteilung des Filtrats

→ Letztes Waschfiltrat nicht verteilt
116000 Imp./min = 2,6%

(4395000 Imp./min)

70% Äthanol pH 8 | Wasser mit wenig Äthanol pH 8—9

Hexan
138000 Imp./min
= 3,1%

Benzol
2573000 Imp./min
= 58,5%

Alle extrahierten wäßrigen Phasen:
42000 Imp./min = 1,0%

1. Nach $Pb(OH)_2$-Behandlung 94% der Ausgangsaktivität wiedergefunden.
2. Anscheinend liegen nicht mehr als 10% der Aktivität in Form von Steroidkonjugaten vor.

Butanollöslich: 1374000 Imp./min = 31,3%

Wasser pH10—11 | Wasser pH 8 | Wasser pH 3

1267000 Imp./min = 28,8% | 32800 Imp./min = 0,7% | 74800 Imp./min = 1,7%

Tabelle 12. *Radioaktivität in den Geweben einer tragenden Kuh 35 Tage nach Injektion von 17 α-Hydroxyprogesteron-capronat-4-C¹⁴ **
Bess

Gewebe	Analysierte Menge[1] g	Gesamtaktivität d. analys. Probe Imp./min	Gesamtaktivität/kg Gewebe Imp./min	C_{27}-Steroidäquivalente/kg Gewebe γ
Leber	3,52	0	0	0
Muskel	3,69	0	0	0
Nieren	2,91	0	0	0
Nierenfett	3,71	224	60,400	86
Mesenterialfett	5,07	95	18,800	26
Subcutanes Fett (Speicheldrüse) . . .	2,43	0	0	0
Uterusfett	4,96	596	120,200	170
Euter	4,62	130	28,200	40
rechtes Ovar	2,78	66	23,800	34
linkes Ovar	4,14	0	0	0
Corpus luteum des linken Ovars	3,16	0	0	0
Endometrium	5,11	826	161,600	228
Myometrium	5,54	748	135,000	190
Chorion	5,79	0	0	0
Cotyledonen	4,70	0	0	0
Amnion-Flüssigkeit[2]	1580 Imp./100 ml = 2,2 γ C_{27}-Steroid			
Chorionflüssigkeit[2]	2340 Imp./100 ml = 3,3 γ C_{27}-Steroid			

* Spezifische Aktivität in Toluol/Alkohol 4:1 = 710000 Imp./min/mg.

[1] Jede Probe wurde in heißem Äthanol homogenisiert und dann kontinuierlich mit heißem Essigester extrahiert.

[2] Eine 100 ml Probe wurde auf pH 3 eingestellt und mit Butanol extrahiert. Alle Impulse/min wurden für Selbstabsorption und Zählverlust korrigiert.

Gesamtausscheidung

Insgesamt wurden in 28 Tagen 104 μC oder 38,1% der injizierten Dosis von der tragenden Kuh ausgeschieden. Im Vergleich dazu schied die andere Kuh im gleichen Zeitraum 40% aus. Wenn die am 28. Tag gefundene Harn- und Kotausscheidung für weitere 11 Tage aufrechterhalten würde, so müßte die Hälfte der injizierten Aktivität nach 39 Tagen ausgeschieden sein. Demnach scheint die Halbwertszeit des Hydroxyprogesteroncapronats bei der tragenden Kuh etwa eine Woche länger zu sein als bei der größeren, nichttragenden Kuh und beim Ochsen.

Tabelle 13. *Steroidrückstände bei Rindern nach Injektion von 17 α-Hydroxyprogesteron-capronat-4-C^{14} * bestimmt zum Zeitpunkt der Schlachtung*

Gewebe	Probe	C_{27}-Steroidäquivalente γ/kg Gewebe		
		nicht-tragende Kuh nach 53 Tagen	tragende Kuh nach 35 Tagen	Ochse nach 109 Tagen
Leber	1	40 γ	0 γ	$<$1,0 γ
	2	—	40	
Muskel		20	0	$<$1,0
Thymus	1			2,0
	2	—	—	0
Milz		—	—	0
Nieren		0	0	0
Nierenfett	1	80	90	25
	2	—	—	26
Uterusfett	1	130	160	
	2	180	70	
Leistenfett	1	—	—	16
	2	—	—	17
Fett der submaxillaren Speicheldrüse		0	0	0
Mesenterialfett	1	280	300	20
	2	210	200	—
Mesenteriallymphdrüsen		—	—	3,0
Euter	1	100	40	—
	2	160	110	—
Hypophyse		0	0	—
Nebenniere	1	70	40	—
	2	80	50	—
rechtes Ovar	1	—	30	—
	2	50	30	—
linkes Ovar		50	0	—
Corpus luteum d. linken Ovars		0	0	—
Endometrium	1	230	220	—
	2	140	—	—
Myometrium	1	190	120	—
	2	100	260	—
mütterliche Placenta		—	0	—
fetale Placenta		—	0	—
Amnionflüssigkeit		—	23[1]	
			22[2]	—
Chorionflüssigkeit		—	37[1]	
		—	33[2]	—
fetale Leber		—	100	—
fetales Hirn		—	0	—

* Jede Kuh erhielt 634 mg $=$ 273 μC. Der Ochse erhielt 253 mg $=$ 366 μC. Von den Hypophysen abgesehen wogen die Proben 6—10 g.

[1] γ/100 ml durch direkte Zählung der Flüssigkeit.

[2] γ/100 ml durch Butanolextraktion der kochsalzgesättigten Flüssigkeit bei p_H 3.

In Tab. 12 sind die in den einzelnen Organen, Geweben und Körperflüssigkeiten bei der Schlachtung gefundenen Steroidrückstände aufgeführt.

Zum Vergleich sind in Tab. 13 die bei der tragenden und nichttragenden Kuh sowie beim Ochsen gefundenen Werte angegeben.

Tab. 14 enthält eine Zusammenstellung der wichtigsten Daten, die bei den Versuchen mit markierten Steroiden an Rindern ermittelt wurden.

Tabelle 14. *Zusammenfassung. Ausscheidung von Radioaktivität bei Rindern nach Injektion von markierten Steroiden*

Tier	4-C^{14}-Steroid	Halbwertszeit Tage	Viertelwertszeit Tage	Ausgeschiedene Aktivität			Aktivität an d. Injektionsstelle (Ohr) bei d. Schlachtung %
				Harn %	Faeces %	Gesamt %	
Ochse (Sam) (338 kg)	*Testosteron* 120 mg, 385 μC	*10,5*	*26,5*	8,4	90,0	*98,4*	0,0 (119 Tage)
Ochse (Kelly) (263 kg)	*Testosteron-önanthat* 262 mg, 458 μC	*10,5*	65	2,4	76,6	*79,0*	1,6 (94 Tage)
Ochse (Abe) (274 kg)	*17 α-Hydroxy-progesteron-capronat* 253 mg, 366μC	33	>90	1,1	65,7	*66,8*	4,1 (109 Tage)
Kuh (Sally) (504 kg)	*17 α-Hydroxy-progesteron-capronat* 634 mg, 273 μC	33	—	4,4	51,5	*55,9*	— (53 Tage)
Tragende Kuh (Bess) (380 kg)	*17 α-Hydroxy-progesteron- capronat* 634 mg, 273 μC	39 geschätzt	—	1,5	36,6	*38,1*	— (35 Tage)

XVII. Untersuchungen mit markiertem Polystilböstrolphosphat[1]

Abschließend sei noch auf einige Versuche mit dem von HÖGBERG dargestellten Polystilboestrolphosphat hingewiesen. Mit diesem langwirkenden Oestrogen haben wir in der Ochsen- und Geflügelmast gute Erfolge erzielt. Die Verbindung hat in unseren Versuchen bei parenteraler Verabreichung eine 2—3mal so lange Wirkungsdauer wie freies Stilboestrol. Um auch hier eine Rückstandsbestimmung durchzuführen, wurde von PERKLEV in Schweden ein tritiummarkiertes Polystilboestrolphosphat einer Milchkuh injiziert. Bei der Schlachtung nach 15 Tagen wurden vor allem in Leber und Milz recht hohe Aktivitäten gefunden, jedoch konnte nachgewiesen werden, daß diese Rückstände bei oraler Gabe vom Menschen nicht resorbiert werden.

Für die Bereitstellung der Steroidester und der markierten Substanzen sind wir der Schering A. G., Berlin-West, zu Dank verpflichtet. Der E. R. Squibb & Sons, Division of Olin Mathieson Chemical Corporation, New York, danken wir für die finanzielle Unterstützung unserer Arbeit.

Literatur

1. BOGART, R., A. C. WARNICK, J. J. DAHMEN and M. J. BURRIS: J. Animal Sci. 10, 1073 (1951).
2. BURROUGHS, W., C. C. CULBERTSON, J. KASTELIC, E. CHENG and W. H. HALE: Science 120, 66 (1954).

---

[1] LEO, A. B., Hälsingborg/Schweden.

3. Clegg, M. T.. and F. D. Carroll: J. Animal Sci. **15**, 37 (1956).
4. — — J. Animal Sci. **16**, 662 (1957).
5. Davis, M. E., and G. L. Wied: J. clin. Endocr. **15**, 923 (1955).
6. — and E. J. Plotz: Recent Progr. in Hormone Res. **13**, 347 (1957).
7. Dinusson, W. E., F. N. Andrews and W. M. Beeson: J. Animal Sci. **9**, 321 (1950).
8. Dodds, E. C., L. W. Goldberg and R. Robinson: Nature (Lond.) **141**, 247 (1938).
9. Ferguson, J. H.: Amer. J. Obstet. Gynec. **65**, 592 (1953).
10. Gassner, F. X., E. C. Reifenstein jr., John W. algeo and W. Earl Mattox: Recent Progr. in Hormone Res. **14**, 183 (1958).
11. — Recent Progr. in Hormone Res. **13**, 422 (1957).
12. Gold, J. J., and M. R. Cohen: Ann. N.Y. Acad. Sci. **71**, 691 (1958).
13. Jordan, R. M., and H. G. Croom: J. Animal Sci. **15**, 1003 (1956).
14. Junkmann, K.: Recent Progr. in Hormone Res. **13**, 389 (1957).
15. Leathem, J. H.: Recent Progr. in Hormone Res. **14**, 142 (1958).
16. Lorenz, F. W.: National Acad. Sci. — Nat. Res. Council Publ. **266**, 5 (1953).
17. — Vitam. and Horm. **12**, 235 (1954).
18. McClymont, G. L.: Aust. J. Sci. Res. Ser. B, Biol. Sci. **5**, 374 (1952).
19. Preston, R. L., and W. Burroughs: J. Animal Sci. **17**, 140 (1958).
20. Preston, R., E. Cheng, C. D. Story, P. Homeyer, J. Pauls and W. Burroughs: J. Animal Sci. **15**, 3 (1956).
21. Reifenstein, E. C., jr.: Fertil. and Steril. **8**, 50 (1957).
22. — Reproduction and Infertility III. Symposium. S. 129. New York: Pergamon Press, Inc. 1958.
23. — Ann. N.Y. Acad. Sci. **71**, 762 (1958).
24. Stob, M., F. N. Andrews, M. X. Zarrow and W. M. Beeson: J. Animal Sci. **13**, 138 (1954).
25. Turner, C. W.: J. Animal Sci. **15**, 13 (1956).
26. Umberger, E. J., G. H. Gass and J. M. Curtis: Endocrinology **63**, 806 (1958).
27. — — Kent J. Davis, Jack M. Curtis and Charles G. Durbin: Poultry Sci. **38**, 118 (1959).
28. — — Poultry Sci. **38**, 128 (1959).
29. — J. M. Curtis and G. M. Gass: J. Animal Sci. **18**, 221 (1959).

Aus dem Institut für Physiologie und Ernährung der Tiere der Universität München
(Vorstand: Prof. Dr. Dr. JOHS. BRÜGGEMANN)

Hormone in der Tiermast*

Von

J. BRÜGGEMANN und H. KARG

Mit 3 Abbildungen

Die Anwendung von Hormonen bei landwirtschaftlichen Nutztieren war früher im wesentlichen tierärztlichen Maßnahmen im Rahmen individueller Medikation vorbehalten, es fehlte aber auch nicht an Versuchen, hormonale Wirkstoffe bei gesunden Tieren zur Gewinnung eines wirtschaftlichen Nutzeffektes zu erproben. Die Bemühungen um Erzielung eines günstigen Masteffektes und Verbesserung der Wachstumsrate sind nun, was die Verwendung von Sexualhormonen betrifft, wie wir eben gehört haben, in den Vereinigten Staaten längst aus dem Versuchsstadium herausgetreten und haben praktische Folgerungen im breiten Einsatz in der Landwirtschaft erfahren. Die Möglichkeiten der Anwendung bei verschiedenen Tierarten und die enorme wirtschaftliche Bedeutung dieser Maßnahmen wurden uns in dem grundlegenden Referat von Herrn Prof. GASSNER in überzeugender Weise vor Augen geführt. Im Gegensatz zu früheren, auch bei uns in Europa durchgeführten Versuchen zur Beeinflussung der Schlachtqualität durch exogene Hormonzufuhr — dabei handelte es sich um Einzelbehandlungen mit relativ hochdosierten Präparaten — wußten die Erfolgsmeldungen aus den Vereinigten Staaten vor mehreren Jahren erstaunlicherweise von wirtschaftlich bedeutenden Effekten bei Anwendung ganz niedriger Dosierungen zu berichten. Die von der Food and Drug Administration betonte hygienische Unbedenklichkeit bestimmter Verabreichungsformen war für uns verpflichtender Anlaß zu prüfen, ob nicht auch unsere Viehwirtschaft durch die verbesserten Maßnahmen der Fleischproduktion eine Förderung erfahren könne. Ehe jedoch eine diesbezügliche Diskussion auf sachlicher Basis und eigenen Erfahrungen in Gang gekommen war, überraschte uns der Gesetzgeber in der Bundesrepublik mit dem § 4 b Absatz 2 der Novelle zum Lebensmittelgesetz, die am 6. November 1958 in dritter Lesung vom Bundestag verabschiedet wurde. Es heißt darin, daß es verboten ist, lebenden Tieren Stoffe mit oestrogener Wirkung einzupflanzen oder einzuspritzen, um die Beschaffenheit des Fleisches oder den Fleisch- oder Fettansatz zu beeinflussen. Wenn ich es nun nach dem umfassenden Referat von Herrn Prof. GASSNER als meine Aufgabe ansehe, zum gleichen Thema für uns aktuelle Fragen herauszuheben, so müssen folgerichtig die im Gesetzestext nicht ausdrücklich verbotenen oral anzuwendenden Verbindungen vornehmliche Berücksichtigung erfahren. Von wirtschaftlicher

---

* Der Deutschen Forschungsgemeinschaft danken wir für die Unterstützung unserer Arbeiten.

Tragweite ist dabei die Anwendung von Sexualhormonen bei Rindern. Gleichzeitig darf wohl vom Korreferenten erwartet werden, daß er eigene Erfahrungen, auch wenn sie dem Umfange nach sehr bescheiden sind, in den Vordergrund seiner Ausführungen stellt.

Bei der Diskussion, ob auch bei uns dem Einsatz von Sexualhormonen in der Nutztiermast im breiten Umfange nähergetreten werden soll, ist die Erfüllung von zwei grundsätzlichen Bedingungen wie bei jedem Einsatz von Stoffen mit Sonderwirkung zu fordern: 1. muß unter den in Frage kommenden Verhältnissen ein wirtschaftlicher Nutzen zu erzielen sein, 2. dürfen keine sachlich begründeten Einwände im Hinblick auf hygienische oder toxikologische Gefahren für den Menschen bestehen. Zum letztgenannten Punkt soll aus unserer Sicht heraus im Schlußteil meines Referates Stellung genommen werden, um mit der Besprechung der besonders gravierenden Fragen zur Diskussion überzuleiten. Daß auch der erstgenannte Punkt trotz der umfangreichen amerikanischen Erfahrungen für uns nicht ganz unproblematisch ist, sei mit ein paar kurzen Hinweisen auf die Verbrauchergewohnheiten angedeutet. Während in den Vereinigten Staaten — im Lande des "steak" — das Hauptgewicht der Rindfleischproduktion auf Jungochsenmast liegt, stammt das Ladenfleisch in Westdeutschland z. B. in erster Linie von Kühen (die zur Zeit forciert durch Rationalisierungsmaßnahmen und durch die Ausmerzungsbestrebungen der Tbc-Freimachung auf dem Markt dominieren). Der Rindfleischverbrauch in der Bundesrepublik, der mit 16 kg pro Kopf und Jahr (der Verbrauch an Gesamtfleisch beträgt 50 kg) veranschlagt werden kann, hat noch steigende Tendenz. Dabei ist für die Zukunft nicht ausgeschlossen, daß bei erhöhten Qualitätsanforderungen auch der Jungochsenproduktion für Ladenfleisch eine größere Chance gegeben sein wird, eventuell beeinflußt durch eine in anderen Ländern bereits übliche Totvermarktung. Gegenwärtig dominiert aber, und das sehr im Unterschied zu den USA, beim Rindfleisch der Bedarf nicht für Ladenfleischqualitäten, sondern für die Wurstproduktion, worin mehr als 50% des anfallenden Rindfleisches verarbeitet werden. Die beste Fleischqualität für die Wursterzeugung stammt aber vom Jungbullen, dessen Muskeln optimal zur Wasserbindung befähigt sind. Wenn wir also die Frage nach einer wirtschaftlichen Bedeutung des Einsatzes von Sexualhormonen in der Rindermast stellen, so interessiert uns vor allem die Wirksamkeit in der Jungbullenmast, respektive in der Endmast von Kühen, die beim Jungochsen aber vorläufig erst in zweiter Linie. Es ist dabei eigenartig, wie wir ausgehend von Marktforderungen zu physiologisch interessanten Aspekten kommen, wenn wir uns die unterschiedliche Wachstums- bzw. Mastpotenz und das quantitativ und qualitativ differente Ansprechen geschlechtsverschiedener, also weiblicher, männlicher oder kastrierter Rinder auf zugeführte Sexualhormone vor Augen führen.

In kaum mehr zu übersehenden Beispielen ist auf die günstige Wachstumsbeeinflussung von Jungochsen durch die Verfütterung von Diäthylstilboestrol in den niedrigen Dosierungen um 10 mg/Tier/Tag hingewiesen worden, wobei Mehrzunahmen von rund 20% bei gleichzeitig verringertem Futteraufwand im Durchschnitt festgestellt wurden. Auch alle uns bekannt gewordenen Versuche unter europäischen Verhältnissen hatten ähnliche Ergebnisse. Als Beispiel sei lediglich auf das Ergebnis eines im Großtierstall unseres Institutes durchgeführten Mastversuches (Abb. 1) hingewiesen (1). Es wurden Jungochsen mit einem Ausgangsgewicht zwischen 260 und 420 kg im Paarvergleich in Versuch genommen. Im Gegensatz zu den Kontrollen erhielten die Versuchstiere bei gleicher Grundration 127 Tage lang 10 mg Diäthylstilboestrol als Futtersupplement. Aus der in Tab. 1 ersichtlichen Berechnung resultiert, daß in Bestätigung der amerikanischen Erfahrungen bei den hormongefütterten Jungochsen Mehrzunahmen von 20% bei gleichzeitiger Heueinsparung von 13% erzielt werden konnten.

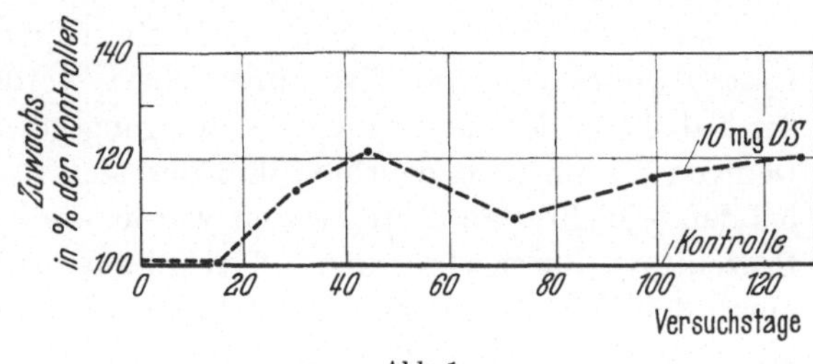

Abb. 1

Demgegenüber zeigte sich diese Mastmethode bei Jungbullen, an denen wir, wie vorhin dargelegt, besonderes Interesse haben, nicht in dieser Regelmäßigkeit und diesem Ausmaß als effektiv. Nachdem wir über

Tabelle 1. *Ergebnisse des Fütterungsversuches*
(Die Angaben beziehen sich auf die gesamte Versuchszeit)

	Gruppe I Kontrolle	Gruppe II 10 mg Diäthyl- stilböstrol
Anzahl der Tiere	9	10
Durchschnittliche Zunahme pro Tier und Tag in g	937 (100)	1126 (120)[1]
Durchschnittliche Zunahme pro Tier in kg	119 (100)	143 (120)[1]
Durchschnittlicher Heuverzehr pro Tier und Tag (in kg) . .	6,68 (100)	6,89 (103)[1]
Durchschnittlicher Heuverzehr pro kg Zunahme (in kg) . . .	7,28 (100)	6,33 (87)[1]

[1] In % der Kontrollen.

hormonale Beeinflussung der Jungbullenmast aus den amerikanischen Arbeiten weniger informiert wurden, waren eigene Versuche in unseren Wirtschaftsverhältnissen besonders angezeigt.

In Praxisversuchen, z. B. in Österreich, über die HÖPLER (2) sowie HALAMA (3) berichteten, zeigten sich bei nichtkastrierten Jungbullen in der Gewichtsentwicklung keine Vorteile, wenn sie mit 10 mg Diäthylstilboestrol/Tier/Tag gefüttert worden waren. HALAMA wies aber auf Grund seiner Versuche

Tabelle 2. *Gewichtszunahmen bei Jungbullen*

Paar	Oestrogengruppe		Kontrollgruppe		% Mehr- zunahme der Oestrogen- gruppe gg. Kontrollen
	Anfangs- gewicht kg	Zunahme in 115 Tagen kg	Anfangs- gewicht kg	Zunahme in 115 Tagen kg	
1	276	137	238	115	+19
2	305	142	291	130	+ 9
3	326	138	325	105	+31
4	329	150	326	99	+52
5	369	138	358	87	+59
6	374	112	362	121	— 7
7	394	104	385	110	— 5
8	416	109	409	106	+ 3

bereits darauf hin, daß bei jüngeren Tieren mit Einstellgewichten unter 400 kg die bei schweren Tieren vermißten signifikanten Mehrzunahmen erzielt werden konnten.

Dieses unterschiedliche Verhalten möge am Ergebnis eines Versuches, der ebenfalls in den Versuchsstallungen unseres Münchner Institutes durchgeführt wurde, näher erläutert werden (Tab. 2). Es wurden Jungbullen mit Einstellgewichten zwischen 238 und 416 kg aufgestallt, und wieder im Paarvergleich so verteilt, daß die Gewichtsabstufungen von Tier zu Tier in zwei Gruppen in gleicher Weise auftraten. Die Mastperiode dauerte 115 Tage. Gegenüber den Kontrollen war das Kraftfuttergemisch der Versuchsgruppe mit einer Tagesdosis von 20 mg Diäthylstilboestrol pro Tier angereichert worden. Die Vergleichspaare sind in der Tabelle in der Reihenfolge der Ausgangsgewichte geordnet. Bereits bei diesen wenigen Tieren wird deutlich, daß der Mehrzuwachs bei der Oestrogen-Gruppe bei den 5 leichtesten Tieren erzielt wurde, die Zunahmen liegen mit einem hohen Prozentsatz (durchschnittlich 34%) signifikant über den Vergleichstieren, während durch den Wirkungsausfall der Hormonverabreichung bei den schwereren Tieren das Gesamtergebnis auf 15% durchschnittlichen Mehrzuwachs gedrückt wird. Die Grenze liegt bei diesem Versuch wohl zufällig etwas zu scharf bei 370 kg Ausgangsgewicht. Man wird auch unter Berücksichtigung der genannten Befunde von Halama angeben können, daß Vorteile einer geschilderten Hormonverfütterung bei nichtkastrierten männlichen Rindern nur in Gewichtsklassen unter 350 kg zu erwarten sind, wobei die Körpergewichtsangabe die eigentlich entscheidenden Daten, nämlich Alter und Pubertätszustand, nicht sicher charakterisiert.

Die Verfütterung von Diäthylstilboestrol an weibliche Rinder — darauf sei ergänzend hingewiesen — wird keinen Nutzeffekt erwarten lassen. Die aus amerikanischen Versuchen berichteten Mehrzunahmen bei Färsen sind wegen der geringen Marktgängigkeit dieser Tiere als Schlachtvieh vorläufig für uns kaum von praktischer Bedeutung. Erwachsene Kühe werden aber durch die oral verabreichten niedrig dosierten Oestrogene nicht positiv beeinflußt, wie namentlich von niederländischen Autoren (4) nachdrücklich betont wird.

Aus dem Dargelegten möge ersichtlich sein, daß wir auch für unsere Wirtschaftsgegebenheiten Möglichkeiten zur Verbesserung der Rindermast bei der Anwendung oral wirksamer Oestrogenverbindungen haben werden. Über die von Gassner aufgezeigten ganz neuen Aspekte in der Anwendung parenteral verabreichter Steroidverbindungen liegen bei uns noch kaum Erfahrungen vor. Mehr der Vollständigkeit halber sei ein in München durchgeführter Mastversuch mit Jungbullen erwähnt, bei denen injizierte Steroidester von langfristiger Depotwirkung zur Anwendung kamen. Da es sich bei den relativ hohen (wahrscheinlich zu hohen) Dosierungen sowie beim Tiermaterial

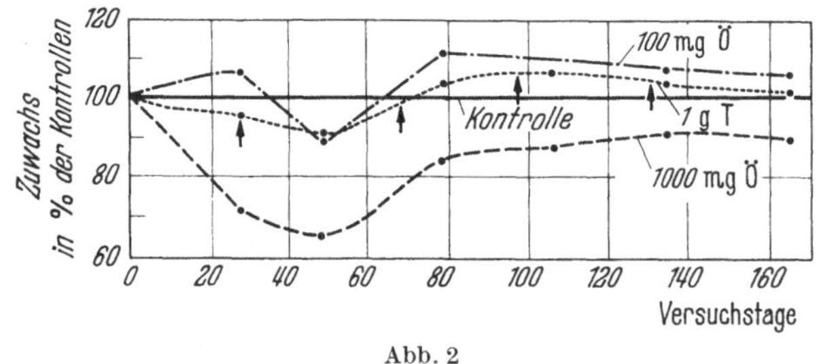

Abb. 2

(eben wieder nichtkastrierte Tiere) um neuartige, nicht vergleichbare Bedingungen handelt, möge dieser Versuch als Tastversuch gewertet werden (Abb. 2). 32 Jungbullen, die nach den vorherigen Darlegungen günstige Ausgangsgewichte zwischen 200 und 350 kg hatten, wurden in vier Gruppen eingeteilt und erhielten mit Ausnahme der Kontrollgruppe pro Tier einmalig 0,1 oder 1 g Oestradiolundezylat oder einmal monatlich 1 g Testosteronönanthat. Wie der in Abb. 2 wiedergegebene Gewichtsverlauf zeigt, wurden keine eindeutig positiven Effekte festgestellt, die 5% Mehrzunahmen bei der 100 mg Oestradiol-Gruppe haben mehr als 5% Zufallswahrscheinlichkeit; lediglich die Wachstumsverringerung sowie verschiedene Nebenerscheinungen bei den Tieren mit hochdosierter Oestrogen-applikation waren signifikant.

Ein weiteres wichtiges Kriterium in der Frage der Wirtschaftlichkeit ist — neben der aus Gewichtsmehrzunahmen abzuleitenden Rentabilität — die Beurteilung der erzeugten Produkte in qualitativer Hinsicht. Hierzu kann zusammenfassend gesagt werden, daß bei der Anwendung der angegebenen niedrig dosierten Oestrogene in der Jungochsen- bzw. Jungbullenmast keine Wertverschlechterungen gegenüber Kontrollen wahrgenommen wurden. Für sämtliche von uns durchgeführten Mastversuche wurden dafür führende Fachleute der veterinärmedizinischen Lebensmittelkunde mit der Gutachtenerstellung betraut[1]. Nach heute gültigen Kriterien der Fleischqualitätsbeurteilung, wobei neben den Ausschlachtergebnissen und der fleischtechnologischen Verarbeitung differenzierte Laboratoriumsmethoden wie Prüfung des Wasserbindungsvermögens, Bestimmung des Myoglobin- und Glykogengehaltes, der p_H-Werte u. a. zur Anwendung kamen, konnten gegenüber den Kontrolltieren keine signifikanten Abweichungen festgestellt werden. Die Ausschlachtergebnisse bestätigen auch die durch N-Bilanz-Untersuchungen angenommene Tatsache, daß die Wachstumssteigerungen vornehmlich auf echtem, d. h. protein-anabolem Wachstum beruhen.

Die Tatsache, daß Oestrogenen bei Jungtieren auch extragenitale anabole Wirkungen zuerkannt werden müssen, mag etwas ungewohnt vorkommen, wenn man nicht etwa an den endokrinen Sonderfall der Gravidität denkt. Gerade bei der Interpretation der wachstumsbeeinflussenden Wirkung der Oestrogene ist uns deutlich geworden, wie sehr Dosierungs- und Applikationsunterschiede, die verschiedenen Reaktionsweisen einzelner Tierarten sowie die Überlagerung der Effekte verschiedener Erfolgsorgane eine schematische Wirkungsauffassung erschweren. Lassen sie mich zu den dargelegten praktischen Befunden ein paar Gedanken äußern [siehe auch (5)]: Eine gesteigerte Proteinanabolie unter dem Einfluß niedrig dosierter Oestrogene war beim jugendlichen Rind, und zwar beim männlichen Kastraten sowie den jüngeren, noch am wenigsten geschlechtsreifen Tieren zu sehen. Da weiterhin bekannt ist, daß Ochsen gegenüber Bullen natürlicherweise gerade beim pubertätsnahen Wachstumsschub zurückbleiben, drängt sich die Vermutung auf, daß beim pubertätsferneren Tier und manifestiert beim Jungochsen eine, durch das Ausbleiben der Sexogene bedingte niedrigere Reizschwelle in der Wachstumspotenz peripherer Gewebe eingestellt ist. Diese Zellen sind einer Stimulierung durch zugeführte anabole Wirkstoffe besonders leicht zugänglich. Es ist in diesem Wachstumsabschnitt eine positive Beeinflussung der Proliferationen auch extragenitaler Gewebe mit dem heterosexuellen Hormon als möglich zu erachten. Auch eine indirekte Beeinflussung der STH-Produktion durch niedrig dosierte Oestrogene, deren Affinität zu hypophysären und suprahypophysären Zentren ja bekannt ist, ist denkbar; zur Argumentation dieser Hypothese werden positive Vergleiche mit der Wachstumshormonwirkung angestellt (6). Wir möchten auf die interessante Parallele mit den von NOWAKOWSKY (7) auf dem 2. Symposion dieser Gesellschaft zitierten Versuchen von

---

[1] Während des Druckes wurde publiziert: LERCHE, M., u. H.-J. SINELL: Zbl. Vet. med. 6, 292 (1959).

Lichtwitz hinweisen, aus denen eine STH-ähnliche Wirkung niedrig dosierter Oestrogene im Gegensatz zu hochdosierten Oestrogenen bei der Osteogenese hervorgeht. Daß bei unseren Versuchen die Proliferationen im Genitalbereich auch bei den angewandten niedrigen Fütterungsdosierungen sichtbar zum Ausdruck kommen, sei kurz durch Anführung einiger Nebenbefunde belegt (Tab. 3). Wir sehen z. B. in der Ausbildung und Länge der Zitze ein äußerlich leicht erkennbares Zeichen, um beim Ochsen fast schon im Einzelfall, im Durchschnitt aber auch beim Jungbullen die nutritive Vorbehandlung mit Oestrogenen nachzuweisen. (Funktionsfähiges Mammagewebe konnten wir bei den empfohlenen oralen Dosierungen nie feststellen, jedoch sei der Kuriosität halber darauf hingewiesen, daß bei den Bullen, die 1 g Oestradiolundezylat injiziert erhalten hatten, Mammagewebe histologisch erkennbar und bei einigen Tieren sogar milchiges Sekret auszupressen war.)

Tabelle 3. *Bei der Schlachtung festgestellte Zitzenlänge* in mm

Gruppe	vorne	hinten
Kontrolle		
Jungochsen	12	9
Jungbullen	11	12
Oestrogene oral		
Jungochsen	22	20
Jungbullen	19	20

Die Unterschiede zwischen den jeweiligen Kontroll- und Versuchstieren sind signifikant ($P < 0,01$).

Im Genitalbereich ist auch die Frage des niedrigen Ausgangswertes, die wir auch für den extragenitalen Bereich aufwarfen, spezifisch wie bekannt nachzuweisen: (Tab. 4). Der Vergleich der Vesiculardrüsengewichte ist in diesem Zusammenhang besonders interessant; wir haben in der Übersicht zwar unabhängige Versuche zusammengestellt, durch die Relation von Körpergewicht dürfte aber doch eine Vergleichsbasis gegeben sein. Eine signifikante Vergrößerung der Samenblasen ist unter dem Einfluß der nutritiven Oestrogen-

Tabelle 4. *Relative Samenblasengewichte*

		Sbl. g/100 kg Lebendgewicht
Jungochsen	Kontrollen	6,1
	10 mg/TT Diäthylstilboestrol oral	9,9[1]
Jungbullen	Kontrollen	15,8
	20 mg/TT Diäthylstilboestrol oral	15,5
Jungbullen	Kontrollen	18,0
	0,1 g Oestradiolundezylat i. m.	12,1[1]
	1,0 g Oestradiolundezylat i. m.	15,6
	4 × 1 g Testosteronönanthat i. m.	12,1[1]

[1] Unterschiede gegenüber den jeweiligen Kontrollen gesichert ($P < 0,05$).

mengen nur bei den Jungochsen festzustellen. Beim Nichtkastraten tritt die genitalspezifische Wirkung der Oestrogene offenbar in Konkurrenz mit endogenen Sexogenen, je nach Dosierungen sind eher Hemmungen als Förderungen der Proliferationen — wohl durch zentrale Rückwirkung mit Hemmung der Gonadotropin sekretion zu erklären — wahrzunehmen. Letztere kommt in der Regression der Kerngröße der Leydigschen Zwischenzellen des Hodeninterstitiums, wie wir (8) sie karyometrisch ermittelt haben (Abb. 3), zum Ausdruck. Eine solche Regression konnten wir jedoch bei Anwendung der wachstumswirksamen niedrigen

Dosierungen bei den Jungbullen nicht feststellen. Ein Untergehen im endogenen Gleichgewicht dürfte wohl die Ursache sein, warum das minimal dosierte heterologe Hormon mit zunehmender Geschlechtsreife, also beim nichtkastrierten Tier, nicht mehr effektiv bleibt.

Als Resultat dieser Überlegungen möchten wir für die praktische Tiermast betonen, daß die möglichen Verbesserungen des proteinanabolen Jugendwachstums durch Zufuhr von Sexualhormonen nicht sinngemäß mit der Mastmethode der

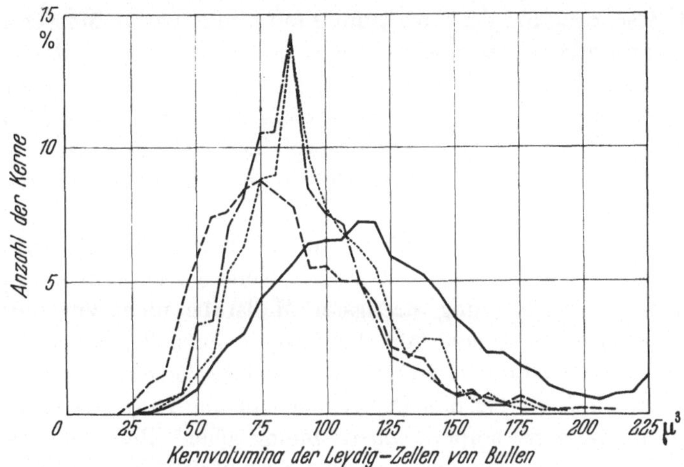

Abb. 3

——— Kontrolle; ·········· 0,1 g Oestradiolundezylat; — · — · 1 g Oestradiolundezylat; — — — — 4 × 1 g Testosteronönanthat

blutigen oder hormonalen Kastration verglichen werden darf. Kastrationswirkungen, z. B. durch Oestrogengaben sehr hoher Dosierung, können bei erwachsenen Tieren durchaus zu Masterfolgen führen, sind jedoch wohl in erster Linie auf vermehrten Fettansatz zurückzuführen (wofür Senkung der Schilddrüsenaktivität und die psychischen Wirkungen der sexuellen Ruhestellung usw. verantwortlich gemacht werden). In ähnlichem Sinne ist auch die hormonale „Kastration" weiblicher Schweine, die mit hochdosierten Oestrogenen gelingt und als Hohlweg-Effekt gedeutet (9) wurde, zu verstehen. Die Anwendung hochdosierter Oestrogene bei wachsenden Tieren führt jedoch, wie auch hier gezeigt wurde, zur Retardierung der Gewichtsentwicklung; dieser in der Endokrinologie längst bekannte katabole Effekt der Oestrogene wird als Folge von Epiphysenschluß, Nebennierenrindenaktivierung usw. erklärt, wobei wir als gleichzeitiges Symptom Inappetenz nicht unerwähnt lassen wollen. Bei der Oestrogenmast des Geflügels, die mehr als Fettmast zu diskutieren ist, ist die mögliche Überlagerung mehrerer Effekte noch unübersichtlicher; hier scheinen, wie auch von GASSNER schon erwähnt, direkte lipogenetische Einflüsse eine primäre Rolle zu spielen.

Abschließend möchten wir uns aus unserer Sicht heraus mit der schwerwiegenden Frage befassen, inwieweit ein eventueller Einsatz von Sexualhormonen in irgendwelcher Hinsicht als Gefahrenquelle für den Menschen aufgefaßt werden könnte. Dabei gibt es zweierlei Berührungsmöglichkeiten: 1. der Umgang mit Sexualhormonen vor Verabreichung an das Tier, 2. die mittelbare Einwirkung durch Rückstände aus tierischen Produkten. Die Bedenken in ersterer Hinsicht resultieren aus der Notwendigkeit, weiteren an der Tierhaltung beteiligten Kreisen, also Mästern und Tierpflegern, Wirkstoffe in die Hände geben zu müssen, in der Erwartung, daß diese sie sachgemäß anwenden. Wie bei jeder allgemeineren Anwendung von toxikologisch suspekten Stoffen (denken sie an Schädlingsbekämpfungsmittel!) kann im Einzelfall mit menschlichem Versagen gerechnet werden. Für solche Gefahren liegen die Nachteile eindeutig bei den oral zu applizierenden Oestrogenen. Man wird jedoch in der Lage sein, ein solches Restrisiko durch geeignete Verdünnungen und Vormischungen, eventuell durch Rezeptierung und Beschränkung der Anwendung auf eingerichtete Mastbetriebe, nicht gravierend veranschlagen zu müssen. Diese Bedenken sind bei der parenteralen Verabreichungsform praktisch gegenstandslos, da ja nicht mit einem Zugriff Unbefugter gerechnet werden kann, wenn etwa die Applikation Tierärzten vorbehalten bliebe. Als Applikationsstellen empfehlen sich dabei die von Gassner bezeichneten Körperteile, die mit Sicherheit dem menschlichen Genuß entzogen werden.

Die entscheidende Frage ist, auf welche Art und Weise die Hormone auch immer verabreicht werden mögen, ob eßbare Teile Veränderungen erleiden, die dem Verbraucher bei Anlegung strengster Maßstäbe nicht zugemutet werden dürfen. Wir haben uns also noch mit der Frage eventueller Rückstände des angewandten Wirkstoffes in den zum Genuß vorgesehenen Teilen zu befassen. Glücklicherweise sind wir bei den Oestrogenen in der Lage, dieses Problem mit den bekannten äußerst empfindlichen biologischen Bestimmungsmethoden angehen zu können. Nach den amerikanischen Berichten können bei einer Empfindlichkeit des Verfahrens von 1—2 ppb (μg/kg) keine Rückstände in den eßbaren Teilen von Tieren festgestellt werden, bei denen die orale Wirkstoffzufuhr von 10 mg/Tier/Tag 48 Std. vor der Schlachtung gestoppt wurde. Wir haben in eigenen Versuchen Rückstandsbestimmungen in Muskel, Leber, Nieren und Lungen von Jungbullen, die den provozierenden Bedingungen unterlagen, daß sie nach 115 tägiger Verabreichung von 20 mg Diäthylstilboestrol bereits 24 Std. nach Absetzen der letzten Dosis geschlachtet wurden, durchgeführt. Für den Uterustest machten wir uns den jüngsten Hinweis von Umberger (*10*) zunutze, daß 21 Tage alte weibliche Ratten gegenüber Diäthylstilboestrol ebenso empfindlich sind wie Mäuse. Die von uns verwandten Tiere eines Sprague-Dawley-Stammes ließen bei einem täglichen Verzehr von 15 g Organ- bzw. Muskelprobe pro Tier als Empfindlichkeitsgrenze ebenfalls 2 μg/kg erkennen (Tab. 5). Die aus unseren Versuchsergebnissen errechneten Gehaltszahlen, bezogen auf Frischgewebe, sind in der Tabelle angeführt. Danach ist anzunehmen, daß selbst unter den provozierenden Bedingungen unseres Mastversuches weniger als 2 μg Diäthylstilboestrol pro kg Muskelfleisch angetroffen werden können. Beträchtlich höhere Konzen-

Tabelle 5. *Oestrogenrückstände in Fleisch und Organen von Jungbullen*
Fütterungsdosis 20 mg Diäthylstilboestrol

Probe	Oestrogenmenge μg/kg
Muskel	
Kontrollen	0
Versuchstiere . . .	0
Leber	
Kontrollen	0
Versuchstiere . . .	12—15
Nieren	
Kontrollen	[3]
Versuchstiere . . .	9—11
Lungen	
Kontrollen	0
Versuchstiere . . .	0

trationen konnten gelegentlich in den Nieren gefunden werden, doch ist zu bemerken, daß gegenüber den Muskelstandardwerten schon teilweise erhebliche Blindwerte[1] in den Nieren der Kontrolltiere gefunden wurden. Die Leber der Kontrollbullen zeigten Werte unterhalb des Meßbereiches, um so evidenter sind die Gehalte in den Leberproben der Versuchsbullen auf die Vorbehandlung zurückzuführen, wir fanden mehrfach nahezu 15 μg/kg. Die Leberproben zeigten auch in dem gleichzeitig durchgeführten Allen-Doisy-Test an kastrierten Ratten deutliche Beeinflussung des Ausstrichbildes, wenn es auch nicht zu ausgesprochenem Schollenstadium kam. [Dieser Test ist zwar weniger empfindlich, kann aber für Kontrollzwecke als wertvolle Ergänzung dienen, es lassen sich nach unseren Versuchen Größenordnungen von mehr als 10 μg/kg mit dieser Methode abschätzen. Dabei veranlassen wir kastrierte Ratten durch vorheriges Ausnüchtern zur Aufnahme von etwa 250 g Gewebsproben pro Tier innerhalb von 7 Tagen. Ergänzend sei noch vermerkt, daß wir bei unseren Versuchen bisher nicht die von HALAMA(*3*) mit Hilfe eines modifizierten Allen-Doisy-Testes bei Mäusen gefundenen hohen Oestrogenretentionen im Lungengewebe bestätigen konnten.]

Wir kommen in Übereinstimmung mit den anderen Untersuchern zu dem Schluß, daß auf Grund von eventuellen Oestrogenrückständen in den eßbaren Teilen physiologische oder gar toxische Effekte beim Konsumenten nicht zu erwarten sind. Um von den Rückstandsmengen, die wir z. B. in unseren Versuchen angetroffen haben, Äquivalente von humantherapeutischer Größenordnung von 0,5 mg zu erhalten, müßten auf einmal etwa 250 kg Fleisch bzw. etwa 40 kg Leber verzehrt werden. Solche Erörterungen führen ins Absurde, wenn man etwa den Gesamtrindfleischverbrauch, wie bereits erwähnt, mit durchschnittlich 16 kg pro Kopf und Jahr in Rechnung setzt.

Die Diskussion über mögliche Gefahren bei der Anwendung oestrogener Wirkstoffe hat also im Hinblick auf deren spezifische Wirkungen wenig Ansatz zu Kritik. Zweifellos sind aber auch Einwände zu erörtern, ob nicht in bisher unkontrollierter Weise vollkommen unterschwellige exogene Oestrogendosen auf lange Sicht und bei breiter Anwendung zu einer diskutierten „toxischen Gesamtsituation" beitragen könnten. Eine cancerogene Gefahr in diesem Zusammenhang anzunehmen, dürfte wohl abwegig sein, nachdem mehrfach dargelegt werden konnte (u. a. BUTENANDT) (*11*), daß der Anteil der Oestrogene an der Genese des Mammacarcinoms bei den hinlänglich bekannten, erblich prädisponierten Versuchstierstämmen lediglich auf hormonalen, nicht aber auf an sich cancerogenen Eigenschaften beruht. Die notwendige Voraussetzung der hormonalen Proliferation ist aber an überschwellige physiologische Dosierungen gebunden. — Einen weiteren Ansatzpunkt für mögliche Bedenken sehen wir darin, daß vielleicht schon geringste Oestrogenmengen in den hormonalen Steuerungszentren uns bisher nicht bekannte Stimulierungen veranlassen könnten. Es ist jedoch wohl sehr unwahrscheinlich, daß exogen zugeführte Hormone im gesamten hormonalen Regulationskreis nicht auskompensiert werden.

Die Gefahr einer zunehmenden Gesamtoestrogenität könnte nicht zuletzt deshalb vermutet werden, weil ein Großteil des vom Tier aufgenommenen Wirkstoffes — bei Diäthylstilboestrol etwa 70% — mit den Ausscheidungsprodukten

---

[1] d. h. uterotrope Wirkung von Nierengewebe im Rattentest.

den Körper in aktiver Form wieder verläßt. Als Folge wäre eine oestrogene Anreicherung von Weiden und Böden zu erwarten, was eventuell auch auf Phytooestrogene seine Auswirkung haben könnte. Nach vorläufigen Informationen sollen jedoch die aus der Fütterung stammenden, durch Ausscheidungsprodukte auf den Boden übertragenen Oestrogene nach 4 Wochen durch bakteriologischen Abbau verschwunden sein.

Die letztgenannten Probleme waren insbesondere im Hinblick auf die oral wirksamen, stabilen Hormonpräparate anzuführen. Instabilere Steroidpräparate von geringer oraler Wirkungspotenz entfalten ihren Effekt ohnehin im wesentlichen nur in der vorteilhaften Anwendung beim Masttier durch parenterale Applikation. Die von Gassner aufgezeigten diesbezüglichen Möglichkeiten zur Verbesserung der Fleischproduktion sind im Augenblick jedoch für uns gesetzlich nicht zugänglich. Diese Bestimmung wird sich — vielleicht einmal bei zukünftigen Wirtschaftsintegrationen etwa im EWG-Rahmen — um so eher als korrekturbedürftig erweisen, je nachhaltiger in anderen Ländern (von denen wir ohnehin 13% unseres Rindfleischbedarfes importieren) die neuen Mastmethoden als wesentlicher Faktor zur Hebung der Fleischerzeugung und damit der Welternährungslage erkannt werden.

Uns obliegt es jetzt, auch das Für und Wider der realisierbaren Möglichkeiten aufs Gründlichste zu prüfen, damit unsere weiteren Maßnahmen nach bestem Wissen und Gewissen getroffen werden können. Wir sind außerordentlich dankbar, daß gerade dieses Gremium das aktuelle Thema „Hormone in der Tiermast" zum Tagungsschwerpunkt gewählt hat und uns mit Diskussionen die Aufgabe, den richtigen Weg zu finden, erleichtern wird.

Literatur

Übersichtsreferat

Brüggemann, J., H. Karg u. K. Barth: Zur Problematik des Einsatzes von Sexualhormonen in der Nutztiermast. Z. Kraftfutter **41**, Nr. 4—6 (1958).

Ergänzung für den Vortrag

1. Brüggemann, J., K. Barth u. H. Karg: Z. Tierphysiol. **13**, 367 (1958).
2. Höpler, H.: Fortschr. Landw. (Öst.) **36**, Nr. 13 (1958).
3. Halama, A. K.: Wien. tierärztl. Mschr. **45**, 768 (1958) u. **46**, 258 (1959).
4. Dammers, J.: Vortr. Tg. Ges. Ernährungsphys. Hst. Gießen 1958.
5. Karg, H.: Habil. Schr. med. vet. München 1958.
6. Struempler, A. W., and W. Burroughs: J. animal. Sci. **18**, 427 (1959).
7. Nowakowski, H.: 2. Sympos. dtsch. Ges. Endokrinol. 1954. Berlin-Göttingen-Heidelberg: Springer 1955.
8. Karg, H., u. O. Kronthaler: Zuchthyg., Fortpfl. u. Besamung der Haust. **1**, 352 (1957).
9. Spörri, H., u. L. Candinas: Experientia (Basel) **7**, 267 (1951).
10. Umberger, E. J., J. M. Curtis and G. H. Gass: Endocrinology **63**, 806 (1958).
11. Butenandt, A.: Dtsch. med. Wschr. **1950**, 5.

Diskussion

W. Hohlweg (Berlin):

Schweizer Forscher (Candidas u. Mitarb.) haben zuerst darauf hingewiesen, daß beim geschlechtsreifen weiblichen Schwein der Hohlweg-Effekt mit verhältnismäßig kleinen Oestrogenmengen ausgelöst werden kann. Die durch den Oestrogenstoß gebildeten Corpora lutea persistieren bis zu 4 Monaten und die dadurch bewirkte sexuelle Ruhigstellung, als auch die Hormonlage, führen zu ausgezeichneten Masterfolgen. Man kann bei der Auslösung des Hohlweg-Effektes nicht von einer hormonellen Kastration sprechen! Die Mastwirkung wird dabei auch nicht von dem zugeführten Oestrogen, sondern durch die Hormonsekretion der Corpora lutea — also endogener Hormone — erzeugt. Obwohl die Methode sich in der Praxis gut bewährte und in diesem Fall eine Angst vor einer Oestrogenisierung von Fleisch und Fett völlig unbegründet ist, wird sie nicht angewandt, da die staatlichen Stellen die Zusammenhänge nicht begreifen. Ich möchte Herrn GASSNER fragen, ob er Erfahrungen über die Ausnutzung des Hohlweg-Effektes zur Mast weiblicher Schweine hat.

E. GRUNERT (Hannover):

Ich möchte Herrn KARG fragen, inwieweit bei der hormonalen Mast (hochdosierte Oestrogene) von Bullen gleichzeitig eine vollständige Sterilisation erreicht wird. Diese Frage ist gerade in den norddeutschen Weidegebieten forensisch von großer Bedeutung.

A. JORES (Hamburg):

Aus den beiden Vorträgen geht hervor, daß die Hormone zu einer erheblichen Gewichtszunahme führen bei relativ verminderter Nahrungsaufnahme. Der Nutzeffekt der Nahrung wird erhöht. Was ist die Ursache? Bessere Aufschließung im Darm, bessere Resorption oder unbekannte Änderungen im Gewebestoffwechsel? Das ist das Problem der Fettsucht, des guten und schlechten Futterauswertens.

H. KARG (München):

Schlußwort

Zur Frage von Herrn Dr. GRUNERT:

Regressionserscheinungen am Hoden, und zwar sowohl im Germinativum, als auch — wie bereits erwähnt — im Interstitium konnten wir nur bei Verabreichung der hochdosierten, injizierten Oestrogene (1 bzw. 0,1 g Oestradiolundecylat) feststellen. Bei der Anwendung der niedrigdosierten (20 mg Diäthylstilboestrol/Tier/Tag) Fütterungsoestrogene konnten wir im Hodenbild keine signifikanten Veränderungen gegenüber Kontrollen finden. Auch die bei der Schlachtung aus dem Nebenhodenschwanz durch Dialyse in Phosphatpuffer-Fructose-Lösungen gewonnenen Spermien der Jungbullen des letztgenannten Versuches ließen in der Respiration keine eindeutigen Gruppenunterschiede erkennen.

F. X. GASSNER (Fort Collins):

Antwort auf die Frage von Professor HOHLWEG:

In Beantwortung der Frage von Professor HOHLWEG nach der Verwendung von Oestrogenen in der Schweinemast muß ich gestehen, daß wir in Colorado sehr wenige eigene Forschungsergebnisse bei dieser Tierart aufzuweisen haben. Das erklärt sich aus der Tatsache, daß in Colorado im Vergleich zu den Hauptgebieten der Schweinemast (Iowa, Indiana, Illinois) nur sehr wenige Schweine aufgezogen werden. Untersuchungen, die in den genannten Staaten durchgeführt wurden, besagen jedoch, daß sich die Verwendung von Steroidhormonen oder Stilbenen wegen unerwünschter Nebenwirkungen und ungleichmäßiger Wachstumswirkung weder bei oraler noch parenteraler Gabe in der Schweinemast als kommerziell vorteilhaft erwiesen hat.

Entsprechend den Marktbedürfnissen trachtet die Schweineindustrie danach, mehr Fleisch und weniger Fett zu produzieren. Dies kann durch parenterale Verabreichung kleiner Stilboestroldosen an junge, aber geschlechtsreife weibliche Schweine erreicht werden. Obgleich kein Beweis dafür vorliegt, nimmt man jedoch an, daß der Initialeffekt dabei eine Depression der normalerweise sehr großen FSH-Sekretion und dadurch bedingt vermehrte Ausschüttung von Wachstumshormon ist. Während der Dauer der Hormonwirkung wird bei anhaltendem Metoestrus eine große Anzahl sezernierender Corpora lutea gebildet. Die daraus resultierende Ruhigstellung wird nicht durch eine Brunst unterbrochen, während der ja das Schwein eine geringere Nahrungsaufnahme hat.

Ohne Zweifel führt die Oestrogenwirkung auch beim Schwein zu einer besseren Futterausnutzung, verbunden mit gesteigerter Stickstoffretention. Es scheint demnach, daß hierbei der Hohlweg-Effekt auftritt und daß die sekretorische Aktivität der Corpora lutea zusammen mit Oestrogenen, vielleicht auch mit einem Androgen, für das bessere Wachstum verantwortlich ist. In den USA konnte gezeigt werden, daß die Verfütterung von Antibiotica allein schon ausgesprochen wirtschaftliche Vorteile in der Schweinemast mit sich bringt. Die orale Verabreichung kleiner Oestrogendosen scheint noch eine Verstärkung des eiweißanabolen Effekts hervorzurufen. Eine excessive Fettablagerung wird zugunsten einer größeren Fleischproduktion verhindert.

Antwort auf die Frage von Professor Jores:

Die Anfrage von Professor Jores berührt den bedeutendsten Aspekt der Mechanismen, die am Zustandekommen des durch Verabreichung von Stilboestrol oder Hormonmischungen an Rindern erzielten, oft erheblichen Gewichtszuwachses beteiligt sind. Obgleich Ernährungswissenschaftler und Endokrinologen sich eingehend mit diesem Problem beschäftigt haben, scheint jedoch die Einsicht in die biologischen Mechanismen sehr spärlich zu sein.

Rinder sind für ihre geringe Futterausnutzung bekannt. Normalerweise werden 30—35% nutzbarer Nährstoffe mit den Faeces ungenutzt ausgeschieden. Anscheinend wird dieser Verlust beträchtlich vermindert, wenn Rinder pro Tag 10 mg Stilboestrol im Futter erhalten. Die Wirkung des Stilboestrols auf die Wiederkäuerverdauung ist doppelter Natur. Die anfängliche Wirkung erstreckt sich auf die Flora des Rumens und hier besonders auf die cellulosespaltenden Mikroorganismen.

Mit Hilfe von Rumenfisteln konnte gezeigt werden, daß die Geschwindigkeit des Abbaus von Cellulose zu Kohlehydraten signifikant gesteigert wird und dadurch zusätzlich Nährstoffe bereitgestellt werden. Obgleich mehr als 60% der mit dem täglichen Futter verabreichten 10 mg Stilboestrol ungenutzt mit dem Faeces ausgeschieden werden, scheint jedoch die verbleibende Menge für eine günstige Wirkung auf die Verdauungsgeschwindigkeit im Dünndarm und besonders auf die Resorptionsgeschwindigkeit auszureichen. Letztere Wirkung wird wahrscheinlich durch eine Steigerung der Permeabilität der Darmwände hervorgerufen, da die Stickstoffassimilation signifikant erhöht ist. Von größter Bedeutung ist die Wirkung von Stilboestrol auf die Leber. Die Geschwindigkeit von Desaminierung und Reaminierung wird beim Rind deutlich gesteigert. Der anabole Effekt des Stilboestrols führt beim Rind vorzugsweise zur Bildung von Eiweiß, also Fleisch, während beim Geflügel die Oestrogenwirkung hauptsächlich den Fettanbau betrifft. In Anbetracht der großen Oestrogenverluste bei der Fütterung scheint die für den gewünschten Stoffwechseleffekt beim Rind notwendige Oestrogenmenge extrem gering zu sein.

Parenterale Verabreichung von Hormonen, besonders in Form von Androgen-, Gestagen- und Oestrogen-Kombinationen, führt bei $^1/_{10}$ der üblichen oralen Dosis nicht nur zu einer stärkeren Stoffwechselwirkung, sondern auch zu einer langanhaltenden Wirkung, was hauptsächlich auf eine verbesserte Leberfunktion zurückzuführen sein dürfte.

In unseren Laboratorien arbeiten wir seit einiger Zeit mit Tritium- bzw. C^{14}-markiertem Stilboestrol und hoffen, damit eine Reihe von noch ungelösten Fragen bezüglich der Stoffwechselmechanismen bei der hormonalen Mast zu lösen.

Aus der Kungl. Veterinärhögskolan, Avdelningen för Obstetrik, Stockholm

Chromosomale Veränderungen als Ursache von Fertilitätsstörungen beim Bullen

Von

ODD KNUDSEN

Mit 10 Abbildungen

Vom cytogenetischen Gesichtspunkt ist die Gametenbildung hauptsächlich in der Pflanzenwelt und bei gewissen Insekten, z. B. Drosophilia, erforscht worden. Es ist wohl bekannt, daß der Grund zu Sterilität und schwächerer Fertilität bei diesen Lebewesen oft in Zellteilungsanomalien und strukturellen Chromosomenveränderungen liegt. Mit den heute zur Verfügung stehenden technischen Hilfsmitteln, wie z. B. Elektronenmikroskop und Gefriertrocknungsapparat, dürften cytogenetische Forschungen auch bei Säugetieren ohne größere Schwierigkeiten betrieben werden können.

Auf Grund der sorgfältigen histologischen Untersuchungen über Samenepithel und Sperma bei unfruchtbaren Bullen [WILLIAMS u. SAVAGE (7), LAGERLÖF (5) et al.] und beim Menschen [MOENCH (6) et al.] sind die Voraussetzungen für cytogenetische Arbeiten gegeben. In der Abteilung für Geburtshilfe und Gynäkologie der schwedischen Tierärztlichen Hochschule in Stockholm werden seit 1952 cytogenetische Studien über Samenepithel bei Bullen betrieben. Die bisherigen Untersuchungen haben gezeigt, daß man bei Bullen mit Störungen in der Spermiogenese mit Zellteilungsanomalien oder strukturellen Chromosomenveränderungen rechnen muß. Es hat sich weiterhin herausgestellt, daß diese Zellteilungsanomalien im Samenepithel oft als degenerierte oder mißgestaltete Zellelemente im Ejaculat erscheinen.

Als Normalmaterial wurde Samenepithel von solchen Bullen gewählt, die sich während mindestens 7 Monaten ununterbrochen in demselben Milieu befunden haben und bei denen während dieser Zeit keine Krankheitssymptome aufgetreten sind. Die Fruchtbarkeit dieser Bullen war nachweislich normal [KNUDSEN (2)]. Von Bullen mit Störungen in der Spermiogenese wurde Material — wenn möglich — in der gewohnten Umgebung der Tiere genommen. Diese Bullen sind in zwei Gruppen eingeteilt worden [KNUDSEN (3)]. Die eine Gruppe enthält solche Tiere, die fruchtbar gewesen sind, aber aus irgendeinem Grunde eine Störung in der Spermiogenese erworben haben. Die zweite Gruppe umfaßt Bullen, die schon während der Entwicklung eine Störung in der Spermiogenese zeigten (Tab. 1).

Bei der Behandlung des Hodenmaterials ist es wichtig, die Fixierung schnell durchzuführen. Das Hodenmaterial wurde durch Biopsie, Kastration oder bei der

Schlachtung entnommen, und kleine Stückchen vom Samenepithel wurden unmittelbar mit schnell wirkendem Fixierungsmittel behandelt [Knudsen (2)], um eine Zellteilung ex situ zu verhindern. Danach wurden Quetschpräparate, Schnittpräparate oder Präparate für Elektronenmikroskopie angefertigt [Knudsen (2), Henricson u. Knudsen (1)].

Tabelle 1. *Störungen in der Spermiogenese*

Erworbene Störungen	Angeborene Störungen		
	Stickiness	Multiple Kernspulen	Strukturelle Chromosomen-Veränderungen
Samenepithel: Degenerative Veränderungen im Zellteilungsmechanismus	Samenepithel: Klebrige Chromosomen	Samenepithel: Mehrere Kernspulen in der gleichen Zelle	Samenepithel: Lageveränderungen der Chromosomensegmente
Sperma: I Erhöhte Anzahl mit pathologischer Morphologie II Pathologische Morphologie und pyknotische Kerne III	Sperma: Nur pyknotische Kerne	Sperma: Riesenzellen	Sperma: Normale Morphologie
Fruchtbarkeit: Schwach oder keine	Fruchtbarkeit: Steril	Fruchtbarkeit: Steril	Fruchtbarkeit: Schwach
Ätiologie: z. B. Milieuwechsel, Infektionen, Ekzeme, Fieber	Ätiologie: Wahrscheinlich erblich	Ätiologie: Erblich	Ätiologie: Erblich

Normalmaterial

Im Normalmaterial findet man, daß die Spermiogenese mit großer Regelmäßigkeit vonstatten geht, und nur selten kommt ein Bild anomaler Zellteilung vor. Die Chromosomenanzahl ist konstant 2 n = 60. Die Chromosomen bei Bullen sind während der ganzen Spermiogenese sichtbar.

Die Morphologie variiert von Phase zu Phase. Wenn man die Chromosomenmorphologie kennt, ist es demnach möglich zu bestimmen von welcher Phase der Zellteilung das Präparat stammt. Im Verlauf dieser Untersuchungen konnte auch ein von morphologischem Gesichtspunkt neuer Zelltyp, nämlich das B-Spermiogonium, beschrieben werden [Knudsen (2)]. Nachstehend wird eine kurze Beschreibung über die Spermiogenese bei Bullen gegeben. Eine ausführliche Beschreibung wird in Kürze in Acta vet. scand. erscheinen [Knudsen u. Bryne (4)].

Spermiogonien in Ruhe (d. h. solche, die sich zufällig nicht in Teilung befinden) liegen stets der Basalmembrane der Tubuli seminiferi an (Abb. 1, *S*). Sie können sich entweder zu A- oder B-Spermiogonien entwickeln. Diese beiden Zelltypen unterscheiden sich in bezug auf ihre Lage in den Tubuli seminiferi, Größe, Chromosomenmorphologie und Kernspulenmorphologie [Knudsen (2)].

Das A-Spermiogonium (Abb. 1, *A*) liegt immer an der Basalmembran, und seine Kernspulenachse liegt bei der Zellteilung parallel zu dieser. Die A-Spermiogonien besorgen die Neubildung von Spermiogonien, die Mutterzellen für die Spermiogenese.

Das B-Spermiogonium (Abb. 1, *B*) ist ein Vorstadium der Reduktionsteilungen. Bei seiner Teilung entwickelt sich das B-Spermiogonium zu zwei primären Spermiocyten.

Die Zellteilung der primären Spermiocyten ist komplizierter als die anderer Zelltypen. In den primären Spermiocyten (Abb. 1, *I*) verläuft die erste meiotische Teilung (das erste Stadium der Reduktionsteilung). Homologe Chromosome werden zusammengeführt und Chiasma (ein Segmentaustausch zwischen homologen Chromosomen) der Zelle gebildet ("Crossing over"). Die gepaarten Chromosomen (Bivalenten) werden ko-orientiert [ÖSTERGREN (*8*)] bevor sie zu den betreffenden Polen der Zelle verteilt werden. Zum Unterschied von anderen Zelltypen teilen sich die Chromosomen nicht vollständig, da der Centromer (das Bewegungsorgan der Chromosomen) ungeteilt bleibt. Bei seiner Teilung bildet ein primärer Spermiocyt zwei sekundäre Spermiocyten.

In den sekundären Spermiocyten (Abb. 1, *II*) verläuft die zweite meiotische Teilung (die zweite Phase der Reduktionsteilung). Hier teilen sich nur die Centromere, die sich in den primären Spermiocyten nicht geteilt haben. Die sekundären Spermiocyten bilden durch ihre Teilung zwei Spermidien (Abb. 1, *Sp*), die sich ihrerseits zu Spermien transformieren.

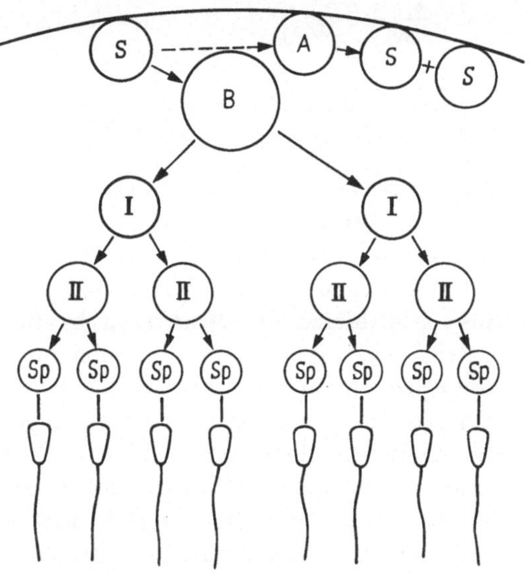

Abb. 1. Schematische Darstellung der Spermiogenese. *S* Spermiogonium, das der Basalmembrane des Tubulus seminiferus anliegt; *A* A-Spermiogonium; *B* B-Spermiogonium; *I* primäre Spermiocyten; *II* sekundäre Spermiocyten; *Sp* Spermidien

In dem sich die Zelle während der beiden Spermiocytenstadien zweimal geteilt hat, haben sich die Chromosomen nur einmal geteilt, und die Spermidien haben eine auf die Hälfte reduzierte Chromosomenanzahl.

Erworbene Störungen in der Spermiogenese

Samenepithel von Bullen mit erworbenen Störungen in der Spermiogenese unterscheidet sich prinzipiell von dem der Bullen mit primären Störungen. Im ersten Fall liegen immer degenerative Veränderungen vor, während im anderen die Veränderungen oft konstitutioneller Natur sind wie z. B. strukturelle Chromosomenveränderungen oder auf einer Dysfunktion der Zelle wie z. B. Bildung von multiplen Kernspulen beruhen.

Bullen mit erworbenen Störungen zeigen im Prinzip immer von der Ursache unabhängig denselben Schaden im Samenepithel auf. Die bisher untersuchten etwa 60 Bullen, die zu dieser Gruppe gehören, sind aus den verschiedensten Gründen unfruchtbar geworden: nach Fieberkrankheiten, Milieuwechsel, Hinterbeinlahmheitsfällen, ausgebreiteten Ekzemen, experimentelle Wärmeisolierung vom Scrotum usw. In sämtlichen Fällen treten degenerative Veränderungen in den Centrosomen und der Kernspule auf, die bei der Zellteilung in den primären Spermiocyten die Verteilung der Chromosomen zu den Tochterzellen besorgen (Abb. 2).

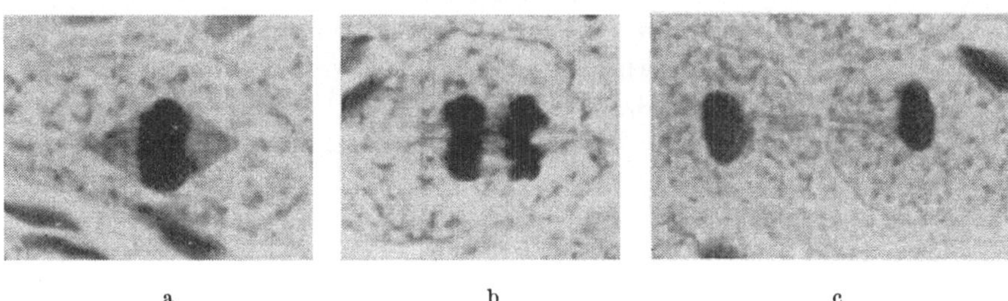

a   b   c

Abb. 2 a—c. Normale Verteilung der Chromosomen in einem primären Spermiocyten (etwa 1330 mal); a) Metaphase, b) Anaphase, c) Telophase

Bei leichteren Störungen in der Spermiogenese treten während der Metaphase in dem Cytoplasma der primären Spermiocyten Vacuolen auf (Abb. 3, *B, 1*), während die vorhergehenden Zellstadien normal zu sein scheinen. Gleichzeitig sieht man degenerative Veränderungen in den Centrosomen. Diese sind normalerweise sehr kleine, im Mikroskop kaum sichtbare Punkte (Abb. 3, *A, 1*). Die Centrosomen werden bei der Degeneration größer und zerfallen (Abb. 3, *B, 1*). Wenn primäre Spermiocyten mit solchen Veränderungen in großer Menge vorkommen, treten im Ejaculat Motilitätsstörungen und große Variationen in der Spermienmorphologie auf (Abb. 3, *B, 2*). Die Centrosomen sollen unter normalen Verhältnissen durch Transformation während des Spermidienstadiums zum Mittelstück der Spermien umgewandelt werden. Das Mittelstück wird als Bewegungszentrum der Spermien betrachtet. Wenn die Centrosomen schon in den primären Spermiocyten degenerativ verändert sind, muß man mit Motilitätsstörungen in den reifen Spermien rechnen. Die Centrosomen haben auch fundamentale Bedeutung für die Zellteilung. Wenn die Zellteilung nicht befriedigend fungiert, entwickeln sich die Tochterzellen nicht normal. Sollte z. B. die Chromosomenverteilung in den Tochterzellen irgendwie gestört werden, wird der Nucleus der Spermien pathologisch verändert. Liegen schon in dem Cytoplasma der primären Spermiocyten degenerative Veränderungen vor, werden sich auch die übrigen Teile des Kopfes und Schwanzes der Spermien pathologisch entwickeln.

Abb. 3, *C, 1* demonstriert eine primäre Spermiocyte in Metaphase bei *mäßiger Störung in der Spermiogenese*. In diesem Falle gibt es überhaupt keine Centrosomen, und die Kernspulefibern in der Nähe der Kernspulenspitze sind destruiert worden. Wenn die Chromosomen die Stütze verlieren, die sie normalerweise von den Kernspulefibern erhalten, wird der Kern zusammenfallen und pyknotisch. Im Ejaculat dieser Fälle sieht man pathologische Spermienformen und pyknotische Kerne (Abb. 3, *C, 2*).

Bei *hochgradiger Störung in der Spermiogenese* wird keine mit den heutigen Hilfsmitteln sichtbare Kernspule gebildet. Die Chromosomen bleiben in der Kernmembrane liegen, teilen sich aber trotzdem einmal. Abb. 3, *D, 1* zeigt Quetschpräparate einer primären Spermiocyte in Metaphase, die keine Kernspule hat und in der sich die Chromosomen eben teilen. Gewisse Chromosomen sind noch ungeteilt, während andere sich bereits geteilt haben. Sie entwickeln sich dann in der Kernmembrane zu einem Stadium, in welchem die Chromosomenmorphologie der Prophase der sekundären Spermiocyten entspricht, jedoch nicht weiter. Die Chromosomen haben in diesem Stadium eine charakteristische Morphologie mit

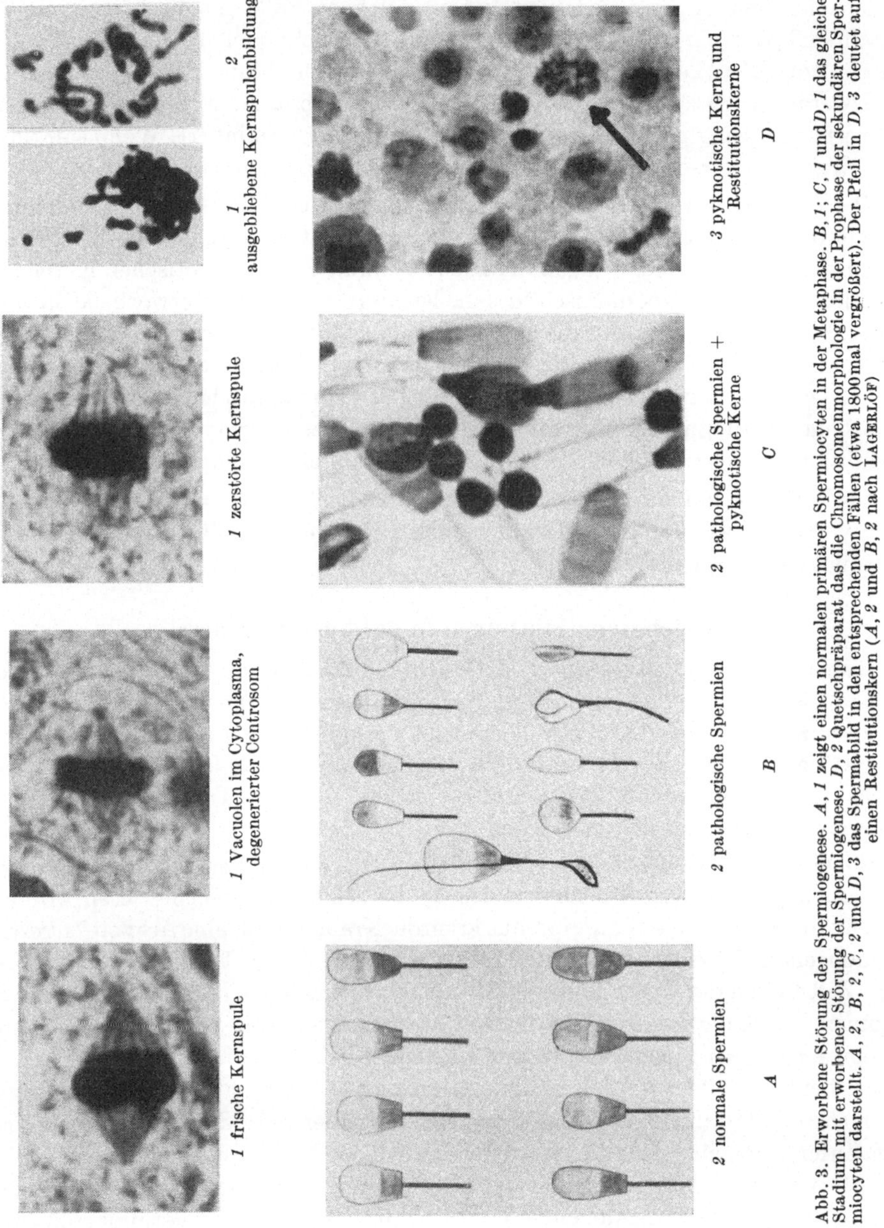

Abb. 3. Erworbene Störung der Spermiogenese. *A, 1* zeigt einen normalen primären Spermiocyten in der Metaphase. *B, 1; C, 1* und *D, 1* das gleiche Stadium mit erworbener Störung der Spermiogenese. *D, 2* Quetschpräparat das die Chromosomenmorphologie in der Prophase der sekundären Spermiocyten darstellt. *A, 2, B, 2, C, 2* und *D, 3* das Spermabild in den entsprechenden Fällen (etwa 1800mal vergrößert). Der Pfeil in *D, 3* deutet auf einen Restitutionskern (*A, 2* und *B, 2* nach LAGERLÖF)

einer knopfartigen Bildung an jedem Ende (Abb. 3, *D, 2*). Die Chromosomen teilen sich, aber nicht der Zellkern, und das Ergebnis sind Zellkerne mit verdoppelter Anzahl von Chromosomen mit typischer Morphologie. Diese Zellkerne werden Restitutionskerne genannt und kommen auch im Ejaculat vor (Abb. 3, *D, 3*). Ist die Störung in der Spermiogenese so hochgradig, daß die Restitutionskerne in den primären Spermiocyten gebildet werden, können auch bei den Spermiogonien degenerative Veränderungen nachgewiesen werden. Die Kernspulenachse der A-Spermiogonien hat in solchem Falle im Verhältnis zu der Basalmembrane eine willkürliche Lage, und die Tochterzellen werden nicht wie bei der normalen Teilung an dieser placiert. Die Neubildung von Spermiogonien wird dadurch gestört. Gleichzeitig entwickeln sich andere Spermiogonien zu B-Spermiogonien, und die Spermiogonienanzahl wird vermindert. Wenn sämtliche Spermiogonien verschwinden, ist eine Regeneration undenkbar.

Die Diagnose erworbene Störung erhält man durch eine Samenuntersuchung. Ejaculate, die eine erhöhte Anzahl von Spermien mit variierender pathologischer Morphologie — bei hochgradigen Schäden zusammen mit pyknotischen Kernen — enthalten, sind pathognomonisch für eine leichtere oder mäßige erworbene Störung in der Spermiogenese. Kann die Grundursache eliminiert werden, ist eine Regeneration möglich. Ejaculate, die reichlich Restitutionskerne enthalten, eventuell zusammen mit pyknotischen Kernen, sind pathognomonisch für eine bösartige, erworbene Störung in der Spermiogenese. Ein solches Spermabild deutet auf eine Reduktion der Spermiogonienanzahl und damit auf eine ungünstige Prognose hin.

Die Tatsache, daß die primären Spermiocyten leichter als andere Zellen degenerativ verändert werden, kann darauf beruhen, daß die Zellteilung in der primären Spermiocyte komplizierter ist als in anderen Zelltypen.

Angeborene Störungen in der Spermiogenese

Bisher sind vom cytogenetischen Gesichtspunkt aus vier verschiedene Typen von angeborenen Störungen in der Spermiogenese erwähnt worden. Sie dürften jedoch nur ein geringer Teil der überhaupt vorkommenden sein. In der Tabelle aufgezählten Gruppe „strukturelle Chromosomenveränderungen" hat man bisher zwei verschiedene Typen unterschieden, nämlich Translokationsheterozygoten und Inversionsheterozygoten.

Stickiness. Unter Stickiness versteht man eine Klebrigkeit der Chromosomen im Samenepithel. Diese Sterilitätsform ist bei 11 Bullen nachgewiesen worden. Vom histologischen Gesichtspunkt aus kann die Krankheit als eine Art von "arrested spermiogenesis" beschrieben werden. Die Klebrigkeit der Chromosomen kann in allen Zellstadien der Spermiogenese Störungen verursachen (Abb. 4*d—f*), aber sie kommen am häufigsten in den primären Spermiocyten vor. Wenn die homologen Chromosomen sich gepaart haben und Chiasmen zwischen diesen in den primären Spermiocyten gebildet worden sind, liegen sie dicht nebeneinander (Abb. 4*b* und *c*). Im nächsten Stadium (Anaphase) sollen sich normalerweise die Chromosomen der Bivalenten trennen und zu dem betreffenden Pol der Zelle wandern (Abb. 2*b*). Dies gelingt auf Grund der Klebrigkeit der Chromosomen fast nie. Nur in Ausnahmefällen kann sich die Spermiogenese länger als bis zu primären Spermiocyten fortsetzen, und in einzelnen Fällen werden Spermidien gebildet. Die Entwicklung der Zellen, die bis zum Spermidienstadium kommen, wird aber stets während der Transformation unterbrochen, und es bilden sich stark chromatinhaltige, zuweilen spermienähnliche Formationen oder pyknotische Kerne.

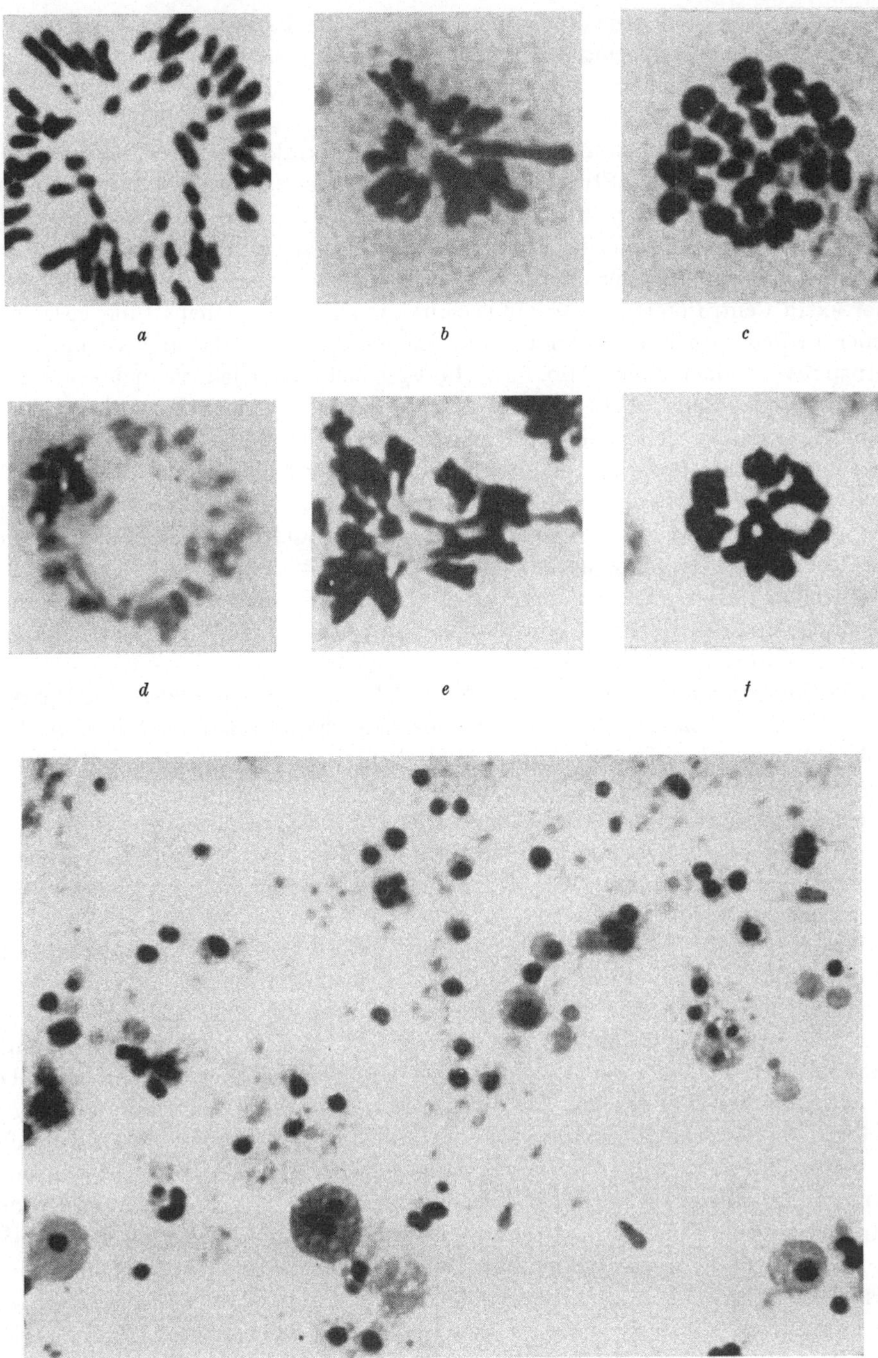

Abb. 4. Stickiness. *a, b, c* normale Chromosome. *a* A-Spermiogonium (Metaphase); *b* primärer Spermiocyt (Diakinese) und *c* primärer Spermiocyt (Metaphase). In *b* und *c* sind homologe Chromosomen gepaart. *d, e, f* klebrige Chromosome in entsprechenden Stadien. *g* Spermazentrifugat von Bulle mit klebrigen Chromosomen (*a—f* etwa 2000mal vergrößert, *g* etwa 500mal)

Die *Diagnose* Stickiness erhält man mit Hilfe des Samenbildes. Das Ejaculat ist wasserdünn. Das Spermazentrifugat besteht hauptsächlich aus pyknotischen Kernen (Abb. 4*g*). Das Bild ist typisch und ermöglicht die Unterscheidung dieser Sterilitätsform von anderen.

In der Pflanzenwelt kommt auch Stickiness als Sterilitätsform vor. Bei mehreren Arten hat man ein Gen für Stickiness nachgewiesen. Bei Rindern war es bisher nicht möglich, einen genetischen Faktor als Ursache für diese Anomalie nachzuweisen.

Multiple Kernspulenbildung. Bei dieser Sterilitätsform liegt eine Dysfunktion im Zellmechanismus insofern vor, als die Kernspulen wahrscheinlich abhängig von einer extra Centrosomenteilung aufgespaltet werden. Die Aufspaltung geschieht immer in den primären Spermiocyten. Im einfachsten Falle gibt es nur zwei Kernspulen in einer Zelle (Abb. 5*a*). Häufiger sieht man jedoch mehrere Kernspulen in jeder Zelle (Abb. 5*b*). Je mehr Kernspulen eine Zelle enthält, desto kleiner sind sie. Ist die Anzahl etwa zehn oder mehr, bestehen die Kernspulen nur aus einigen Fibern und sind im Lichtmikroskop sehr schwierig zu entdecken. Da die Kernspulen nicht auf demselben Niveau liegen, sind sie der photographischen Vergrößerung schwer zugänglich. Das Ergebnis der multiplen Kernspulenbildung sind Riesenzellen (Abb. 5*c* und *d*) oder evtl. pyknotische Kerne (Abb. 5*c*). Die Riesenzellen haben eine wohlentwickelte Zellmembran und charakteristische spermidienähnliche Kerne. Wenn die Kernanzahl einer Zelle groß ist, sind die Kerne arm an Chromatin (Abb. 5*d*).

Die *Diagnose* stellt man in diesem Fall mit Hilfe des Samenbildes. Das Sperma ist wasserdünn. Das Ejaculat besteht aus den charakteristischen Riesenzellen (Abb. 5*e*) und pyknotischen Kernen (Abb. 5*f*). Es ermöglicht eine Differentialdiagnose von anderen Sterilitätsformen.

Diese Sterilitätsform wurde früher weder bei Pflanzen noch bei Tieren nachgewiesen. Sie ist nur bei einer kleinen Anzahl Bullen, die untereinander verwandt waren, beobachtet worden. Die Krankheit scheint durch ein recessives Gen verursacht zu werden.

Strukturelle Chromosomenveränderungen. Es ist seit langem bekannt, daß gewisse Bullen, die ein einwandfreies Spermabild hatten und bei denen man das Vorkommen einer Genitalinfektion ausschließen konnte, trotzdem nur schwache Fruchtbarkeit haben. Während der letzten Zeit sind die Chromosomen einer Reihe dieser Bullen untersucht worden. Das Samenepithel bei 11 Bullen hat dabei ein cytologisches Bild gezeigt, das auf strukturelle Chromosomenveränderungen deutet. Drei dieser Bullen haben sich als Translokationsheterozygoten und acht als Inversionsheterozygoten erwiesen. Das bedeutet, daß sie zwar alle Chromosomen und damit einen kompletten Genenaufsatz haben, aber daß in einem der Chromosomen ein Segment invertiert ist oder daß ein Segmentaustausch zwischen zwei Chromosomen stattgefunden hat. Da die Genenanzahl eines solchen Bullens normal ist, scheint er in allen Beziehungen normal entwickelt zu sein. Die falsch placierten Segmente stören aber die Zellteilungen im Samenepithel. Im folgenden gebe ich eine kurze Beschreibung, wie ein solcher Schaden wahrscheinlich entstehen kann und wie er auf die Fruchtbarkeit einwirkt.

Die Chromosomen haben zwar große Beständigkeit, aber trotzdem können sie zuweilen zerbrochen werden. Die dabei gebildeten Bruchstücke haben eine große Neigung, einander aufzusuchen und an ihren Bruchflächen zusammenzuwachsen.

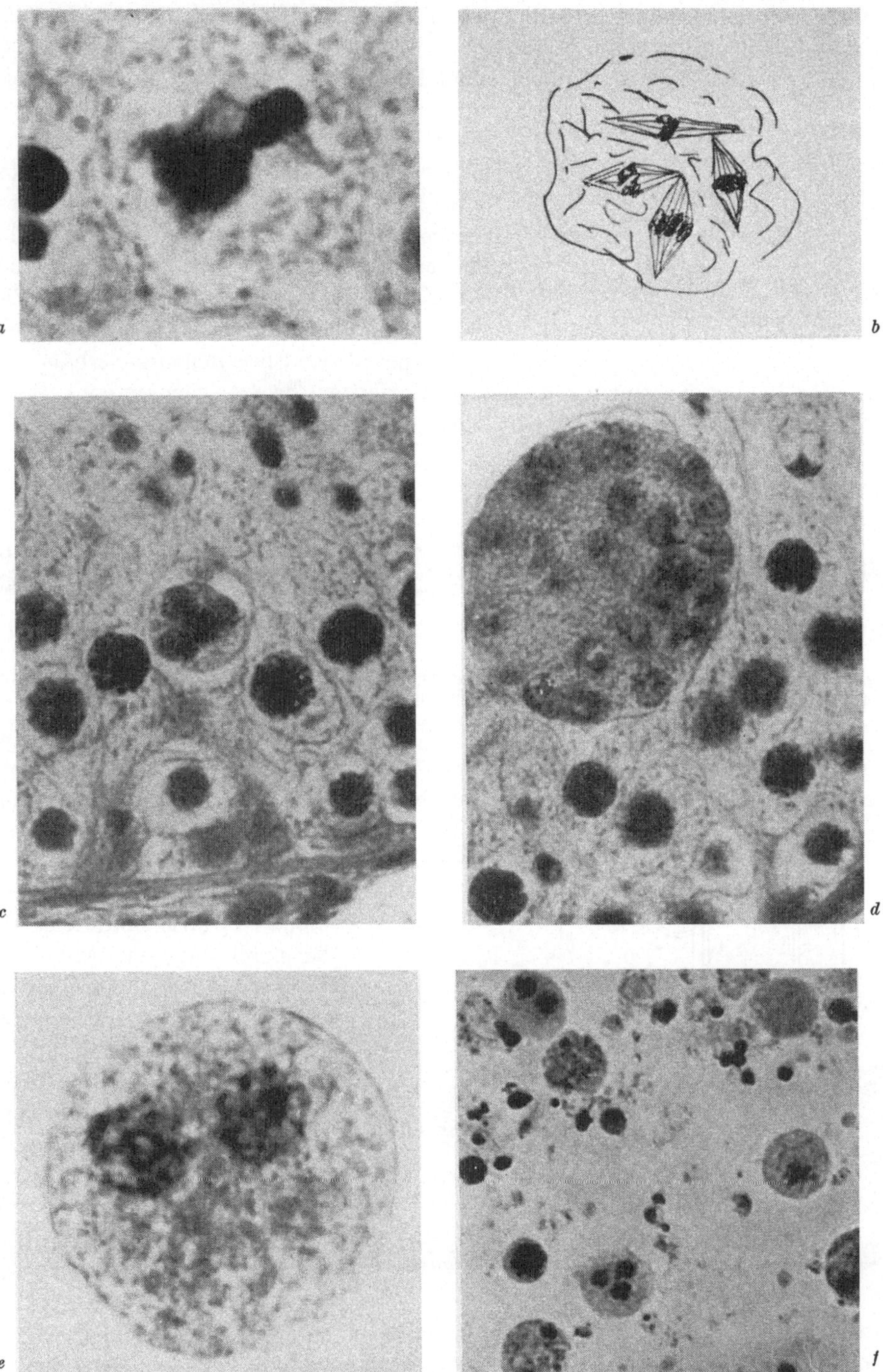

Abb. 5. Multiple Kernspulenbildung. *a* (etwa 2000 mal) und *b* multiple Kernspulen in primärem Spermiocyt (enthält eine Zelle mehr als zwei Kernspulen, eignet sie sich nicht zum Photographieren, da die Kernspulen dann immer in verschiedenen Niveau liegen). *c* und *d* Abschnitt des Tubulus seminiferus, der Riesenzellen in verschiedenen Entwicklungsstadien enthält (etwa 500 mal vergrößert); *e* Typische Riesenzelle (etwa 750 mal vergrößert); *f* Spermazentrifugat (etwa 250 mal vergrößert)

Wenn ein Chromosom sich zufälligerweise zu einer Schlinge gelegt hat (Abb. 6 *B*), entsteht leicht ein doppelter Bruch an dem Punkt, wo die Chromosomenschenkel einander berühren (Abb. 6 *C*). Auf diese Weise entstehen vier Bruchflächen. Dabei können nicht zusammengehörige Bruchstücke zusammenwachsen (Abb. 6 *D*) und wir erhalten dann ein Chromosom mit einem invertierten Segment (Abb. 6 *E*). Anstatt der normalen Placierung der Genen a, b, c, d erhält man eine Verrückung im Mittelsegment b, c und die Placierung der Genen wird a, c, b, d. Geschieht dies während der Spermiogenese, erhält man

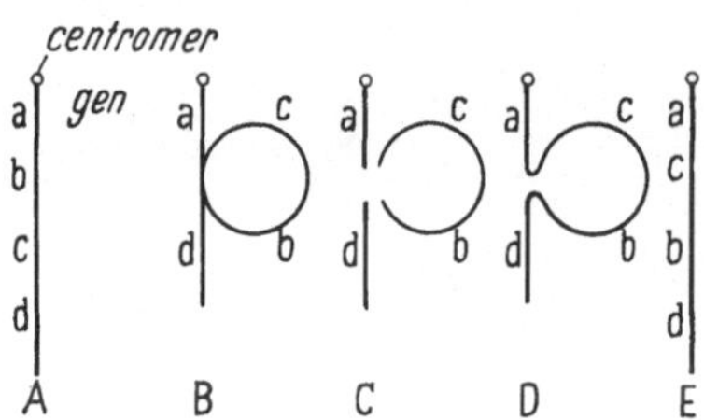

Abb. 6. Schematische Darstellung wie eine Inversion gebildet werden kann (siehe Text)

eine oder mehrere Spermien mit einem invertierten Chromosomensegment. Wenn eine Spermie dieser Art ein Ei befruchtet, bekommen die Nachkommen in jeder Zelle ein Chromosomenpaar bestehend aus a, b, c, d von der Mutter und aus a, c, b, d vom Vater. Ein solches Individuum wird Inversionsheterozygot genannt.

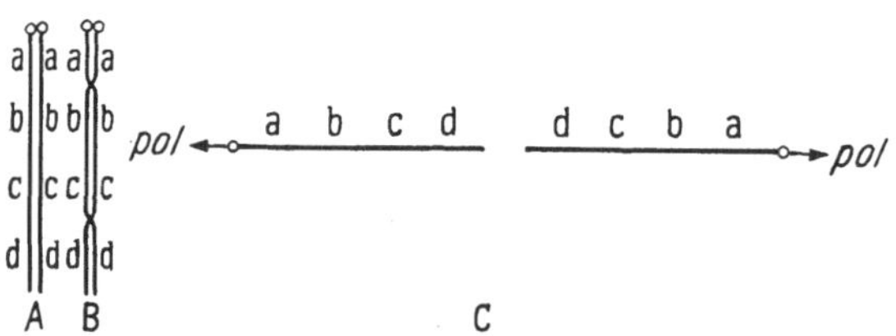

Abb. 7. Schematische Darstellung der Paarung homologer Chromosome *(A)*; Chiasmabildung *(B)* und Teilung *(C)* in einem primären Spermiocyt

Bei der Paarung, die zwischen homologen Chromosomen in den primären Spermiocyten stattfindet, legt sich das Chromosom, das vom Vater stammt, an das von der Mutter stammende. Dies geschieht mit großer Genauigkeit, so daß sich z. B. das Gen a in einem der Chromosomen genau an das Gen a des anderen Chromosomen anlegt, b an b usw. (Abb. 7 *A*). Wenn die Chromosomen gepaart sind, tritt die Chiasmabildung ein (Abb. 7 *B*). Nach dem Segmentaustausch wandern die Chromosomen zu den betreffenden Zellpolen (Abb. 7 *C*).

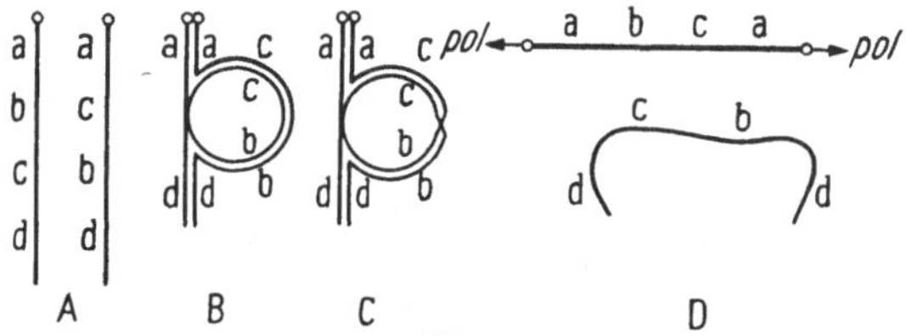

Wenn eine Paarung zwischen einem normalen Chromosom (a, b, c, d) und einem mit invertiertem Segment (a, c, b, d) vorkommt, legt sich das eine Chromosom in eine Schlinge und das andere bildet eine runde Ausbuchtung (Abb. 8 *A* und *B*) um sie herum. Bei einem Inversionsheterozygot kommt diese Schlingenbildung in jeder Zelle dieser Phase vor (Abb. 10 *a* und *b*). Wenn ein Chiasma in der Schlinge entsteht (Abb. 8 *C*), wird ein Chromosomenfragment a, b, c, a mit zwei Centromeren (Bewegungsorganen) und eines, das keine Centromeren enthält, gebildet. Wenn sich dann die Chromosomen teilen und zu den

Abb. 8

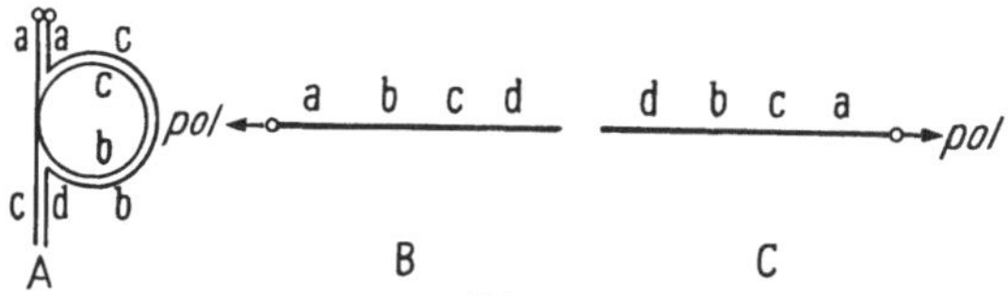

Abb. 9

Abb. 8 und 9. Schematische Darstellung von Zellteilungsstörungen in einem primären Spermiocyt bei einem Inversionsheterozygoten (siehe Text)

betreffenden Zellpolen wandern, wird ein Centromer an jedes Ende des Chromosomenfragmentes ziehen, während das andere Chromosomenfragment, das keine Centromeren hat, sich nicht unter den übrigen Chromosomen einordnen kann, sondern sich willkürlich in der Zelle placiert (Abb. 8 *D*). Wenn die übrigen Chromosomen zu je ihrem Pol wandern, wird das Fragment mit den zwei Centromeren wie eine Brücke zwischen den beiden Chromosomengruppen liegen (Abb. 8 *D* und 10 *c*). Die „Brücke" zerbricht allmählich und die Zelle teilt sich. Der Genenaufsatz der so gebildeten Spermien wird mehr oder weniger dem Zufall unterworfen sein, teils abhängig davon, an welcher Stelle die Brücke zerbricht und teils in welcher Zelle das lose Fragment liegen bleibt. Zwei auf diese Weise gebildete Spermien sehen normal aus und können offenbar auch ein Ei befruchten. Das richtige Gleichgewicht in dem Genensatz des Fetus fehlt jedoch und die Folge ist das Absterben des Embryos.

Wenn kein Chiasma in der Schlinge gebildet wird, teilen sich die Chromosomen völlig normal (Abb. 9). Die Hälfte der Spermien erhalten dann einen normalen

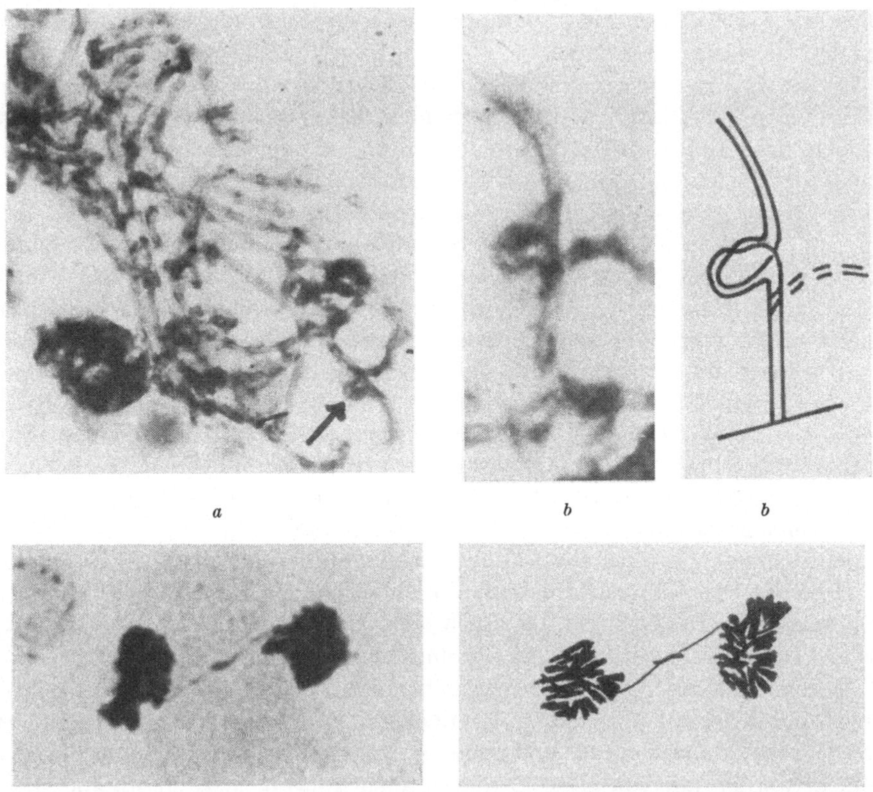

Abb. 10. Zellteilungsstörungen in primären Spermiocyten bei einem Inversionsheterozygoten. *a* Pachytenstadium mit gepaarten, homologen Chromosomen (Elektronenmikroskopphotographie etwa 2700 mal vergrößert). Der Pfeil deutet auf die Inversionsschlinge; *b* Inversionsschlinge, Detailbild aus Abb. 10 a (etwa 6000 mal vergrößert) und schematische Darstellung derselben; *c* Inversionsbrücke und schematische Darstellung derselben. Lose Fragmente liegen auf der Brücke

Chromosomensatz (Abb. 9 *B*) und die andere Hälfte erhält ein Chromosom mit derselben Inversion wie das Vatertier (Abb. 9 *C*). Eine Spermie mit einem invertierten Chromosomensegment enthält alle Erbanlagen und alles deutet darauf hin, daß eine solche Spermie eine Befruchtung, die zu einem lebenden Fetus führt, zustandebringen kann. Die Anzahl der Genen beim Fetus ist die normale, wenn auch ein Chromosomensegment invertiert ist. Der Nachkomme wird sich in solchem Falle offenbar normal entwickeln, wird aber Träger der gleichen Sterilitätsform wie das Vatertier. Die anderen Spermien mit normalem Chromosomensatz geben Nachkommen mit normaler Fruchtbarkeit.

Die Translokationsheterozygoten haben eine ähnliche Störung während der Spermiogenese. Gemeinsam für diese beiden Sterilitätstypen ist, daß die Tiere im Hinblick auf den Genensatz drei verschiedene Arten von Spermien bilden.

1. Spermien mit fehlerhaftem Genensatz (mit einem Chromosomensegment mehr oder weniger als normal). Spermien dieser Gruppe verursachen herabgesetzte Fruchtbarkeit oder habituellen Abort. Wie oben erwähnt können diese Spermien ein Ei befruchten, der Fetus bekommt jedoch einen fehlerhaften Genensatz und wird in einem frühen Stadium der Entwicklung absterben.

2. Spermien mit einem invertierten Chromosomensegment oder zwei Chromosomen mit Segmentaustausch. Spermien dieser Gruppe führen die Anomalie zur nächsten Generation weiter.

3. Spermien mit völlig normalen Chromosomen. Diese Gruppe ist ebenso groß wie die Gruppe 2, führt jedoch zu normalen Abkommen. Die Hälfte der Nachkommen eines Bullen mit strukturellen Chromosomveränderungen ist demnach normal und die andere Hälfte hat herabgesetzte Fruchtbarkeit.

Die Chiasmenanzahl ist in jedem Chromosomenpaar ziemlich konstant. Wenn demnach die Inversion und damit die Schlinge groß ist, sind die Voraussetzungen zu Chiasmabildung in der Schlinge und dadurch zu Fruchtbarkeitsstörungen größer. In der Haustierzucht sind wohl die geringgradigen strukturellen Chromosomenveränderungen am gefährlichsten. Wenn das Trächtigkeitsprozent eines Bullen sehr niedrig ist, wird er in frühem Stadium aus der Zucht ausgemerzt werden; wenn aber die Trächtigkeit nur wenig herabgesetzt ist — z. B. auf 10% — nimmt man keine besondere Rücksicht darauf und der Defekt kann dadurch auf eine große Anzahl von Tieren übertragen werden. Deshalb kann man höchstens in Ausnahmefällen erwarten (erste Generation von z. B. einer Inversionsheterozygotie) eine große oder mehrere Schlingen beim Rind zu finden.

Die *Diagnose* „strukturelle Chromosomenveränderung" kann man nicht nur mit Hilfe des Spermabildes erhalten. Ein Bulle mit niedriger Fruchtbarkeit, der ein normales Spermabild und keine genitalen Infektionen hat, kann verdächtigt werden, Träger einer strukturellen Chromosomenveränderung zu sein.

Die hier vom cytogenetischen Gesichtspunkt bisher beobachteten Sterilitätsformen sind sicher nur einige der vorkommenden. Wahrscheinlich gibt es eine Reihe solcher Sterilitätsformen, die mit Hilfe cytogenetischer Untersuchungsmethoden erforscht werden können. Obwohl die Untersuchungen noch im Anfang stehen, haben sie doch bereits eine Methode gegeben, die erworbenen Störungen der Spermiogenese von den primären Schäden zu unterscheiden.

Literatur

1. HENRICSON, B., u. O. KNUDSEN: Nicht publiziert.
2. KNUDSEN, O.: Acta path. microbiol. scand., suppl. **101** (1954).
3. KNUDSEN, O.: Fortpflanzung, Zuchthygiene und Haustierbesamung **6**, 5 (1956).

4. Knudsen, O., u. N. Bryne: Acta vet. scand. II (1960).
5. Lagerlöf, N.: Acta path. microbiol. scand., suppl. 19 (1934).
6. Moench, G. L.: Amer. J. Surg. 47, 586 (1940).
7. Williams, W. E., and A. Savage: The Cornell Vet. 15, 353 (1925).
8. Östergren, G.: Hereditas (Lund) 37, 85 (1951).

Diskussion

C. Overzier (Mainz):

Bei dem chromatin-negativen hypergonadotropen (primären) Hypogonadismus des Mannes, dem sog. falschen Klinefelter-Syndrom, ist auffallenderweise die Ätiologie meist unklar. Gewisse Konstitutionsanomalien weisen bisweilen auf eine genetische Störung hin. In Parallele zu den von Herrn Knudsen eben vorgetragenen chromosomalen Veränderungen bei Fertilitätsstörungen des Bullen kann diese wohl in einer Inversionsheterozygotie bestehen, wobei die Art der Schlingenbildung das Ausmaß der Störung bedingen könnte. Der ausgeprägtere Fehler besteht dann beim chromatin-positiven echten Klinefelter-Syndrom. Hier wurde bislang ein XXY oder auch XXX, XO oder XX/XO vermutet und jetzt ein überzähliges Geschlechtschromosom tatsächlich von Ford u. Mitarb. gefunden. Fälle mit weitgehenden Reifegraden des Samenepithels lassen auch hier verschiedenartige chromosomale Veränderungen vermuten. Dieser Reihe ist dann wohl auch der echte Hermaphroditismus anzuschließen.

Ford, C. E., K. W. Jones, O. J. Miller, U. Mittwoch, L. S. Penrose, M. Ridler and A. Shapiro: Lancet 1959 I, 709.

Overzier, C.: Verh. dtsch. Ges. inn. Med. 64, 425 (1958).

Overzier, C.: Verh. anat. Ges. 55 (1958).

Aus dem Hauptlaboratorium der Schering AG, Berlin N 65
(Direktor: Prof. Dr. K. JUNKMANN)

Unfruchtbarkeit und Fruchtbarkeit bei Artbastarden in endokrinologischer Sicht

Von

W. JÖCHLE

Als Angehörige einer Art (Species) bezeichnet man alle einander ähnlichen Tiere gleicher stammesgeschichtlicher Herkunft, die untereinander unbeschränkt fruchtbar gepaart werden können und die nicht durch Übergangsformen mit benachbarten Gruppen verbunden sind. Artbastarde (Hybriden) sind Produkte aus Artkreuzungen, soweit die chromosomalen Verhältnisse eine Befruchtung erlauben und das Muttertier imstande ist, das oder die Jungen auszutragen und lebend zu gebären, bzw. die Entwicklung in ovo bis zum Schlupf ungestört abläuft.

Artbastarde in freier Natur sind selten (*14*). Gründe dafür liegen wohl weniger im Unvermögen zweier Vertreter verwandter Arten, die Kopulation zu vollziehen, als in einer Häufung biologischer Widerstände, die der Ausbildung des „interspezifischen" Individuums entgegenstehen:

1. dem Unvermögen, die Befruchtung zu vollziehen [unterschiedlicher Chromosomensatz; Beispiel Paarung Hund $\times$ Fuchs (*13*)];

2. dem Unvermögen, nach erfolgter Befruchtung ein implantationsreifes Embryonalstadium zu erreichen [embryonaler Frühtod; Beispiel Kreuzung Haus- $\times$ Baumwollschwanzkaninchen (*11*)];

3. dem Unvermögen des Muttertieres, die intrauterine Entwicklung des Fetus bis zur Geburtsreife durchzuführen [fetaler Fruchttod mit nachfolgender Resorption; Beispiel die Kreuzungen Rattus rattus $\times$ Rattus norvegicus (*8*) und Ziege (männlich) $\times$ Schaf (weiblich) (*38*)];

4. dem Unvermögen, die absolut zu groß gewordenen geburtsreifen Feten durch den Geburtskanal auszustoßen [zu großes intrauterines Wachstum bei der Kreuzung von Cavia aperea E. $\times$ Cavia porcellus L. (*32*)];

5. dem Icterus neonatorum [Aufnahme von Antikörpern mit der Collostralmilch bei Maultierfohlen (*39*)].

Artbastarde sind somit fast immer Produkte menschlich gelenkter Paarungen domestizierter oder in Gefangenschaft gehaltener Tiere. Artbastardierungen wurden von altersher aus wirtschaftlichen Gründen vorgenommen zur Gewinnung von Individuen mit bestimmten gewünschten Eigenschaftskombinationen: so z. B. dem Maultier und Maulesel aus der Kreuzung von Pferd und Esel wegen der Ausdauer, Trittsicherheit, Genügsamkeit, Leistungsfähigkeit bis ins hohe Alter (*1*, *34*), dem Kreuzungsprodukt aus Hausrind und Yak zur Milchleistung und gleichzeitig zur Anpassung an das Höhenklima im Altaigebirge (*20*) und dem Cattalo, Bastard aus Hausrind und Bison, zur Nutzung weit nördlich gelegener Weiden in Kanada durch widerstandsfähige Tiere (*20*). Wissenschaftliches Interesse lag den Anpaarungsversuchen zwischen Moschus- und Stockente (*13*), Ente und Gans (*33*), Truthuhn und Fasan (*2*), Fasan und Haushuhn (*36*), Ziege und Schaf (*22, 35, 38*) zugrunde, bei denen allerdings zum Teil nur vereinzelt Nachkommen erzielt werden konnten. Eine zusammenfassende Darstellung aller bei Säugern durchgeführten Hybriditationsversuche findet sich bei GRAY (*14*).

Artbastarde sind häufig unfruchtbar. Neben vielen Fällen genereller Unfruchtbarkeit [Bastarde verschiedener Drosophila-Arten (*23*), Entenbastarde beiderlei Geschlechts (*13*) und allen Hybriden aus Truthuhn und Fasan bzw. Huhn und Fasan] gibt es Bastardierungen, bei denen das männliche Geschlecht immer, das weibliche Geschlecht häufig steril ist (Maultiere, Maulesel); solche, bei denen alle oder ein erheblicher Teil der männlichen Tiere steril, aber die weiblichen Tiere fertil sind [Chinchilla (*24,25,30*)], und solche, bei denen letztlich beide Geschlechter fruchtbar miteinander bzw. mit den Elternarten zurückgepaart werden können, wie z. B. Kreuzungen aus Hund und Wolf (*14*). Bei männlichen Bastarden ist die Unfruchtbarkeit stets auf das vollständige Sistieren der Samenbildung zurückzuführen (*4, 9, 13, 23, 28*), bei weiblichen auf das Unvermögen bzw. unvollständige Vermögen, zu ovulieren bzw. den den elterlichen Arten eigenen Brunstrhythmus zum Ablaufen zu bringen (*4, 6, 7, 9, 13, 26, 37*).

Unfruchtbarkeit und sporadische Fruchtbarkeit beim bekanntesten und auch am häufigsten erzeugten Artbastard, dem Maultier, können als Modell dafür dienen, welche Vorstellungen über die Sterilitätsursachen entwickelt wurden und welch große, individuelle Schwankungen möglich sind, die bis zur sporadisch zu beobachtenden Fertilität reichen können (*1, 2, 14, 15, 16, 17*). Diese sporadische Fruchtbarkeit bei den Maultierstuten hat im übrigen, so paradox es erscheinen mag, von altersher und bei den verschiedensten Völkern als widernatürlich und unglückverheißend gegolten, was in frühbuddhistischen Schriften anklingt (*27*), von PLINIUS bereits erwähnt wurde (*34*) und gravide Maultierstuten auf die Scheiterhaufen der spanischen Inquisition gebracht haben soll (*34*).

Bei Maultieren beiderlei Geschlechts sind die äußeren Geschlechtsorgane voll ausgebildet, die Gonaden vorhanden (*9*). Beide Geschlechter zeigen deutliche Zeichen sexueller Aktivität, die bei männlichen Tieren so heftig in Erscheinung zu treten pflegen, daß regelmäßig die Kastration vorgenommen wird. Das wäßrige, milchähnliche Ejaculat enthält nie Spermien (*4, 9, 28*); Hyaluronidase ist in ihm ebenfalls nicht nachzuweisen (*28*). Histologisch zeigt sich, daß die Samenkanälchen mit einer bzw. zwei Schichten von Spermatogonien ausgekleidet sind (*23*); das gegenüber den Verhältnissen bei Pferd und Esel verengte Lumen ist leer oder mit absterbenden Zellmassen gefüllt. Die Keimzellen degenerieren, ehe es zur Reduktionsteilung gekommen ist und ohne für die 1. Meiotische Teilung eine Metaphase-Spindel auszubilden (*23*). Stark ausgeprägt und mit zahlreichen Leydigschen Zwischenzellen ausgestattet ist das interstitielle Gewebe (*4*).

Weibliche Maultiere zeigen erhebliche individuelle Unterschiede in der Häufigkeit des Oestrus, der Heftigkeit der Brunstsymptome, der Cyclus- und der Brunstdauer: erstere schwankt zwischen 9 und 132 Tagen (*4, 26*) [Durchschnitt 20,3 Tage

(4), 22 Tage (6, 7), 23,5 Tage (37), Durchschnitt 76 Tage (26)], letztere zwischen 3 und 46 Tagen (4, 26) [4 Tage (6, 7), 6,5 Tage (37), Durchschnitt 19,6 Tage (26)].

Die Vaginalabstrichbefunde entsprechen den bei den Eltern gewohnten, zur Cyclusphase gehörigen Bildern (4). Ovulationen konnten in 59 von 123 beobachteten Cyclen nachgewiesen werden; die individuelle Höchstleistung lag bei 9 Ovulationen in 12 Brunststadien (6). Häufig kommt es statt der Ovulation zur Follikelatresie mit Corpus albicans-Bildung (4). Künstliche Besamungsversuche blieben bisher stets erfolglos. Aus natürlichen Paarungsversuchen mit Pferde- und Eselshengsten wurden sporadisch Nachkommen beobachtet (1, 2, 14, 15, 16, 17).

Pferd, Esel und ihre Bastarde besitzen 66 Chromosomen (3, 23); der spermatogonale Chromosomensatz des Eselshengstes unterscheidet sich von dem des Pferdes durch 2 große J-förmige Chromosomen bei sonst auffallend großer Ähnlichkeit des Chromosomenbildes. Maultierspermatogonien besitzen nur ein J-förmiges Chromosom (23). Unfruchtbarkeit bzw. unvollständige Fruchtbarkeit könnte demnach durch unvollständigen Anschluß der die Keimzellenreifung bedingenden Gene bedingt sein; wobei das Chromosomenbild dazu verleitet, diese nicht zu einander findenden, arterhaltenden Gene auf jenem J-Chromosom des Eselelternteiles zu suchen. Dagegen ist auch vorstellbar, daß die Verhältnisse ähnlich liegen wie bei bestimmten Drosophilabastarden: dort ist, bei optisch völliger Chromosomengleichheit die Sterilität durch eine unterschiedliche Folge der Gene auf den Chromosomen bedingt (23).

Physiologisches Verhalten und histologisches Bild verleiten dazu, den Gen-Ausfall mit nicht vorhandenen oder undeutlich ausgeprägten endokrinen Regulationen in Zusammenhang zu bringen. Anregung dazu bietet die Beobachtung, daß bei Pferdestuten, die von Eselshengsten belegt wurden, im Blut innerhalb der bei graviden Stuten üblichen Zeit (40—120 Tage post conceptionem) keine Choriongonadotropine (PMS) nachzuweisen sind (5, 8, 9, 10, 29).

Die Produktion placentarer Steroide, voran die der im Cuboni-Test nachweisbaren Oestrogene, scheint dagegen in der Maultierplacenta ungestört abzulaufen (8); sie scheinen auszureichen, die Gravidität in diesem Falle alleine aufrechtzuerhalten.

Choriongonadotropine sind ein Ausschnitt aus dem Spektrum placentargebildeter Hormone; ihr Wegfall läßt vermuten, daß bei der Bastardierung allein spezifische Gene für die Gonadotropinbildung keinen Anschluß finden und somit die Induktion zur Ausbildung eines für die Sekretion dieser Hormone notwendigen Bildungsapparates unterbleibt. Untersucht man nun Sexualentwicklung und Sexualfunktionen erwachsener Maultiere unter dem Blickwinkel der bekannten Gonadotropinwirkungen, so zeigt sich: bei männlichen Tieren sprechen Libido, die Funktion sekundärer Geschlechtsdrüsen (Ejaculatbildung) und die zahlreichen, histologisch nachweisbaren Leydigschen Zwischenzellen für eine ausreichende ICSH-Produktion; vollkommenes Sistieren der Spermiogenese für einen vollständigen FSH-Ausfall. Biologische bzw. biochemische Hormonnachweise wurden allerdings bisher nicht geführt. Gonadotropin-Injektionen haben jedoch die Spermiogenese bis zum Stadium atypischer Präspermiden voranzutreiben vermocht (4). Der geschilderte Befund deckt sich weitgehend mit dem des kürzlich von Hornstein (19) beschriebenen Falles von „Spermiogenetischem Infantilismus", der, auf puberalem FSH-Mangel beruhend, eine besondere Form der partiellen Hypophysenvorderlappen-Insuffizienz beim Menschen darstellt. Bei weiblichen Tieren scheint ICSH ebenfalls vorhanden zu sein; die Cyclusbefunde, zusammen mit dem Vorkommen sporadischer Fertilität, lassen eine FSH-Produktion unterschiedlichen Ausmaßes erwarten. Prolactin scheint zumindest bei Stuten mit normalem FSH-Bildungsvermögen vorhanden zu sein, wie die Lactation, die zur Aufzucht des Fohlens ausreicht (*1*), beweist. Die Corpus luteum-Bildung und der anscheinend zweiphasische Cyclus lassen eine Prolactin-Produktion bei allen im Cyclus stehenden Maultierstuten vermuten.

Überblickt man diese Ergebnisse, so zeigt sich deutlich: FSH bedingende Anlagen des Y-Chromosoms beim Eselshengst scheinen bei den entsprechenden Genen auf dem X-Chromosom der belegten Stute keinen Anschluß finden zu können; Gonadotropin auslösende Gene auf weiblich determinierenden X-Chromosomen des Eselhengstes können Anschluß finden, brauchen es aber nicht zu tun. (Gleiches gilt, mit vertauschten Rollen, bei der Entstehung von Mauleseln.) Choriongonadotropin-Bildung müßte demnach, unabhängig von den Anlagen für die gleichwirkenden hypophysären Gonadotropine, an eigene Anlagen gebunden sein, die bei Artbastarden anscheinend keinen Anschluß finden können, gleichgültig, ob X- auf X- oder Y- auf X-Chromosomen treffen.

Ähnliche Ergebnisse wie die an Maultieren gefundenen erbrachten Untersuchungen an Bastarden aus Moschus- und Hausenten (*13*): die bei Vögeln bekannte Umkehr der geschlechtsbestimmenden Chromosomen (männlich: XX; weiblich: XY) läßt hier auch eine Umkehr in der Ausstattung mit Gonadotropinen erwarten: männliche Bastarde zeigen deutliche Folgen einer ICSH-Produktion bei fehlender FSH-Ausbildung und normalem Hypophysenbild, während weibliche Tiere bei völligem Fehlen irgendwelcher Anzeichen von Gonadotropin-Produktion paradoxerweise das Bild der Kastrationshypophyse aufweisen.

Weiteren Untersuchungen muß es überlassen bleiben, qualitativ und quantitativ den Fragen des Gonadotropin-Bildungsvermögens bei Artbastarden nachzugehen; darüber hinaus scheint sich die Möglichkeit anzubieten, durch hochgereinigte Gonadotropine die Sterilität zu beeinflussen. Mikroskopische, biochemische und histologische Untersuchungen an Ejaculaten und Hodenpunktaten sowie Befruchtungserfolge könnten dabei wichtige Fingerzeige für spezifische Hormonwirkungen erbringen.

Literatur

1. ANTONIUS, O.: Zool. Anz. **145** (Ergänzungsbd.) **28** (1950).
2. ASMUNDSON, V. S., and F. W. LORENZ: Science **121**, 307 (1955).
3. BALDWIN jr., J. T.: J. Hered. **48**, 29 (1957).
4. BECZE, J.: Arch. Tierzucht **1**, 153 (1958).
5. BIELANSKI, W.: Bull. Acad. polon. Sci. C. II, **3**, 37 (1955).
6. — Bull. Acad. polon. Sci. C. II, **3**, 243 (1955).
7. — Folia biol. (Warschau) **4**, 171 (1956).
8. — Z. EWY and H. PIGONIOWA: Pap. 3ʳᵈ int. Congr. Anim. Reprod. (Cambridge) Sect. I, 110 (1956).
9. BONADONNA, T.: Zootec. Vet. **12**, 37 (1957).
10. CALISTI, V., e O. OLIVA: Clin. Vet. **80**, 65 (1956).
11. CHANG, M. C., and J. J. McDONOUGH: J. Hered. **46**, 41 (1955).
12. CURTO, G. M., e G. VECHIOTTI: Riv. Zootec. **30**, 145 (1957).
13. FABER, H. v.: Acta endocr. (Kbh.) **26**, 135 (1957).

14. GRAY, A. P.: Mammalian Hybrids. C.A.B., Farnham Royal, Bucks, England 1954.
15. GROTH, A. H.: J. Hered. **19**, 413 (1928).
16. HABTERWALD, B.: J. Hered. **20**, 33 (1929).
17. HAWORTH, E.: J. Hered. **19**, 412 (1928).
18. HIRAIWA, Y. K., and H. YOSHIDA: Sci. Bull. Fac. Agric. Kyushu Univ. **15**, 267 (1955).
19. HORNSTEIN, O.: Klin. Wschr. **37**, 105 (1959).
20. KOCH, W.: Lehrbuch der allgemeinen Tierzucht. Stuttgart: F. Enke 1954.
21. LAVEDAN, J., et M. DEMAY: Arch. Zool. exp. gén. **88**, 85 (1951).
22. LETARD et THÉRET: C. R. Acad. Agric. Franc. **38**, 739 (1952).
23. MAKINO, S.: Experientia (Basel) **11**, 224 (1955).
24. MOREE, R.: Anat. Rec. **96**, 562 (1946).
25. — Genetics **33**, 621 (1948).
26. NISHIKAWA, J., and T. SUGIE: Bull. nat. Inst. agric. Sci. (Chiba) Ser. G., No. 3, 61 (1952).
27. OLDERBERG, H.: Vinaya — pikata, Bd. 2, 184. London 1879.
28. OLIVA, O.: Clin. Vet. **80**, 129 (1957).
29. — Boll. Soc. Eustach. **50**, 55 (1957).
30. OPAT, J. C.: Fur Tr. J. Canad. **28**, 16 (1951).
31. PETSCH, U.: Freiheit Nr. 72, 3 (1957).
32. PICTET, A., et A. FERRERO: Genetica **25**, 357 (1951).
33. POULSEN, H.: World's Poultry Sci. **5**, 173 (1949).
34. REINHARDT: Kulturgeschichte der Nutztiere. München: E. Reinhardt 1912.
35. SCHUMANN, H.: Berl. Münch. tierärztl. Wschr. **69**, 252 (1956).
36. SHAKLEE, W. E., and C. W. KNOX: J. Hered. **45**, 183 (1954).
37. TSUN-NEN-TSE: Zivotnovodstro **19**, 84 (1957).
38. WARWICK, B. L., and R. O. BERRY: J. Hered. **40**, 297 (1949).
39. WIRTH, D.: Tierärztl. Umschau **7**, 297 (1952).

Aus der Klinik für Tiergeburtshilfe und -gynäkologie
im Richard Götze-Institut der Tierärztlichen Hochschule Hannover
(Direktor: Prof. Dr. E. AEHNELT)

Über den indirekten Nachweis hormonaler Veränderungen beim Rind vor, während und nach der Geburt mit Hilfe des Zelltestes nach Papanicolaou

Von

E. AEHNELT, E. GRUNERT und K. ZAKI

Mit 8 Abbildungen

Die im Vorbereitungsstadium der Geburt beim Rind festzustellende starke Hyperämie und Ödematisierung des weichen Geburtsweges und der Milchdrüse wird ursächlich einer verstärkten Follikulineinwirkung zugeschrieben. Gegen Ende der Trächtigkeit lassen sich auch stark erhöhte Follikulinmengen im Blut und Harn des Muttertieres feststellen [ELATTAR und TURNER (1957), TURNER (1958), VELLE (1958)].

Zum Nachweis des Follikelhormones stehen uns neben den direkten Bestimmungsmethoden der biologische Test, die Vaginalcytologie und die Uterusbiopsie als indirekte Verfahren zur Verfügung. Die Vaginalcytologie als ein Weg zum Nachweis von Geschlechtshormonen hat in den letzten Jahren in der Humanmedizin große Bedeutung erlangt. Auf Grund der Veränderungen am Epithel der Scheide können Rückschlüsse auf das hormonale Geschehen gezogen werden. In der Veterinärmedizin sind nur vereinzelt Untersuchungen des Vaginalzellbildes durchgeführt worden. Da nun besonders beim Rind hormonal bedingte Störungen im Fortpflanzungsgeschehen häufig auftreten, läge es nahe, die Brauchbarkeit der cytologischen Untersuchung von Vaginalabstrichen für die Diagnostik solcher Erkrankungen zu prüfen. Es müßte zuerst nachgeprüft werden, ob die in der Humanmedizin auf dem Gebiet der Cytodiagnostik gesammelten Erkenntnisse ohne weiteres auf das Rind zu übertragen sind.

Zur Untersuchung standen uns 57 Kühe der schwarzbunten Niederungsrasse zur Verfügung. Das Zellmaterial wurde mit Hilfe einer Drahtöse im dorsalen Teil des Scheidenvorhofes entnommen. Das auf der Drahtöse gesammelte Material ist unverzüglich auf einem gut entfetteten Objektträger gleichmäßig dünn ausgestrichen worden, um möglichst eine Überlagerung der Zellen zu vermeiden. Unmittelbar nach dem Ausstreichen erfolgte die Fixierung in einem aus gleichen Teilen bestehenden Gemisch von 96%igem Alkohol und Äther. Die Weiterbehandlung der Präparate wurde in der von PAPANICOLAOU beschriebenen Weise durchgeführt.

Die Zellanalyse erfolgte durch cyto- und karyometrische Messungen [nach Langreder (1954)], wobei folgende Einteilung der Zellen zugrunde gelegt wurde:

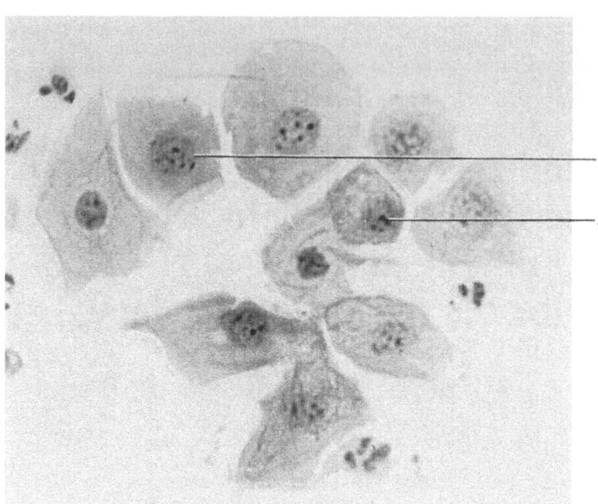

Abb. 1. Ausstrichbild eines Rindes kurz nach der Geburt: *A* Parabasalzellen, *B* Intermediärzellen

1. Parabasalzellen: Zellen mit vorwiegend runder bis ovaler Gestalt in der Größenordnung bis 25 μ. Der Zellkern ist voluminös und zentral gelagert.

2. Intermediärzellen: Zellen mit vorwiegend polyedrischem Bau und vesiculärem Kern in der Größenordnung von 26—37 μ.

3. Superficialzellen: a) Kleine Superficialzellen (38—55 μ). b) Große Superficialzellen (über 55 μ).

Es handelt sich hierbei um große Zellen. Der Zellkern ist jedoch meistens vesiculär.

Die Zellen färben sich entweder grün (cyanophil) oder rot (eosinophil). Während die cyanophilen Zellen gleichmäßig grün gefärbt waren, zeigten die eosinophilen Zellen Farbnuancen von ockerfarben bis leuchtend rot.

Bei den Vaginalabstrichen des Rindes in der Hochträchtigkeit, während der Geburt und im Frühpuerperium werden überwiegend Intermediär- und kleine Superficialzellen festgestellt, während die übrigen Zellarten nur vereinzelt auftreten.

In der Zeit vom 220. bis 240. Tag der Trächtigkeit, also 40—60 Tage vor der zu erwartenden Geburt, färben sich die Epithelzellen fast ausschließlich cyanophil (etwa 90%; davon kleine Superficialzellen etwa 42%

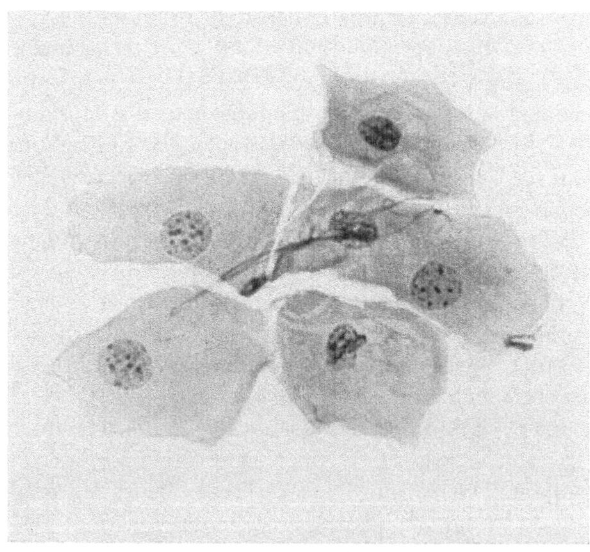

Abb. 2. Ausstrichbild eines Rindes kurz vor der Geburt. Auftreten von Superficialzellen mit gut ausgebildeten Kernen

und Intermediärzellen etwa 43%). Die Kerne sind relativ groß (11—14 μ). Im gut gefärbten Cytoplasma lassen sich Vacuolen (sog. Schaumzellen) und hin und wieder Leukocyten nachweisen.

Die zahlreich auftretenden Zellen sind zusammengeklumpt. Das Abstrichbild hat in dieser Zeit ein sauberes, klares Aussehen. Das Fehlen von eosinophilen Zellen, das Falten und Einrollen der Zellgrenzen sowie vor allem die Zellverklumpung auf Grund einer gesteigerten Desquamation der Zellen aus dem Epithelverband soll — wie besonders ROTH (1954) betont — auf einer spezifischen Wirkung des Progesterons beruhen.

Um den 250. Trächtigkeitstag treten die eosinophilen Intermediärzellen in einer Häufigkeit von etwa 35% und die kleinen eosinophilen Superficialzellen bis zu 8% auf. Zehn Tage später (260. Trächtigkeitstag) erreichen die eosinophilen Zellen mit etwa 80% (57% Intermediär- und 25%

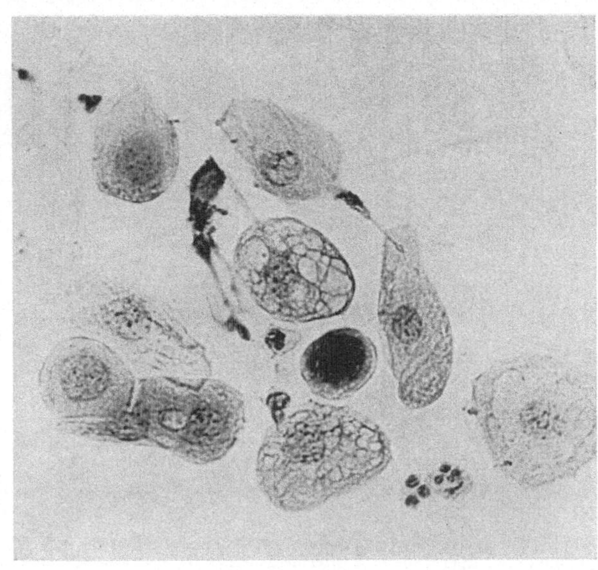

Abb. 3. Ausstrichbild eines Rindes im 8. Monat der Trächtigkeit. Gehäuftes Auftreten von Intermediärzellen mit Vacuolen im Cytoplasma (sog. Schaumzellen)

kleine Superficialzellen) ihren ersten Höhepunkt vor der Geburt. Das Cytoplasma dieser Zellen färbt sich nicht gut.

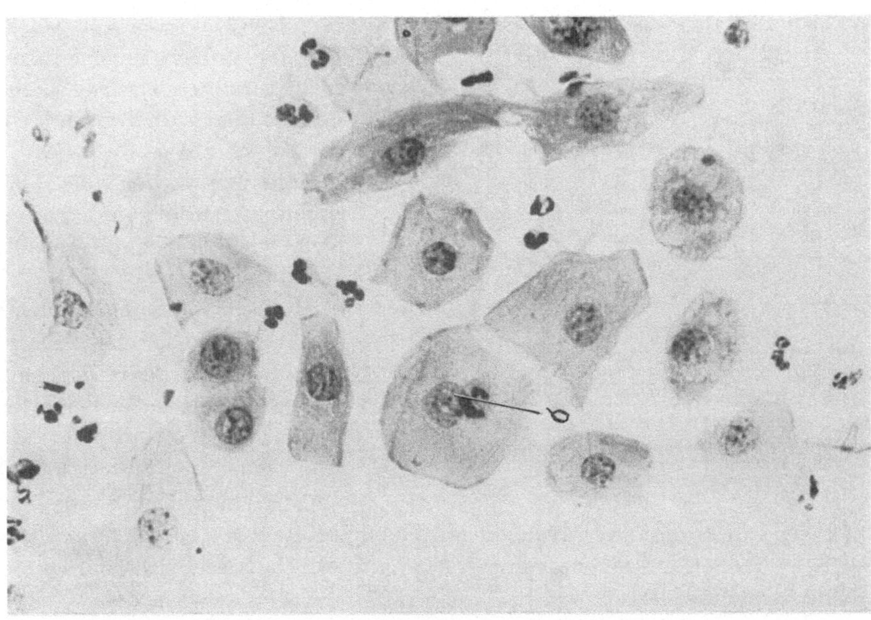

Abb. 4. Ausstrichbild eines Rindes im 8. Trächtigkeitsmonat. Leukocytenfiltration im Cytoplasma einer Epithelzelle (a)

15*

Vom 270. Tag der Trächtigkeit an tritt eine weitere charakteristische Veränderung in der Zusammensetzung des Zellgehaltes auf. Die eosinophil gefärbten kleinen Superficialzellen steigen bis zur Geburt zahlenmäßig erneut an. Der hohe Anteil der kleinen eosinophilen Superficialzellen (bis zu 34%), bei einem Anteil von etwa 46% eosinophiler Intermediärzellen, läßt die Geburt in etwa 10 Tagen erwarten. Die beträchtliche Zunahme der eosinophilen Zellen ist auf eine starke Erhöhung des Follikelhormonspiegels zurückzuführen. Die Verschiebung zur Eosinophilie geht mit einer Vermehrung der oberflächlichen Zellen einher. Die Größe der Einzelzelle nimmt deutlich zu. Auffallend ist das Fehlen von Kernpyknosen.

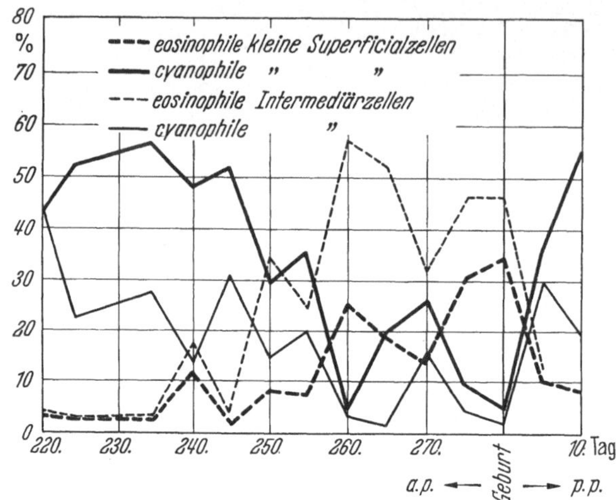

Abb. 5. Graphische Darstellung der Häufigkeit von eosinophilen und cyanophilen Superficial- und Intermediärzellen im Vaginalabstrich von Kühen vom 220. Tag der Trächtigkeit bis 10 Tage post partum. (Für jeden Punkt der Kurve wurde ein Mittelwert von je 5 Tagen zugrunde gelegt)

Nach der Geburt ändert sich das Zellbild innerhalb weniger Tage. Die eosinophilen Intermediär- und kleinen Superficialzellen sinken auf insgesamt etwa 20% ab, die cyanophilen Superficialzellen nehmen an Zahl stark zu, so daß 10 Tage post partum das Zellbild vorwiegend cyanophil erscheint.

Die Zellkerne werden in Geburtsnähe kleiner, ihr Durchmesser beträgt zu diesem Zeitpunkt vorwiegend 10—11 μ. Ausgesprochene Kernpyknosen konnten auch bei den großen Superficialzellen nicht gefunden werden. Nach der Geburt nimmt die Kerngröße wieder zu (12—14 μ).

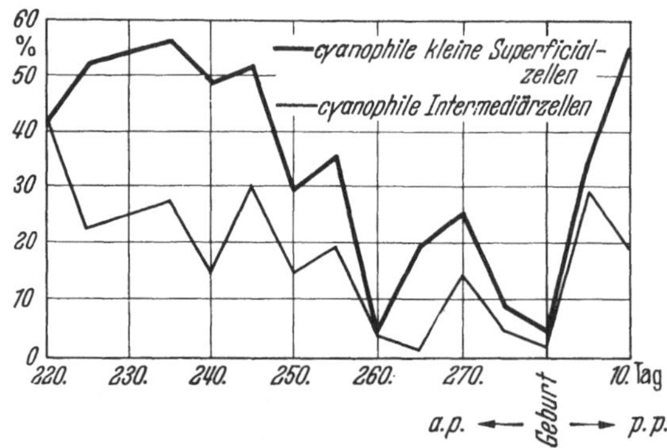

Abb. 6. Graphische Darstellung der Häufigkeit von cyanophilen Superficialzellen und Intermediärzellen vom 220. Tag der Trächtigkeit bis zum 10. Tag post partum

Aus den vorliegenden Untersuchungsergebnissen lassen sich nachstehende Schlußfolgerungen ziehen:

1. Die Untersuchung der Vaginalabstriche kann zur Ermittlung des Geburtstermines bei zugekauften Tieren, von denen keine Deckdaten bekannt sind, sowie zum Nachweis physiologischer und pathologischer Spätgeburten dienen. Die Klärung des tatsächlichen Geburtseintrittes bei Muttertieren mit vorzeitigen Wehen und Wehenschwäche könnte ebenfalls mit Hilfe der Cytodiagnostik erreicht werden.

2. Die hormonalen Verhältnisse bei der Geburt sind für eine ungestörte Nachgeburtsperiode von Bedeutung, wie besonders von Schulz und Merkt (1956)

hervorgehoben wird. So wird als eine häufige Ursache der Retentio secundinarum ein vor der Geburt bestehender Mangel an Follikelhormon vermutet. Bei rechtzeitiger Erkennung mit Hilfe des Vaginalabstriches wäre unter Umständen eine therapeutische Beeinflussung der Nachgeburtsverhaltung möglich.

3. Bei Anwendung der Zelldiagnostik könnten wie in der Humanmedizin hormonal bedingte Aborte und Frühgeburten nachgewiesen werden. Diese Möglichkeit ist insofern von Bedeutung, als in den letzten Jahren eine relativ starke Abnahme der infektiös bedingten Aborte (Brucellose, Trichomoniasis usw.) und ein Ansteigen der Fehlgeburten mit ungeklärter Ursache zu verzeichnen waren.

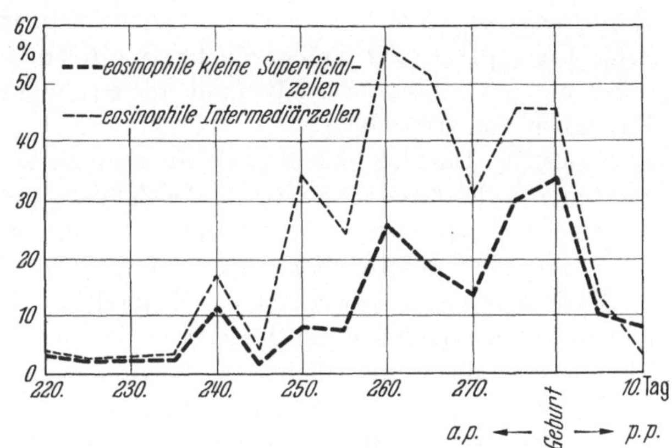

Abb. 7. Graphische Darstellung der Häufigkeit von eosinophilen Superficial- und Intermediärzellen vom 220. Tag der Trächtigkeit bis zum 10. Tag post partum

Neben der evtl. Klärung der Abortursache wären damit die Voraussetzungen geschaffen, um in Verdachtsfällen beim Auftreten einer durch das Follikelhormon bedingten Veränderung des Scheidenabstriches therapeutische Maßnahmen einzuleiten.

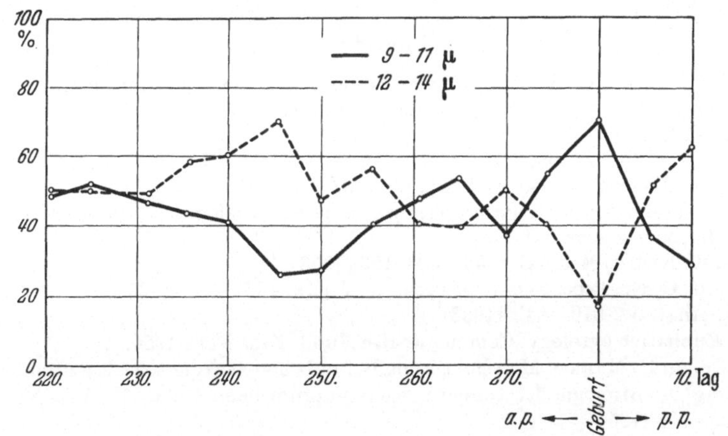

Abb. 8. Prozentualer Anteil der in Vaginalabstrichen gefundenen 9—11 μ und 12—14 μ großen Zellkerne am Ende der Trächtigkeit, während der Geburt und im Frühpuerperium

Zusammenfassung

Mit Hilfe der Vaginalcytologie wird versucht, hormonal bedingte Veränderungen am Epithel des Vestibulums beim Rind in der Hochträchtigkeit, während der Geburt und im Frühpuerperium nachzuweisen. Die Zellanalyse erfolgte durch cyto- und karyometrische Messungen im Sinne LANGREDERs.

In der Zeit vom 220.—240. Tag der Trächtigkeit, also ungefähr 40—60 Tage vor der zu erwartenden Geburt, färben sich die Epithelzellen fast ausschließlich cyanophil (über 90%).

Am 250. Trächtigkeitstag treten die eosinophilen Intermediärzellen in einer Häufigkeit von etwa 35% und die kleinen Superficialzellen von etwa 8% auf. Zehn Tage später (260. Trächtigkeitstag) erreichen die eosinophilen Intermediärzellen mit 57% ihren größten Anteil; die eosinophilen Zellen erreichen jetzt eine Häufigkeit von etwa 80%.

Vom 270. Tag der Trächtigkeit an tritt eine weitere charakteristische Veränderung in der Zusammensetzung des Zellgehaltes auf. Die kleinen eosinophilen Superficialzellen steigen bis zur Zeit des Geburtseintrittes auf 34% an, während die eosinophilen Intermediärzellen etwa 45% ausmachen.

Nach der Geburt ändert sich das Zellbild innerhalb weniger Tage. Die eosinophilen Intermediärzellen und kleinen Superficialzellen gehen auf insgesamt etwa 20% zurück, die cyanophilen Superficialzellen nehmen an Zahl stark zu, so daß 10 Tage post partum das Zellbild vorwiegend cyanophil erscheint.

Die Zellkerne werden in Geburtsnähe kleiner. Ihr Durchmesser beträgt jetzt 10—11 μ. Ausgesprochene Kernpyknosen konnten auch bei den großen Superficialzellen nicht gefunden werden. Nach der Geburt nimmt die Kerngröße wieder zu (12—14 μ).

Die Untersuchungsergebnisse weisen darauf hin, daß mit Hilfe der Vaginalcytologie eine Ermittlung des Geburtstermines sowie unter Umständen eine Klärung der Ätiologie von Fehl-, Früh- und Spätgeburten, von nichtinfektiösen Aborten und der Retentio secundinarum möglich ist. Daraus können sich ferner wertvolle Hinweise für die Therapie ergeben.

Literatur

Elattar, T. M. A., and C. W. Turner: Spectrophotofluorometric determination of estrogens in urine and faeces during different stages of pregnancy. Missouri Agr. exp. Sta., Res. Bull. 641, 1957.

Langreder, W.: Zur Zytometrie in der Abstrichdiagnostik. Gynäkologische Zytologie. Dresden und Leipzig: Theodor Steinkopff 1954.

Roth, O. A.: Die Zytologie der Progesteronwirkung. Gynäkologische Zytologie. Dresden und Leipzig: Theodor Steinkopff 1954.

Rück, N., u. K. Klein: Med. Klin. **53**, 100—106 (1958).

Papanicolaou, G. N.: Proc. Soc. exp. Biol. (N. Y.) **22**, 436—437 (1925).

— Amer. J. Anat. **52**, 519—619 (1933).

— Atlas of exfoliative cytology. Commenwealth Fund. New York 1954.

Schulz, L. Cl., u. H. Merkt: Morphologische Befunde an exstirpierten Plazentomen, zugleich ein Beitrag zur Ätiologie der Retentio secundinarum beim Rind. Mh. Vet. Med., 2. Sonderh. 712—716 (1956).

Turner, C. W.: J. Dairy Sci. **41**, 630—640 (1958).

Velle, W.: Acta endocr. (Kbh.) **28**, 186—191 (1958a).

— Acta endocr. (Kbh.) **28**, 192—196 (1958b).

Zaki, K.: Untersuchungen über das Zellbild von Vaginalabstrichen des Rindes mit Hilfe der Färbemethode nach Papanicolaou. 1. Beitrag: Das Zellbild in der Hochträchtigkeit, während der Geburt und im Frühpuerperium. Diss. Hannover 1959.

Zinser, H. K.: Die Zytodiagnostik in der Gynäkologie. 2. Aufl. Jena: VEB Gustav Fischer 1957.

Aus der Geburtshilflichen Tierklinik der Karl-Marx-Universität Leipzig
(Komm. Direktor: Prof. Dr. NEUNDORF)

Oestrogenausscheidung im Rinderurin während der ungestörten Trächtigkeit, der Geburt und im Frühpuerperium

Von

W. ROMMEL und P. ROMMEL

Mit 5 Abbildungen

Mit den Worten von LORAINE (1958) bleibt die Hormontherapie bei Mensch und Tier solange nicht von dem Vorwurf der Empirie verschont, als sie sich nicht auf exakte Hormonuntersuchungen stützen kann.

Untersuchungen über den Nachweis von Oestrogenen in Körperflüssigkeiten des weiblichen Rindes reichen viele Jahre zurück. So wird von NUSSHAG und ILLNER (1958) der Tierarzt Sonnenberg in Erinnerung gebracht, der 1907 zwecks Klärung der inkretorischen Bedeutung des Follikels beim Kaninchen mit Injektionen von Follikelflüssigkeit des Rindes Brunst auslösen konnte.

Untersuchungen über die Ausscheidung von Oestrogenen im Urin des Rindes durch biologische und chemische Teste wurden von zahlreichen Autoren durchgeführt. KÜST-SCHAETZ (1953), TUTT (1956), BERTRAND und FERNEY (1957) u. a. Autoren sind der Ansicht, daß solche Teste beim Rind praktisch unbrauchbar sind.

Im Rahmen von Untersuchungen über Physiologie und Pathologie des Rinderendometriums versuchten wir durch quantitativ-chemische Hormonuntersuchungen direkte Einblicke in das sexualendokrine Geschehen während des Brunstcyclus zu gewinnen.

Der Nachweis von Oestrogenen im Urin während des Brunstcyclus mittels der Methoden von ZIMMERMANN (1955) und BROWN (1955) gelang uns nicht. Durch die im Endextrakt enthaltenen Verunreinigungen war ein fluorimetrischer Nachweis von Oestrogenen nicht möglich. Die von HOHLWEG (persönliche Mitteilung 1958) im Tierversuch überprüften Extrakte zeigten keine biologische Oestrogenaktivität.

Da im Urin trächtiger Rinder Oestrogene durch biologischen Test von ASCHHEIM und ZONDEK (1927), TURNER et al. (1930), WITZSCH (1933), KÜST (1934) u. a. Autoren und durch chemische Bestimmung von HAFEZ (1955), WOODS (1950), SMITH, DICKSON und ERB (1956), POPE et al. (1957), EL ATAR und TURNER (1957), WRIGHT (1958) und VELLE (1958) nachgewiesen werden konnten, untersuchten wir Harn trächtiger Rinder zunächst nach der Brownschen Methode. Die Isolierung biologisch aktiver Oestrogene und deren optische Messung war möglich. Die auf Grundlage der Koberreaktion von ITTRICH (1958) entwickelte Oestrogen-Bestimmungsmethode wurde unseren folgenden Untersuchungen zugrunde gelegt.

Material und Methode

Die Untersuchungen über die Oestrogenausscheidung im Rinderurin während
der ungestörten Trächtigkeit wurden an je 2 SBN-Rindern pro Trächtigkeitsmonat durchgeführt, die aus einer fortpflanzungsstabilen guten Milchleistungs-
herde stammten. Diese Rinder wurden paarweise vier Tage lang in unserer Klinik aufgestallt. In der Geburt wurden 5, im Puerperium 8 geburtshilf-
liche Klinikpatienten unter-
sucht.

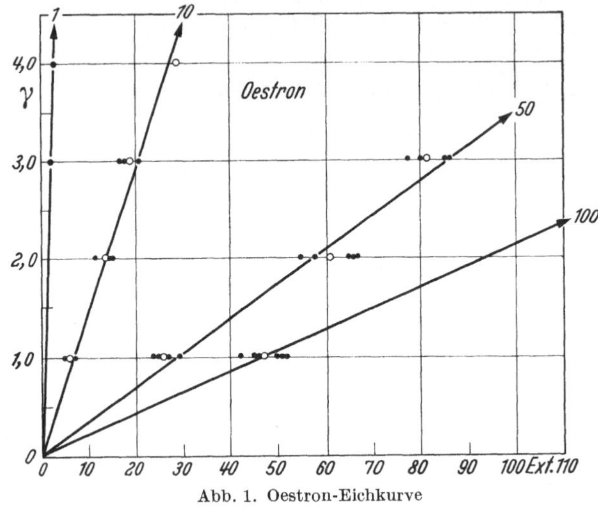

Abb. 1. Oestron-Eichkurve

Die Gewinnung des 24 Std.-Harnes erfolgte mit einem Uri-
nat, welches auf der Basis des Harnsammeltrichters nach
Kühn (Møllgard, 1931) von uns 1957 entwickelt worden
war. Die Forderung von Breit-
ner (1953), Oestrogenwerte nicht auf Liter-, sondern auf
24 Std.-Harn zu beziehen,

konnte im Rahmen unserer Untersuchungen bei ingraviden und graviden, nicht
aber bei Geburts- und Puerperalkühen erfüllt werden.

Da Versuche zur 24 Std.-Harn-Gewinnung beim Rind mit einem Dauer-
katheter an Cystitis et Urethritis scheiterten, konnte bei den letzteren Unter-
suchungsobjekten nur Portionsharn
gewonnen werden. Von trächtigen
Kühen wurde 24 Std.-Harn an je 3 aufeinanderfolgenden Tagen gewonnen. Vor dem Anlegen bzw. Abneh-
men des Urinates wurde die Harn-
blase durch Katheterisieren entleert.

Bezüglich des Analysenganges verweisen wir auf Ittrich (1958).
Infolge der in Rinderurin vermehrt auftretenden Verunreinigungen wurde die Reinigung der Extrakte er-
weitert.

In der Trächtigkeitsperiode wur-
den 24 Std.-Harn Äquivalente nach der Formel

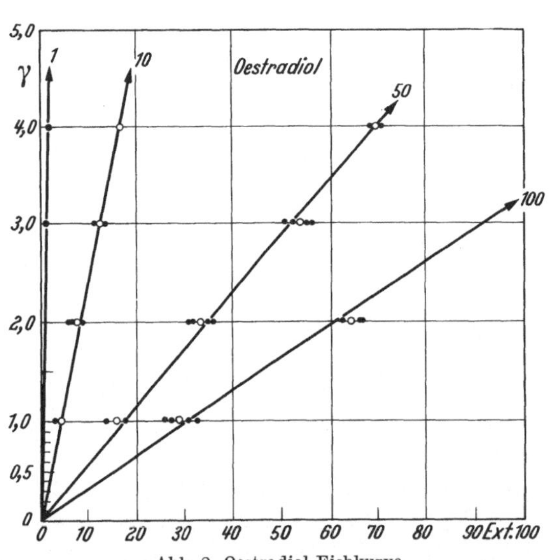

Abb. 2. Oestradiol-Eichkurve

$$\frac{10 \text{ ml} - \text{Trächtigkeitsmonat}}{2},$$

in der Geburt 0,5—1,0 ml, im Puerperium 5,0—10,0 ml Portionsharn analysiert.
Die Messungen wurden durchgeführt mit dem Pulfrich-Photometer (Zeiss)
unter Verwendung des Trübungs- und Fluorescenz-Zusatzgerätes (Zeiss) mit

einer Abänderung für die Oestrogenbestimmung. Die Fluorescenzintensität wurde anhand von Eichkurven in γ-Werte umgerechnet (Abb. 1, 2, 3).

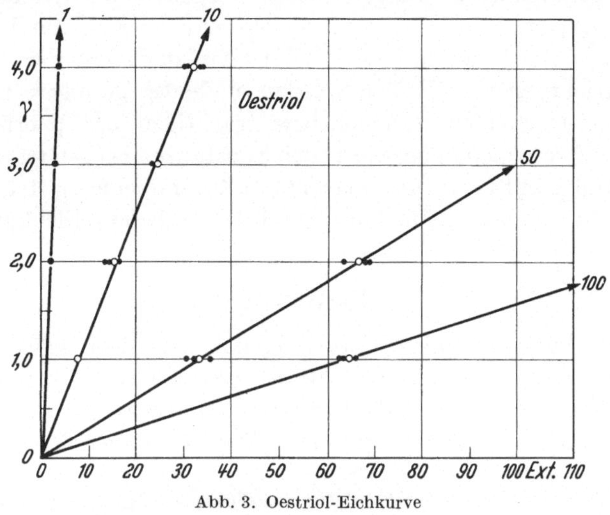

Abb. 3. Oestriol-Eichkurve

Prüfung der Methode

1. Alle Harnproben wurden 3fach parallel untersucht. Eine erste und eine zweite Probe liefen jeweils ohne, eine dritte Probe mit Zusätzen von Oestron- (O′), Oestradiol- (O″) und Oestriol- (O‴) Reinsubstanzen zum Hydrolysat bzw. vor der Chromatographie (Tab. 1). Die Zusätze wurden bei O′ zu 87—108,5%, bei O″ zu

Tabelle 1. *Wiederauffindungsversuche*

| Harnleerwert | | O′-, O″-, O‴-Zusätze in γ | Zusatz nach Hydrolyse = H vor Chromat. = C | Harn + Zusatz | | Wieder-gefunden % | Oestron = O′ Oestradiol = O″ Oestriol = O‴ |
Fluorescenz-intensität	γ			Fluorescenz-intensität	γ		
29,8 (100)	0,68	2	H	65,6 (50)	2,40	91,0	O′
9,3 (100)	0,32	2	H	35,0 (50)	2,05	86,5	O″
3,9 (100)	0,07	2	H	54,5 (50)	1,65	79,0	O‴
22,5 (100)	0,75	1	H	47,3 (100)	1,56	81,0	O″
7,6 (100)	0,13	1	H	37,9 (100)	1,10	97,0	O‴
5,1 (100)	0,15	2	C	15,7 (10)	2,22	103,5	O′
5,50 (50)	0,63	2	C	51,6 (50)	2,98	117,5	O″
7,2 (100)	0,13	2	C	14,5 (10)	1,85	86,0	O‴
3,5 (100)	0,11	2	H	57,2 (50)	2,10	99,5	O′
5,9 (100)	0,20	2	H	82,0 (100)	2,12	96,0	O″
5,1 (100)	0,08	2	H	59,3 (50)	1,78	85,0	O‴
5,9 (100)	0,16	2	C	64,4 (50)	2,35	108,5	O′
7,9 (100)	0,25	2	C	46,0 (50)	2,65	120,0	O″
5,1 (100)	0,09	2	C	66,8 (50)	2,00	95,5	O‴
62,2 (100)	1,32	1	C	64,0 (50)	2,20	88,0	O′
11,5 (100)	0,44	1	C	40,6 (100)	1,37	93,0	O″
4,9 (100)	0,08	1	C	51,1 (100)	0,81	73,0	O‴
44,5 (100)	0,96	2	C	18,8 (10)	2,70	87,0	O′
8,5 (100)	0,33	2	C	73,0 (100)	2,40	103,5	O″
4,0 (100)	0,06	2	C	60,5 (50)	1,84	89,0	O‴

81—120%, bei O''' zu 73—97% wiedergefunden. Standardwerte wurden zur Kontrolle jeder Farbreaktion mit angesetzt.

2. Bei Vergleichsuntersuchungen zwischen Frauen- und Rinderharn wurden zugesetzte Reinsubstanzen annähernd gleichwertig wiedergefunden, obwohl die Verunreinigungen des Rinderharnes (Trübung!) relativ stärker sind.

3. Bei ovariektomierten Kühen wurden eindeutig geringere Oestrogenwerte gefunden als bei ingraviden normalen bzw. trächtigen bzw. puerperalen Kühen. Die vermehrt auftretenden fluorescierenden Substanzen bei den trächtigen Rindern müssen demzufolge mit Ovar bzw. Placenta in Zusammenhang stehen.

4. Harn + Reinsubstanz-Eichkurve und Reinsubstanz-Eichkurve zeigen genaue Übereinstimmung.

Ergebnisse

Die Untersuchungsergebnisse werden in den Tab. 2—5 sowie Abb. 4 und 5 dargestellt. Den Abb. 4 und 5 sind die Mittelwerte aus Tab. 2 zugrunde gelegt.

Die schraffierten Säulen in Abb. 4 zeigen die in direkter Bestimmung erfaßten Gesamtoestrogene in γ-Werten während der Brunst und der Trächtigkeitsperiode.

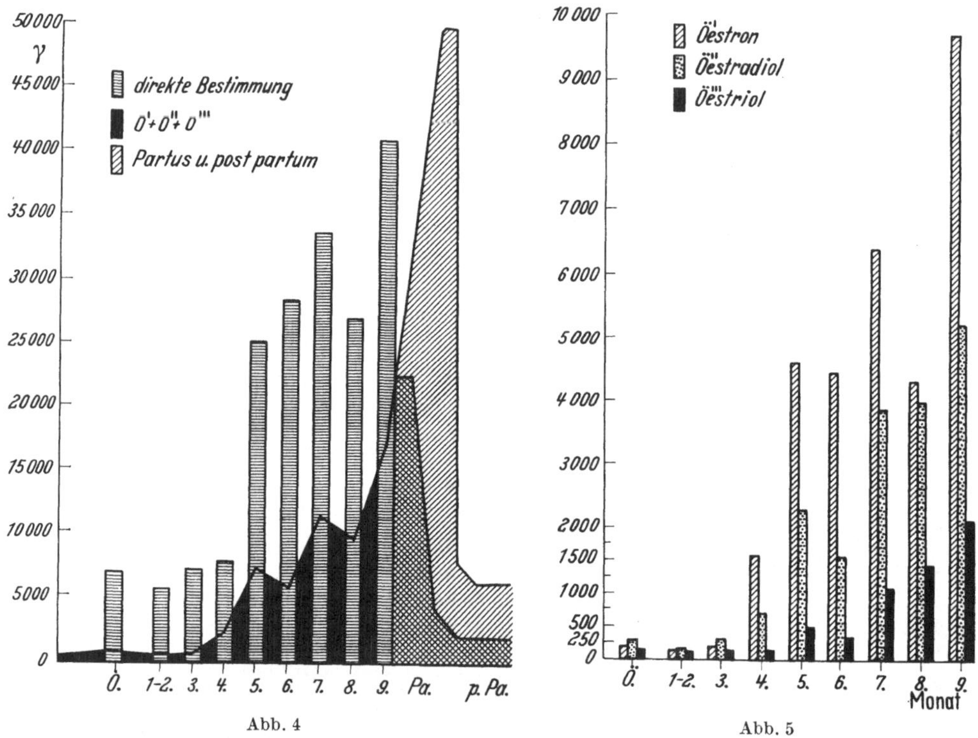

Abb. 4   Abb. 5

Abb. 4. Vergleichende Darstellung der in direkt-summarischer Bestimmung (schraffierte Säulen) bzw. nach Reinigung und Chromatographie (schwarze bzw. kreuzschraffierte Säulen) erhaltenen O' + O'' + O''' γ-Werte. (Ö = Oestrus, Pa = Partus, p.pa. = Puerperium)

Abb. 5. Relatives Mengenverhältnis der Oestrogenfraktionen O', O'', O''' während Oestrus und Trächtigkeitsperiode

Wenn man die in direkt-summarischer Bestimmung an zwei aufeinanderfolgenden Tagen erhaltenen Oestrogenwerte mit der originären 24 Std.-Harnmenge vergleicht, ergeben sich signifikante Beziehungen zwischen Oestrogen- und Harnmenge (Tab. 3).

Die schwarzen Säulen in Abb. 4 stellen die nach Reinigung und Chromatographie erhaltenen und addierten Oestrogenfraktionen O', O'' und O''' dar. Aus dieser vergleichenden Darstellung wird ersichtlich, daß ohne Berücksichtigung der bei direkter Bestimmung mit erfaßten Verunreinigungen Rückschlüsse auf die Gesamtoestrogenausscheidung im 24 Std.-Harn gezogen werden können.

Die an den 9. Trächtigkeitsmonat anschließende Schraffierung soll die *vermutliche* Oestrogenausscheidung im 24 Std.-Harn während der Geburt und Puerperalzeit skizzieren, die sich aus der Portionsharn-Bestimmung (Tab. 4 und 5) ableiten läßt.

In Abb. 5 werden die relativen Mengenverhältnisse der drei Oestrogenfraktionen in der Trächtigkeitsperiode veranschaulicht. Bezüglich der absoluten Mengenverhältnisse kann ein starker Oestrogenanstieg ab 4. Trächtigkeitsmonat bis zur Geburt mit einem deutlichen Abfall im 8. Trächtigkeitsmonat festgestellt werden. Im relativen Mengenvergleich imponiert das Überwiegen der Oestradiolfraktion bis Ende des 3. Trächtigkeitsmonats, von da an bis zur Geburt das Überwiegen der Oestronfraktion. Während Geburt bzw. Puerperium überwiegt ebenfalls die Oestronfraktion (Tab. 4 und 5).

Tabelle 2. *Gegenüberstellung der in direkt-summarischer Bestimmung bzw. nach Reinigung und Chromatographie erhaltenen Oestrogenwerte im 24 Std.-Harn bei je zwei Rindern in Brunst und den einzelnen Trächtigkeitsmonaten*

Trächtig-keits-monat	direkte Bestimmung (γ/24 Std.)	Oestrogenmenge nach Reinigung und Chromatographie (γ/24 Std.)		
		Oestron	Oestradiol	Oestriol
Brunst	6460	145,7	239,7	126,2
	7058	201,0	301,4	125,6
1.—2.	6460	112,7	162,0	102,4
	5520	81,0	154,0	73,6
3.	7013	140,3	319,6	122,7
	6795	209,2	251,4	90,6
4.	9005	2151,3	806,5	130,7
	6214	937,6	509,3	80,1
5.	22392	4575,0	1973,8	366,2
	27701	—	2546,1	509,6
6.	36440	4239,0	1391,0	324,0
	20585	4025,0	1342,0	290,0
7.	34400	6535,0	3956,0	860,0
	32500	6367,0	3998,0	1294,0
8.	26305	5108,0	4257,0	1084,0
	27652	3459,3	3641,8	1734,0
9.	48112	10072,6	4756,8	815,7
	33475	9311,0	5673,0	3409,3

Tabelle 3. *Vergleich der an zwei aufeinanderfolgenden Tagen aus 0,1 ml Harn durch direkt-summarische Oestrogenbestimmung erhaltenen Werte in Beziehung zur 24 Std.-Harnausscheidung*

Monat	1. Tag γ/0,1 ml	2. Tag γ/0,1 ml	Harnmenge ml	
			1. Tag	2. Tag
Brunst.	0,19	0,17	3310	3900
Brunst.	0,12	0,14	6280	4700
6. Trächtigkeits-Woche .	0,15	—	3680	—
6. Trächtigkeits-Woche .	0,09	0,12	5460	4780
3. Monat	0,15	0,18	4670	3900
3. Monat	0,15	0,15	4080	4980
4. Monat	0,13	0,15	7150	5660
4. Monat	0,12	0,17	5470	3450
5. Monat	0,26	0,39	5060	7750
5. Monat	0,45	0,43	5680	6940
6. Monat	0,25	0,35	6970	6670
6. Monat	0,31	0,42	9880	10060
7. Monat	0,50	—	6880	—
7. Monat	0,50	0,60	5240	6470
8. Monat	0,65	0,55	4540	4200
8. Monat	0,40	0,41	8670	5030
9. Monat	1,10	1,15	4840	5280
9. Monat	0,31	0,60	10350	6700

Tabelle 4. *Geburtspatienten (bis 10 Std. lang in Geburt)*
(Oestrogenwerte/0,1 ml Harn)

Rind Nr.	Direkte Bestimmung (γ/0,1 ml)	Bestimmung nach Reinigung und Chromatographie (γ/0,1 ml)		
		Oestron	Oestradiol	Oestriol
1	0,97	—	—	—
2	1,35	—	—	—
3	1,25	—	—	—
4	0,98	0,41	0,11	0,015
5	0,75	0,14	0,04	0,005

Tabelle 5. *Puerperalpatienten*
(Oestrogenwerte/0,1 ml Harn)

Rind Nr.	Puerperal-tag	Direkte Bestimmung (γ/0,1 ml)
1	2.	0,18
2	3.	0,17
3	4.	0,31
4	7.	0,13
5	8.	0,10
6	12.	0,12
7	18.	0,12
8	21.	0,16

Besprechung der Ergebnisse

Unter Bezugnahme auf die Spezifität der Ittrich-Methode für den Oestrogennachweis bei der Frau und unter Berücksichtigung der bei Prüfung der Methode erhaltenen Ergebnisse sind wir der Ansicht, daß es sich bei den in unseren Untersuchungen gemessenen Substanzen um Oestrogene handelt.

Unsere Untersuchungsergebnisse werden einerseits gestützt von biologischen Testen, die eine vermehrte Oestrogenausscheidung im Urin hochtragender Rinder bewiesen haben (Langlotz, 1931, Witzsch, 1933, Bruhn, 1933, Küst, 1934, Bierbach, 1944 u. a.), andererseits von den Ergebnissen analoger quantitativ-chemischer Urin-Oestrogenbestimmungen beim weiblichen Rind (Smith et al., 1956, Hafez, 1955, Pope et al., 1957, Velle, 1958).

Bezüglich der Untersuchungen mit Portionsharn muß ausdrücklich darauf hingewiesen werden, daß diese Ergebnisse nicht in Beziehung zueinander gesetzt werden dürfen. Für exakte Urin-Oestrogenbestimmungen ist es unerläßlich, 24 Std.-Harn zu gewinnen.

Auf Grund unserer bisherigen Erfahrungen mit dem Oestrogennachweis im Rinderharn sind wir der Meinung, daß die mit geringen Harnmengen arbeitende Ittrich-Methode es ermöglicht, weitere erfolgsversprechende Oestrogenuntersuchungen bei Haustieren durchzuführen.

Zusammenfassung

Es wird über quantitativ-chemische Oestrogenbestimmungen im Rinderurin während der ungestörten Trächtigkeit, Geburt und Puerperalzeit berichtet. Bei allen Untersuchungen wurden Oestrogene sowohl in direkt-summarischer Bestimmung als auch nach Reinigung und Chromatographie quantitativ bzw. die Oestron-, Oestradiol- und Oestriol-Fraktion qualitativ und quantitativ erfaßt. In der Trächtigkeitsperiode ist ein starkes Ansteigen der Oestrogene ab 4. Monat bis zur Geburt mit Abfall im 8. Monat zu verzeichnen. Während der Geburt wurden Höchstwerte gefunden. In der Puerperalzeit kommen niedrige Oestrogenwerte vor. Im Vergleich zur Frau überwiegt beim Rind Oestron ab 4. Trächtigkeitsmonat.

Danksagung

Herrn Dipl.-Chemiker W. Schmidt u. Mitarb. in der Frauenklinik der Karl-Marx-Universität Leipzig (damaliger Direktor: Prof. Dr. Dr. Dr. R. Schröder) und ganz besonders Herrn Dipl.-Chemiker G. Ittrich u. Mitarb. in der Frauenklinik der Humboldt-Universität Berlin (Direktor: Prof. Dr. KRAATZ) danken wir für Unterstützung. Für wertvolle Anregungen danken wir Herrn Prof. Dr. HOHLWEG, Direktor des Institutes für experimentelle Endokrinologie der Charité, Berlin. Unserer Mitarbeiterin, med.-techn. Assistentin Fräulein A. ZSCHINTZSCH, sind wir zu großem Dank verpflichtet. Krist. Hormone wurden von der Schering-A.-G., Berlin, in dankenswerter Weise zur Verfügung gestellt.

Literatur

ASCHHEIM, S., u. B. ZONDEK: Klin. Wschr. **1927**, 248.

BERTRAND. et FERNEY: Cahiers, Méd. vét. **26**, 30 (1957).

BIERBACH, H. J.: Die hormonale Graviditätsdiagnose bei den Haustieren. Diss. Hannover 1944.

BREITNER, J.: Quantitativ-chemische Untersuchungen über die Östrogenausscheidung bei der Frau. Habilitationsschr. München 1953.

BROWN, J. B.: Biochemistry **60**, 182—193 (1955).

BRUHN, W.: Tierärztl. Rdsch. **1936**, 780.

EL-ATTAR, T., and C. W. TURNER: Res. Bull. Nr. 641 (1957; Univ. Missouri Agr. exp. Sta.); zit. bei WRIGHT (s. u.).

HAFEZ, E. S. E.: Nature (Lond.) **176**, Nr. 4486, 796 (1955).

ITTRICH, G.: Hoppe-Seylers Z. physiol. Chem. **311** (1958).

KÜST, O.: Berl. tierärztl. Wschr. **1934**, 737.

KÜST, O., u. F. SCHAETZ: Fortpflanzungsstörungen der Haustiere. 2. Aufl. Stuttgart: F. Enke 1953.

LANGLOTZ, K.: Untersuchungen über die Feststellung der Trächtigkeit des Rindes durch den Nachweis des Ovarialhormones im Harn. Diss. Gießen 1931.

LORAINE, J. A.: The clinical application of hormone. Edinburgh/London: Livingstone 1958.

MARRIAN, G. F.: Acta endocr. (Kbh.) Suppl. **31**, 27—28 (1957).

MØLLGARD: Grundzüge der Ernährungsphysiologie der Haustiere. Berlin: Paul Parey 1931.

NUSSHAG, W., u. F. ILLNER: Arch. exp. Vet.-med. **12**, 392—409 (1958).

POPE, G. S., M. J. MCNAUGHTON and H. E. H. JONES: Biochem. J. **66**, 206 (1957).

SMITH, E. P., W. M. DICKSON and R. E. ERB: J. Dairy Sci. **34**, 162—170 (1956).

TURNER, C. W., A. H. FRANK, C. H. LOMAS u. C. W. NIEBERLE: Zit. bei WRIGHT (s. u.).

VELLE, W.: Acta endocr. (Kbh.) **27**, Nr. 1, 64—72 (1958).

WITZSCH, K.: Schwangerschaftsdiagnose beim Rind durch Hormonnachweis im Harn. Diss. Leipzig 1933.

WOODS, M. C.: Zit. bei WITZSCH (s. o.).

WRIGHT, A. A.: Vet. Rec. **70**, 33, 662—666 (1958).

ZIMMERMANN, W.: Chemische Bestimmungsmethoden von Steroidhormonen in Körperflüssigkeiten. Berlin/Göttingen/Heidelberg: Springer 1955.

Aus dem Physiolog. Institut der Tierärztl. Hochschule Hannover

Zur Frage der Ausscheidung neutraler 17-Ketosteroide im Harn von Schweinen

Von

ROSEMARIE LURIE

Die Untersuchungen zur Ausscheidung der neutralen 17-Ketosteroide (17-KS) im Harn von Schweinen, die in den letzten Jahren von verschiedenen Autoren mit der Methode nach ZIMMERMANN und PONTIUS (*1*) durchgeführt wurden (*2—6*), ergaben, daß Sau- und Borgschweine im Alter von 8—12 Wochen durchschnittlich 4 mg, bis zum Erreichen der 26. Lebenswoche etwa 16 mg 17-KS pro Tag mit dem Harn ausscheiden. Die 17-KS-Menge nimmt mit Alter und Gewicht der Tiere zu.

Unterschiedliche Ansichten bestehen darüber, ob die pro Tag abgesonderte Harnmenge einen Einfluß auf die 17-KS-Exkretion hat. GREEN und WINTERS (*7*) errechneten bereits 1945 bei der Untersuchung der Androgenausscheidung im Harn von Ebern eine Korrelation zwischen beiden Größen, hielten den Diurese-einfluß jedoch für unerheblich. SCHMITT (*2*), EICHHORN (*3*) und andere (*4, 5*) konnten keinerlei Zusammenhang zwischen Harnmenge und 17-KS-Ausscheidung finden und beurteilten lediglich die täglich abgesonderte 17-KS-Menge. MATTHIAS (*6*) endlich hält den Einfluß der Diurese für ausschlaggebend. Er nimmt an, daß die 17-KS-Konzentration im Liter Harn beim gesunden Tier unabhängig von Alter, Gewicht und Abstammung immer die gleiche ist, also eine konstante Größe, die nach der Meinung des Autors besser als die 17-KS-Tagesausscheidung als Maßstab für die Beurteilung der Nebennierenaktivität geeignet ist. Auf dieser Auffassung beruht auch die Aussage des Autors, daß die Erhöhung der 17-KS-Konzentration bei schweinepestkranken Tieren, die mit einer sehr starken Verringerung des Harn-absatzes einherging, auf eine Aktivierung des Hypophysen-Nebennierenrinden-systems schließen ließe.

In Untersuchungen an einer ersten Versuchsreihe von Borgschweinen bemüh-ten wir uns um eine Klärung dieser Frage.

Die 17-KS-Ausscheidung einer Gruppe von Schweinen, welche über längere Zeit einer Eiweißmangelernährung unterworfen waren, wurde in einer zweiten Versuchsreihe ermittelt.

Insgesamt 22 Borgschweine wurden für jeweils eine Woche in Stoffwechsel-käfige verbracht. Der Kot wurde in Kotschürzen abgefangen, der 24 Std.-Harn quantitativ gewonnen. Extraktion des Harns und colorimetrische Bestimmung der 17-KS erfolgte mit der Methode nach ZIMMERMANN und PONTIUS, die Auswertung an einer Androsteron-Eichkurve.

Untersucht man die 17-KS-Ausscheidung von Tieren gleichen Gewichts, gleichen Alters und gleicher Abstammung, bei welchen sich lediglich die Harnmengen unterscheiden, so läßt sich ein Diureseeinfluß unabhängig von Alter und Gewicht prüfen. Zu diesem Zwecke zogen wir 6 Borgschweine eines Wurfs als Versuchs- und als Kontrolltiere heran. Die Kontrolltiere erhielten genau abgewogene Mengen an Schlappfutter, die Versuchstiere pro Tag zusätzlich 1000 ml Wasser und 80 g Harnstoff. Jeweils ein Kontrolltier und ein Versuchstier etwa gleichen Gewichts wurden zur gleichen Zeit untersucht. Um individuelle Einflüsse möglichst auszuschalten, wurden die Schweine im Abstand mehrerer Wochen abwechselnd als Kontrollen und als Versuchstiere benutzt.

In der 8wöchigen Versuchszeit nahmen die Tiere an Gewicht von 40 auf 60 kg zu.

Die Versuchstiere setzten im Durchschnitt 1800 ml Harn/Tag mehr ab als die Kontrollen; der diuresefördernde Effekt des Harnstoffs war also deutlich zu beobachten. Im t-Test bestand keine signifikante Differenz zwischen den 17-KS-Tagesausscheidungen der Kontrollen (6,6 mg) und der Diuresetiere (7,2 mg); t war gleich 0,8. Dagegen waren die 17-KS-Konzentrationen der Kontrollen mit 2,3 mg pro Liter Harn signifikant höher als die der Diuresetiere mit 1,6 mg ($t = 3,1$).

Eine durch die Injektion von ACTH veranlaßte Erhöhung der täglichen 17-KS-Exkretion war bei einem Kontrolltier von 65 kg und einem Diuresetier von 68 kg Gewicht gleich; das Diuresetier schied durchschnittlich 1400 ml Harn mehr aus als das Kontrollschwein.

Bei einer zweiten Gruppe von 8 Borgschweinen mit Gewichten zwischen 80 und 90 kg wurde eine tägliche 17-KS-Ausscheidung von durchschnittlich 10,7 mg pro Tag ermittelt. Die 17-KS-Konzentration betrug 6,1 mg/l.

Die bei dieser relativ gewichtskonstanten Gruppe gefundene Beziehung zwischen 17-KS-Konzentration einerseits und Tagesharnmenge andererseits zeigt eine Erhöhung der Konzentration bei verringerter Harnmenge. Der starke Anstieg der Konzentration bei extrem niedrigen Harnmengen, wie sie MATTHIAS bei seinen schweinepestkranken Tieren fand, wäre auch beim gesunden Schwein zu erwarten. Die 17-KS-Konzentration erweist sich daher bei Schweinen gleicher Gewichtsklasse als eine variable Größe, die wir aus diesem Grunde für nicht geeignet halten, als Maßstab für die Beurteilung hormoneller Vorgänge herangezogen zu werden.

Die mit dem umfangreichen Zahlenmaterial von EICHHORN von uns aufgestellte Beziehung zwischen Tagesharnmenge und 17-KS-Konzentration bei *wachsenden* Tieren zwischen der 8. und der 26. Lebenswoche ergibt, daß die Konzentration mit zunehmender Harnmenge bis zu etwa 1500 ml Harn pro Tag abnimmt, dann bei größer werdenden Harnmengen jedoch immer die gleiche bleibt. Aus eben dieser gleichbleibenden Konzentration schloß MATTHIAS, daß es sich hier um eine konstante Größe handele. Unseres Erachtens kann sie lediglich darauf zurückgeführt werden, daß Gewicht, Harnmenge und 17-KS-Ausscheidung wachsender Schweine in gleichem Maße zunehmen, wie dies von GREEN und WINTERS bereits angenommen wurde. Eine rechnerische Erfassung der Korrelationen zwischen Gewicht, Harnmenge und 17-KS-Exkretion pro Tag war uns bei unserem Tiermaterial leider nicht möglich.

Die 17-KS-Tagesausscheidung, die mit dem Körpergewicht ansteigt, erwies sich bei Tieren gleicher Gewichtsklasse in Übereinstimmung mit der Literatur als relativ konstant. Sie erscheint uns deshalb als Bezugsgröße für vergleichende Untersuchungen als geeignet.

Borgschweine, welche 10 Monate lang lediglich mit Kartoffeln — unter Zusatz eines Mineralstoff- und Vitamingemisches — gefüttert wurden und also einer langdauernden Eiweißmangelernährung unterworfen waren, verhielten sich in ihrer 17-KS-Ausscheidung wie gesunde Tiere gleichen Gewichts. Unter dem Einfluß von ACTH stieg die 17-KS-Menge im Harn in gleichem Maße an wie bei gesunden Tieren. Eine Beeinträchtigung der Nebennierenrindenfunktion war nicht ersichtlich, obgleich sich bei diesen Tieren — wie gleichzeitig durchgeführte andere Untersuchungen zeigten — der Eiweißmangel in Blut und Organen deutlich manifestierte.

Keine Beantwortung konnte bisher die Frage finden, ob das Zimmermann-Reagens im Schweineharnextrakt selektiv mit Ketosteroiden reagiert oder ob auch — wie dies beim Wiederkäuer nachgewiesen ist (*8, 9*) — störende Substanzen ganz anderer chemischer Natur eine Färbung mit *m*-Dinitrobenzol geben. Daß Ketosteroide zu einem bedeutenden Prozentsatz erfaßt werden, scheint uns dadurch bewiesen zu sein, daß sich die Ausscheidung der Zimmermann-Chromogene unter ACTH etwa verdoppelt; dies entspricht den Befunden im menschlichen Harn. Im Interesse exakter Kenntnisse wäre es wünschenswert, Art und Menge der 17-Ketosteroide im Schweineharn durch chromatographische Untersuchungen genauer zu erfassen.

Literatur

1. ZIMMERMANN, W., u. D. PONTIUS: Hoppe-Seylers Z. physiol. Chem. **297**, 157 (1954).
2. SCHMITT, H.: Vet.-med. Diss. München 1953.
3. EICHHORN, V.: Vet.-med. Diss. München 1956.
4. GEIGER-STUBENRAUCH, M.: Vet.-med. Diss. München 1957.
5. BRÜGGEMANN, J., K. BRONSCH u. H. SCHMITT: Zbl. Veterinärmed. **1**, 63 (1953).
6. MATTHIAS, D.: Arch. exp. Veterinärmed. **11**, 959 (1958).
7. GREEN, W. W., and L. M. WINTERS: J. agric. Res. **71**, 507 (1945).
8. HOLTZ, A. H.: Thesis, Univ. Utrecht 1956.
9. KLYNE, W., and A. A. WRIGHT: Biochem. J. **66**, 92 (1957).

Diskussion

H. KARG (München):

Zur Beurteilung der Größenordnung der von Fräulein LURIE angewandten ACTH-Dosierungen möge der Hinweis dienen, daß wir beim Schwein bereits mit 10—20 E ACTH Eosinophilensturz feststellen konnten [Zbl. Veterinärmed. **2**, 682 (1955)].

Aus der Klinik u. Poliklinik für kleine Haustiere der Freien Universität Berlin-Dahlem
(Direktor: Prof. Dr. L. Felix Müller)

Eine durch Kastration zu beeinflussende Alopecie beim Hunde

Von

Ellen Lettow

Alopecien sind bei Hunden beiderlei Geschlechts nicht selten, bei Hündinnen aber häufiger als bei Rüden zu beobachten. Sie zeigen sich in der Mehrzahl der Fälle im mittleren bis höheren Alter. Der Haarausfall tritt an den verschiedensten Körperstellen — zuweilen auch diffus — auf und ist im allgemeinen symmetrisch. Er kann in rhythmischen Abständen spontan verschwinden und wieder auftreten und fast bis zur völligen Kahlheit führen. Bemerkenswert ist, daß die Haare am Kopf vollständig, die an den Extremitäten zum Teil erhalten bleiben. Die Haut erscheint im allgemeinen reaktionslos, es kommt aber häufig zu einer Pigmentierung der kahlen Stellen. Die histologischen Untersuchungen zeigen gelegentlich eine verschiedengradige Atrophie der Epidermis und eine Aufschilferung der Hornsubstanz der Haare. Die Haarfollikel sind unwesentlich im Sinne einer Atrophie verändert.

Als Ursache für eine Alopecie sind beim Hund bisher bekannt: Schädigungen des Nervensystems, die toxischer (Thallium) oder traumatischer Natur sein können. (Im Verlaufe einer Thalliumvergiftung können mit Ausnahme der Sinushaare alle Haare ausfallen.) Ferner werden Störungen der inneren Sekretion, die durch eine Erkrankung der Hypophyse, der Schilddrüse oder der Gonaden verursacht sein können, beobachtet. Von den Erkrankungen der Hypophyse sind beim Hunde im Zusammenhang mit einer Störung des Haarwuchses bisher eindeutig nur Veränderungen im Sinne einer Unterfunktion gesehen worden, von denen der Schilddrüse sowohl solche im Sinne einer Unter- als auch einer Überfunktion. In der Literatur ist gelegentlich auch von basophilen Adenomen der Hypophyse verbunden mit einer Hyperplasie der Nebennierenrinde und einem dem Morbus Cushing des Menschen sehr ähnlichen Symptomenbild berichtet worden, bei denen gleichzeitig eine Alopecie bestand. Klinisch spielen offensichtlich die Erkrankungen der Gonaden die weitaus größere Rolle.

Bei Hündinnen finden wir Haarausfall häufig gleichzeitig mit den Erkrankungen der Geschlechtsorgane, von denen experimentell erwiesen ist, daß eine übermäßige Bildung von Follikelhormonen mitverantwortlich zu machen ist. Es sind dies vor allem die glandulär-cystische Hyperplasie des Endometriums, die chronische Endometritis und die sog. Pyometra.

Bei Rüden beobachten wir Alopecien oft bei Kryptorchiden und bei den besonders bei diesen Tieren häufig auftretenden Hodentumoren, ferner im

Zusammenhang mit Feminisierung, die zur Gynäkomastie, Veränderung des Habitus und des sexuellen Verhaltens führen kann. Die Hodentumoren sind in der Mehrzahl der Fälle Seminome oder Sertolizelltumoren. In diesen Blastomen konnten beim Hund große Mengen Oestrogens nachgewiesen werden.

Experimentell kann mit großen und über genügend lange Zeit applizierten Dosen Follikelhormon bei männlichen und weiblichen kastrierten und unkastrierten Hunden eine Hemmung des Haarwuchses· bzw. Haarverlust mit oder ohne gleichzeitige Veränderungen an den Geschlechtsorganen hervorgerufen werden. Es ist bisher unseres Wissens nicht geklärt worden, ob das weibliche Hormon direkt auf die Haut wirkt oder indirekt durch Störung der Regulation zwischen Gonaden, Nebennieren und Hypophyse. Die Pigmentierung der Haut läßt aber vermuten, daß Nebennierenrinde und/oder Hypophyse beteiligt sind.

Bei einer Vielzahl von Hunden mit Haarausfall ist, insbesondere wenn andere klinisch feststellbare Symptome fehlen, eine innere Erkrankung mit Sicherheit überhaupt nicht zu diagnostizieren. Es fehlt uns jedoch in der Klinik bisher die Möglichkeit, beim Hunde eine hormonelle Funktionsdiagnostik betreiben zu können.

Alle Alopecien, die im Zusammenhang mit Veränderungen der Geschlechtsorgane auftreten, lassen sich durch Kastration beheben. Sie ist nach unseren Erfahrungen das Mittel der Wahl. Darüber hinaus konnten wir die Beobachtung machen, daß auch in Fällen, in denen ein Zusammenhang mit einer inneren Erkrankung klinisch nicht festzustellen ist, die Kastration — selbst nach jahrelangem Bestehen der Veränderung — eine therapeutische Wirkung haben kann. Auffallend ist, daß diese bei Rüden häufiger als bei Hündinnen eintritt. Führt die Kastration zum Erfolg, so ist der Haarwuchs bei männlichen und weiblichen Tieren beinahe pünktlich 6—8 Wochen post operationem zu erkennen.

Der Wirkungsmechanismus der Kastration ist bei Hunden bisher nicht bekannt. Der Vermutung, daß es zu einer Stimulierung des Hypophysenvorderlappen-Nebennierenrinden-Systems käme, steht die klinische Erfahrung gegenüber, daß eine Alopecie beim Hunde weder mit ACTH noch mit Nebennierenrindenhormonen mit reproduzierbaren Erfolgen behandelt werden kann.

Zusammenfassung

Alopecien sind bei Hunden nicht selten. Als Ursachen sind bisher Schädigungen des Nervensystems und Störungen der inneren Sekretion bekannt. Diese können durch Erkrankung der Hypophyse, der Schilddrüse oder — klinisch weitaus am häufigsten — der Gonaden verursacht sein. Sowohl bei Hündinnen als auch bei Rüden wird Haarausfall häufig im Zusammenhang mit Erkrankungen beobachtet, die mit einer übermäßigen Bildung von Follikelhormon verbunden sind. Groß ist die Zahl der Fälle, bei denen mit den der Klinik zur Verfügung stehenden diagnostischen Möglichkeiten eine Beziehung zu einer inneren Erkrankung nicht zu erkennen ist.

Alle Alopecien, die im Zusammenhang mit Veränderung der Geschlechtsorgane auftreten, lassen sich durch die Kastration beheben. Darüber hinaus kann sie aber auch dann, wenn ein solcher nicht zu erkennen ist, eine therapeutische Wirkung haben.

Aus den Laboratorien der Ferring AB, Malmö

Die Thyreotropinbehandlung der Acanthosis nigricans beim Hund

Von

Stig Börnfors

Die Schilddrüse des Hundes ist ein Organ, welches in seiner funktionellen Bedeutung sehr wenig erforscht ist. Pathologisch-anatomisch kennt man eine große Zahl der pathologischen Erscheinungen beim Menschen, klinisch jedoch sind nur sporadisch Hyper- oder Hypofunktionen beim Hunde beschrieben worden. Vielleicht liegt dies an den Schwierigkeiten, den Grundumsatz an klinischem Material zu messen. Die Messung des Grundumsatzes ist ja teilweise heute noch die hauptsächliche Methode, die Schilddrüsenfunktion beim Menschen festzustellen.

Die Einführung von J^{131} zur Untersuchung des Jodumsatzes hat uns die Möglichkeit gegeben, klinische oder sogar poliklinische Fälle mit Verdacht auf Schilddrüsenstörungen bei Hunden zu untersuchen. Hierbei zeigte es sich, daß im großen und ganzen auch bei Hunden hyper-, hypo- und euthyreoide Individuen gefunden werden können. Gleichzeitig ergab sich, daß eine signifikante Korrelation zwischen hypothyreotischen Tieren und Tieren mit Dermatosen besteht. Ein speziell häufiges Auftreten der Acanthosis nigricans veranlaßte uns, dieses Problem etwas näher zu untersuchen.

Die Acanthosis nigricans ist eine Hautkrankheit, welche beim Menschen sehr selten ist. Sie tritt in zwei Formen auf: Die benigne und die maligne Form. Die erstgenannte ist ausgezeichnet durch ihr Auftreten beim Eintritt der Pubertät und findet sich meist bei adipösen Individuen. Auch die maligne Form ist äußerst selten, sie ist nicht malign als Hautkrankheit, sondern als Erscheinung einer malignen inneren Krankheit.

Beim Hund zeigte sich, daß die entsprechende Krankheit nicht den erwähnten Frequenzgipfel beim Eintritt der Pubertät aufwies und daß sie nicht als Begleiterscheinung einer malignen inneren Krankheit auftritt. Alters- oder Geschlechtsdisposition konnte nicht nachgewiesen werden. Jedoch erwies sich eine deutliche Rassendisposition mit dem Dackel als prädisponierter Rasse. 90% aller Fälle waren Dackel. Der Durchschnitt der Aufnahme von J^{131} bei Dackeln mit Acanthosis nigricans lag auf dem Niveau einer Hypothyreose, und unterschied sich so signifikant vom Kontrollmaterial, welches für alle untersuchten Rassen praktisch gleiche, euthyroide Werte zeigte.

Ausgehend von den Beobachtungen der herabgesetzten Aufnahme von J^{131}, lag es natürlich auf der Hand, eine Substitutionstherapie mit Thyreoideapräparaten zu versuchen. Dieses wurde durchgeführt, und es zeigte sich im allgemeinen eine Wirkung der Behandlung: Die akanthotischen Veränderungen wurden nach einigen

16*

Wochen aufgelockert, und nach einigen weiteren Wochen zeigte sich spärlicher Haarwuchs auf den befallenen Stellen.

Um eventuell einen Beweis für Thyreoideahormonmangel als auslösende Ursache der Acanthose zu finden, wurden ein paar Hunde mit Thyreoidea-blockierenden Mitteln behandelt. Diese bekamen Methylthiouracil über 9 Monate. Es trat jedoch keine Acanthosis nigricans auf, obwohl die J^{131}-Aufnahme dieser Tiere zwischen 2 und 4% lag, welches als Ausdruck einer kräftigen Schilddrüsenblockade angesehen wird. Keine sonstigen Symptome wurden beobachtet.

Um die Eigenproduktion der Schilddrüse zu erhöhen, wurden einige Hunde mit Acanthosis nigricans durch subcutane Gaben von thyreotropem Hormon (TSH) stimuliert. *Zu unserem Erstaunen war schon 24 Std. nach der ersten Injektion der Hautstatus der Hunde deutlich besser und nach 4—5 Tagen täglicher TSH-Gaben war das Fell praktisch völlig normal.*

Beim Menschen weiß man, daß TSH die Schilddrüse zur Aussonderung von Thyreoideahormon stimuliert. Der höchste Wert wird dabei nach ungefähr 24 Std. erreicht. Messungen von radioaktivem, proteingebundenem Jod beim Hund 24 Std. nach einer TSH-Injektion ergaben nur niedrige Werte. Dagegen wurde die höchste Aktivität nach 4 Std. gemessen. Es scheint also nach der Aussonderung von Thyreoideahormon ins Blut nach TSH-Stimulation zu einem viel schnelleren Abbau des peripheren Hormons beim Hund als beim Menschen zu kommen.

Der Effekt des TSH schien also ein indirekter zu sein, nämlich via Stimulation der Schilddrüse. Eigenartig erschien, daß der Effekt des endogenen Thyreoideahormons so kurz dauerte, im Vergleich zu exogenem substituiertem Hormon. Um die indirekte Wirkung von TSH zu kontrollieren, wurde ein Hund mit Acanthosis nigricans total thyreoidektomiert. Ein paar Tage nach der Operation zeigte sich eine deutliche Besserung der Acanthose (ganz gegen unsere Erwartungen), und eine Woche postoperativ war das Fell des thyreoidektomierten Hundes normal. Unser Pat. war, abgesehen von der Thyreoidektomie, keiner sonstigen Behandlung unterworfen worden.

Nach totaler Thyreoidektomie sinkt der Spiegel des zirkulierenden Thyreoideahormones auf sehr niedrige Werte, welches zu einer erhöhten Aussonderung von TSH führt. Der Effekt der Thyreoidektomie erinnerte klinisch sehr an die Wirkung der TSH-Injektionsbehandlung. Nach diesen Ergebnissen erschien es, als ob TSH *per se* einen heilenden Effekt auf die Acanthose hätte.

Die Erklärung der Wirkung von exogen zugeführtem Schilddrüsenextrakt wurde durch die obengenannten Befunde kompliziert. Möglicherweise werden durch die schnelle Inaktivierung des Thyreoideahormons im Blut kräftige sekundäre Differenzen in der TSH-Produktion hervorgerufen mit daraus resultierenden relativ großen zeitlichen Unterschieden in der Höhe des TSH-Spiegels im Blut. Die Behandlung von Acanthosis nigricans mit exogenem Thyreoideahormon könnte also mit einer täglich oft wiederholten TSH-Injektion verglichen werden.

Mit der Auffassung einer TSH-Wirkung per se bei Acanthose ist im Einklang, daß Hunde mit Acanthosis nigricans nach Behandlung mit Thiouracilderivaten, welche einen erhöhten TSH-Spiegel im Blut nach sich ziehen, klinisch günstig beeinflußt werden.

Literatur

BÖRNFORS, S.: Acta endocr. (Kbh.) Suppl. 37 (1958).

Diskussion

C. Schirren (Hamburg):

Zu Frau Lettow:

Die Alopecia areata beim Menschen neigt sehr zu Spontanremissionen; trotzdem erscheint der Erfolg der Kastration bei den von Ihnen gezeigten Fällen evident. Wir haben beim Menschen im Gegensatz zu den von Ihnen beschriebenen Mißerfolgen häufig einen günstigen Einfluß auf das Haarwachstum nach lokaler Applikation von Decortin-Spiritus (1%) gesehen. Ähnliche Beobachtungen wurden auch nach lokaler Injektion kleiner Prednisonmengen in die Kopfhaut gesehen.

Zu Herrn Börnfors:

Wie vom Vortragenden erwähnt, kennen wir beim Menschen zwei Formen von Acanthosis nigricans: a) die benigne, juvenile Form und b) die maligne Form bei Neoplasmen vorwiegend des Magens. Beide Formen müssen völlig getrennt voneinander gesehen werden, da die maligne Form z. B. abheilen kann mit Beseitigung des Tumors. Die benigne Form der Acanthosis nigricans ist meines Wissens bisher lediglich mit Schilddrüsensubstanz, jedoch niemals mit Thyreotropin behandelt worden. Vielleicht sollte man auf Grund der heute mitgeteilten günstigen Erfahrungen beim Tier auch diese Behandlungsart für eine Therapie der benignen Form der Acanthosis nigricans beim Menschen heranziehen.

W. Jöchle (Berlin):

Gaertner (Berlin) hat 1957 über Heilerfolge bei der Acanthosis nigricans des Hundes nach einseitiger Nebennierenexstirpation berichtet. Seinen Angaben nach kann bei der Acanthosis nigricans stets eine Minderleistung der entfernten Nebenniere im histologischen Bild festgestellt werden; die kompensatorische Hypertrophie der verbliebenen Nebenniere soll für den postoperativen Heilungserfolg verantwortlich sein. Hat Herr Börnfors ähnliche Beobachtungen gemacht bzw. kann er aus seiner Erfahrung zu den Befunden von Gaertner Stellung nehmen?

E. Lettow (Berlin):

Wir können die günstige Wirkung von Thyreotropin und Thyreoidea-Extrakt auf die Acanthosis nigricans des Hundes bestätigen, haben jedoch die Erfahrung machen müssen, daß es im allgemeinen nach Absetzen der Medikation über kurz oder lang zu Rezidiven kommt, also keine Heilung im wirklichen Sinne eingetreten ist.

Unter unserem Patientenmaterial finden sich zwei Fälle, bei denen die Applikation von Thyreoidea-Extrakt zu einer hochgradigen Polydipsie führte, die zum Absetzen der Therapie zwang. Es würde uns interessieren, ob Herr Börnfors gleiche Beobachtungen machen konnte und ob er eine Erklärungsmöglichkeit für dieses Phänomen findet.

S. Börnfors (Malmö):

Ich habe von unilateraler Nebennierenexstirpation bei Acanthosis noch nie etwas gehört. Ich denke aber, daß es möglich ist, auf diese Weise zur sekundären Einwirkung nicht nur auf das ACTH sondern auch auf das TSH zu gelangen.

Rezidive sieht man sehr oft und früh nach dem Abbrechen der TSH-Stimulierung. Die von Dr. Lettow beobachtete Polydipsie im Zusammenhang mit Thyreoidea-Extraktgaben habe ich auch gesehen, leider kann ich dafür keine Erklärung geben.

Aus dem Pathologischen Institut der Universität Hamburg
(Direktor: Prof. Dr. C. KRAUSPE)

Elektronenmikroskopische Befunde an der aktivierten Insel*

Von

W. GUSEK und J. KRACHT

Mit 5 Abbildungen

Mit lichtmikroskopischer, pharmakologischer und biochemischer Methodik wurde wahrscheinlich gemacht, daß die Wirkungsweise der blutzuckersenkenden Sulfonylharnstoffe (SuH) im wesentlichen auf einer Stimulierung der Insulinproduktion und -sekretion beruht. Extrapankreatische Angriffspunkte sind zwar gesichert, bilden aber nicht den Schwerpunkt im sog. Wirkungsmechanismus. Lichtmikroskopisch findet man nach SuH ein aktiviertes B-Zellensystem mit den in Tab. 1 aufgeführten Kriterien. Gleichartige Veränderungen finden sich bei gegenregulatorisch bedingter B-Zellenstimulierung, z. B. nach Glucocorticoid- bzw. Glucosegaben, Adrenalin- oder Glucagonzufuhr.

Wir stellten uns die Aufgabe, mit elektronenmikroskopischer Methodik feinstrukturelle Charakteristica an stimulierten Inselzellen der weißen Ratte aufzufinden, um besonders zur Frage der Inselhyperplasie und der acino-insulären Transformation Stellung zu nehmen.

Tabelle 1. *Obligate und fakultative lichtmikroskopische Kriterien des stimulierten B-Zellensystems im Pankreas der Ratte*

Kernschwellung und -hypochromasie
Vergrößerung der Nucleolen
Riesenkerne vermehrt
Erhöhung der Mitosenrate (spontan und n. Colchizin)
Weite Kernlagerung
Zunahme der Kern-Plasmameßstrecke
Granulaverminderung, Entgranulierung
sog. hydropische Degeneration (bei Erschöpfung)
Inselscheibenvergrößerung
Confluens von Inseln
Rieseninseln
Teils unscharfe Inselkonturen
Acino-insuläre Transformation
Inselneubildung, Hyperplasie singulärer B-Zellen
Ausbildung von Ganginseln
Ganghyperplasie
Hyperämie der Inselcapillaren

An Kontrolltieren durchgeführte elektronenoptische Untersuchungen ergaben entsprechend den Befunden von LACY, FERREIRA, STOECKENIUS und KRACHT folgende Feinstruktur der Inselzellen: Die A-Zelle charakterisiert sich durch einen kleineren Kern und ein helleres Cytoplasma, wodurch die inkretorischen Granula dichter erscheinen mögen als in den B-Zellen.

* Mit Unterstützung der Deutschen Forschungsgemeinschaft.

Im Cytoplasma verstreut liegen Mitochondrien. Der B-Zellkern ist größer und mit randständigen Chromatinverdichtungen versehen. Karyo- und Cytoplasma erscheinen auf Grund höheren RNS-Gehaltes dunkler. RNS liegt einerseits in freier Granulaform und andererseits in Gestalt meist längerer Ergastoplasmalamellen vor. Es finden sich oft mehrere in Kernnähe gelagerte Golgiapparate. Die inkretorischen Granula liegen bei beiden Zelltypen meist etwas exzentrisch innerhalb der Vacuolen des endoplasmatischen Reticulums.

Nach mehrwöchiger Applikation von BZ 55, D 860 oder Cortison werden lichtmikroskopisch Inselscheibenvergrößerungen mit teils unscharfen Randkonturen und Übergangsformen beobachtet, die an eine direkte acino-insuläre Transformation denken lassen (BÄNDER, CREUTZFELDT u. GEGINAT, GEPTS, KRACHT). Feinstrukturell findet man an solchen Inseln grundsätzlich gleiche Zellveränderungen, die lediglich quantitative Differenzen ihres Ausbildungsgrades hinsichtlich der verabreichten Substanz erkennen lassen, wobei nach Cortison die stärksten, nach BZ 55 die geringgradigsten submikroskopischen Stimulierungserscheinungen zu beobachten sind. Die von CREUTZFELD u. GEGINAT vertretene

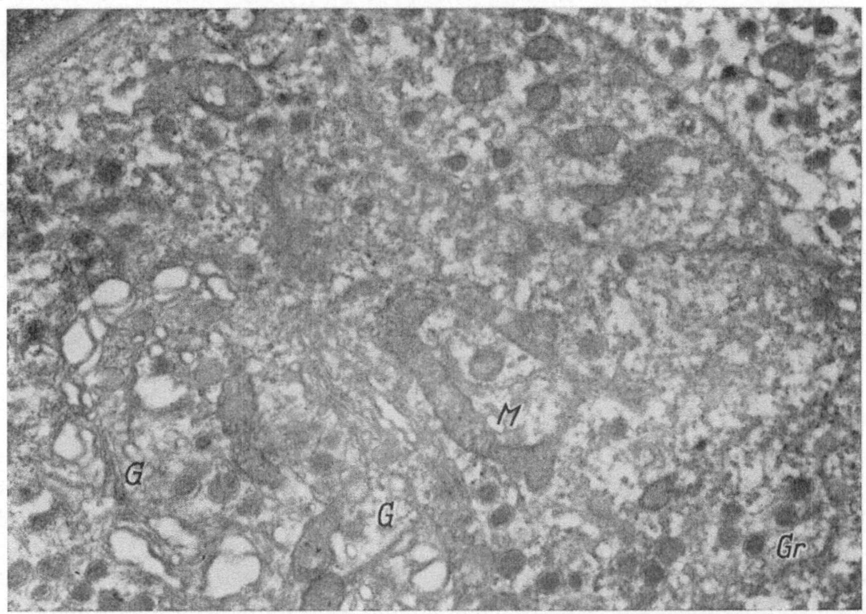

Abb. 1. B-Zelle mit verlängerten Mitochondrien (*M*) und mehreren Golgi-Apparaten (*G*) in Bildmitte und links im Bild. Im rechten oberen Bildrand Teil einer A-Zelle. *Gr* inkretorische Granula 18 400:1

Ansicht einer morphologisch geringeren Wirkung des D 860 gegenüber BZ 55 können wir weder licht- noch elektronenmikroskopisch bestätigen. Zählungen der durch Colchicin arretierten B-Zellenmitosen legen sogar die stärkere mitosenfördernde Potenz des D 860 im Vergleich zum BZ 55 dar (JORES JR. u. KRACHT). Als submikroskopisch-morphologisches Substrat einer erhöhten Zellaktivität finden wir in den B-Zellen: vergrößerte Nucleolen, vermehrtes Vorkommen von Golgi-Apparaten, nicht nur in Kernnähe, sondern auch bis weit zur Zellperipherie (Abb. 1) und Mitochondrienvergrößerungen durch Verlängerungen. Weiterhin wird eine erhebliche RNS-Anreicherung in diffuser und geordneter Form als Ergastoplasma beobachtet, was einer erheblichen Verdichtung von Cyto- und Karyoplasma entspricht (Abb. 2). Dieses Substrat der Zellstimulierung gilt in geringerem Ausmaß und unregelmäßiger auch für die A-Zellen; insbesondere wurden wiederholt vergrößerte Nucleolen in A-Zellkernen nach Anwendung aller drei Substanzen festgestellt.

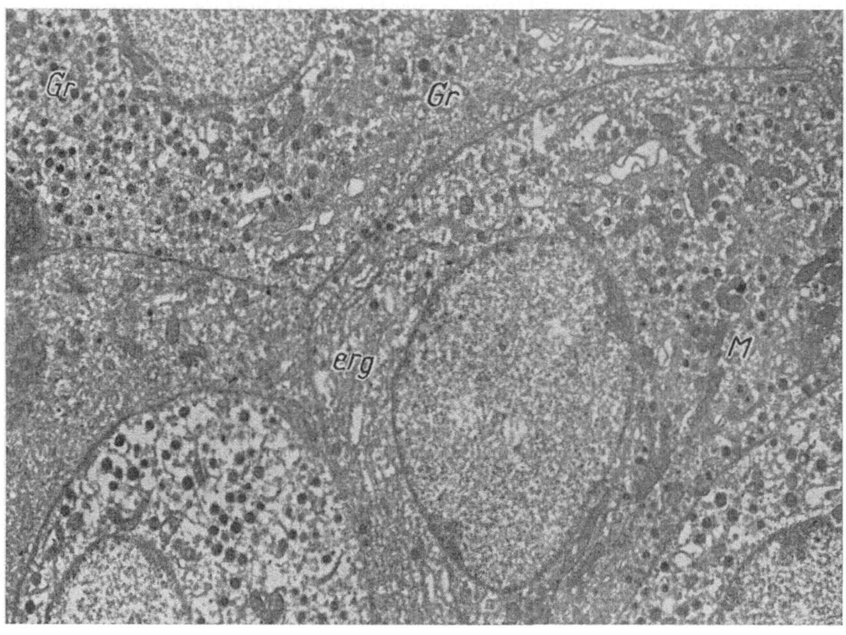

Abb. 2. B-Zellen mit dichten Kernen und Cytoplasma, Ergastoplasmalamellen, erg. *M* Mitochondrien, *Gr* inkretorische Granula. Links unten im Bild eine wesentlich hellere A-Zelle. 7600:1

Im Bereich von Verzahnungsbezirken in- und exkretorischen Gewebes kommen dem Inselgewebe eng anliegend (Abb. 3) oder kappenförmig aufsitzend (Abb. 4) intensiv dunkle Zellen mit meist ovalen dichten Kernen und reichlich Mitochondrien zur Darstellung, welche mit zunehmender Auflockerung und Aufhellung des Cytoplasmas eine proportional zunehmende Anreicherung inkretorischer Granula aufweisen. Dem Aufbau nach handelt es sich hierbei um Zwischenformen und kontinuierliche Übergangsstufen offenbar neugebildeter Acinuszellen zu Inselzellen, die auch auf den elektronenoptischen Bildern ein ausgesprochen verwaschenes Aussehen aufweisen. Wir deuten sie als Zellelemente im Sinne der „trüben Zellen" von Neubert. Schließlich finden sich Acinus-Zellen, welche sich nicht nur durch ihren allgemein charakteristischen Aufbau als solche ausweisen, sondern sich außerdem noch durch das Vorkommen typischer Zymogengranula als exkretorische Zellen identifizieren lassen. Diese Acinuszellen können gleichzeitig, und zwar meist an ihrem insulären Pol, Granula vom inkretorischen Typ enthalten, worauf schon Stoeckenius und Kracht hingewiesen hatten (Abb. 5). Damit dürfte der Beweis erbracht sein, daß Zellen vom exkretorischen Typ unter besonderen Umständen zu Zellen vom inkretorischen Typ transformiert werden können.

Es ist naheliegend, diese Strukturumwandlung als Äquivalent einer funktionellen Transformation zu werten. Neben dem mitotisch vermittelten Inselwachstum werden somit unter der Voraussetzung einer erhöhten Leistungsanforderung an

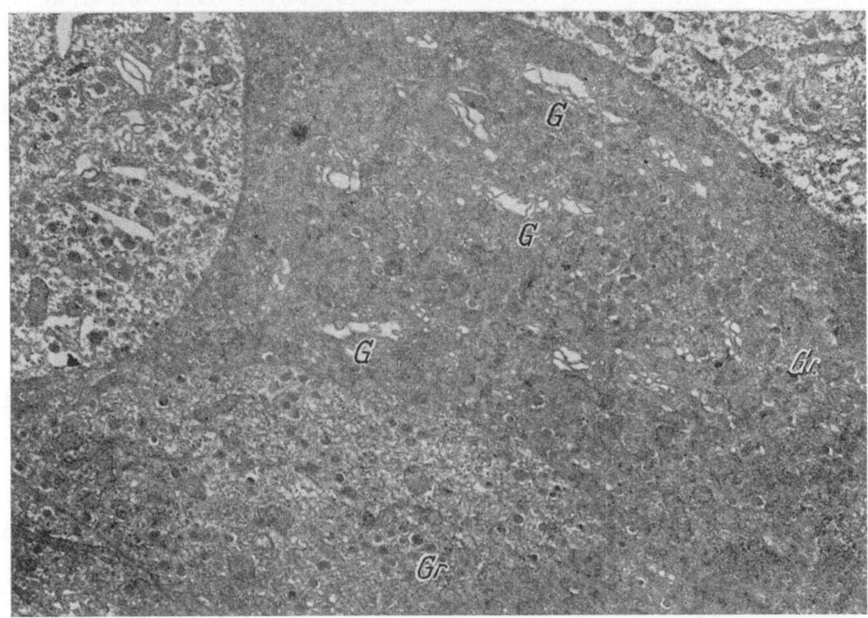

Abb. 3. Linke und rechte obere Bildecken zeigen Inselzellteile, im Großteil der Abbildung dichte mitochondrienreiche Zellen mit Golgi-Apparaten (*G*), zunehmender Auflockerung des Cytoplasmas — im Bilde links unten — und inkretorischen Granula (*Gr*). 8700:1

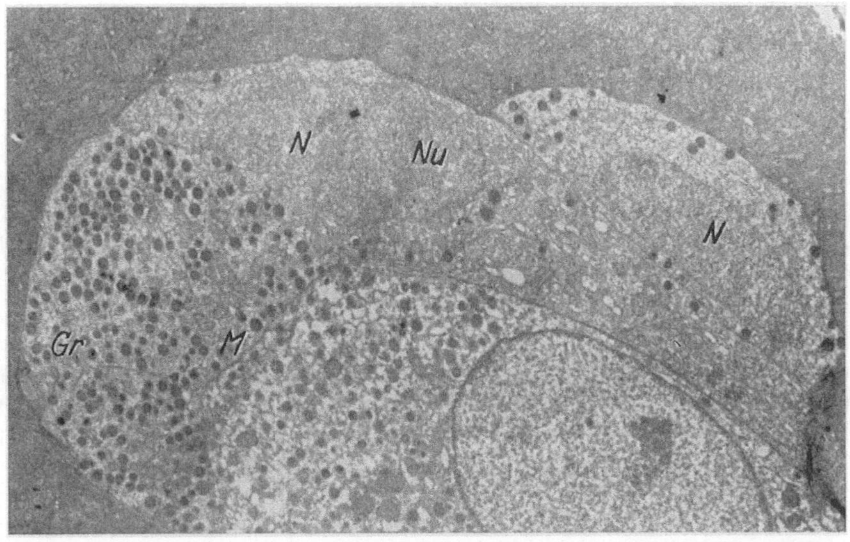

Abb. 4. Inselrand mit zwei lappenförmig aufsitzenden länglichen Zellen mit dichten längs-ovalen Kernen (*N*), schattenhaftem Nucleolus (*Nu*), reichlich Mitochondrien (*M*) und inkretorischen Granula (*Gr*). Zwischenstellung gegenüber Acinus- und ausdifferenzierter Inselzelle deutlich erkennbar. 7000:1

den Inselapparat zusätzlich Wachstumspotenzen geweckt, die einerseits der normalen embryonalen und postfetalen Entwicklung als *indirekte* acino-insuläre Transformation im Sinne von Laguesse, Neubert, Bargmann u. a. entsprechen. Durch den Nachweis inkretorischer Granula in Zellen vom exkretorischen Typ ist als dritte Möglichkeit des Inselwachstums die *direkte* Transformation einer exkretorischen in eine endokrine Zelle herauszustellen.

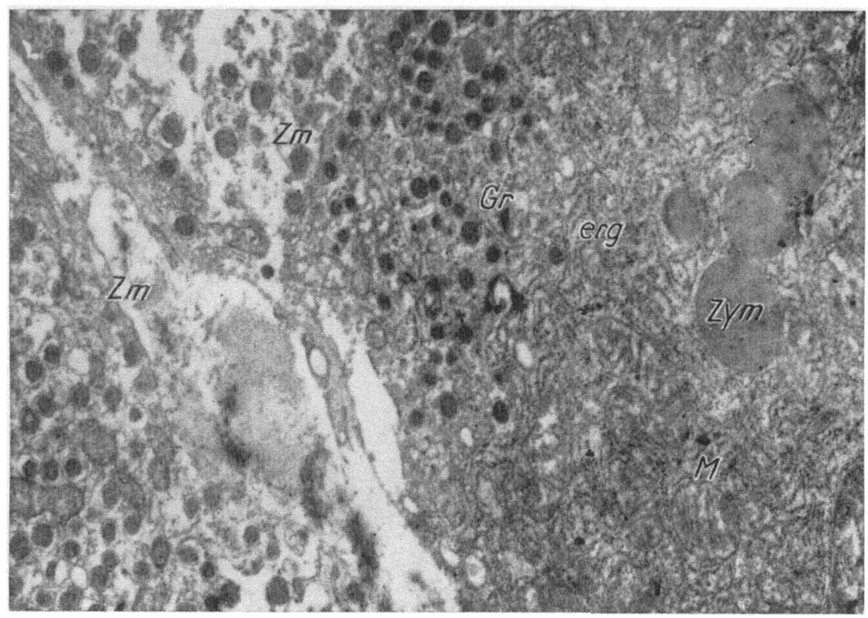

Abb. 5. Links im Bild Inselzelle, rechts Acinuszelle mit Ergastoplasma (*erg*), großen Mitochondrien (*M*) und Zymogengranula (*Zym*). *Zm* Zellmembran. Acinuszelle enthält am Inselpol außerdem inkretorische Granula (*Gr*)

Zusammenfassung

Mit elektronenmikroskopischer Methodik ergibt sich eine nähere Definition der stimulierten B-Zelle nach Daueranwendung von Cortison, D 860 und BZ 55. Submikroskopisch findet diese Aktivierung ihren Ausdruck in einer bemerkenswerten RNS-Anreicherung und damit Ergastoplasmaanhäufung, Vermehrung und Ausbreitung der Golgi-Elemente sowie in Mitochondrienvergrößerungen. Lichtmikroskopische Befunde wie Kern- und Nucleolenvergrößerung bzw. Granulaverarmung werden elektronenmikroskopisch bestätigt. Durch das Vorkommen von Übergangsstufen offenbar neugebildeter Elemente bis zur reifen Inselzelle einerseits und durch den Nachweis inkretorischer Granula in Zellen vom exkretorischen Typ andererseits wird die Frage der acino-insulären Transformation neu belebt, in ihrer prinzipiellen Existenz erhärtet und dabei auf eine exaktere Ebene gestellt, als dies bisher möglich war.

Literatur

Bargmann, W.: Handbuch der mikroskopischen Anatomie des Menschen VI/2. Berlin: J. Springer 1939.
Bänder, A.: Medizin u. Chemie 6, 119 (1958).

CREUTZFELDT, W., u. G. GEGINAT: Arzneimittel-Forsch. **1958**, 464.

FERREIRA, D.: J. Ultrastruct. Res. **1**, 14 (1957).

GEPTS, W.: Contribution à l'étude morphologique des îlots des Langerhans au cours du diabéte. Etude des variations, quantitatives des différents constituants insulaires. Les Editions. Acta Medica Belgica Bruxelles 1957.

JORES, J., u. J. KRACHT: Acta endocr. (Kbh.) (im Druck).

KRACHT, J.: Endokrinologie **36**, 146 (1958).

— Therap. d. Monats 8, 250 (1958).

LANG, P. E.: Anat. Rec. **128**, 255 (1957).

LAGUESSE, E.: Lit. bei BARGMANN (1939).

NEUBERT, K.: Arch. Entwickl.-Mech. Org. **111**, 29 (1927).

STOECKENIUS, W., u. J. KRACHT: Endokrinologie **36**, 135 (1958).

Aus der Medizinischen Universitätsklinik (Ludolf-Krehl-Klinik) Heidelberg
(Direktor: Professor Dr. K. Matthes)

Vergleichende Untersuchungen über die Wirkung von Sulfonylharnstoff (D 860) und von Insulin auf die Aktivität der Glucose-6-Phosphatase in der Leber von normalen und alloxandiabetischen Ratten

Von

A. Linke, K. Riederle und E. Schulz

Mit 2 Abbildungen

Es wurde vergleichend die Wirkung von Sulfonylharnstoff (D 860) und von Insulin auf die Aktivität der Glucose-6-Phosphatase in der Leber von normalen und alloxandiabetischen Ratten in vivo untersucht. Der Anlaß zu diesen Experimenten war die Frage, ob die Sulfonylharnstoffe außer der Wirkung auf die Sekretion des Insulins noch extrapankreatische Angriffspunkte haben, z. B. durch eine Beeinflussung gewisser Enzymsysteme in der Leber.

Der Glykogengehalt von Leber und Muskulatur wird durch Insulin und Sulfonylharnstoff unterschiedlich beeinflußt. Insulin bewirkt vorzugsweise in der Muskulatur eine Glykogenvermehrung, während nach Gaben von Sulfonylharnstoff das Glykogen in der Leber signifikant ansteigt (*1—7*).

Man könnte diskutieren, ob diese Beeinflussung des Kohlenhydratstoffwechsels der Leber durch eine Hemmung der Glucose-6-Phosphatase nach Sulfonylharnstoff verursacht wird. Die Glucose-6-Phosphatase, die de Duve u. Mitarb. (*8*) gefunden haben, spielt die wichtige Rolle eines Ventils bei der Ausschleusung von freier Glucose aus der Leber (*9*). Eine Wirkung der Sulfonylharnstoffe an diesem Ferment könnte vielleicht die Senkung des Blutzuckers und die Zunahme des Leberglykogen erklären.

Methodik

Die Experimente wurden an 239 männlichen Wistarratten mit einem Gewicht von 160—220 g durchgeführt. Die Tiere wurden bei üblichem Preßfutter und Wasser ad libitum gehalten.

Ratten reagieren gleichmäßiger auf *Alloxan*, wenn sie 48—60 Std. vor der Injektion im Hungerzustand gehalten werden. Das zu 5% in physiologischer Kochsalzlösung gelöste Alloxan[1] wurde in einer Dosis von 175 mg/kg Körper-

---

[1] Alloxan wurde in dankenswerter Weise von der Firma Hoechst zur Verfügung gestellt.

gewicht intraperitoneal injiziert. 4 Std. nach der Injektion wurde das Trinkwasser für 12—18 Std. durch eine konzentrierte Glucoselösung zur Überwindung der hypoglykämischen Phase ersetzt. Es wurden nur alloxandiabetische Ratten in den Versuch genommen, deren Blutzucker oberhalb von 600 mg-% mit Höchstwerten zwischen 800 mg-% und 1200 mg-% lag. Der Blutzucker wurde nach HAGEDORN-JENSEN bestimmt.

Zur *Bestimmung* der *Glucose-6-Phosphatase-Aktivität* in der Rattenleber benützten wir, mit kleineren Modifikationen, die Methode von DE DUVE (*8*) und SWANSON (*10*). Die Glucose-6-Phosphatase greift katalysierend in die Dephosphorylierung des Glucose-6-Phosphates („Robinson-Ester") zu freier Glucose und anorganischem Phosphat ein. Diese Reaktion läuft im Reagenzglas bei einem Überschuß von Glucose-6-Phosphat ab. Die Menge des freigesetzten anorganischen Phosphates ergibt das Maß für die Aktivität der Glucose-6-Phosphatase.

Die Fermentlösung gewinnen wir aus einem *Homogenat* von *Rattenleber*. Es ist notwendig, daß die Leber sofort nach Tötung der Tiere in der Kälte homogenisiert wird, weil das Ferment bei normalen Temperaturen außerordentlich instabil ist. Bei einer Fermentbestimmung wird nur etwa 20% der vorhandenen Substratmenge hydrolysiert. Deshalb kann die Fermentaktivität durch ein Absinken der Substratkonzentration nicht beeinflußt werden.

Nach Tötung der Ratten durch Ausblutung in Äthernarkose wird möglichst schnell ein Stück Leber entnommen, welches 5 min auf Eis gekühlt, dann zwischen Filterpapier getrocknet, gewogen und in Citratpuffer (p_H 6,5) mit dem Atommixmill 30 sec homogenisiert wird. Das Leberstück wird so abgewogen, daß 1 ml des Homogenates 100 mg des Leberfeuchtgewichtes entspricht. Dem Citratpuffer wird 1% Glucose zugesetzt, um das sehr labile Ferment zu stabilisieren (*10*). Das Homogenisierungsröhrchen steht in einem Eisbecher. Anschließend wird das Homogenat in einer Kühlzentrifuge (Biochemischer Arbeitsschrank System Dittes-Linke) 15 min lang mit 9000 g zentrifugiert.

Aus dem Überstand wird die Aktivität des Fermentes bestimmt. 0,1 ml Fermentlösung aus dem Überstand des zentrifugierten Homogenates werden mit 0,2 ml einer 0,025 molaren Glucose-6-Phosphat-Lösung[1] und mit 0,2 ml Citratpuffer (p_H 6,5) 30 min lang bei 37° inkubiert. Die Reaktion wird durch 2 ml eiskalter 5%iger Trichloressigsäure abgebrochen und zentrifugiert. In 1 ml des Überstandes wird der anorganische Phosphor nach der Methode von FISKE und SUBBAROW (*12*) im Zeiss-Photometer Elko II mit Filter S 59 bestimmt. Der Gehalt der Glucose-6-Phosphat-Lösung und der Fermentlösung an anorganischem Phosphor wird durch Leerwerte ermittelt. Die Menge des freigesetzten Phosphor, vermindert um den Leerwert, repräsentiert die Aktivität der Glucose-6-Phosphatase.

Dosierung

D 860 wurde als 10%ige Lösung des Natriumsalzes[2] über 3 Tage intraperitoneal injiziert. Am 1. Tag erhielten die Ratten 250 mg D 860/kg Körpergewicht und an den folgenden Tagen je 200 mg/kg Körpergewicht. Diese Dosis hält sich an der oberen Grenze der therapeutischen Dosen. Die Tötung der Tiere erfolgte 5 Std.

---

[1] Glucose-6-Phosphat als Bariumsalz der Firma Boehringer & Söhne, Mannheim, wurde von uns zu Natriumsalz umgefällt und in 0,025 molarer Lösung bei p_H 6,5 verwandt.

[2] Rastinon-Hoechst zur Injektion (10%iges Natriumsalz).

nach der letzten Injektion. Außerdem wurde die Aktivität der Glucose-6-Phosphatase 1, 3 und 5 Std. nach einer einmaligen Dosis von 250 mg D 860/kg i. p. bestimmt. Die Ergebnisse wurden statistisch nach Koller (*12*) bearbeitet.

Insulin wurde 4mal in einer Dosis von 10 Einheiten Depot-Insulin (Hoechst) subcutan alle 12 Std. injiziert.

Ergebnisse

Die Ergebnisse wurden in den Tab. 1 und 2 und in den Abb. 1 und 2 zusammengestellt. Sowohl bei gesunden als auch bei alloxandiabetischen Ratten wurden je zwei Tierkollektive im Abstand eines halben Jahres untersucht. Die Ergebnisse stimmen mit 317, 1 bzw. 309,1 bei normalen und mit 557,7 bzw. 551,0 γ anorganischer Phosphor/100 mg Leberfeuchtgewicht für die Aktivität der Glucose-6-Phosphatase bei alloxandiabetischen Ratten gut überein.

Tabelle 1. *Die Wirkung von Sulfonylharnstoff (D 860) und von Insulin auf die Aktivität der Glucose-6-Phosphatase (γ anorganischem P/100 mg Leberfeuchtgewicht) in der Leber von normalen und alloxandiabetischen Ratten*

	Anzahl der Tiere n	Mittelwert M	$\pm \sigma$	σ_M	Blutzucker %
Gesunde Ratten	30	317,1	25,6	4,7	100
	30	309,1	20,6	3,7	100
Gesunde Ratten n. D 860; 48 Std. .	24	180,4	19,0	3,9	82
Gesunde Ratten nach Insulin; 48 Std.	14	195,6	16,1	4,0	63
Alloxandiabetische Ratten	24	557,7	23,1	4,5	644
	19	551,0	16,3	3,3	635
Alloxandiab. Ratten n. D 860; 48 Std.	24	547,8	26,5	5,4	630
Alloxandiab. Ratten nach Insulin; 48 Std.	14	222,6	11,7	3,4	56

Bei gesunden Ratten wird die Glucose-6-Phosphatase-Aktivität durch D 860 auf 180,4 und durch Insulin auf 195,6 gesenkt. Der Unterschied zu den Normalwerten ist statistisch signifikant.

Bei alloxandiabetischen Ratten wird durch D 860 weder der Blutzucker noch die Aktivität der Glucose-6-Phosphatase beeinflußt, während durch Insulin sowohl der Blutzucker als auch vor allem die Aktivität der Glucose-6-Phosphatase *unter* den Normalwert gesenkt werden (Tab. 1 und Abb. 1).

Tabelle 2. *Die Wirkung von 250 mg D 860/kg nach 1,3 und 5 Std. auf die Aktivität der Glucose-6-Phosphatase (γ anorganischem P/100 mg Leberfeuchtgewicht) in der Leber von normalen Ratten*

Stunden nach D 860	Anzahl der Tiere n	M	$\pm \sigma$	Blutzucker %
0	30	317,1	25,6	100
1	20	319,6	34,9	75
3	20	326,7	33,7	72
5	20	313,1	31,1	79

Die einmalige Verabreichung von D 860 führt zwar zu einer Senkung des Blutzuckers, aber nicht zu einer Verminderung der Aktivität der Glucose-6-Phosphatase (Tab. 2 und Abb. 2).

Besprechung der Ergebnisse

Die Werte für die Aktivität der Glucose-6-Phosphatase in der Leber von normalen Ratten entsprechen denen, die auch von anderen Autoren mitgeteilt wurden (*8, 10, 13, 14, 15*). In Übereinstimmung mit LANGDON und WEAKLEY (*18*), ASHMORE, HASTINGS und NESBETT (*16, 17*) und KNITSCH und MOHNICKE (*19*) fanden wir in der Leber von alloxandiabetischen Ratten eine Erhöhung der Glucose-6-Phosphatase auf fast das Doppelte. Die Fermentaktivität steigt beim

Alloxandiabetes nicht erst nach 48 und 72 Std. in der beschriebenen Weise an. Bereits 24 Std. nach der Injektion von Alloxan finden wir die Aktivität der Glucose-6-Phosphatase auf fast das Doppelte der Norm erhöht. Auch beim menschlichen Diabetes mellitus wurde die Aktivität der Glucose-6-Phosphatase in der Leber erhöht gefunden (*20, 21, 22*).

Die Frage, wie diese Erhöhung der Glucose-6-Phosphatase-Aktivität bei Diabetes mellitus entsteht, wird z. Z. von uns experimentell untersucht.

Die Wirkung der Sulfonyl-Harnstoffe auf die Aktivität der Glucose-6-Phosphatase wurde bereits mehrfach *in vitro* unter-

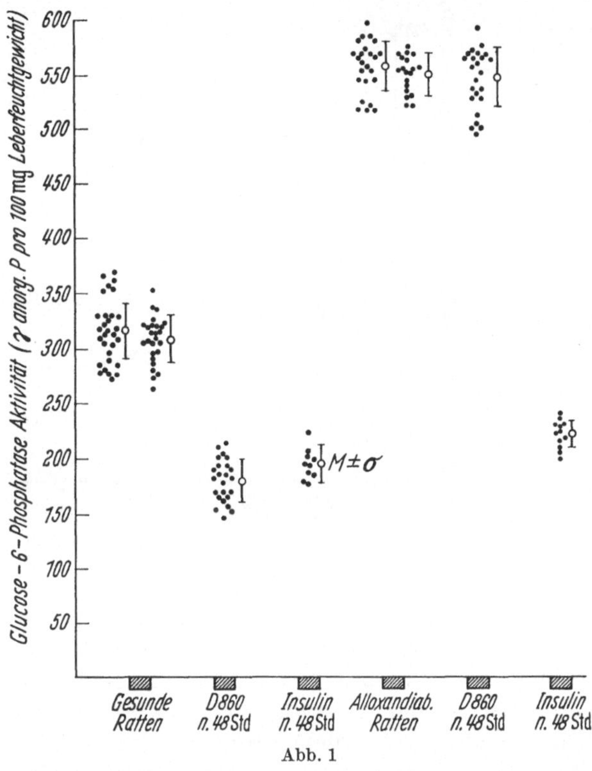

Abb. 1

sucht (*2, 3, 7, 19, 23, 24, 25, 26*). Eine deutliche Hemmung trat erst bei sehr hohen Konzentrationen von D 860 im Leberhomogenat in vitro ein [z. B. Hemmung um 65,4% bei einer Konzentration von 500 mg-% D 860 (*2*)]. Die bei der Diabetes-Behandlung notwendigen Konzentrationen von 10—20 mg-% D 860 (*3*) führten im in vitro-Versuch zu keiner signifikanten Hemmung der Aktivität der Glucose-6-Phosphatase. Das in vitro-Experiment scheint nicht die geeignete Methode zur Klärung der eingangs gestellten Frage zu sein.

Die Ergebnisse der Literatur und unsere eigenen *in vivo-Versuche* an gesunden Ratten nach ein- und mehrmaliger Anwendung von D 860 bzw. BZ 55 haben wir in Tab. 3 zusammengestellt.

Die initiale Blutzuckersenkung nach einmaliger Verabreichung von D 860 kann keine Folge einer direkten Hemmung der Glucose-6-Phosphatase sein. Denn ohne Veränderung der Aktivität der Glucose-6-Phosphatase wird der Blutzucker deutlich vermindert (Tab. 2 und Abb. 2).

Für die Senkung der Aktivität der Glucose-6-Phosphatase nach mehrmaliger Anwendung von D 860 kann man mehrere Erklärungsmöglichkeiten diskutieren: 1. Ashmore, Cahill und Hastings (*23*) vermuten einen direkten Einfluß auf die Synthese der Glucose-6-Phosphatase, 2. die Verminderung der Fermentaktivität könnte eine indirekte Folge adaptativer Vorgänge nach längerer Einwirkung der Sulfonyl-Harnstoffe sein und 3. die Senkung der Fermentaktivität könnte indirekt über eine Wirkung des endogenen Insulins erfolgen.

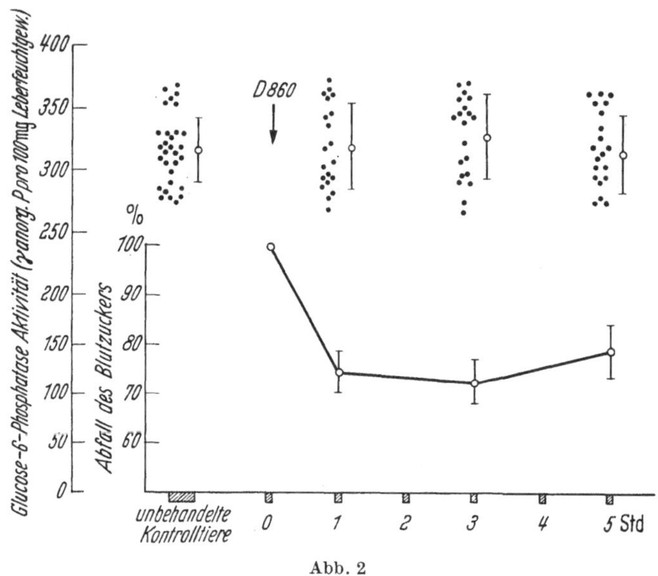

Abb. 2

Für diese dritte Deutung spricht unser Befund, nach welchem die Senkung der Glucose-6-Phosphatase-Aktivität nur bei Vorhandensein von endogenem Insulin eintritt, während beim Insulinmangel (Alloxan-Diabetes) mit D 860 keine Verminderung der Aktivität der Glucose-6-Phosphatase bewirkt werden kann (Tab. 1 und Abb. 1). Ohne Insulin ist demnach keine Senkung der Aktivität der Glucose-6-Phosphatase in der Leber möglich. Die eingangs gestellte Frage, ob eine Wirkung der Sulfonyl-Harnstoffe auf den Blutzucker durch eine direkte Hemmung der Aktivität der Glucose-6-Phosphatase erklärt werden kann, müssen wir auf Grund dieser Befunde verneinen. D 860 beeinflußt die Glucose-6-Phosphatase nicht direkt, sondern nur indirekt über das endogene Insulin. Mit dieser indirekten Wirkung von D 860 kann aber das unterschiedliche Verhalten des Glykogen in Leber und Muskulatur nach Insulin bzw. Sulfonyl-Harnstoff nicht erklärt werden.

Mit *Insulin* konnten wir sowohl bei normalen als auch bei alloxandiabetischen Ratten die Aktivität der Glucose-6-Phosphatase signifikant *unter* den Normalwert senken. Langdon und Weakley (*17*) und Ashmore u. Mitarb. (*16, 18, 23*) berichteten bei Alloxandiabetes von einer Senkung der Fermentaktivität durch Insulin nach 24—48 Std. auf den Normalwert. Es ist noch nicht geklärt, ob die Hemmung der Glucose-6-Phosphatase-Aktivität durch Insulin im Sinne eines zeitabhängigen, adaptativen Verhaltens oder einer direkten Hemmwirkung aufgefaßt werden soll.

Tabelle 3. *Die Wirkung von D 860 oder BZ 55 auf die Aktivität der Glucose-6-Phosphatase in der Leber von Ratten in vivo*

1. Fermentbestimmung nach mehrmaliger Anwendung

Autor	Hemmung	Bemerkungen
Ashmore, Cahill u. Hastings (*23*) .	+20%	4 mal 100 mg/100 g D 860 in 48 Std.
Hawkins, Ashworth u. Haist (*27*) .	+20%	500 mg BZ 55/kg; 3 Wochen
Wallenfels, Summ u. Creutzfeldt (*28*)	+20%	250 mg D 860/kg; 6 Wochen
Linke, Riederle u. Schulz	+42%	250 mg D 860/kg; 2 und 3 Tage

2. Fermentbestimmung nach einmaliger Anwendung

Autor	Hemmung	Bemerkungen
Ashmore, Cahill u. Hastings (*23*) . .	—	1—3 Std. nach 250 mg D 860/kg
Fry u. Wright (*3*).	—	1 und 2,5 Std. nach 500 mg D 860/kg
Kuether, Scott, Martinez u. Pettinga (*15*)	—	0,5—3 Std. nach 100 mg D 860/kg
Linke, Riederle u. Schulz	—	1—5 Std. nach 250 mg D 860/kg

Bisher wurde eine direkte Insulinwirkung auf den Glucosestoffwechsel der Leber verneint. Nur Lamprecht und Trautschold (*29*) haben kürzlich einen direkten Insulineffekt auf den Kohlenhydratstoffwechsel der Leber im Sinne einer Beseitigung der Hemmung der Triosephosphatdehydrierung unmittelbar nach ausreichender Insulingabe nachgewiesen.

Auf Grund unserer Befunde halten wir eine direkte Insulinwirkung an der Leber im Sinne einer Hemmung der Glucose-6-Phosphatase für möglich. Nach Abschluß der begonnenen Experimente werden wir zu dieser wichtigen Frage Stellung nehmen.

Zusammenfassung

Die Aktivität der Glucose-6-Phosphatase wird in der Leber von gesunden Ratten nach 48 stündiger Behandlung sowohl mit Insulin als auch mit Sulfonyl-Harnstoff (D 860) signifikant gesenkt.

Die einmalige Verabreichung von D 860 führt innerhalb von 5 Std. zwar zu einer Senkung des Blutzuckers, aber nicht zu einer Verminderung der Aktivität der Glucose-6-Phosphatase.

Bei alloxandiabetischen Ratten wird durch D 860 weder der Blutzucker noch die um fast das Doppelte erhöhte Aktivität der Glucose-6-Phosphatase beeinflußt. Dagegen wird durch Insulin sowohl der Blutzucker als auch die Fermentaktivität unter den Normalwert gesenkt.

Sulfonylharnstoff (D 860) beeinflußt die Glucose-6-Phosphatase bei normalen Ratten nicht direkt, sondern indirekt über das endogene Insulin.

Es ist noch nicht geklärt, ob die Hemmung der Glucose-6-Phosphatase-Aktivität durch Insulin bei normalen und alloxandiabetischen Ratten im Sinne eines zeitabhängigen adaptativen Verhaltens oder einer direkten Hemmwirkung in der Leber aufgefaßt werden soll.

Literatur

1. Mohnicke, G., u. H. Bibergeil: Dtsch. med. Wschr. 81, 900 (1956).
2. — W. Knitsch, H. Boser, G. Werner u. S. Werner: Dtsch. med. Wschr. 82, 1580 (1957).
3. Fry, K., u. F. H. Wright: Brit. Pharmacol. J. 12, 350 (1957).
4. Bänder, A., u. J. Scholz: Dtsch. med. Wschr. 81, 889 (1956).
5. Creutzfeldt, W., u. H. Sütterle: Dtsch. med. Wschr. 82, 1574 (1957).
6. Ashmore, J., G. F. Cahill jr. and A. S. Earle: Ann. N. Y. Acad. Sci. 71, 131 (1957).
7. Tybergheim, J. M., Y. D. Halsey and R. H. Williams: Proc. Soc. exp. Biol. (N. Y.) 92, 322 (1956).
8. De Duve, Chr., J. Berthet, H. G. Hers et L. Dupret: Bull. Soc. Chim. biol. 31, 1242 (1949).
9. Broh-Kahn, R. H., J. A. Mirsky, G. Perisutti and J. Brand: Arch. Biochem. 16, 87 (1948).
10. Swanson, M. A.: J. biol. Chem. 184, 647 (1950).
11. Fiske, C. H., and Y. Subbarow: J. biol. Chem. 66, 375 (1925).
12. Koller, S.: Graphische Tafeln zur Beurteilung statistischer Zahlen, 2. Aufl. Dresden u. Leipzig: Theodor Steinkopff 1943.
13. Weber, G., and A. Cantero: Endocrinology 61, 701 (1957).
14. — — Cancer Res. 15, 105 (1955).
15. Kuether, C. A., E. G. Scott, C. Martinez, H. M. Lee and C. W. Pettinga: Diabetes 6, 23 (1957).
16. Ashmore, J., A. B. Hastings and F. B. Nesbett: Proc. nat. Acad. Sci. (Wash.) 40, 673 (1954).
17. Langdon, R. G., and D. R. Weakley: J. biol. Chem. 214, 167 (1955).
18. Ashmore, J., A. B. Hastings, F. B. Nesbett and A. E. Renold: J. biol. Chem. 218, 77 (1956).
19. Knitsch, W., u. G. Mohnicke: Naturwissenschaften 43, 474 (1956).
20. Patrick, S. J., and J. A. Tulloch: Lancet 1957, 811.
21. Egeli, E. S., u. H. Alp: Z. klin. Med. 155, 191 (1958).
22. Wallenfels, K., W. Creutzfeldt u. H. D. Summ: 3. Kongr. Internat. Diabetes-Vereinigung, Düsseldorf, 1958. S. 330. Stuttgart: Georg Thieme 1959.
23. Ashmore, J., G. F. Cahill jr. and H. B. Hastings: Metabolism 5, 774 (1956).
24. Berthet, J., E. W. Sutherland and M. H. Makman: Metabolism 5, 768 (1956).
25. Kuether, C. A., M. R. Clark, E. G. Scott, H. M. Lee and C. W. Pettinga: Proc. Soc. exp. Biol. (N. Y.) 93, 135 (1956).
26. Weber, G., and A. Cantero: Metabolism 7, 333 (1958).
27. Hawkins, R. D., M. A. Ashworth and R. E. Haist: J. Canad. med. Ass. 74, 972 (1956).
28. Wallenfels, K., H. D. Summ u. W. Creutzfeldt: Dtschr. med. Wschr. 82, 1581 (1957).
29. Lamprecht, W., u. J. Trautschold: Hoppe-Seylers Z. physiol. Chem. 311, 245 (1958).

Frl. Barbara Seidemann danken wir für zuverlässige technische Hilfe und Mitarbeit.

Aus der I. Medizinischen Universitätsklinik Frankfurt/Main
(Direktor: Prof. Dr. F. Hoff)

Erfahrungen mit der Bestimmung von Insulin im Blut mit Hilfe markierter Glucose und dem epididymalen Fettanhang der Ratte

Von

H. Ditschuneit, Chang-Su Ahn, M. Pfeiffer und E. F. Pfeiffer

Mit 2 Abbildungen

Die quantitative Bestimmung von Insulin im Blut ist bis heute nur auf indirektem Wege mit schwierigen und zeitraubenden biologischen Methoden möglich, die für routinemäßige Untersuchungen in der Klinik ungeeignet sind. Im Prinzip beruhen sie auf dem Vergleich bestimmter biologischer Wirkungen von Serum oder Plasma mit den entsprechenden Wirkungen von kristallisiertem Insulin.

Der hypoglykämische Effekt wird am lebenden Versuchstier zur quantitativen Insulinbestimmung ausgenutzt (1). Diese Verfahren erfordern jedoch eine schwierige operative Vorbereitung der Tiere, weil Hypophyse, Nebenniere und Pankreas entfernt werden müssen. Außerdem sind sie mit einer großen Fehlerbreite behaftet und haben daher keine große Verbreitung gefunden.

Einfacher kann die stimulierende Wirkung von Insulin auf die Glucoseaufnahme isolierter Gewebe für quantitative Untersuchungen ausgenutzt werden. Auf diesem Prinzip beruht die „Rattenzwerchfellmethode", die für viele Fragestellungen genügend empfindlich ist und heute von den meisten Autoren angewandt wird (2, 3, 4).

Der Stoffwechsel des Fettgewebes wird durch Insulin ebenfalls direkt und nachhaltig beeinflußt. In vitro steigen nach Zugabe von Insulin Fettsynthese, Sauerstoffverbrauch und Glucoseaufnahme aus dem Inkubationsmedium an (5, 6, 7, 8). Experimentell kann besonders gut die vermehrte Oxydation von Glucose zu Kohlendioxyd nachgewiesen werden. Winegrad und Renold (9) beobachteten bei Verwendung des isolierten epididymalen Fettanhangs der Ratte und radioaktiv markierter Glucose einen achtfachen Anstieg der Kohlendioxydbildung als Folge der Oxydation der Glucose an C_1. Dieser deutliche Effekt kleinster Insulinmengen am isolierten epididymalen Rattenfettgewebe bei Verwendung C_1-markierter Glucose wurde von Martin, Renold und Dagenais (10) als Maßstab für eine Methode zur quantitativen Insulinbestimmung im Blut verwertet.

Über unsere eigenen Erfahrungen mit dieser neuen Methode, insbesondere über die Fehlerbreite, wollen wir im folgenden kurz berichten.

Methodik

Das paarige epididymale Fettgewebe von 180—200 g schweren Ratten wird in 6 Zipfel von 80—200 mg geteilt und sofort in besonderen Fläschchen in 2,0 ml Inkubationsflüssigkeit in einem Schüttelwasserbad $2^1/_2$ Std. inkubiert. Zur Bestimmung des Fettgewichtes werden die Fläschchen zweimal gewogen. Die 6 einzelnen Fettzipfel einer jeden Ratte werden getrennt für 6 verschiedene Untersuchungen verwandt. Da jede Bestimmung 3fach durchgeführt wird, benötigt man für einen Versuchsansatz insgesamt 3 Ratten. 2 Bestimmungen eines jeden Ansatzes werden zur Berechnung der unbekannten Serum-Insulin-Wirkung mit 1000 μE/ml kristallisierten Insulins in Krebs-Ringer-Pufferlösung durchgeführt und die restlichen 4 mit verschiedenen Seren.

Der Glucosegehalt der Krebs-Ringer-Pufferlösung und des zu bestimmenden Serums wird auf 250 mg-% eingestellt. Zusätzlich enthält die Pufferlösung 200 mg-% Gelatine. Zu jedem Inkubationsansatz von 1,9 ml fügt man außerdem 0,1 ml einer C_1-markierten C^{14}-Glucose mit einer Gesamtaktivität von 0,2 μC hinzu und durchströmt die Fläschchen 2 min lang mit Oxycarbon (95% O_2, 5% CO_2). Das Serum wird mit Pufferlösung im Verhältnis 1:2 verdünnt. Nach der Inkubation im Schüttelwasserbad gibt man 0,2 ml Schwefelsäure (normal) hinzu und adsorbiert das entwickelte Kohlendioxyd in Plastikschälchen an 0,2 ml Natronlauge (5 normal). Die Plastikschälchen sind unter dem Verschluß der Inkubationsgläser aufgehängt. 2 Std. später wird der Inhalt der Schälchen quantitativ in vorgewogene Zentrifugengläser überführt und mit Bariumchloridlösung gefällt.

Der entstandene Niederschlag von Bariumcarbonat wird dreimal mit kohlendioxydfreiem Wasser gewaschen und getrocknet und anschließend die Gesamtaktivität auf einer Planchette mit einem Geiger-Müller-Zählrohr gemessen und auf mg Fettgewicht umgerechnet. Durch Vergleich mit dem Standardansatz von 1000 μE/ml kristallisierten Insulins wird die unbekannte Seruminsulinwirkung ermittelt.

Ergebnisse

Zwischen der Menge des gebildeten radioaktiven Carbonats und der Insulinkonzentration besteht eine logarithmische Abhängigkeit. Abb. 1 zeigt das Ergebnis von 8 Versuchen mit 5 verschiedenen Insulinkonzentrationen zwischen 62,5 und 1000 μE/ml. Bei logarithmischer Abszissenteilung ergibt die Korrelation mit den Quadratwurzeln der auf mg Fettgewicht umgerechneten Impulszahlen/min lineare Regressionsfunktionen, jedoch mit unterschiedlichen Regressionskoeffizienten (b). Das Bestimmtheitsmaß der abgebildeten Kurven liegt zwischen 0,71 und 0,98. Dieser Wert besagt, daß sich 71—98% der Streuung der gemessenen Carbonatmenge aus Änderung der Insulinkonzentration erklären lassen. Der im englischen Schrifttum häufig berechnete "index of precision" (λ), der als Standardabweichung der Einzelbestimmungen von der Regressionsgeraden dividiert durch den Regressionskoeffizienten definiert ist und ebenfalls die Genauigkeit einer Meßreihe von abhängigen Veränderlichen erkennen läßt, liegt in unseren Versuchen zwischen 0,11 und 0,54. Der Mittelwert aus 20 Einzelbeobachtungen beträgt 0,28. Bei der Rattenzwerchfellmethode wird dieser Wert mit 0,36 angegeben (11).

Die Regressionskoeffizienten der abgebildeten Kurven liegen zwischen 0,21 und 0,78. Bei sorgfältiger Auswahl der Versuchstiere und Verwendung ungefähr gleichaltriger Ratten von 180—200 g Gewicht sowie bei Einhaltung konstanter Ernährungsbedingungen und Fütterung der Tiere bis zum Versuchsbeginn fanden wir jedoch bei 20 Einzeluntersuchungen nur einen Streubereich der Regressionskoeffizienten von 0,5—0,9, und aus einer statistischen Berechnung nach der X^2-Verteilung unter Anwendung der Gleichung

$$X^2 = \sum \frac{b^2}{S_b^2} - \frac{\left(\sum \frac{b}{S_b^2}\right)^2}{\sum \frac{1}{S_b^2}}$$

(Freiheitsgrad $n-1$)

ergibt sich, daß die Regressionskoeffizienten im Zufallsbereich $(0,5 < P < 0,7)$ um einen Mittelwert von $0,69 \pm 0,13$ zu suchen sind. Die Abstände der Einzelkurven von der Abszisse sind jedoch signifikant $(P < 0,01)$ und ihr Verlauf somit parallel zueinander. Zur Berechnung der unbekannten Serum-Insulin-Wirkung wird damit in jedem Versuch nur *eine* bekannte Insulinkonzentration benötigt. Wir wählen 1000 μE/ml, bestimmen deren Wirkung zweimal (3 fach-Bestimmung) und legen der Berechnung den Mittelwert zugrunde. Die unbekannte Serum-Insulin-Wirkung läßt sich dann nach der einfachen mathematischen Beziehung

$$I_x = 3 \cdot 10^{\frac{R_x - R_{1000}}{0,69}}$$

berechnen.

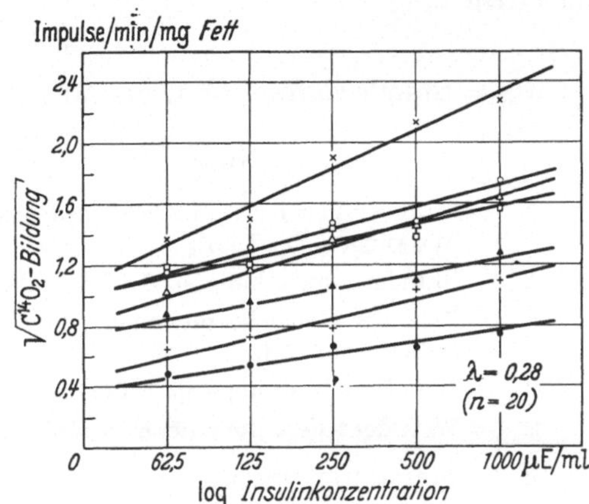

Abb. 1. Insulineffekt auf die Bildung radioaktiven Kohlendioxyds aus d-1-C¹⁴-Glucose

Die Fehlerbreite der Methode zeigt nachfolgende mathematische Betrachtung:

Für eine Einzelbestimmung gilt: $\quad \dfrac{I_x}{I} = 10^{\frac{R_x - R}{b}}$ $\qquad$ (1)

Für den Mittelwert I_m aus n Versuchen folgt:

$$\frac{I_m}{I} = 10^{\frac{R_{xm} - R_m}{b}} \tag{2}$$

aus (1) und (2) ergibt sich:

$$I_x = I_m \cdot 10^{\frac{(R_x - R) - (R_{xm} - R_m)}{b}} \tag{3}$$

R_x und R seien Werte aus der Stichprobe mit n Einzelversuchen mit den Mittelwerten R_{xm} und R_m und den Standardabweichungen S_{Rx} und S_R. Es gilt $S_{Rx} \approx S_R$, und damit folgt aus (3) für die Grenzen der Wahrscheinlichkeit eines errechneten Wertes $(P = 0,05)$

$$I_{1/2} = I_m \cdot 10^{\frac{2\,S_R}{b}}$$

In unseren Versuchen ist $b = 0,69$ und $S_R = 0,065$ $(n = 20)$.

---

b = Regressionskoeffizient, S_b = Standardabweichung

Damit wird

$$\frac{I_{1/2}}{I_m} = 10^{\pm 0,198} = 1,6 \text{ und } 0,64,$$

d. h., daß der wahre Wert einer gefundenen Insulinwirkung mit 95% Wahrscheinlichkeit innerhalb der Grenzen von 64% und 160% des berechneten Wertes liegt.

Ungefähr die gleiche Fehlerbreite ergibt auch die statistische Berechnung nach der Gleichung

$$I_{1/2} = I_m \, 10^{\pm t S \overline{R}}$$

$S_{\overline{R}}$ = Standardabweichung des Mittelwertes:

$$S_{\overline{R}} = \frac{1}{b} \frac{(k-1)(S_R) + (n-1)(S_{Rx})}{(k+n-2)\,n}$$

k = Zahl der Versuche mit 2 verschiedenen Standardinsulinlösungen I_1 und I_2 und den Wirkungen R_1 und R_2.

S_R = Standardabweichung der Differenz der Wirkungen $(R_1 - R_2)$ aus k Versuchen.

n = Zahl der Versuche mit einer Standardinsulinlösung (I) und einer unbekannten Serumprobe (I_x).

S_{Rx} = Standardabweichung der Differenz der Wirkung $(R_x - R)$ aus n Versuchen.

t = Wert der t-Verteilung für $K + n - 2$ Freiheitsgrade und der Wahrscheinlichkeit P.

S = Standardabweichung:

$$S^2 = \frac{(x - \overline{x})^2}{n-1}$$

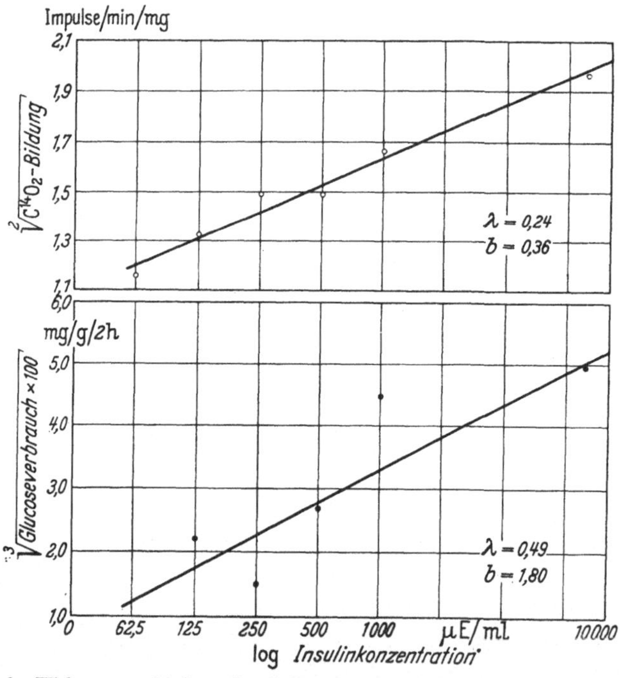

Abb. 2. Vergleich der Wirkung verschiedener Insulinkonzentration auf den Glucoseverbrauch durch das isolierte epididymale Rattenfettgewebe mit der Kohlendioxydbildung aus radioaktiver 1-C¹⁴-Glucose in einem Versuch mit einer mittleren Streuung um die Regressionsgrade

Für $K = 48$ und $n = 6$ hat t bei einer Wahrscheinlichkeit von $P = 0,05$ einen Wert von 2,021. Für S_R fanden wir in 48 Versuchen einen Mittelwert von 0,032 und für S_{Rx} einen Wert von 0,057. Damit liegen die Grenzen der Wahrscheinlichkeit für den wahren Wert einer gemessenen Seruminsulinwirkung bei 60% und 170%.

$$\frac{I_{1/2}}{I_m} = 10^{\pm\,0,227} = 1,7 \text{ und } 0,6$$

Dieser Wert stimmt mit unseren theoretischen Überlegungen und unserer praktischen Erfahrung gut überein.

Unter den gleichen Versuchsbedingungen haben wir auch die Abhängigkeit der Glucoseaufnahme des isolierten epididymalen Fettgewebes von der Insulinkonzentration bestimmt. Abb. 2 gibt graphisch das Ergebnis eines Versuches wieder und zeigt zum Vergleich eine Standardkurve bei Bestimmung des gebildeten radioaktiven Carbonats. Die einzelnen Punkte weichen bei Testung des Glucoseverbrauchs wesentlich stärker von der Regressionsgeraden ab ($\lambda = 0,49$), und damit wird die Fehlerbreite wesentlich größer. Nach unseren Berechnungen liegt der Bereich der Wahrscheinlichkeit für den wahren Wert einer Bestimmung zwischen 30% und 400% gegenüber 60% und 170% bei Bestimmung des radioaktiven Carbonats. Der Unterschied beruht z. T. auf dem methodischen Fehler bei Bestimmung des Glucosegehalts.

Als Normalbereich fanden wir bei der Untersuchung von 15 stoffwechselgesunden Kontrollpersonen Nüchternwerte von 130—680 μE/ml.

Besprechung

Die Verwendung von epididymalem Rattenfettgewebe und radioaktiv markierter Glucose für die Insulinbestimmung im Blut ist gegenüber der Rattenzwerchfellmethode komplizierter, zeitraubender und mit größerem apparativen Aufwand verbunden. Für einen Versuch werden ungefähr 2 Tage benötigt. Die Fehlerbreite bei der Insulinbestimmung nach der Diaphragma-Methode ist jedoch nach übereinstimmenden Angaben in der Literatur wesentlich größer (12). Die Grenzen der Wahrscheinlichkeit bei Verwendung von insgesamt 5 Ratten für eine Serumbestimmung werden mit 30% und 300% des gemessenen Wertes angegeben ($3, 12$). Bei Verwendung radioaktiv markierter C_1-Glucose werden für 4 verschiedene Serumbestimmungen nur 3 Ratten benötigt, und außerdem hat diese Methode den Vorteil der bedeutend größeren Genauigkeit mit einer Fehlerbreite für die Einzelbestimmung von ungefähr 60% und 170%.

Die Bestimmung der Glucoseaufnahme des Rattenfettgewebes und ihre Auswertung für eine Insulinbestimmung im Blut hat nach unseren Untersuchungen gegenüber der Verwendung des Rattenzwerchfells keinen Vorteil. Sie ist der Auswertung der Kohlendioxyd-Bildung aus radioaktiv markierter Glucose eindeutig unterlegen.

Die gemessene Wirkung des Serums auf den Stoffwechsel des isolierten Fettgewebes ist jedoch auch bei dieser Methode nicht als spezifische Insulinwirkung zu werten, weil Antagonisten, Inhibitoren und die eventuell außerdem im Serum vorhandenen insulinähnlich wirksamen Substanzen vom Insulin nicht getrennt werden. Auf wirksame Inhibitoren weist der beobachtete Anstieg der berechneten Insulinwirkung bei Verdünnung des Serums hin, den wir in besonders markanter Weise bei Zuckerkranken, die längere Zeit mit exogenem tierischen Insulin

behandelt wurden, beobachten konnten. Auch bei Anwendung der Rattenzwerchfellmethode wurde dieser Verdünnungseffekt beschrieben und mit einem schnelleren Absinken der insulinhemmenden Faktoren erklärt (*12, 13*).

Herrn Prof. Dr. Dr. h. c. G. Ehrhart, Leiter der Forschungs-Abteilung der
Farbwerke Hoechst, Frankfurt a. M.-Hoechst, sind wir für großzügige Unter-
stützung der vorliegenden und der folgenden Untersuchungen zu aufrichtigem
Dank verpflichtet.

Wir danken ferner Herrn Doz. Dr. Kopf, Forschungsleiter der Troponwerke
Köln, und der Fa. Leybold's Nachf., Köln, für die leihweise zur Verfügung gestellten Strahlungsmeßgeräte.

Literatur

1. Bornstein, J.: Aust. J. exp. Biol. med. Sci. **28**, 87 (1950); J. biol. Chem. **205**, 512 (1953).
2. Groen, J., C. E. Kamminga, A. F. Willebrands and J. R. Blickman: J. clin. Invest. **31**, 97 (1952).
3. Randle, P. J.: Brit. med. J. **1954**, 1237.
4. Vallance-Owen, J., and B. Hurlock: Lancet **1954**, 68.
5. Hausberger, F. X., and S. W. Milstein: J. biol. Chem. **214**, 483 (1955).
6. Sidman, R. L.: Anat. Rec. **124**, 723 (1956).
7. Haugaard, N., and J. B. Marsh: J. biol. Chem. **194**, 33 (1952).
8. Krahl, M. E.: Ann. N. Y. Acad. Sci. **54**, 649 (1951).
9. Winegrad, A. I., and A. E. Renold: J. biol. Chem. **1958**, 267.
10. Martin, D. B., A. E. Renold and Y. M. Dagenais: Lancet **1958**, 76.
11. Randle, P. J.: J. Endocr. **14**, 82 (1956).
12. Willebrands, M. Sc., H. v. d. Geld and J. Groen: Diabetes **7**, 119 (1958).
13. Randle, P. J.: Ciba Foundation Coll. Endocrin. **11**, 115 (1957).

Aus der I. Medizinischen Universitätsklinik Frankfurt/Main
(Direktor: Prof. Dr. F. Hoff)

Tierexperimentelle und klinische Studien zur Insulinsekretion

Von

E. F. Pfeiffer, M. Pfeiffer, H. Ditschuneit und Chang-Su Ahn

Mit 11 Abbildungen

Alle bisher bekannten biochemischen Verfahren zur Bestimmung von Insulin im Blute mit Hilfe isolierter Gewebe lassen die Fragen nach der *Spezifität* dessen, was gemessen wird, offen. Das ist auch bei der von Herrn Ditschuneit soeben geschilderten, sicher derzeit empfindlichsten und genauesten Methode (*1*) trotz aller mathematischen und statistischen Beweisführung nicht anders.

Zwar scheint es tatsächlich möglich zu sein, durch den Kunstgriff der Verwendung verdünnten Plasmas oder Serums den Unsicherheitsfaktor natürlicher Insulin hemmender Substanzen weitgehend auszuschalten (*2, 3, 4*). Trotzdem bedarf es noch zusätzlicher *funktioneller Befunde* zur Beurteilung des praktischen Wertes dieses Verfahrens.

Derartige zusätzliche Befunde suchten wir dadurch zu erbringen, daß wir vergleichend bei Versuchstieren und Menschen im verdünnten Serum die sog. „insulin-ähnliche Aktivität" vor und nach Zufuhr von Substanzen untersuchten, die eine *Sekretionssteigerung* von körpereigenem Insulin zur Folge haben. Im Versuchstier wurde dabei gleichzeitig der Insulingehalt im Pfortader- und peripheren Blute bestimmt, da auch hier eine Differenz zu erwarten war. Zusätzlich wurde im Cytoplasma der B-Zellen der Langerhansschen Inseln der Gehalt an SS- und SH-Gruppen in Zusammenarbeit mit Herrn Sandritter, Frl. Becker und Herrn Vaubel nach der Methode von Barnett und Seligman (*5*) in der Modifikation von Bahr (*6*) bestimmt, und die photometrische Auswertung der histochemischen Farbreaktionen als Maß für den intracellulären Gehalt an Insulin und Insulinvorstufen benutzt (*7*). Während bei den Versuchstieren nur Sulfonylharnstoffe als Mittel zur Stimulierung der Insulinsekretion dienten, wurden beim Menschen neben diesen blutzuckersenkenden antidiabetischen Mitteln auch Glucose zur Aktivierung der endogenen Insulinausschüttung verwandt. Neben stoffwechselgesunden Menschen untersuchten wir verschiedene Gruppen von Zuckerkranken sowie eine Patientin mit einem Insulom vor und nach operativer Entfernung des Tumors auf die gleiche Weise.

Von einem positiven Ausfall der Untersuchungen, d. h. dem Nachweis der verschiedenen Differenzen, erwarteten wir nicht nur ein günstiges Urteil über den

Wert des Verfahrens der Bestimmung von Insulin im Blute mit Hilfe radioaktiver Glucose und dem Testikel-Fettgewebe der Ratte, sondern umgekehrt auch Einblicke in den Sekretionsmodus von körpereigenem Insulin unter physiologischen und pathophysiologischen Bedingungen.

Ergebnisse

I. Tierexperimentelle Untersuchungen

Abb. 1 zeigt in einer synoptischen Tabelle das Verhalten des Blutzuckers, der im peripheren und im Portalvenenblut bestimmten insulinähnlichen Aktivität

sowie des Gehaltes an SS- und SH-Gruppen in den B-Zellen der Langerhansschen Inseln bei *Ratten* vor und $^1/_2$ Std. nach der intravenösen Injektion von 100 mg D 860 bzw. 10 mg Metahexamid/kg Körpergewicht (*4*). Die nach Injektion der beiden Sulfonylharnstoffpräparate erzielten Veränderungen sind etwa gleichwertig.

Schon unter Ruhebedingungen läßt sich eine deutliche Differenz zwischen der Insulinkonzentration im peripheren und im Portalvenenblut feststellen, die sich nach Injektion der blutzuckersenkenden Medikamente noch in der Weise verstärkt, daß im Femoralvenenblut nur ein geringfügiger Anstieg der insulinähnlichen Aktivität beobachtet werden konnte, während im Portalvenenblut ein Anstieg um mehrere 100% resultierte. Im Pankreas selbst war im selben Zeitraum eine Abnahme des Gehaltes an SS- und SH-Gruppen in demselben Ausmaß festzustellen, wie wir ihn bereits früher bei Kälbern und Ratten nach D 860 beobachtet hatten (*7*).

Der Nachweis einer deutlich höheren Insulinkonzentration im Portalvenen- gegenüber dem peripheren Blut deckt sich ferner mit früheren

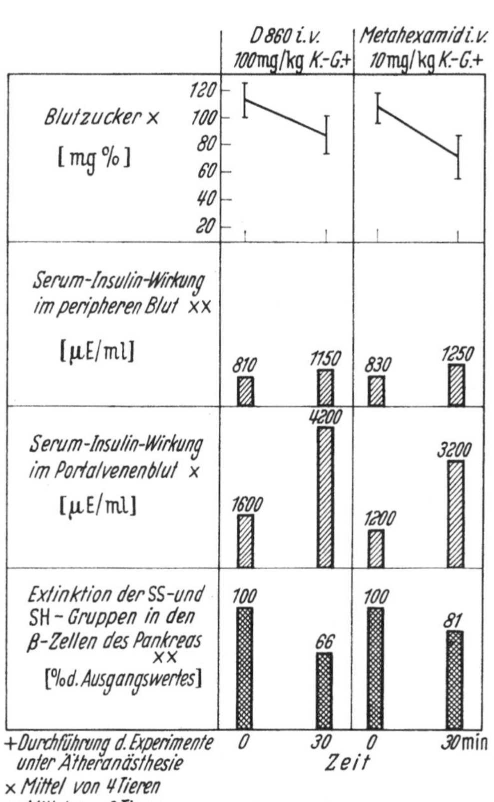

Abb. 1. Verhalten von Blutzucker, Serum-Insulin-Wirkung im peripheren und im Portalvenenblut sowie Gehalt an SS- und SH-Gruppen in den B-Zellen der Langerhansschen Inseln von Ratten vor und nach intravenöser Injektion von 100 mg D 860 bzw. 10 mg Metahexamid/kg Körpergewicht. Weitgehende Beschränkung des Insulinanstieges nach Sulfonylharnstoffen auf das Blut der Pfortader

Beobachtungen an Hunden (*8*), wo wir ebenfalls gleichzeitig den Insulinspiegel in den verschiedenen Gefäßprovinzen vor und hinter der Leber untersucht hatten (Abb. 2). Wieder ließ sich eine Beschränkung des Anstieges der insulinähnlichen Wirkung auf das Portalvenenblut, d. h. den Kreislauf *vor* der Leber, feststellen. Während wir diese Beobachtung damals jedoch nur bei zwei Hunden machen

konnten, hatte sie sich bei den zuerst gezeigten Untersuchungen an Ratten in gesetzmäßiger Weise bei allen Tieren finden lassen.

Speciesunterschiede scheinen also eine gewichtige Rolle zu spielen und es ist sicher noch zu früh, um aus diesen Resultaten auf ein *generelles* Abfangen endogenen Insulins durch die Leber nach Sulfonylharnstoffen zu schließen. Hierauf werden wir sofort bei Besprechung der am Menschen erhaltenen Befunde zurückkommen. Für den jetzigen Augenblick wollen wir lediglich festhalten, daß bei verschiedenen Tierspecies die Insulinkonzentrationen im Portalvenenblut deutlich höher lagen als im peripheren und daß nach Zufuhr von blutzukkersenkenden Sulfonylharnstoffen ein Anstieg des Insulinspiegels gefunden werden konnte.

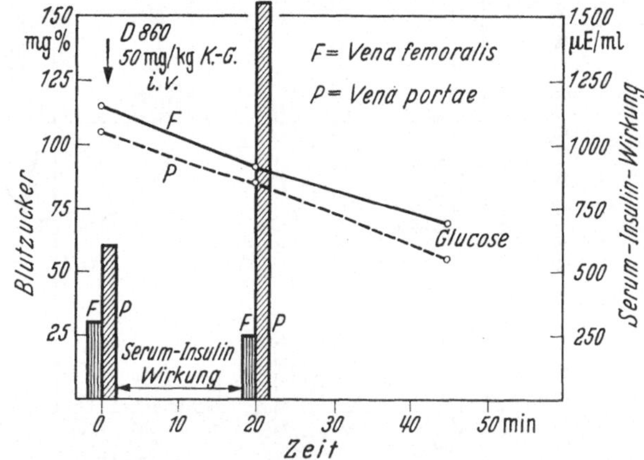

Abb. 2. Verhalten der Blutinsulinaktivität im Femoral- und im Portalvenenblut eines Hundes vor und nach intravenöser Injektion von 50 mg D 860/kg Körpergewicht. Der Anstieg des Insulinspiegels bleibt auf das Blut der Pfortader beschränkt. Aus: PFEIFFER u. Mitarb.: III. Kongr. Intern. Diab. Ver., Düsseldorf, 21.—25. 7. 1958

II. Untersuchungen an Menschen

a) Serum-Insulin-Wirkung bei Normalen und Zuckerkranken vor und nach Sulfonylharnstoffen (4)

Daß beim Menschen auf keinen Fall endogenes Insulin nach D 860 vollständig von der Leber abgefangen wird, zeigt Ihnen die nächste Abbildung (Abb. 3). Hier läßt sich erkennen, wie nach der Injektion von 25 mg D 860/kg Körpergewicht bei 4 von 5 *stoffwechselgesunden Menschen* ein deutlicher Anstieg der insulinähnlichen Aktivität im peripheren Blut $^{1}/_{2}$ Std. nach Gabe der blutzuckersenkenden Substanz zu verzeichnen ist, der zeitlich etwa mit dem Maximum des Blutzuckerabfalles zusammenfällt. 3 Std. nach der Injektion ist der Blutzucker etwa wieder im Bereich der Norm und auch die Insulinwirkung wieder in den Bereich des Ausgangswertes zurückgekehrt. Grundsätzlich die gleiche Reaktion ließ sich bei 5 typischen Fällen von *Altersdiabetes* feststellen (Abb. 4). Die normalen oder leicht erhöhten Insulin-Nüchternwerte der Altersdiabetiker liegen $^{1}/_{2}$ Std. nach der Injektion des Medikamentes teilweise um mehrere 100% über dem Ausgangswert und zeigen eine statistisch signifikante Korrelation zum Abfall des Blutzuckers. In Übereinstimmung mit einer schon vorher nachgewiesenen negativen Reaktion auf Sulfonylharnstoffe ließ sich bei 4 typischen *jugendlichen Zuckerkranken* mit hohem exogenem Insulinbedarf auf die Injektion von D 860 und Metahexamid keine Veränderung des Insulinspiegels und kein den Fasteneffekt übertreffender Abfall des Blutzuckers feststellen (Abb. 5).

Mit der hier verwandten Methode der Insulinbestimmung ließ sich somit bei Normalen und Altersdiabetikern, nicht dagegen bei jugendlichen Insulinmangel-

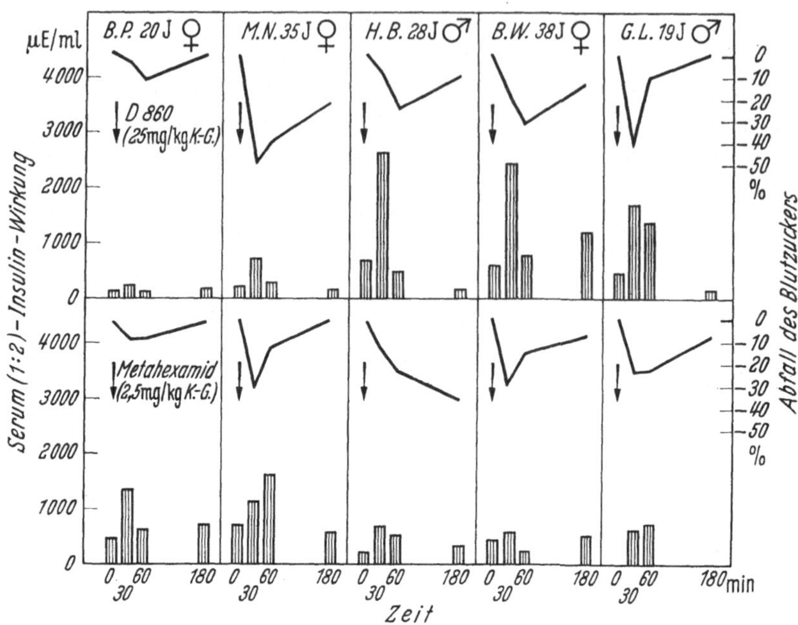

Abb. 3. Verhalten von Blutzucker (ausgezogene Linie) und Serum-Insulinwirkung (Säulen) bei 5 stoffwechsel-
gesunden Kontrollpersonen nach Belastungen mit D 860 und Metahexamid (25 bzw. 2,5 mg/kg Körpergewicht).
Deutlicher Anstieg der Insulinaktivitäten im peripheren Blut bei 4 von 5 Probanden nach D 860, bei 3 von 5 nach
Metahexamid, ungefähr zum Zeitpunkt des tiefsten Blutzuckerwertes

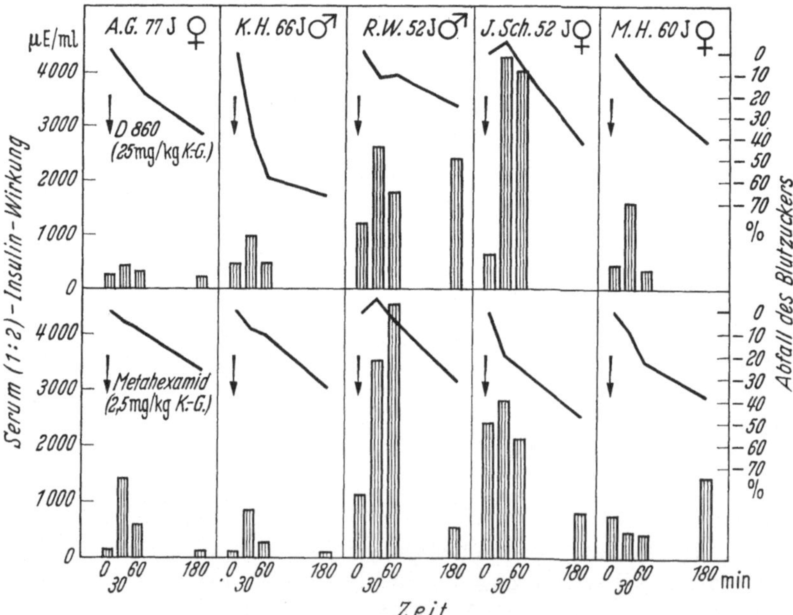

Abb. 4. Verhalten von Blutzucker (ausgezogene Linie) und Serum-Insulinwirkung (Säulen) bei 5 Altersdiabetikern
nach Belastung mit D 860 und Metahexamid (25 bzw. 2,5/kg Körpergewicht i.v.). Prompter Anstieg der Insulin-
aktivität im peripheren Blut wie bei Stoffwechselgesunden. Beachte die gleichartige Reaktion von Pat. 4 und 5 auf
jedes der Sulfonylharnstoffpräparate

diabetikern, ein deutli-
cher Anstieg der Serum-
Insulin-Wirkung auf die
Zufuhr von Sulfonyl-
harnstoffen feststellen,
der bei Normalen sein
Maximum zum Zeit-
punkt des stärkstenBlut-
zuckerabfalles erreicht
hatte und bei den Alters-
diabetikern in eine statistisch signifikante Kor-
relation zum Blutzucker-
abfall gebracht werden
konnte.

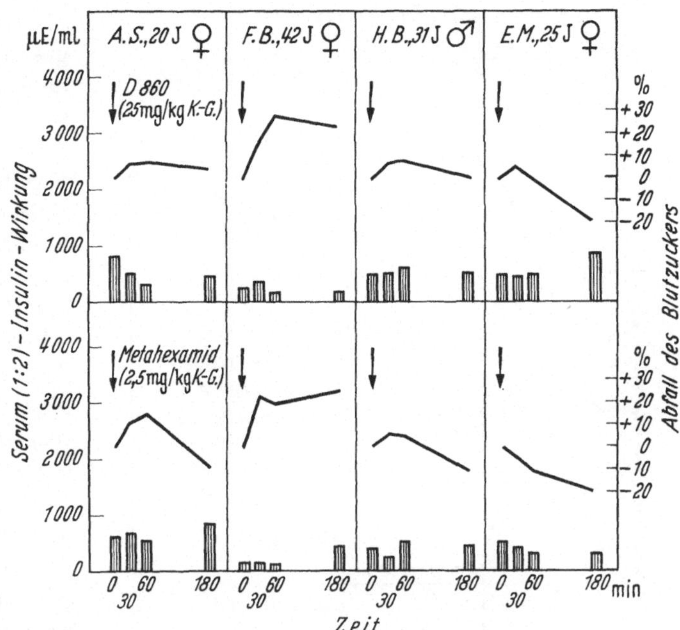

Abb. 5. Verhalten von Blutzucker
(ausgezogene Linie) und Serum-
insulinwirkung (Säulen) bei 4 jugendlichen Zuckerkranken nach
Belastungen mit D 860 und Metahexamid (25 bzw. 2,5 mg/kg Körpergewicht i. v.). Kein Anstieg der
Insulinaktivität im peripheren Blut

b) Serum- Insulin-Wirkung bei normalen und Altersdiabetikern
nach Glucosebelastung (Staub-Traugott)

Führen wir uns die normalen Insulinspiegel bei Altersdiabetikern sowie die
offensichtlich vorhandene ausreichende Mobilisierbarkeit von endogenem Insulin
auf die Injektion von Sulfonylharnstoffen vor Augen, so müssen wir uns fragen,
warum diese Menschen
an Zuckerkrankheit lei-
den.

Hier scheint offenbar
ihre Unfähigkeit, auf den
durch Glucosezufuhr
ausgelösten Blutzucker-
anstieg mit einer Frei-
setzung von endogenem
Insulin zu reagieren,
die wesentliche Rolle zu
spielen.

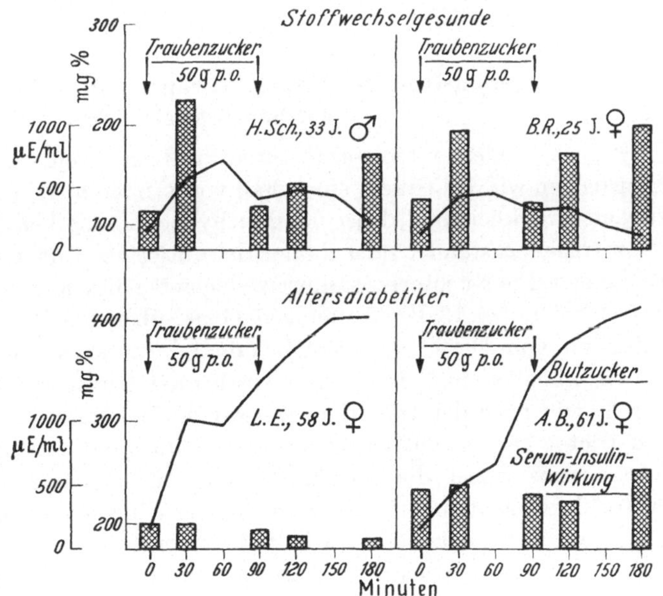

Abb. 6. Verhalten von Blutzucker
und Serum-Insulinwirkung nach
oraler Glucose-Doppelbelastung
von Stoffwechselgesunden (oberer
Teil der Abbildung) und Altersdiabetikern (unterer Teil der Abbildung). Anstieg der Insulinaktivität nach jeder Glucosegabe bei
den Stoffwechselgesunden, unver-
änderte Seruminsulinspiegel bei
den Zuckerkranken

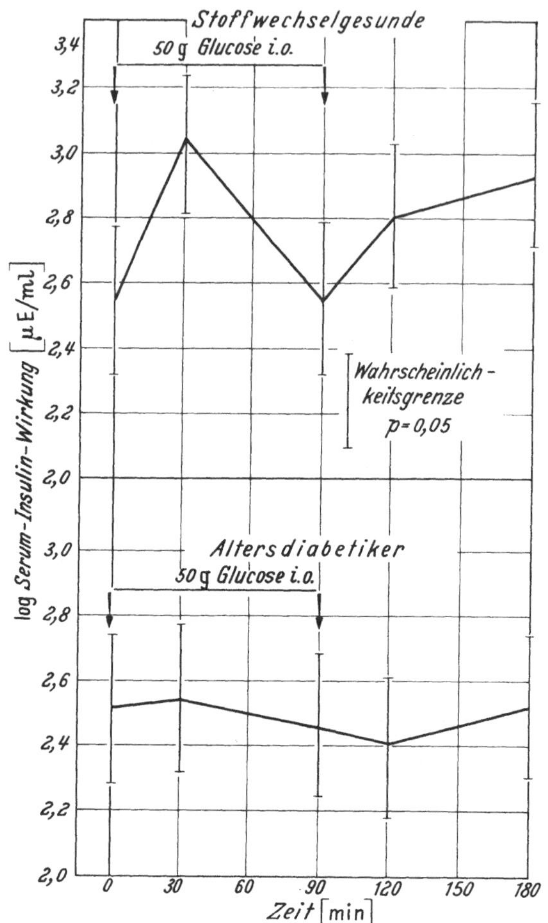

Abb. 7. Summenkurve der Insulinwirkung aus den in Abb. 6 gezeigten Einzelresultaten

Während bei stoffwechselgesunden Versuchspersonen nach zweimaliger Glucosebelastung nach Staub-Traugott eine kurzfristig einsetzende Erhöhung des Blut-Insulin-Spiegels gefunden werden konnte, die die charakteristische Form der Staub-Traugott-Kurve bei Normalen erklärt, fehlt bei typischen Altersdiabetikern, die befriedigend auf Sulfonylharnstoffe reagieren, diese Reaktionsfähigkeit vollkommen (Abb. 6).

Für uns ergibt sich daraus, daß auf den Reiz des Blutzuckeranstiegs bei stoffwechselgesunden Menschen die erwartete Erhöhung der Insulin-Aktivität im Blute gefunden werden konnte, während sie bei Altersdiabetikern nicht zu verzeichnen war. Dieses Verhalten ließ sich in statistischer Weise sichern (Abb. 7).

c) Serum-Insulin-Wirkung bei einem Fall von Inselzell-Tumor der Bauchspeicheldrüse

Eine besonders interessante Situation liegt zweifelsohne beim Insulom vor. Hier hatten wir das Glück, einen Fall von primärem Hyperinsulinismus mit klassischem Krankheitsbild, d. h. gehäuften hypoglykämischen Schocks mit psychischen Verwirrtheitszuständen oder totaler Bewußtlosigkeit, in unserer Klinik aufnehmen zu können. Die Nüchterninsulinwerte lagen bei diesem Fall, wie Ihnen die folgende Tab. 1 zeigt, bei 13 Bestimmungen 11 mal über den Bereich der Norm. Auf die Injektion von D 860 und Metahexamid intravenös (Abb. 8) kam es zu demselben schnellen und deutlichen Anstieg der Serum-Insulin-Aktivität innerhalb von 30 min nach der Injektion, wie wir ihn bei Normalen und Altersdiabetikern beobachtet hatten. Offensichtlich in Abhängigkeit von der Höhe des Ausgangswertes stieg dabei die Insulin-Aktivität in einem Falle bis auf mehr als 6000 Mikroeinheiten/cm³ Serum an. Bei der Glucosedoppelbelastung nach Staub-Traugott war auch in diesem Fall die charakteristische diabetische Staub-Traugott-Kurve des typischen Falles von Insulom zu beobachten (Abb. 9). Die

Bestimmung der Insulinaktivität ergibt die Bestätigung dessen, was man schon früher vermutet hatte: Das Tumorgewebe selbst spricht nur verzögert auf den

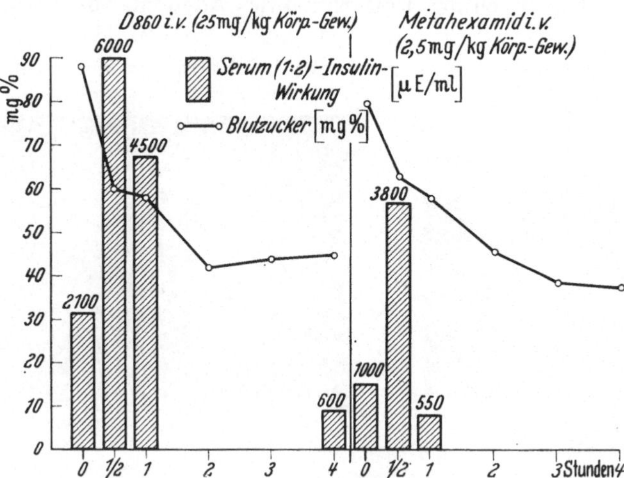

Abb. 8. Verhalten von Blutzucker und Serum-Insulinwirkung nach Belastungen mit D 860 und Metahexamid (25 bzw. 2,5 mg/kg Körpergewicht intravenös) bei einem Inselzelladenom der Bauchspeicheldrüse. Schneller Anstieg der Insulinaktivitäten im peripheren Blut mit entsprechendem Abfall des Blutzuckers nach Injektion der Sulfonylharnstoffpräparate wie bei Stoffwechselgesunden und Altersdiabetikern

Reiz des Blutzuckeranstieges mit einer Freisetzung von Insulin an, während offenbar die noch erhaltenen, nicht in den Tumor einbezogenen Teile der B-Zellen ebenfalls nicht in der üblichen Weise reagieren können. Ein außerordentlich großes, solides Insulom von 129 g Gewicht wurde bei der Operation aus dem

Tabelle 1. *Nüchterninsulinwerte bei Insulom. Von 13 Bestimmungen ergaben 11 deutlich erhöhte Serum-Insulinaktivitäten* (Normalwerte 130—680 mikro-E/ml)

Blutzucker mg %	Serum-Insulin-Wirkung μE/ml	Datum
		1958
48	2100	21. XI.
45	1700	26. XI.
85	940	28. XI.
81	210	29. XI.
44	4900	2. XII.
69	1050	4. XII.
76	1500	5. XII.
67	2500	6. XII.
48	2200	8. XII.
75	170	10. XII.
63	3800	15. XII.
		1959
45	2500	8. I.
62	800	10. I.

Abb. 9. Verhalten von Blutzucker und Serum-Insulinwirkung nach doppelter oraler Glucosebelastung bei einer Patientin mit einem Inselzelltumor der Bauchspeicheldrüse. Diabetische Staub-Traugott-Kurve des Blutzuckers bedingt durch verzögerte Mobilisation von körpereigenem Insulin aus dem Tumor

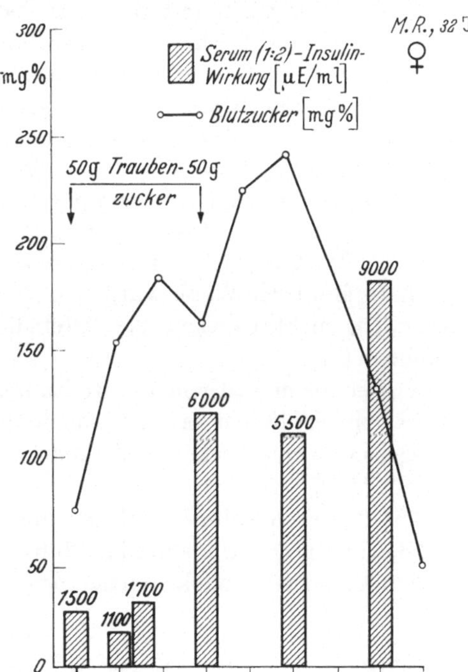

Schwanz der Bauchspeicheldrüse entfernt (Abb. 10—11). Nach der Operation sistierten die hypoglykämischen Anfälle und die Insulin-Aktivität im Serum ging innerhalb einiger Tage nach der Entfernung des Adenoms zur Norm zurück. Bei der Wiederholung der Belastung mit D 860 und Metahexamid zeigten die Insulin-Ausgangswerte sowie der Anstieg nach der Injektion der Medikamente dasselbe Verhalten wie bei Normalen.

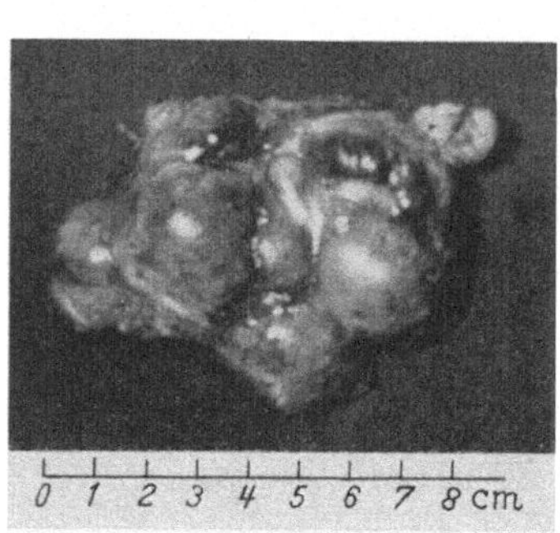
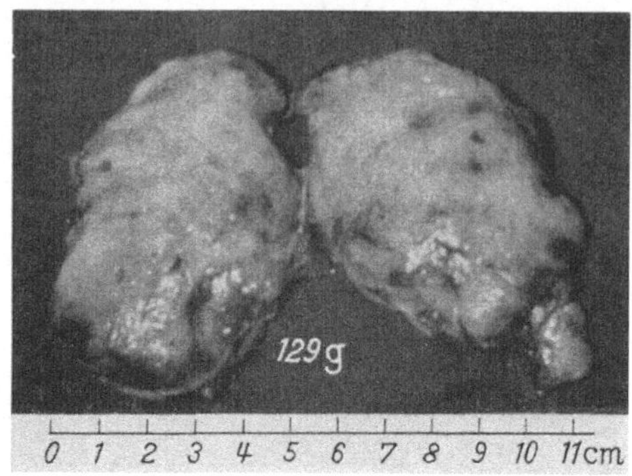

Abb. 10   Abb. 11

Abb. 10. Außergewöhnlich großes Inselzelladenom, das bei der Patientin, deren Reaktionen auf Sulphonylharnstoffe und Glucose in Abb. 8 und 9 gezeigt wurden, aus dem Schwanz der Bauchspeicheldrüse entfernt wurde

Abb. 11. Schnittpräparat des in Abb. 10 gezeigten Insuloms von 129 g Gewicht, das die solide Konsistenz des Tumors deutlich macht

Der Nachweis erhöhter Blut-Insulin-Spiegel vor der Operation und die Normalisierung dieser Werte sowie der verschiedenen Belastungsproben nach der Entfernung des Tumors haben uns auch in diesem Falle den Wert der Methode für klinische Zwecke vor Augen geführt.

Daß wir wirklich mit der hier verwandten Methode der Bestimmung der „insulinähnlichen Wirkung" im verdünnten Serum zum größten Teile endogenes Insulin erfassen, ergibt sich somit aus folgenden Beobachtungen:

1. Die Insulin-Konzentration lag im Portal- bzw. Pankreasvenenblut immer über der im Femoralvenenblut festgestellten (4, 8, 9).

2. Auf die Injektion von Sulfonylharnstoffen wurde bei Stoffwechselgesunden und den für die Tablettentherapie geeigneten Altersdiabetikern, nicht dagegen bei den jugendlichen Insulinmangeldiabetikern, ein sicherer Anstieg der insulinähnlichen Wirkung im Serum in Korrelation zum Blutzuckerabfall nachgewiesen (4).

3. In ähnlicher Weise wurde ein Anstieg des Insulinspiegels bei Stoffwechselgesunden, nicht dagegen bei Altersdiabetikern, auf die Zufuhr von Glucose gefunden (9).

4. Bei einem Fall von Inselzelltumor der Bauchspeicheldrüse wurden vor der Operation signifikant erhöhte, nach der Operation normalisierte Blut-Insulin-Spiegel sowie entsprechende Veränderungen verschiedener Belastungsproben festgestellt (4, 9).

Mit diesen Resultaten scheint uns der Wert der hier verwandten Methode der Bestimmung von Insulin im Blute für die Zwecke der theoretischen und praktischen klinischen Endokrinologie bewiesen.

Literatur

1. Martin, D. B., Y. Dagenais and A. E. Renold: Lancet 1958 II, 76.
2. Randle, P. J.: Ciba Foundation Coll. Endocrinol., Vol. 11, Hormones in Blood, p. 115.

3. WILLEBRANDS, A. F., H. V. D. GELD and J. GROEN: Diabetes 7, 119 (1958).
4. PFEIFFER, E. F., M. PFEIFFER, H. DITSCHUNEIT and CHANG-SU AHN: Ann. N. Y. Acad. Sci. 82, 479 (1959).
5. BARNETT, R. J., and A. M. SELIGMAN: J. Histochem. Cytochem. 2, 462 (1954).
6. BAHR, G. F.: Act. radiol. (Stockh.) Suppl. 147 (1957).
7. SANDRITTER, W., U. BECKER, D. MÜLLER u. A. E. PFEIFFER: Endokrinologie 37, 193 (1959).
8. PFEIFFER, E. F., A. E. RENOLD, D. B. MARTIN, Y. DAGENAIS, J. W. MEAKIN, D. H. NELSON, G. SHOEMAKER u. G. W. THORN: 3. Kongr. int. Diab. Fed., Düsseldorf, Deutschland, 21.—25. Juli 1958, p. 298.
9. MARTIN, D. B., Y. DAGENAIS, E. F. PFEIFFER, u. A. E. RENOLD: 3. Kongr. int. Diab. Fed., Düsseldorf, Deutschland, 21.—25. Juli 1958, p. 592.

Diskussion

H. PETERSEN (Kiel):

Zur Methode der Insulinbestimmung habe ich an Herrn DITSCHUNEIT die Frage: Unter welchen Kautelen Blutentnahme und Blutverschickung zur Insulinbestimmung erfolgen müssen. Eine entsprechende Analyse wäre bei einem kürzlich von uns beobachteten Krankheitsfall von besonderem Interesse gewesen. Es handelte sich um einen 55 jährigen Patienten, bei dem seit 1 Jahr die generalisierte Metastasenbildung eines unbekannten Primärtumors nachgewiesen war und der seit einem Dreivierteljahr vor der Wiederaufnahme in die Klinik erstmals hypoglykämische Schockzustände bekommen hatte. Das klinische Bild, das kompliziert wurde durch eine Acidose bei Niereninsuffizienz nach Nephrektomie und chronischer Pyelonephritis, und die beobachteten hypoglykämischen Schockzustände waren von einem primären Hyperinsulinismus bei Insulinom nicht zu unterscheiden. Es war eine tägliche Kh-Zufuhr von 600—800 g bei gleichzeitig eiweiß- und fettreicher Kost erforderlich, um den Blutzucker auf Werten von 60—80 mg-% zu halten. Trotzdem kam es vor, daß der Blutzucker auf einen extrem niedrigen Wert von 14 mg-% abfiel. Bei Unterbrechung der laufenden Nahrungszufuhr trat spätestens nach 1—1½ Std. der Schock ein, wobei die Blutzuckerwerte meist bei 25 mg-% lagen. Zur Überprüfung der Frage, inwieweit die Fructose, die bekanntlich unabhängig vom Insulin durch ein eigenes Fermentsystem in den intermediären Stoffwechsel eingebaut wird, in der Lage sein würde, die Glucose zu ersetzen, verabreichten wir dem Pat. vorübergehend reine Fructose. Dabei gelang es, den Schock um 6—7 Std. zu verzögern. Auffallend war dabei, daß die wahre Glucose im Blut über längere Zeit keinen Abfall zeigte, sondern zu Beginn des Versuches noch über den Ausgangswert anstieg. Wir sind uns dabei nicht sicher, ob die beobachteten Schockzustände wirklich Folge eines Hyperinsulinismus waren oder andere Ursachen hatte, denn wir konnten keine Insulinbestimmung durchführen lassen. Bei ähnlichen, in der Literatur mitgeteilten Fällen von Neoplasien, die mit Hypoglykämien einhergingen, wurden im Tumorgewebe zum Teil Substanzen mit Insulinwirkungen nachgewiesen, oft jedoch auch nicht. Als mögliche Ursachen der Hypoglykämie werden in der Literatur ferner diskutiert: vermehrter Glucoseverbrauch des Tumorgewebes, Druck auf Receptoren im Bauchraum, Mangel an Glucose-6-Phosphatase. Die histologische Differenzierung des Tumorgewebes, die vielleicht weitere Klärung in unserem Falle bringen kann, erfolgt zur Zeit im path.-anat. Institut der Universität Kiel durch Herrn Dr. BECKER, der vielleicht weiteres über diesen Fall von path.-anat. Seite berichten kann.

V. BECKER (Kiel):

Pathologisch-anatomisch handelt es sich bei dem von Herrn PETERSEN geschilderten Fall um ein haselnußgroßes Inselzellcarcinom mit Metastasen in der Leber, vor allem aber in das Skeletsystem. Auch in den Metastasen Gomori-positive Substanzen.

H. DITSCHUNEIT u. Mitarb. (Frankfurt a. M.):

Die Blutentnahmen erfolgten jeweils im nüchternen Zustand der Patienten, und das Serum wurde bis zur Untersuchung bei—20° C eingefroren. Längeres Stehen des Serums bei Zimmertemperatur inaktiviert wahrscheinlich die Serum-Insulin-Wirkung. Eine Verschickung der Seren zur Untersuchung über weite Entfernungen ist bei Verwendung von Trockeneis möglich, wie wir bei Testung uns eingesandter Seren feststellen konnten.

Aus der Medizinischen Universitätsklinik Leipzig
(Komm. Direktor: Professor Dr. J. Nöcker)

Der Einfluß der weiblichen Keimdrüsenfunktion auf Manifestation und Häufigkeit des Diabetes mellitus

Von

Konrad Seige und Gert Hevelke

Mit 6 Abbildungen

Die Tätigkeit oder der Ausfall der weiblichen Keimdrüsen üben auf Manifestation und Häufigkeit des Diabetes mellitus einen nicht unerheblichen Einfluß aus. Zum Zeitpunkt der Menarche und der Menopause sind die Wirkungen besonders ausgeprägt, so daß diesen Lebensabschnitten und ihren Beziehungen zum Auftreten der Zuckerkrankheit unser Interesse im Rahmen dieser Ausführungen gilt.

Noch um die Jahrhundertwende stellten von Noorden und Isaac nach einer preußischen Statistik unter 6326 Diabetikern 61% Männer und 39% Frauen fest. Auch in Leipzig fand Günther um 1910 in einer Gruppe von Zuckerkranken 72% Männer und 28% Frauen. Bereits 1939 beschreibt Stötter unter 674 Leipziger Patienten 59% Frauen und 41% Männer. So sind im Laufe der letzten 50 Jahre im Geschlechterverhältnis deutliche Verschiebungen eingetreten, und Bürger spricht neuerdings von einer Pathomorphose des Diabetes. Die Frage nach den Ursachen eines derartigen Wechsels der größeren Häufigkeit des Diabetes vom männlichen zum weiblichen Geschlecht grenzt an die Probleme der Geschlechtsspezifität bestimmter Erkrankungen.

Bevor man sich allerdings einer weiteren kausalen Erforschung dieser Vorgänge zuwendet, soll in Abb. 1 ein Überblick über die derzeitige Verteilung der Geschlechter beim Diabetes mellitus gegeben werden, wie dies anhand einer geschlossenen diabetischen Population innerhalb der Stadtbevölkerung Leipzigs möglich ist.

Nach einer Untersuchung des Jahres 1958 fand sich eine Gesamtzahl von 3802 Zuckerkranken, die sich in 1341 männliche und 2461 weibliche Zuckerkranke unterteilen (Seige). Das entspricht 35,28% für das männliche und 64,72% für das weibliche Geschlecht. Unter Bezug auf die Gesamtbevölkerung Leipzigs bedeutet das eine Diabetesmorbidität von $5,14^0/_{00}$ für die Männer und $7,09^0/_{00}$ für die Frauen. Da hier zusammengehörige stoffwechselgesunde und diabetische Bevölkerungsgruppen einander gegenübergestellt werden, läßt sich anhand dieser Zahlen die derzeitige Prävalenz des weiblichen Geschlechtes beim Diabetes mellitus zeigen. Aus der Untersuchung geht ferner hervor, daß bei einer altersklassenmäßigen Aufschlüsselung der Geschlechter im Beobachtungsalter das Überwiegen der weiblichen Zuckerkranken erst nach dem 50. Lebensjahr deutlich in Erscheinung tritt. Bei Bezug auf die stoffwechselgesunde Bevölkerung zeigt es sich, daß vom 7. Jahrzehnt an die Morbidität bei den Frauen um 5—7⁰/₀₀ höher liegt als bei den Männern. So greift der Altersfaktor offenbar recht maßgeblich in das Zustandekommen der höheren weiblichen Diabetesmorbidität ein, und es ist naheliegend, das seit der Jahrhundertwende erheblich angestiegene Durchschnittssterbealter

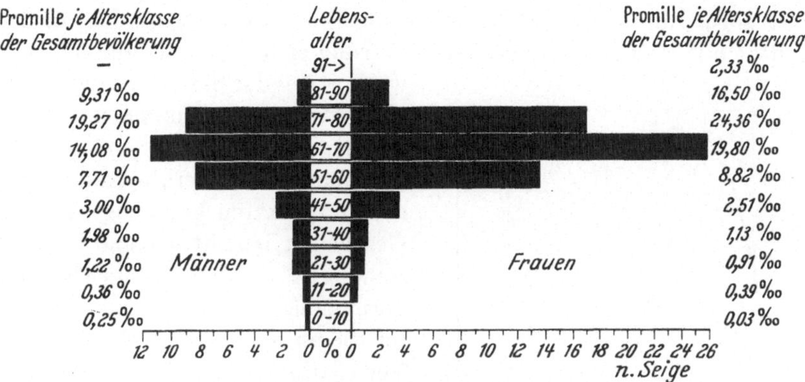

Abb. 1. Altersaufbau der diabetischen Population Leipzigs

beider Geschlechter kausal in die Diskussion zu bringen. Betrug die mittlere Lebenserwartung noch 1880 für den Mann 35,6 und für die Frau 38,5 Jahre, so liegt sie bereits 1951 bei 64,6 für den Mann und bei 68,5 Jahren bei der Frau.

Geht bereits aus Abb. 2 das Überwiegen des weiblichen Geschlechtes klar hervor, so erhebt sich die Frage, wie eine Altersverteilung aussieht, wenn man nicht

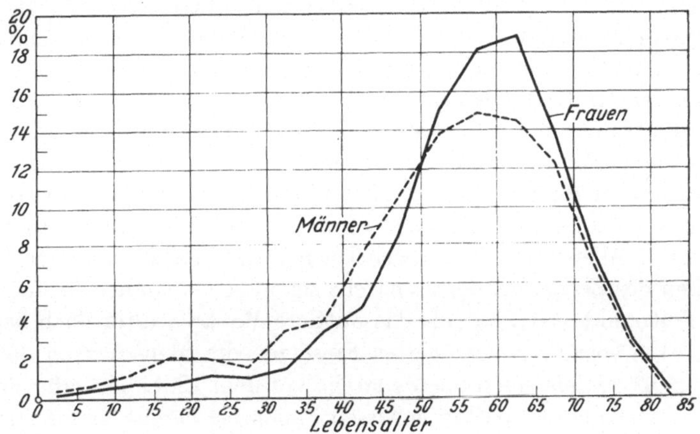

Abb. 2. Manifestationsalter des Diabetes mellitus nach 4192 Patienten

wie hier das Beobachtungsalter, sondern das Manifestationsalter aufzeichnet. Anhand von 4192 Zuckerkranken des gleichen Beobachtungsbereiches vom April 1959 wird deren Manifestationsalter in der nächsten Abbildung dargestellt.

Die prozentuelle Aufschlüsselung zeigt bis etwa zum 45. Lebensjahr ein geringes Überwiegen des männlichen Geschlechtes, während danach die Diabetikerinnen die weitaus größere Häufigkeit aufweisen. Aus den eingangs erwähnten

Statistiken, aus dem bekannten Anstieg des Lebensalters und aus den hier vorgelegten Analysen kann wohl mit ziemlicher Sicherheit geschlossen werden, daß die Verschiebung der größeren Häufigkeit des Diabetes mellitus vom männlichen zum weiblichen Geschlecht auf die verlängerte Überlebenszeit beider Geschlechter zurückzuführen ist. Es kommen wesentlich mehr Frauen in ein Alter, in dem sich der Diabetes bevorzugt manifestiert. Aus den in Abb. 1 gebrachten Berechnungen läßt sich sogar mit ziemlicher Wahrscheinlichkeit voraussagen, daß die Diabetesmorbidität mit steigender Lebensverlängerung sich auch fortlaufend vergrößern wird, wobei der Sexualquotient sich weiter zugunsten des weiblichen Geschlechtes ändert.

Wenn die Zuckerkrankheit als eine endokrine Störung bevorzugt das weibliche Geschlecht betrifft, so sind besondere Beziehungen zu den spezifisch weiblichen hormonellen Vorgängen zu vermuten. Unter diesen spielen das Einsetzen und das Verschwinden der Menstruationserscheinungen eine ganz besondere Rolle, da hier die Möglichkeiten zu hormonellen Dysregulationen wesentlich größer sind.

Unter dem Einfluß der aus dem Hypophysenvorderlappen kommenden Gonadotropine setzt mit der Menarche der weibliche Menstruationscyclus ein und stellt so einen kritischen Zeitpunkt für endokrine

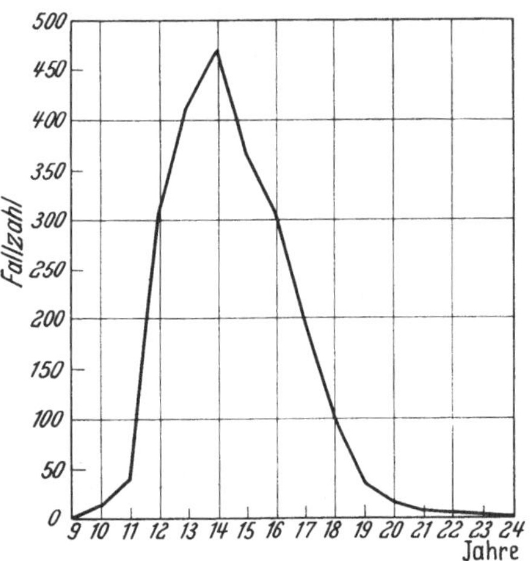

Abb. 3. Menarche bei 2271 Prädiabetikerinnen und Diabetikerinnen

Regulationsvorgänge dar. Das Verhalten der Menarche zum Lebensalter bei Frauen, die bereits einen manifesten Diabetes besaßen oder die zu einem größeren Teil später an Diabetes erkrankten, wurde bei 2271 zur Zeit beobachteten Diabetikerinnen untersucht (s. Abb. 3). Der weitaus größte Teil der Patientinnen bekam die Menarche zwischen dem 12. und 15. Lebensjahr mit dem Gipfel der Kurve im 14. Jahr (68,3%). Dieser Befund spricht für eine gewisse Retardierung der Menarche, die heutzutage durchschnittlich bei 12,5 Jahren in Sachsen beobachtet wird. Allerdings ist zu berücksichtigen, daß bei einem großen Teil der Patientinnen der Zeitpunkt der Menarche schon 30—50 Jahre zurückliegt — also zu einem Zeitpunkt stattfand, als das mittlere Menarchealter noch bei 14 Jahren lag. 7% hatten sogar ein verzögertes Einsetzen der Menses nach dem 17. Jahr, während bei 53 Patientinnen die Menarche vor dem 12. Lebensjahr eintrat. Auch wir konnten beobachten, daß in gewissen Fällen bei bereits manifestem Diabetes die Menarche verzögert kam.

Auf einen wesentlich breiteren Zeitraum verteilt sich der Beginn der *Menopause* bei 2259 Diabetikerinnen, wie in Abb. 4 gebracht wird. Das Erlöschen der weiblichen Keimdrüsenfunktion ist in vielen Fällen zeitlich nicht scharf umschrieben und dehnt sich mitunter über mehrere Jahre aus, so daß auch die damit einhergehende hormonelle Umstellung eine längere Zeit einnimmt.

Das in Abb. 4 vorgelegte Krankengut geht wiederum von den zur Zeit beobachteten Diabetikerinnen aus und analysiert ohne Berücksichtigung der Diabetesmanifestation den Zeitpunkt der Menopause und seine Beziehungen zum Lebensalter bei diesen Kranken. Der Gipfel der Häufigkeitsverteilung liegt im 50. Lebensjahr, während bei einem größeren Teil der Patientinnen die Periode bereits zuvor erlosch. In einem kleineren Prozentsatz bleibt sie noch weit in das 6. Lebensjahrzehnt in Gang, eine Erscheinung, die gerade in Leipzig von Frauenärzten oft beobachtet wurde (ARESIN).

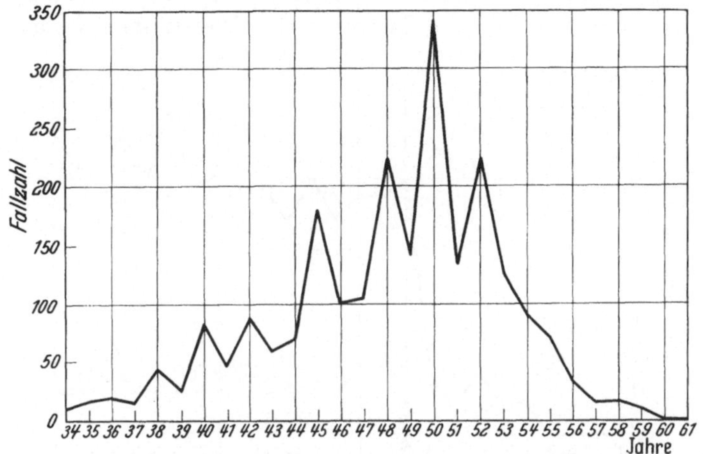

Abb. 4. Menopause bei 2259 Prädiabetikerinnen und Diabetikerinnen

Der Frage, wie sich Menarche und Diabetesmanifestation zeitlich zueinander verhalten, wurde bei 66 jugendlichen Zuckerkranken nachgegangen (siehe Abb. 5).

16 von ihnen wiesen zum Zeitpunkt der Menarche bereits einen manifesten Diabetes auf, nur zweimal fielen beide Zeitpunkte zusammen, während bei den

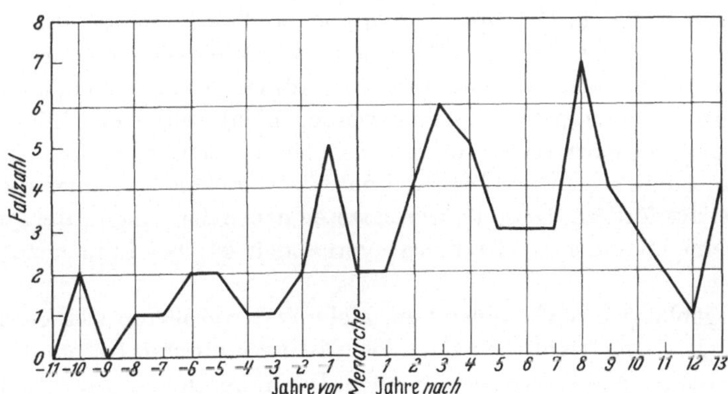

Abb. 5. Menarche und Diabetesmanifestation bei 66 Patientinnen

restlichen 48 Patientinnen der Diabetes erst später in Erscheinung trat. Auffallend ist ein Häufigkeitsgipfel ein Jahr vor der Menarche, während nach Einsetzen der Menses die Häufigkeit des Diabetes in einem gleichen Zeitraum wie zuvor etwa dreimal so groß ist. Die Funktionsaufnahme der weiblichen Keimdrüsen stellt für die Manifestation einer diabetischen Anlage offenbar einen besonderen

Zeitpunkt dar, wobei allerdings zu berücksichtigen bleibt, daß auch beim männlichen Geschlecht eine Pubertätshäufung der Diabetesmanifestation nachzuweisen ist. Diabetesauslösend treten neben die beim jugendlichen Diabetiker vorhandene minderwertige Pankreasanlage und -funktion vor allen Dinagen hormonelle Einflüsse vom Hypophysenvorderlappen in Gestalt des Wachstumshormons.

Ein eindrucksvolles Bild ergibt die Untersuchung der Beziehungen zwischen Menopause und Diabetesmanifestation anhand von 1455 Diabetikerinnen, wie sie in Abb. 6 gebracht wird. Die Frequenz der Diabetesmanifestation schnellt

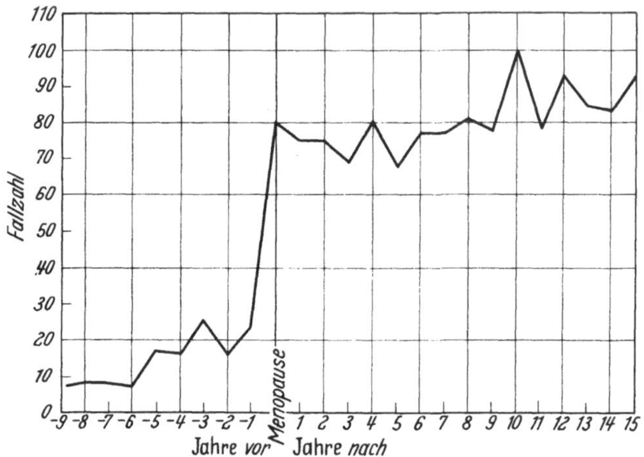

Abb. 6. Menopause und Diabetesmanifestation bei 1455 Patientinnen

mit dem Beginn des Ausfalls der weiblichen Keimdrüsenfunktion auf das Fünf- bis Zehnfache empor, um im Klimakterium und Postklimakterium fortlaufend auf dieser Höhe zu bleiben. Die Deutung dieser Befunde ist sehr schwierig und vielgestaltig, denn neben dem Wegfall des dämpfenden Einflusses der Ovarialfunktion auf den Hypophysenvorderlappen treten noch andere klimakterische Symptome in Erscheinung, die manifestationsfördernd bei latentem Diabetes wirken. In erster Linie ist das Auftreten einer klimakterischen Adipositas zu nennen, die häufig mit einer Hypertonie einhergeht. Daneben werden nicht selten ein klimakterischer oder postklimakterischer Hyperkortizismus oder Hyperthyreoidismus beobachtet, die beide im Kohlenhydratstoffwechsel das Zustandekommen einer diabetischen Stoffwechsellage fördern. Diese Faktoren treten neben der reinen Altersdisposition, die auch beim männlichen Geschlecht vorhanden ist, bei Frauen zusätzlich in Erscheinung.

Als maßgebliche Ursache einer Verschiebung der größeren Diabeteshäufigkeit vom männlichen zum weiblichen Geschlecht ist nach unseren Untersuchungen das ständig angestiegene Lebensalter zu nennen. Damit kommt ein wesentlich größerer Personenkreis in ein Alter, in dem der Diabetes seine Hauptmanifestation hat. Das fällt allerdings mit dem Zeitpunkt der Menopause zusammen, der für die Manifestation des weiblichen Diabetes einen offenbar sehr maßgeblichen Einfluß ausübt. Nach WRENSHALL ist die aus dem diabetischen Pankreas extrahierbare Insulinmenge im Erwachsenenalter beim männlichen Geschlecht wesentlich geringer als beim weiblichen, so daß für die Pathogenese und Häufigkeit des weiblichen Altersdiabetes auch extrainsuläre Faktoren zu suchen sind. Unter ihnen spielt der Ausfall der Oestrogene eine beachtliche Rolle, wie auch bereits HOUSSAY u. Mitarb. einen günstigen Einfluß der weiblichen Geschlechtsdrüsen auf die Verhütung oder den Verlauf eines Diabetes nachgewiesen haben. Der Wegfall wirkt sich somit erheblich manifestationsfördernd aus, wie auch aus den vorgelegten Untersuchungen klar hervorgeht.

Literatur

ARESIN, N.: Mdl. Mitteilung.
BÜRGER, M.: Geschlecht und Krankheit. München: J. F. Lehmann 1958.
GÜNTHER, H.: Siehe BÜRGER.
HOUSSAY, B. A., V. G. FOGLIA u. R. R. RODRIGUEZ: Acta endocr. 17, 146 (1954).
NOORDEN, C. VON, u. S. ISAAC: Die Zuckerkrankheit und ihre Behandlung. Berlin: Springer 1927.
SEIGE, K.: Verh. Ber. III. int. Diab. Kongr. 1959. Stuttgart: Thieme, S. 681.
STÖTTER, G.: In E. BARUCHA, Inaug.-Diss. Hamburg 1950.
WRENSHALL, G. A.: Medizinische Nr. 1, 3—7 (1959).

Diskussion

H. BARTELHEIMER (Berlin):

Die Frage nach der Abhängigkeit der Manifestation einer Zuckerkrankheit von der Sexualfunktion ist sehr alt. So habe auch ich vor 15 Jahren einmal 1000 Männer und 1000 Frauen im Diabetikerheim Garz/Rügen hierauf untersucht [Z. klin. Med. 144, 40 (1944)]. Dabei fand sich ein Häufigkeitsgipfel in der Zeit der Pubertät und ein solcher in und nach dem Klimakterium. Es ist sehr interessant, daß die Leipziger Kollegen ebenfalls den Gipfel in der Menarche gefunden haben. SCHLIACK hat diesen nämlich in einer großen Reihe vermißt. Die Deutung, auf welche Weise Änderungen der Sexualfunktion die Entstehung der Zuckerkrankheit begünstigen, ist sicher sehr kompliziert. Eine direkte Wirkung auf das Inselorgan ist unwahrscheinlich. Vieles spricht mehr dafür, daß es in den genannten Lebensphasen zu einem diabetogenen hypophysär-interrenalen Impuls kommt. Daß die Dinge aber nicht ganz so einfach liegen, geht daraus hervor, daß man auch beim männlichen Geschlecht eine Gruppe zwischen dem 40. und 50. Lebensjahr findet. Es wäre daher notwendig, bei Zuckerkranken einmal in dieser Lebensphase nach einer Funktionsminderung der Gonaden zu fahnden. Das ist meines Wissens noch nicht geschehen. Übrigens fiel uns damals auf, daß bei Frauen, die mit dem Klimakterium diabetisch wurden, auffällig häufig klinische hypophysär-interrenale Überfunktionssymptome zu finden waren, vor allem setzte die Menopause oft schon zwischen dem 30. und 40. Lebensjahr ein.

E. LETTOW (Berlin):

Vergleichend medizinisch sind vielleicht folgende Beobachtungen bei Hunden interessant: Von den uns in den letzten 4 Jahren vorgestellten 37 Hunden mit Diabetes mellitus waren 34 weibliche und nur 3 männliche Tiere. Bei 13 Hündinnen wurde der Diabetes mellitus etwa 8 Wochen nach Beendigung der Läufigkeit — also schon wieder in der anoestrischen Phase — diagnostiziert. 5 Hündinnen zeigten zunächst nach einer Brunstperiode nur vorübergehend Symptome, um dann erst nach einer der darauffolgenden Läufigkeiten permanent zu erkranken. 2 Hündinnen waren vor Auftreten der Erkrankung kastriert worden. Ergänzend muß noch hinzugefügt werden, daß der Diabetes mellitus fast ausschließlich erst bei älteren Hunden auftritt und daß die Geschlechtsfunktionen des Hundes im allgemeinen bis in das hohe Alter hinein erhalten bleiben.

K. SEIGE (Leipzig):

Zu den Bemerkungen von Herrn Professor BARTELHEIMER darf ich antworten, daß wir in Leipzig einen kleinen Pubertätsgipfel beim weiblichen Geschlecht bezüglich der Häufung der Diabetesmanifestation gefunden haben. Legt man den Zeitpunkt der Menarche zugrunde, so manifestiert sich etwa in einem Drittel der Fälle der Diabetes zuvor, während zwei Drittel danach erkranken. Den aus der Literatur bekannten Gipfel der Diabetesmanifestationshäufung beim männlichen Geschlecht im 43. Lebensjahr haben wir nicht gefunden, aber eine allgemeine Zunahme der Häufigkeit im Verlauf des 5. Jahrzehntes feststellen können. Das geht ja auch aus der zuvor gebrachten Abb. 2 hervor.

Aus der II. Medizinischen Universitätsklinik, Hamburg-Eppendorf
(Direktor: Prof. Dr. A. JORES)

Der Einfluß einer intravenösen ACTH-Belastung auf den Blutspiegel und die Ausscheidung von Steroiden

Von

A. ORIOL-BOSCH, K. D. VOIGT und J. TAMM

Mit 4 Abbildungen

Die Kürze der zur Verfügung stehenden Zeit zwingt mich, die Besprechung unserer Beobachtungen über den Einfluß einer i.v. ACTH-Belastung auf den Blutspiegel und die Ausscheidung von Steroiden auf ein bestimmtes Krankheitsbild zu begrenzen. Dank glücklicher Umstände war es möglich, den Steroidstoffwechsel einer größeren Anzahl von Patienten mit einem Cushing-Syndrom detaillierter zu analysieren. Da die Ätiologie und Pathogenese der verschiedenen Formen dieser Erkrankung noch viele Fragen offenlassen, erschienen solche Untersuchungen interessant und aufschlußreich.

Tabelle 1

Patient			Diagnose	Anatomischer NNR-Befund		Durchgeführte Steroidstudien
				Erwartet	Gefunden	
v. Cö.	38	♀	Cush.-Syndr.	Hyperplasie	Hyperplasie	17 KS, PSC, ACTH, S
Gü.	33	♀	Cush.-Syndr.	Hyperplasie	Hyperplasie	17 KS, PSC, ACTH, S
Wi.	37	♀	Cush.-Syndr.	Adenom	Adenom, Ca	17 KS, PSC, ACTH, S
Bu.	20	♀	Cush.-Syndr.	Adenom	Adenom, Ca	17 KS, PSC, ACTH
Rei.	65	♀	Cush.-Syndr.	Ca	Ca	17 KS, PSC
Kra.	40	♀	Cush.-Syndr.	Hyperplasie	Hyperplasie	17 KS, PSC
Sta.	53	♂	Cush.-Syndr.	Hyperplasie	Hyperplasie	17 KS, PSC, ACTH, S
Mass.	36	♀	Cush.-Syndr.	Hyperplasie	Hyperplasie	17 KS, PSC, ACTH, S
Bla.	30	♂	Cush.-Syndr.	Hyperplasie	Hyperplasie	17 KS, PSC, ACTH, S
Roe.	30	♀	Cush.-Syndr.	Hyperplasie	Hyperplasie	17 KS, PSC, ACTH
Te.	20	♂	Cush.-Syndr.	Hyperplasie ?	—	17 KS, PSC, ACTH, S
Heu.	21	♂	Cush.-Syndr.	Hyperplasie ?	—	17 KS, PSC, ACTH, S
Nei.	19	♂	Cush.-Syndr.	Adenom ?	—	17 KS PSC, ACTH, S
Klo.	57	♂	Cush.-Syndr.	Hyperplasie ?	—	17 KS, PSC, ACTH, S
En.	49	♂	Cush.-Syndr. ?	—	—	17 KS, PSC, ACTH, S
Kru.	29	♂	Cush.-Syndr. ?	—	—	17 KS, PSC, ACTH, S
Ju.	43	♂	Cush.-Syndr. ?	—	—	17 KS, PSC, ACTH, S
Ko.	20	♂	Cush.-Syndr. ?	—	—	17 KS, PSC, ACTH

17 KS = 17-Ketosteroide im Urin
PSC   = Porter-Silber-Chromogene im Urin und Blut
ACTH = i.v. ACTH-Belastung mit 50 E Acethropan über 5 Std.
S   = Säulenchromatographie der neutralen, ketonischen Harnsteroide.

Tabelle 1 gibt eine Übersicht über das Krankengut. Von den aufgeführten
18 Patienten wurden 10 einer einseitigen oder doppelseitigen Adrenalektomie
unterzogen. Die nächsten 4 Patienten stehen mit einem eindeutigen Cushing-
Syndrom zur Operation an. Bei den verbleibenden vier, bei denen es sich
höchstwahrscheinlich um anlaufende Nebennierenrindenüberfunktionszustände
handelt, haben wir vorerst noch ein Fragezeichen hinter die Diagnose gesetzt. In

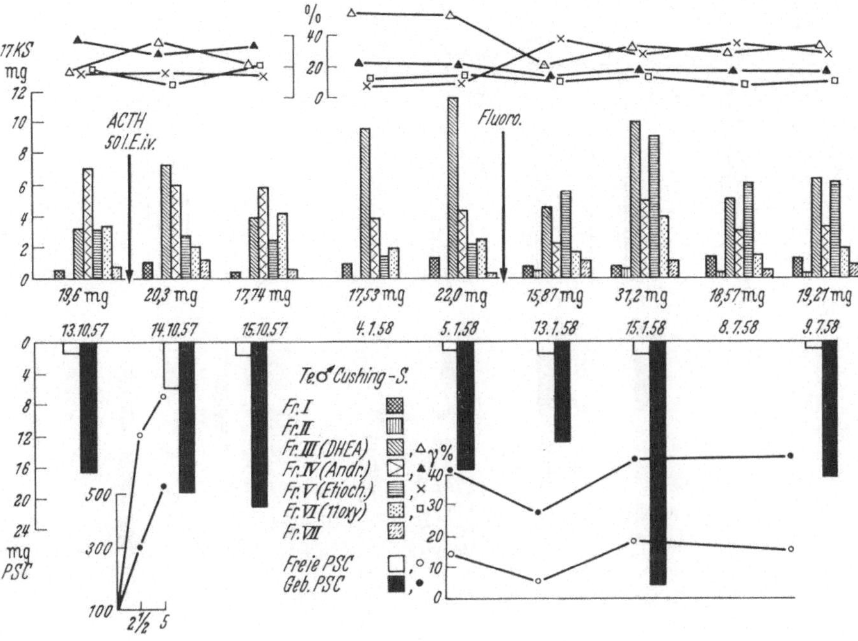

Abb. 1

der rechten Spalte der Tabelle sind in gedrängter Zusammenfassung die durchgeführten Steroidanalysen aufgeführt. In den meisten Fällen konnte eine mehr-
fache Bestimmung erfolgen. Wie aus der Tabelle weiter ersichtlich ist, stimmte der
erwartete Nebennierenrindenbefund in jedem Fall mit dem am operativ gewonnenen anatomischen Substrat überein. Das zeigt deutlich den großen diagnostischen
Wert der i.v. ACTH-Belastung, ein Punkt, auf den hier nicht näher eingegangen
werden kann. Aus der Gruppe der 18 Patienten haben wir 4, deren Analysen-
ergebnisse als repräsentativ gelten können, herausgegriffen. In Abbildung 1
sind einige Ergebnisse von einem Patienten mit einem Cushing-Syndrom auf
der Grundlage einer NNR-Hyperplasie zusammengestellt, bei dem wir uns
wegen des jugendlichen Alters und des guten klinischen Zustandes noch nicht zur
bilateralen Adrenalektomie haben entschließen können. In der Abbildung repräsen-
tieren die Säulen die Gipfel I bis VII und ihre Absoluthöhe, in die sich die
neutrale ketonische Fraktion durch eine Säulenchromatographie an Al_2O_3 auf-
trennen läßt. Die zugehörigen 17-Ketosteroidgesamtwerte sind unter jeder Fraktionierung angegeben. Die Kurvenverläufe über den Säulen reflektieren die
prozentualen Anteile der vier Hauptfraktionen an der gesamten 17-Ketosteroid-
ausscheidung, auf die es hier allein ankommt. Fraktion III besteht hauptsächlich

aus DHEA, Fraktion IV aus Androsteron und Fraktion V aus Etiocholanolon. Fraktion VI umfaßt die 11-oxylierten 17-Ketosteroide hauptsächlich vom Typ des 11-Oxyetiocholanolon bzw. -androsteron. Die nach unten gerichteten Säulen geben im Maßstab in den leeren weißen Feldern die Ausscheidung an freien, in ihren durchgehend schwarzen die an gebundenen Porter-Silber-Chromogenen wieder. Das Verhalten dieser Verbindungen im Plasma ist in Kurvenform mit

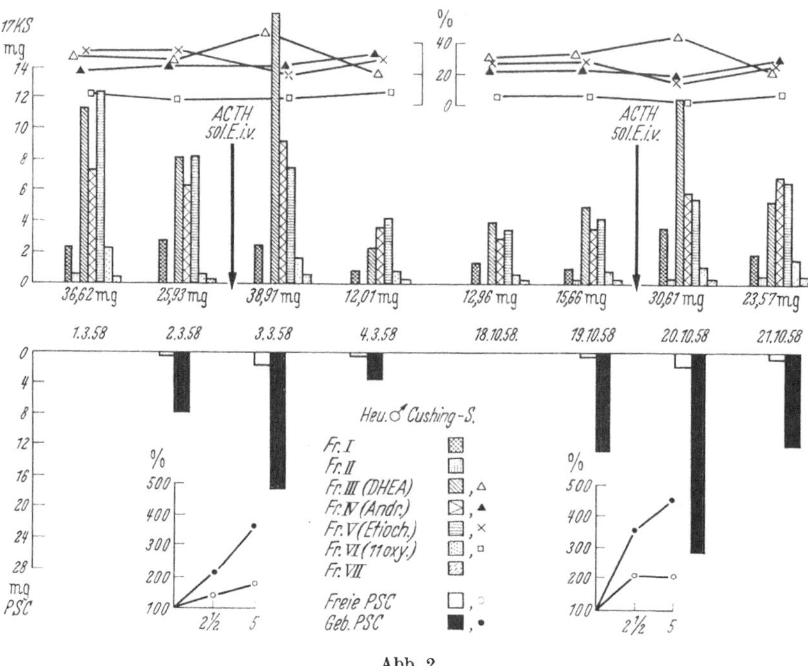

Abb. 2

denselben Symbolen auf dem untersten Teil der Abbildung dargestellt. In diesem Fall fanden sich auf eine Androsteronvermehrung zurückzuführende erhöhte Ausgangswerte an Gesamt-17-Ketosteroiden und an freien und gebundenen Porter-Silber-Chromogenen. Die intravenöse ACTH-Belastung ergab ein überschießendes Ansprechen vor allem der freien Porter-Silber-Chromogene im Blut und Urin. Bei praktisch gleich bleibender Gesamtausscheidung von 17-Ketosteroiden findet sich zusätzlich ein deutlicher Anstieg der DHEA-Fraktion. Am nachfolgenden Tag fällt besonders der signifikante Anstieg der Fraktion 6 auf, der wohl Ausdruck eines nachhinkenden Abbaus der C_{21}-11-Oxy-verbindungen in der Leber ist. Ein Vierteljahr später ist bemerkenswert, daß schon die spontane Ausscheidung von DHEA erheblich angestiegen ist. Die Gabe von 10 mg Fluorocortisol an 5 aufeinanderfolgenden Tagen drückte die Gesamt-17-Ketosteroidausscheidung, hauptsächlich auf Kosten der DHEA-Fraktion, und die an gebundenen Porter-Silber-Chromogenen herab. Nach Absetzen des Präparats findet sich eine überschießende Ausscheidung an Gesamt-17-Ketosteroiden und an Porter-Silber-Chromogenen. Der Blutspiegel an letzteren kehrt ebenfalls rasch auf die erhöhten Ausgangswerte zurück. Diese Ergebnisse möchten wir als „Rebound"-Effekt bei einer auf ACTH überschießend reagierenden Nebenniere erklären. Bei einer rund 7 Monate später durchgeführten Kontrolle ergibt die Fraktionierung eine Steroidverteilung wie unter Fluorocortisol, wobei der Befund des nunmehr auch spontan vermehrt nachweisbaren Etiocholanolon Aufmerksamkeit verdient.

In der zweiten Abbildung haben wir die Ergebnisse von einem weiteren Patienten, der aus den vorhin erwähnten Gründen noch nicht der Operation zugeführt worden ist, zusammengestellt. Obgleich auch bei diesem Patienten die Diagnose

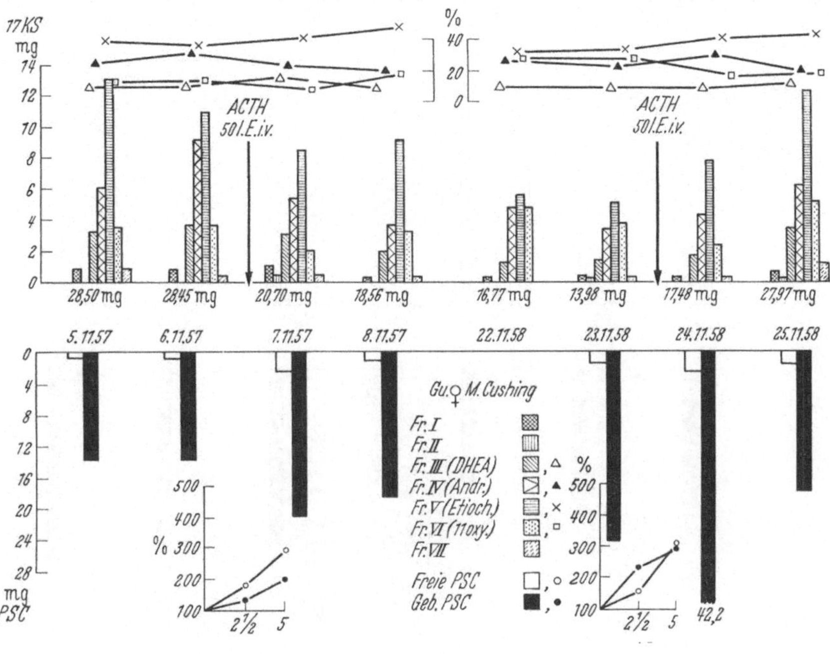

Abb. 3

einer bilateralen Hyperplasie gestellt werden muß, ergeben sich einige grundsätzliche Unterschiede gegenüber dem eben gezeigten: Der Anstieg der erhöht liegenden Porter-Silber-Chromogene im Blut auf ACTH war, vor allem für die freien, geringer. Während sich in der ersten Beobachtungsperiode die Harnausscheidung an diesen Verbindungen im Normalbereich bewegt, finden sich in der zweiten pathologisch erhöhte Werte. Das umgekehrte Verhalten trifft auf die Ausscheidung an Gesamt-17-Ketosteroiden zu. Die ACTH-Belastung führt, insbesondere während der zweiten Beobachtung, zu einem deutlichen Anstieg dieser Steroidgruppe, der, wie die Fraktionierung zeigt, überwiegend das DHEA betrifft. Die Gipfel, die die 11-oxylierten 17-Ketosteroide enthalten, liegen tief. Am Nachtage werden in diesem Falle dementsprechend nur Androsteron und Etiocholanolon relativ vermehrt ausgeschieden.

Die in der dritten Abbildung dargestellten Befunde der Patientin Gü. mit einer Nebennierenrindenhyperplasie sind 7 bzw. 19 Monate nach subtotaler, linksseitiger Adrenalektomie gewonnen worden. Die Ausscheidung und das Ansprechen der Porter-Silber-Chromogene im Blut und Urin läßt deutlich eine zunehmende Aktivität des verbliebenen Nebennierengewebes erkennen. Die Ausscheidung an Gesamt-17-Ketosteroiden geht bei der ersten ACTH-Belastung zurück, bei der zweiten steigt sie an. Dieser Anstieg bzw. Abfall gibt wahrscheinlich nur Spontanschwankungen wieder, da sich im Verteilungsspektrum keine grundsätzlichen Änderungen erkennen lassen. In der Verteilung fällt ein besonders hoher Anteil an Etiocholanolon und 11-oxylierten 17-Ketosteroiden auf, der sich im Prinzip während der ganzen Beobachtungszeit nicht ändert.

In Abbildung 4 endlich haben wir einige Analysen einer Patientin dargestellt, die wegen Nebennierenrindenhyperplasie im Januar 1957 einseitig

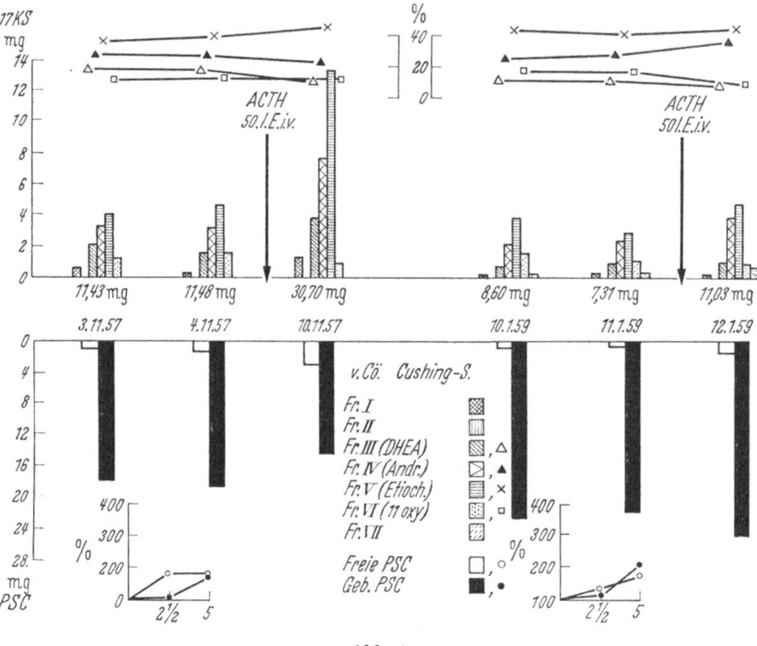

Abb. 4

adrenalektomiert wurde und wegen der erheblichen klinischen Verschlechterung im November 1957 und schließlich im Januar 1959 nachoperiert werden mußte. In der ersten Beobachtungsperiode 10 Monate nach einseitiger Adrenalektomie lagen die Plasmasteroide deutlich höher als vor der Operation und sprachen auf ACTH wiederum deutlich an. Im Urin kam es zu einer vermehrten Ausscheidung von freien Porter-Silber-Chromogenen und Gesamt-17-Ketosteroiden. 14 Monate nach der subtotalen Entfernung der zweiten Nebenniere lag der Spiegel der Porter-Silber-Chromogene im Blut und Urin weiterhin deutlich über der Norm. Der Anstieg unter der ACTH-Belastung war jedoch dieses Mal geringer. Bei der fraktionierten Steroidanalyse fand sich auch hier während der ganzen Beobachtungszeit ein Überwiegen der Etiocholanolonausscheidung unabhängig von der Menge an gesamtnachweisbaren 17-Ketosteroiden.

Auf die Bedeutung solcher Analysen für die Diagnose und auf die Rückschlüsse, die sie auf die zugrunde liegenden pathogenetischen Mechanismen erlauben, kann ich wegen der Kürze der Zeit nicht eingehen. Ich hoffe aber, gezeigt zu haben, daß selbst bei dem gleichen anatomischen Substrat das Steroidspektrum ein sehr variables sein kann und sich unter dem Bilde der Nebennierenrindenhyperplasie ganz unterschiedliche metabolische Abweichungen finden können.

Aus der Medizinischen und Nervenklinik der Justus-Liebig-Universität Gießen
(Direktor: Professor Dr. Dr. H. Bohn)

Vergleichende Untersuchungen an zwei wasserlöslichen Corticoidestern*

Von

W. Rick

Mit 3 Abbildungen

Nebennierenrindenhormone mit Glucocorticoidwirkung sind im Gegensatz zu einer Reihe anderer Steroide bei oraler Gabe voll wirksam. Zur Hormonsubstitution bei akuter NNR-Insuffizienz oder zur schnellen Erreichung eines pharmakodynamischen Effekts bei anderen bedrohlichen Erkrankungen ist diese Anwendungsart jedoch nicht geeignet, die intravenöse Zufuhr der freien Steroide wegen der erheblichen notwendigen Flüssigkeitsmengen und der nicht indifferenten Lösungsmittel nachteilig. Durch Veresterung der C_{21}-Alkoholgruppe sind eine Reihe von Corticoidderivaten dargestellt worden, die in hoher Konzentration wasserlöslich und daher intravenös schnell injizierbar sind. Das erste dieser Präparate ist unseres Wissens das von Orr u. Mitarb. beschriebene Cortisolhemisuccinat. Die Wirkung solcher Steroidester ist verschiedentlich geprüft worden. Es gibt gute Gründe für die Annahme, daß der Zeitpunkt des Wirkungseintritts von der Geschwindigkeit der Hydrolyse dieser Ester abhängt. Wir berichten im folgenden über unsere Untersuchungen, in denen wir zwei Prednisolonester miteinander verglichen: Prednisolon-hemisuccinat und Prednisolon-diäthylaminoacetat.

Methodik

Die Untersuchungen wurden an einer Gruppe von 8 gesunden Studenten ausgeführt, die 12 Std. vor Beginn und während der Beobachtungszeit strenge Bettruhe einhielten. Beide Steroidderivate prüften wir an allen 8 Studenten. Zwischen den Versuchen an der gleichen Person lagen mindestens 8 Tage. Wir injizierten 25 mg Prednisolon-hemisuccinat bzw. -diäthylaminoacetat in je 1 ml aq. bidest. innerhalb 30 sec. Vorher sowie 7, 15, 30 min und 1, 2, 4, 8 und 24 Std. nachher wurde Blut zur Corticoidanalyse entnommen.

Zur Bestimmung der freien 17-Hydroxycorticosteroide (17-OHCS) im Blutplasma diente die Methode von Silber und Porter in der Modifikation von Silber und Busch. Die Zählung der zirkulierenden Eosinophilen im peripheren Blut erfolgte nach der von Eder angegebenen Fluorescenzmethode.

---

* Ausgeführt mit Mitteln der BVA und der LVA Hessen.

Ergebnisse

In Abb. 1 sind die nach Injektion der wasserlöslichen Corticoidester beobachteten Plasmaspiegel der freien 17-OHCS dargestellt. Von einem Ausgangswert von 12 ± 6 µg-% kommt es zu einem Anstieg der Corticoide, deren Mittelwert sein Maximum im Falle des Hemisuccinats erst nach 30 min erreicht, beim Diäthylaminoacetat jedoch schon nach 15 min. 4 Std. lang werden erhöhte Werte gemessen, nach 8 Std. sind die Glucocorticoide auf durchschnittlich 7,6 µg-% vermindert, ein Effekt, der durch Hemmung der corticotropen Partialfunktion zu erklären ist und über den wir bereits früher berichten konnten (Rick und Koch).

In Abb. 2 ist der Zeitmaßstab verändert, damit das Auftreten der unveresterten NNR-Hormone vor allem in der ersten Stunde besser überblickt werden kann. Beim Vergleich der beiden Kurven ist deutlich zu erkennen, daß die Porter-Silber-Chromogene schon 7 min nach Gabe von Prednisolon-diäthylaminoacetat einen Wert von 30 µg-% erreichen; das Maximum nach 15 min beträgt 32 µg-%. Im Gegensatz dazu kommt es nach Injektion des Bernsteinsäureesters zu einem langsameren Anstieg, der erst 30 min p. i. zu einem Höchstwert von 30 µg-% führt. Bei dieser Gegenüberstellung fällt besonders auf, daß die Standardabweichung beim Hemisuccinat außerordentlich groß ist. Offenbar läuft die Hydrolyse des Esters bei verschiedenen Individuen mit sehr verschiedener Geschwindig-

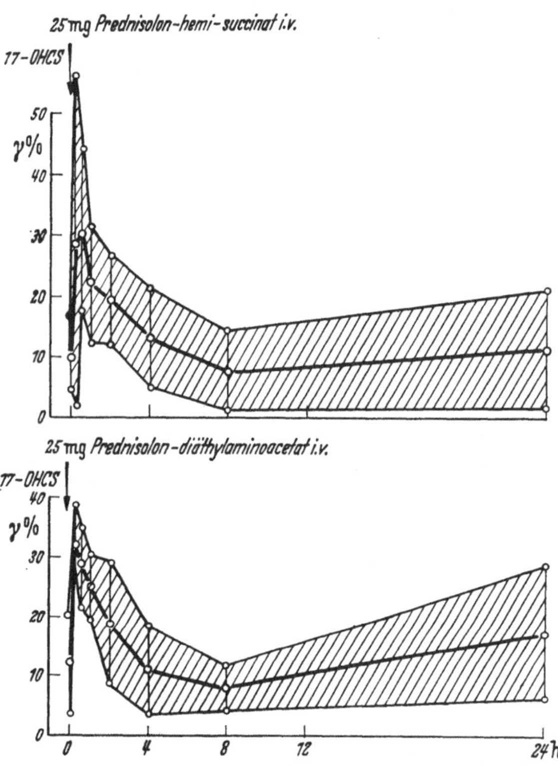

Abb. 1. Plasmaspiegel freier 17-OHCS nach Injektion wasserlöslicher Prednisolonester. Vergleich zweier Präparate an der gleichen Gruppe von 8 Studenten. Oben je 25 mg Prednisolonhemisuccinat, unten je 25 mg Prednisolon-diäthylaminoacetat. Stark ausgezogene Linien stellen die Mittelwerte, schraffierte Flächen die Standardabweichungen dar

keit ab. Dagegen liegen die Blutspiegel nach Diäthylaminoacetatester-Injektion bei allen Probanden im therapeutischen Bereich. Im weiteren Verlauf ergeben sich keine wesentlichen Unterschiede. Es handelt sich bei der beobachteten Variabilität im Auftreten freier Plasma-17-OHCS im Falle des Hemisuccinats jedoch nicht nur um Schwankungen innerhalb der untersuchten Gruppe. In Abb. 3 sind Bestimmungen an zwei Studenten dargestellt, bei denen die Wirkung des Bernsteinsäureesters im Abstand von 6 Monaten zweimal geprüft werden konnte. Zum Vergleich ist die oben gefundene Streuung mit eingezeichnet. Wie im oberen Teil des Bildes zu erkennen ist, konnte bei einem der Untersuchten ein gleichartiger Ablauf nachgewiesen werden. Bei dem anderen Studenten ergaben die beiden Untersuchungen jedoch eine erhebliche Verschiedenheit der Blutspiegel, die wir auf eine verschieden schnelle Spaltung der Esterbindung zurückführen.

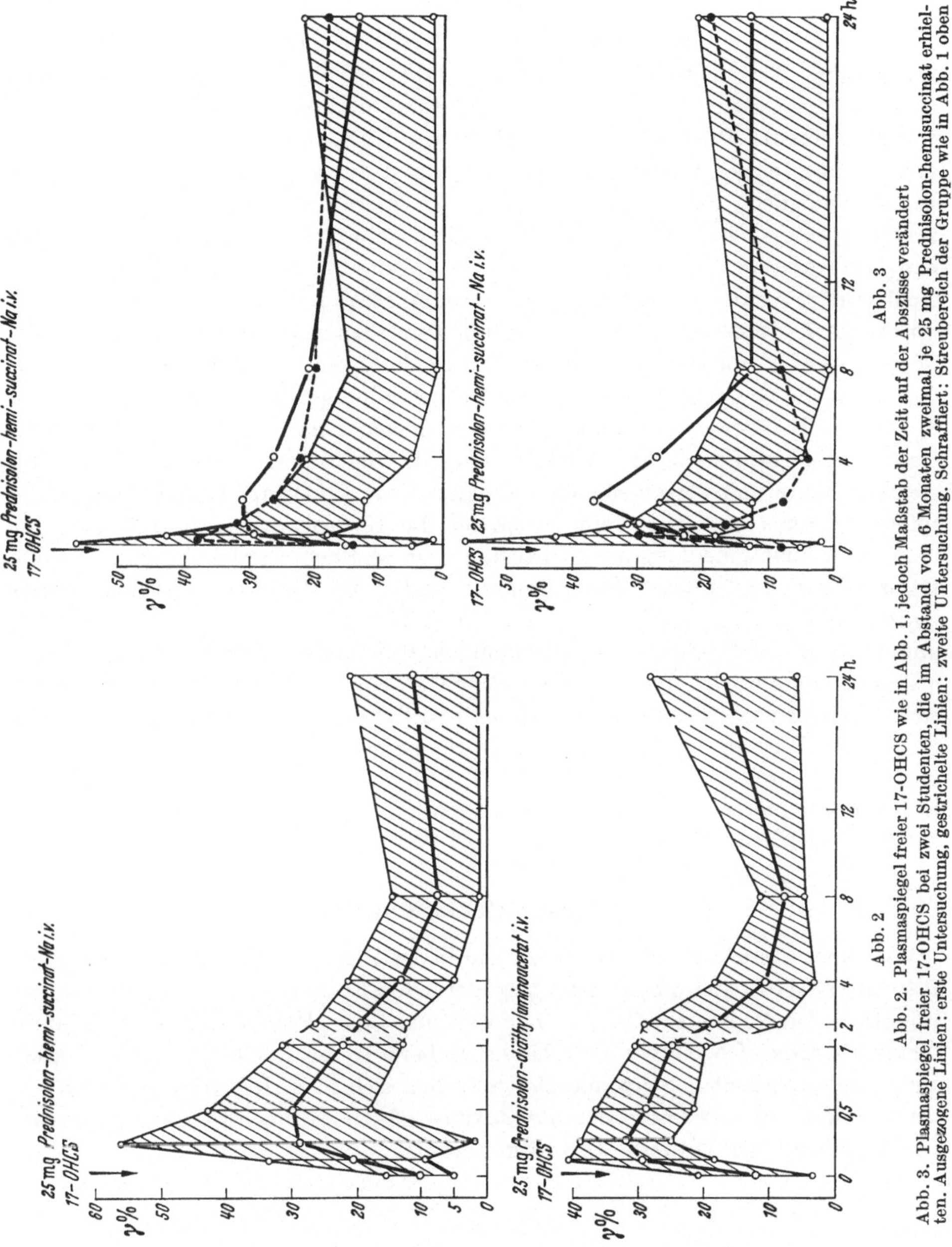

Abb. 2

Abb. 3

Abb. 2. Plasmaspiegel freier 17-OHCS bei zwei Studenten, die im Abstand von 6 Monaten zweimal je 25 mg Prednisolon-hemisuccinat erhielten. Ausgezogene Linien: erste Untersuchung, gestrichelte Linien: zweite Untersuchung. Schraffiert: Streubereich der Gruppe wie in Abb. 1 oben

Abb. 3. Plasmaspiegel freier 17-OHCS wie in Abb. 1, jedoch Maßstab der Zeit auf der Abszisse verändert

Die Zählung der zirkulierenden Eosinophilen ergab bei beiden Präparaten einen prinzipiell gleichartigen Abfall mit einem Minimum von etwa 10% des Ausgangswertes nach 4 Std. Der Effekt tritt bei Prednisolon-diäthylaminoacetat etwas schneller ein, der Unterschied in den 1 Std.-Werten ist statistisch schwach gesichert

($P=0{,}05$). Im übrigen ergaben sich keine deutlichen Unterschiede bezüglich Wirkungsintensität und -dauer.

Diskussion

Untersuchungen über die Wirkung von NNR-Hormonen im Organismus nach Anwendung ihrer Ester führen zu der Frage, ob ein Zusammenhang besteht zwischen der Geschwindigkeit der Esterspaltung und dem Zeitpunkt, an dem die Wirkung eintritt. Die Spaltung einer Reihe von NNR-Hormonestern durch Leber- und Serumesterasen wurde durch Hübener und Schmidt besonders im Hinblick auf eine mögliche Parallelität zwischen langsamer Verseifung und protrahierter Wirkung untersucht. Die im biologischen Test gefundene langdauernde Aktivität von Fettsäureestern konnte jedoch aus der in vitro beobachteten Hydrolyserate nicht erklärt werden. Während Testosteronönanthat im Tierversuch eine Depotwirkung hat (Junkmann), wurde es durch Esterasen relativ gut hydrolysiert. Als weitere die Wirkung der Steroide modifizierende Faktoren wurden die Löslichkeit der Ester, die Gewebspermeabilität und Umwandlungen der Steroide im Gewebe diskutiert. Bei der Untersuchung wasserlöslicher Ester ergab sich, daß DOC-Hemisuccinat sehr schlecht hydrolysiert wurde. Bei anderen Estern zwischen der gleichen Säure und verschiedenen Steroiden — DOC, Comp. E und Comp. F — spielte letzteres praktisch keine Rolle für die Hydrolyserate, so daß auch für Cortisolsuccinat eine langsame Spaltung angenommen werden konnte. Neuere Befunde von Tamm und Voigt zeigten, daß z. B. Prednisolonglycinat besser hydrolysiert wird als das Hemisuccinat. Von klinischen Beobachtungen ausgehend, untersuchten wir Prednisolon-diäthylaminoacetat und konnten einen schnelleren, insbesondere aber sichereren Anstieg freier Corticoide nach i.v. Gabe im Vergleich zum Hemisuccinat feststellen. Wir halten es daher für wahrscheinlich, daß der Eintritt der Wirkung veresterter NNR-Hormone mit vorwiegender Glucocorticoidfunktion eng mit der Spaltung der C_{21}-Esterbindung zusammenhängt. Über die Ergebnisse anderer physiologischer und pathophysiologischer Untersuchungen, die in der gleichen Richtung sprechen, wird von Kügelgen berichten.

Zusammenfassung

Bei einer Gruppe von 8 Studenten wurde der Blutspiegel der freien, biologisch aktiven 17-OHCS und die Zahl der zirkulierenden Eosinophilen nach intravenöser Injektion von 25 mg Prednisolon-hemisuccinat bzw. Prednisolon-diäthylaminoacetat bestimmt. Gegenüber der erheblichen beim Hemisuccinat gefundenen inter- und intraindividuellen Schwankungsbreite ließ sich nach Injektion des Diäthylaminoessigsäureesters eine konstante maximale Aktivität nach 15 min nachweisen. Die Bedeutung der Befunde wird diskutiert.

Literatur

Eder, H.: Klin. Wschr. (im Druck).
Hübener, H. J., F. G. Sahrholz, J. Schmidt-Thomé, G. Nesemann u. R. Junk: Biochim. Biophys. Acta **35**, 270 (1959).
— u. S. Cloeren: Hoppe-Seylers Z. physiol. Chem. **309**, 1 (1957).
— u. C. O. Lehmann: Hoppe-Seylers Z. physiol. Chem. **313**, 124 (1958).
— u. J. G. H. Schmidt: Hoppe-Seylers Z. physiol. Chem. **296**, 246 (1954).

JUNKMANN, K.: Naunyn-Schmiedebergs Arch. exp. Path. Pharmak. **215**, 85 (1952).

KOCH, E., u. W. RICK: Medizinische **1958**, 2123.

KÜGELGEN, B. VON: 6. Colloquium dtsch. Ges. Endokrinologie 1959.

LINDNER, F., R. JUNK, G. NESEMANN u. J. SCHMIDT-THOMÉ: Hoppe-Seylers Z. physiol. Chem. **313,** 117 (1958).

MEYER, H. H.: Naunyn-Schmiedebergs Arch. exp. Path. Pharmak. **42**, 109 (1899); **46**, 338 (1901).

NETTER, H.: Biologische Physikochemie. S. 273ff. Potsdam 1951.

— Theoretische Biochemie. S. 677. Berlin 1959.

ORR, R. H., V. DI RAIMONDO, M. E. FLANAGAN and P. H. FORSHAM: J. clin. Endocr. **15**, 763 (1955).

OVERTON, E.: Studien über Narkose. Jena 1901.

PINCUS, G., and H. THIMANN (Hrsg.): The Hormones. New York 1949.

RICK, W., u. E. KOCH: Vortrag III. Acta Endocr. Congr. Leiden 1958.

SILBER, R. H., and R. D. BUSCH: J. clin. Endocr. **16**, 1333 (1956).

— u. C. C. PORTER: J. biol. Chem. **210**, 923 (1954).

TALALAY, P., B. HURLOCK u. H. G. WILLIAMS-ASHMAN: Vortr. IV. int. Kongr. Biochemie Wien 1958.

TAMM, J., u. K.-D. VOIGT: Vortrag IV. int. Kongr. Biochemie. Wien 1958.

WERNITSCH, W., H. J. HÜBENER u. S. CLOEREN: Hoppe-Seylers Z. physiol. Chem. **313**, 12 (1958).

Aus der II. Med. Univ.-Klinik Hamburg-Eppendorf
(Dir.: Prof. Dr. A. Jores)

Die sogenannte Nieren-Clearance der freien und gebundenen 17-Hydroxy-Corticosteroide

Von

J. Tamm und K. D. Voigt

Mit 6 Abbildungen

Wenn man Untersuchungen über die renale Clearance von Steroidhormonen anstellt, so muß man von vornherein einige Vorbehalte machen, um vor Fehlinterpretationen gefeit zu sein. Dies gilt natürlich besonders dann, wenn zur Bestimmung der Steroide Gruppenreaktionen wie z. B. die Porter-Silber-Reaktion verwendet werden. Es ist hier nicht die Zeit, um die Prinzipien der Clearance-Methoden als solche zu diskutieren. Es sei nur hervorgehoben, daß wir die Zahlen, die wir mit den von van Slyke entwickelten Formeln errechnet haben, eher als virtuelle Größen im Sinne von Ausscheidungs-Koeffizienten betrachten, als daß wir sie als reelle Volumen-Angaben ansehen. Die Einschränkungen, die bei einer Steroid-Clearance gemacht werden müssen, sind kurz zusammengefaßt folgende:

1. Im Plasma bestehen die freien 17-Hydroxy-Corticosteroide (17-OHCS) bzw. Porter-Silber-Chromogene (PSC) zu etwa 80—90% aus Cortisol. Im Urin ist dagegen der Anteil des Cortisols und Cortisons an den frei ausgeschiedenen PSC mit etwa 38% zu veranschlagen. Unter den Bedingungen einer Steroidbelastung erhöht sich dieser Prozentsatz natürlich beträchtlich. Die Berechnung der endogenen Steroid-Clearance wird jedoch durch diese Unterschiede immer etwas zu hoch ausfallen, bezogen auf das Cortisol. Die wasserlöslichen Glucuronide der C-21-Steroide geben im Plasma und im Urin dagegen eine einheitlichere Gruppe ab. Grob verallgemeinert darf man sie als harngängige Steroidmetaboliten ansprechen.

2. Vergleicht man die bisher noch spärlichen Angaben über Clearance-Größen von Steroiden, so stellt man mehr oder weniger große Differenzen fest, die wesentlich durch die methodischen Unterschiede bedingt sind.

3. Da die Nieren sehr gut durchblutet werden und die Plasmasteroide dadurch in innigen Kontakt mit dem Nierengewebe geraten, muß die Möglichkeit eines renalen Steroidmetabolismus in Betracht gezogen werden. Im Tierexperiment beträgt die Aktivität bestimmter Enzyme des Nierengewebes für gewisse Abbauvorgänge an Steroiden bis zu 60% der des Lebergewebes.

4. Die Steroidbelastung als solche kann zu mehr oder weniger großen Änderungen der Nierenfunktion, insbesondere der glomerulären Filtration führen.

Unter kritischer Würdigung dieser Einschränkungen haben wir unsere Untersuchungen durchgeführt.

Das 1. Bild zeigt die Formeln, nach denen die Clearance-Größen ermittelt wurden. Für die Errechnung der endogenen Steroid-Clearance und für die Clearance-Untersuchungen während der Cortisol-Infusionen benutzten wir die bekannte

1. Clearance bei konstantem Spiegel und für die Ausgangswerte vor der Belastung:

$$C = \frac{U \cdot V}{P}$$

2. Abhängigkeit der Clearance vom Harnvolumen V:

$$C = \frac{A \cdot \sqrt{V}}{P}$$

3. Clearance bei abfallendem Plasmaspiegel:

$$C = \frac{U \cdot V}{\log (P_1 - P_2) \cdot (\log P_1 - \log P_2)}$$

C Clearance
U Harnkonzentration an $P\ S\ C$ in γ-%
V Harnvolumen pro Minute
P Plasmakonzentration $P\ S\ C$ in γ-%
A $U \cdot U$
P_1 Plasmakonzentration zum Zeitpunkt t_1
P_2 Plasmakonzentration zum Zeitpunkt t_2

Abb. 1. Formeln für die Berechnung der Clearance-Größen

Formel I. Die Erklärung der Symbole ist unten angegeben. Die Formel II diente für die Berechnung der Abhängigkeit der Clearance vom Urinfluß in der Zeiteinheit. Die Formel III endlich wurde angewendet bei den Versuchen, die mit einer raschen i.v. Injektion wasserlöslicher Prednisolon-Ester durchgeführt wurden.

Die 2. Abb. gibt eine Übersicht über den zeitlichen Ablauf der Untersuchungen: auf der linken Seite bei einmaliger Injektion wasserlöslicher Ester, rechts unter Cortisol-Dauerinfusion. Die letzteren Versuche wurden nach Vorbehandlung

1. Nach rascher Injektion von wasserl. Estern	2. Unter Infusion von Cortisol
	alle 60 min 250—300 ml Flüssigkeit
Vorperiode: 30—60 min Katheterurin sammeln	Vorperiode: 30—60 min Katheterurin sammeln
1. Blutentnahme zwischen 9.15—9.30 Uhr anschließend i.v. Inj. von 100 mg Steroid-ester in 30 sec	1. Blutentnahme zwischen 9.15—9.30 Uhr anschließend i.v. Infusion von 150 mg Cortisol in 300 ml physiol. NaCl (0,75 bis 0,8 mg/min)
2. Blutentnahme 15 min post Injektion	2. Blutentnahme 30 min n. Infusions-Beginn
3. Blutentnahme 30 min post Injektion	3. Blutentnahme 75 min n. Infusions-Beginn
(3a. Blutentnahme 60 min post Injektion)	4. Blutentnahme 105 min n. Infusions-Beginn
4. Blutentnahme 120 min post Injektion	5. Blutentnahme 150 min n. Infusions-Beginn
5. Blutentnahme 180 min post Injektion	6. Blutentnahme 180 min n. Infusions-Beginn
ad 2. Urin sammeln: 15 min	ad 2. Urin sammeln: 30 min
ad 3. Urin sammeln: 15 min	ad 3. Urin sammeln: 45 min
(ad 3a. Urin sammlen: 30 min)	ad 4. Urin sammeln: 30 min
ad 4. Urin sammeln: 60 min	ad 5. Urin sammeln: 45 min
ad 5. Urin sammeln: 60 min	ad 6. Urin sammeln: 30 min
	Die Vp. Rü. u. Wei. erhielten 75 min nach Infusions-Beginn 1 g Benemid oral

Abb. 2. Untersuchungsschema für die Clearence von freien und gebundenen 17-OH CS

mit Dexamethason angestellt, um die endogene NNR-Sekretion zu drosseln. Die einzelnen Clearance-Perioden wurden absichtlich länger gehalten, als allgemein üblich. Trotz der regelmäßigen Flüssigkeitszufuhr war es recht schwierig, einen gleichmäßigen Harnfluß zu erzielen.

Die Abb. 3 gibt die Clearance der freien und gebundenen 17-OHCS wieder, die der eigenen NNR entstammen. Der Urinfluß liegt unter den gewählten Versuchsbedingungen höher als das normale Tagesmittel. Es geht eindeutig aus der Abbildung hervor, daß die Clearance der freien 17-OHCS normalerweise 10 ml/min nicht wesentlich übersteigt. Mit zunehmender Diurese nimmt die Clearance langsam zu, um oberhalb eines Urinflusses von 6 ml/min einem Grenzwert zuzustreben, der augenscheinlich nicht höher als 20 liegt. Die Clearance-Werte für die gebundenen 17-OHCS andererseits verteilen sich regelloser und zeigen keine eindeutige Abhängigkeit vom Urinfluß. Die Werte dieser Steroidgruppe reichen z. T. in die Bereiche hinein, die dem Gesamt-Plasma-Durchstrom der Nieren entsprechen. Da beide Steroidgruppen im Plasma in vergleichbarer Größenordnung vorkommen, kann man folgende Schlüsse ziehen: Bei gleicher Filtration durch die Glomerula werden die freien 17-OHCS in bemerkenswertem Ausmaß rückresorbiert. Die gebundenen 17-OHCS werden zusätzlich zur glomerulären Filtration durch die Tubuli sezerniert. Diese Mechanismen erscheinen biologisch sehr sinnvoll.

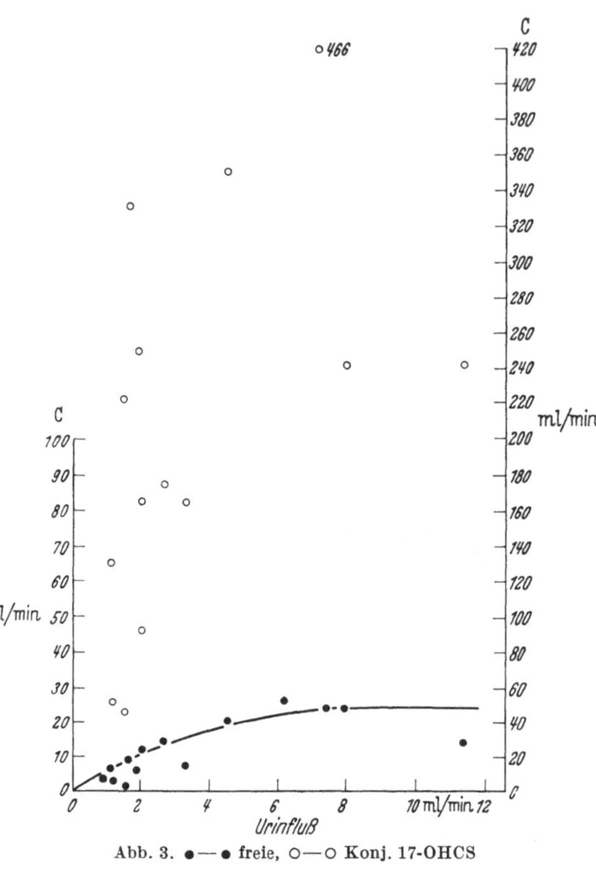

Abb. 3. ●—● freie, ○—○ Konj. 17-OHCS

Die Abb. 4 stellt die Abhängigkeit der Clearance der freien 17-OHCS von der Höhe des Plasmaspiegels und vom Urinfluß dar. Der Bereich von 5—15 γ-% gilt für unsere Bestimmung als normal. Die Abstufungen der Plasmawerte wurden aus rein praktischen Erwägungen gewählt. Die erhöhten Plasmaspiegel wurden durch eine rasche i.v. Injektion von wasserlöslichen Prednisolon-Estern erzielt, d. h. also durch ein körperfremdes Steroid. Trotz der großen Streuung innerhalb der einzelnen Gruppen erkennt man aus den Mittelwerten einen allgemeinen Trend der Clearance-Größen. Oberhalb eines Plasmaspiegels von 15 γ-% kommt es zu einem langsamen Anstieg bis auf ein Niveau im Bereich von 35—95 γ-%. Oberhalb von 95 γ-% ist ein nochmaliger Anstieg zu verzeichnen. Eine Abhängigkeit der

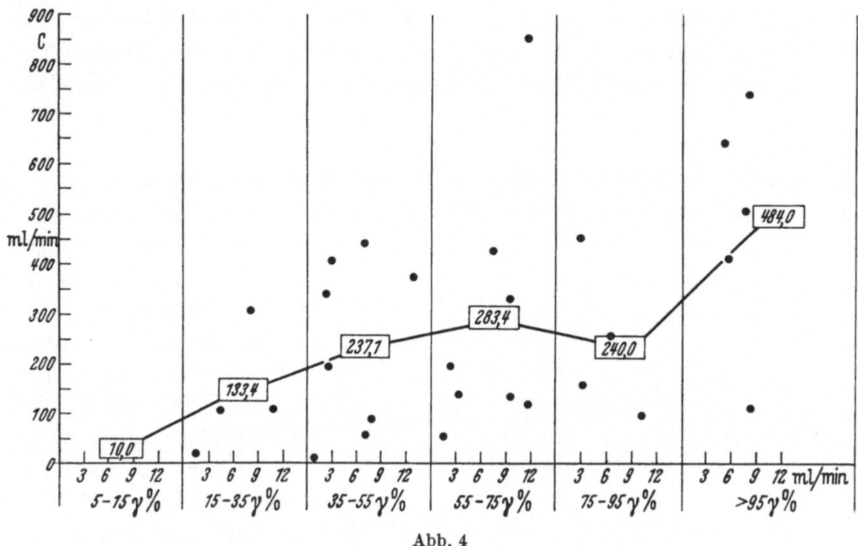

Abb. 4

Clearance vom Urinfluß ist bei einem höheren Plasmaspiegel nicht mehr zu erkennen. Die Höhe der erreichten Clearance-Werte läßt die Vermutung zu, daß die Nieren auch die freien 17-OHCS durch die Tubuli sezernieren können, wenn der Blutspiegel entsprechende Größen erreicht.

Abb. 5 demonstriert den Verlauf des Plasmaspiegels der freien und gebundenen 17-OHCS und ihrer Clearance-Größen unter Dauerinfusion von Cortisol bei einem nierengesunden Pat. und bei einem jungen Mann mit chron. Glomerulonephritis. Durch die Vorbehandlung mit Dexamethason lagen die Plasmasteroide niedrig. Auffälligerweise war aber die Clearance der endogenen 17-OHCS bei Pat. 1 hoch. Nach anfänglichem Absinken der Clearance stieg insbesondere die Ausscheidungsrate der gebundenen 17-OHCS unter der Infusion an. Die Applikation von Benemid, das die Rückresorption vieler Substanzen hemmt, führte nach 75 min zu einem scharfen Anstieg der Clearance der freien 17-OHCS unter entsprechendem Abfall des Plasmaspiegels. Die gebundenen 17-OHCS wurden nicht so deutlich

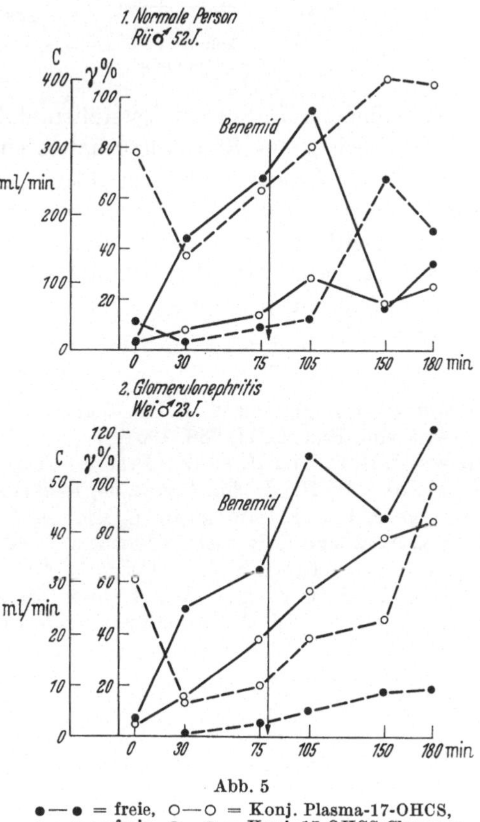

Abb. 5

● — ● = freie, ○—○ = Konj. Plasma-17-OHCS,
● - - ● = freie, ○- -○ = Konj. 17-OHCS-Clearance

beeinflußt. Dies darf als weiterer Beweis für eine tubuläre Rückresorption der freien 17-OHCS (hier also des Cortisols) gelten. Der Pat. mit der schweren Nierenläsion hat sehr viel geringere Clearance-Werte für beide Steroidgruppen. Ein leichtes Absinken des Plasmaspiegels der freien 17-OHCS nach Benemid ist auch hier erkennbar.

Abb. 6 zeigt die gleichen Größen bei einem Pat. mit Adipositas, der mit einer etwas höheren Dosis Dexamethason vorbehandelt wurde. Trotzdem war der Steroidspiegel im Plasma normal. Die Nierenclearance auffallend niedrig. Eine Störung der Nierenfunktion konnte mit den üblichen Methoden nicht nachgewiesen werden. Die Cortisol-Infusion führte zu einem rapiden Anstieg der Clearance der gebundenen 17-OHCS. Die der freien stieg nur bis 23 ml/min. Eine plausible Erklärung kann hierfür nicht gegeben werden. Dies Beispiel beweist lediglich wieder, daß die Nieren die freien 17-OHCS andersartig behandeln als deren wasserlösliche Glucuronide.

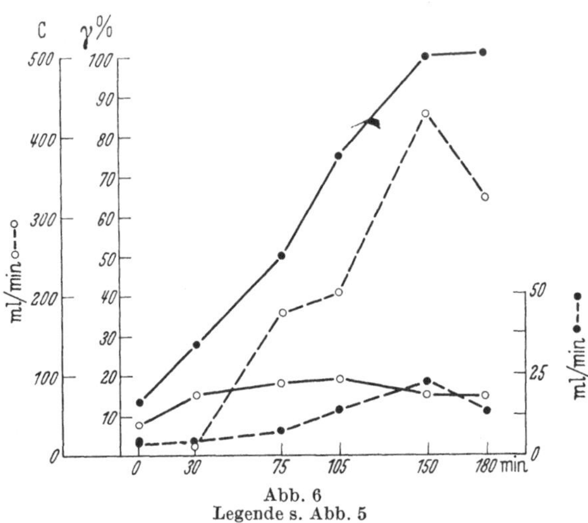

Abb. 6
Legende s. Abb. 5

Abschließend dürfen wir feststellen, daß die Nieren eine wesentliche Rolle bei der Regulierung des Steroidhaushaltes spielen. Diese Rolle ist mehrschichtiger Natur. Das endogene, biologisch aktive Cortisol soll dem Organismus weitgehend erhalten bleiben. Die inaktivierten, veresterten Metaboliten sollen rasch eliminiert werden. Hierdurch greift die Niere in zweifacher Weise in den Regelkreis Hypophyse-NNR-Leber ein. Wie schon erwähnt, findet darüber hinaus in der Niere wahrscheinlich auch ein Steroidmetabolismus statt.

Literatur

Bongiovanni, A. M., and W. R. Eberlein: Proc. Soc. exp. Biol. (N. Y.) 89, 281 (1955).
— — J. clin. Endocr. 17, 238 (1957).
Brown, J. H. U., and H. Asher: Proc. Soc. exp. Biol. (N. Y.) 99, 642 (1958).
Daughaday, W. H.: J. clin. Invest. 35, 1428 (1956).
Gardner, L. I., J. F. Crigler and C. Migeon: Proc. Soc. exp. Biol. (N. Y.) 78, 460 (1951).
Kellie, A. E., and E. R. Smith: Biochem. J. 66, 490 (1957).
Sarre, H.: Nierenkrankheiten. Stuttgart: Georg Thieme 1958.
Sayers, G., E. M. Glenn, K. L. Sydnor, M. Lipscomb, M. L. Sweat, L. W. Kelly jr., R. P. Levy and W. M. Jefferies: J. clin. Invest. 34, 1600 (1955).

Aus der Medizinischen Universitätsklinik Gießen
(Direktor: Prof. Dr. Dr. H. Bohn)

Vergleich zweier verschiedenen schnell spaltbarer Prednisolonester in ihrer Wirkung auf Kreislauf und Lungenfunktion

Von

Bernhard v. Kügelgen

Mit 3 Abbildungen

Neuerdings werden intravenös injizierbare Prednisolonester mit zum Teil ausgezeichnetem Erfolg bei der Schock- und Kollapsbehandlung angewandt. Bohn u. Mitarb. gewannen aber am Krankenbett den Eindruck, daß den Corticoidestern nicht bei allen Kranken die im Bedarfsfalle notwendige Sofortwirkung zu eigen ist, auch dann nicht, wenn sie in Kombination mit Arterenol gegeben wurden (*3, 5*).

Wir legten uns die Frage vor, ob eine Beziehung besteht zwischen der Schnelligkeit der Esterspaltung und dem Zeitpunkt des Einsetzens der hämodynamischen Veränderungen. Um die hierüber nur unvollständig Aufschluß gebenden klinischen Beobachtungen zu ergänzen, untersuchten wir an 32 Gesunden, an 7 Kranken mit Nebennierenrindeninsuffizienz und an 20 Kranken mit Asthma bronchiale Art, Beginn und Dauer der Prednisolonesterwirkung nach einer intravenösen Injektion:

1. Durch Kreislaufanalysen nach Wezler u. Böger (*6*),

2. durch Lungenfunktionsprüfungen und verglichen

3. die erzielten Ergebnisse mit den fortlaufend bestimmten Spiegeln der freien 17-OH-Corticoide im Blutplasma.

Einzelheiten zum letzten Punkt sind bereits im Beitrag von Herrn Rick mitgeteilt worden.

Die Prüfung erstreckte sich auf drei Corticoidester:

a) auf ein auf unsere Anregung von der Firma Merck, Darmstadt, hergestelltes Prednisolondiäthylaminoacetat,

b) auf das Prednisolonnatriumsuccinat (WZ. Merck, Darmstadt. Solu-Decortin H),

c) auf Cortisolpiperidinacetat (Versuchspräparat Schering A.G., Berlin).

Die kreislaufanalytischen Untersuchungen wurden unter Verwendung von Infraton-Sphygmographen nach Boucke u. Brecht an Gesunden und zum Vergleich an Kranken mit Nebennierenrindeninsuffizienz vorgenommen. Die Substitutionstherapie der letzteren wurde drei Tage vor dem Versuch ausgesetzt. Der Blutdruck wurde nach der Methode von Brecht und Boucke mit bekannt

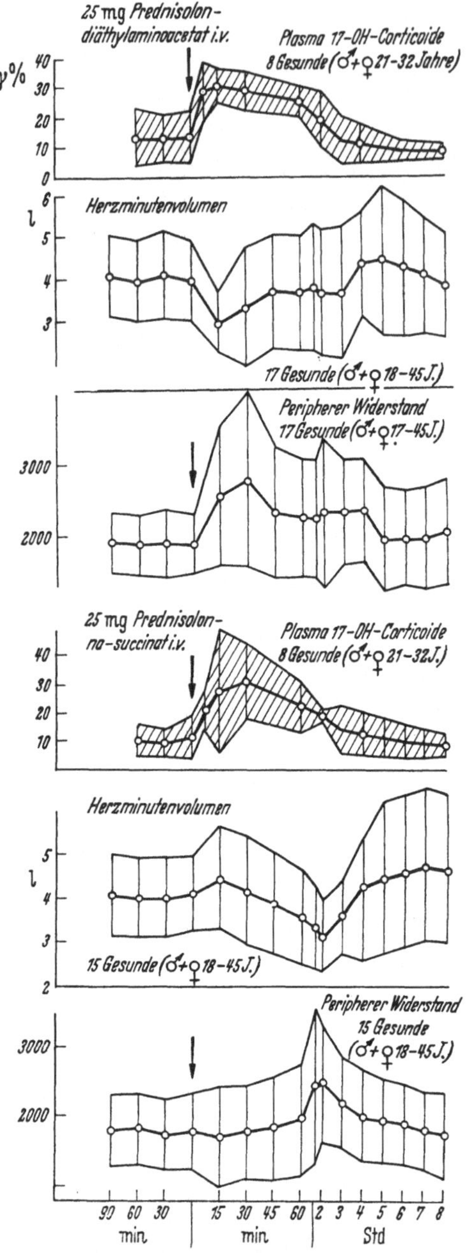

Abb. 1. Die stark ausgezogenen Linien geben die Mittelwerte, die feinen Linien die Standardabweichung als Streuungsmaß der untersuchten Gruppe an. Auf der Abszisse ist die Zeit vor und nach Injektion in Minuten bzw. Stunden, auf der Ordinate sind die Werte für den Plasmaspiegel der 17-OH-Corticoide in γ-%, für das Herzminutenvolumen in Liter und für den peripheren Widerstand in Dyn sec/cm⁵ angegeben. Nach Prednisolondiäthylaminoacetat (oben) steigen die Plasma-17-OH-Corticoide rasch an, die Kreislaufgrößen zeigen sehr schnell eine Änderung. Nach Prednisolonnatriumsuccinat (unten) steigen die 17-OH-Corticoide im Plasma langsamer an, und es dauert sehr viel länger bis die Kreislaufgrößen eine deutliche Änderung erkennen lassen

geringer Fehlerbreite über einen Direktschreiber registriert. Die Untersuchten hielten drei Tage strenge Bettruhe ein, bei Zufuhr häufiger kleiner Nahrungsmengen, um Veränderungen der Kreislaufgrößen durch Hunger oder Aufnahme größerer Mahlzeiten, wie sie JUNGMANN (1) beschrieben hat, möglichst zu vermeiden. Die Tageszeitschwankungen waren unter diesen Bedingungen, wie durch häufige Prüfungen am Tage vor dem Versuch festgestellt wurde, sehr gering. Untersuchungen mit den zur Veresterung verwandten Substanzen sind im Gange und haben bisher keine Kreislaufwirkungen erkennen lassen.

Nach Injektion von 25 mg Prednisolondiäthylaminoacetat fanden wir an 17 Gesunden folgende Änderungen der Kreislaufgrößen:

Während die Herzfrequenz nicht beeinflußt wird, kommt es bereits nach 15 min zu einer Zunahme des elastischen Widerstandes und zu einer vorübergehenden geringen Amplitudeneinengung durch Anstieg des diastolischen Blutdruckes um 10 mm Hg bei unverändertem systolischem Blutdruck. Nach 2 Std. steigen sowohl der systolische als auch der diastolische Blutdruck geringfügig um je 5 mm Hg an. Der elastische Widerstand sinkt zur selben Zeit etwas ab, kehrt aber nicht völlig zur Ausgangslage zurück. Das Verhalten des peripheren Widerstandes und des Herzminutenvolumens ist aus Abb. 1 ersichtlich. Hier erkennt man, daß nach Injektion von 25 mg Prednisolondiäthylaminoacetat die freien 17-OH-Corticoide im Blutplasma rasch ansteigen und zwar, daß das Maximum dieses Anstieges bereits nach 15 min erreicht ist. Dementsprechend haben wir auch eine sehr rasche Änderung der Kreislaufgrößen zu verzeichnen, die nach 30 min ihr Maximum überschreitet.

Nach Injektion von 25 mg Prednisolonnatriumsuccinat erreicht der Spiegel der freien Plasma 17-OH-Corticoide erst nach 30 min sein Maximum, während die hämodynamischen Veränderungen ihr größtes Ausmaß noch wesentlich später erreichen. Das Blutdruckverhalten nach Gabe dieser Substanz ist aus Abb. 2 ersichtlich.

Hervorzuheben ist, daß die Herzfrequenz in allen Fällen nahezu unbeeinflußt blieb, so daß der Abfall des Herzminutenvolumens auf eine Abnahme des Schlagvolumens zurückzuführen ist.

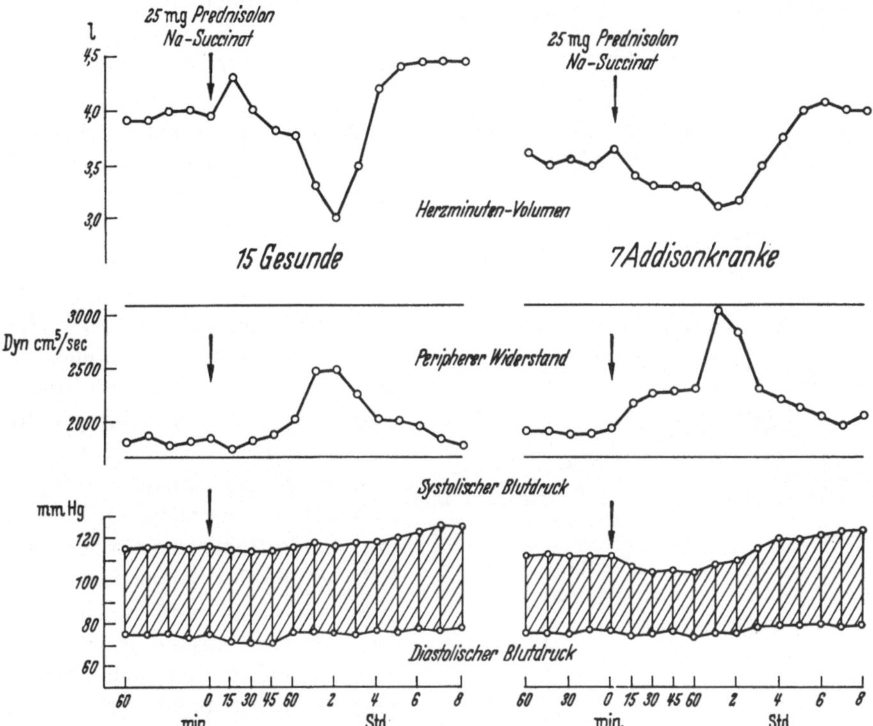

Abb. 2. Die Mittelwerte des Herzminutenvolumens, des peripheren Widerstandes und des systolischen, wie des diastolischen Blutdruckes von Gesunden und Addisonkranken sind einander gegenübergestellt. Beide Gruppen erhielten Prednisolonnatriumsuccinat. Man sieht, daß die Ausgangslage — wie zu erwarten — verschieden ist, daß aber grundsätzlich die gleichen pharmakodynamischen Wirkungen erzielt werden

Wir glaubten zunächst als Ursache der gefundenen Abnahme des Herzminutenvolumens eine Hemmung des ACTH-Ausstoßes annehmen zu können. Nach den in Abb. 2 dargestellten Befunden kann dies jedoch nicht der Fall sein, da sich die schon erwähnten Veränderungen bei Kranken mit Nebenniereninsuffizienz in grundsätzlich gleicher Weise finden, obwohl bei diesen Kranken eine ACTH-Hemmung keinen Einfluß haben kann.

Naheliegend war es ferner, die Ursache der Kreislaufänderungen in Mineralverschiebungen zu suchen. Gaben von Cortisolpiperidinacetat, das eine stärkere Wirkung auf den Mineralhaushalt besitzt als die anderen beiden Ester (2, 4), bewirkten jedoch einen durchaus gleichartigen Effekt auf die Kreislaufgrößen. Damit wird die Annahme einer Mineralwirkung als Ursache der Veränderungen unwahrscheinlich.

Ausgehend von der Beobachtung einer mitunter sehr schnellen günstigen Wirkung der Corticoidester nach i.v. Gabe bei Kranken mit Bronchialasthma, untersuchten wir insgesamt 20 derartige Kranke spirometrisch.

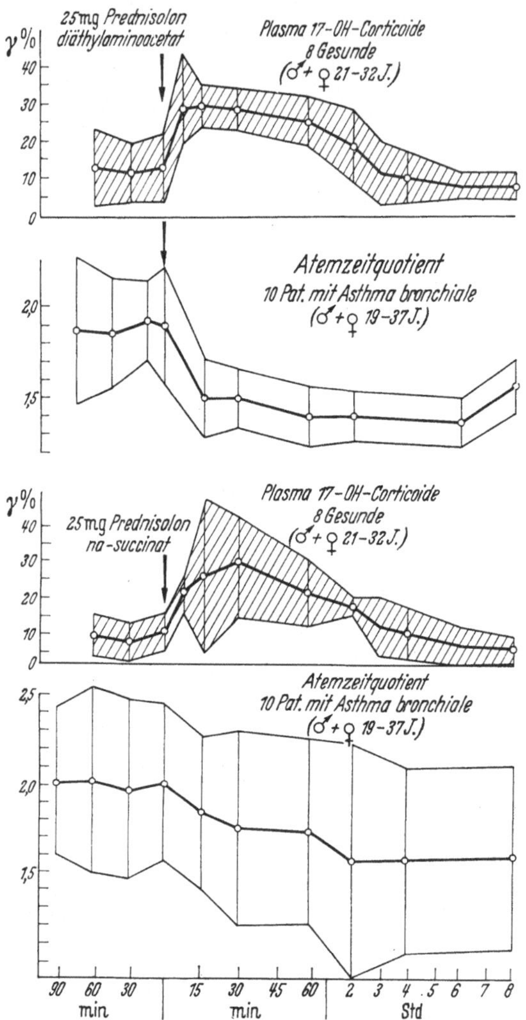

Abb. 3. Von zwei Gruppen mit je 10 Asthmakranken erhält die eine 25 mg Prednisolondiäthylaminoacetat, die andere 25 mg Prednisolonnatriumsuccinat intravenös. Man erkennt, daß nach dem ersten der Atemzeitquotient rascher abfällt als nach dem zweiten. Entsprechend den Ergebnissen von Abb. 1 läßt sich zeigen, daß auch mit Hilfe von Lungenfunktionsproben eine Abhängigkeit des Wirkungseintrittes von der Schnelligkeit der Esterspaltung nachweisbar ist

Wiederum wurde für Ruhebedingungen gesorgt und durch häufige Prüfungen am Tage vor dem Versuch die Ausgangslage und die Tageszeitschwankungen bestimmt.

Der Vergleich der beiden Ester zeigt wieder die Abhängigkeit des Wirkungseintrittes von der Schnelligkeit der Esterspaltung.

Abb. 3 läßt erkennen, daß nach Prednisolondiäthylaminoacetat der Atemzeitquotient rasch abfällt, während er nach Prednisolonnatriumsuccinat wesentlich langsamer abfällt.

In gleicher Weise werden in Relation zum Spiegel der freien Plasma-17-OH-Corticoide der Tiffeneautest und das Atemäquivalent günstig beeinflußt. Die Sauerstoffaufnahme wurde in allen Fällen größer.

Obwohl die Glucocorticoide bereits seit einigen Jahren zur Bekämpfung akuter Kollapszustände und zur Behandlung des Status asthmaticus intravenös angewandt werden, sind fortlaufende Analysen der Kreislauf- und Lungenfunktion nach einer Einzelgabe bisher nicht bekannt geworden.

Die hier angeführten Untersuchungen lassen erkennen, daß die erwähnten Ester in der Tat rasch einsetzende Wirkungen auf Kreislauf- und Lungenfunktion haben. Überraschend war die Beobachtung, daß der Effekt bei Gesunden und bei Kranken mit Nebennierenrindeninsuffizienz in gleicher Weise nachweisbar war.

Jedenfalls treten diese Wirkungen um so eher ein, je schneller die 17-OH-Corticoide aus der Esterbindung abgespalten werden.

Präparate, die diese Eigenschaft der schnellen Spaltbarkeit besitzen, werden eine Lücke in der Behandlung des Status asthmaticus, sowie in Verbindung mit Arterenol, in der Bekämpfung akuter Schock- und Kollapszustände zu schließen haben.

Literatur

1. JUNGMANN, H.: Z. Kreislaufforsch. **43**, 39 (1954).
2. KOCH, E., u. W. RICK: Medizinische **52**, 2123—2130 (1958).
3. MANCHESTER, B.: Circulation **12**, 745 (1955).
4. RICK, W., u. E. KOCH: Vortrag III. Acta Endocr. Congr. Leiden 1958.
5. SAMPSON, J. J.: Dis. Chest **33**, 667—672 (1958).
6. WEZLER, K., u. A. BÖGER: Ergebn. Physiol. **41**, 292—606 (1939).

Diskussion

E. F. PFEIFFER (Frankfurt a. M.):

Ich fürchte, Herrn ORIOL-BOSCH nicht richtig verstanden zu haben. War seine Schlußfolgerung die, daß bei verschiedenen anatomischen Substraten das gleiche Steroidspektrum nach ACTH im Blute gefunden wurde? Wenn das stimmt, so würde es unseren Erfahrungen mit dem ACTH-Test (25 E i.v. über 8 Std. über 2 Tage) und der Harnsteroidanalyse (Gesamtcorticoide und 17-Ketosteroide, Chromatographie der 17-Ketosteroide) entsprechen. Während wir diese Art der Funktionsprüfung absolut befriedigend zur Diagnostik der kompletten und inkompletten NNR-Insuffizienz (primäre und sekundäre) fanden, waren wir mit dem Verfahren bei der Differenzierung der NNR-Überfunktionszustände nicht in gleichem Maße zufrieden.

Zu dem Vortrag von Herrn v. KÜGELGEN möchte ich bemerken, daß seine Beobachtung eines Anstiegs des peripheren Widerstandes nach Injektion eines Prednisolonesters ganz dem entspricht, was wir 1952 nach Infusion von ACTH sahen und auf dem Freiburger Symposion „Biologische Wirkungen der NNR-Steroide" vorgetragen haben. Auch nach ACTH kam es, von uns auf die Mobilisation von körpereigenem Cortisol bezogen, in Korrelation zum Eosinophilenabfall zu einem Anstieg des Blutdrucks und hier vornehmlich des peripheren Widerstandes. Ich möchte Herrn v. KÜGELGEN fragen, ob er darin übereinstimmt, daß beide Beobachtungen identisch sind.

K. D. VOIGT (Hamburg):

Wenn ich Herrn RICK richtig verstanden habe, führt er die Erhöhung des Spiegels an freien 17-OHCS im Blut nach der Gabe wasserlöslicher Steroidester weitgehend auf die enzymatische Spaltung solcher Verbindungen zurück. Nun kann es als bewiesen gelten, daß solche Verbindungen z. T. auch einer erheblichen Spontanhydrolyse unterliegen. Meine 1. Frage wäre also danach, ob Sie Untersuchungen über diese Frage angestellt haben. Die zweite Frage betrifft Ihre Vorstellung, daß nur die freien Steroide für den Wirkungseintritt verantwortlich sind. Nun hat aber Prof. JUNKMANN gezeigt, daß Steroidester andere und besondere Qualitäten besitzen. Wie stehen Sie zu diesem Punkt?

H. J. KARL (München):

Herr VOIGT erwähnte zum Vortrag von Herrn RICK die Möglichkeit einer Spontanhydrolyse der verwendeten Hormonester. Diese oder das Vorliegen unveresterter Anteile müssen wir auf Grund unserer Untersuchungen in vitro und in vivo annehmen. (Papierchromatographische Methode nach MIGEON und SANDBERG, 1956.) Der raschere Wirkungseintritt des Diäthylaminoacetatesters gegenüber dem Hemisuccinatester des Prednisolons könnte deshalb auf einen erhöhten Anteil von freiem Prednisolon zurückgeführt werden.

Zum Vortrag von Herrn ORIOL-BOSCH möchte ich die Frage stellen, welche Hydrolysebedingungen den Untersuchungen zugrunde lagen. Bekanntlich ist davon ja die quantitative Nachweismöglichkeit einzelner Hormongruppen abhängig.

Zum Vortrag von Herrn TAMM die Frage: Wurden bei den Untersuchungen der sog. renalen Clearance der erwähnten Hormonester auch Vergleiche gezogen mit der endogenen Kreatinclearance oder mit anderen Clearancemethoden?

R. LURIE (Hannover):

Wir haben beim Tier bei verschiedenen, besonders infektiösen Erkrankungen mit starken Durchblutungsstörungen, unter anderem in den Nieren, zu rechnen. Die Beurteilung der NNR-Funktion durch Harnanalysen ist in solchen Fällen schwierig. Ich möchte Herrn TAMM fragen, ob Nierenclearancewerte der 17-OHCS bei starken Nierendurchblutungsstörungen bekannt sind. Weiter habe ich die Frage, ob beim Menschen im Falle von schweren Nierenstörungen die Möglichkeit einer 17-OHCS-Ausscheidung über Galle und Darm denkbar ist, wie dies bei verschiedenen Hamsterarten schon normalerweise der Fall ist.

J. Tamm (Hamburg):

Zunächst möchte ich die Frage von Herrn Pfeiffer beantworten. Ich glaube, daß die Frage auf einem kleinen Mißverständnis beruht. In unserem Vortrag haben wir darauf hingewiesen, daß nach unserer Erfahrung die intravenöse ACTH-Belastung und die Bestimmung der Plasma-17-OHCS für die Differentialdiagnose des Cushing-Syndroms von großem Wert ist. In 10 Fällen, die bisher operiert wurden, stimmte die biochemische Diagnose immer mit dem Operationsergebnis überein. Vergleicht man die Literatur, so fällt auf, daß insbesondere die Unterscheidung zwischen bilateraler NNR-Hyperplasie und Adenom in manchen Fällen nicht gelang, da letztere ebenfalls ein überschießendes Ansprechen der Blutsteroide auf ACTH zeigten. Dies liegt zweifellos daran, daß die Mehrzahl der Autoren aktivere ACTH-Präparate benutzten und in manchen Fällen auch die intravenöse Zufuhr länger als 5 Std. ausdehnten oder sogar Depot-ACTH i. m. gaben. Hier besteht die Möglichkeit, daß die übrigen atrophierten NNR-Anteile mitstimuliert wurden und dadurch die Diagnose Adenom verschleiert wurde. Wir benutzen daher ein weniger aktives ACTH-Präparat, das im Vergleich zu den Untersuchungen von Eik-Nes z. B. grob gerechnet nur die Hälfte der Aktivität zeigt, gemessen am Anstieg der freien 17-OHCS im Plasma. Die dargestellten Steroidanalysen im Urin von Cushing-Patienten, insbesondere die säulenchromatographische Auftrennung der 17-Ketosteroide, sollten zeigen, wie groß die Variabilität bei gleichem histologischem Substrat sein kann. Zu der wechselnden Ausscheidung von Androsteron und Ätiocholanolon möchte ich noch eine Anmerkung machen. Es ist ja bekannt, daß die Schilddrüse beim Cushing-Syndrom eine recht unterschiedliche Aktivität haben kann. In diesem Zusammenhang sind Untersuchungen von Gallagher et al. sehr interessant, da gezeigt werden konnte, daß bei Schilddrüsen-Unterfunktion das Ätiocholanolon überwiegt und daß die Gabe von Trijodthyronin zu einem prozentualen Anstieg des Androsterons führte. Die Schilddrüsenhormone scheinen daher die 5α-Steroid-Hydrogenase der Leber zu aktivieren. Einen derartigen Mechanismus muß man wahrscheinlich auch beim Cushing-Syndrom in Rechnung stellen.

Zu den Fragen von Herrn Karl möchte ich sagen, daß die Hydrolyse der neutralen 17-KS im Urin mit H_2SO_4 bei p_H 1 durchgeführt wurde. Wir sind uns dabei natürlich im klaren, daß in den Androsteron- und Ätiocholanolon-Fraktionen bis zu einem gewissen Ausmaß δ-9,11-Artefakte der 11-hydroxylierten 17-KS vorliegen. Die Clearance-Untersuchungen haben wir bewußt nur auf die Steroide abgestellt und auf die Inulin-, PAH- und Kreatinin-Clearance verzichtet, da synchrone Clearance-Untersuchungen zu kompetitiven Beeinflussungen führen können.

Die Frage von Fräulein Lurie läßt sich noch nicht exakt beantworten. Bei schweren Durchblutungsstörungen der Nieren, z. B. bei einer chronischen Glomerulonephritis, findet man häufig hohe Werte für die 17-OHCS im Plasma bei vergleichsweise geringer Ausscheidung im Urin. Die erhöhten Steroidspiegel im Plasma lassen darauf schließen, daß die Ausscheidung durch die Gallenwege nicht nennenswert erhöht sein kann. Genaue Untersuchungen hierüber stehen jedoch noch aus.

B. v. Kügelgen (Gießen):

Zur Frage von Herrn Pfeiffer: Wir haben bewußt als Applikationsform die Injektion gewählt und nicht die Infusion, weil die letztere einmal bei vielen Patienten selbst schon hämodynamische Veränderungen hervorruft (O. Gauer) und auch weil sie über einen zu langen Zeitraum hin erfolgt. Dadurch werden exakte Aussagen über den Wirkungseintritt sehr erschwert, auf die es hier besonders ankommt. Im Gegensatz zu den auf dem Symposion 1952 von Herrn Pfeiffer mitgeteilten Beobachtungen haben wir während der Phase der Zunahme des peripheren Widerstandes keinen Blutdruckanstieg beobachtet, sondern erst danach. Das dürfte unter anderem daran liegen, daß wir mit jeweils einem Glucocorticoidester gearbeitet haben, während auf die von Herrn Pfeiffer verwandten ACTH-Infusionen auch andere Nebennierenrindenhormone ausgeschüttet worden sein können.

Bezüglich der Abnahme des Schlag- und Minutenvolumens und des Anstieges des peripheren Widerstandes besteht aber durchaus eine Übereinstimmung der Befunde.

Zur Frage von Herrn Voigt: Ein Vergleich der Spiegel der freien 17-OH-Corticoide mit dem Eintritt der hämodynamischen Veränderungen legt die Annahme nahe, daß es die freie Form der Corticoide ist, die die Kreislaufgrößen beeinflußt, und nicht die veresterte.

W. Rick (Gießen):

Zur ersten Frage von Herrn Voigt über die Spontanhydrolyse: Auch wir haben die Frage geprüft, ob die wasserlöslichen Corticoidester in Lösung spontan hydrolysieren. Nach Untersuchungen von Lindner, Schmidt-Thomé u. Mitarb. reduziert *Streptomyces hydrogenans*, ein Bodenpilz, der in der Nähe Frankfurts gefunden wurde, die 20-Ketogruppe von 17,21-Dioxy-20-Ketosteroiden. Das die Reaktion katalysierende Enzym konnte von Hübener und Lehmann angereichert und als DPNH-abhängig charakterisiert werden. Das Ferment, das inzwischen in kristallisierter Form erhalten worden ist (Hübener 1959), reduziert die 20-Ketogruppe nur bei freien Steroiden, nicht aber bei ihren C_{21}-Estern. In Lösungen der Bernsteinsäure- und Piperidinoessigsäureester von Cortisol und Prednisolon konnten wir mit dieser Methode weder sofort nach Auflösung noch nach bis zu 8 Tage langer Aufbewahrung bei 4° freie Steroide nachweisen.

Zur zweiten Frage von Herrn Voigt, ob die NNR-Hormonester auch ungespalten wirken könnten: Diese Frage hängt eng mit dem Wirkungsmechanismus der Glucocorticoide zusammen. Bisher sind nur Steroide mit freier C_{21}-Alkoholgruppe in dieser Hinsicht biologisch aktiv gefunden worden (Pincus-Thimann). Wirken die den Kohlenhydratstoffwechsel beeinflussenden Corticoide, wie nach den Untersuchungen von Talalay u. Mitarb. sowie Hübener u. Mitarb. — unabhängig von den verschiedenen postulierten primären Angriffspunkten — anzunehmen ist, *in* der Zelle, so könnten auch die Ester wirken, wenn sie in die Zelle gelangen können. Die zur Hydrolyse notwendigen Esterasen sind in der Mitochondrienfraktion der Leber am aktivsten im Vergleich zu den anderen Zellorganellen (Hübener und Schmidt), so daß die Steroide aus ihren Estern intracellulär freigesetzt werden könnten. Das Problem wird also zu einem Permeabilitätsproblem. Die von Meyer und Overton gefundenen Parallelitäten im Permeationsverhalten relativ klein-molekularer organischer Stoffe durch die Zellmembran, die die Lipoidtheorie der Permeabilität begründet haben und die nach Netter von keiner Theorie über die Vorgänge an der Zellmembran übersehen werden dürfen, besagen jedoch, daß es für mehr lipoidlösliche Stoffe, in unserem Fall die freien Steroide, leichter ist, in die Zelle einzudringen, als für mehr wasserlösliche Substanzen, wie die Steroidester. Aus dem Verteilungsverhalten der Steroidester zwischen wäßriger und lipoider Phase könnten somit möglicherweise Rückschlüsse auf die Aufnahme von Steroidestern durch Zellen und damit auf die Wirksamkeit der ungespaltenen Ester gezogen werden. Nach eigenen Untersuchungen sind z. B. Piperidinoessigsäureester wesentlich lipophiler als Bernsteinsäureester.

Literatur s. S. 289.

Aus dem Pathologischen Institut der Universität Hamburg
(Direktor: Prof. Dr. C. Krauspe)

Abschwächung der sekundären Nebennieren-rindenatrophie durch diskontinuierliche Corticoidgaben*

Von

J. Kracht

Mit 2 Abbildungen

In weiteren Untersuchungen zum Corticoid-Rebound-Phänomen an der Nebennierenrinde der Ratte (*1, 2, 3*) bemühten wir uns um die Beantwortung folgender Fragen:

1. Inwieweit der Anwendung von Dexamethason oder 6-Methylprednisolon gleichartige Reaktivierungen der sekundär atrophischen Nebennierenrinde folgen wie nach Beendigung einer Cortison-, Hydrocortison-, Prednison- oder Prednisolonmedikation,

2. ob sich im Hinblick auf das Problem der funktionellen Zonierung der Rinde während und nach Corticoidgaben morphokinetische Vorgänge in allen drei Zonen gleichartig und womöglich synchron manifestieren und

3. war es in Anbetracht der nach Applikationsstop bei der Ratte relativ schnell erfolgenden Rücktransformation vom atrophischen zum corticotrop aktivierten Zustand naheliegend, die Möglichkeit der Abschwächung oder sogar Verhinderung der sekundären Rindenatrophie durch diskontinuierliche Hormongaben unter Ausnutzung des Rebound-Phänomens zu prüfen.

Es zeigte sich, daß der Grad der ACTH-Hemmung, gemessen am Nebennierengewicht nach 6-Methylprednisolon jenem nach Anwendung von Prednisolon bzw. Prednison entspricht. Die hypophysenhemmende Wirkung von Dexamethason ist, gemessen am Nebennierengewicht, mit Sicherheit über zehnmal stärker als die von Prednison. Im Verlauf von 14 Tagen werden selbst mit $^1/_{200}$ mg Dexamethason pro 100 g/KG oral Nebennierenatrophien von erheblichem Ausmaß erzielt. Diese Veränderungen sind rückbildungsfähig. Ein Rebound-Phänomen tritt in gleicher Weise ein wie nach Applikation milder wirkender Corticoide, wobei sich sogar dem Ausgangswertgesetz folgend, gewisse Beziehungen zwischen Atrophiegrad und Ausmaß der spontanen Restitution der Rinde aufstellen lassen. Es wäre aber sicherlich verfehlt, diese Verhältnisse auf den Menschen zu übertragen. Vielmehr ist in Rechnung zu stellen, daß die hypophysenhemmende Wirkung von Dexamethason entsprechenden Potenzen anderer bisher therapeutisch angewandter

---

* Mit Unterstützung der Deutschen Forschungsgemeinschaft.

Verbindungen klar überlegen ist und hierüber auch nicht die Tatsache hinwegtäuschen kann, daß pro Tablette nur $^1/_{10}$ der Prednisolon-Dosis verabfolgt wird.

In verschiedenen Versuchsanordnungen ließ sich nachweisen, daß die Korngrößenschrumpfung unter der Einwirkung von Glucocorticoiden in allen 3 Rindenzonen prinzipiell synchron erfolgt, was sich nicht nur mit den gleichartigen Feststellungen aus anderen Versuchsanordnungen von TONUTTI u. Mitarb. (*7, 8, 9*) deckt, sondern auch die Lehre von den Transformationsfeldern bestätigt. Das Rebound-Phänomen betrifft nicht nur das äußere Transformationsfeld. Die Korngrößenumkehr gilt für alle Zonen, ist aber in der Z. fasciculata als dem Funktionsträger der Rinde am ausgeprägtesten und obligatorisch. In Glomerulosa und Reticularis wird die Ausgangslage dagegen nicht immer überschritten. Gleichartige synchrone zonale Reaktionen finden sich auch nach ACTH-Zufuhr bzw. geblockter Nebennierenrindenfunktion wie z. B. nach Anwendung von Amphenon B (*5*).

Um die Auswirkung des Rebound-Phänomen bei diskontinuierlicher Corticoidzufuhr zu prüfen, wurde Prednisolon über definierte Zeiträume verabfolgt, dem jeweils ein applikationsfreies Intervall folgte. Dadurch dehnte sich die Versuchsdauer bei gruppenmäßig jeweils gleicher Corticoiddosis/kg KG verschieden lange

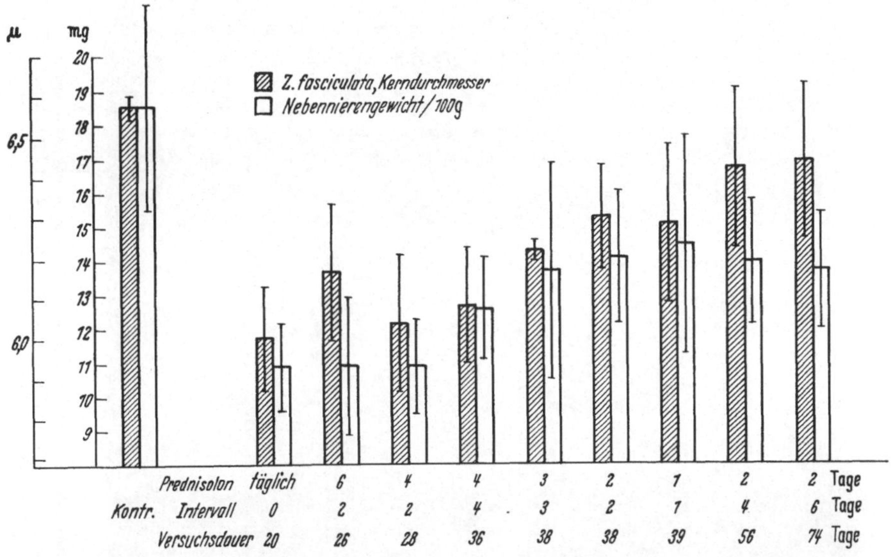

Abb. 1. Verhalten von Nebennierengewicht und Fasciculatakerndurchmessern nach intermittierenden Prednisolongaben. (Einzeldosis 0,15 mg/100 g tägl. i.m. 20 Applikationstage pro Versuchsgruppe)

aus. Zugrunde gelegt wurden 20 Applikationstage pro Versuchsgruppe. Im Ergebnis (Abb. 1) ist davon auszugehen, daß die sekundäre Nebennierenrindenatrophie unter Zugrundelegung von Nebennierengewicht und Kerndurchmessern der Z. fasciculata in keinem Falle ausbleibt. Es gelingt also nicht, diese Atrophie völlig zu verhindern. Je länger die Corticoidmedikation und je kürzer die Pause, um so eindeutiger sind Kerngrößenschrumpfung und Gewichtsabnahme des Organs. Bei Abkürzung der Corticoidgabe auf 3 oder 2 aufeinanderfolgende Tage wird die Involution trotz kurzen applikationsfreien Intervalls bereits gemindert.

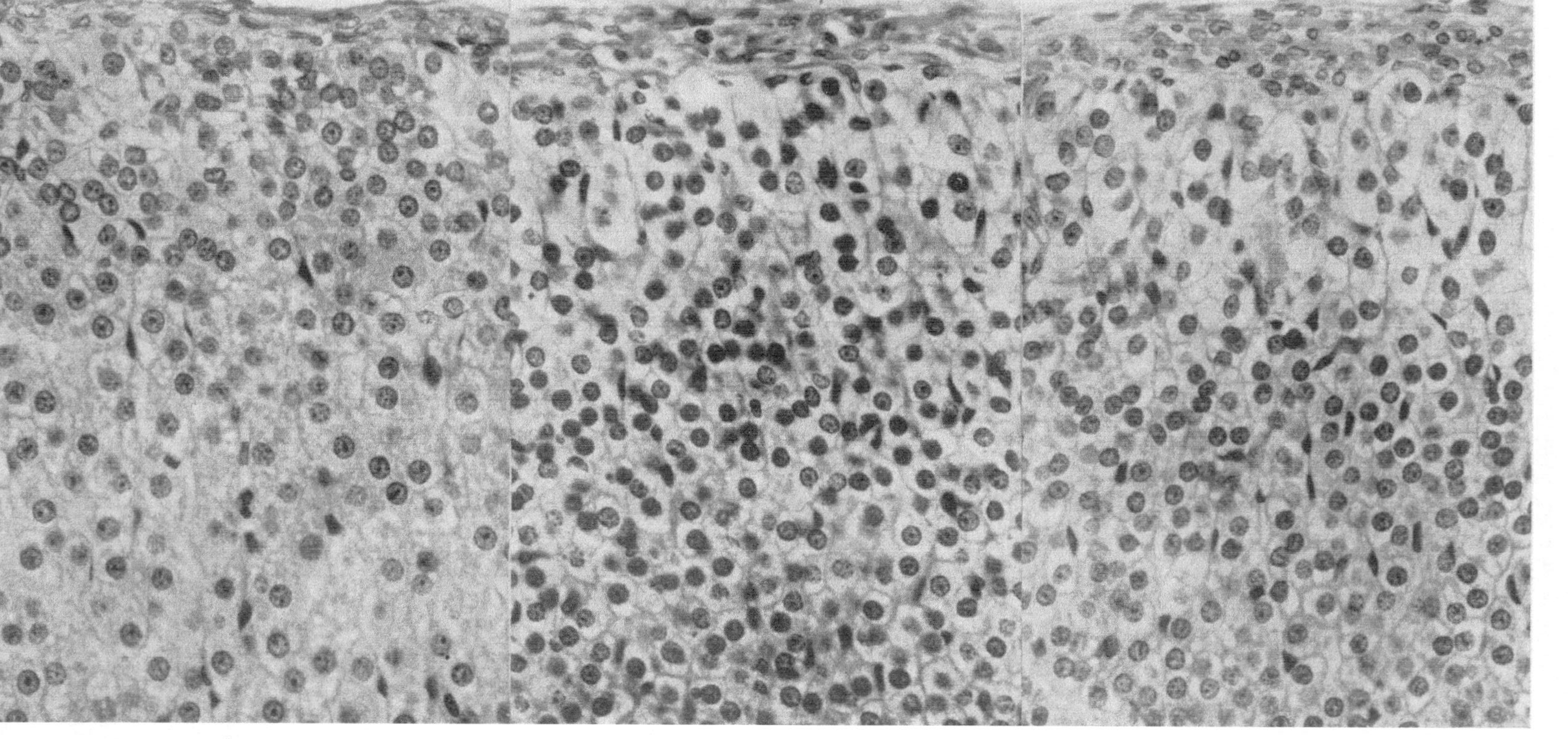

Abb. 2a—e. Abschwächung bzw. Aufhebung der sekundären Nebennierenrindenatrophie durch diskontinuierliche, Prednisolonzufuhr. Äußeres Transformationsfeld der Nebennierenrinde der Ratte. a Kontrolle, b Prednisolon tägl., c Prednisolon 4 Tg., 2 Tg. Intervall

Wir nehmen an, daß sich hierzu bereits die Gegenregulation auswirken konnte. Die Feststellung, daß weniger die Länge der Pausen als die Kürze der kontinuierlichen Hormonzufuhr für die Milderung der Atrophie maßgebend ist, deutet darauf hin, daß unter diesen Bedingungen die ACTH-Produktion im Vorderlappen weniger intensiv gehemmt worden ist als nach länger wirkenden aufeinander-

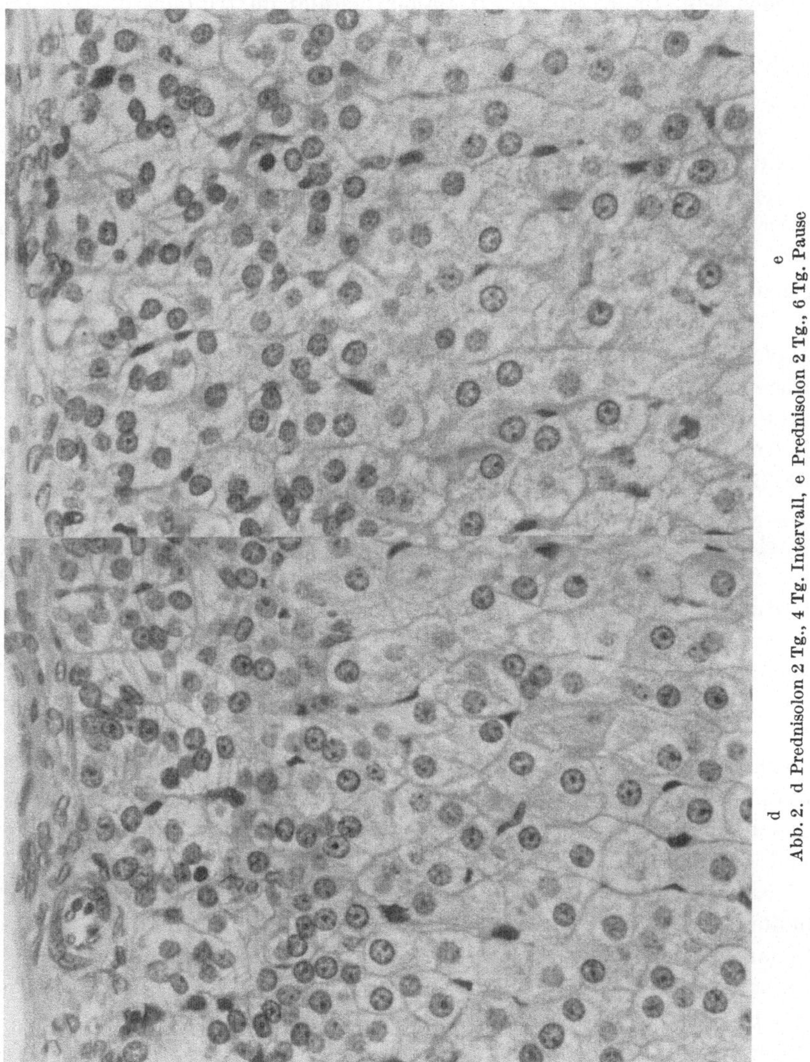

Abb. 2. d Prednisolon 2 Tg., 4 Tg. Intervall, e Prednisolon 2 Tg., 6 Tg. Pause

folgenden Hormongaben, so daß in der hyposteroidämischen Phase nach Hormonentzug die ACTH-Produktion und -sekretion schneller wieder aufgenommen werden konnte. Überzeugend wird die Milderung der Kerngrößenschrumpfung bei 2 tägiger Hormonzufuhr und 2- bzw. 6 tägigem applikationsfreien Intervall. Hier dürfte sich das Rebound-Phänomen deutlich hemmend auf die sekundäre Rindenatrophie ausgewirkt haben. Obwohl sich grundsätzlich gleichartige Aussagen für das Nebennierengewicht treffen ließen, sind diese Werte auch in Anbetracht beträchtlicher Schwankungen weniger überzeugend. Die Restitution des Nebennierengewichts erfolgt wesentlich langsamer als der Wiederaufbau der Rindenstruktur. Das Rebound-Phänomen manifestiert sich nur strukturell. Da alle entscheidenden Gewichtsänderungen der Nebenniere aber auf Kosten der Rinde erfolgen, muß die Aufklärung dieser scheinbaren Diskrepanz in der Rinde selbst zu suchen sein, zumal ein ACTH-Mangelzustand im Hinblick auf den progressiv transformierenden Hormonentzugseffekt unwahrscheinlich ist. Die verzögerte Gewichtszunahme der corticoidatrophischen Nebenniere beruht im wesentlichen auf 2 Faktoren:

1. der Tatsache, daß mit dem Wiedereinsetzen der endogenen ACTH-Sekretion angereicherte Lipoide ausgeschüttet bzw. nicht angereichert werden. Die Bedeutung dieses Faktors geht aus dem Vergleich des Nebennierengewichts nach ACTH- und Amphenonzufuhr hervor. ACTH entspeichert die Rinde, das Nebennierengewicht liegt wenig über der Norm. Nach Amphenon ist die Rinde dagegen maximal gespeichert, das Nebennierengewicht liegt bis zu 200% über der Norm (5).

2. ist zu berücksichtigen, daß das Körpergewicht nach Beendigung der Zufuhr kataboler Glucocorticoide prozentual schneller wieder zunimmt als das Nebennierengewicht. Bei der üblichen Berechnung des Nebennierengewichts pro Körpergewicht würde somit eine zu ungünstige Bilanz resultieren, die den tatsächlichen Verhältnissen nicht gerecht wird. Besonders an einseitig epinephrektomierten Tieren läßt sich der Gewichtsanstieg der belassenen Nebenniere nach Corticoidentzug objektivieren, obwohl der strukturelle Umbau der Rinde im ganzen eindrucksvoller ist.

Ob zusätzlich noch ein Mangel an dem das Nebennierengewicht fördernden Wachstumsfaktor vorliegt, muß offen bleiben. Mikroskopisch lassen sich jedenfalls corticotrop vermittelte Umbauvorgänge am Rindenparenchym nach Glucocorticoidentzug einerseits und eindeutig auch die Abschwächung oder Aufhebung der sekundären Atrophie durch diskontinuierliche Corticoidgaben andererseits nachweisen (Abb. 2).

Nachdem sich herausgestellt hat, daß intermittierend oder gegen Ende der Corticoidmedikation verabfolgtes ACTH unter experimentellen Bedingungen im Vergleich zur spontanen Restitution keine Vorteile bringt und zugeführtes ACTH die endogene ACTH-Sekretion noch zusätzlich hemmt (4), wäre zu prüfen, inwieweit diskontinuierliche Corticoidgaben auch unter bestimmten therapeutischen Bedingungen Vorteile bringen könnten, wie sich dies bei Lange u. Mitarb. (6) in Form langzeitiger Remissionen andeutet. Als vorteilhaft sollte gelten, daß pro Zeiteinheit kleinere Corticoiddosen erforderlich werden und daß die Nebennierenrinde selbst laufend durch endogene corticotrope Impulse belebt und damit der Grad der sekundären Rindenatrophie vermindert oder hinausgezögert wird.

Für die Mitarbeit danke ich Fräulein B. Busch.

Literatur

1. Herrmann, M., u. G. Winkler: Naturwissenschaften 45, 267 (1958).
2. Kracht, J.: Naturwissenschaften 45, 61 (1958).
3. — Endokrinologie 35, 290 (1958).
4. — Medizinische 1959, 106.

5. KRACHT, J.: Verh. dtsch. Ges. Path. **43**, 249 (1959).
6. LANGE, K., L. SLOBODY and R. STRANG: Pediatrics **15**, 156 (1955).
7. ODENTHAL, I.: Endokrinologie **29**, 305 (1952).
8. TONUTTI, E., F. BAHNER u. E. MUSCHKE: Endokrinologie **31**, 266 (1954).
9. — Verh. dtsch. Ges. inn. Med. **62**, 177 (1956).

Diskussion

H. E. SCHREINER (Hamburg):

Es wird Herrn KRACHT sicher freuen zu hören, daß sein zuletzt geäußerter Wunsch, die Klinik möchte aus seinen Untersuchungen eine therapeutische Bereicherung erfahren, bereits erfüllt ist. Wir führen die diskontinuierliche Corticoidtherapie bereits seit mehreren Jahren durch. Wir sind darauf gekommen durch einen Bericht von LEVER (Fortschritte in der Diagnose und Therapie des Pemphigus; in Fortschr. prakt. Dermat. Venerol. Berlin-Göttingen-Heidelberg: Springer 1955) über den Pemphigus. Er teilt darin mit, daß von seinen 19 Patienten 9 ohne Dauertherapie auskommen. Das ist so ungewöhnlich, daß wir nach einer Ursache dafür suchten. Wir fanden sie in der Art der Therapie. LEVER gibt als Endbehandlung, vielleicht aus „Bequemlichkeitsgründen", nur 2mal wöchentlich Depot-ACTH. Wir ahmten also diese Therapie nach, indem wir unseren Patienten ab 100 mg Cortison bzw. 20 mg Prednison die Tagesdosis auf einmal gaben, ab 5 mg Prednison dann auf 1 und 2 Leertage nach jeder Dosis übergingen. Der Erfolg war hervorragend. Wir konnten dadurch die Erhaltungsdosis durchweg auf $^1/_3$ bis $^1/_4$ reduzieren. Die Methode hatte aber noch einen weiteren Vorteil: Wir haben praktisch keine „Nebenerscheinungen" mehr! Die Erklärung dafür ist sehr einfach. Durch das Aufteilen der Tagesdosis war der Corticoidblutspiegel ziemlich konstant erhöht, die Hypophyse ebenso konstant gehemmt. Man mußte also, um unvorhergesehene Mehrbelastungen zu kompensieren, laufend etwas höher dosieren, als es die Krankheit an sich verlangt hätte, d. h. man mußte überdosieren und bekam dadurch Überdosierungserscheinungen. Gibt man die Gesamtdosis auf einmal, so steigt der Blutspiegel schnell auf einen relativ hohen Wert an, fällt nach 8—10 Std. ab und erreicht innerhalb der 24 Std. wahrscheinlich sogar subnormale Werte. Dadurch wird Tag für Tag die Hypophyse und folglich auch die NNR aktiviert. Sie wird also funktionstüchtig und kann Mehrbelastungen von sich aus kompensieren. Man kann so die Corticoide auf die wirklich minimalste, durch die Krankheit notwendige Dosis reduzieren und hat eben keine „Nebenerscheinungen".

Aus der Medizinischen und Nervenklinik (Direktor: Prof. Dr. Dr. H. Bohn) und der Kinderklinik (komm. Direktor: Prof. Dr. F. Koch) der Justus-Liebig-Universität Gießen

Über die Bedeutung des an einem Knaben mit Adrenogenitalsyndrom erstmals gelungenen Nachweises fehlender Hydrocortisonwirkung auf die corticotrope Partialfunktion bei erhaltener Glucocorticoidaktivität

Von

Eberhard Koch und Fritz Koch

Mit 3 Abbildungen

Bekanntlich hat Wilkins gezeigt, daß mit Hilfe von Cortisonen der ACTH-Ausstoß aus der Hypophyse und damit auch die 17-Keto-Steroidausscheidung bei Kranken mit Adrenogenitalsyndrom herabzusetzen ist. Auch beim Cushing-Syndrom ist Cortison zur Differentialdiagnose von Nebennierenrindenhyperplasie und Rindentumor mit dem Erfolg angewandt worden, daß nur bei der Nebennierenhyperplasie ein Abfall der 17-Ketosteroidausscheidung zu beobachten ist. E. Koch und E. Tonutti haben 1957 aber zeigen können, daß bei 2 von 4 untersuchten Cushing-Kranken trotz vorhandener Nebennierenrindenhyperplasie (autoptisch später kontrolliert) die erhöhten 17-Ketosteroidwerte mit Cortisol bzw. Prednisolon nicht herabzudrücken waren. Das gelang bei den beiden Kranken auffallenderweise nur mit Cortison bzw. Prednison.

Unter unseren bisher 6 auf ähnliche Weise untersuchten Kranken mit Adrenogenitalsyndrom boten 5 das erwartete Verhalten eines prompten Abfalles der 17-Ketosteroidausscheidung, gleichgültig, welches der verschiedenen Glucocorticoide verabfolgt wurde. Nur in einem Fall, einem 8 jährigen Knaben mit charakteristischen Symptomen des Adrenogenitalsyndromes, wurde zu unserer großen Überraschung wie bei den gen. Kranken mit Cushing-Syndrom ein erheblicher Unterschied in der Wirkung der verschiedenen Corticoide festgestellt.

Abb. 1 demonstriert das Verhalten der 17-Ketosteroide und der 17-Hydroxycorticoide im Urin bei dem Kranken. Die 17-Ketosteroide vor der Behandlung — insgesamt 6 Werte — waren deutlich etwa auf das Drei- bis Vierfache der Altersnorm erhöht. Prednisolon in hoher Dosis von 25 mg oral, 8 Tage lang gegeben, ändert nichts an der Höhe der 17-Ketosteroidausscheidung. Prednison dagegen bewirkte bereits vom 2. Behandlungstage an einen prompten Abfall unter die Norm. Nach Abbruch der Behandlung kam es zu einem langsamen Wiederanstieg auf die erhöhten 17-Ketosteroidwerte vor der Behandlung. Cortison, als Muttersubstanz des in diesem Falle allein wirksamen Prednisons, 10 Tage in einer Dosis von 75 mg gegeben, vermochte wider aller Erwartung und auch entgegen den Befunden bei unseren Cushing-Kranken keinen Abfall der 17-Ketosteroidausscheidung zu bewirken. Sogar eine Zulage von 60 mg Cortisol zu den 75 mg Cortison täglich änderte nichts am negativen Ergebnis. Erneute Zufuhr von Prednison dagegen bewirkte wiederum wie beim ersten Male einen prompten Abfall, wobei eine Erhaltungsdosis von etwa 10 mg gefunden, eine Reduzierung des Prednisons auf 5 mg jedoch mit einem Wiederanstieg des Wertes beantwortet wurde. Im

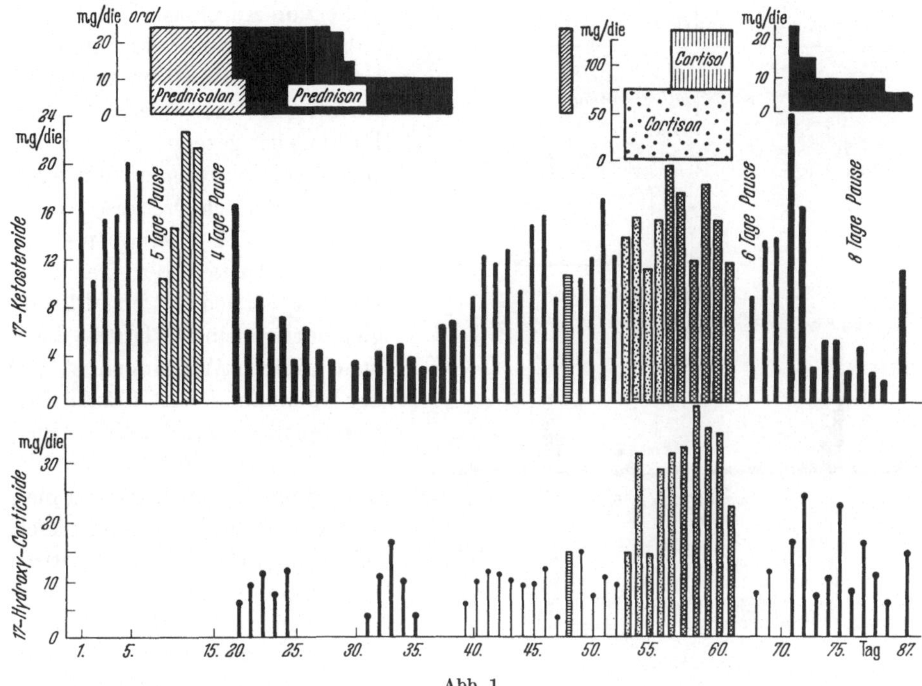

Abb. 1

unteren Teil des Diagrammes sind die 17-Hydroxycorticoidwerte im Urin aufgetragen. Die Werte geben Aufschluß darüber, daß offenbar auch die Produktion endogener Corticoide durch die Einwirkung von Prednison etwas reduziert wird. Nach hochdosierter Cortison- und Cortisolgabe steigen die Urincorticoidwerte erwartungsgemäß hoch an, da die oral gegebenen Substanzen offenbar gut resorbiert und die Produktion endogener Corticoide nicht beeinflußt wurde.

Das Fehlen des Abfalles der 17-Ketosteroidausscheidung nach Cortison wurde nicht etwa vorgetäuscht durch eine vermehrte Ausscheidung von Cortisonmetaboliten als 17-Ketosteroide: Die chromatographische Trennung, die uns Herr Professor STAUDINGER dankenswerterweise ausgeführt hat, läßt erkennen, daß nach Cortison kein Abfall der aus androgenen Substanzen stammenden Metaboliten, u. a. des Dehydro-Iso-Andosterons und Androsterons eingetreten ist.

In Abb. 2 sind weitere Wirkungen von Prednison und Prednisolon gegenübergestellt. Links das Prednisolon, das keine Hemmung des ACTH-Ausstoßes und der 17-Ketosteroidausscheidung bewirkt hatte, rechts das Prednison, das eine Wirkung auf den ACTH-Ausstoß hatte. Beide Substanzen unterscheiden sich demgegenüber nicht in ihrem prompten Eosinopenieeffekt. Nach beiden Substanzen steigen auch erwartungsgemäß die freien 17-Hydroxycorticoide im Plasma hoch an. Nach beiden Substanzen werden Corticoide im Urin vermehrt ausgeschieden, und auch die 17-Ketosteroidausscheidung wurde durch die Metaboliten der zugeführten Prednisolone und Prednisone zunächst gleichermaßen mäßig erhöht.

In diesem offenbar besonderen Falle von Adrenogenitalsyndrom haben wir also eine ganz unerwartete Dissoziation von Corticoidwirkungen nachweisen können. Es hat sich gezeigt, daß die Glucocorticoidwirkungen, von Prednison und auch Prednisolon, gemessen an der Eosinopenie und an dem Anstieg der freien 17-Hydroxycorticoide im Plasma, gleichartig sind. Trotz dieser gleichartigen Wirkungen ist aber der Effekt auf den ACTH-Ausstoß prinzipiell unterschiedlich, insofern, als hier nur Prednison eine Änderung zu bewirken vermag, während Prednisolon und gleichzeitig auch Cortison und Cortisol bei diesem Kranken den erwarteten Effekt vermissen ließen.

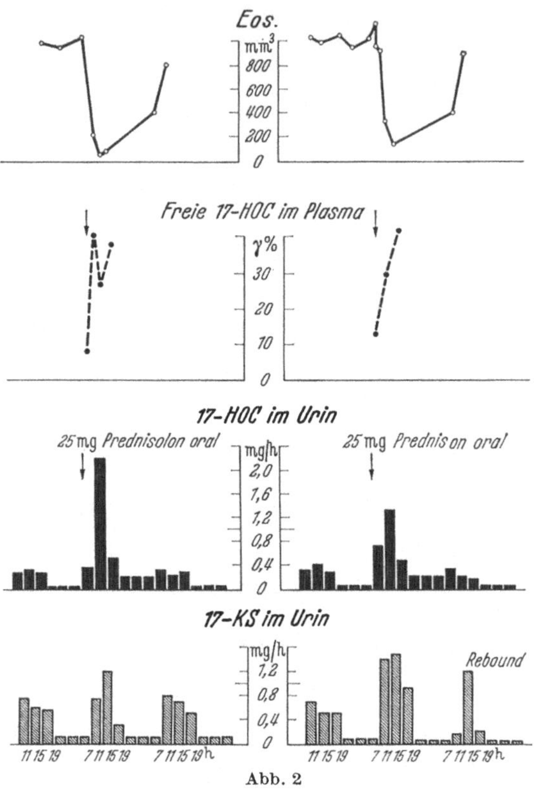

Abb. 2

Die Bedeutung des Befundes sehen wir darin, daß hiermit u. W. zum ersten Male am Menschen sichergestellt ist, daß die Glucocorticoidaktivität einer zugeführten Substanz nicht zwangsläufig mit ihrer Hemmwirkung auf die ACTH-Produktion verbunden sein muß.

Diese Tatsache dürfte auch für den Biochemiker von Interesse sein. Bekanntlich werden große Anstrengungen gemacht, künstliche Corticoide zu schaffen, die neben der erwünschten entzündungswidrigen Wirkung auf das Mesenchym keine oder nur unwesentliche andere Wirkungen etwa auf den Mineralhaushalt, auf den Kohlenhydrathaushalt und besonders auf den ACTH-Ausstoß haben. Während es bereits weitgehend gelungen ist, Präparate mit hoher entzündungswidriger Wirkung ohne Mineraleffekte zu schaffen, konnten entsprechende Erfolge im Hinblick auf die unerwünschte ACTH-Hemmung noch nicht erzielt werden.

Die Hemmbarkeit des ACTH-Ausstoßes bei langdauernder Corticoidbehandlung ist aber deshalb so unangenehm und auch gefährlich, weil sie auch dann noch anhält, wenn das zugeführte Corticoid abgesetzt ist. Die Abb. 3 soll zeigen, wie lange nach langdauernder Corticoiddarreichung die Hemmung des ACTH-Ausstoßes unter Umständen erhalten bleiben kann. Das 19jährige Mädchen mit Adrenogenitalsyndrom bot vor der eingeleiteten Behandlung sehr hohe 17-Ketosteroidausscheidungswerte. Prednisolon in verhältnismäßig kleinen Dosen von 10—15 mg tgl. wurde mit dem Erfolg einer Normalisierung der 17-Ketosteroid-ausscheidung und Rückgang der Virilisierung gegeben. 8 Monate nach Behandlungs-beginn mußte wegen des Auftretens einer schweren Gastritis die Behandlung abgebrochen werden. Wider aller Erwartungen stiegen die 17-Ketosteroidwerte nicht etwa innerhalb von einigen Tagen oder höchstens Wochen wieder zur ursprünglichen Höhe an, sondern blieben, wie das Diagramm zeigt, nicht weniger als 8 weitere Monate lang erniedrigt. Eine ähnliche Verlaufsbeobachtung beim

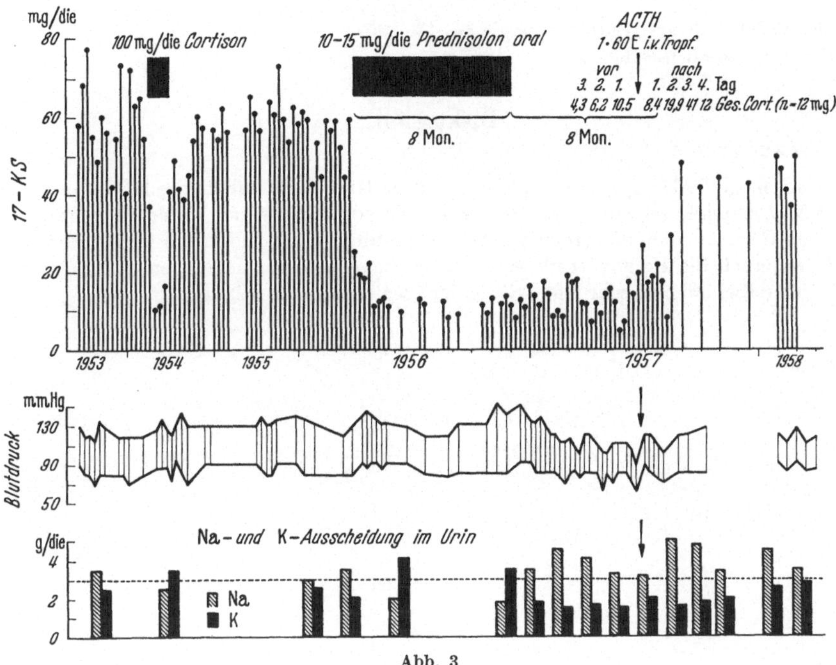

Abb. 3

Adrenogenitalsyndrom ist bereits von JOHNSEN in Leiden auf dem europäischen Endokrinologen-Kongreß 1958 beschrieben und als Spontanheilung betrachtet worden. Unsere weitergehenden Untersuchungen zeigten aber, daß es sich bei unserer Kranken keinesfalls um eine Spontanheilung handeln konnte: Die Blutdruckwerte sanken nach Absetzen des Prednisolons nicht weniger als 8 Monate lang auf sehr niedrige Werte ab, die Natriumausscheidung im Urin nahm pathologische Aus-maße an, während jene des Kaliums reduziert blieb, wie wir es bei dem Vorliegen einer Nebennierenrindeninsuffizienz zu erwarten haben. Einmalige ACTH-Infusion, 5 Monate nach Absetzen des Prednisolons gegeben, bewirkte einen Anstieg der 17-Ketosteroidwerte und auch der Corticoide im Urin sowie eine Reduzierung der Natriumausscheidung im Urin. Diesen ACTH-Effekt dürfen wir dahingehend deuten, daß die Nebennierenrindeninsuffizienz bei unserer Kranken nicht etwa durch eine fortdauernde Atrophie der Nebennierenrinde bedingt ist, die durch ACTH-Wirkung nicht überwunden werden kann. Vielmehr ist die anhaltende Hemmung des ACTH-Ausstoßes als Ursache der NNR-Insuffizienz bei der Kran-ken anzusehen. Erst 9 Monate nach Abbruch der Corticoidbehandlung stellten sich die früheren Verhältnisse mit erhöhten 17-Ketosteroidwerten, Hervortreten des Virilismus und Normalisierung des Mineralhaushaltes wieder ein. Diese Beobachtung ist unseres Erachtens sehr lehrreich und zeigt, wie lange unter Umständen das Hypophysennebennierenrindensystem durch vorangegangene Corticoidbehandlung im ungünstigen Sinne beeinflußt werden kann und wie wichtig andererseits es wäre, ein entzündungswidriges Corticoid zur Behandlung zur Verfügung zu haben, das die unter Umständen gefährliche ACTH-Hemmbarkeit nicht mehr besitzt.

Literatur

Koch, E., u. E. Tonutti: Endokrinologie **35**, 43 (1957).
— u. W. Rick: Medizinische **52**, 2123 (1958).

Diskussion

H. Langecker (Berlin):

Beim adrenogenitalen Syndrom findet man oft im Harn als Metabolit des 17-Oxyprogesteron Pregnan-3,17,20-triol vermehrt. Der Arbeitskreis Bongiovannii und wir selbst konnten nachweisen, daß Cortison auch die Pregnantriolausscheidung unterdrückt. Ich wollte Herrn Koch vorschlagen, auch die Pregnantriolausscheidung in seine Untersuchungen aufzunehmen. Es handelt sich dabei um eine sehr frühe Stufe der Corticosteroidsynthese.

Aus der II. med. Universitätsklinik Hamburg-Eppendorf
(Direktor: Prof. Dr. A. Jores)

Untersuchungen über die enzymatische Spaltung von Steroidsulfaten und -phosphaten

Von

K. D. Voigt und J. Tamm

Mit 5 Abbildungen

Die enzymatische Hydrolyse von Steroidconjugaten findet wegen ihrer schonenden und relativ spezifischen Wirkungsweise vermehrt Eingang in die Steroidanalytik. Um so erstaunlicher muß es darum erscheinen, daß gezielte Untersuchungen über die Reaktionsart und -kinetik solcher hydrolytischer Fermente bei der Umsetzung mit den entsprechenden Steroidestern in der Literatur praktisch fehlen. Ein Grund dafür liegt sicher in der schwierigen quantitativen Erfassung des freigesetzten Steroidalkohols. Eine technisch elegante Möglichkeit, dieses Problem zu lösen, bietet die quantitative Bestimmung der freigesetzten Säure. Ich möchte heute einige Resultate unserer Bemühungen dazu vortragen (*12, 13*). Aus Zeitgründen muß ich mich auf die Besprechung von enzymatischen Größen einer käuflichen Steroidsulfatase[1] aus Rinderleber und einer aus Hefe gewonnenen sauren Phosphatase, für deren freundliche Überlassung wir Herrn Dr. Ohlenbusch vom hiesigen physiologisch-chemischen Institut sehr zu Dank verpflichtet sind, beschränken.

Das methodische Vorgehen ist aus der ersten Abbildung zu entnehmen. Als Testansatz diente eine 1 mMol-Lösung des zu prüfenden Steroidesters in 0,1 m TRIS-Acetatpuffer. Für die Erfassung der Sulfatase arbeiteten wir bei p_H 7,3, für die darin als Verunreinigung enthaltene alkalische Phosphatase bei p_H 8,0 und für die saure Phosphatase bei p_H 4,5. Nach Zugabe der angegebenen Enzymmengen wurde ein Aliquot sofort gestoppt, um den Ausgangswert zu ermitteln. Die Inkubationszeiten, Temperaturen und Techniken für den eigentlichen Versuch gehen aus der Abbildung hervor. Unterbrochen wurde die Sulfatase-Reaktion durch Zugabe von Trichloressigsäure und Wasser, die Phosphatase-Reaktion durch alleinige Zugabe von Trichloressigsäure in den angegebenen Konzentrationen. Einzelheiten der Methodik zur Erfassung der freigesetzten Säure können hier nicht diskutiert werden. Bei beiden handelt es sich im Prinzip um Farbreaktionen, die ausschließlich mit der freigesetzten Säure erfolgen. Das Sulfat wird nach Fällung mit Benzidin mit Natrium-β-naphthochinonsulfosäure gekoppelt (*4, 5*), das Phosphat in der bekannten Molybdatreaktion (*1, 2*) erfaßt. Unabhängig davon liefen entsprechende Leerwerte der reinen Enzym- bzw. reinen Testlösungen zur Kontrolle mit.

---

[1] Steroidsulfatase der Schering A. G., Berlin.

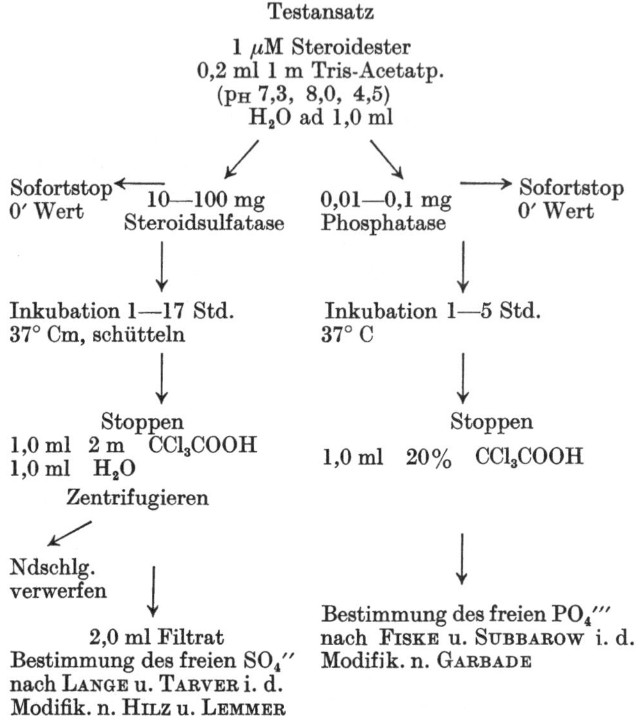

Abb. 1. Schematische Übersicht der enzymatischen Bestimmungen

Tab. 1 bringt eine Übersicht über die untersuchten Steroidester und gleichzeitig Angaben über die Enzymspezifität. Die chemische Konfiguration der Sulfate darf als bekannt vorausgesetzt werden. Bei den Phosphaten handelt es sich um

Tab. 1

Ferment	Substrat	Spaltung
Steroidsulfatase	Androsteronsulfat	∅
Steroidsulfatase	Dehydroepiandrosteronsulfat	ja
Alkalische Phosphatase aus	Prednisoloncyclophosphat	∅
der Steroidsulfatase	Dicortisolphosphat	ja
	Prednisolonmonophosphat	ja
Saure Phosphatase (Hefeferment)	Androsteronsulfat	∅
	Dehydroepiandrosteronsulfat	∅
	Prednisoloncyclophosphat	∅
	Dicortisolphosphat	∅
	Prednisolonmonophosphat	ja

Substratspezifität der Steroidsulfatase, sauren Phosphatase und der als Verunreinigung in der Steroidsulfatase enthaltenden alkalischen Phosphatase.

Mono-, Di-, Tri- oder Cyclophosphorsäureester der Dioxyacetonseitenkette der Steroidalkohole. Wie aus den Arbeiten von Gibian und Bratfisch (3) und von Roy (11) bekannt ist, setzen sich nur 3-β, Δ^5- oder 5α-Steroidsulfate mit der Steroidsulfatase aus Rinderlebern um. Erwartungsgemäß spaltet auch in unseren

Ansätzen das Präparat nur das Dehydroisoandrosteronsulfat (DHEAS), nicht das Androsteronsulfat. Die Verunreinigung durch die alkalische Phosphatase, auf die noch näher einzugehen ist, bewirkt jedoch eine Hydrolyse von Δ^4,3-keto-C_{21}-Mono- und Diphosphaten und, wie OERTEL und GROESCHEL (9) ganz kürzlich haben zeigen können, von DHEA-Phosphat. Im Gegensatz dazu spaltet die saure Phosphatase ausschließlich das Prednisolonmonophosphat (PP). Tertiäre Phosphate und das Cyclophosphat werden von beiden nicht angegriffen.

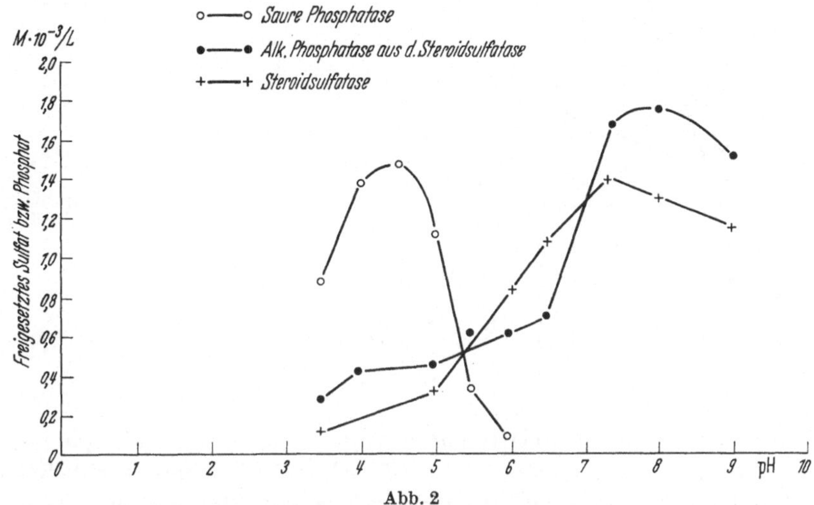

Abb. 2

In Abb. 2 ist die Enzymaktivität in Abhängigkeit vom pH dargestellt. Als Substrate dienten DHEAS und PP. Das pH-Optimum der Rinderlebersulfatase um pH 7,3 entspricht den in der Literatur (3, 11) mitgeteilten Befunden. Die als Verunreinigung darin enthaltene Phosphatase kann nach dem Verlauf der Aktivitätskurve als alkalische Phosphatase aufgefaßt werden. Durch Anwendung einer differenzierten Hitzeinaktivierung konnten wir diesen Befund sichern (12). Die Hefemonophosphatase mit ihrem Optimum bei pH 4,5 verhält sich in dieser Beziehung Steroidphosphaten gegenüber wie gegen Thiaminmonophosphat.

Michaelis-Konstanten und kinetische Daten dieser Enzyme sind für die Hydrolyse von Steroidconjugaten bisher nicht berichtet worden. In Abb. 3 sind unsere Ergebnisse zu dem ersten Punkt zusammengestellt. Die aus den Sättigungskurven nach LINEWEAVER-BURK (6) berechneten Konstanten liegen alle im Bereich einer guten Substrataffinität, die am größten für die Sulfatase ist. Auf eine Diskussion dieser Befunde und der V_{max}-Größen muß ich aus Zeitgründen verzichten.

Die Kinetik der Enzyme ist in der nächsten Abbildung (Abb. 4) aufgeführt. Der gradlinige Anstieg der Hydrolyserate in Abhängigkeit von der Zeit und die daraus pro mg Einwaage pro Std. berechneten Aktivitäten eröffnen die Möglichkeit, durch Erfassung des freigesetzten sauren Restes unbekannte Mengen eines Steroidsulfats oder -phosphats enzymatisch zu bestimmen. Hingewiesen werden soll auf die hohe Aktivität der sauren Phosphatase, die pro Std. pro mg Einwaage 3500 γ Steroid aus PP in Freiheit setzt. Für die käuflich verfügbare Steroidsulfatase finden sich die vom Hersteller angegebenen Aktivitäten. Trotz ihrer großen sterischen Spezifität und der Tatsache, daß die Glucuronidase frei gefunden wurde (3), wird ihre Anwendung für die Isolierung von Steroidconjugaten wegen

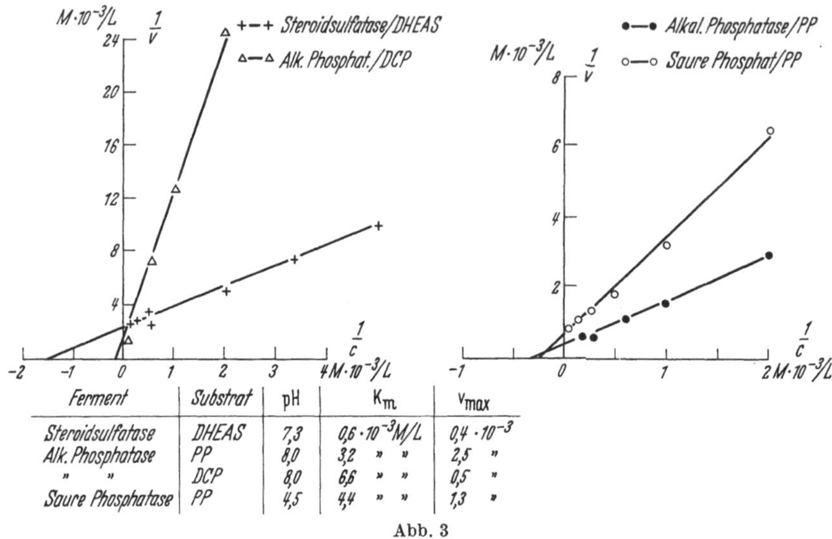

Ferment	Substrat	pH	K_m	v_{max}
Steroidsulfatase	DHEAS	7,3	$0,6 \cdot 10^{-3}$ M/L	$0,4 \cdot 10^{-3}$
Alk. Phosphatase	PP	8,0	3,2 " "	2,5 "
" "	DCP	8,0	6,6 " "	0,5 "
Saure Phosphatase	PP	4,5	4,4 " "	1,3 "

Abb. 3

der Verunreinigung mit der relativ zur Sulfatase sehr aktiven Phosphatase vorsichtig erfolgen müssen. Aus den Kurven läßt sich zusätzlich die optimale Substrat-Enzym-Relation für die quantitative Hydrolyse von Steroidconjugaten in biologischen Flüssigkeiten berechnen. Solche Größen sind von Interesse, da die

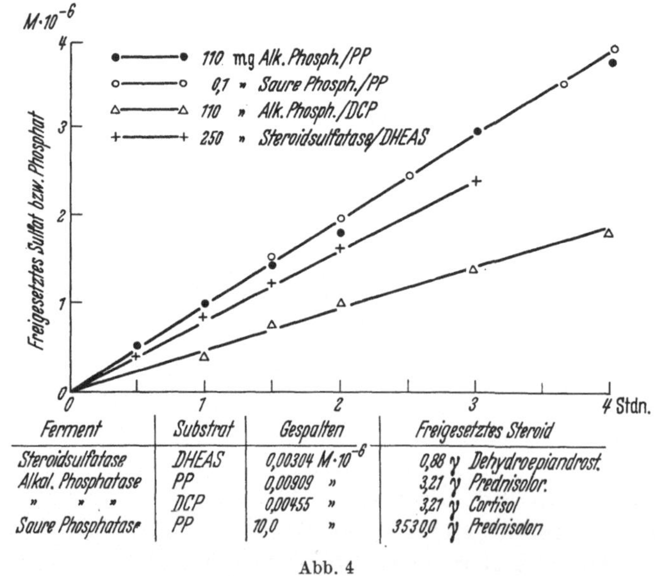

Ferment	Substrat	Gespalten	Freigesetztes Steroid
Steroidsulfatase	DHEAS	$0,00304$ M·10⁻⁶	0,88 γ Dehydroepiandrost.
Alkal. Phosphatase	PP	0,00909 "	3,21 γ Prednisolor.
" " "	DCP	0,00455 "	3,21 γ Cortisol
Saure Phosphatase	PP	70,0 "	3530,0 γ Prednisolon

Abb. 4

bisherigen Verfahren der enzymatischen Hydrolyse für ihre Anwendung eine quantitative Freisetzung des Steroidalkohols voraussetzen. Diese Voraussetzung erfüllt für die Sulfatasehydrolyse von DHEAS ein Ansatz, in dem die relative Enzym (in Einheiten)-Substrat-Konzentration (in γ Steroid) 1:20 betrug, wenn bei 37° C 17 Std. geschüttelt wird. Für die 90—100%ige Spaltung von Steroidphosphaten durch die alkalische bzw. saure Phosphatase genügt eine 5stündige Inkubation mit einer Enzym-Substrat-Relation von 1:15 bzw. 1:12.

In der letzten Abbildung endlich habe ich erste Versuche, diese Methodik für die Identifizierung von Steroidconjugaten des Urins anzuwenden, aufgezeichnet. Auf methodische Einzelheiten der Untersuchungen, die zusammen mit meinen Mitarbeitern Dr. PUJOL und Dr. PALLESCHI (10) durchgeführt wurden, kann hier

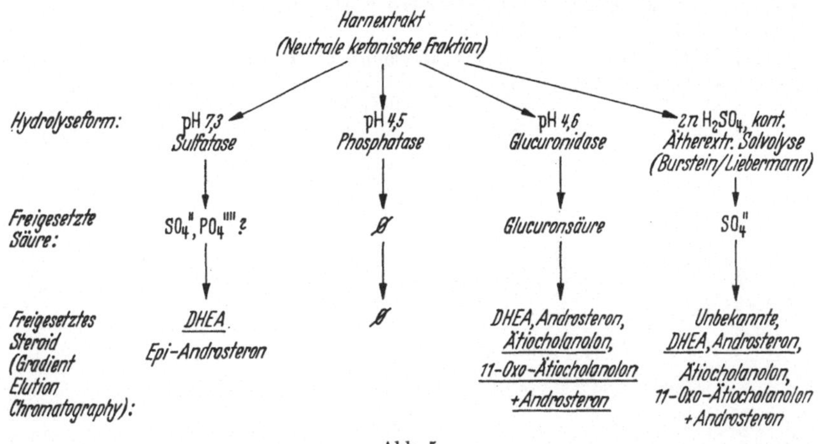

Abb. 5

nicht eingegangen werden. Ausgangsmaterial war ein Harnextrakt, der überwiegend aus Conjugaten der neutralen C_{19}-Steroide bestand. In einem Arbeitsgang wurden einzelne Aliquots den angegebenen Hydrolyseverfahren unterworfen. An einer zweiten größeren Testmenge führten wir nacheinander eine Phosphatase-, Glucuronidase- und Sulfatasehydrolyse und dann eine Solvolyse und eine heiße schwefelsaure Hydrolyse durch. Die freigesetzten Säuren wurden quantitativ in den angegebenen Verfahren erfaßt, die freigesetzten Steroidmetaboliten durch eine Gradienten-Chromotographie fraktioniert. Die bevorzugt ausgeschiedenen Verbindungen sind jeweils unterstrichen. Nach Hydrolyse mit saurer Phosphatase war weder Steroid noch Phosphat nachweisbar, was im Hinblick auf die letzten Publikationen der Salt Lake City-Gruppe (7, 8), in denen über die Auffindung von DHEA-Phosphat im peripheren menschlichen Blut berichtet wird, bemerkenswert erscheint. Nach Sulfatasehydrolyse findet sich hauptsächlich DHEA und wenig Epi-Androsteron, sowie Sulfat, dessen Menge rund dreimal die des Zimmermann positiven Materials überstieg. Die Phosphorsäure, die ebenfalls gefunden wurde, entstammt mit hoher Wahrscheinlichkeit der Phosphatverunreinigung des Enzyms. Auf die anderen Ergebnisse möchte ich nicht eingehen.

Ich hoffe, ich habe mit diesen kurzen Ausführungen die vielen Probleme aber auch die Möglichkeiten, die eine gezielte enzymatische Hydrolyse bietet, andeutungsweise aufzeigen können. Für die Zukunft sollten solche Methoden auch in der klinischen Steroidanalytik Platz finden, da sie geeignet sind, die bekannten Verfahren vorteilhaft zu ergänzen.

Literatur

1. Fiske, C. H., and Y. Subbarow: J. biol. Chem. **66**, 375 (1925).
2. Garbade, K. H.: Methodenbuch für das Photometer Eppendorf.
3. Gibian, H., u. G. Bratfisch: Hoppe Seylers Z. physiol. Chem. **305**, 265 (1956).
4. Hils, H., u. M. Lemmer: — In Vorbereitung.
5. Lange, J., and H. Tarver: Methods in enzymology. **3**, 99. New York: Acad. Press Inc. 1957.
6. Lineweaver, H., and D. Burk: J. Amer. chem. Soc. **56**, 658 (1934).
7. Oertel, G. W., u. K. B. Eik-Nes: Acta endocr. (Kbh.) **28**, 293 (1958).
8. — — Acta endocr. (Kbh.) **30**, 93 (1959).
9. — u. U. Groeschel: Biochem. Z. **330**, 452 (1958).
10. Pujol, P., A. Palleschi u. K. D. Voigt: In Vorbereitung.
11. Roy, A. B.: Biochem. J. **66**, 700 (1957).
12. Voigt, K. D., M. Lemmer u. J. Tamm: Biochem. Z. (im Druck).
13. — — — in Vorbereitung.

Über die therapeutische Anwendung der galaktokinetischen Wirkung von nasal verabreichtem synthetischem Oxytocin

Von

R. WENNER (Basel)

Mit 1 Abbildung

1. Die galaktokinetische Wirkung des Oxytocins

Als galaktokinetischen Effekt bezeichnen wir die Wirkung des Oxytocins, welche mittels Kontraktion der myoepithelialen Zellen, die die Acini der Brustdrüsen umgeben, die Milch aus den Mammae auspreßt (vergleiche Schema). Wir wählten diese neue Bezeichnung, die genau abzugrenzen ist von der galaktopoetischen Wirkung, d. h. vom milchproduktionsfördernden Effekt des Prolaktins. Es ist für uns Geburtshelfer und Endokrinologen beschämend, feststellen zu müssen, daß dieser Effekt des oxytocischen Hypophysenhinterlappenhormons den Tierärzten schon längst bekannt ist, seit nämlich OTT und SCOTT 1910 feststellten, daß die intravenöse Injektion von Hypophysenhinterlappenextrakt bei der laktierenden Ziege die Milchmenge wesentlich steigert. Allerdings wurde anfänglich der Effekt des Oxytocins als ein galaktopoetischer angesehen. Erst TURNER und SLAUGHTER zeigten 1930, daß es sich um eine galaktokinetische Wirkung handelt. Sie nannten ihn den "let-down"-Effekt. Die Geburtshelfer interessierten sich jedoch nur für die uteruskontrahierende Wirkung des Oxytocins. Es ist das Verdienst von NEWTON und NEWTON (1948), bewiesen zu haben, daß das Hypophysenhinterlappenhormon ebenfalls eine Wirkung auf die Milchdrüse der Frau ausübt und daß diese Wirkung dem Oxytocin zukommt. Seither haben eine Reihe von Autoren diese Beobachtungen bestätigt und gezeigt, daß durch Injektion von 2—10 iE Oxytocin 2—10 min vor dem Stillen oder Pumpen die ausgetriebene Milchmenge gesteigert werden kann, was besonders bei schwergehenden Brüsten und beginnender Michstauung von Vorteil sein kann. STEWART

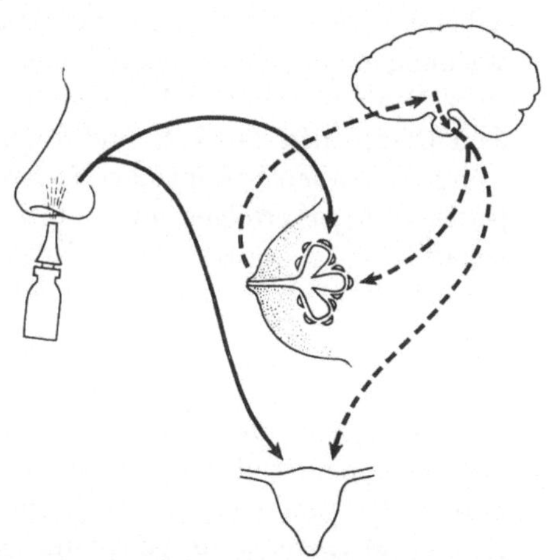

Abb. 1. *Der natürliche Milchejektionsreflex* (unterbrochene Linien): Mechanische Reizung der Mamilla führt zu Oxytocinausschüttung. Das freigesetzte Oxytocin kontrahiert die myoepithelialen Zellen der Milchdrüsen und bewirkt dadurch die Auspressung der Milch. Gleichzeitig wird auch der Uterus kontrahiert. *Der Effekt des nasal applizierten Syntocinon* (ausgezogene Linien) ist identisch mit demjenigen des durch den Reflex freigesetzten Oxytocin

und Slezak sowie Hollenbach haben bewiesen, daß auch das synthetische Oxytocin diese Wirkung hat. Diese stimulierende Wirkung auf die Milchaustreibung ist dermaßen konstant und typisch für das Oxytocin und für oxytocinhaltige Präparate, daß die Drucksteigerung innerhalb der Brustdrüse des Kaninchens zur pharmakologischen Oxytocintestierung verwendet wird (Berde und Cerletti).

2. Die Resorption des Oxytocins durch die Nasenschleimhaut

Die Tatsache, daß die Hypophysenhinterlappenhormone (Polypeptide) durch die Schleimhäute resorbiert werden, ist bekannt. Bei Diabetes insipidus wird das Vasopressin als Schnupfpulver schon lange verabreicht. Wegen der Zerstörung der Hormone im Magen-Darm-Kanal ist die enterale Therapie jedoch nicht möglich. Hofbauer und Hoerner haben die buccale und nasale Applikation des Oxytocins bereits 1927 mit Erfolg versucht, allerdings als Wehenmittel. Da eine genaue Dosierung auf diesem Wege nicht möglich ist und diese Anwendungsform unter der Geburt deshalb nicht in Frage kommt, wurde sie fallen gelassen. Es war jedoch naheliegend, die Anwendung des natürlichen und synthetischen Oxytocins bei buccaler und nasaler Applikation als Galaktokineticum zu studieren, da es bei dieser Indikation nicht so sehr auf eine genaue Dosierung ankommt. Überdosierung hat keine Nachteile, es darf nur nicht unterdosiert werden. Newton und Egli haben kürzlich gezeigt, daß durch die nasale Applikation von Oxytocin die gleiche Wirkung erzielt werden kann wie durch Injektionen. Sie applizierten 5 Einheiten eines Hypophysenhinterlappenextrakts mittels kleinen Wattetampons 5 min vor dem Pumpen in die Nase und konnten eine wesentliche Vermehrung der Milchmenge bei diesen Patientinnen feststellen. Da die Verabreichung von Oxytocin vor jedem Anlegen erfolgen muß, eignet sich die nasale Anwendung für eine Dauerbehandlung viel besser als die Injektionen. Fünf Injektionen täglich sind für die Patientinnen in der Klinik unangenehm und zu Hause praktisch nicht durchführbar.

3. Eigene Untersuchungen

Wir haben den galaktokinetischen Effekt von synthetischem Oxytocin (Syntocinon „Sandoz") in einer kleinen Reihe von therapeutischen Versuchen untersucht. Von der buccalen Form wurde bald abgesehen. Wir verwendeten den Nasal-Spray, zuerst aus gewöhnlichen Plastikflaschen, wobei durch Druck auf die Flasche jeweils eine gewisse Menge in die Nase zerstäubt wurde. Neuerdings verwenden wir zu diesem Zwecke besonders angefertigte Fläschchen, bei welchen der Inhalt unter Druck steht und bei Aufpressen des Nasenansatzes auf die Flasche eine bestimmte Menge zerstäubt wird. Die Lösung enthält 40 iE Syntocinon pro cm³. Bei kurzer Betätigung des Zerstäubers gelangen etwa 3—4 iE in die Nase. Ist die Wirkung ungenügend, so kann die Menge ohne weiteres beliebig vermehrt werden. Wir haben die Wirkung des Syntocinon bei den in der folgenden Tabelle aufgeführten Indikationen studiert. Dazu ist folgendes zu bemerken:

a) Schmerzhafter Milcheinschuß

Als Milcheinschuß bezeichnen wir die oft plötzlich einsetzende schmerzhafte Schwellung beider Brüste beim Einsetzen der Milchproduktion. Die Bezeichnung Milcheinschuß ist aber falsch, da es sich nicht um eine übermäßige Milchproduktion

sondern vor allem um eine starke Hyperämie, die dieser vorausgeht, handelt. Dementsprechend waren unsere Resultate schlecht. Da in den Drüsen noch keine oder nur wenig präformierte Milch vorhanden ist, kann auch kein galaktokinetischer Oxytocineffekt erwartet werden. Wir führen diese Beobachtung nur an, weil sie bestätigt, daß das Oxytocin keine Vermehrung der Milchproduktion zur Folge hat, sondern tatsächlich nur eine galaktokinetische Wirkung ausübt.

Therapeutische Ergebnisse bei nasaler Anwendung von Syntocinon im Wochenbett

Indikationen	Anzahl der Patienten	Erfolg		Mißerfolg
		sehr gut	mäßig	
Schmerzhafter Milcheinschuß	6			6
Ungenügende Milchproduktion	7		2	5
Schwergehende Brüste	11	9	2	
Beginnende Milchstauung	8	7	1	
Beginnende Mastitis	3	2	1	
	35			
	22	18	4	

22

b) Hypogalaktie oder ungenügende Milchproduktion

Auch hier war keine günstige Wirkung zu erwarten, nachdem durch Oxytocin keine Steigerung der Milchproduktion einsetzt. Wenn aber in einzelnen Fällen doch eine gewisse Besserung der Milchproduktion beobachtet worden ist, so handelt es sich hier um einen indirekten Effekt, indem durch die bessere Entleerung der Brüste ein größerer Produktionsreiz erfolgt. Es wäre deshalb interessant, an einer großen Klinik bei einer großen Anzahl von Fällen festzustellen, ob auf dem indirekten Weg der galaktokinetischen Wirkung die Milchproduktion durch die bessere Entleerung der Brüste gesteigert werden kann.

c) Schwergehende Brüste

Bei der schwergehenden Brust ist die Ausschüttung der Milch erschwert. Die Produktion kann anfangs genügend oder ungenügend sein, geht aber infolge ungenügender Entleerung meistens allmählich zurück. Diese Fälle sind die eigentliche Indikation für die Oxytocinbehandlung. In allen von mir beobachteten Fällen war die Brustentleerung nach Syntocinon besser, meistens sogar gut. Nur bei zwei Patientinnen traf dies nicht zu. Wohl war auch hier der Effekt vorhanden, aber nicht überzeugend. Interessant ist die Feststellung, daß bei 5 der 11 Patientinnen die Milchproduktion um 100% zunahm. In 3 Fällen waren ebenfalls eine deutliche Zunahme festzustellen, wenn sie auch nicht so ausgesprochen war. Bei den restlichen Patientinnen konnte keine Zunahme festgestellt werden. Meist wurde bereits nach 2 Tagen die Brust vom Kinde jedesmal ohne Schwierigkeiten leer getrunken. Immerhin ist zu empfehlen, die Behandlung während 6—8 Tagen weiterzuführen.

d) Beginnende Milchstauung

Die allmählich eintretende Milchretention ist eine Folge der ungenügenden Entleerung der Brüste. Dies ist auch nicht selten die Ursache einer später auftretenden Mastitis. Kontrolliert man nun die Brüste regelmäßig, so wird man nicht selten feststellen, daß gewisse Partien knotig verdickt sind, die bestehen bleiben und größer werden können, mitunter aber auch von selbst wieder verschwinden. Gibt man nun solchen Patientinnen — bei denen man durch objektive Kontrolle diese knotigen Verdickungen festgestellt hat — einige Tage Syntocinon, so verschwinden die Verdickungen meist nach ergiebiger Ausschüttung von Milchresten. Diese Beobachtung wurde in 7 von insgesamt 8 Fällen gemacht, weshalb mir dieses Vorgehen eine gute Prophylaxe der Mastitis zu sein scheint.

e) Beginnende Mastitis

Seit ich die nasale Anwendung des Syntocinon prüfe, habe ich nur 2 Fälle von beginnender Mastitis gesehen. In einem Fall trat allerdings die Störung im Abstand von Monaten nochmals auf. Dieser Fall ist deshalb in der Tabelle doppelt angegeben.

Da es sich um einen besonders demonstrativen Fall handelt, möchte ich ihn gesondert anführen:

Frau W.-B. (649/58), 32 jährige II-Para. Nach der ersten Geburt 1948 gut gestillt. Zweite Geburt am 22. November 1958; normal, normales afebriles Wochenbett, Entlassung am 10. Tag. Die Patientin stillt voll. Am Abend des 3. 1. 59 38° Temperatur, Schmerzen in der linken Brust. Nur telephonische Beratung, Bettruhe und Antibiotica. Die Patientin stillt weiter. Am 4. 1. 59 morgens 38°, abends 40,5° Temperatur. Die Brust ist jetzt im ganzen gerötet, medial unter der Mamilla fühlt man in der Tiefe einen schmerzhaften Knoten. Die bisherige Therapie wird weitergeführt. Dazu kommt noch Syntocinonspray. Am nächsten Tag sinkt die Temperatur und ist bereits am übernächsten Tag vollkommen normal. Die Patientin empfindet subjektiv bereits nach der ersten Entleerung eine deutliche Erleichterung. Nach der zweiten Gabe von Syntocinonspray ist die Veränderung palpatorisch verschwunden. Die Milchmenge hat zugenommen. Entfieberung und Heilung ist wohl auch eine Folge der antibiotischen Therapie, jedoch das sofortige Verschwinden der palpatorischen Knoten sowie die subjektive Abnahme der Spannung ist der massiven Entleerung der gestauten Partien zuzuschreiben. Die Patientin stillt darauf ohne weitere Störung. Am 13. 3. 59 wiederum Auftreten eines Spannunggefühls links und Temperaturen. Die sofortige Anwendung der gleichen Therapie führt erneut zur Entfieberung nach einem Tag sowie zum Verschwinden der Spannung und der knotigen Verhärtung.

4. Nebenerscheinungen

Im allgemeinen werden keine Nebenerscheinungen beobachtet. Nur in einem einzigen Falle mußte nach zweimaligem Versuch die Therapie abgesetzt werden, weil die Patientin bereits einige Minuten nach Applikation des Sprays Nausea bekam, von welcher durch wiederholte Versuche mit Sicherheit festgestellt werden konnte, daß sie eine Folge des Syntocinon war. Es handelte sich hier um einen der Fälle von Hypogalaktie.

5. Zusammenfassung

Das synthetische Oxytocin hat bei nasaler Applikation in Form eines Sprays eine gute galaktokinetische Wirkung. Die Applikation soll 5 min vor jedem Stillen bzw. Pumpen erfolgen. Im allgemeinen genügen 3—4 iE Syntocinon pro Anwendung. Da es sich um einen galaktokinetischen Effekt handelt, war zu erwarten, daß bei schmerzhaftem Milcheinschuß und Hypogalaktie keine wesentliche Besserung eintreten würde. Bei Behandlung von schwergehenden Brüsten, bei Milchstauungen und beginnender Mastitis ist infolge der guten Entleerung der Brüste in den meisten Fällen ein sehr rascher Erfolg erzielt worden. In unserem Bearbeitungsgut war immer eine Besserung, in 18 und 22 Fällen sogar ein sehr guter Erfolg zu verzeichnen. Die nasale Anwendung ist besonders günstig, da die Patientin das Medikament selbst applizieren kann und wiederholte Injektionen vermieden werden.

Literatur

1. BERDE, B., u. A. CERLETTI: Gynaecologia **144**, 275 (1957).
2. HOFBAUER, J. I., and J. K. HÖRNER: Amer. J. Obstet. Gynec. **14**, 137 (1927).
3. HOLLENBACH, CH.: Zbl. Gynäk. **80**, 1760 (1958).
4. NEWTON, M., and N. R. NEWTON: J. Pediatr. **33**, 698 (1948).
5. — and G. E. EGLI: Amer. J. Obstet. Gynec. **76**, 103 (1958).
6. OTT, I., and J. G. SCOTT: Proc. Soc. exp. Biol. (N. Y.) **8**, 48 (1910).
7. STEWART, R. H., and R. M. SLEZAK: Obstet. Gynec. **11**, 295 (1958).
8. TURNER, C. W., and I. S. SLAUGHTER: J. Dairy Sci. **13**, 8 (1930).

Diskussion

CH. HOLLENBACH (Kiel):

Auch an der Universitäts-Frauenklinik in Kiel zeigten Untersuchungen über Oxytocin die Wirkung dieses Hormons auf die lactierende Brustdrüse. Wir verwendeten das synthetische Oxytocin Syntocinon von der Fa. Sandoz und verabreichten es anfangs intravenös oder intramuskulär, worüber wir früher schon berichteten.

Seitdem die bequemen Nasal-Spray-Flaschen zur Verfügung stehen, wählten wir diese elegantere Form der Applikation. Unsere Ergebnisse hinsichtlich der Aktivität des nasalverabreichten Oxytocins an bisher 107 Fällen sind sehr überzeugend. Wir gaben Oxytocin als milchausschleuderndes Hormon nur Wöchnerinnen mit schwer fließenden Brüsten, um den lactagogen Effekt auf die Milchdrüse genauer prüfen zu können.

Je nach Indikation wurde ab 5.—8. Tag post partum an 3—6 aufeinanderfolgenden Tagen vor jedem Stillen ein einmaliges Sprühen in beide Nasenöffnungen vorgenommen. Etwa 1—3 min danach trat der Milchfluß ein, was besonders bei gestauten Brüsten, die vorher schlecht entleert werden konnten, eine wesentlich, auch subjektiv empfundene Erleichterung bedeutete.

In den Syntocinon-Nasal-Spray-Flaschen trägt 1 cm³ 40 iE, und wir errechneten, daß bei sekundenlanger Druckanwendung ein einmaliges Sprühen etwa 4—5 E appliziert. Da keinerlei nachteilige Nebenwirkungen beobachtet werden konnten, ist diese gefühlsmäßig zugeteilte Menge eine ausreichend zuverlässige Dosierung. Eine Spray-Flasche enthält 5 cm³, so daß für jede Wöchnerin eine eigene Flasche verwendet werden kann. Die leichte Verabreichungsweise durch die Patientin selbst erlaubt auch eine Anwendung im häuslichen Wochenbett.

Der Vorteil, durch gutes Entleeren der Brüste die Milchproduktion indirekt steigern zu können und gleichzeitig bei Milchstauungen eine Erleichterung der Spannungsschmerzen sowie eine Mastitisprophylaxe herbeizuführen, sollte uns anregen, Oxytocin als lactagoges Hormon noch mehr einzusetzen.

J. KRACHT (Hamburg):

Gibt es morphologische Befunde für die These, daß der galactokinetische Effekt der Hinterlappenhormone auf einer Kontraktion myoepithelialer Zellen in der Mamma beruht?

W. JÖCHLE (Berlin):

Bei der Mastitisbekämpfung in Rinderbeständen wird z. T. routinemäßig seit mehreren Jahren durch intravenöse Oxytocingaben der sog. Restmilchgehalt des Euters bestimmt, d. h. diejenige Milchmenge ermittelt, die nach dem üblichen Melkakt regelmäßig im Euter verbleibt

und anscheinend abhängig ist vom individuellen Oxytocinbildungsvermögen bzw. vom vorzeitigen Verbrauch des endogenen Oxytocin, ehe es zur vollständigen Entleerung des Euters
gekommen ist. Große Restmilchmengen gelten als prädisponierend für Mastitis. Oxytocin —
induzierte Restmilch hat stets einen erhöhten Zellgehalt, der über chronische bzw. latente,
sonst nicht erfaßbare Entzündungsvorgänge Auskunft gibt.

Zur Frage einer indirekten Milchleistungsteigerung durch Oxytocingaben ist zu bemerken,
daß langfristige Untersuchungen an Rindern keine effektive Milchleistungssteigerung durch
Oxytocingaben erbracht haben.

Zur Frage von Herrn KRACHT:

Untersuchungen an isolierten, durchströmten Eutern vom Rind durch anglo-amerikanische
Autoren haben gezeigt, daß Oxytocin direkt an den Myofibrillen des Euters angreift.

Pathophysiologisches Institut der Budapester Medizinischen Fakultät
(Direktor: Professor Józse Sós)

Einwirkung der chronischen Formolbehandlung auf die Corticosteronausscheidung der Nebennieren bei weißen Ratten

Von

Pál Weisz

Mit 2 Abbildungen

Aus den Untersuchungen von Selye ist die „Stresseinwirkung" des Formols bekannt. Ebenfalls bewies Selye, daß chronische Formolbehandlung die verschiedenen Stadien des „Adaptationssyndroms" zustande bringt. Wie bekannt, ist das zweite Stadium des Adaptationssyndroms das mit der Hypertrophie der Nebennieren und dem histologischen Bild der Überfunktionen einhergehende „Resistenz-Stadium". Trotz einer Vielzahl morphologischer Untersuchungen bemühte sich kaum jemand um die Aufhellung der funktionellen Verhältnisse im Resistenz-Stadium. Daher beschlossen wir im Laufe einer chronischen Formolbehandlung mittels in vivo-Untersuchungen die Größe der Corticosteronsekretion der Nebennieren zu messen. Außerdem beabsichtigten wir gleichzeitig die morphologischen Veränderungen zu kontrollieren.

Methodik

Wir führten unsere Untersuchungen mit männlichen Ratten (Wistar-Stamm) von 200—300 g durch. Die Tiere bekamen täglich 0,5 ml/100 g einer 2%igen Formollösung s. c. Im Laufe der 2-, 5-, 10- und 20 tägigen Behandlung prüften wir die Ausscheidung des bei den Ratten im größten Maße entwickelten Corticosteroids, des Corticosterons. Die Bestimmungen wurden aus Nebennierenvenenblut mit Hilfe der Chromatographie und der Tetrazoliumblau-Reaktion durchgeführt.

Bei den gleichzeitig entfernten Nebennieren bestimmten wir deren Gewicht, anschließend führten wir histologische Untersuchungen, dabei speziell Lipoid- und Sudan-III-Färbungen, bzw. in mehreren Fällen polarisationsmikroskopische Prüfungen des ungefärbten Schnittes durch.

Resultate

1. Morphologische Verhältnisse. Die Nebennieren sind hypertrophiert. Die histologischen Untersuchungen zeigen nach dem 2., 5. und 10. Tag der Behandlung ein hyperfunktionelles Bild. Ähnliche Verhältnisse fanden sich bei den meisten der nach dem 20. Tag untersuchten Tiere. Bei einigen fanden wir jedoch — im Gegensatz zu den vorerst erwähnten Tieren — eine Abnahme im Lipoidgehalt der Zona fasciculata. Das morphologische Bild entsprach in den meisten Fällen dem „Resistenz-Stadium".

2. Das Verhalten der Corticosteronsekretion. Die Untersuchung der Corticosteronausscheidung führte zu einem überraschenden Ergebnis. Die nach dem 2., 5., 10. und 20. Tag der Behandlung durchgeführten Untersuchungen zeigten ausnahmslos eine Verringerung der Corticosteronsekretion (Resultate siehe Abb. 1).

3. Bei der Auswertung der Resultate müssen wir auch die Tatsache in Betracht ziehen, daß der Gewinn von Nebennierenvenenblut selbst einen bedeutenden Operationsstress darstellt. Daher bedeutet unsere Untersuchung an sich eine erhebliche Belastung. Obwohl sich die im „Resistenz-Stadium" vorausgesetzte Hyperfunktion infolge der Belastung ebenfalls zeigen müßte, beschlossen wir die Einwirkung des Operationsstress möglichst zu vermindern, um dadurch den Ruhewerten nahekommen zu können.

Zwecks Verringerung der Operationseinwirkung blockierten wir die das Hypophysen-Nebennierenrinden-System lenkende Hypothalamus-Struktur durch gleichzeitige Einwirkung von Cortison und Morphin. Gelegentlich einer kürzeren Operation (z. B. einer einseitigen Nebennierenausschaltung) beschrieben Hodges und Forgács die protektive Einwirkung des Cortisons und Munson die Schutzwirkung des Morphins. Unsere eigenen früheren Untersuchungen erwiesen, daß die Schutzwirkung im Zusammenhang mit dem zur Bestimmung der Nebennieren-Corticosteronsekretion nötigen Eingriff gleichfalls nachgewiesen werden kann, in ihrer

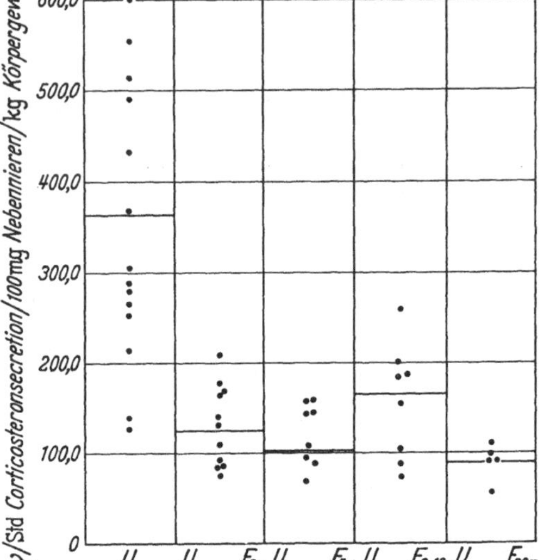

Abb. 1. Corticosteronsekretion in den verschiedenen Perioden der Formolbehandlung. U: In Urethannarkose durchgeführte Kontrolluntersuchungen (250/100 s.c.). UF 2n, UF 5n, UF9—10n, UF 20n: Die nach der 2-, 5-, 9—10- und 20tägigen Formolbehandlung erzielten Ergebnisse. Sämtliche Werte unterscheiden sich signifikant von den Kontrollwerten ($p < 0,01$)

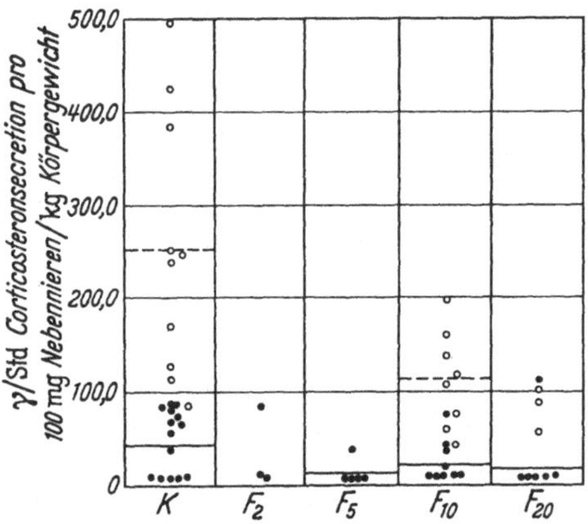

Abb. 2. Die Einwirkung des Cortison-Morphin-Blocks (●) auf Kontrolltiere (K) und auf 2, 5, 10 und 20 Tage lang vorbehandelte Ratten (F2, F5, F10, F20). Das Cortison (25 mg/100 i.p.) wurde 6—8 Std. vor Beginn der Operation, das Morphin (2 mg/100 g i.p.) dagegen 10 min vor derselben verabreicht. Die Tiere wurden mit Nembutal (4 mg/100 g i.p.) 20 min vor dem Beginn der Operation narkotisiert. Die ○ bezeichnen die bei Cortison- und Morphin-Block nach ACTH-Stimulierung (500 γ i.v./Byla) gewonnenen Werte. Mittelwerte gestrichelt. Letztere wurden nur dann berechnet, wenn es sich um wenigstens 5 Versuche handelte. Im Falle alleiniger Anwendung des Blocks findet man keinen wesentlichen Unterschied zwischen behandelten und Kontrolltieren. ACTH führt nach 10tägiger Formolbehandlung zu einem geringen Effekt ($p < 0,01$)

größten Stärke zeigt sie sich jedoch bei kombinierter Anwendung von Cortison und Morphin. Wir beschlossen daher auch *nach* der Formolbehandlung einen kombinierten Cortison-Morphin-Block zu gebrauchen, um auch dem Ruheniveau der Sekretion nahekommen zu können. Unsere Resultate sind aus Abb. 2 zu ersehen.

Aus den Daten ergibt sich, daß wir auch in diesem Falle keine Hyperfunktion erhielten. In Anbetracht dessen, daß der Cortison-Morphin-Block schon bei den Kontrolltieren in mehreren Fällen die Corticosteronausscheidung durch Anwendung der Tetrazoliumblau-Methodik auf ein nicht mehr erfaßbares niedriges Niveau sinken läßt, kann man die Möglichkeit einer eventuellen Verringerung überhaupt nicht ausschließen. Dafür spricht auch der Umstand, daß die mit Formol behandelten und mit Cortison und Morphin blockierten Tiere auf exogene ACTH-Gabe mit einer geringeren Corticosteronsekretionserhöhung reagieren als die Kontrolltiere.

Besprechung

Unsere Untersuchungen zeigen eindeutig, daß im Verlaufe der chronischen Formolbehandlung neben dem auf eine Hyperfunktion deutenden morphologischen Bild die gesteigerte Corticosteronausscheidung mit unseren brauchbaren Methoden *nicht* nachzuweisen war. Die funktionellen Verhältnisse des „Allgemeinen Adaptationssyndroms" sind also nicht einfach mittels einer zum ersten Male gebrauchten Analyse des morphologischen Bildes zu beurteilen. Auf Grund anderer Untersuchungen (CSALAY, SÔS, WEISZ, HORVÁTH, KÁDAS) fanden wir bei den eiweißarmen Ratten — den Formolversuchen ähnlich —, daß neben einem hyperfunktionellen morphologischen Bild die Corticosteronsekretion *abnimmt*. In diesem Falle wurden von uns keine Blockversuche durchgeführt. Auf Grund der Tatsache, daß bei Eiweißmangel die Möglichkeit einer Störung der Proteohormonbildung, speziell der ACTH-Synthese, in Rechnung gesetzt werden muß, scheint der mit Formol durchgeführte Versuch zur Klärung dieser Frage besser geeignet. Die Feststellungen von DENNISON und ZAROW stehen mit unseren Resultaten in guter Übereinstimmung. Sie fanden, daß bei Einwirkung von chronischer Kälte — im Gegensatz zu der mit einer großen Dosis Cortison erreichten Wirkung — die Eosinopenie nicht konstant ist. Demgegenüber widersprechen unsere Resultate INGLES Beobachtungen. INGLE erhielt bei gesunden Versuchstieren durch Formolbehandlung eine verringerte Glykosurie und schloß daraus auf eine erhöhte Nebennierentätigkeit. Mit Absicht beschäftigten wir uns nicht mit dem Erschöpfungsstadium des „Adaptationssyndroms". Hier sprechen die morphologischen und funktionellen Untersuchungen — wie das auch aus literarischen Daten (VOGT) und aus unseren anderwärtigen Versuchen sichtbar ist — eindeutig für eine Hypofunktion.

Aus der I. Med. Univ.-Klinik Hamburg-Eppendorf
(Direktor: Prof. Dr. H. H. Berg)

Stoffwechseluntersuchungen bei exogener Aldosteronzufuhr

Von

J.-G. Rausch-Stroomann und D. Glaubitt

Mit 6 Abbildungen

In früheren Untersuchungen (*1, 2*) wurde die Wirkung einer einmaligen Gabe von 1 mg D,L-Aldosteron-monoacetat bei einer Anzahl von Versuchspersonen studiert.

Dabei wurde schon auf die Wichtigkeit der genauen Einhaltung der Versuchsbedingungen hingewiesen, insbesondere einer genügend langen Vorperiode mit einer bestimmten Diät. Als bestes Maß für die Wirkung exogen zugeführten Aldosterons wurde der Na/K-Quotient im Urin herausgestellt, während Speicheluntersuchungen keine zuverlässigen Werte ergaben. Auch in den übrigen untersuchten Körperflüssigkeiten (Serum, Magensaft) sowie im Stuhl ließen sich keine signifikanten Veränderungen feststellen.

Die neuen Untersuchungen sind an einer Versuchsperson (40jähriger Mann mit Ulcus duodeni) bei strenger Bettruhe und einer Kost mit 2700 Cal (100 g Eiweiß, 216 g KH, 160 g Fett), jedoch mit 109 mäq Na, 112 mäq Cl, 80 mäq K, 120 mäq Ca und 2500 mg P sowie 2000 ml Flüssigkeitszufuhr durchgeführt worden.

Es wurden nach einer Vorperiode von 7 Tagen jeweils vom 8. bis zum 15. Tag morgens 7 Uhr 1,0 mg D,L-Aldosteron-monoacetat[1] i.m. gegeben. Im Serum und im Stuhl ergaben sich keine signifikanten Veränderungen.

Abb. 1 zeigt die Bilanz für die Flüssigkeit und die Mineralien. Die positive Flüssigkeitsbilanz ändert sich unter Aldosteron praktisch nicht, der Verlust durch Perspiratio ist allerdings nicht mit veranschlagt.

Auch der Gewichtsverlauf sowie Hämoglobin-, Hämatokrit- und Erythrocytenwerte sprechen gegen eine Einlagerung von Wasser unter Aldosteron.

Die Cl- und Na-Bilanz sind zu Beginn der Bettruhe negativ, um schon unter der Diät, deutlicher aber unter Aldosteron positiv zu werden. Die K-Bilanz ist ebenfalls schon in der Vorperiode negativ, der Einfluß des Aldosterons kommt bilanzmäßig nicht zum Ausdruck. Ein Einfluß auf die Ca- und P-Bilanz ist nicht sicher.

Die 17-Ketosteroide steigen unter Aldosterongabe am 4., 5. und 6. Tag etwas an. Auffallend sind die niedrigen Eosinophilenwerte, die sich auch unter Aldosteron nicht wesentlich verändern.

[1] Wir danken der CIBA A.G., Basel, für die Bereitstellung von D,L-Aldosteron-monoacetat der Charge Nr. 32/91/1.

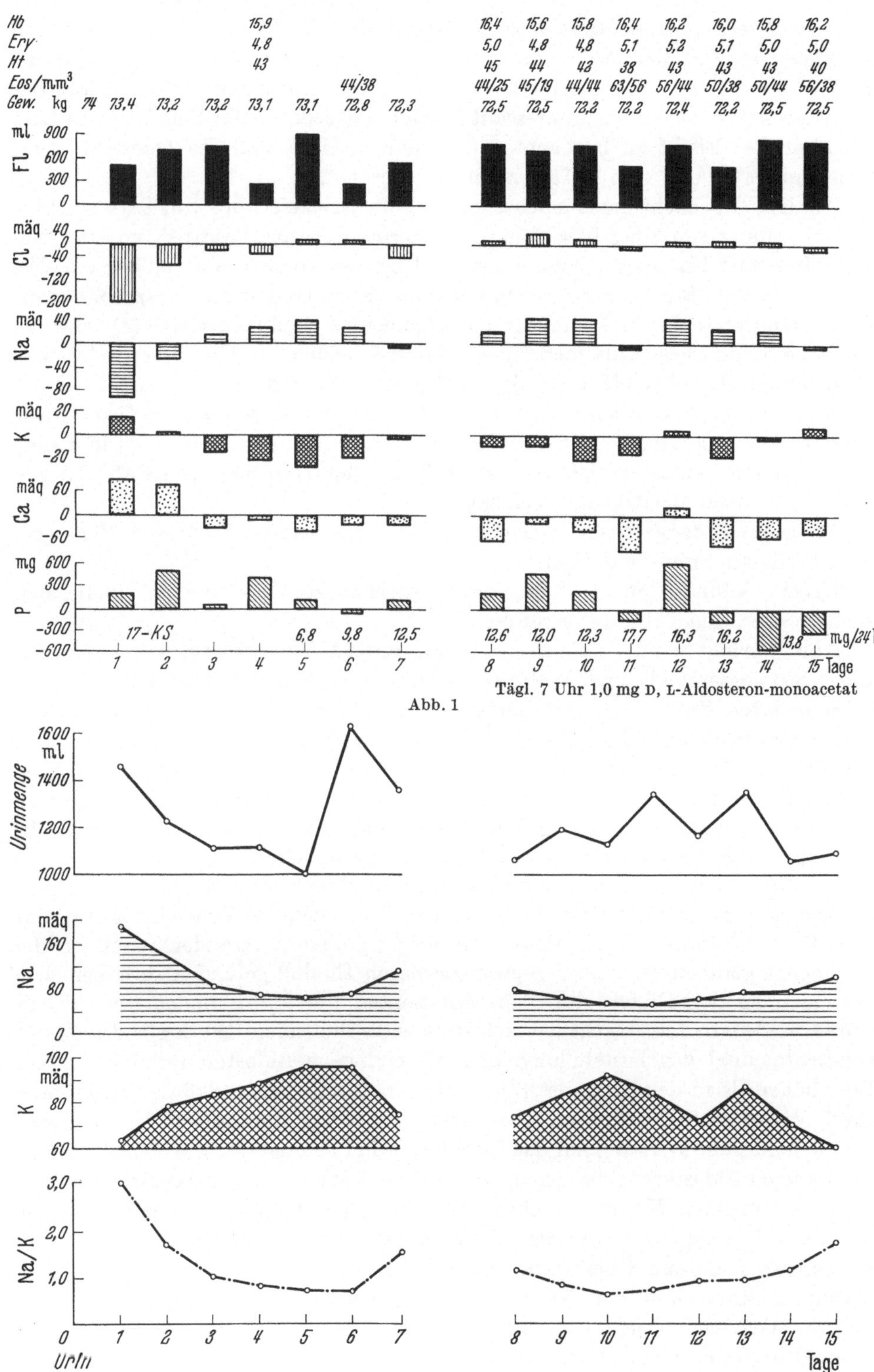

Tägl. 7 Uhr 1,0 mg D, L-Aldosteron-monoacetat

Abb. 1

Tägl. 7 Uhr 1,0 mg D, L-Aldosteron-monoacetat

Abb. 2

Abb. 2 zeigt noch deutlicher als die Bilanz, daß die Na-Ausscheidung im Urin nach einiger Zeit der Aldosterongabe wieder zunimmt. Gleichzeitig wird die K-Ausfuhr geringer. Der Na/K-Quotient steigt eigentlich schon vom 3. Tag der Aldosterongabe wieder an. Interessant ist nun, daß schon unter Bettruhe und Diät ein ähnlicher Effekt zu beobachten ist, nämlich ein Abfall des Quotienten auf Werte unter 1,0 und vom 6. Tage an ein Wiederanstieg.

Ähnliche Beobachtungen machte kürzlich die Arbeitsgruppe von Thorn (3) bei Verabreichung von 3 mg bzw. 6 mg Aldosteron. Ein sog. "escape" von der Na-Retention trat bei einer Person am 5. und bei der anderen am 16. Tag ein. Die Ursache dieser Erscheinung ist unbekannt. Eine veränderte Ansprechbarkeit des Tubulusepithels bei Änderung der allgemeinen Stoffwechsellage (4) oder ein gegenregulatorisches Einsetzen eines Na-ausscheidenden Hormones oder von Aldosteronantagonisten [Lit. bei (5) und (6)] sind in Erwägung zu ziehen.

Als solche Antagonisten kommen z. B. Cortison und Hydrocortison sowie Progesteron in Frage. Die „paradoxe" Na-Ausscheidung [Lit. bei (3)] in Fällen von primärem Aldosteronismus nach ACTH- oder Hydrocortison-Gabe könnte nach dem selben Mechanismus erfolgen.

Vielleicht ist der gewisse Anstieg der 17-KS-Ausscheidung bei unserer Versuchsreihe in diesem Sinne zu deuten.

Unsere Befunde könnten ferner dafür sprechen, daß das "escape"-Phänomen auch ohne exogene Aldosteronzufuhr auftritt.

Abb. 3 bringt einen Vergleich des 7. mit dem 14. Versuchstag, wobei der Urin alle 4 Std. gesammelt und analysiert wurde. Wir sind der Ansicht, daß diese differenzierten Studien ein genaueres Bild über den Wirkungsmechanismus der Mineralocorticoide überhaupt geben, als einfache Bilanzen. Man erkennt deutlich die geringere Ausscheidung von Na und Cl und vor allem den länger andauernden Effekt unter Aldosterongabe. Auch die erhöhte K-Ausscheidung hält bis 18 Uhr an, wenn die gesamte ausgeschiedene Menge auch kaum größer ist. Diese Beobachtungen lassen sich an allen Versuchstagen reproduzieren.

Der Ausscheidungsrhythmus für Ca und P wird nicht beeinflußt.

Abb. 4 zeigt ebenfalls einen Vergleich des 7. mit dem 14. Versuchstag. p_H und spez. Gewicht werden durch Aldosteron nicht signifikant verändert, auch auf die Urinmenge glauben wir keinen reproduzierbaren Einfluß gefunden zu haben. Die Verschiebung des Gipfels des Na/K-Quotienten um 4 Std. findet sich jedoch immer wieder. In Anbetracht des sich stets wiederholenden Rhythmus des Na/K-Quotienten und der Feststellung, daß die endogene Aldosteronproduktion am Tage höher als in der Nacht ist (7), könnte man annehmen, daß der Rhythmus durch die Aldosteronsekretion oder aber durch das Zusammenspiel mehrerer Hormone in ihrer Wirkung auf das Tubulusepithel bedingt ist. Die Verschiebung, die wir nach Aldosterongabe sehen, würde diese Vermutung nur bestätigen.

Nach Muller u. Mitarb. besteht eine Abhängigkeit der Aldosteronausscheidung von der Körperlage und von der Aktivität der untersuchten Person. Eine ausgezeichnete reziproke Übereinstimmung fand sich jedoch zwischen der Aldosteronproduktion und der Na-Ausscheidung bei Bettruhe — das entspricht unseren Versuchsbedingungen. Patienten mit Hypophyseninsuffizienz zeigen diesen Rhythmus nicht; Cortison stellt ihn wieder her («Permissive rôle» von Cortison-Ingle).

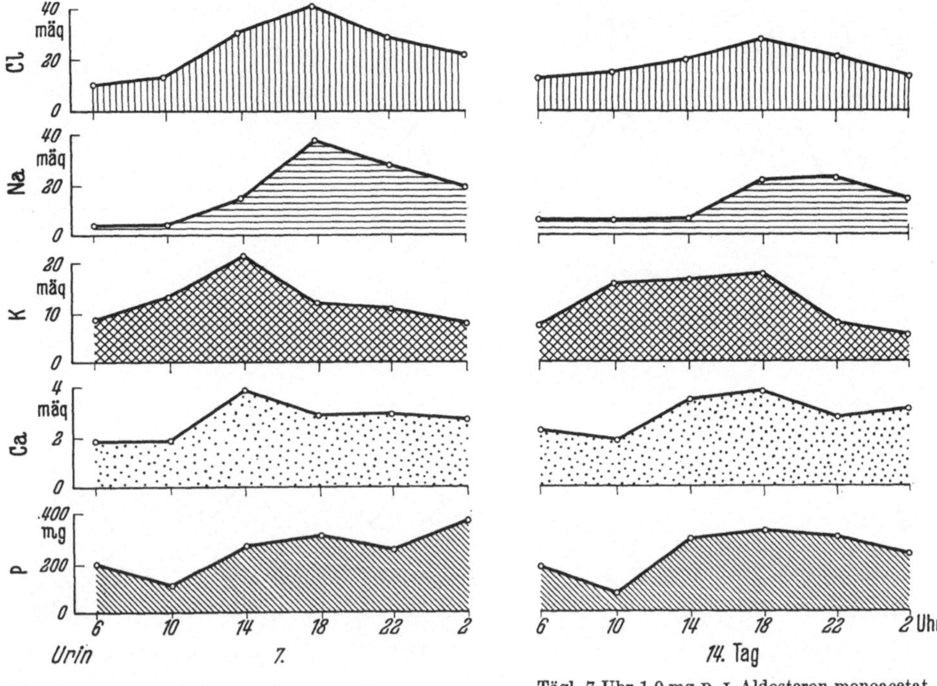

Tägl. 7 Uhr 1,0 mg D, L-Aldosteron-monoacetat

Abb. 3

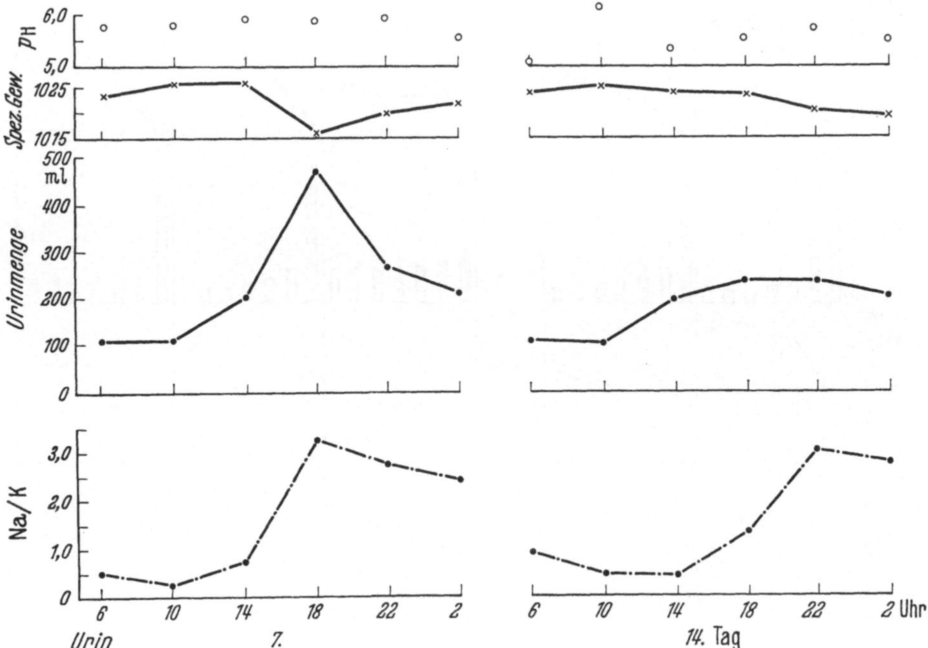

Tägl. 7 Uhr 1,0 mg D, L-Aldosteron-monoacetat

Abb. 4

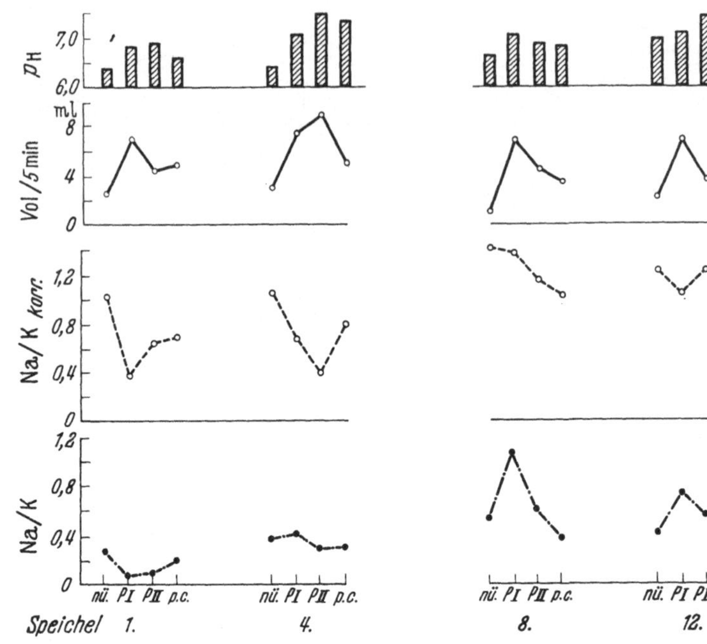

Tägl. 7 Uhr 1,0 mg D, L-Aldosteron-monoacetat

Abb. 5

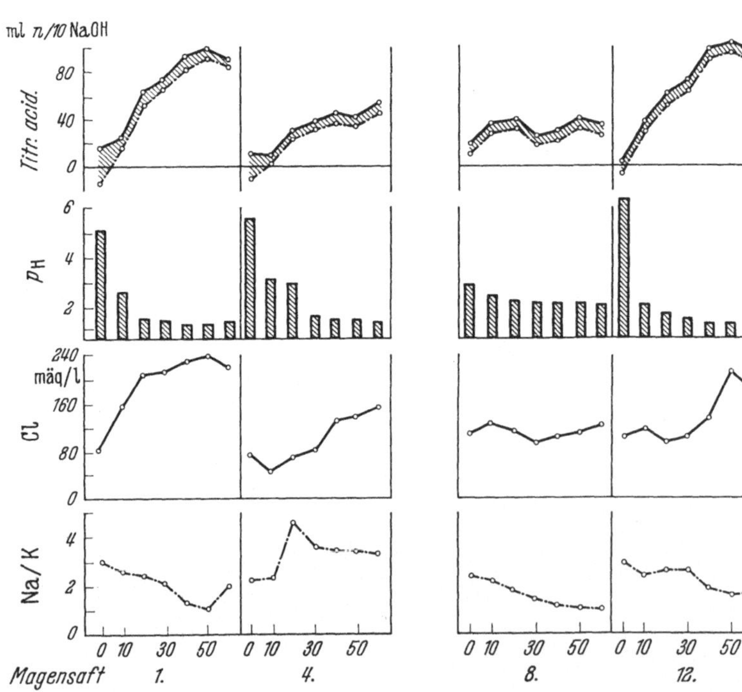

Tägl. 7 Uhr 1,0 mg D, L-Aldosteron-monoacetat

Abb. 6

Schließlich sollen noch unsere Ergebnisse im Speichel und im Magensaft demonstriert werden (Abb. 5). Wir haben schon früher bei einmaliger Gabe keinen signifikanten Einfluß von Aldosteron auf den Na/K-Quotienten gefunden. Auch jetzt bei länger gehender Verabreichung ist eher ein Anstieg des Quotienten zu verzeichnen, besonders, wenn man nach PRADER auf die Sekretionsmenge korrigiert. Immerhin liegt der Quotient im ganzen recht niedrig.

In diesem Zusammenhang war es für uns interessant, daß auch THORN u. Mitarb. (*8, 9, 10*) keine Korrelation zwischen der Aldosteronmenge im Urin und dem Na/K-Quotienten gefunden haben, daß sie den Quotienten nicht mehr als Maß für Na-retinierende Hormone beim Menschen empfehlen und ebenfalls nicht zur Aufdeckung eines primären oder sekundären Aldosteronismus.

Das letzte Bild (Abb. 6) zeigt die Befunde im Magensaft. Die Titrationswerte am 4. und 8. Tag können unter Umständen durch Reflux beeinträchtigt sein. Eine Aldosteronwirkung ist weder auf das p_H noch auf Cl und den Na/K-Quotienten festzustellen. Also auch bei längerer Verabreichung läßt sich kein Effekt auf den Magensaft demonstrieren.

Ich fasse zusammen: Eine eindeutige, immer reproduzierbare Wirkung fand sich auf die Na- und K-Ausscheidung im Urin, am besten ausgedrückt in Form des Quotienten. Ein Tagesrhythmus des Quotienten bei Bettruhe ist deutlich. Er läßt sich durch Aldosterongabe jeweils verschieben. Nach einigen Tagen zeigt sich ein Nachlassen der Aldosteronwirkung auf den Na/K-Quotienten. Einen eventuellen Antagonisten haben wir diskutiert. Den Na/K-Quotienten im Speichel können wir nicht als Gradmesser für die Aldosteronwirkung empfehlen. Der Magensaft wird nicht durch exogen zugeführtes Aldosteron beeinflußt.

Literatur

1. RAUSCH-STROOMANN, J.-G., u. F. KAPISCHKE: Verh. dtsch. Ges. inn. Med. **64**, 532 (1958).
2. — D. GLAUBITT u. F. KAPISCHKE: Endokrinologie **37**, H. 4, 217 (1959).
3. AUGUST, J. T., D. H. NELSON and G. W. THORN: J. clin. Invest. **37**, No. 11, 1549 (1958).
4. JEANNERET, P., A. F. ESSELIER u. H. J. HOLTMEIER: Helvet. med. Acta **23**, 60 (1956).
5. BUCHBORN, E., KH. R. KOCZOREK u. H. P. WOLFF: Klin. Wschr. **35**, H. 9, 452 (1957).
6. LIDDLE, G. W.: A.M.A. Arch. intern. Med. **102**, 998 (1958).
7. MULLER, A. F., E. L. MANNING and A. M. RIONDEL: Internat. sympos. on aldosterone. S. 111. London W. 1: J. and A. Churchill Ltd. 1958.
8. THORN, G. W., E. J. ROSS and J. CRABBÉ: Brit. med. J. **1957**,II 955.
9. CRABBÉ, J., W. J. REDDY, E. J. ROSS and G. W. THORN: J. clin. Endocr. 18, No. 11, 1147 (1958).
10. — E. J. ROSS and G. W. THORN: J. clin. Endocr. 18, No. 11, 1159 (1958).

Aus dem Anatomischen Laboratorium der Universitäts-Hautklinik Köln
(Direktor: Prof. Dr. J. VONKENNEL)

Beiträge zur Korrelation von Thymus und Nebenniere nach Untersuchungen an Reptilien und Säugern

Von

HANS GÜNTER GOSLAR und KARL-HEINZ JAEGER

Mit 4 Abbildungen

In verschiedenen Mitteilungen konnten wir in Übereinstimmung mit neueren Befunden anderer Autoren wie BERNHARD, COMSA, PICHOTKA, SCHLIEPHAKE, WURMBACH über einen antithyreoidalen Effekt von Thymus-Wirkstoffen berichten (GOSLAR 1957, 1958). Da einerseits Wechselbeziehungen zwischen Schilddrüse und Nebennieren bekannt sind (s. BACHMANN, BARGMANN) und andererseits Nebennierenrinden-Hormone eine Thymusinvolution bewirken (neuere Befunde u. a. ELERT, LASCHET sowie eigene Ergebnisse), läßt sich auch ein bremsender Einfluß von Thymuswirkstoffen auf die Nebennierenrinde erwarten. COMSA (1958) schloß aus der Änderung des Vitamin C-Gehaltes der Nebennierenrinde, welcher nach Thymusextrakt-Applikation (Verfahren nach BEZSONOFF) signifikant erniedrigt war, auf besagten Antagonismus.

Schon frühere Autoren sprachen von einer „negativen Korrelation" zwischen Thymus und Nebennieren [z. B. WIESEL, LEUPOLD, WELLER, zit. n. BACHMANN (1954)]. Nach Adrenalektomie findet sich eine Hyperplasie des Thymus [JAFFÉ (1924), SELYE (1937), INGLE (1938), DOUGHERTY und WOODBURY (1949) u. a. s. BACHMANN (1954)], wie überhaupt des lymphatischen Systems, während Cortison, überhaupt die 11-Oxycorticosteroide Atrophie von Thymus wie auch Milz bedingen [ANTOPOL (1950), LANGENDORFF und TONUTTI (1950), STUDER (1952)]. Desoxycorticosteronacetat zeigt in dieser Richtung nur geringe Wirkung (LANGENDORFF und TONUTTI).

Histologische, karyometrische und hormonbiochemische Untersuchungen nach Thymusapplikation stehen aber bisher noch aus, um dies schlüssig zu beweisen. WITT und HALFPAP fanden dagegen mit dem von ihnen verwendeten Thymusextrakt (Thymus „Henning") eine Steigerung der Nebennierenrinden-Tätigkeit. Auch der Thymus-Monographie von TESSERAUX sind nur widersprechende Befunde zu entnehmen, welche in der verschiedenen Gewinnung des verwendeten Thymussubstrats begründet zu sein scheinen.

Unsere Untersuchungen sollen unter Hinzuziehung der eben angeführten Methoden die bisherigen Befunde überprüfen und die genannten Widersprüche zu klären versuchen.

Material und Methode

Wir führten die Versuche an 2 Tierklassen, Reptilien und Säugern durch. Die Brauchbarkeit der Reptilien für endokrinologisch-histologische Untersuchungen wurde an anderer Stelle ausführlich begründet (HALBERKANN, GOSLAR). Wir verwendeten Ringelnattern (Natrix natrix L), 50 Tiere (männlich und weiblich), 150—180 g schwer und Meerschweinchen, 25 Tiere (männlich), um 200 g schwer. Thymus applizierten wir in Form eines wäßrigen, proteinfreien Extraktes aus den Thymi vorher „aktivierter" Tiere (Verfahren nach JAEGER und MITTENZWEI), dessen histobiologische und biochemische Charakterisierung an anderer Stelle durch die vorgenannten Autoren festgelegt wurde [GOSLAR (1957—1959), JAEGER und MITTENZWEI (1958)][1].

Die subcutan injizierte Menge betrug 0,25 cm³/100 g täglich bei Ringelnattern und Meerschweinchen. Dauer: bei Meerschweinchen drei Wochen, bei Reptilien bis zu 3 Monaten.

Die Kontrollen (jeweils 10 Tiere) wurden mit gleichen Mengen physiologischer Kochsalzlösung behandelt.

Histologische Aufarbeitung

Töten der Tiere in Chloroformnarkose.

Fixierung: Formol-Calciumchlorid nach BAKER, BOUIN, HELLY, ORTH (pH 8,0 nach KLEIN und KRACHT 1958).

Paraffineinbettung über Methylbenzoat nach PÉTERFI, Schnittdicke 7,5 μ. Von Formol-Calciumchlorid fixiertem Material wurden Gefrierschnitte von 12 μ angefertigt.

Färbungen: Hämatoxylin-Eosin, Trichromfärbung nach GOLDNER und PASINI, Sudanschwarz nach CHIFFELLE und PUTT s. PEARSE 1954, Cholesterinnachweis nach ROMIEU, s. PEARSE 1954, Baker-Test ohne und mit Pyridinvorbehandlung, Polarisationsopt. Untersuchung der Gefrierschnitte, Eindecken in physiologische Kochsalzlösung.

Ergebnisse

In der Reptilien-Nebenniere findet sich interrenales und chromaffines, adrenales Gewebe gemischt. Inseln von Interrenalzellen werden von Bindegewebe umgeben, Gitterfasern umspinnen sie. Die phäochromen Zellen sind — gewöhnlich in Reihen angeordnet — in diesem Bindegewebe gelegen. [Vergl. auch MILLER (1952), HEBARD und CHARIPPER (1955).]

Nach dreiwöchiger Thymusextrakt-Applikation vermindert sich die Größe der Interrenalbezirke. Zellkernmessungen ergeben eine signifikante Abnahme des Kerndurchmessers um 10—15% [statistische Sicherung nach PÄTAU (1942)]. Es kommt jedoch nicht zu pathologischen Kernveränderungen. Das Cytoplasma der Zellen wird feinwabiger und enthält vermehrt staubförmige Granula.

Im Gitterfaserbild finden sich keine Abweichungen; insbesondere vermißten wir die zunehmenden Einhüllungen einzelner Zellelemente, wie es BACHMANN am Säuger als Zeichen nachlassender Funktion beschrieben hat. Applikation bis zu drei Monaten ändert das Bild nicht. Hier besteht also ein wesentlicher Unterschied zum Cortison-Effekt.

---

[1] Der SOLCO BASEL AG danken wir für die freundliche Überlassung des Extraktes.

Deutlich dagegen ist die Zunahme der Bindegewebsanteile zwischen den Interrenalzell-Aggregaten. Dies entspricht einer allgemeinen Stimulierung des mesenchymalen Gewebes, wie wir es z. B. in Leber und Milz nach Applikation von Thymusextrakt an anderer Stelle beschrieben haben. Auffällig ist ferner die Hypertrophie der phäochromen Zellen, welche sich innerhalb der Bindegewebszüge zu zusammenhängenden Strängen formiert haben und das ganze Gesichtsfeld durchziehen (Abb. 1). In der Leber dieser Tiere fanden wir immer eine deutlich verminderte Glykogendarstellung, die Schilddrüse zeigte das Bild einer Kolloidstauung.

Beim Meerschweinchen sei zunächst auf die Entlipidisierung des gesamten Rindenbereiches, insbesondere der Zona fasciculata hingewiesen. Sudanophilie und Cholesterindarstellung reduzieren sich im wesentlichen auf die Zona glomerulosa; im polarisierten Licht sind die doppelbrechenden Substanzen deutlich vermindert (Abb. 2, Abb. 3). Einen überraschenden Befund ergibt dagegen der Baker-Test zur Erfassung der Phosphorlipoide: Eine Verschiebung dieser tropfig dargestellten Substanzen nach dem medialen Rindengebiet. In den nach den üblichen histologischen Methoden gefärbten Schnitten ist die Ordnung der Zona fasciculata gestört.

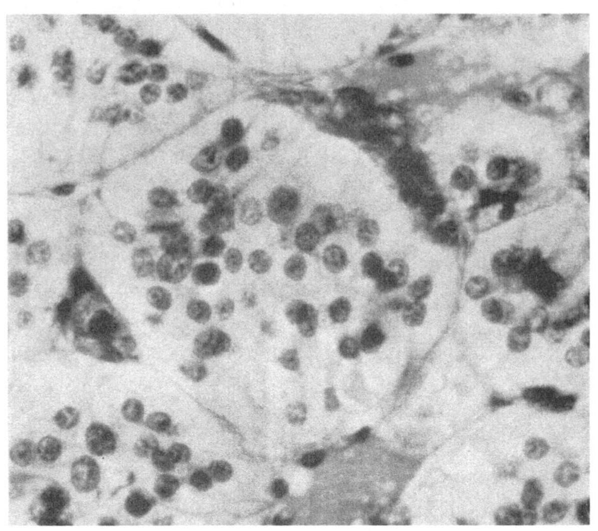

a

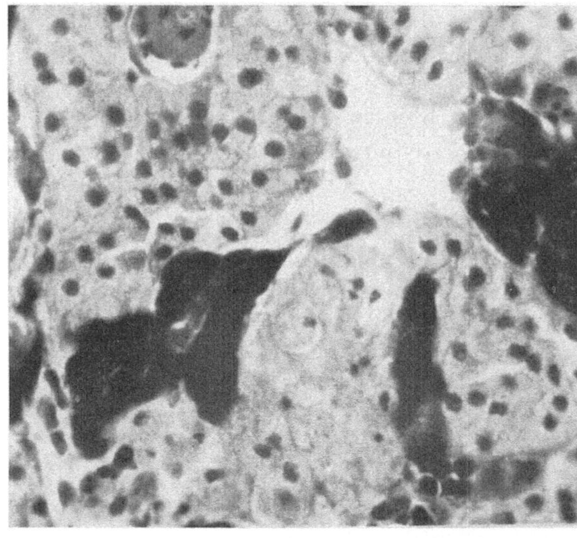

b

Abb. 1 a—b. Ringelnatter (Natrix natrix L.), Interrenalorgan, Fixierung nach Helly, Trichromfärbung nach Goldner, Vergrößerung 525 fach. a) Kontrolltier, b) nach dreiwöchiger Applikation von „aktiviertem" Thymusextrakt

Legt man die von Bachmann gegebene Zoneneinteilung zugrunde, so zeigt schon die stärkere Anfärbbarkeit mit Eosin vor allem in der Zona spongiosa und fasciculata externa die Entlipidisierung an (vgl. hierzu auch Schneppenheim

1955). Die Fasciculata ist aufgelockert, die Grenzen zu den benachbarten Gebieten sind verwaschen. Im ganzen gesehen kann man von einer regressiven Transformation im Sinne Tonuttis sprechen (Abb. 4). Eine besondere Zunahme der Gitterfasern (bindegewebige Involution Tonuttis) fehlt. Im Silberpräparat fällt eine stärkere feine Granulation im Plasma der Fasciculata auf. Die Kerngrößenmessung ergab in diesem Rindenbereich eine Verminderung um 12—14%, die sich wie bei Natrix statistisch sichern ließ.

Während der Versuchsdauer haben wir bei den Meerschweinchen täglich die Ausscheidung der 17-Ketosteroide, der Corticoide und Oestrogene bestimmt; bei den 17-Ketosteroiden wurden ferner einige Fraktionen (Dehydro-Epiandrosteron, Androsteron, Ätiocholanolon) isoliert chromatographiert[1]. Wir verzichten hier zwar noch auf eine Wiedergabe der ermittelten Werte, da uns die Zahl der Bestimmungen für eine statistische Sicherung noch nicht ausreicht, bei vorsichtiger Bewertung läßt sich jedoch schon sagen, daß die Gesamtausscheidung an 17-Ketosteroiden und Corticoiden deutlich vermindert ist, während die Oestrogene bei ihrer größeren Gesamtstreuung keine vorläufige Aussage zulassen. Innerhalb der 17-Ketosteroidfraktionen war keine Verschiebung feststellbar.

Die geschilderten Befunde weisen auf einen echten Antagonismus zwischen Thymus und Nebennieren hin, der sich den bisherigen Beobach-

---

[1] Wir danken Herrn Prof. Dr. H. J. Staudinger für sein freundliches Entgegenkommen, diese Bestimmungen in seinem Laboratorium durchführen zu lassen.

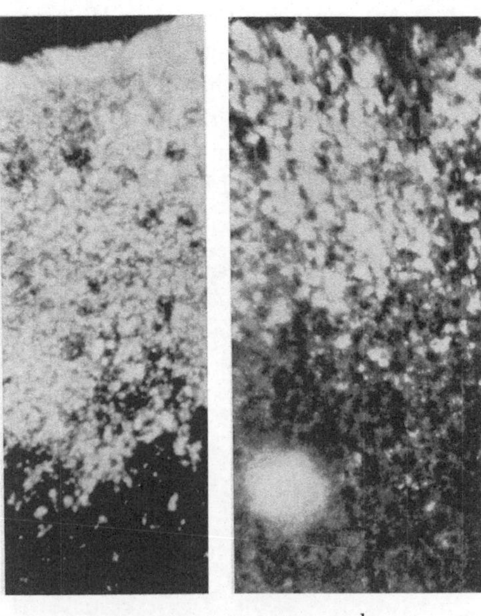

a   b

Abb. 2. Meerschweinchen, Nebenniere, Formol-Calciumchlorid-Fixierung nach Baker, Gefrierschnitte 12 μ, Polarisationsmikroskop, Nicols +. Vergrößerung 125 fach. a) Kontrolle, b) nach dreiwöchiger Applikation von „aktiviertem" Thymusextrakt

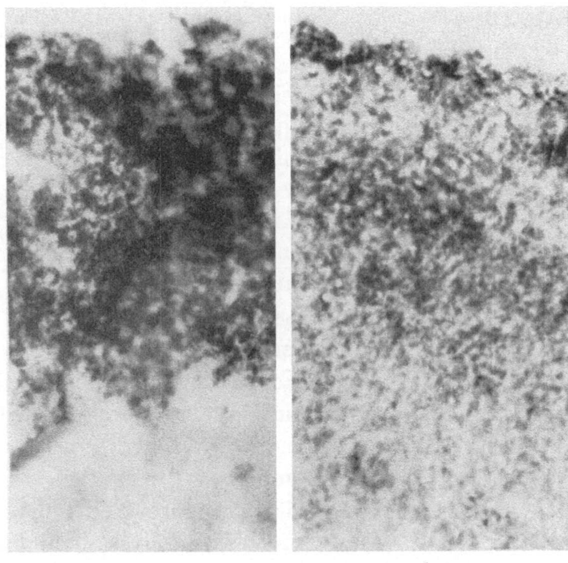

a   b

Abb. 3. Meerschweinchen, Nebenniere, Formol-Calciumchlorid-Fixierung nach Baker, Gefrierschnitte 12 μ. Cholesterinnachweis nach Romieu, Vergrößerung 125 fach. a) Kontrolle, b) 3 Wochen Applikation von „aktiviertem" Thymusextrakt

tungen nach in die im ganzen gedämpfte Stoffwechsellage (erniedrigter Grundumsatz, Stauungsschilddrüse, Fettspeicherung in der Leber usw.) einzupassen scheint. Die Hypertrophie der chromaffinen Zellen bei den Reptilien könnte dabei eine gegenregulatorische Maßnahme darstellen. Die Wandlung des Thymus im Laufe der einzelnen Lebensperioden macht dabei Verschiebungen der Gleichgewichtslagen wahrscheinlich, worauf kürzlich Witt und Halfpap hinwiesen. Während die involvierende Wirkung von Cortison und ACTH auf den Thymus von verschiedenen Autoren übereinstimmend gefunden wurde [vgl. hierzu die eingangs zitierten und bei Bachmann (1954) angeführten Autoren, ferner Laschet

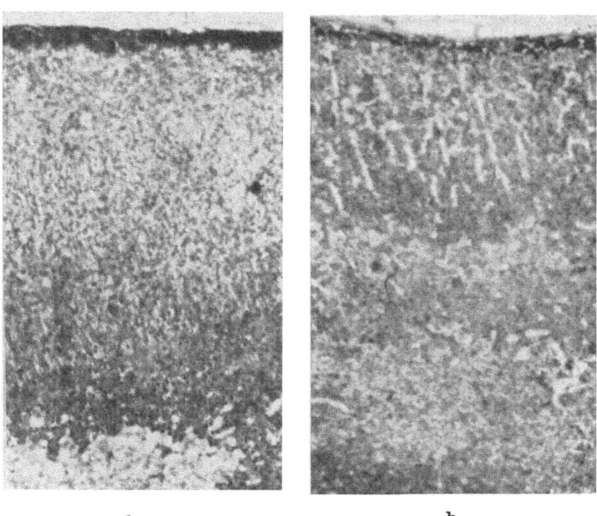

a   b

Abb. 4. Meerschweinchen, Nebenniere, Bouin-Fixierung, HE-Färbung, Vergrößerung 125 fach. a) Kontrolle, b) nach dreiwöchiger Applikation von „aktiviertem" Thymusextrakt

(1958), Goslar (1959)], sind die Ergebnisse nach Applikation von Thymusextrakten auf die Nebennieren-Rinde nicht ohne Widerspruch. Dies mag zum guten Teil auf der Verschiedenheit der angewandten Extrakte beruhen. So zeigte der von Witt und Halfpap verwandte Extrakt zwar eine Involutionswirkung auf den Thymus, ließ aber im Gegensatz zu dem von Comsa verwendeten (nach Bezsonoff) und unserem Extrakt (nach Jaeger und Mittenzwei) — sowohl aus normalen als auch aus „aktivierten" Thymi — den Hemmungseffekt auf die Nebennierenrinde vermissen.

Diese Unterschiede erscheinen uns um so wichtiger, als auch quantitative Differenzen zwischen Extrakten aus normalen und vorbehandelten Thymi bestehen. Wenn Witt und Halfpap durch ihren Extrakt die Hemmungsfunktion des Thymus nicht voll ersetzt sehen, dürfte unserem Extrakt ein breiteres Wirkungsspektrum zukommen.

Ob der Antagonismus Thymus—Nebenniere funktionell, direkt oder über andere Drüsen (nach Comsa Hypophyse, Schilddrüse) verläuft, muß noch durch weitere Versuche geklärt werden. Die hier erhobenen Befunde mögen aber neben ihren theoretischen Aspekten auch Anregungen für eine therapeutische Prüfung von Thymuswirkstoffen bei gesteigerter Tätigkeit der Nebennierenrinde geben.

Literatur

ANTOPOL, W.: Proc. Soc. exp. Biol. (N. Y.) **73**, 262 (1950).

BACHMANN, R.: Z. mikrosk.-anat. Forsch. **41**, 433 (1937).

— Z. mikrosk.-anat. Forsch. **45**, 157 (1939).

— Die Nebenniere. Im Handbuch der mikroskopischen Anatomie des Menschen VI/5 1954. Hrsg. MÖLLENDORFF-BARGMANN.

BARGMANN, W.: Der Thymus. Im Handbuch der mikroskopischen Anatomie des Menschen VI/4, 1943.

BERNHARD, H.: IV. Sympos. f. Endokrinologie, Freiburg 1957.

COMSA, J.: Les antithyroidiens biologiques. Paris, Doin edid. 1952.

— Pflügers Arch. ges. Physiol. **267**, 548 (1958).

DOUGHERTY, TH. F., and L. A. WOODBURY: Anat. Rec. **103**, 533 (1949).

ELERT, R.: Persönl. Mitteil.

GOSLAR, H. G.: Arzneimittel-Forsch. **7**, 399 (1957).

— Naunyn-Schmiedebergs Arch. exp. Path. Pharmak. **233**, 201 (1958a).

— Acta histochem. **5**, 181 (1958b).

— Endokrinologie **36**, 279 (1958c).

— Endokrinologie (im Druck).

HALBERKANN, J.: Naturwissenschaften **39**, 573 (1952).

— Naturwissenschaften **41**, 237 (1953).

— Arch. Derm. Syph. (Berl.) **97**, 37 (1953).

— Naturforsch. **9b**, 77 (1954).

HEBARD, W. B., and H. A. CHARIPPER: Zoologica (N. Y.) **40**, 101 (1955).

INGLE, D. J.: Proc. Soc. exp. Biol. (N. Y.) **38**, 443 (1938).

JAEGER, K. H., u. H. MITTENZWEI: Klin. Wschr. **36**, 441 (1958).

JAFFÉ, H. L.: J. exp. Med. **40**, 325 (1924).

— J. exp. Med. **40**, 619 (1924).

— J. exp. Med. **40**, 753 (1924).

KLEIN, U.. u. J. KRACHT: Endokrinologie **35**, 259 (1958).

LANGENDORFF, H., u. E. TONUTTI: Ärztl. Forsch. **3**, 197 (1950).

LASCHET, U.: Vortrag III. Acta Endocrinologica — Kongreß Leiden 1958.

MILLER, U. R.: Anat. Rec. **113**, 309 (1952).

PÄTAU, H.: Biol. Zbl. **63**, 152 (1942).

PEARSE, A. G. E.: Histochemistry — Theoretical a. applied. London 1954.

PICHOTKA, K.: Persönliche Mitteilung.

SELYE, H.: Brit. J. exp. Path. **17**, 234 (1936).

SCHLIEPHAKE, E.: Vortrag Internisten-Kongreß Wiesbaden 1951.

SCHNEPPENHEIM, P., u. A. HUHN: Beitr. path. Anat. **115**, 119 (1955).

STUDER, A.: Bull. schweiz. Akad. Med. Wiss. **8**, 60 (1952).

TESSERAUX, H.: Physiologie und Pathologie d. Thymus. Bd. 9 d. Abhdl. a. d. Geb. d. Inneren Sekretion, hrsg. W. Berblinger, Leipzig 1953.

TONUTTI, E.: Z. mikrosk.-anat. Forsch. **50**, 495 (1941).

— Z. mikrosk.-anat. Forsch. **51**, 346 (1942).

— Z. mikrosk.-anat. Forsch. **52**, 32 (1942).

— Endokrinologie **25**, 145 (1943).

WITT, H. J., u. E. HALFPAP: Klin. Wschr. **36**, 41 (1958).

WURMBACH, H.: Persönliche Mitteilung.

Anmerkung bei der 2. Korrektur:

Kürzlich konnte MANNING (J. Endokrinol. **19**, 143, 1959) nachweisen, daß die Nebennierengewichte bei weiblichen Ratten nach ACTH-Gaben größer sind, wenn die Tiere vorher thymektomiert wurden.

Hauptlaboratorium der Schering AG, Berlin
(Leiter: Prof. K. Junkmann)

Zusammenhang der Gonadotropinproduktion der Hypophyse mit hypothalamischen Zentren

Von

G. Suchowsky

Auf Grund von Beobachtungen über die Zusammenhänge des Ovulations-mechanismus mit hypothalamischen Zentren beim Kaninchen (K. Kurachi und G. Suchowsky, 1958) haben wir unsere Untersuchungen an der Ratte fortgesetzt. Im Schrifttum wird über die Blockade und Auslösung der Ovulation bei Ratten nach Ausschaltung und Reizung hypothalamischer Zentren (V. Critchlow, 1958; J. W. Bunn und J. W. Everett, 1957) berichtet. Eine weitere Gruppe von Untersuchern widmet sich der Lokalisation hypothalamischer Zentren, die die Gonadotropinsekretion der Hypophyse steuern (N. A. Hillarp, 1949; M. A. Greer, 1953; D. C. van Dyke u. Mitarb., 1957; T. Law, 1958; T. Noumura, 1958). Wir untersuchten das Verhalten weiblicher 50—55 g schwerer· Ratten nach Elektrocoagulation frontaler, mittlerer und caudaler Hypothalamus-abschnitte, etwa 1—2 mm oberhalb der Schädelbasis mit darauf folgender HCG-Behandlung, sowie den Schwangerschaftsverlauf trächtiger Ratten.

Wir verwendeten ein stereotaxisches Gerät, das ein von uns modifiziertes Horsley-Clarkesches Modell darstellt. Die Coagulation führten wir mit der Ther-mette der Firma Stahn, Berlin, mit 0,3—0,5 mA und 7 sec Dauer mit unipolarer Elektrode und einer Neutralelektrode durch. Die Elektroden wurden nach dem Kriegschen Koordinatensystem gesetzt. In dem ersten Teil der Arbeit verwendeten wir 30 weibliche Ratten im Gewicht von 50—55 g. Die Coagulation im frontalen Hypothalamus führten wir entsprechend der Koordinaten 58, 59 im mittleren Hypothalamus bei 56, 57 und im caudalen bei 54, 55 durch. Ein Tag nach der Coagulation verabfolgten wir durch 6 Tage 1 iE HCG s.c. Am 7. Tag nach der Operation wurden die Tiere getötet. Während der Versuchsdauer untersuchten wir die Vaginalabstriche. An den in Formalin fixierten Gehirnen lokalisierten wir makroskopisch und histologisch die Coagulationsstellen. Ferner wurden Vagina, Ovarien und Hypophyse histologisch untersucht.

Nach Coagulation von Kerngebieten im caudalen Hypothalamus und darauf-folgender HCG-Behandlung kam es in den Ovarien zu Follikelwachstum, Corpus luteum-Bildung und Stimulation der Zwischenzellen. Der Oestrus trat in dieser Gruppe zu 100% 96 Std. nach der HCG-Erstinjektion auf. Nach Ausschaltung der Kerngebiete im mittleren Hypothalamus (Nucleus paraventricularis, Nucleus hypothalamicus ventromedialis) und darauffolgender HCG-Behandlung blieben die Follikel immatur und die Zwischenzellen reaktionslos. Bei etwa 40% der

Tabelle 1

Elektrodensitz nach Krieg	Anzahl der Tiere	HCG i E	Zahl der Corpora luteal Tier	Oestrus trat auf bei %	Oestrusbeginn nach... Erstinjektion Std.
Tiefe: 0,7 cm; Paramedian: 0,1 cm; caudaler Hypothalamus:54,55; Dauer: 7,5 sec; 0,5 mA	30	6×1	4,7	100	96
Tiefe: 0,7 cm; Paramedian: 0,1 cm; medialer Hypothalamus: 56,57; Dauer: 7,5 sec; 0,5 mA	20	6×1	0,0	40	120

Tiere kam es erst nach 120 Std. zu einem Oestrus, die Ovarien zeigten keine Luteinisierung der Follikel. Wir nehmen an, daß bei diesen Tieren die die FSH steuernden Zentren nicht vollständig zerstört waren, wohl aber eine Ausschaltung der LH-Zentren vorgelegen haben muß. Bei den Tieren, die selbst 120 Std. nach der HCG-Erstinjektion keinen Oestrus aufwiesen, kann angenommen werden, daß auch die für die FSH-Sekretion verantwortlichen Kerngebiete weitgehend ausgeschaltet waren. Eine genaue Lokalisation im einzelnen erscheint uns z. Z. bei den engen nachbarlichen Verhältnissen und nach unserer Methode als nicht möglich.

Bei der Betrachtung der Ergebnisse an den trächtigen weiblichen Ratten ergibt sich folgendes:

Tabelle 2

Elektrodensitz nach Krieg	Anzahl der Tiere	Überlebende Feten in %		
		5—10 Tage	10—15 Tage	15—20 Tage
Tiefe: 0,7 cm; Paramedian: 0,1 cm; frontaler Hypothalamus: 58,59; Dauer: 7,5 sec; 0,5 mA	15	100	100	100
Tiefe: 0,7 cm; Paramedian: 0,1 cm; caudaler Hypothalamus: 54,55; Dauer: 7,5 sec; 0,5 mA	15	100	100	100
Tiefe: 0,7 cm; Paramedian: 0,1 cm; medialer Hypothalamus: 56,57; Dauer: 7,5 sec; 0,5 mA	15	0	0	100

Die beiden ersten Gruppen zeigen nach Coagulation der Kerngebiete des vorderen und hinteren Hypothalamus in allen Schwangerschaftsdritteln ein 100%iges Überleben der Feten. Nach Ausschaltung der Kerngebiete im mittleren Hypothalamus beobachtet man in den ersten beiden Dritteln der Gravidität ein Zugrundegehen aller Feten, was auf eine Hemmung der LTH-Produktion schließen läßt, da trotz der Corpora lutea anscheinend kein Progesteron gebildet wird. Im letzten Drittel blieben sie unbeeinflußt und überlebten die Beobachtungsdauer nach der Operation. Wir schließen daraus, daß bei der Ratte in den ersten beiden Schwangerschaftsdritteln eine normale Hypothalamusfunktion vorliegen muß. Im letzten Drittel dürften die placentaren Wirkstoffe für die Aufrechterhaltung der Schwangerschaft genügen.

Zusammenfassung

1. Durch Coagulation von Kerngebieten im mittleren Hypothalamus gelingt es nicht durch HCG-Verabfolgung einen Oestrus oder eine Lutenisierung an der

infantilen weiblichen Ratte auszulösen. Wir nehmen an, daß die Zerstörung der FSH und LH steuernden Zentren dafür verantwortlich ist.

2. Bei der trächtigen Ratte kommt es nach Zerstörung mittlerer hypothalamischer Kerngebiete in den ersten beiden Schwangerschaftsdritteln zum Absterben der Feten. Da trotz Corpora lutea die Schwangerschaft nicht erhalten wird, nehmen wir an, daß die LTH-Sekretion blockiert ist. Im letzten Schwangerschaftsdrittel scheinen die von der Placenta gebildeten Wirkstoffe für die Weiterentwicklung der Feten zu genügen.

Literatur

1. Bunn, J. W., and J. W. Everett: Proc. Soc. exp. Biol. (N. Y.) **96**, 369—371 (1957).
2. Critchlow, V.: Endocrinology **63**, 596—610 (1958).
3. Dyke, D. C. van, et al.: Proc. Soc. exp. Biol. (N. Y.) **95**, 1—5 (1957).
4. Greer, M. A.: J. clin. Endocr. **12**, 1259—1268 (1952).
5. Hillarp, N. A.: Acta endocr. (Kbh.) **2**, 11—23 (1949).
6. Kurachi, K., u. G. Suchowsky: Acta endocr. (Kbh.) **29**, 27—32 (1958).
7. T. Law: Science **128**, 1626—1627 (1958).
8. T. Noumura: J. Fac. Science, Univ. Tokyo 8, 317—335 (1958).

Diskussion

F. Engelhardt (Hamburg):

Herr Suchowsky hat, wenn ich recht verstanden habe, den Nucleus paraventricularis zum mittleren Hypothalamus gerechnet. Ich würde vorschlagen, wie seither den genannten Kern zum vorderen Hypothalamus zu rechnen, zumindest zu bedenken, daß es sich beim Nucleus paraventricularis um einen Ursprungsort des sog. „neurosekretorischen Systems" [Tractus supraoptico-hypophyseus = Hypothalamus-Hypophysenhinterlappen-System (Spatz)] handelt. Der im mittleren Hypothalamus (Tuber cinereum) liegende Nucleus hypothalamicus ventromedialis [principalis tuberis (Cajal)] dagegen gehört zum Ursprungsort eines ganz anderen Systems, nämlich zum tubero-hypophysären System [Hypothalamus-Hypophysenvorderlappen-System (Spatz)], an dem sich z. Z. noch keine neurosekretorische Tätigkeit nachweisen läßt.

Sicher scheint auf den ersten Blick die Frage unwichtig zu sein, welche Kerne zu welchem System gehören. Bei der Beurteilung von Ergebnissen der Ausschaltungsexperimente und bei ihrem Vergleich mit Befunden anderer Autoren ist meines Erachtens jedoch zu beachten, ob man im Schnittpräparat die unmittelbare Läsion des supraoptico-hypophysären Systems nachweisen kann. Wir sind nämlich durch Anwendung der Gomori-Färbung in der glücklichen Lage, gerade die Veränderungen am neurosekretorischen System gut zu studieren; vgl. unsere Befunde im 5. Symposion, S. 246—268.

G. K. Suchowsky (Berlin):

Ich bin bewußt nicht auf die Anatomie des Hypothalamus eingegangen, da bei der Kürze der Zeit dies zu weit geführt hätte. Die sehr eng beisammenliegenden Zentren im Hypothalamus lassen eine isolierte Ausschaltung bei der Ratte zumindest mit unserer Technik fraglich erscheinen, deshalb haben wir von Gebieten im Bereich der entsprechenden Kerne gesprochen. Daß der Nucleus paraventricularis an der Neurosekretion teilnimmt, ist uns selbstverständlich bekannt. Es ist durchaus möglich, daß bereits die durch Elektrocoagulation auftretenden pH-Verschiebungen einen Einfluß auf die Neurosekretion haben könnten. Die Elektroden wurden nach dem Kriegschen Koordinatensystem gesetzt, welches in der Neurophysiologie üblich ist.

Aus der Neurologischen Klinik des Universitäts-Krankenhauses Hamburg-Eppendorf (Prof. JANZEN), der Neurochirurgischen Abteilung (Prof. KAUTZKY) und dem Max-Planck-Institut für Hirnforschung, Neuroanatomische Abteilung (Damaliger Direktor: Prof. SPATZ), Gießen

Die hypothalamo-hypophysären Systeme nach Kastration und Thyreoidektomie bei der Ratte

Ein Beitrag zur Frage der Zuordnung des Hypothalamus zur gonadotropen und thyreotropen Partialfunktion der Adenohypophyse

Von

S. MATSUI* und FR. ENGELHARDT**

Mit 7 Abbildungen

A. Einleitung

Die Wechselwirkung zwischen den glandotropen Hypophysenhormonen und den Hormonen der peripheren Drüsen zählt zu den uns heute am besten bekannten Vorgängen bei der Regulation des endokrinen Systems. Das glandotrope Hormon der Adenohypophyse fördert die Hormonproduktion der entsprechenden Erfolgsdrüse, die wiederum die auf sie gerichtete glandotrope Tätigkeit zu hemmen vermag. Diese wechselseitige Wirkung läuft auf humoralem Wege ab, und soweit man diesen allein berücksichtigt, sind die Beziehungen zwischen Adenohypophyse und den einzelnen peripheren endokrinen Drüsen offenbar unabhängig voneinander; ihr geordnetes Zusammenspiel kommt erst durch Einwirkung des Zentralnervensystems, insbesondere des Hypothalamus, zustande. Doch hier entsteht die Frage: Gibt es im Hypothalamus Repräsentanzen der einzelnen adenohypophysären Partialfunktionen im Sinne von „Zentren" oder handelt es sich um eine Gesamtleistung (im Sinne einer Korrelation) mehrerer Kerne? —

Wenn auch letzthin noch weitgehende Unklarheit herrscht über das Zusammenspiel der drei Stationen des endokrinen Systems (im weiteren Sinne) — Hypothalamus-Hypophyse-Erfolgsdrüse — so heben sich in letzter Zeit auf Grund tierexperimenteller und klinischer, sowie morphologischer Untersuchungen bestimmte Beobachtungen ab, die eine Beziehung umschriebener Kerngruppen im Hypothalamus zu einzelnen Vorderlappenfunktionen erkennen lassen [„Sexualzentrum" im kleinzelligen Medialen Feld des Tuber cinereum (SPATZ u. Mitarb.)[1]; Zuordnung dorsomedialer Kerngruppen zur ACTH-Produktion (TONUTTI u. Mitarb.

---

* Von der Hokkaido-Universität, Japan.

** Mit Unterstützung der Deutschen Forschungsgemeinschaft.

[1] Mit der Postulierung solcher hypothalamischer „Zentren" ist unmittelbar die Frage verknüpft, auf welchem Wege und wie die „Regulation" erfolgen soll. Sicher spielt die Einwirkung der Hormone (adenohypophysäre Hormone SPATZ u. Mitarb. — periphere Hormone JUNKMANN u. HOHLWEG, 1932) auf die hypothalamo-hypophysären Systeme eine bedeutende Rolle. Neuerdings hat WESTMANN tierexperimentell nachgewiesen, daß die Oestrogene nur bei intakter Adenohypophyse auf den Hypothalamus einwirken können. Ferner beobachteten

1958; Guillemin 1958)]. Demgegenüber sind die im vorderen Hypothalamus gelegenen Kerngruppen zu nennen, deren Bedeutung für die Regulation des Wasserhaushaltes in den letzten Jahren näher von Bargmann und seinen Mitarbeitern untersucht wurde. Doch scheinen nach den Beobachtungen von Greer (1951, 1952) gerade die Kerngruppen im vorderen Hypothalamus auch eine Bedeutung für die thyreotrope Partialfunktion zu haben[1]. Hier entstehen Schwierigkeiten bei dem Versuch der topischen Gliederung nach den einzelnen Vorderlappenpartialfunktionen.

Kastriert man eine ausgewachsene Ratte, so wandelt sich im Laufe von etwa vier Wochen die Adenohypophyse in eine sog. „Kastratenhypophyse" um. Entsprechende Veränderungen treten nach Thyreoidektomie auf. Dieser Vorgang ist Folge der durch die Entfernung der peripheren Drüse ausbleibenden Rückwirkung des sonst vorhandenen peripheren Hormons. Die Adenohypophyse bildet unter den genannten Bedingungen vermehrt Gonadotropin bzw. thyreotropes Hormon[2]. Dieser Modellversuch ist maßgebend für unsere Vorstellungen der oben genannten humoralen Wechselbeziehung zwischen glandotropen Hormonen und den Hormonen der peripheren Drüsen. — Wir fragen weiter: Gibt es im Modellversuch der Kastration oder Thyreoidektomie Veränderungen an den hypothalamo-hypophysären Systemen, die uns weiteren Aufschluß über die Teilnahme des Hypothalamus an den adenohypophysären Partialfunktionen geben können? — Von dieser Frage gingen die vorliegenden Untersuchungen aus.

Die in unserem Experiment gewählte Methode, eine Partialfunktion der Adenohypophyse durch Exstirpation der Erfolgsdrüse — also von der Peripherie aus — zu stören und unter diesen Bedingungen nach Veränderungen im Hypothalamus zu suchen, hat den Vorteil (gegenüber den Ausschaltungen oder sonstigen Eingriffen im Hypothalamus), daß das „Zentrum" intakt bleibt. Jedoch ist bei diesem Vorgehen die Deutung der Ergebnisse, wie wir sehen werden, sehr begrenzt, da sie sich nur auf das morphologische Bild der Reaktionsweise der Ganglienzellen stützen kann.

B. Material und Methodik

Vier weibliche ausgewachsene Ratten wurden kastriert und vier weitere Ratten gleichen Geschlechts wurden thyreoidektomiert. Das Körpergewicht betrug 120—150 g. Die Tiere lebten unter gleichen Versorgungsbedingungen. Vier Wochen nach dem Eingriff wurden sie durch Perfusion mit Bouinscher Lösung von der Bauchaorta aus in Narkose fixiert[3]. Zu diesem Zwecke wurde in die Bauchaorta eine stumpfe Kanüle eingebunden und nach Eröffnung der

---

Kobayashi, Karasawa u. Kasiwara (1954) nach Injektionen von Oestrogen und radioaktivem Phosphor höchste Konzentration von P^{38} zunächst im Zwischenhirn und später im Hypophysenvorderlappen. Schließlich will man für die Regulation bestimmter Vorderlappenpartialfunktionen sog. "relasing factors" (Guillemin) verantwortlich machen, die von den Neuronen übertragen werden.

[1] Greer nimmt an, daß der Hypothalamus in zweifacher Weise auf die thyreotrope Vorderlappenfunktion einwirkt: 1. durch einen im vorderen Hypothalamus gebildeten Wachstumsfaktor, 2. durch einen im mittleren Hypothalamus entstehenden Stoffwechselfaktor. Vor kurzem haben Ganong u. Mitarb. auf die Bedeutung des vorderen Hypothalamus für die Aldosteronproduktion auf Grund ihrer Ausschaltungsexperimente an Hunden hingewiesen; vgl. die Beobachtungen von Farrell (1959).

[2] Näheres über die Bildungsstätte der adenohypophysären Hormone finden wir in dem ausführlichen Referat von Kracht (4. Symposion der Dtsch. Ges. f. Endokrinologie, Berlin 1956), worin auch über die Bedeutung der Kastrations- und Thyreoidektomiezellen des Vorderlappens berichtet wird.

[3] Weitere vier weibliche kastrierte Ratten wurden aus einer anderen Versuchsreihe nicht vital fixierter Tiere mit ausgewertet.

V. cava inferior zunächst eine Austauschtransfusion mit physiologischer Kochsalzlösung vorgenommen. Die vitale Fixierung galt als geglückt, wenn die Schleimhäute, die Leber und insbesondere das Gehirn eine gleichmäßige Gelbfärbung aufwiesen. Nach der vitalen Fixierung wurden die Gehirne noch weitere 36 Std. in Bouinsche Lösung eingelegt, danach die Hypothalamusblöcke in Paraffin eingebettet und in 10 μ-dicke Schnitte zerlegt. Die Behandlung der Schnitte erfolgte nach NISSL, mit Hämatoxylin-Eosin und nach GOMORI (Chromalaun-Hämatoxylin-Phloxin, zur Darstellung des Neurosekretes).

Die histologische Untersuchung wurde durch Zellkernmessungen ergänzt. Dabei hat sich gegenüber den mit größerer Fehlerbreite behafteten Messungen mit dem Ocularmikrometer folgendes Verfahren bewährt: Die Ganglienzellen werden bei 2000facher Vergrößerung gezeichnet und der Inhalt eines jeden Kernes nach Messung des jeweils größten und kleinsten Durchmessers anhand eines Diagramms errechnet. Die karyometrische Auswertung erfolgte am Nucleus supraopticus, paraventricularis, am Nucleus hypothalamicus infundibularis, ventromedialis und dorsomedialis. Die Verteilung der einzelnen Messungen geht aus folgender Tabelle hervor:

	Nucleus supraopticus	Nucleus paraventricularis	Nucleus hypothalamicus infundibularis	Nucleus hypothalamicus ventromedialis	Nucleus hypothalamicus dorsomedialis	Insgesamt
Normal						
N	929	200	600	975	600	
Ni II	600	200	600	600	600	
Ni IV	600	250	632	620	610	
	2129	650	1832	2195	1810	8616
Kastriert						
Ge 1	648	220	600	797	600	
Ge 3	1088	200	600	956	600	
Ge 4	1017	350	600	1005	600	
	2753	770	1800	2758	1800	9881
Thyreoidektomiert						
Tei I	600	230	600	600	600	
Tei II	600	230	600	600	600	
Tei III	600	230	600	600	600	
Tei IV	600	250	600	600	600	
	2400	940	2400	2400	2400	10540
Summe	7282	2360	6032	7353	6010	29037

C. Anatomische Untersuchungen

Vorbemerkungen

Wie wir dem Schema eines Sagittalschnittes durch den Hypothalamus und der Hypophyse der Ratte (Abb. 1) entnehmen, unterscheiden wir (wie bei anderen Säugern) zwei cytoarchitektonisch voneinander gut abgrenzbare Kernareale: 1. das im vorderen Hypothalamus gelegene großzellige Areal (*Nucleus supraopticus*; *Nucleus paraventricularis*), 2. das kleinzellige Areal im mittleren Hypothalamus (Mediales Feld des Tuber cinereum) [*Nucleus hypothalamicus infundibularis*; *Nucleus hypothalamicus ventromedialis* = *principalis tuberis* (CAJAL); *Nucleus hypothalamicus dorsomedialis*; *Area periventricularis posterior*]. Die Kerne des großzelligen Areals sind Ursprungsort des supraoptico-hypophysären Systems, an dem sich im histologischen Präparat neurosekretorische Eigenschaften nachweisen lassen. In den Kernen des kleinzelligen Areals dagegen entspringen die Neurone des tubero-hypophysären Systems. Wie wir bereits in der Einleitung (vgl. S. 343) erwähnten, werden diesen beiden Systemen unterschiedliche Funktionen zugeordnet.

Hervorzuheben ist eine, unseres Erachtens bisher nicht genügend berücksichtigte, anatomische Besonderheit des supraoptico-hypophysären Systems: Es setzt sich aus *kurzen* und *langen* Neuronen zusammen; es ist *gestaffelt*. Nur die längsten Neurone — wohl die überwiegende Mehrzahl — endigen im Hypophysenhinterlappen, ein weiterer beträchtlicher Anteil reicht nur bis in das Infundibulum

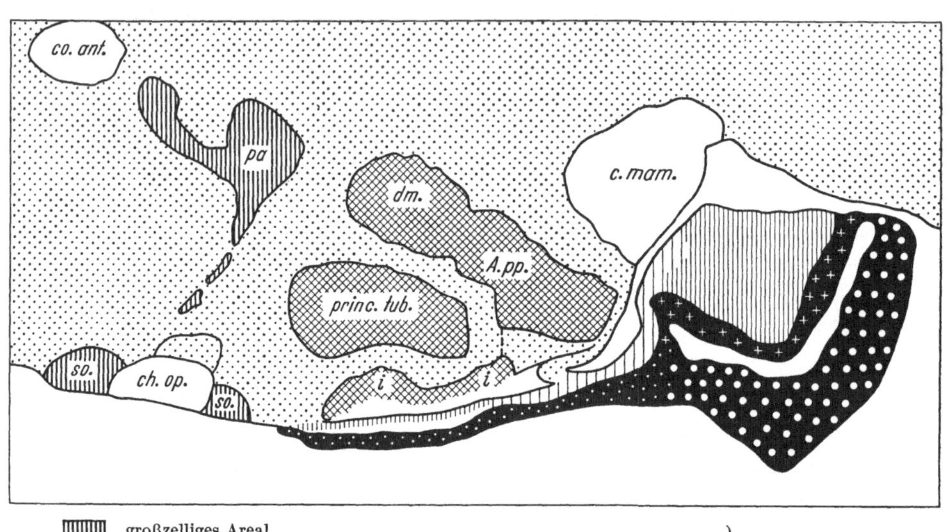

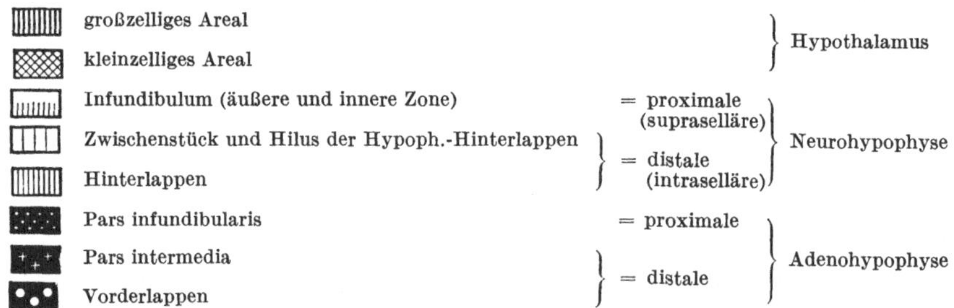

Abb. 1. *Hypothalamus und Hypophyse* der Ratte, Sagittalschnitt (Schema, in Anlehnung an ein Hirnmodell von Yamamoto). Ursprungsort des *supraoptico-hypophysären* Systems: Nucleus supraopticus(*so*) und Nucleus paraventricularis(*pa*); Ursprungsort des *tubero-hypophysären* Systems: Nucleus hypothalamicus infundibularis (*i*), Nucleus principalis tuberis (Cajal) [= Nucleus hypothalamicus ventromedialis (*princ. tub.*)], Nucleus hypothalamicus dorsomedialis (*dm*), Area periventricularis posterior (*A. pp.*); *co. ant.* = Commissura ant.; *ch. op.* = Chiasma opticum; *c. mam.* = Corpus mamillare

und endigt hier in der ventrikelnahen Zone; der Rest hat keine Beziehung zur Hypophyse, sondern bleibt im Hypothalamus, teils im Kerngebiet (Nucleus supraopticus; Nucleus paraventricularis), teils außerhalb dieser Kerne, im Tuber cinereum. *Hieraus ergibt sich eine überaus vielseitige topographische Beziehung dieses Systems*; nicht zuletzt sei die enge Nachbarschaft seiner Neuronenendungen im Bereich des Infundibulums zu den Neuronen des tubero-hypophysären Systems genannt. Obwohl wir an der oben erwähnten Aufteilung der neuronalen Verknüpfung zwischen Hypophyse und Hypothalamus in zwei Systeme festhalten, dürfen wir die soeben hervorgehobenen Besonderheiten einer möglichen *gegenseitigen Beeinflussung der beiden Systeme* nicht außer acht lassen[1].

---

[1] An Ausschaltungsexperimenten konnten wir zeigen, daß kleine, auf bestimmte Ursprungskerne des tubero-hypophysären Systems (oder auf deren Anteile) beschränkte Zerstörungen

Ergebnisse

Wir beschreiben zunächst die Veränderungen am *supraoptico-hypophysären System* und beschränken uns dabei auf die konstanten Befunde. In Abb. 2a—f sind als Beispiele Ausschnitte von der Proximalen und Distalen Hypophyse (Gomori-Bild) von einem Kastraten, von einer thyreoidektomierten und intakten Ratte (Kontrolltier) gegenübergestellt. Im Normalfall (a, b) sehen wir die deutliche Aufteilung des Infundibulum (proximaler neurohypophysärer Abschnitt) in zwei Zonen (*x* und *y* in Abb. a). Diese zonale Gliederung entsteht durch die intensive Anfärbbarkeit des Neurosekretes an den Axonen des Tractus supraoptico-hypophyseus (im Original blau). Die äußere, der Pars infundibularis adenohypophyseos angrenzende Zone ist dagegen hell (im Original rot). Noch deutlicher ist die Neurosekretanfärbung im Hypophysenhinterlappen (b), der in der Abbildung fast homogen schwarz erscheint.

Demgegenüber nimmt die Neurosekretanfärbung beim Kastraten (c, d) und noch stärker nach Thyreoidektomie (e, f) im Infundibulum (,,*Infundibulumstrecke*'') und im Hypophysenhinterlappen ab. Ferner fällt nach Kastration eine Verdickung des Infundibulums und bei nicht vitaler Fixierung (s. Abschnitt B, S. 344, Fußnote) eine deutliche hyperämische Injektion der Spezialgefäße auf. Außerdem können wir eine Verbreiterung des Zwischenlappens nach Kastration feststellen; nach Thyreoidektomie ist dieser dagegen normal breit, bisweilen etwas schmaler.

Weiter proximal gelegene Abschnitte des supraoptico-hypophysären Systems zeigen ein ganz anderes Bild. Hier finden wir an den bereits im Kerngebiet und im anschließenden Tuber-cinereum-Abschnitt (= ,,*Tuberstrecke*'') endigenden *kurzen* Neuronen eine intensive Neurosekretanfärbung, die mindestens dem Grade des Normalfalles entspricht, meistens noch deutlicher ist. Die Ganglienzellkörper sind neurosekretfrei. — Eine weitere Beobachtung ist auffallend, wenn wir uns nicht nur auf das Neurosekret-(Gomori-)Bild beschränken, sondern auch die nach Nissl gefärbten Schnitte zum Vergleich heranziehen. Ausgehend von der Überlegung, daß die oben beschriebene Minderung der Neurosekretanfärbung nach Kastration und noch mehr nach Thyreoidektomie zunächst als Zeichen erhöhter Aktivität des supraoptico-hypophysären Systems zu werten sei, findet sich im Nissl-Bild für solche Erklärung keine Bestätigung. Die Zellkörper der Ganglienzellen sind weder im Nucleus supraopticus noch im Nucleus paraventricularis in einem erhöhten Aktivitätszustand; eher das Gegenteil ist eingetreten (Abb. 3).

Es ist nachgewiesen, daß bei erhöhter Aktivität an den Neuronen des supraoptico-hypophysären Systems (z. B. im Durstversuch) unter Rückgang der Neurosekretanfärbbarkeit an den Axonen die gleichen Veränderungen am Zellkörper auftreten, wie wir sie sonst bei allen anderen Neuronen, die unter erhöhter Belastung (Reizung) stehen, vorfinden. Als Zeichen erhöhter Aktivität (,,Primäre Reizung Nissls'') gelten: Randständigkeit und Verminderung der Nisslschollen bei Vermehrung des Cytoplasmas, Randständigkeit und Vergrößerung des Zellkernes. Gerade diese Merkmale lassen sich an den supraopticohypophysären Neuronen gut verfolgen. In Abb. 3a zeigen wir einen Ausschnitt aus dem Nucleus supraopticus eines Normaltieres und stellen diesem ein entsprechendes Zellbild einer Ratte, die 10 Tage gedürstet hat,

---

bei der Ratte das supraoptico-hypophysäre System in einen erhöhten Aktivitätszustand versetzen können. Diese Beobachtungen veranlaßten uns, auf die Möglichkeit einer Korrelation der beiden hypothalamo-hypophysären Systeme zu achten (vgl. Engelhardt u. Diepen 1957 u. 1958).

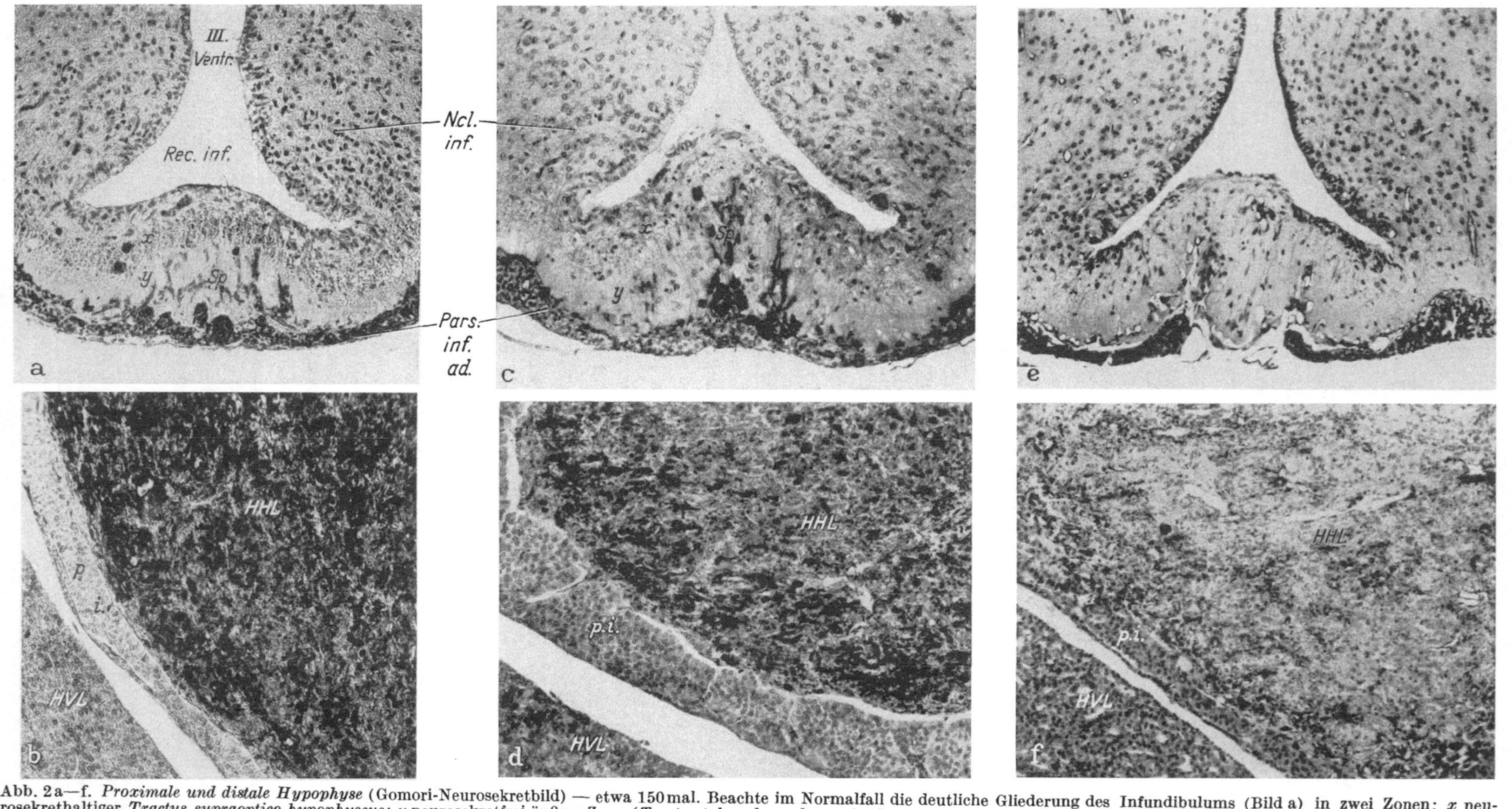

Abb. 2a—f. *Proximale und distale Hypophyse* (Gomori-Neurosekretbild) — etwa 150mal. Beachte im Normalfall die deutliche Gliederung des Infundibulums (Bild a) in zwei Zonen: *x* neurosekrethaltiger *Tractus supraoptico-hypophyseus*; *y* neurosekretfrei äußere Zone *(Tractus tubero-hypophyseus)*; *Sp* = Spezialgefäße, die von der Pars infundibularis adenohypophyse aus in das Infundibulum vordringen. Intensive Neurosekretbildung im Hinterlappen (b). — Demgegenüber *Rückgang* der Neurosekretbildung beim Kastraten (c u. d) und besonders nach Thyreoidektomie (e u. f). Näheres s. Text. — *Rec. inf.* = Recessus infundibuli; *Ncl. inf.* = Nucleus infundibularis. *Pars inf. ad.* = Pars infundibularis adenohypophyseos; — HVL = Hypophysenvorderlappen; p.i. = pars intermedia. HHL = Hypophysenhinterlappen

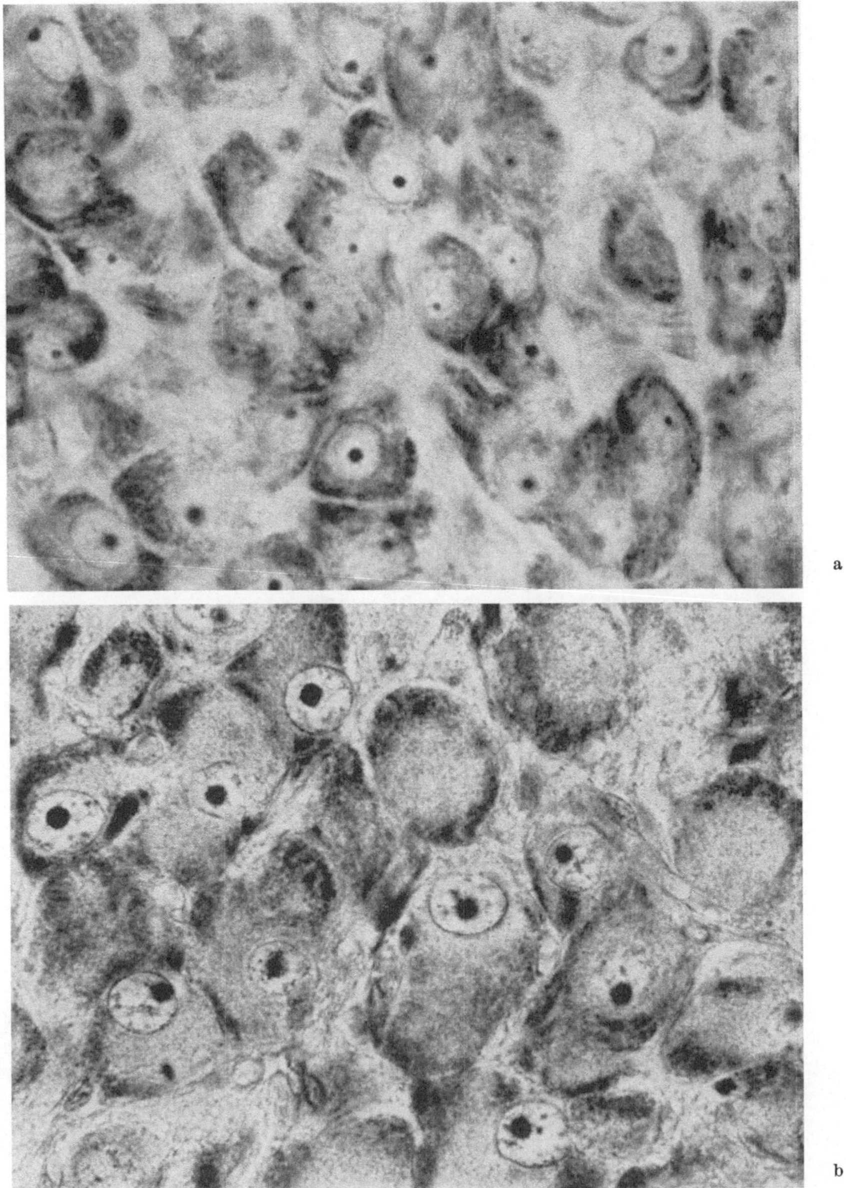

Abb. 3a—b

Abb. 3a—d. *Nucleus supraopticus* der Ratte (NISSL); 850mal. — Beachte die grundsätzliche Reaktionsfähigkeit dieser Ganglienzellen [Vergleich zwischen Normalfall (a) und Dursttier (b) 10 Tg. gedurstet]; vgl. demgegenüber Abb. 3c—d nächste Seite

gegenüber (b). Man erkennt die hohe Reagibilität dieser Ganglienzellen[1]. Nach Kastration (c) und vor allem nach Thyreoidektomie (d) sehen wir am Zellkörper bei der Übersichtsbetrachtung gegenüber dem Normalfall (a) keine deutlichen Veränderungen.

---

[1] Näheres über „Neuronale Reaktionsweise und Neurosekretion" bei DIEPEN u. ENGEL-HARDT (1957), ferner CHRIST, ENGELHARDT u. DIEPEN (1958).

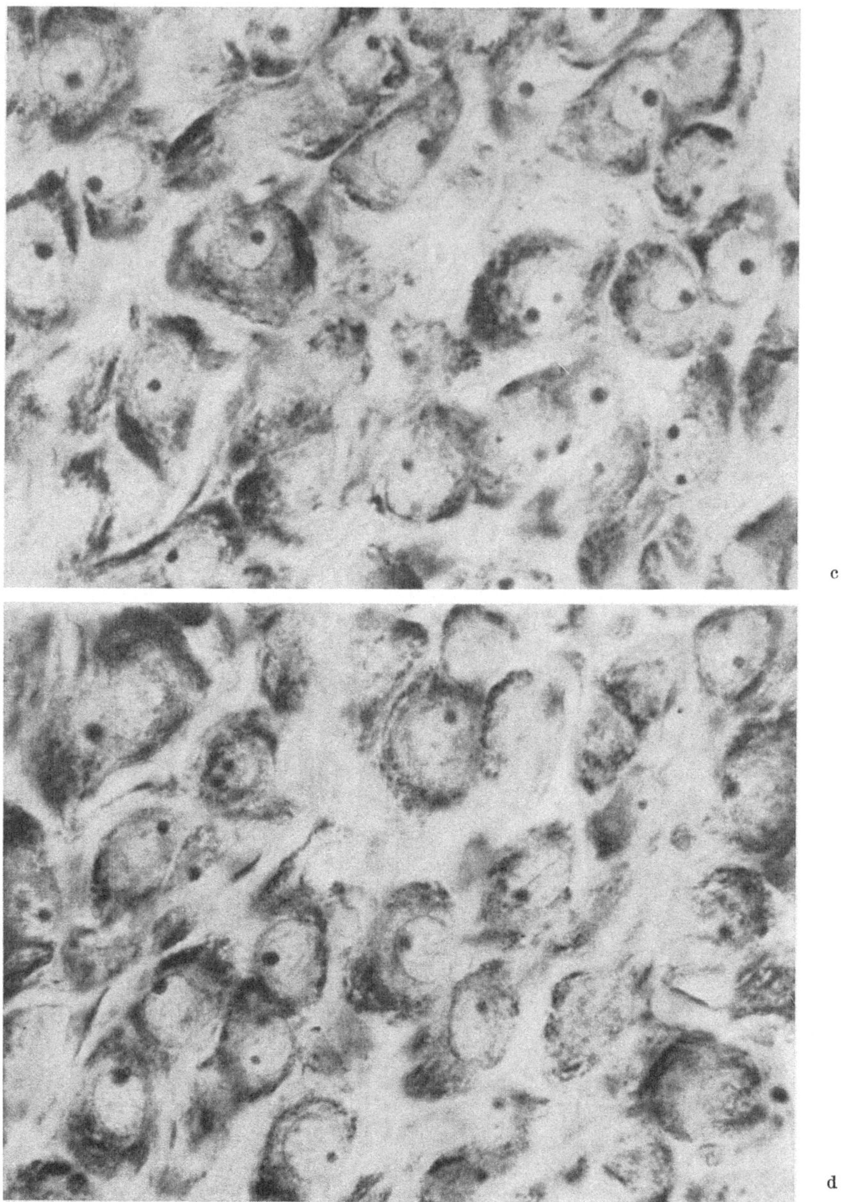

Abb. 3c—d. Ncl. supraopticus nach Kastration (c), nach Thyreoidektomie (d) *keine* Aktivitätszeichen

Um trotzdem eine Reaktion an den Zellkernen nicht zu übersehen, haben wir aus jedem Zellkern eine genügende Anzahl Kerne gemessen (vgl. Abschnitt Methodik, S. 344). Das Resultat dieser karyometrischen Untersuchung ist der Abb. 4, den Kurven a und b zu entnehmen. Wir finden nach Kastration und nach Thyreoidektomie eine Verlagerung der Verteilungskurve nach links, d. h. der prozentuale Anteil der kleinen Kernvolumina ist gegenüber dem Normalfall angestiegen. Die Verkleinerung der Zellkerne tritt am stärksten nach Thyreoidektomie auf. Dabei hat sich die Variationsbreite (Abstand zwischen dem kleinsten und größten Inhalt) nach Kastration im Nucleus supraopticus mehr verringert als im Nucleus paraventricularis, hier ist sie fast gleich geblieben. Nach Thyreoidektomie ist die Variationsbreite zwischen größtem und kleinstem Inhalt sowohl im Nucleus supraopticus als auch im Nucleus paraventricularis (hier etwas weniger) deutlich verkleinert.

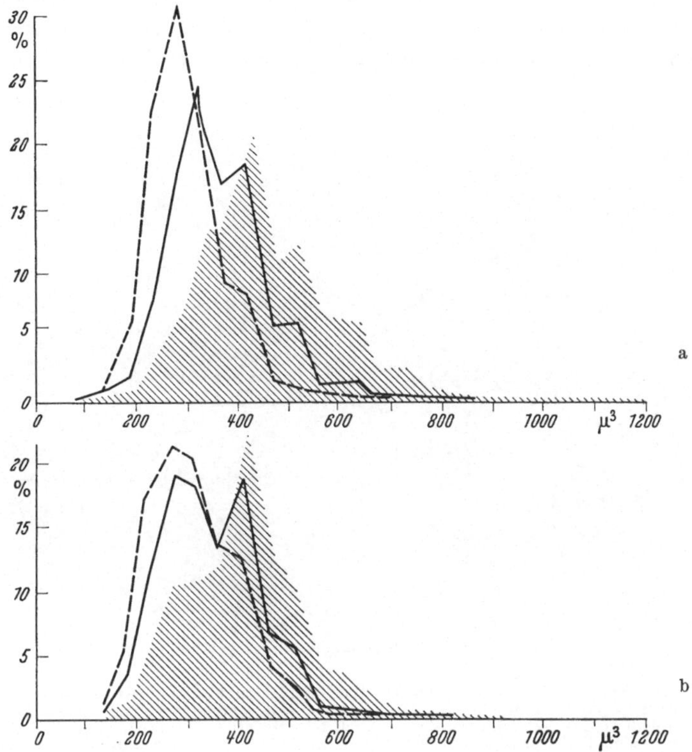

Abb. 4. *Verteilungskurven* der Kernvolumina der Ganglienzellen aus dem *Nucleus supraopticus* (Kurve a) und dem *Nucleus paraventricularis* (Kurve b). Schraffiertes Feld = Normal; ⸺ = kastriert; --- = thyreoidektomiert. Beachte die Linksverschiebung der Kurven besonders nach Thyreoidektomie als Ausdruck einer Zellkernvolumenverkleinerung

Fassen wir die Befunde am supraoptico-hypophysären System zusammen, so stellen wir fest, daß die Veränderungen an den Neuronen in gewisser Hinsicht an die Ergebnisse im Durstversuch oder nach Ausschaltungen im Tuber cinereum erinnern. Bei näherer Beobachtung jedoch erkennt man deutliche Unterschiede. Hervorzuheben ist, wie wir erwähnten, die *erhaltene Neurosekretanfärbung der kurzen Neurone*, während an den *langen* Neuronen nach Kastration oder nach Thyreoidektomie wenig bzw. fast kein Neurosekret nachweisbar ist. Beim Dursten dagegen nimmt das Neurosekret an allen zum supraoptico-hypophysären System gehörenden Neuronen einheitlich ab. Ferner ist das Zusammentreffen von Zellkernverkleinerung und Minderung der Neurosekretanfärbung im Bereich des Infundibulums und Hinterlappens ein ungewöhnliches und wiederum mit Befunden im Durstexperiment nicht vergleichbares Zeichen. Verkleinerung der Zellkerne weist nicht auf erhöhte Aktivität hin, Abnahme von Neurosekret dagegen, wie wir den Durstexperimenten entnehmen, auf erhöhte Leistung. Zur Erklärung der uneinheitlichen neurosekretorischen Leistung mit der Diskrepanz zwischen Veränderungen am Zellkörper und den distalen Neuronenabschnitten des Systems fehlt uns jeglicher sicherer Anhaltspunkt. Es ist möglich, daß die Minderung an Neurosekret nach Kastration oder Thyreoidektomie nicht wie beim Dursten Zeichen einer raschen Abgabe von Wirkstoff ist, sondern nach Entfernung der Gonaden und besonders der Schilddrüse überhaupt wenig Wirkstoffe von den supraoptico-hypophysären Neuronen gebildet wird und somit auch wenig Neurosekret erscheint. Das gilt aber offenbar nur für die langen Neurone. — Liegen

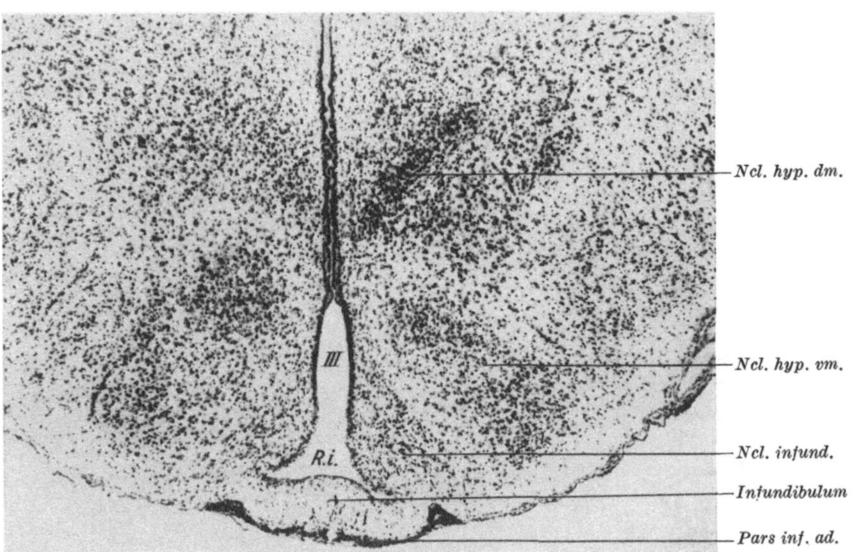

Abb. 5. *Kleinzellige Tuberkerne* der Ratte, Frontalschnitt (Nissl). Ursprungsort des tubero-hypophysären Systems (= Hypothalamus-Hypophysenvorderlappensystem). — Beachte in ventrikelnahe Lage des Nucleus infundibularis. — Vergrößerung etwa 30 mal. — *Ncl. hyp. dm* = Nucl. hypothalamicus dorsomedialis; *Ncl. hyp. vm* = Nucl. hypothalam. ventromedialis (= principalis tuberis); *Ncl. infund.* = Nucl. infundibularis; *Pars inf. ad.* = Pars infundibularis adenohypophyseos

im Falle der Thyreoidektomie, wonach der Neurosekretrückgang am deutlichsten ist, kompensatorische Maßnahmen vor, da das diuretisch wirkende Schilddrüsenhormon ausgefallen ist[1] ? — In diesem Zusammenhang interessiert die Frage, in welcher Weise sich das oben beschriebene Bild von dem Zeitpunkt des Eingriffes bis zu dem von uns gewählten Sektionstermin von 4 Wochen entwickelt. Darüber werden wir nach Abschluß der bereits begonnenen Experimente später berichten.

Wenden wir uns dem kleinzelligen Kerngebiet im Medialen Feld des Tuber cinereum zu, das wir mit Spatz zum Ursprungsort des *tubero-hypophysären Systems* (Hypothalamus-Hypophysenvorderlappen-System) rechnen. Abb. 5 zeigt einen Frontalschnitt (Nissl-Bild) durch den Ursprungsort dieses Systems. Auch hier haben wir aus jedem Kern (ausgenommen die Area periventricularis posterior) eine genügende Anzahl Ganglienzellkerne gemessen. Das Ergebnis dieser Untersuchung entnehmen wir der Abb. 6, den Kurven a—c. Zunächst stellen wir fest, daß im

---

[1] Auch bei intrahypothalamischer Injektion von radioaktivem Thyroxin findet man, wie Takashi Yamada kürzlich bei Ratten nachgewiesen hat, einen deutlichen Unterschied in der Konzentration des markierten Hormons in Hypophyse und Hypothalamus.

Normalfall die Kerninhalte der Ganglienzellen aller drei Kerngebiete in der gleichen Größenordnung und Variationsbreite liegen. Nach Kastration und nach Thyreoidektomie verlagern sich die Kurven des *Nucleus hypothalamicus dorsomedialis* etwas nach links. Die Volumenklasse der 200 μ^3-Zellen wird sowohl nach Kastration als auch nach Thyreoidektomie durch mehr Zellen vertreten als im Normalfall, so daß der Kurvengipfel höher liegt als beim intakten Tier. Die Überhöhung des Gipfels ist besonders ausgeprägt bei den thyreoidektomierten Ratten. Eine Vermehrung der Zellen in der Kernklasse von 200 bis 300 μ^3 finden wir auch im Nucleus hypothalamicus ventromedialis, jedoch nur nach Thyreoidektomie. Nach Kastration dagegen liegt der Kurvengipfel etwas nach links verlagert, der prozentuale Anteil der genannten Volumenklasse ist verringert. Dafür sind in diesem Kern nach Kastration Ganglienzellen mit größerem Kerninhalt hinzugekommen. Daraus folgt, daß *nach Kastration die Variation der Kernvolumina größer ist als im Normalfall.* Schließlich der Nucleus hypothalamicus infundibularis: Hier ist wiederum eine Linksverlagerung der Thyreoidektomiekurve festzustellen. Nach Kastration erfolgt lediglich eine geringe Überhöhung des Gipfels; dieser Befund läßt sich nicht verwerten. Außerdem finden wir in diesem Kern wiederum Ganglienzellen mit relativ großem Volumen.

Obgleich alle genannten Änderungen der Kernvolumina der Ganglienzellen der Tuberkerne nicht erheblich sind[1], kann man doch ein grundsätzliches Verhalten

---

[1] Wegen der absoluten geringen Größe der Ganglienzellen und ihrer Kerne ist dementsprechend auch die Reaktionsfähigkeit der Kerne hinsichtlich der Volumenänderung schwerer zu fassen.

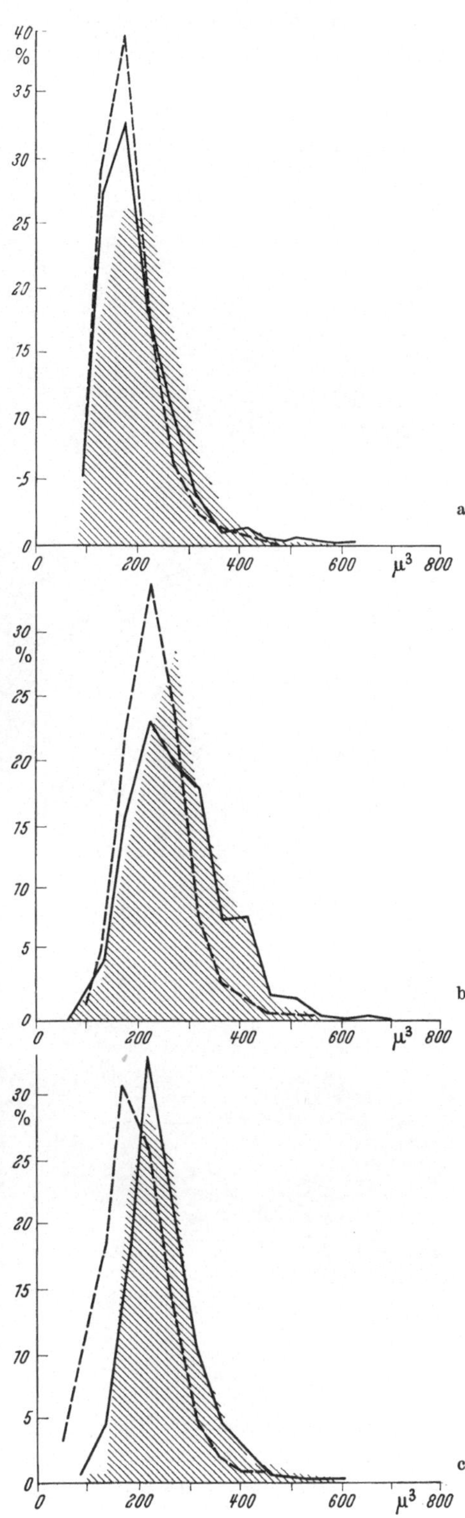

Abb. 6. *Verteilungskurve* der Kernvolumina der Ganglienzellen aus dem *Nucleus hypothalamicus dorsomedialis* (Kurve a); Nucleus hypothalamicus *ventromedialis* (Kurve b); *Nucleus hypothalamicus infundibularis* (Kurve c). Geringe Vergrößerung der Variationsbreite im Nucleus hypothalamicus ventromedialis nach Kastration im Gegensatz zur Thyreoidektomie. Näheres s. Text

354   S. MATSUI und FR. ENGELHARDT:

beobachten: *Niemals verlagert sich die Verteilungskurve bei den thyreoidektomierten Tieren nach rechts. Sie liegt bei den Kastraten* zumindest im Normalbereich; dazu

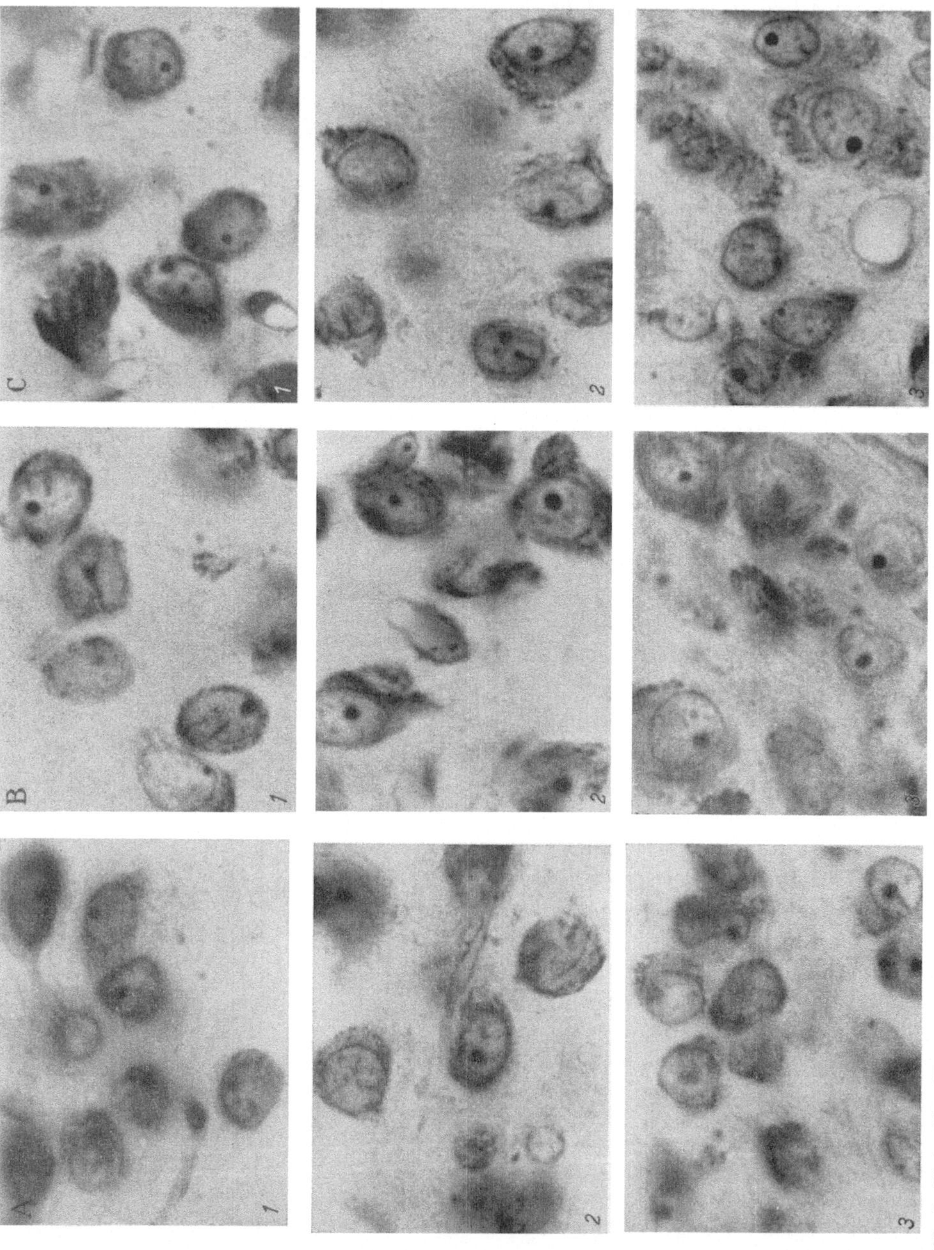

Abb. 7. *Kleinzellige Tuberkerne* (Ausschnitte) einer intakten Ratte (A) in Gegenüberstellung nach Katsration (B), nach Thyreoidektomie (C). Beachte die Gleichförmigkeit aller Ganglienzellkörper, vor allem im Normalfall. Angedeutete Vermehrung des Cytoplasmas nach Kastration im Nucleus ventromedialis und infundibularis hier auch nach Thyreoidektomie. Nucleus hypothalamicus dorsomedialis unverändert. — Nissl etwa 500mal

kommt *Vergrößerung der Variationsbreite der Kernvolumina im Nucleus hypothalamicus ventromedialis und infundibularis*; eher liegen die am meisten vertretenen Kerngrößen in derselben Klasse wie bei den Thyreoidektomierten.

Anhand der Abb. 7 versuchen wir eine Auswertung des Nissl-Bildes. Hier ist der Beurteilung wegen der geringen Größe der Ganglienzellen und ihres spärlichen Cytoplasmagehaltes eine erhebliche Grenze gesetzt. Die linke Reihe der Abbildung (A) gibt Ausschnitte der Tuberkerne eines Kontrolltieres wieder, rechts zum Vergleich die entsprechenden Kernausschnitte nach Kastration (B) und nach Thyreoidektomie (C). Praktisch unauffällig sind die Veränderungen im Nucleus hypothalamicus dorsomedialis (B_1 u. C_1) und ventromedialis (B_2 u. C_2); dagegen finden wir im Nucleus infundibularis nach Kastration (B_3) eine Vermehrung des Cytoplasmas mit deutlicher feiner Granulierung; im gleichen Kern sehen wir ähnliche Veränderungen nach Thyreoidektomie (C_3), jedoch nicht im gleichen Maße. Die Vermehrung des Cytoplasmas ist auch an den Zellen des Nucleus ventromedialis nach Kastration (B_2) festzustellen, doch hier nicht so deutlich wie im Nucleus infundibularis. In die oben erwähnte größere Variationsbreite der Zellkerngrößen im Nucleus infundibularis nach Kastration gewinnen wir kaum anhand des hier abgebildeten kleinen Kernausschnittes (er umfaßt gerade sechs Zellen) keinen sicheren Einblick, wenn auch in der Abbildung (B_3) kleine und große Zellkerne abwechseln.

Zusammenfassung

An den hypothalamo-hypophysären Systemen der Ratte finden wir 4 Wochen nach Kastration und Thyreoidektomie folgende Veränderungen:

a) Nach Kastration

1. Rückgang der Neurosekretanfärbung im proximalen und distalen hypophysären Abschnitt des supraoptico-hypophysären Systems. Dagegen bleibt die Neurosekretanfärbbarkeit im hypothalamischen Abschnitt des Systems praktisch erhalten, er wird eher intensiver. Die Ganglienzellkörper selbst bleiben neurosekretfrei. — Es handelt sich dabei um eine „Dissoziation" des Neurosekretbildes. Dieses Phänomen wird auf die erwiesene Staffelung des Systems in kurze und lange Neurone zurückgeführt.

2. Trotz Rückgang der Neurosekretanfärbbarkeit, die sonst als Zeichen erhöhter Aktivität beurteilt wird (vgl. Durstexperimente), bleiben jegliche Zeichen einer Aktivität an den Ganglienzellkörpern der supraoptico-hypophysären Neurone aus. Karyometrische Untersuchungen ergeben hingegen eher eine Verkleinerung der Kernvolumina, die als Aktivitätszeichen nicht gewertet werden können. — Es dürfte sich demnach bei dem Rückgang der Neurosekretanfärbbarkeit der langen Neurone des Systems um einen Rückgang der neurosekretorischen Leistung handeln.

3. An den kleinzelligen Tuberkernen (Ursprungsort des tubero-hypophysären Systems) erkennt man eine Tendenz zur Vergrößerung der Variationsbreite der Kernvolumina im Nucleus hypothalamicus ventromedialis und infundibularis. Im Zellbild fällt eine Zunahme des Cytoplasmas der Ganglienzellen im Nucleus hypothalamicus ventromedialis und infundibularis auf.

b) Nach Thyreoidektomie

1. Weiterer Rückgang der Neurosekretanfärbung am supraoptico-hypophysären System. Infundibulum und Hinterlappen sind praktisch neurosekretfrei.

Dagegen bleibt Neurosekret anfärbbar an den im Hypothalamus endigenden kurzen Neuronen des Systems (stärkere „Dissoziation" des Neurosekretbildes als nach Kastration).

2. Stärkere Verringerung der Kernvolumina der Ganglienzellkerne im Nucleus supraopticus und paraventricularis als nach Kastration. Keine Aktivitätszeichen zu erkennen.

3. An den kleinzelligen Tuberkernen im Zellbild außer einer geringfügigen Cytoplasmavermehrung im Nucleus hypothalamicus ventromedialis und infundibularis keine deutlichen Veränderungen gegenüber dem Normalfall. Karyometrisch: Tendenz zur Verkleinerung der Kernvolumina besonders im Nucleus hypothalamicus ventromedialis und infundibularis. Keine Zeichen von Vergrößerung der Variationsbreite der Kernvolumina.

Literatur

Bargmann, W.: Z. Zellforsch. **34**, 610—634 (1949).
— Dtsch. med. Wschr. 1535—1536 (1953).
— Verh. anat. Ges. (Mainz). Anat. Anz. Erg.-H. **100**, 30—45 (1953/54).
Cajal, S. Ramon y: Histologie du système nerveux. II. p. 487—491 (1911).
Christ, J.: Dtsch. Z. Nervenheilk. **165**, 340—408 (1951).
— Fr. Engelhardt u. R. Diepen: Internat. Symposion Neurosekretion, Lund. Berlin: Springer 1958.
Diepen, R.: 1. Symposion Dtsch. Ges. f. Endokrinologie Hamburg 1953, S. 45—64.
— Verh. anat. Ges. (Mainz) Anat. Anz. Erg.-H. **100**, 111—122 (1953/54).
— u. Fr. Engelhardt: Sympos. Mailand 1957. In „Pathophysiologia diencephalica". Wien: Springer 1958.
— — u. J. Christ: I internat. Congr. of Neurol. sciences. Brüssel 1957. Vol. IV. Neuropathology. Pergamon Press. London. 1959.
— — u. V. Smith-Agreda: Verh. anat. Ges. in Münster. Anat. Anz. Erg.-H. **101**, 276—288 (1954).
Engelhardt, Fr.: Acta neuroveg. (Wien) **13**, 129—170 (1956).
— 4. Sympos. Dtsch. Ges. f. Endokrinologie Berlin 1956, S. 244—265. Berlin: Springer.
— 1. Acta-Endocrinologica-Kongreß, Leiden 1958. Acta endocrin. Suppl.-Bd. 38.
— u. R. Diepen: 5. Sympos. Dtsch. Ges. f. Endokrinologie Freiburg/Brg. 1957, S. 246—268. Berlin: Springer 1958.
Farrell, G.: Endocrinology **65**, 29—33 (1959).
Ganong, W. F., A. H. Lieberman, W. J. R. Daily, V. S. Yuen, P. J. Mulrow, J. A. Luetscher u. R. E. Bailey: Endocrinology **65**, 18—28 (1959).
Goslar, H. G.: Acta neuroveg. (Wien) **4**, 381—408 (1952).
— u. P. Schneppenheim: Beitr. path. Anat. **116**, 517—540 (1956).
Greer, M. A.: Proc. Soc. exper. Biol. (N. Y.) **77**, 603—608 (1951).
— J. clin. Endocr. **12**, 1259—1268 (1952).
Guillemin, R.: In "Hypothalamic-hypophysial interrelationships". Springfield: Charles C. Thomas 1956.
Harris, G. W.: In "Hypothalamic-hypophysial interrelationships". Springfield: Charles C. Thomas 1956.
Hohlweg, W., u. K. Junkmann: Klin. Wschr. **1932**, 321.
Nowakowski, H.: Acta neuroveg. (Wien) **1**, 13—39 (1950).
— Dtsch. Z. Nervenheilk. **165**, 261—339 (1951).
Kobayashi, T., Y. Karasawa and K. Kasiwara: J. Jap. Obstet. Gynec. Soc. 1, 73 (1954).
Kracht, J.: 4. Sympos. Dtsch. Ges. f. Endokrinologie Berlin 1956, S. 1—18. Berlin: Springer 1957.

SCHMID, R., L. GONZALO, R. BLOBEL, E. MUSCHKE u. E. TONUTTI: Endokrinologie **34**, 65 (1957).
SPATZ, H.: Acta neuroveg. (Wien) **3**, 5—49 (1951).
— Regensburg. Jb. ärztl. Fortbild. **2**, 311—332 (1952).
— 1. Sympos. Dtsch. Ges. f. Endokrinol. Hamburg. S. 1—44. Berlin: Springer 1955.
— In "Pathophysiologia diencephalica". Int. Sympos. Mailand 1956, S. 53—76. Wien: Springer 1958.
— R. DIEPEN u. V. GAUPP: Dtsch. Z. Nervenheilk. **159**, 229—268 (1948).
TONUTTI, E.: s. SCHMID u. a.
WESTMANN, A.: Arch. Gynäk. **183**, 131 (1953).
YAMADA, T.: Endocrinology **65**, 920—925 (1959).

Aus dem Anatomischen Institut der Eberhard-Karls-Universität Tübingen
(Direktor: Prof. Dr. med. E. Tonutti)
und der Medizinischen Klinik der Justus-Liebig-Universität Gießen
(Direktor: Prof. Dr. Dr. H. Bohn)

Die Verminderung der Harnmenge und der 17-Hydroxycorticosteroidausscheidung beim Meerschweinchen mit Läsionen im mittleren Hypothalamus und im Diphtherietoxinversuch

Von

Gerhard Winkler, Reiner Blobel und Martin Herrmann

Mit 4 Abbildungen

Bestimmungen der Corticoidausscheidung ergeben bei Korrelation mit der entsprechenden Harnmenge die Möglichkeit, Beziehungen der Nebennierenrindenfunktion zum Wasserhaushalt zu überprüfen. Klinisch und tierexperimentell sind seit dem Hinweis von Rosenow (12) 1925 über die Neigung zur Wasserretention beim Morbus Addison sowie den neueren Untersuchungen von Martin (9), Lloyd (7), Gaunt u. Mitarb. (2), Gaunt und Birnie (3), Gross (4) u. a. enge Zusammenhänge bekannt, wobei Slessor (15) eine erhöhte adiuretische Aktivität im Serum und Harn von Addisonkranken gegenüber Normalpersonen nachzuweisen versuchte.

Andererseits wurde seit der vielfachen Anwendung der Glucocorticosteroide in der Therapie verschiedentlich [Herken u. Mitarb. (5), Mertz (11)] über ihre diuretische Wirkung berichtet. Hinsichtlich hypothalamischer Störungen konnten Bierich u. Mitarb. (1) bei Kindern mit Zwergwuchs eine positive Korrelation zwischen der Harn- und Corticoidausscheidung beobachten. Seitz und Nowakowski (14) haben u. a. bei einer Kranken mit Diabetes insipidus eine Verstärkung der Polyurie nach Cortisolgaben gesehen, Mertens und Brune (10) die Diureseförderung bei hypophysektomierten Kranken unter verschiedenen natürlichen und synthetischen Nebennierenrindenhormonen hervorgehoben.

Im Verlauf eigener Untersuchungen (6, 17) war uns bei der fortlaufenden Bestimmung der 17-Hydroxycorticosteroidausscheidung im Harn von gesunden Meerschweinchen unter verschiedensten Stressbedingungen eine bemerkenswerte Parallelität der Harn- und Corticoidausscheidungswerte aufgefallen, über die nachfolgend berichtet werden soll.

Methodik

Unsere Untersuchungen wurden an Meerschweinchen mit einem Gewicht von 250—350 g durchgeführt. Der Harn wurde stündlich in Gruppen von 10 Tieren oder in Einzeltagesportionen gesammelt und die 17-OHCS-Ausscheidung nach einer von LIDDLE (8) modifizierten Porter-Silber-Methode bestimmt. Nach vorheriger Kontrolle der Normalausscheidung wurde einem Teil der Tiere 5 d.l.m. Diphtherietoxin injiziert, um die Ausscheidung während der Toxin-Vergiftung und in der anschließenden Phase der Nebennierenrindeninsuffizienz zu untersuchen. Bei anderen Tiergruppen wurden nach einer schon früher beschriebenen Methode (13) Coagulationen im mittleren Hypothalamus zur Ausschaltung der corticotropen Partialfunktion gesetzt. Anschließend erhielten auch diese Tiere 2—3 Tage nach der Operation 5 d.l.m. Diphtherietoxin s. c., um ihre Reaktion auf den Toxinstress zu prüfen. 22—24 Std. nach Toxingabe wurden die Tiere abgetötet. Die NNR wurden polarisationsoptisch und nach Scharlachrotfärbung auf Lipoidgehalt untersucht, das Zellkernvolumen und das Ausmaß der Blutungen und Nekrosen an HOPA (Hämatoxylin-Eosin-Orange-G-Phosphormolybdänsäure-Anilinblau)-gefärbten Schnitten studiert. Bei allen Tieren wurde die Ausdehnung der Coagulationen anhand von Stufenschnitten des Hypothalamus nachgeprüft.

Versuchsergebnisse bei Normaltieren

In Abb. 1 ist der 24 Std.-Rhythmus der Harnmenge und der 17-OHCS-Ausscheidung eines Meerschweinchenkollektivs von 80 Normaltieren dargestellt.

Die stündliche Durchschnittsausscheidung der 17-OHCS beträgt etwa 10 γ pro Tier bei einer mittleren Harnmenge von 3 cm³/Std. Zwischen 10 und 12 Uhr

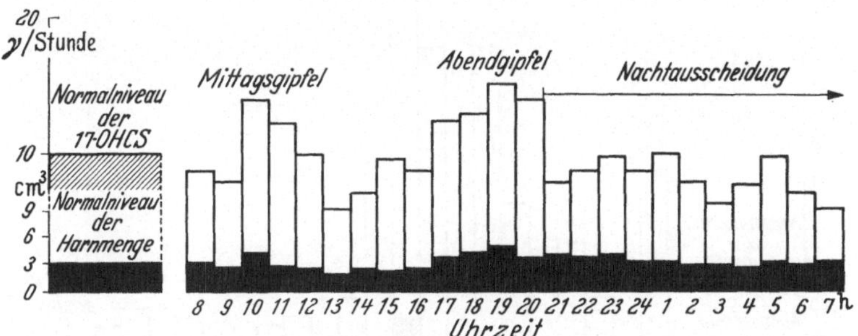

Abb. 1. Stündliche Harn- und 17-OHCS-Ausscheidung von einem Meerschweinchenkollektiv von 80 Normaltieren
Schwarze Säulen: Harnmenge in cm³ } pro Std. u. Tier
Weiße Säulen: 17-OHCS-Ausscheidung in γ

vormittags und 17 und 20 Uhr abends sind zwei Maxima der Corticoidausscheidung zu erkennen, wobei am Abend knapp das Doppelte der stündlichen Durchschnittsausscheidung erreicht wird. Der Tagesrhythmus der Harnausscheidung läuft weitgehend parallel und weist zum gleichen Zeitpunkt die Hauptgipfel auf. Die Nachtausscheidung liegt bei den Corticoiden gering unter dem stündlichen Niveau und zeigt ebenso wie die Harnsekretion nur kleinere Schwankungen. Es kann somit angenommen werden, daß schon hinsichtlich der Normalausscheidung eine gleichsinnige Korrelation der beiden Ausscheidungsgrößen vorliegt.

Normale Meerschweinchen während der Diphtherietoxinvergiftung

Sehr starke Schwankungen der Harnmenge und der 17-Hydroxycorticoidausscheidung werden im Ablauf der Diphtherietoxinvergiftung beim Meerschweinchen beobachtet. Neben einer Neigung zur Wasserretention mit Ausbildung von

Ödemen und Ascites ist hinsichtlich der unspezifischen Toxinwirkungen die Vergrößerung der Nebennieren mit progressiver Transformation der Zona fasciculata und Anstieg des Zellkernvolumens von 13 500 auf 18 000 μ^3/100 Kerne und mehr kennzeichnend, der im Endstadium unter typischen Bedingungen (5 d. l. m. bei etwa 300 g schweren Meerschweinchen) von der 16.—22. Std. post inject. ab die hämorrhagische Nekrose mit Zerstörung des Rindenorgans folgt. Wie TONUTTI (*16*) anhand des Ausbleibens dieser Reaktion beim hypophysektomierten Meerschweinchen zeigen konnte, ist der Eintritt dieser Veränderungen an die gleichzeitige Stimulierung des Rindenorgans durch das vermehrt abgesonderte ACTH gebunden.

Bei fortlaufender, stündlicher Messung der 17-Hydroxycorticosteroidausscheidung (Abb. 2) wird nach einem initialen Gipfel (1 Std. post inj.) — den wir auf die Alteration der Tiere durch die Manipulationen bei der Injektion zurückführen möchten — etwa von der 7. Std. an ein steiler Anstieg auf das 4- bis 5fache der normalen, stündlichen Durchschnittsausscheidung beobachtet. Nach dem Maximum in der 10. Std. erfolgt innerhalb von 2—3 Std. ein Abfall auf Werte, die unterhalb des normalen, stündlichen Durchschnittsniveaus liegen. In den folgenden

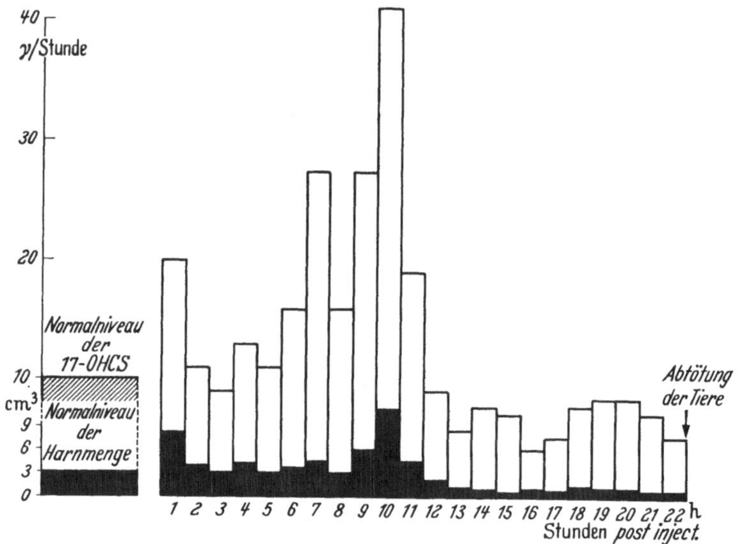

Abb. 2. Stündliche Harnmenge und 17-OHCS-Ausscheidung bei 10 Meerschweinchen im Verlauf der Diphtherietoxinvergiftung (5 d.l.m. Tier)

Schwarze Säulen: Harnmenge in cm³ } pro Std. u. Tier
Weiße Säulen: 17-OCS in γ

10 Std. der Beobachtungszeit zeigen sich nur noch geringfügige Schwankungen. Es ist anzunehmen, daß die Verminderung der Corticoidausscheidung in der zweiten Phase der Toxinvergiftung mit einer Beeinträchtigung der NNR-Funktion in Verbindung zu bringen ist, wenngleich entsprechende histologische Veränderungen erst später nachzuweisen sind.

Die Schwankungen der Harnausscheidung gehen den Corticoidwerten auffällig parallel. Die in der zweiten Hälfte der Toxinvergiftung auftretende Oligurie ist somit auch auf die Funktionsstörung der NNR mit Abfall der Corticoidwerte zurückzuführen.

Tiere mit Läsionen im mittleren Hypothalamus

Zwecks Ausschaltung der corticotropen Partialfunktion wurden bei einer Gruppe von 45 Tieren Coagulationen im mittleren Hypothalamus gesetzt. Über die Ergebnisse dieser Versuche wurde schon früher berichtet (*17*). Ein typisches Beispiel der Lokalisation der Coagulationsherde zeigt die Abb. 3, wobei der Sagittalschnitt durch den Hypothalamus in der Medianebene liegt. Die Läsion sitzt im vorderen Bereich des mittleren Hypothalamus und erstreckt sich auf das Gebiet der Nuclei ventromediales und dorsomediales, läßt aber den Hypophysenstiel und

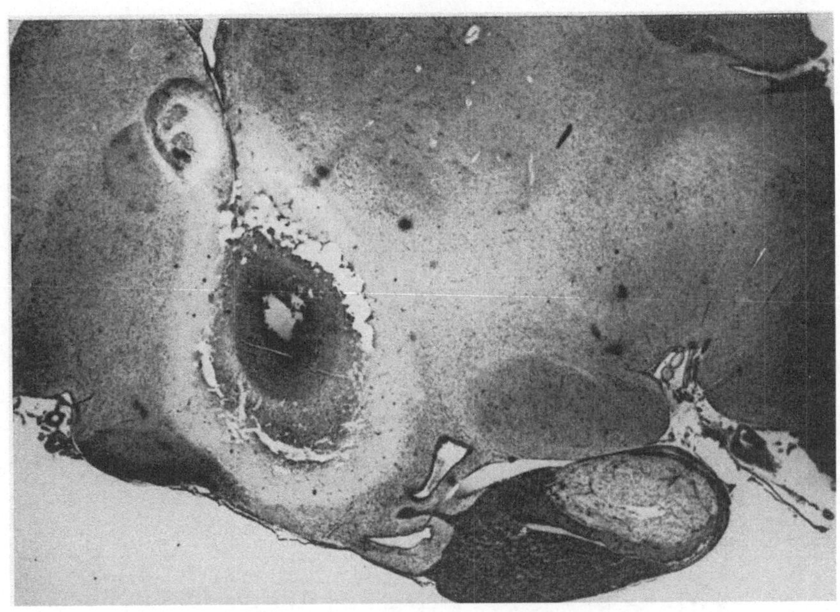

Abb. 3. Sagittalschnitt in der Medianebene durch das Gebiet des Hypothalamus mit intakter Hypophyse. Läsion im Bereich der Ncl. ventromediales und dorsomediales

das Infundibulum unversehrt. Bei einem Teil der Tiere war der Tractus supraopticohypophyseos in die Läsion mit einbezogen. Diese Tiere wiesen eine beträchtlich höhere Harnausscheidung auf. In der Abb. 4 sind die Ausscheidungswerte von Normaltieren, ungenügend und erfolgreich coagulierten sowie hypophysektomierten Tieren einander gegenübergestellt. Daraus ist ersichtlich, daß nach der Coagulation bei den erfolgreich operierten Tieren (2 Tage nach der Coagulation) die Corticoidausscheidung mit etwa 70 γ pro Tag auf das Niveau von hypophysektomierten Tieren (4 Wochen nach Hypophysektomie) absinkt. Ungenügend coagulierte Tiere lassen einen entsprechenden Abfall vermissen. Hervorzuheben ist, daß auch die Harnausscheidung bei den erfolgreich operierten Tieren zurückgeht, während die ungenügend coagulierten Tiere eine weit höher Ausscheidung aufweisen. Bei den hypophysektomierten Tieren ist entsprechend dem Fehlen des Hypophysenhinterlappens die Harnausscheidung höher als bei Normaltieren.

Im unteren Teil der Abb. 4 ist das Verhalten der gleichen Tiergruppen während der Diphtherietoxinvergiftung dargestellt, wobei das morphologische Bild der

Nebennierenrinde schematisch aufgeführt ist. Während die Tiere mit unzureichender Zerstörung der genannten Kerngebiete ebenso wie die Normaltiere einen — wenn auch nur geringeren Anstieg der 17-OHCS-Ausscheidung mit histologisch mehr oder weniger starken Blutungen und Nekrosen nebst Lipoidentspeicherung sowie einen Anstieg des Zellkernvolumens aufweisen, bleiben alle diese Veränderungen bei den erfolgreich coagulierten Tieren aus. Sie lassen ebenso wie die hypophysektomierten Tiere einen Anstieg der Corticoidausscheidung im Toxinstress vermissen, ebenso bleibt die Nebenniere morphologisch intakt.

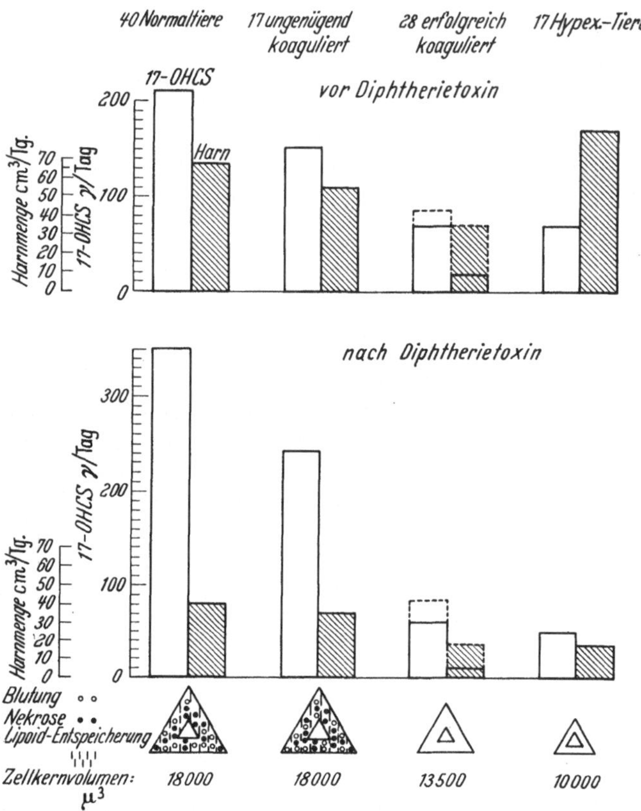

Abb. 4. Harnmenge und 17-OHCS-Ausscheidung bei 28 erfolgreich und 17 ungenügend coagulierten Tieren mit Läsionen im mittleren Hypothalamus; im Vergleich dazu sind Normaltiere und hypophysektomierte Tiere aufgeführt. Obere Hälfte der Abbildung: Ausscheidung am 2. Tag nach Coagulat. Unten dieselben Tiere nach Injektion von 5 d.l.m. Diphtherietoxin pro Tier, wobei die histologischen NNR-Befunde schematisch mit berücksichtigt sind
Weiße Säulen: 17-OHCS in γ   } pro Tier in 24 Std.
Schwarze Säulen: Harnmenge in cm³   }
Gestrichelte Säulen: Tiere mit Zerstörung des Tractus supraoptico-hypophyseos

Die Harnausscheidung ist bei den erfolgreich coagulierten Tieren ebenso wie bei den hypophysektomierten Meerschweinchen im Vergleich zu den ungenügend ausgeschalteten bzw. Normaltieren signifikant vermindert. Eine Ausnahme bilden die erfolgreich coagulierten Tiere mit sicherer Zerstörung des Tractus supraoptico-hypophyseos, die eine bedeutend höhere Harnsekretion zeigen. Diese Beobachtung läßt eine Beeinflussung des adiuretischen Systems vermuten.

Unter Berücksichtigung unserer Ergebnisse dürfte die bei der Ausschaltung der corticotropen Partialfunktion nachgewiesene Oligurie gegen eine Identität des adiuretischen Hormons mit dem sog. "corticotropin-releasing-factor" sprechen, jedoch die schon bekannte, enge Korrelation der Nebennierenrindenfunktion mit dem Wasserhaushalt bestätigen.

Zusammenfassung

Neben einer merklichen positiven Korrelation der normalen stündlichen Ausscheidungswerte der 17-Hydroxycorticosteroide und der Harnmenge wird beim Meerschweinchen sowohl bei der primären Nebennierenrindeninsuffizienz in der zweiten Phase der Diphtherietoxinvergiftung als auch bei sekundärer Insuffizienz nach Ausschaltung der corticotropen Partialfunktion der Hypophyse durch Coagulationsherde im mittleren Hypothalamus gleichlaufend der Reduzierung der Corticoidausscheidung eine Verminderung der Harnmenge beobachtet. Es ist anzunehmen, daß diese Oligurie durch eine gesteigerte Aktivität des adiuretischen Systems mitbedingt ist, nachdem sie bei Läsion des Tractus supraoptico-hypophyseos durch zu große Coagulationsherde weniger deutlich ausgeprägt ist.

Literatur

1. BIERICH, J. R., u. R. GRÜTTNER: Mschr. Kinderheilk. **106**, 101 (1958).
2. GAUNT, R., CH. LLOYD and J. J. CHART: Colston Symp. 1956. Bristol-England.
3. — and J. H. BIRNIE: Hormones and body water. Springfield, Ill.: C. G. Thomas 1951.
4. GROSS, F.: Klin. Wschr. **34**, 929 (1956).
5. HERKEN, H., G. SENFT u. H. WILUTZKI: Klin. Wschr. **34**, 781 (1956).
6. HERRMANN, M., u. G. WINKLER: Acta neuroveg. (Wien) **20**, 38 (1959).
7. LLOYD, CH. W.: Recent Progr. Hormone Res. **7**, 914 (1952).
8. LIDDLE, G. W., J. E. RICHARD and R. E. PETERSON: Endocrinology **57**, 594 (1955).
9. MARTIN, S. J., H. C. HERRLICH and J. F. FAZEKAS: Amer. J. Physiol. **127**, 51 (1939).
10. MERTENS, H. G., u. G. BRUNE: Klin. Wschr. **36**, 1071 (1958).
11. MERTZ, D.: Verh. dtsch. Ges. inn. Med. **63**, 508 (1957).
12. ROSENOW, G.: Med. Klin. **21**, 204 (1925).
13. SCHMID, R., L. GONZALO, R. BLOBEL, E. MUSCHKE u. E. TONUTTI: Endokrinologie **34**, 65 (1957).
14. SEITZ, D., u. H. NOWAKOWSKI: Endokrinologie **36**, 287 (1958).
15. SLESSOR, A.: J. clin. Endocr. **11**, 700 (1951).
16. TONUTTI, E.: Verh. dtsch. Ges. Path. **36**, 123 (1953).
17. WINKLER, G., R. BLOBEL u. E. TONUTTI: Acta neuroveg. (Wien) **20**, 230 (1959).

Diskussion

(Zum Vortrag MATSUI u. ENGELHARDT)

J. KRACHT (Hamburg):

Frage nach der funktionellen Korrelation der Befunde an Hypothalamus und Hypophysenvorderlappen im Hinblick auf die Diskrepanz zwischen Kerninvolution im Hypothalamus einerseits und dem Zustand der Überfunktion im Vorderlappen nach Thyreoidektomie bzw. Kastration andererseits. Diese Dissoziation könnte meines Erachtens im Falle der Schilddrüse mit dem von GREER [J. clin. Endocr. **12**, 1259 (1952)] beschriebenen hypothalamischen Wachstumsfaktor und dem hiervon unabhängigen Stoffwechselfaktor des Hypophysenvorderlappens zusammenhängen.

H. G. GOSLAR (Köln):

Bei den von den Herren MATSUI und ENGELHARDT vorgetragenen Befunden nach Thyreoidektomie — also nach einer massiven Stoffwechselbremsung — zeigen sich Parallelen zu den gemeinsam mit Herrn SCHNEPPENSTEIN publizierten Ergebnissen nach länger dauernder, histotoxisch bedingter Hypoxydose [Virchows Arch. path. Anat. **116** (1956)]. Auch hier war der Hinterlappen leer von gomorigefärbten Substanzen, während die Zellen des Nucleus supraopticus und paraventricularis damit angefüllt waren. Nach längerer Einwirkung (über 3 Wochen) nahmen die Volumina der erst geblähten Kerne ebenfalls ab.

G. K. Suchowsy (Berlin):

Ich halte die Befunde für bemerkenswert, da sie ein Glied in der Kette Zentrum und Peripherie darstellen. Es dürfte sich dabei um die Bestätigung der Vermutung von Monte A. Greer [J. clin. Endocr. **12**, 1259—1268 (1952)] handeln, der nach Ausschaltung von Gebieten im frontalen Hypothalamus ein Wachstum der Schilddrüsenzellen verhindern, nicht jedoch den Jodstoffwechsel beeinflussen konnte. Er nahm an, daß von der Hypophyse zwei getrennt wirkende Faktoren, nämlich ein Wachstum- und ein Stoffwechselprinzip gebildet werden. Der Stoffwechselfaktor scheint nicht vom Hypothalamus abhängig zu sein. Nach den Untersuchungen des Vortragenden dürfte doch wohl ein humoraler Weg anzunehmen sein.

Fr. Engelhardt (Hamburg):

Die Frage von Herrn Kracht kann ich leider nicht sicher beantworten. Vielleicht handelt es sich bei den genannten Veränderungen um eine Dissoziation. Wie ausgeführt, muß zunächst im Zuge weiterer Experimente entschieden werden, ob sich die hypothalamo-hypophysären Systeme schon bald nach der Kastration oder Thyreoidektomie verändern oder ob sich eine Entwicklung über bestimmte Stadien verfolgen läßt. Oder anders ausgedrückt: Sieht man an den hypothalamo-hypophysären Systemen bereits Veränderungen, wenn sich die typischen Kastrations- oder Thyreoidektomiezellen der Adenohypophyse noch nicht ausgebildet haben? Auch wäre es interessant zu wissen, welche Befunde an den genannten Systemen bei denjenigen Tieren festzustellen sind, die nach Kastration oder Thyreoidektomie länger als 4 bis 6 Wochen am Leben bleiben.

Aus der Hautklinik der Westf. Wilhelms-Universität in Münster
(Direktor: Prof. Dr. P. Jordan)

Klinefelter- und Pseudo-Klinefelter-Syndrom
Beobachtungen an 30 Fällen

Von

H. Niermann

Mit 9 Abbildungen

Klinefelter, Reifenstein und Albright nahmen bei den erstmalig 1942 von ihnen beschriebene Krankheitsbild, das dann unter der Bezeichnung „Klinefelter-Syndrom" (K.S.) bekannt wurde, eine degenerative Veränderung der Hoden unbekannter Ätiologie an. Man zählte es zu den primären (hypergonadotropen) Formen männlichen Keimdrüsenschadens. Ein besonderes Interesse entstand, als man 1956 beobachtete, daß Patienten mit dem K.S. bei der 1949 von Barr entwickelten Methode der Geschlechtsbestimmung durch Chromatinablagerungen in Körperzellen einen chromatin-positiven Befund hatten (J. T. Bradbury u. Mitarb.; R. G. Bunge u. Mitarb.; W. P. U. Jackson u. Mitarb.; W. O. Nelson; E. R. Plunkett u. Mitarb.; P. Riis u. Mitarb.).

Es gab aber auch Patienten, bei denen die Diagnose K.S. gestellt wurde und der Chromatin-Nachweis auf „chromatin-negativ" lautete. Für diese Krankheitsbilder wurden dann Bezeichnungen wie „falsches K.S." oder „Pseudo-K.S." gewählt. Inzwischen liegen Berichte über annähernd 280 chromatin-positive K.S.-Fälle (Literatur siehe bei H. Nowakowski, W. Lenz u. J. Parada) und über 69 chromatin-negative Fälle vor (M. A. Ferguson-Smith u. Mitarb.; M. M. Grumbach u. Mitarb.; W. P. U. Jackson u. Mitarb.; J. Jirasek u. Mitarb.; E. Marberger u. Mitarb.; W. O. Nelson; A. R. Sohval u. Mitarb.). Anhand von 30 an der Universitäts-Hautklinik Münster beobachteten Patienten soll diskutiert werden, ob eine derartige Trennung berechtigt ist.

Zur Methodik. Bis Ende März 1959 ließen sich an der hiesigen Klinik 2403 Männer auf Zeugungsfähigkeit untersuchen (Niermann). Seit 1954 wurde bei 20 von 1170 Patienten (17,1 $^0/_{00}$) bzw. bei 20 von 234 Patienten mit Aspermie oder Azoospermie (8,6%) die Diagnose K.S. gestellt. Als Anhalt dienten klinischer Befund, Samenuntersuchung, Hodenbiopsie, Bestimmung von Gonadotropin (Methode nach H. F. Klinefelter, F. Albright und G. C. Griswold), von 17-Ketosteroiden (W. Zimmermann) und von Chromatinablagerungen in den Leydigzellen. Die Chromatinuntersuchungen an Mundepithelien und Leukocyten wurden ohne vorherige Kenntnis unserer Diagnose an der Universitäts-Kinderklinik Münster durch Kosenow freundlicherweise durchgeführt (Methodik bei W. Kosenow und R. Scupin; W. Kosenow). Aus anamnestischen Erhebungen vor allem über die Schulleistungen konnte ein gewisser Anhalt für den Intelligenzgrad der Untersuchten gewonnen werden.

10 weitere Patienten wurden unter der Verdachtsdiagnose K.S. nach den gleichen Gesichtspunkten untersucht.

Ergebnisse

Bei 7 von den 20 Fällen mit dem *Klinefelter-Syndrom* wurde eine ausgeprägte bis angedeutete Gynäkomastie mit eunuchoiden Symptomen, bei 5 Patienten wurden nur eunuchoide Anomalien ohne Gynäkomastie festgestellt. Die übrigen 8 Untersuchten hatten einen normalen Habitus. Bei allen Patienten traten konstant auf: Beiderseitig kleine Hoden (bei 14 Patienten mit derber Konsistenz),

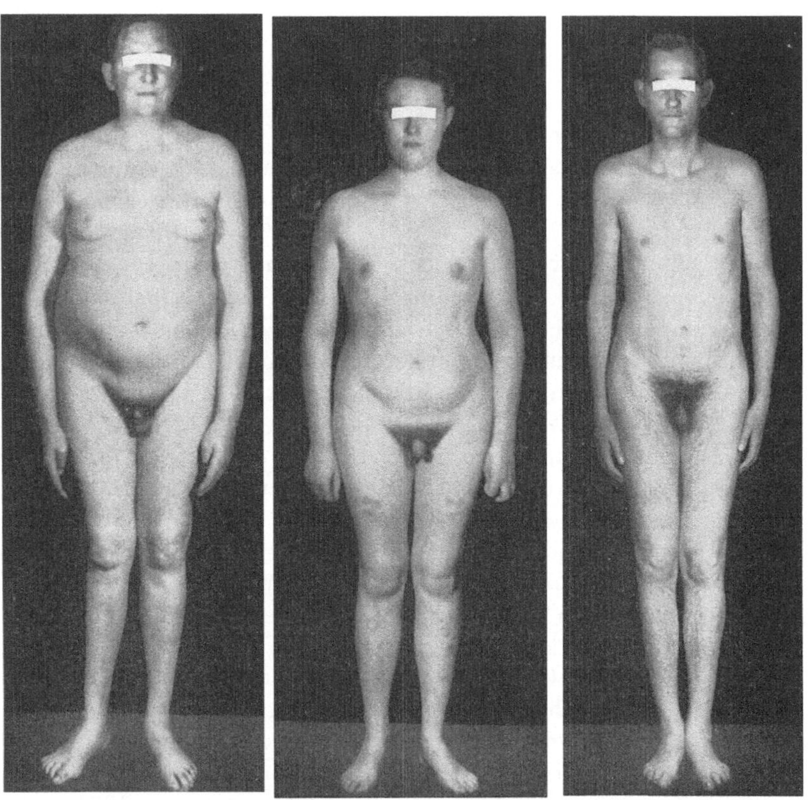

Abb. 1. Klinefelter-Syndrom mit ausgeprägter, angedeuteter und fehlender Gynäkomastie

Aspermie (3 Patienten wurden wegen ihres jugendlichen Alters diesbezüglich nicht untersucht), beträchtlich erhöhte Gonadotropinwerte und ein histologisches Bild mit oftmals tumorartiger oder nestförmig angeordneter Leydigzellen-Hyperplasie und nur wenigen mehr oder weniger hochgradig atrophischen Tubuli, die teilweise Sertoli-Zellen und Spermatogonien enthielten. Die 17-Ketosteroid-Werte waren normal bzw. lagen an der unteren Grenze der Norm. Die Prostata war bei 6 Patienten normal, bei den übrigen war sie auffallend klein und derb. Ein besonderer Intelligenztest (R. Q. Pasqualini u. Mitarb.; Prader u. Mitarb.) wurde nicht durchgeführt, es fiel aber auf, daß 7 der 20 Patienten in der Volksschule z. T. mehrfach nicht versetzt wurden. Die Chromatinbefunde wurden bei 4 Patienten

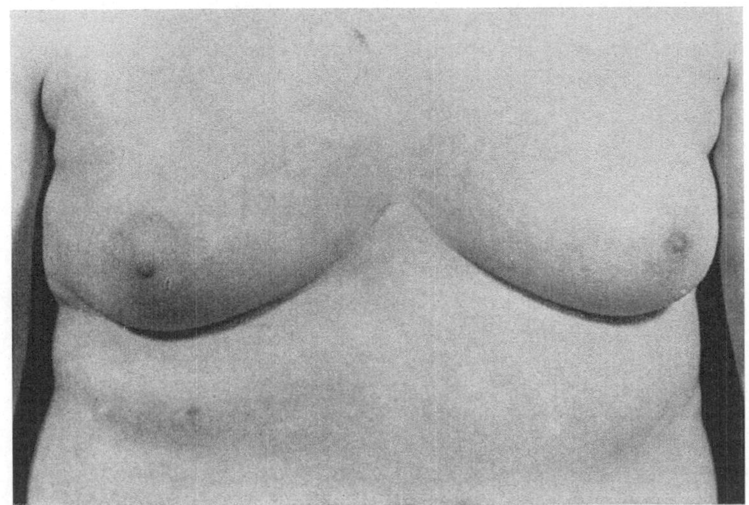

Abb. 2. Klinefelter-Syndrom mit Gynäkomastie und Eunuchoidismus

in den Leukocyten zwar als positiv angesehen, aber doch mit Vermerken wie „etwas unsicher", „nicht so eindrucksvoll", „etwas schwieriger" oder „vermutlich weiblich" versehen. Der Mundepitheltest war stets eindeutig chromatinpositiv. Zu den durch uns festgestellten randständigen Chromatinablagerungen in den Leydigzellen bestand gute Übereinstimmung. Bei einem Patienten mit einem „etwas unsicheren" Leukocytenbefund war auch der Prozentsatz vorhandener chromatinpositiver Zellen bei 200 ausgezählten Leydigzellen besonders niedrig.

Bei 2 weiteren Patienten wurde wegen eunuchoider Symptome, beiderseitig kleiner Hoden und Aspermie zunächst ein K.S. in Erwägung gezogen. Das Fehlen von Leydigzellen und von Gonadotropin verwies auf das Vorliegen eines *idiopathischen Eunuchoidismus* als eine

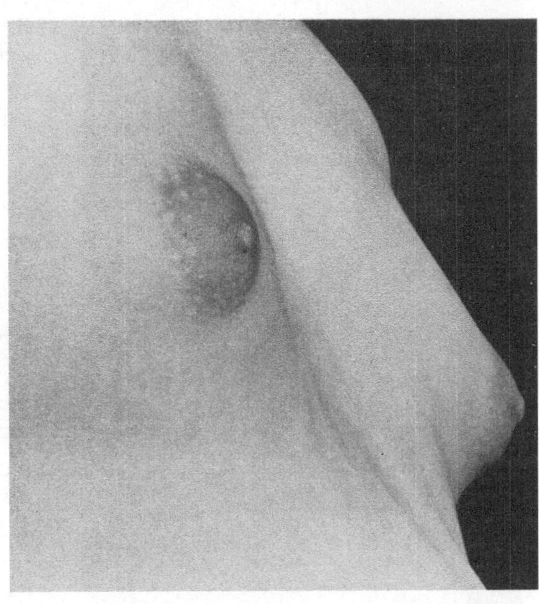

Abb. 3. Klinefelter-Syndrom mit angedeuteter Gynäkomastie

Sonderform des hypogonadotropen Hypogonadismus. Von 2 Patienten mit Gynäkomastie und kleinen Hoden konnte wegen des jugendlichen Alters der Samen nicht untersucht werden. Gonadotropin im Urin war erniedrigt bzw. normal, der histologische Befund entsprach dem eines präpuberalen Hodens. Es handelte

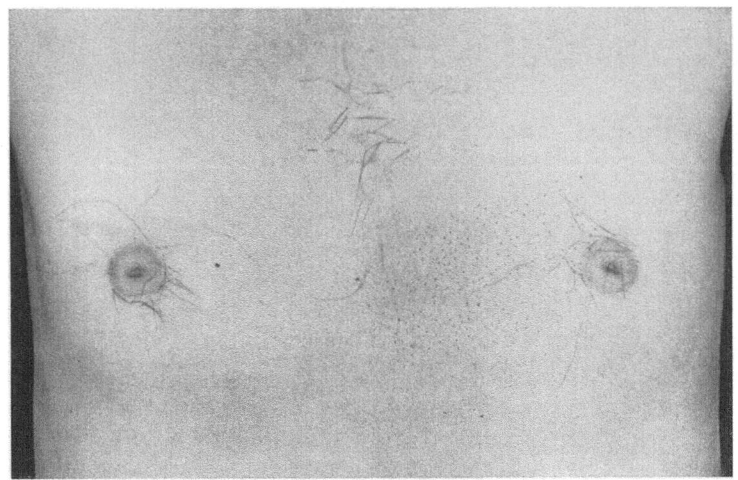

Abb. 4. Klinefelter-Syndrom ohne Gynäkomastie

sich um eine *Pubertätsfettsucht*, die oftmals als Dystrophia adiposo-genitalis (Fröhlich) fehldiagnostiziert wird (J. R. Bierich; H. Gött).

2 Patienten hatten bei normalem Habitus ohne Gynäkomastie beiderseitig kleine und derbe Hoden und eine stark erhöhte Gonadotropinurie. Die Histologie mit in größerer Zahl vorhandenen Tubuli, in denen nur Sertoli-Zellen zu finden waren, wies auf eine *germinale Zellaplasie* hin. Vier weitere Patienten mit klinisch ähnlichem Befund machten histologisch bei der Abgrenzung vom K.S. Schwierigkeiten, vor allem wenn man bedenkt, daß auch der histologische Befund beim K.S. eine gewisse Variationsbreite zeigen kann. Es handelte sich um *hochgradige Tubulusatrophien mit peritubulärer Fibrose*. Oftmals waren ähnlich wie beim K.S. nur vereinzelte atrophische Tubuli erkennbar mit beträchtlicher Störung der Spermiogenese und Leydigzell-Hyperplasie, z. T. auch in nestartiger Anordnung.

Die letzten 10 Patienten mit idiopathischem Eunuchoidismus, Pubertätsfettsucht, germinaler Zellaplasie und hochgradiger Tubulusatrophie hatten in Mundepithelien, Leukocyten und Leydigzellen einen chromatin-negativen Befund.

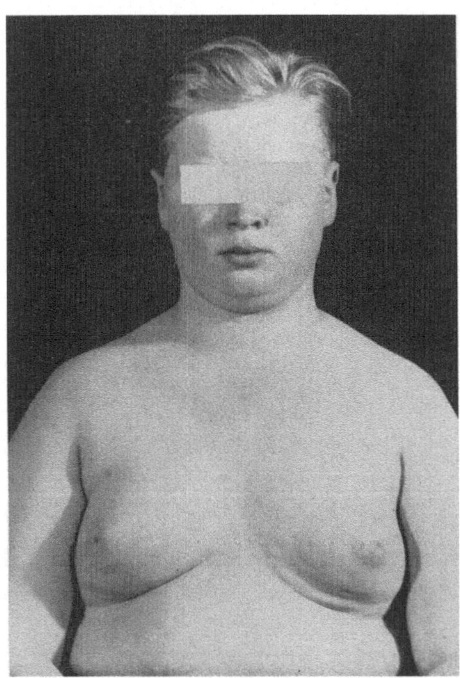

Abb. 5. Pubertätsfettsucht mit Gynäkomastie

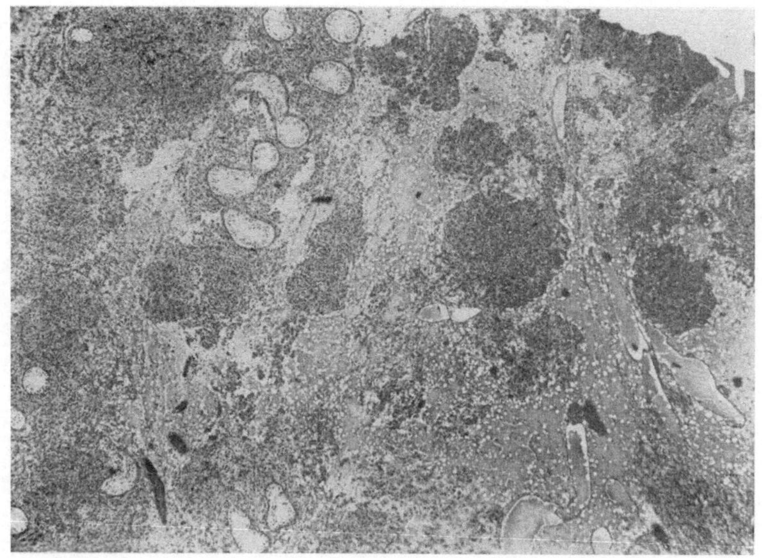

Abb. 6. Klinefelter-Syndrom

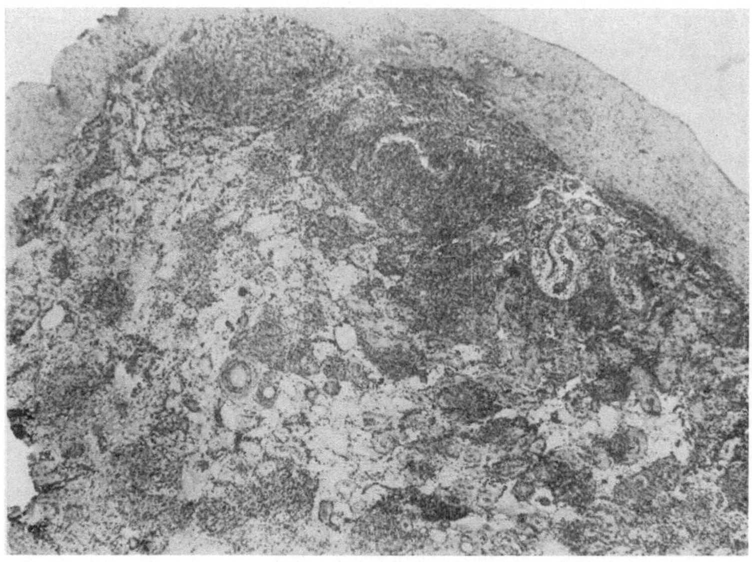

Abb. 7. Peritubuläre Fibrose

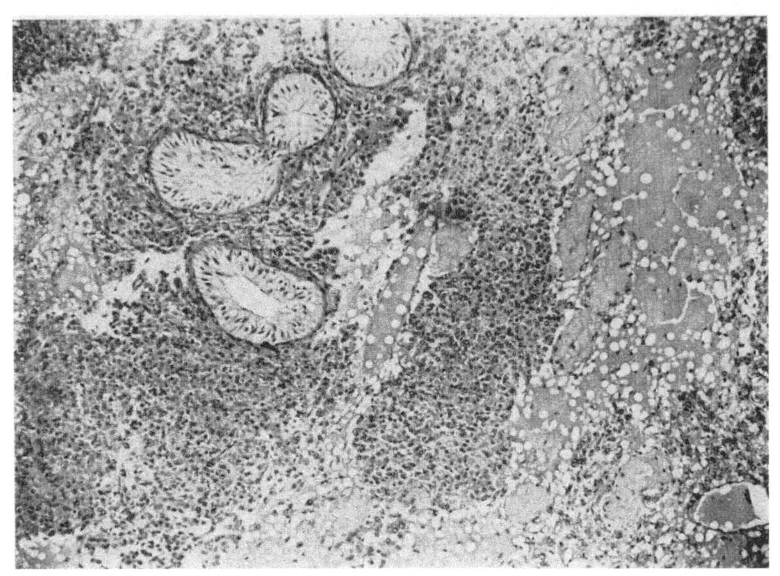

Abb. 8. Klinefelter-Syndrom

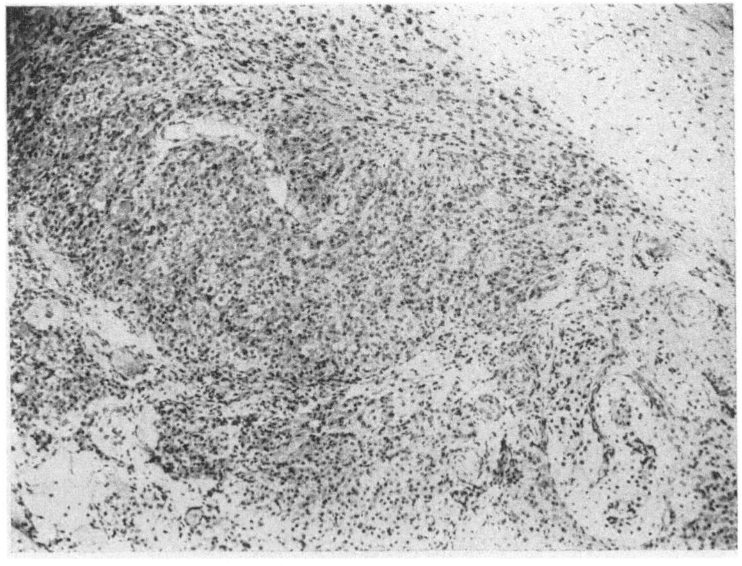

Abb. 9. Peritubuläre Fibrose

Besprechung der Ergebnisse

KLINEFELTER u. Mitarb. gaben 1942 in ihrer Originalarbeit als wesentliche Symptome an: Gynäkomastie, beiderseitig kleine Hoden mit Aspermie, erhöhte Gonadotropinwerte bei einem histologischen Befund mit Hyalinisierung der Tubuli und normal erscheinenden Leydigzellen. Da bisher bei den unterschiedlichsten Formen des männlichen Hypogonadismus nur beim K.S. ein chromatinpositives Ergebnis erhoben wurde, wird die Zuordnung dieses Befundes zu dem Krankheitsbild allgemein als berechtigt angesehen.

Von Nachuntersuchern wurden einige dieser Symptome nicht immer beobachtet: Bei der von KLINEFELTER als Hauptsymptom genannten Gynäkomastie wiesen NELSON und HELLER bereits 1945 darauf hin, daß es nicht bei allen Patienten zu beobachten war. Wohl alle Autoren fanden kleine Hoden, über die Konsistenz lagen unterschiedliche Angaben vor. Einige Untersucher beobachteten Samenfäden im Ejaculat (FERGUSON-SMITH u. Mitarb.; HARRER). Normale bis niedrige Gonadotropinwerte wurden von HARRER bzw. NOWAKOWSKI, LENZ und PARADA u. a. beschrieben. Das histologische Bild kann unterschiedlich sein (NELSON u. a.). In den Leukocyten wird nicht immer ein eindeutig chromatinpositiver Befund erhoben (KOSENOW; PLUNKETT und BARR u. a.).

Die Diagnose „Klinefelter-Syndrom" ist von der Gesamtheit der Symptome abhängig. Nach den Angaben der meisten Autoren und nach den bei unseren Patienten konstant erhobenen Befunden halten wir für obligat: Kleine Hoden, Aspermie, Hypergonadotropinurie, typisches histologisches Bild mit hochgradiger Tubulusatrophie und Leydig-Zellen-Hyperplasie und positiven Chromatinnachweis. Als fakultative Symptome fanden wir: Gynäkomastie, eunuchoiden Habitus, niedrige 17-Ketosteroidwerte und wesentliche Intelligenzdefekte. Während sich in unserer Untersuchungsreihe der idiopathische Eunuchoidismus, die Pubertätsfettsucht und die germinale Zellaplasie durch Histologie und Gonadotropinbestimmung verhältnismäßig eindeutig vom K.S. trennen ließen, bereitete eine derartige Abgrenzung bei der hochgradigen Tubulusatrophie gewisse Schwierigkeiten. Hier erlangte der Chromatinbefund eine besondere Bedeutung, der mit unserer vorher klinisch und histologisch gestellten Diagnose K.S. stets Übereinstimmung zeigte.

Wir fanden keinen ausreichenden Anhalt für die Berechtigung von Bezeichnungen wie „falsches" oder „Pseudo-K.S.". Patienten, bei denen man eine derartige Diagnose hätte stellen können, litten an anderen Formen des männlichen Hypogonadismus. Bei dem K.S. handelt es sich um eine chromosomal bedingte Hodenfehlbildung. Bei sog. „Pseudo-K.S."-Fällen liegt eine spätere embryonale oder überwiegend sogar postnatale Schädigung der Hoden vor, die je nach Zeitpunkt des Auftretens mit früheunuchoiden oder postpuberal mit späteunuchoiden Ausfallserscheinungen einhergehen kann. Auf diese Weise können sich gewisse Übereinstimmungen mit dem K.S. ergeben.

Unter Beachtung aller von KLINEFELTER genannten Symptome und bei Hinzuziehung des positiven Chromatinbefundes handelt es sich bei dem K.S. trotz einer gewissen Variabilität der einzelnen Symptome doch um ein in sich abgegrenztes Krankheitsbild, und zwar um eine angeborene Hodenfehlbildung. Sog. „Pseudo-K.S.-Fälle" lassen sich anderen Formen des männlichen Hypogonadismus zuordnen.

24*

Literatur

Barr, M. L., and E. G. Bertram: Nature (Lond.) **163**, 676 (1949).

Bierich, J. R.: Dtsch. med. J. **8**, 101 (1957).

Bradbury, J. T., R. G. Bunge and R. A. Boccabella: J. clin. Endocr. **16**, 689 (1956).

Bunge, R. G., and J. T. Bradbury: J. clin. Endocr. **16**, 1117 (1956).

Ferguson-Smith, M. A., B. Lennox, W. S. Mack and J. S. S. Stewart: Lancet **1957**, No. 6987, 167.

Gött, H.: Medizinische **1957**, 1813.

Grumbach, M. M., W. A. Blanc and E. T. Engle: J. clin. Endocr. **17**, 703 (1957).

Harrer, G.: Wien. klin. Wschr. **70**, 280 (1958).

Jackson, W. P. U., B. G. Shapiro, C. J. Uys and R. Hoffenberg: Lancet **1956**, No. 6948, 857.

Jirasek, J., u. J. Raboch: Endokrinologie **35**, 1 (1957).

Klinefelter, H. F., F. Albright and G. C. Griswold: J. clin. Endocr. **3**, 529 (1943).

— E. C. Reifenstein and F. Albright: J. clin. Endocr. **2**, 615 (1942).

Kosenow, W.: Dtsch. med. Wschr. **83**, 971 (1958).

— u. R. Scupin: Klin. Wschr. **34**, 51 (1956).

Marberger, E., u. W. O. Nelson: Endokrinologie **35**, 9 (1957).

Nelson, W. O.: Acta endocr. (Kbh.) **23**, 227 (1956).

— and C. G. Heller: J. clin. Endocr. **5**, 13 (1945).

Niermann, H.: Arch. klin. exp. Derm. (z. Z. im Druck).

Nowakowski, H., W. Lenz u. J. Parada: Acta endocr. (Kbh.) **30**, 296 (1959).

— Klin. Wschr. **36**, 683 (1958).

Pasqualini, R. Q., G. Vidal and G. E. Bur: Lancet **1957**, No. 6987, 164.

Plunkett, E. R., and M. I. Barr: Lancet **1956**, No. 6948, 853.

Prader, A., J. Schneider, W. Züblin, J. M. Frances u. K. Rüedi: Schweiz. med. Wschr. **88**, 917 (1958).

Riis, P., S. G. Johnsen and J. Mosbech: Lancet **1957**, No. 6987, 162.

Sohval, A. R., and J. A. Gaines: Fertil. and Steril. **9**, 334 (1958).

Zimmermann, W.: Dtsch. med. Wschr. **76**, 1363 (1951).

Diskussion

H. Nowakowski (Hamburg):

Die Ätiologie des echten, d. h. chromatinpositiven Klinefelter-Syndroms (K.S.) darf auf Grund der jüngsten Chromosomenstudien von Ford u. Mitarb. (Lancet **1959**I, 711) und Jacobs u. Strong [Nature (Lond.) **183**, 302 (1959)] als geklärt angesehen werden. Danach enthalten die Körperzellen dieser Patienten 2 X-Chromosome und 1 Y-Chromosom, so daß die genetische Formel also XXY lautet. Wir hatten eine Chromosomenanomalie als Ursache des K.S. auf Grund unserer Studien über die Häufigkeit der Rotgrünblindheit bei Patienten mit K.S. vermutet [Nowakowski, Lenz u. Parada: Acta endocr. (Kbh.) Suppl. **38**, 100 (1958); Acta endocr. (Kbh.) **30**, 296 (1959)].

Die Entstehung solcher Chromosomenanomalien läßt sich auf zweierlei Art erklären: entweder wird ein 2 X-Chromosome tragendes Ei (XX) durch ein das Y-Chromosom des Vaters enthaltendes Spermium befruchtet, oder aber das Spermium enthält beide Geschlechtschromosomen (also X + Y) und befruchtet ein normales Ei mit einem X-Chromosom. Die Entstehung von Eiern oder Spermien mit 2 Geschlechtschromosomen läßt sich nur durch eine "Non-Disjunction" während der Meiose erklären. Vieles spricht dafür, daß eine solche während der Oogenese stattfindet, wodurch die Anomalie beim K.S. — also von der Mutter auf die Söhne übertragen wird. Eine Non-Disjunction während der Spermiogenese ist aber gleichfalls in Betracht zu ziehen.

C. Schirren (Hamburg):

In Ergänzung zu den Ausführungen von Herrn Nowakowski kann ich über Untersuchungen mit Lenz, Nowakowski und Prader berichten, bei denen wir feststellen konnten, daß unter 55 Fällen von Klinefelter-Syndrom, die für diese Nachuntersuchungen zur Verfügung standen, 9 mal $= 16,3\%$ die Mutter 40 Jahre und älter bei der Geburt war; das ist mehrfach häufiger als in der Allgemeinbevölkerung, wenn man bedenkt, daß die Vergleichszahlen z. B.

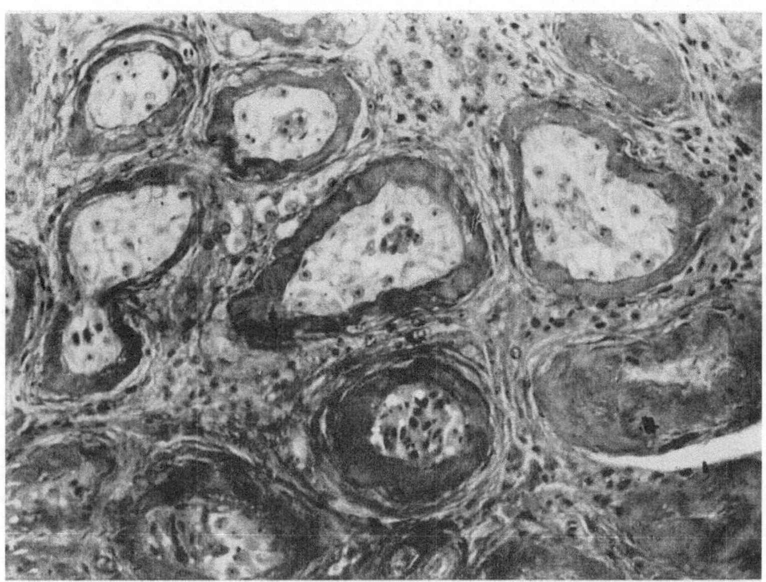
Abb. 1. Primäre Hodenhypoplasie (chromatin-negativ)

für die Schweiz (1936) $= 5,15\%$ und Hamburg (1937) $= 3,5\%$ betragen. Dieser Befund bedarf allerdings noch der statistischen Sicherung an einem größeren und einheitlicheren Material. Es

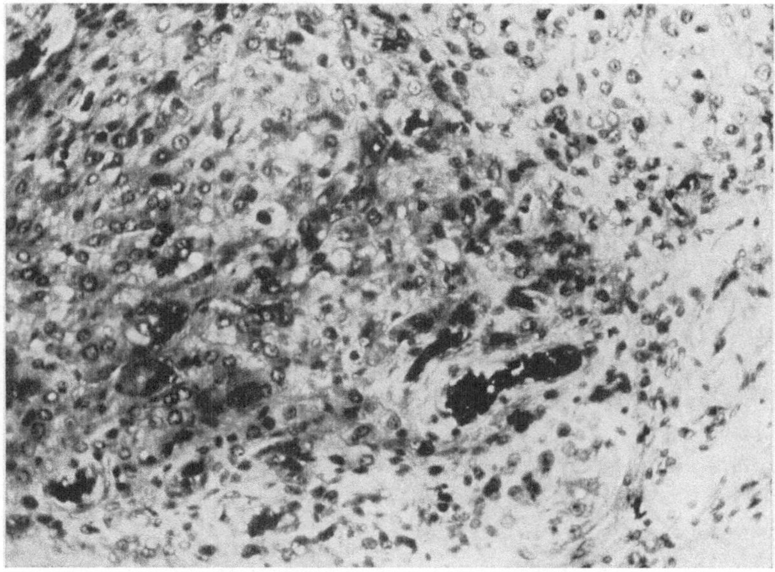
Abb. 2. Klinefelter-Syndrom (chromatin-positiv)

wäre daher wünschenswert, wenn auch anderenorts die Klinefelter-Syndrome unter diesem Aspekt untersucht würden, da sich sicher interessante Aspekte ergeben können. Schließlich sei

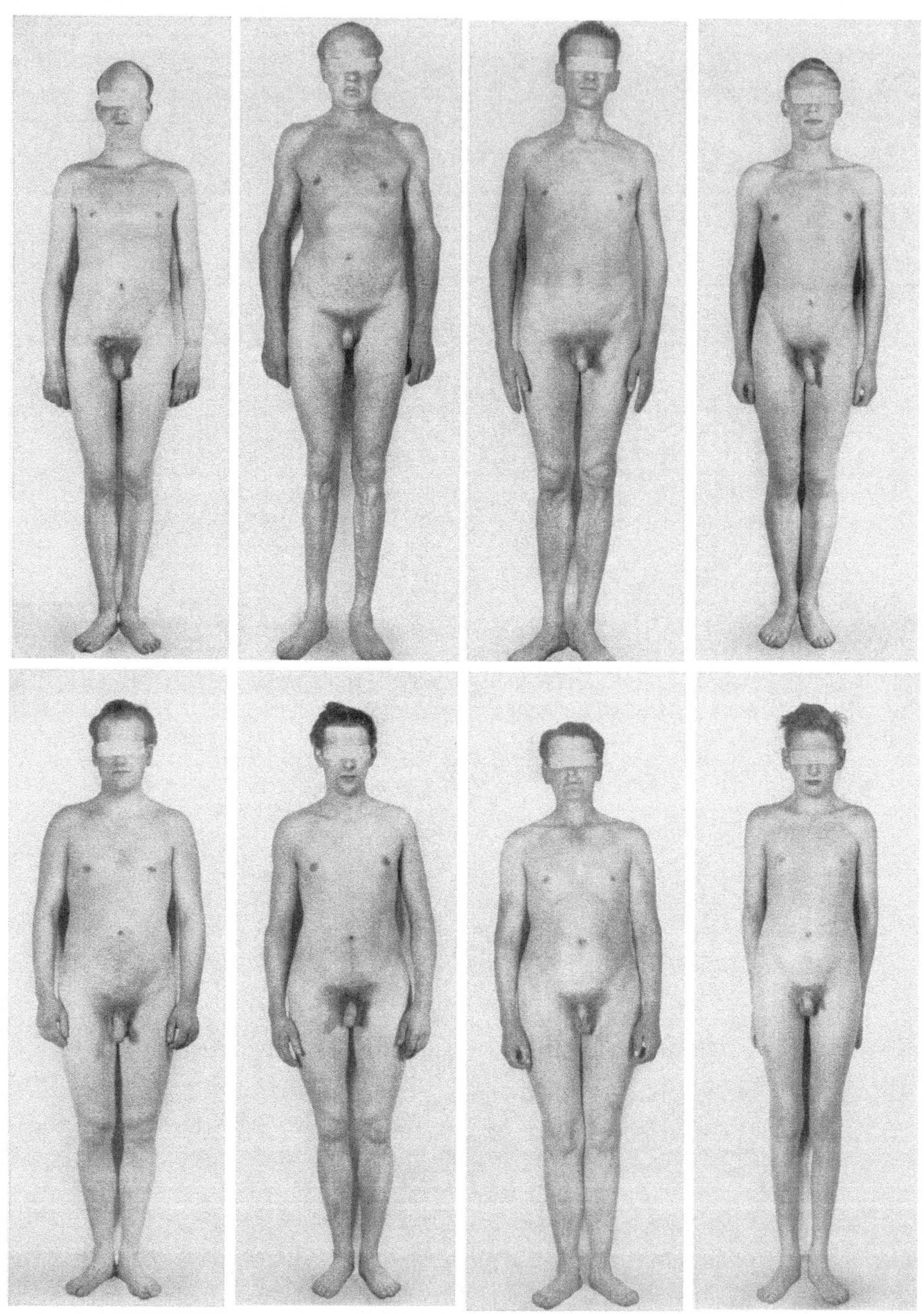

Abb. 3. Zur Klinik des Klinefelter-Syndroms
(obere Reihe = chromatin-negativ; untere Reihe = chromatin-positiv)

auf das Phänomen der "tortoise shell" Katzen hingewiesen, die offenbar eine Analogie zum Klinefelter-Syndrom aus dem Tierreich darzustellen scheinen. Intelligenzuntersuchungen der eigenen Klinefelter-Syndrome — ich übersehe 21 chromatinpositive Fälle — gemeinsam mit RASCH ergaben eine Bestätigung der Praderschen Auffassung von dem niedrigen Intelligenzgrad dieser Individuen. — Ein Vergleich der kernmorphologischen Befunde aus dem Blutbild mit den Ergebnissen der Chromatinbestimmung aus den Leydig-Zellen ergab bei allen eigenen Fällen eine Übereinstimmung der erhobenen Befunde.

Wir können dem Vortragenden zustimmen, daß die Histologie desKlinefelter-Syndroms nicht als „charakteristisch" angesehen werden kann, wie viele Autoren dies tun. Vielmehr haben wir die typische Tubulussklerosierung lediglich in einem Falle von primärer Hodenhypoplasie (chromatin-negativ; Klinefelter-Symptomatik) gesehen, während alle Fälle von Klinefelter-Syndrom mit chromatinpositivem Befund lediglich die exzessive Proliferation der Leydigschen Zwischenzellen mit einigen wenigen, mehr rudimentären Tubuli seminiferi zeigten (Abb. 1 u. 2). Schließlich noch ein Wort zur Klinik des Klinefelter-Syndroms: Es ging aus den Worten von Herrn NIERMANN ja hervor, daß wir als Klinefelter-Syndrom nur noch jene Fälle bezeichnen, die chromatin-positiv sind. Trotzdem wird man immer wieder die Verdachtsdiagnose alleine nach klinischen Gesichtspunkten stellen, da der Chromatinbefund allein auch nicht verdachtsweise aus dem klinischen Gesamtaspekt des Patienten geschlossen werden kann, wie aus nachstehender Abb. 3 ersichtlich ist. Auf dieser Abbildung sind in der oberen Reihe 4 Pat. mit chromatin-negativem und in der unteren Reihe 4 Pat. mit chromatin-positivem Befund aufgeführt. Alle 8 Pat. bieten klinisch die Symptomatik des Klinefelter-Syndroms.

Aus der I. Medizinischen Universitätsklinik Frankfurt am Main
(Direktor: Prof. Dr. med. F. Hoff)

Über die Keimdrüsenunterfunktion bei männlichen Zuckerkranken

Von

K. Schöffling, K. Federlin, H. Ditschuneit und E. F. Pfeiffer

Mit 8 Abbildungen

Impotenz und Infertilität waren im vergangenen Jahrhundert bei männlichen Diabetikern fast eine Selbstverständlichkeit und wurden in den Monographien Naunyns und von Noordens ausführlich diskutiert. Die grundlegende Wandlung des Krankheitsverlaufes und Lebensschicksals der Zuckerkranken nach der Einführung des Insulins in die Therapie des Diabetes mellitus führte späterhin häufig zu der Annahme, daß auch die Sexualstörung des Zuckerkranken seltener geworden sei und nur noch gelegentlich als Komplikation auftrete (Bartelheimer, Joslin, Wiechmann, Duncan, Grafe u. a.). Diese Vermutung steht jedoch im Gegensatz zu den wenigen Erhebungen der vergangenen 20 Jahre (Kuhlmey, Bergqvist, Rubin und Babbott).

Größere endokrinologische Untersuchungen wurden bei sexualgestörten Diabetikern bisher nicht durchgeführt; Steroidanalysen und Gonadotropinbestimmungen an kleineren Gruppen führten zu uneinheitlichen Ergebnissen (Miller und Mason, Horstmann, Bergqvist).

Das Auftreten schwerster Sexualstörungen bei jugendlichen Zuckerkranken, die seit mehr als 10 Jahren in unserer Beobachtung standen und immer ausgezeichnet eingestellt waren, lenkte 1955 unsere Aufmerksamkeit auf diese Probleme und veranlaßte uns zu den Untersuchungen, über die im folgenden berichtet werden soll.

Wir haben zunächst alle Männer der Diabetiker-Ambulanz der I. Med. Univ.-Klinik Frankfurt am Main über sexuelle Entwicklung, Potenz, Libido und Fertilität befragt. Durch die gleichzeitige Erhebung der allgemeinen Anamnese versuchten wir, Zusammenhänge zwischen körperlicher, geistiger und sozialer Entwicklung sowie Gesundheitszustand einerseits und dem Auftreten sexueller Störungen andererseits zu erkennen. Da wir in diesem Vortrag in erster Linie die Ergebnisse der endokrinologischen Diagnostik mitteilen möchten, können wir die Resultate der Befragung nur kurz besprechen. (Ausführliche Darstellung dieser Untersuchungen bei Schöffling, 1960.) Die Hälfte der 314 Männer, die vor dem 60. Lebensjahr zuckerkrank wurden, hatte zum Zeitpunkt der Befragung Sexualstörungen (Abb. 1). Die gleiche Abb. zeigt, daß die Störungen bei jugendlichen Zuckerkranken nicht so häufig waren wie bei älteren Diabetikern. Aus der folgenden Abb. 2 wird deutlich, daß die sog. kumulative Verbreitung der Erektionsimpotenz, die die wirkliche Häufigkeit angibt, unter Zuckerkranken ungleich

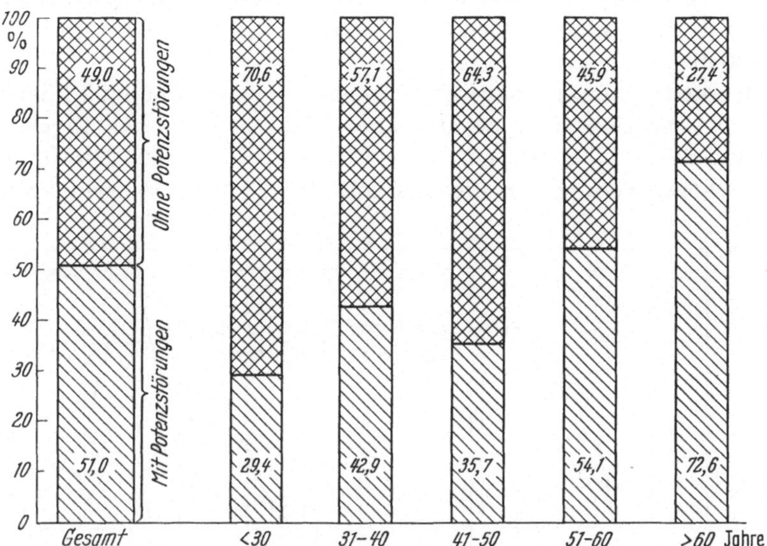

Abb. 1. Prozentuale Verteilung der Diabetiker mit und ohne Potenzstörungen in der Gesamtheit und in den einzelnen Altersklassen (314 Patienten)

größer ist als unter Stoffwechselgesunden. In dieser Abb. haben wir unsere Ergebnisse an 314 Diabetikern zu den von RUBIN zur gleichen Zeit in Philadelphia an 198 Zuckerkranken gewonnenen Resultaten addiert und mit den Feststellungen KINSEYs an 4108 männlichen Normalpersonen verglichen.

Bei fast 40% unserer 160 potenzgestörten Diabetiker waren die Veränderungen so hochgradig, daß keine Coitusfähigkeit mehr bestand. Die Libido hatte sich im Gegensatz zur Potenz nur bei etwa der Hälfte dieser Kranken verändert.

Die Kürze der Zeit erlaubt mir nicht, auf die Beziehungen zu Schweregrad, Stoffwechseleinstellung und Behandlungsform der Zukkerkrankheit näher einzugehen. Die folgende Abb. 3 soll Ihnen jedoch kurz zeigen, daß sich die beiden annähernd gleich großen Gruppen der potenzgestörten Diabetiker und Zuckerkranken ohne Beeinträchtigung der Sexualfunktion in bezug auf Lebens- und Manifestationsalter kaum unterscheiden, daß aber die Dauer des Stoffwechselleidens bei den „ungestörten" Diabetikern mit einem Mittelwert von 4,3 Jahren um mehr als die Hälfte

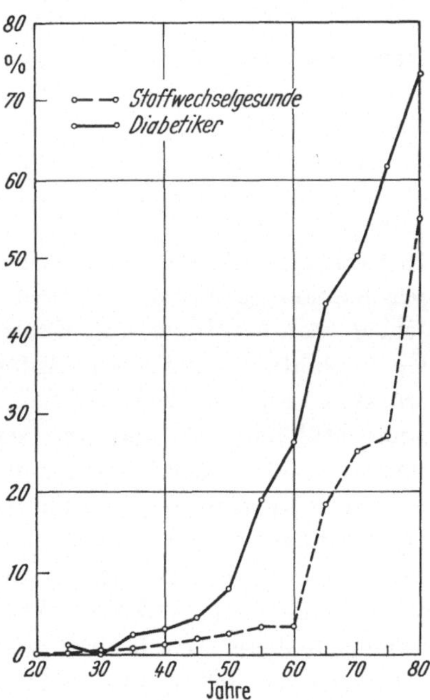

Abb. 2. Kumulative Verbreitung der Erektionsimpotenz bei 512 Diabetikern (RUBIN, SCHÖFFLING) und 4108 Stoffwechselgesunden (KINSEY)

kürzer ist als die der impotenten Diabetiker mit 9,3 Jahren. Aus dieser Feststellung kann jedoch nicht der Schluß gezogen werden, daß es sich bei der Sexualstörung um eine der Spätkomplikationen des Diabetes handelt, denn die Abb. zeigt weiterhin, daß sich das Auftreten der Sexualstörung auf alle Zeitabschnitte gleichmäßig verteilt.

Bei 59 potenzgestörten Diabetikern haben wir inzwischen eine klinische und endokrinologische Diagnostik durchgeführt. Von den klinischen Ergebnissen sei nur erwähnt, daß sich bei 24% eine sichere Hodenverkleinerung fand und daß bei 31,5% die Verkleinerung der Prostata auf das Bestehen einer inkretorischen

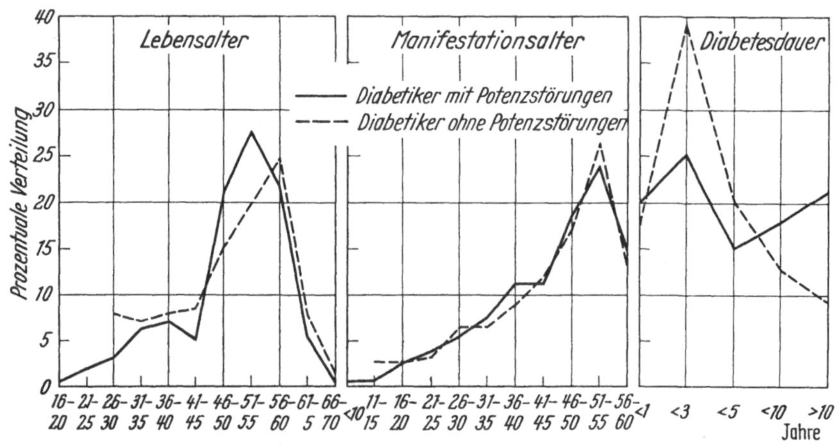

Abb. 3. Lebensalter, Diabetesmanifestationsalter und Dauer der Zuckerkrankheit von 160 Diabetikern mit Potenzstörung und 154 Zuckerkranken ohne Beeinträchtigung der Sexualfunktion

Hodeninsuffizienz hinwies. Eine Verkalkung des Ductus deferens, über die u. a. Wilson und Marks bei Diabetikern berichtet hatten, konnten wir in keinem Fall feststellen.

In einer weiteren Abbildung haben wir die Ergebnisse der Ejaculatuntersuchungen zusammengestellt. Bei 7 Patienten = 14,6% fanden wir bei mehrmaliger Untersuchung mit einer Ejaculatmenge von weniger als 1 cm³ und bei 10 Kranken = 20,8% mit einem Aspermatismus Anhaltspunkte für eine Samenplasmabildungsstörung. Die Spermienqualität wurde in Anlehnung an die Vorschläge von MacLeod und Gold, Tyler und Singher, Nowakowski u. a. aus Gesamtzahl, Beweglichkeit, Anteil toter Spermien und pathologischen Formen ermittelt. Eine stärkere Subfertilität fand sich bei 21%, eine wahrscheinliche Infertilität bei 7,9% und eine Aspermie bei einem Kranken. Somit bestand bei insgesamt 30,6% der Patienten eine deutlich herabgesetzte Spermienqualität.

Bei 36 Kranken bestimmten wir die Spermaplasmafructose (Methode: Roe in der Modifikation von Davis und McCune). Ich kann mir versagen, auf die Bedeutung des Fruchtzuckergehaltes im Ejaculat einzugehen, ihr entscheidender Wert für die Diagnostik der inkretorischen Hodeninsuffizienz wurde auf früheren Tagungen dieser Gesellschaft von Kimmig und Nowakowski ausführlich dargelegt. Es ergab sich, daß bei 50% der untersuchten Zuckerkranken mit Werten unter 1200 γ/cm³ eine sichere Erniedrigung und damit eine inkretorische Hodeninsuffizienz vorhanden war.

Die Ergebnisse der Gonadotropinbestimmung (Methode GORBMAN bzw. TAUBERT und WELLER) bei insgesamt 43 Diabetikern ersehen Sie aus der folgenden

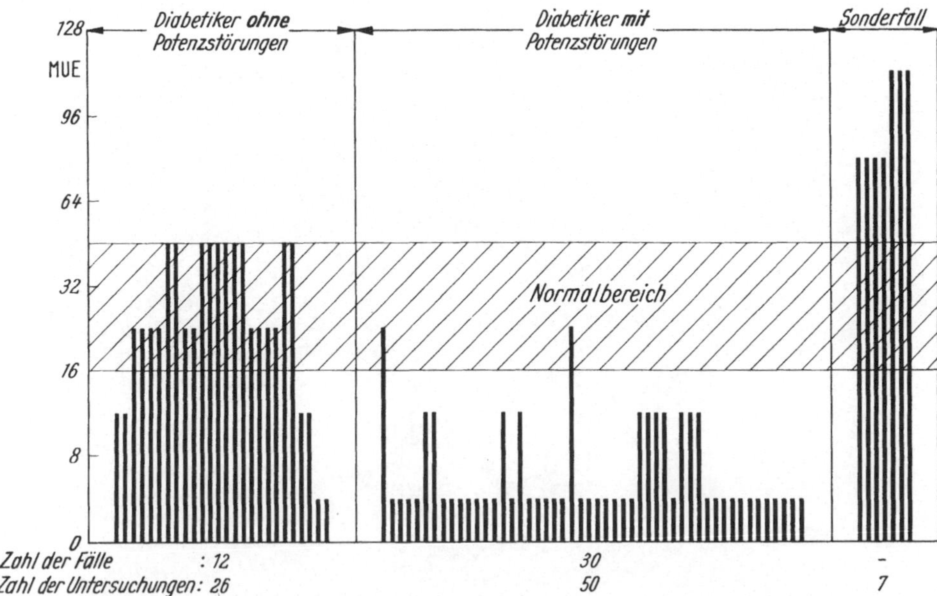

Abb. 4. Ausscheidung hypophysärer Gonadotropine bei Diabetikern mit und ohne Störung der Keimdrüsenfunktion

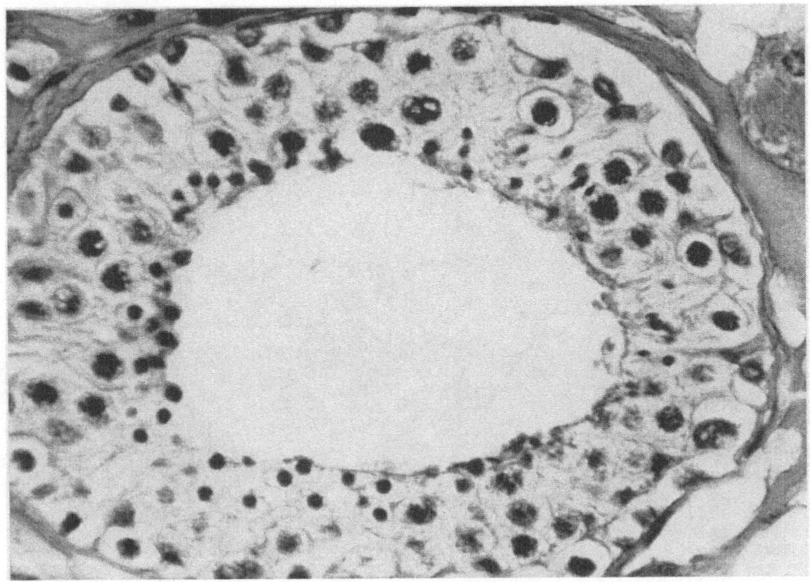

Abb. 5. Fr., H., 56 Jahre, Hopa-Färbung, Vergr. 450 mal, normale Tubuli, mittlere Reifungshemmung, Grundmembran gering verdickt, Leydigsche Zwischenzellen gering vermindert, normale Gefäße

Abb. 4. 12 Diabetiker ohne Potenzstörungen hatten praktisch eine normale Ausscheidung; 1 Zuckerkranker mit Germinalaplasie, bei dem bereits lange vor der Diabetesmanifestation Potenzstörungen auftraten und eine Aspermie festgestellt wurde, hatte eine sichere Erhöhung. Bei 18 von 30 Diabetikern, die nach Auftreten der Stoffwechselkrankheit impotent wurden, fand sich aber eine sichere

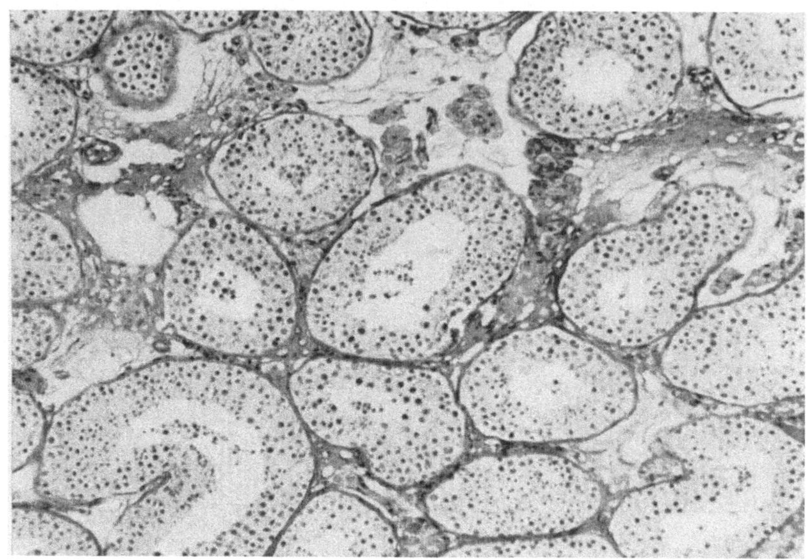

Abb. 6. Bi., O., 39 Jahre, Hopa-Färbung, Vergr. 100 mal, geringe Atrophie der Tubuli, mittlere Reifungshemmung, Grundmembran gering verdickt, Leydigsche Zwischenzellen gering vermindert, gering hyalinisierte Gefäße

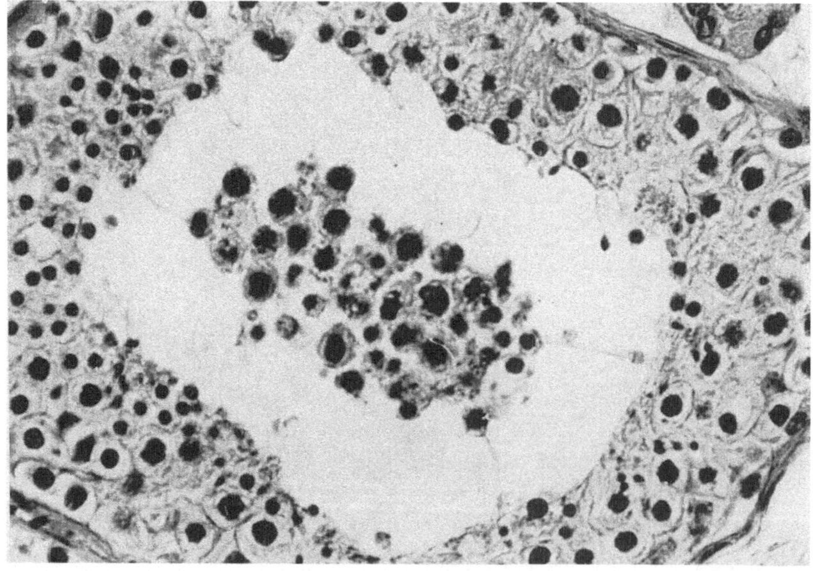

Abb. 7. Wie Abb. 6, Vergr. 450 mal, im Lumen Spermatocyten I. und II. Ordnung sowie Spermatiden

Erniedrigung, und bei 10 weiteren lag die Ausscheidung im unteren Bereich der Norm. Die Verminderung der Gonadotropinausscheidung ist somit ein wichtiges und charakteristisches Symptom der Keimdrüsenunterfunktion des Zuckerkranken.

Eine Hodenbiopsie haben wir bisher bei 21 Kranken vorgenommen. Die histologischen Veränderungen waren bei ihnen so gleichartig, daß sie anhand von 3 Beispielen besprochen werden können (Abb. 5—7). Wir fanden vor allem eine Reifungsstörung des Samenepithels, eine Verdickung der Tunica propria und eine Verminderung der Leydigschen Zwischenzellen. Die Tubuli waren mehr oder minder stark atrophisch, Spermatogonien waren im allgemeinen in normaler Zahl vorhanden, in der weiteren Entwicklungsreihe sahen wir dagegen eine zunehmende Verringerung der Spermatocyten I. und II. Ordnung, der Spermatiden und vor allem der Spermien. Mehrfach beobachteten wir, daß sich im Lumen der Tubuli keine reifen Spermien, sondern nur deren abgestoßene Vorstufen befanden.

Die Ergebnisse zeigen also, daß die Beeinträchtigung der Keimdrüsenfunktion beim Diabetiker auf einen Ausfall der hypophysären Gonadotropinproduktion zurückgeführt werden muß und daß den subjektiven und objektiven Erscheinungen ein sekundärer Hypogonadismus zugrunde liegt, bei dem sowohl germinatives als auch inkretorisches Hodensystem versagen. Während sich die bisherigen Resultate zu dem typischen Bild der hypogonadotropen Keimdrüseninsuffizienz zusammenfügen, führten

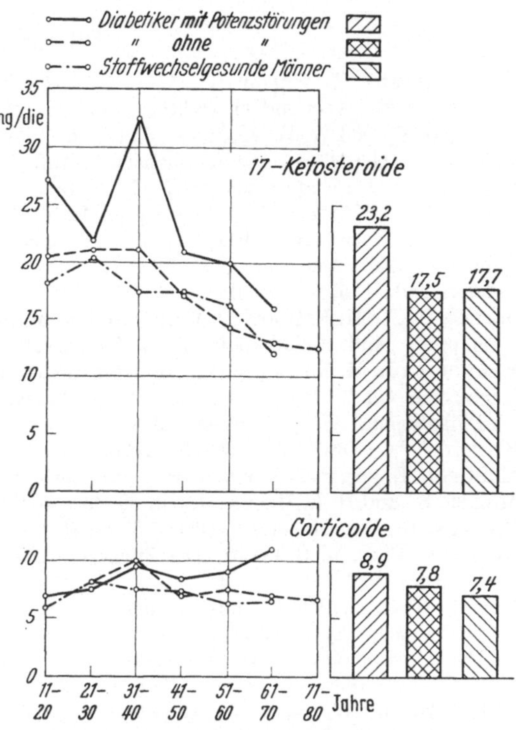

Abb. 8. Mittelwerte der 17-Ketosteroid- und Gesamtcorticoidausscheidung bei 103 Stoffwechselgesunden, 42 Diabetikern ohne Beeinträchtigung der Sexualfunktion sowie 57 Zuckerkranken mit Potenzstörungen

die in Abb. 8 zusammengestellten Steroidanalysen zu einem überraschenden Ergebnis. Die 17-Ketosteroidausscheidung (Methode ZIMMERMANN) der impotenten Diabetiker war in allen Altersklassen erhöht und unterschied sich in der Gesamtheit signifikant von den Stoffwechselgesunden und den Diabetikern ohne Potenzstörungen. VOIGT u. Mitarb. hatten 1955 an der Joresschen Klinik schon festgestellt, daß die 17-Ketosteroidausscheidung bei der Unterfunktion der Keimdrüsen sehr unterschiedlich sein kann und oft auch erhöht ist. NOWAKOWSKI und SCHIRREN fanden bei 10 von 11 Kranken mit schweren Androgenmangelerscheinungen normale Steroidwerte. Die von uns beobachtete, auf dem unteren Teil der Abbildung dargestellte Erhöhung der Gesamtcorticoidausscheidung (Methode STAUDINGER und BAUER) macht es neben tierexperimentellen Befunden wahrscheinlich, daß der erhöhten 17-Ketosteroidausscheidung eine Mehrproduktion von Nebennierenandrogenen mit geringer virilisierender Potenz zugrunde liegt.

Unsere Untersuchungen und auch die Ergebnisse der Hormonbehandlung, auf die ich hier nicht eingehen kann, haben also gezeigt, daß der so häufigen Sexualstörung des Diabetikers ein echtes endokrines Krankheitsbild zugrunde liegt und daß die Keimdrüsenunterfunktion des Zuckerkranken nicht — wie dies so oft geschieht — als mehr oder minder undefinierbare Folgeerscheinung der Stoffwechselkrankheit angesehen werden darf. Warum die gonadotrope Partialfunktion bei einem großen Teil der Zuckerkranken nach Manifestation des Diabetes allmählich versagt, kann zum gegenwärtigen Zeitpunkt noch nicht gesagt werden.

Literatur

Bartelheimer, H.: Ergebn. inn. Med. Kinderheilk. **59**, 595 (1940).

Bergqvist, N.: Acta endocr. (Kbh.) Suppl. **18** (1954).

Davis, M. E., and W. W. McCune: Fertil. and Steril. **1**, 362 (1950).

Duncan, G. G.: Diseases of metabolism. 3. Aufl. Philadelphia: W. B. Saunders 1953.

Gorbman, A. L.: Endocrinology **37**, 177 (1945).

Grafe, E., J. Kühnau: Krankheiten des Kohlenhydratstoffwechsels. Handbuch der inneren Medizin. 4. Aufl. Band VII/2. Berlin: Springer 1955.

Horstmann, P.: Acta endocr. **2**, 379 (1949).

— Acta endocr. **5**, 261 (1950).

Joslin, E. P., H. F. Root, P. White and A. Marble: The treatment of diabetes mellitus. 8. und 9. Aufl. Philadelphia: Lea & Febiger 1947 und 1952.

Kimmig, I.: In H. Nowakowski, Die Keimdrüsen des Mannes. Berlin: Springer 1955.

Kinsey, A. C., W. B. Pomeroy and C. E. Martin: Sexual behaviour in the human male. Philadelphia: W. B. Saunders 1948.

Kuhlmey, W.: Dtsch. med. Wschr. **1939**, 5.

MacLeod, I., and R. Z. Gold: Fertil. and Steril. **2**, 187 (1951).

Miller, S., and H. L. Mason: J. clin. Endocr. **5**, 220 (1945).

Naunyn, B.: Der Diabetes mellitus. Wien: Hölder 1906.

Noorden, C. v., u. S. Isaac: Die Zuckerkrankheit und ihre Behandlung. 8. Aufl. Berlin: Springer 1927.

Nowakowski, H.: Die Keimdrüsen des Mannes. Berlin: Springer 1955.

— Die partielle Hypophysenvorderlappeninsuffizienz. Berlin: Springer 1957.

— Die Endokrinologie des alternden Menschen: Springer 1958.

— u. C. Schirren: Klin. Wschr. **1956**, 19.

Roe, J. H.: J. biol. Chem. **107**, 15 (1934).

Rubin, A.: Amer. J. Obstet. Gynec. **76**, 25 (1958).

— and D. Babbott: J. Amer. Med. Ass. **1958**, 498.

Schirren, C.: Medizinische **1955**, 872.

Schöffling, K.: Störungen der Keimdrüsenfunktion bei männlichen Zuckerkranken. Stuttgart: F. Enke 1960.

Staudinger, Hj., u. V. Bauer: Klin. Wschr. **1954**, 330.

Taubert, M., u. O. Weller: Klin. Wschr. **1956**, 84.

Tyler, E. T., and H. O. Singher: J. Amer. Med. Ass. **1956**, 91.

Voigt, K. D., W. Schröder, I. Beckmann u. H. Rosenkilde: Dtsch. Arch. klin. Med. **202**, 1 (1955).

Wiechmann, E.: Die Zuckerkrankheit. München: Lehmann 1953.

Wilson, I. L., and I. H. Marks: New Engl. J. med. **245**, 321 (1951).

Zimmermann, W.: Chemie und Stoffwechsel der Steroidhormone. Handbuch der inneren Medizin. 4. Aufl., Bd. VII/1. Berlin: Springer 1955.

Diskussion

O. Weller (Gießen):

Bei diabetischen Männern war vor allem dann eine Störung der inkretorischen und spermiogenetischen Hodenfunktion festzustellen, wenn eine längere Zeit dauernde Stoffwechselentgleisung vorlag. Das Ejaculatvolumen betrug weniger als 1,5 cm³, die Spermaplasma-Fructosekonzentration war auf unter 1000 γ/cm³ herabgesetzt. Die Spermadichte pro cm³ lag zwischen 10 und 30 Mill. Der sekundäre Charakter dieser Störung war an einer auf unter 10 μ verminderten Harngonadotropinausscheidung sowie durch einen positiven „Choriongonadotropin-Test" erkennbar.

Nach Neueinstellung mit Kompensation der Stoffwechsellage war bei allen überprüften Fällen eine reguläre Hodenfunktion und eine normale Gonadotropinausscheidung nachzuweisen. Die bei der „Hypogonadotropie" festgestellte erhöhte Nebennierenrindenfunktion läßt daran denken, daß der dekompensierte Diabetes als „Stress-Situation" zu einer „hypophysären Umschaltung" führt, als deren Folge es zur temporären sekundären Keimdrüseninsuffizienz kommt.

H. NIERMANN (Münster):

Um Untersuchungsergebnisse bei Fertilitätsstörungen vergleichen zu können, sollte man Spermienzahl und Prozentzahl der gut beweglichen und normal geformten Samenfäden angeben. — Bei Vergleich von Patientenkollektiven mit Normospermie bzw. Aspermie ergab sich bei einer allerdings nur kleinen Zahl von Diabetikern kein eindeutiger Unterschied zwischen den beiden Patientengruppen. Wir nahmen an, daß es sich bei Patienten mit Diabetes mellitus um reversible Fertilitätsstörungen handeln könnte.

K. SCHÖFFLING (Frankfurt a. M.):

Die Ansicht von Herrn WELLER, daß das Auftreten von Sexualstörungen bei Diabetikern im direkten Zusammenhang mit der Güte der Stoffwechsellage stehe, wurde im Schrifttum immer wieder geäußert. So fand auch BERGQVIST, daß sich die Störungen oft durch entsprechende Behandlung der Zuckerkrankheit normalisieren ließen. Wir glauben auf Grund unserer Untersuchungen, daß die Bedeutung dieses Faktors für die Entstehung der Keimdrüsenunterfunktion überschätzt wird. Nur 7% unserer Kranken berichteten über vorübergehende Potenzstörungen bei der Manifestation der Zuckerkrankheit, die sich bei der Hälfte dieser Patienten im Laufe von Wochen oder Monaten wieder normalisierten. Hier ist wohl die Annahme berechtigt, daß die allgemeine Reduzierung als Folge der Stoffwechseldekompensation zu der Störung geführt hat, und hier lag wahrscheinlich eine sog. „chronische Stress-Situation", von der Herr WELLER eben sprach, vor.

Die überwiegende Mehrzahl unserer Diabetiker dagegen stand ja, wie ich am Anfang meines Vortrages ausgeführt habe, seit Jahren unter laufender Überwachung und war kompensiert. Die Hodenbiopsien sowie die Gonadotropinbestimmungen wurden bei fast allen Kranken während eines stationären Aufenthaltes vorgenommen, auch die Steroidanalysen wurden nur bei guter Einstellung ausgeführt.

Wir haben uns selbstverständlich auch die Frage vorgelegt, ob die Güte der Dauerstoffwechsellage einen Einfluß hat. Das Ergebnis unserer Untersuchungen sehen Sie aus der folgenden Abbildung (S. 384).

Hierzu wurden die Mittelwerte aus allen Stoffwechseluntersuchungen der Jahre 1957 und 1958 berechnet und in die am unteren Rand der Abbildung (linkes Drittel) aufgetragenen Gruppen eingeteilt. Die beiden Untersuchungsgruppen unterscheiden sich nur sehr wenig. In den Säulen „sehr gut" (Blutzucker < 180 mg-%, Harnzucker < 10 g) überwiegen zwar die Diabetiker ohne Sexualstörung, in den Säulen „gut" (Blutzucker < 220 mg-%, Harnzucker < 30 g) ist es aber umgekehrt. Das gleiche Ergebnis findet sich beim Vergleich der Säulen „genügend" (Blutzucker < 250 mg-%, Harnzucker < 50 g) und „schlecht" (Blutzucker > 250 mg-%, Harnzucker > 50 g), so daß insgesamt keine sicheren Differenzen zwischen den beiden Beobachtungsgruppen bestehen.

Zum gleichen Ergebnis kommen wir, wenn wir die einzelnen Säulen des im mittleren und rechten Drittel der Abbildung aufgetragenen Insulin- und Sulfonylharnstoffbedarfs betrachten. Der mittlere Hormonbedarf der potenzgestörten Diabetiker betrug z. B. 45,71 Einheiten, während die Zuckerkranken ohne Beeinträchtigung der Sexualfunktion 43,25 Einheiten benötigten.

Insgesamt bestand schon der Eindruck, daß die Sexualstörung in einer Beziehung zur Schwere der Zuckerkrankheit steht. So war der Anteil der insulinbehandelten Kranken mit 58,8% gegenüber 42,2% und der Patienten mit einer Angiopathia diabetica mit 20,6% gegenüber 4,5% in der Gruppe der sexualgestörten Zuckerkranken deutlich größer.

Zur Kritik von Herrn Niermann, daß ich nur von der *Spermienqualität* gesprochen habe und nicht auf die Einzelwerte der Zählung eingegangen bin, kann ich nur sagen, daß dies hier wegen der Kürze der Zeit notwendig war. Andererseits sollte aber auch die alleinige Erfassung der Spermiengesamtzahl in der Zählkammer nicht überbewertet werden. Wir sahen bei unseren Kranken nicht selten bei „Normospermie" eine starke Vermehrung des Anteils der unbeweglichen bzw. der toten Spermien, so daß letzten Endes die sog. Gesamtbeurteilung doch die zuverlässigste Bewertung ist. Allerdings wäre zum gegenseitigen Vergleich der Befunde und Behandlungsresultate die einheitliche Beurteilung nach einem Schema an allen Untersuchungsstellen notwendig.

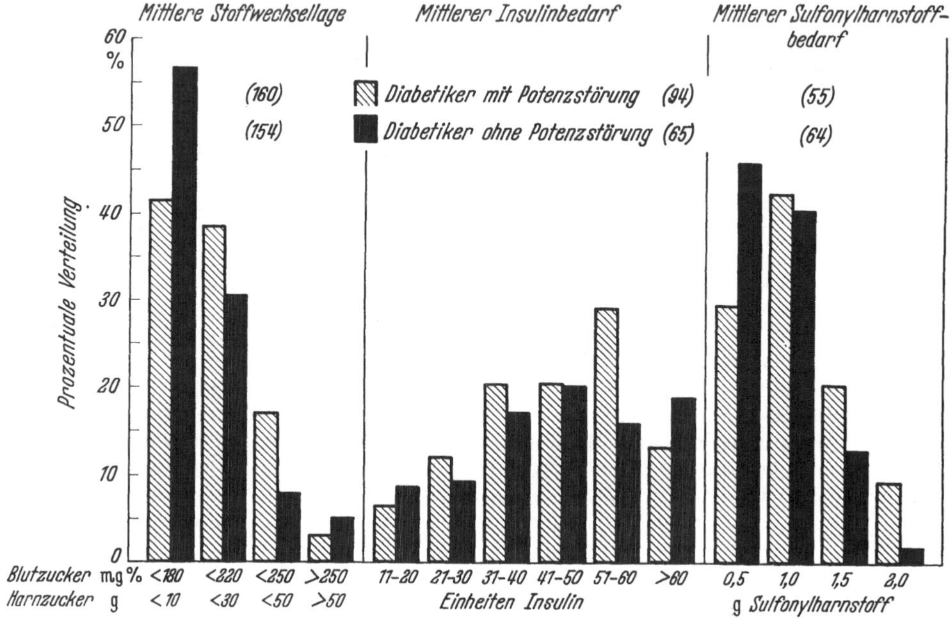

Aus der Universitäts-Hautklinik Hamburg-Eppendorf
(Direktor: Prof. Dr. Dr. J. Kimmig)

Die Hormonbehandlung der Oligospermie

Von

C. Schirren

Mit 7 Abbildungen

Unter den verschiedenen Fertilitätsstörungen des Mannes nimmt die Oligospermie wohl den breitesten Raum ein. Unter 1621 Patienten, die im Laufe der letzten Jahre an der Hamburger Universitäts-Hautklinik im wesentlichen wegen Kinderlosigkeit der Ehe untersucht werden konnten, wiesen 531 = 33% eine Oligospermie auf. Wir verstehen unter Oligospermie eine Verminderung der Spermatozoenzahlen auf Werte unter 40 000 000 Sp./ml bei gleichzeitiger Herabsetzung der normalkonfigurierten Spermatozoen zugunsten einer Vermehrung der pathologischen Spermatozoenformen.

Als *Ursache der Oligospermie* kommen folgende Zustandsbilder in Frage:

a) angeborene Hypoplasie der Hoden,

b) Hormon-Störungen,

c) Varicosis scrotalis,

d) chronische Intoxikationen und Infektionen (Tbc., Osteomyelitis, chron. Eiterungen u. a. m.),

e) traumatische Schäden der Hoden,

f) einseitiger Verschluß der ableitenden Samenwege.

Tabelle 1. *Übersicht der verschiedenen Diagnosen, die bei 1621 Fertilitätsuntersuchungen gestellt wurden*

Diagnose	Zahl der Fälle	%
Normospermie (> 60 Mill. Sp.) . . .	523	
Hypozoospermie (40—60 Mill. Sp.) .	209	
Oligospermie (< 20 Mill. Sp./ml) . . .	531	33
Azoo-, Aspermie	165	
Hypokinesis (< 50% Motilität) . . .	19	
Hypergonadotroper Hypogonadismus	171	
(davon Klinefelter-Syndrom ♀) . .	(20)	
Hypogonadotroper Hypogonadismus .	3	

Beim Zusammentreffen einer Oligospermie mit einer dieser Ursachen ist selbstverständlich zunächst der Versuch zu machen, diesen schädigenden Einfluß zu beseitigen. Dabei sollte man z. B. die Behandlung der Varicocele nach den günstigen Erfahrungen von Harrison im Tierexperiment nur noch in Form einer hohen Ligatur der V. spermatica durchführen; eigene Untersuchungen mit Frei haben ergeben, daß sich das Spermiogrammbild nach Beseitigung der Varicosis bessert.

Auch Fokaltoxikosen wird man beseitigen müssen, wenn die Oligospermie gebessert werden soll; es ist ja bekannt, daß gerade das Keimepithel sehr empfindlich auf toxische Schäden reagiert.

Zur medikamentösen *Behandlung der Oligospermie* sind so viele Behandlungsformen angegeben worden, daß allein aus dieser Vielzahl schon die ganze Problematik der Oligospermie hervorgeht.

Die *Vitaminbehandlung* der Oligospermie wird von vielen Autoren empfohlen, ohne daß bisher eine spezifische Wirksamkeit der Vitamine bei der Oligospermie nachgewiesen werden konnte. Meistens wird die Kombination von Vitamin A und E oder aber auch beide Vitamine getrennt gegeben. Die Behandlungsresultate sind unterschiedlich (vgl. Nikolowski, Kiessling, da Rugna, Vasterling u. a.), zumal nicht alle Autoren genaue Angaben über Spermatozoenwerte vor und nach der Behandlung, sondern z. T. nur Mitteilungen über den Grad der Spermiogrammbesserung machen.

Die *Hormonbehandlung der Oligospermie* hat lange Zeit ganz unter dem Eindruck der von Heckel, Heller und Nelson bei der hochdosierten Testosterondepot-Therapie gemachten günstigen Erfahrungen gestanden; ihre Befunde wurden von vielen anderen Autoren nachgeprüft und zum Gegenstand zahlreicher Publikationen gemacht, von denen folgende Mitteilungen herausgegriffen seien: Harvey und Jackson, Heller und Nelson, Heckel, Tonutti und Heinke, Nowakowski und Schmidt, Kiessling, da Rugna, Kimmig, Schirren und Gittermann. Aus allen Mitteilungen geht ganz eindeutig hervor, daß keinerlei Zweifel über die Möglichkeit und das Vorhandensein des "rebound-phenomenon" bei hochdosierter Testosterontherapie besteht. Unterschiede ergeben sich erst bei einer kritischen Durchsicht des Untersuchungsmaterials. Es zeigt sich dann nämlich, daß in der Regel nur die Fälle von Oligospermie behandelt wurden, die Spermatozoenzahlen zwischen 10 und 50 Mill. Sp./ml aufwiesen; dabei sind die Besserungen in den meisten Fällen bei Spermatozoenzahlen über 20 Mill. Sp./ml zu verzeichnen, während die Verschlechterungen bei den darunter liegenden Werten beobachtet wurden.

Wir selbst haben 6 eigene Beobachtungen mit der hochdosierten Testosterondepot-Therapie genauer untersucht und dabei folgende Erfahrungen machen können.

Tabelle 2. *Übersicht von 6 eigenen Fällen mit hochdosierter Testosterontherapie*

Lfd.-Nr.	Name	Jahrgang	Spermatozoenzahlen/ml			
			vor Behandlg.	Testosterondosis bis Azoospermie	nach Behdlg.	nach 1 Jahr
1	W. D.	1923	32 Mill.	1450 mg/8 Wo.	1 Mill.	22 M.
2	G. St.	1916	32 Mill.	900 mg/4 Wo.	keine Sp.	18 M.
3	H. M.	1919	4—6 Mill.	600 mg/3 Wo.	keine Sp.	k. Sp.
4	B. R.	1915	8 Mill.	700 mg/4 Wo.	keine Sp.	k. Sp.
5	K. Br.	1922	30 Mill.	800 mg/6 Wo.	3 Mill.	34 M.
6	W. B.	1918	1—2 Mill.	400 mg/3 Wo.	keine Sp.	k. Sp.

Aus dieser Tabelle geht hervor, daß *in keinem Falle ein "rebound-phenomenon" zu beobachten* war. Die Ausgangswerte wurden lediglich in einem Falle wieder erreicht. In drei Fällen war auch längere Zeit nach der Behandlung das Auftreten von Spermatozoen nicht mehr festzustellen, so daß hier also iatrogen eine Azoospermie bleibenden Charakters gesetzt wurde. Betrachtet man die bei diesen Patienten mit niedrigen Spermatozoenausgangswerten und posttherapeutischer Azoospermie gemachten histologischen Präparate (Abb. 1—3), dann fällt bei einem Vergleich mit Biopsieschnitten von Patienten mit Spermatozoenzahlen um 20—30 Mill. Sp./ml auf, daß alle drei Fälle primär eine Sklerosierung der

Tubuluswand bei herabgesetztem Tubulusdurchmesser aufweisen; demgegenüber sind histologische Veränderungen bei höheren Sp.-Zahlen entsprechend geringgradiger und oft nicht von einem normalen Befund zu unterscheiden (Abb. 4—6). Auf Grund dieser Befunde haben wir bereits im Jahre 1955 vor der hochdosierten Testosteron-Behandlung der Oligospermie gewarnt und auf die Notwendigkeit der Hodenbiopsie vor Beginn einer Behandlung gerade bei diesen Fällen von Infertilität hingewiesen (vgl. KIMMIG 1955). Diese Angaben wurden von McDONALD und HECKEL 1956 gleichfalls gemacht; sie geben in ihrer Arbeit an, daß "testicular morphology is the most important criterion in determining the indicating for treatment" und machen damit für die von ihnen entwickelte Oligospermiebehandlung mit hohen Testosteron-Dosen eine sehr wichtige Einschränkung.

Nachdem wir auf Grund der vorstehend geschilderten Beobachtungen keinen günstigen Eindruck von der hochdosierten Testosteronbehandlung erhalten hatten, suchten wir nach einer weniger eingreifenden Behandlungsform und entwickelten an der Klinik eine kombinierte Serumgonadotropin-Testosteron-Therapie. Sie geht davon aus, daß allein das im Serumgonadotropin enthaltene FSH die Tubuli semniferi zu einer vermehrten spermiogenetischen Aktivität anregen kann, während das Testosteron eine ausreichende Ernährung des Keimepithels bedingt. In diesem Zusammenhang ist die Erfahrung TONUTTIs aus dem Tierexperiment

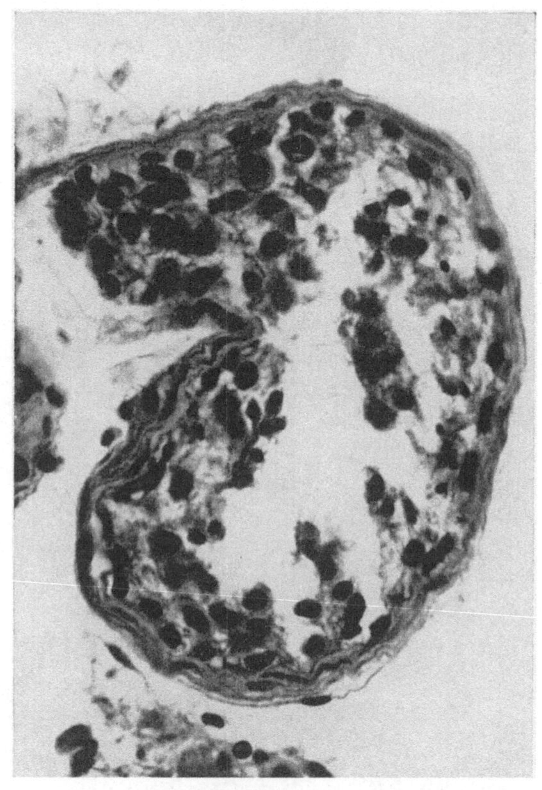

Abb. 1

Abb. 1—3. Histologische Schnitte von Patienten mit 1—8 Mill. Sp./ml (Nr. 3, 4 und 6 aus Tab. 2)

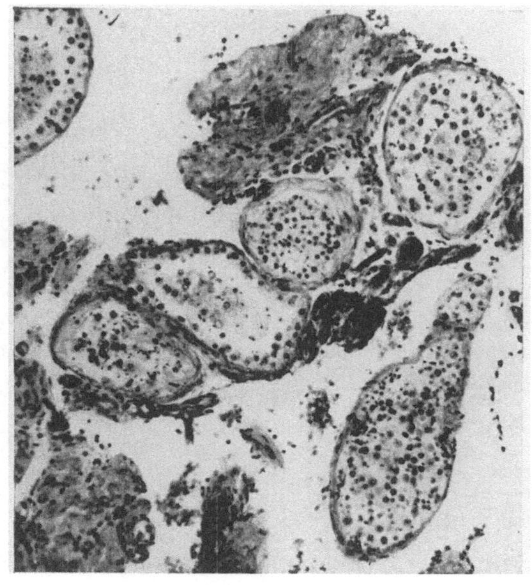

Abb. 2

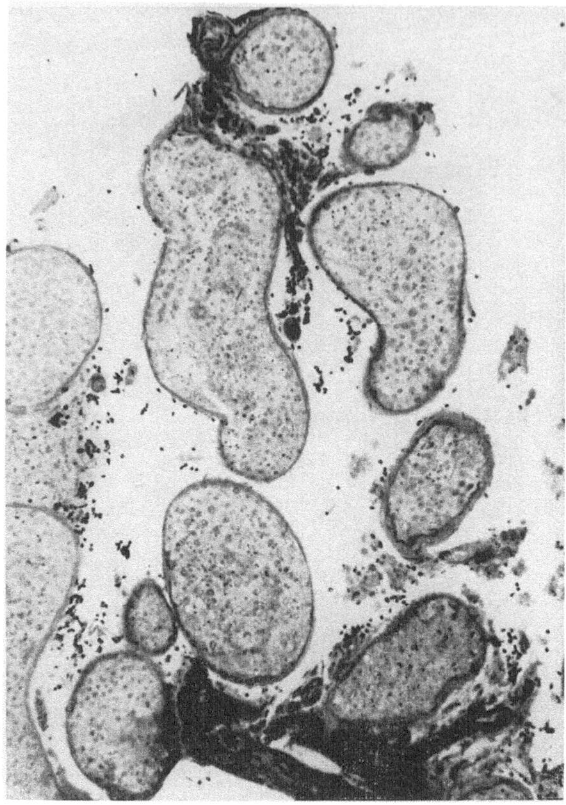

Abb. 3

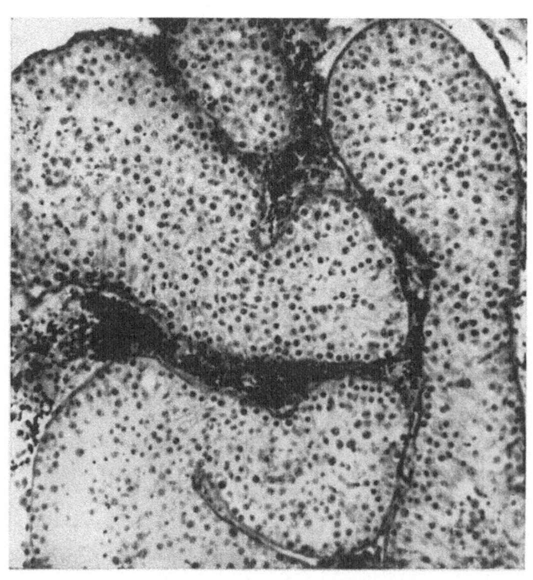

Abb. 4

bedeutungsvoll, daß nach Testosteron niemals eine Bildung befruchtungsfähiger Spermatozoen auftritt, da für die Reifeteilung und die anschließende Spermiogenese eine FSH-Aktivität erforderlich ist (Tonutti 1953).

Zur Behandlung injizieren wir zunächst Anteron und anschließend Testoviron. Die gleichzeitige Applikation beider Präparate halten wir nicht für günstig.

Folgende Dosierung hat sich uns bewährt:

2mal wöchentlich 1000 E Anteron bis zu einer Gesamtdosierung von 12000 E und anschließend 10 mg Testoviron wöchentlich bis zu einer Gesamtdosierung von 120 mg.

Ejaculatskontrollen werden sowohl nach der Anteronkur als auch nach Beendigung der gesamten „kombinierten Hormonkur" vorgenommen. Bei 54 Patienten mit einer Oligospermie konnten mit dieser Behandlung folgende Erfahrungen gemacht werden (s. Tab. 3, S. 390).

Der Motilitätsgrad wurde sowohl im Nativpräparat als auch im Eosin-Test (Schirren 1958) und im Baker-Präparat festgestellt. Die genannten Zahlenangaben sind die Mittelwerte aus allen drei Bestimmungen. Es geht aus dieser Aufstellung — die bewußt keine „gereinigte Statistik" darstellt — hervor, daß in jedem Falle ein Ansteigen

Abb. 4—6. Histologische Schnitte von Patienten mit 30—32 Mill. Sp./ml (Nr. 1, 2 und 5 aus Tab. 2)

der Spermatozoenzahlen zu beobachten war. Demgegenüber ist
eine Besserung der Motilitätsver-
hältnisse nicht in jedem Falle
festzustellen. Es kann in diesem
Rahmen allerdings nicht jeder
einzelne behandelte Fall aufgeführt werden; aus der Tabelle ist
aber ersichtlich, daß z. B. in
Gruppe A die Motilitätsverhält-
nisse rückläufig sind, was allein
auf einen einzigen Fall zurückgeht, bei dem die Motilität von
50% auf 20% absank. In allen
anderen Fällen war niemals ein
negativer Effekt zu beobachten,
vielmehr zeigte sich stets — wenngleich in unterschiedlicher Stärke
— eine Besserung des Befundes
(Abb. 7).

Fassen wir die Ihnen dargelegten Befunde zusammen, dann
ergibt sich, daß mit der kombinierten Hormonkur zweifellos eine
weniger schädliche und erheblich
wirksamere Methode zur Behandlung der Oligospermie vorhanden ist. Unsere Befunde
stehen damit keineswegs im
Widerspruch zu bekannten
Literaturangaben. So sah
Hohlweg im Tierexperiment
an geschlechtsreifen Rattenmännchen immer dann eine
bleibende Hodenatrophie,
wenn die therapeutische Dosis besonders hoch gewählt
wurde. Tonutti und Heinke
wollen für die hochdosierte
Testosterontherapie der Oligospermie nur Patienten mit
20 Mill. Sp./ml und mehr ausgewählt wissen, McDonald
und Heckel fordern die Beurteilung des histologischen
Hodenbildes vor der hochdosierten Testosteronbehand-

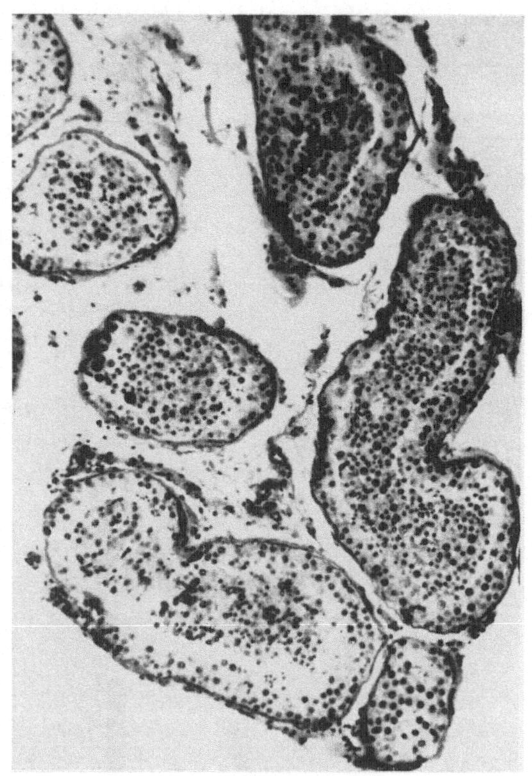

Abb. 5

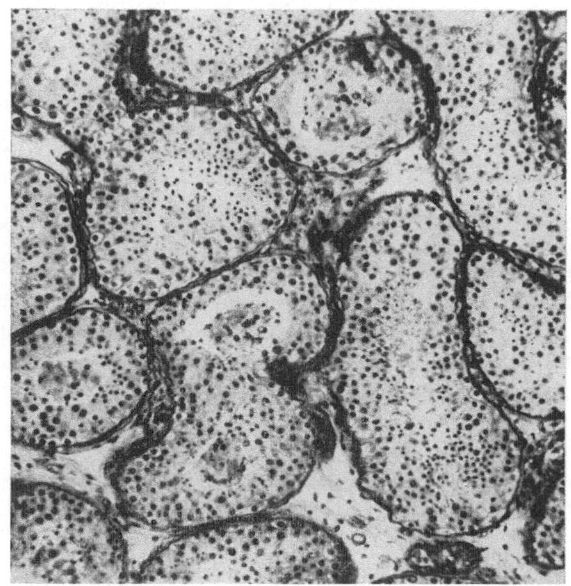

Abb. 6

Tabelle 3. *Übersicht der mit der kombinierten Hormonkur behandelten Patienten und die dabei gewonnenen Ergebnisse*

Spermatozoen/ml	Zahl der Fälle	Hormonkur	Motilitätsgrad %		Sp. Zahlen/ml
			beweglich	unbeweglich	
A. 1—10 Mill.	8	vor	64,0	36,0	4,0 Mill.
		nach	52,0	48,0	50,0 Mill.
B. 11—20 Mill.	19	vor	42,3	57,7	17,0 Mill.
		nach	53,0	47,0	37,7 Mill.
C. 21—30 Mill.	13	vor	62,2	37,8	25,4 Mill.
		nach	72,0	28,0	50,0 Mill.
D. 31—40 Mill.	14	vor	67,5	32,5	37,0 Mill.
		nach	75,5	24,5	48,5 Mill.

ung. Vergleichen wir diese Angaben mit unseren eigenen Befunden, dann hat die hochdosierte Testosterontherapie für die Behandlung der Oligospermie ihre Berechtigung verloren. Vor dieser Behandlungsform muß daher nachdrücklichst

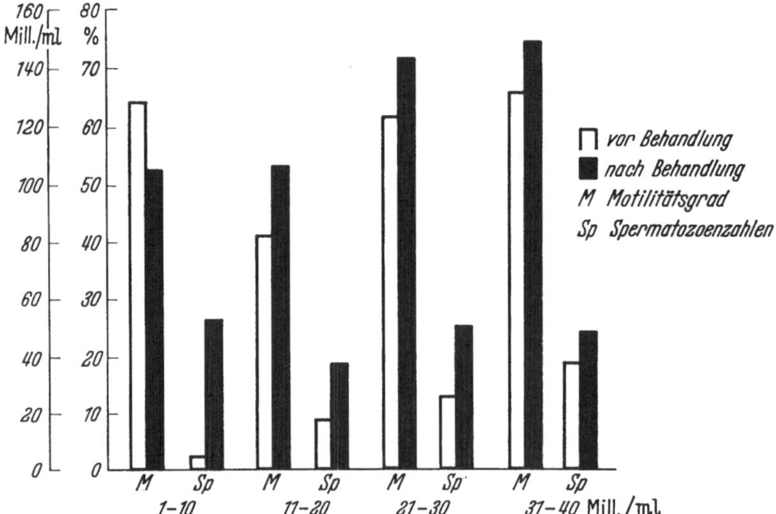

Abb. 7. Graphische Darstellung der kombinierten Hormonkurwirkung auf Spermatozoenzahl und Spermatozoenmotilität

gewarnt werden, da sie irreparable Schäden an den Hoden setzen kann. Die an der Klinik entwickelte „kombinierte Serumgonadotropin-Testosteron-Therapie" ist wesentlich weniger different und bietet offenbar größere Erfolgsaussichten im Hinblick auf eine Besserung des Spermiogrammbefundes.

Literatur

Cordonnier, J.: J. Gerontol. 7, 375 (1952); zit. nach Nikolowski 1958.
Getzoff, P. L.: Fertil. and Steril. 6, 465 (1955).
Glass: Fertil. and Steril. 3, 49 (1952); zit. nach Nikolowski 1958.
Harvey, Cl., u. M. H. Jackson: Persönliche Mitteilung.
Heckel, N. J.: The effect of hormones. Springfield, Illinois, USA: Charles C. Thomas 1951.
Heinke, E., u. E. Tonutti: Dtsch. med. Wschr. 1956, 566.

HELLER, C. G., W. O. NELSON, J. B. HILL, E. HENDERSON, W. O. MADDOCK, E. C. JUNGK, C. A. PAULSEN and G. E. MORTIMORE: Fertil. and Steril. 1, 415 (1950).

HOHLWEG, W.: Die Adaptation des Hypophysen-Zwischenhirnsystems an Keimdrüsenhormonen bei langdauernder Zufuhr. In Stoffwechselwirkungen der Steroidhormone. Heidelberg: Springer 1954.

JORES, A., u. H. NOWAKOWSKI: Wien. Z. inn. Med. 35, 97 (1954).

KIESSLING, W.: Dtsch. med. Wschr. 1959, 516.

KIMMIG, J.: Arch. Gynäk. 189, 238 (1956).

McDONALD, J. H., and N. J. HECKEL: J. Urol. 75, 990 (1956).

NIKOLOWSKI, W.: Medizinische 1958, 1471.

NOWAKOWSKI, H.: Med. Klin. 1955, 1995.

— u. H. SCHMIDT: Das Altern der männlichen Keimdrüsen. In Hormone und Psyche. Die Endokrinologie des alternden Menschen. Heidelberg: Springer 1958.

RUGNA, R. DA: Schweiz. med. Wschr. 1958, 563 u. 587.

SCHIRREN, C.: Arch. klin. exp. Derm. 207, 63 (1958).

— Z. Haut- u. Geschl.-Kr. 23, 345 (1957).

— u. G. GITTERMANN: Klin. Wschr. 1959, 80; hier ausführliche Literaturangaben.

TONUTTI, E.: Über die Strukturelemente des Hodens und ihr Verhalten unter experimentellen Bedingungen. In Zentrale Steuerung der Sexualfunktionen. Die Keimdrüsen des Mannes. I. Symp. dtsch. Ges. f. Endokrinologie. S. 146. Heidelberg: Springer 1955.

VASTERLING, H. W.: Med. Mitt. (Schering) 19, 103 (1958).

WEINSTEIN, M. S.: Proc. I. World-Congress Fertil. and Steril. New York 1953; zit. nach NIKOLOWSKI 1958.

WEYENETH, R.: Gynaecologia (Basel) 134, Suppl. (1952).

Diskussion

W. HOHLWEG (Berlin):

Ich möchte darauf hinweisen, daß wir auch nach sehr hohen Oestrogen- oder Androgendosen *keine bleibende* Hodenhemmung erzielen konnten. Selbst völlig atrophische Hoden erholen sich nach einiger Zeit. Die kombinierte Anwendung von Testosteron und Choriongonadotropin ergibt allerdings tierexperimentell und klinisch besonders gute Resultate. Klinisch ist die Kombination mit Choriongonadotropin vorzuziehen, weil es dabei nicht wie bei Verwendung von artfremdem Gonadotropin zur Antihormonbildung kommt.

H. RAUSCHER (Wien):

Frage an, wieviele Schwangerschaften nach der von Herrn SCHIRREN empfohlenen Therapie eingetreten sind?

K. SCHÖFFLING (Frankfurt):

Zum Vortrag von Herrn SCHIRREN möchte ich noch kurz bemerken, daß auch wir bei 17 unserer jüngeren Diabetiker eine längere kombinierte Behandlung mit Choriongonadotropin und Testosteron durchgeführt haben. Ich konnte vorhin auf die Erfahrungen mit dieser Therapieform nicht eingehen. Bei 10 Kranken hat diese Behandlung zum Erfolg geführt, bei den übrigen ist sie noch nicht abgeschlossen. Die Erektionsimpotenz verschwand, und die Spermabefunde besserten sich so wesentlich, daß heute die Fertilität sicher nicht mehr beeinträchtigt ist. Die Hodengröße ändert sich nur selten, die Prostata erreichte jedoch in der Mehrzahl wieder ihr normales Volumen. 4 Patienten mit zunächst schwerer Keimdrüsenunterfunktion haben inzwischen ein Kind gezeugt. Am meisten überraschte uns die Tatsache, daß bei einem Teil der Kranken durch die kombinierte Behandlung ein zumindest vorläufiger Dauererfolg erreicht wurde.

K. WALTER (Heidelberg):

Ich möchte Herrn SCHIRREN fragen, ob bei den von ihm mit der Kombination von PMS und Testosteron behandelten Patienten vorher eine vergleichende Therapie mit Testosteron bzw. Choriongonadotropin allein durchgeführt wurde. Dies ist für die Beurteilung der Zweckmäßigkeit der von Herrn SCHIRREN vorgeschlagenen Behandlung wesentlich. Wir haben bei unserem Krankengut den Eindruck gewonnen, daß entweder mit Choriongonadotropin oder mit Testosteron die Spermatogenese angeregt werden kann oder aber keines der beiden Medikamente einen Behandlungserfolg bringt. Es wäre nun wichtig zu wissen, ob die empfohlene Kombinationstherapie PMS-Testosteron auch bei einemVersagen einer über ausreichend langen Zeitraum hin durchgeführten Behandlung mit z. B. Testosteron allein die Spermatogenese in Gang zu bringen vermag.

C. Schirren (Hamburg):

Ich darf zunächst Herrn Prof. Hohlweg antworten, daß wir ganz bewußt das Serumgonadotropin für die „kombinierte Hormonkur" herangezogen haben, da nach unserer Auffassung und den von mir angegebenen Literaturmitteilungen ausschließlich das im Serumgonadotropin in großer Menge vorhandene FSH befähigt ist, befruchtungsfähige Spermatozoen zu bilden. Im Choriongonadotropin ist demgegenüber sehr viel weniger FSH, dagegen ein größerer Prozentsatz an ICSH vorhanden. Meine Bemerkung über Ihre Angabe einer bleibenden Azoospermie nach hohen Hormondosen ist Ihrer Arbeit „Die Adaptation des Hypophysen-Zwischenhirnsystems an Keimdrüsenhormone" (Stoffwechselwirkungen der Steroidhormone — 2. Symp. der Dtsch. Ges. f. Endokrinologie. Heidelberg: Springer 1955) entnommen.

Zu Herrn Rauscher und Herrn Schöffling: Von den hier mitgeteilten und spermiologisch exakt nachuntersuchten 54 Oligospermie-Patienten können nicht alle für die Beantwortung der von Ihnen aufgeworfenen Fragestellung herangezogen werden, da der Beobachtungszeitraum noch zu kurz ist. Bisher sind Erfolge im Sinne der Geburt eines lebenden und gesunden Kindes in 30% der behandelten Fälle eingetreten. Allgemein muß man zu diesem Fragenkomplex sagen, daß der Androloge nicht nur den Ehemann, sondern ebenso die Ehefrau mitberaten sollte; denn entscheidendes Anliegen eines jeden sich mit Fertilitätsfragen beschäftigenden Arztes ist die Behandlung der kinderlosen Ehe. Wenn aber aus technischen Gründen Mann und Frau nicht vom gleichen Arzt untersucht werden können, so sollte zwischen dem Arzt des Mannes und dem Arzt der Frau ein besonders enger Kontakt bestehen, wie er z. B. zwischen der Hautklinik Eppendorf und der Univ. Frauenklinik Eppendorf sowie mit zahlreichen praktischen Gynäkologen in Hamburg und Umgebung in sehr glücklicher Form besteht.

Zu Herrn Walter: Unter den bisher von mir behandelten Patienten habe ich lediglich einmal eine echte Allergie gegenüber Serumgonadotropin gesehen. Die von Ihnen angeschnittene Frage der Antihormonbildung läßt sich klinisch sicher sehr leicht beantworten, da derartig behaftete Patienten keinen Effekt am Keimepithel mit Besserung der Spermatozoenzahlen und Spermatozoenmorphologie zeigen dürfen. Abschließend darf ich noch einmal darauf hinweisen, daß mir daran lag, Ihnen zu zeigen, wie schwierig die Behandlung einer Oligospermie und wie wichtig für die Prognosestellung bei einer Oligospermie die Hodenbiopsie vor der Behandlung ist. Denn mit einer sklerosierten Tubuluswand sinken die therapeutischen Chancen erheblich. Die hochdosierte Testosteronbehandlung hat für die Therapie der Oligospermie keine Berechtigung mehr. An ihrer Stelle bietet die „kombinierte Serumgonadotropin-Testosteron-Kur" bei geringerer Schädigungsmöglichkeit bessere Erfolgsaussichten.

Aus der Univ.-Frauenklinik der Freien Universität Berlin
(Direktor: Prof. Dr. Dr. h. c. F. v. Mikulicz-Radecki)

Die Beeinflussung des Harnsteroidspektrums bei Gesunden im geschlechtsreifen Alter durch menschliches Choriongonadotropin*

Von

J. Hammerstein

Mit 5 Abbildungen

Das aus dem Harn gravider Frauen stammende Choriongonadotropin (HCG) wirkt bekanntlich ähnlich wie das hypophysäre Luteinisierungshormon auf die Keimdrüsen beiderlei Geschlechts nachhaltig ein. Während über die HCG-abhängigen, hormonalen Veränderungen bei Patienten mit gestörter Keimdrüsenfunktion eine Reihe von Untersuchungen vorliegt, sind nur spärliche Angaben über die Verhältnisse bei Gesunden im geschlechtsreifen Alter erhältlich. Wir haben daher das Verhalten des Harnsteroidspektrums unter dem Einfluß von HCG-Applikationen bei Gesunden überprüft. Die bei 4 männlichen Probanden sowie bei 4 Frauen während der Sekretionsphase und bei 2 Frauen während der Proliferationsphase gewonnenen Ergebnisse können als Grundlage für Untersuchungen bei pathologischen Zuständen dienen.

Aus zusammen mit Foerder und Obrecht (1959) durchgeführten Versuchen an 17 Männern und 16 Frauen wissen wir, daß die 17-Ketosteroidausscheidung bei täglichen HCG-Injektionen erst nach einer Latenz von 2—3 Tagen anzusteigen pflegt und ihr Maximum meist erst am 4.—5. Injektionstag erreicht (Abb. 1).

Zur Erzielung einer optimalen Keimdrüsenstimulation verabfolgten wir daher bei unseren Untersuchungen HCG („Primogonyl" Schering) an fünf aufeinanderfolgenden Tagen intramuskulär in Einzeldosen von jeweils 1000 iE oder 5000 iE.

Bei den vorliegenden Untersuchungen wurden die Oestrogene nach Brown (1955), Pregnandiol nach Klopper u. a. (1955), die „Gesamt-17-Hydroxysteroide"

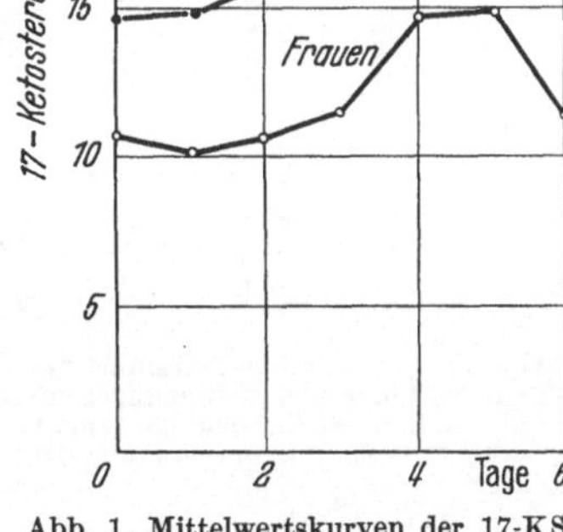

Abb. 1. Mittelwertskurven der 17-KS-Ausscheidung nach HCG-Belastung bei gesunden Männern und Frauen

---

* Mit Unterstützung der Deutschen Forschungsgemeinschaft.

(Corticoide) nach Appleby u. a. (1955) und die 17-Ketosteroide modifiziert nach Zimmermann bzw. Drekter u. a. (s. Hammerstein u. a. 1959) bestimmt. Die Fraktionierung der 17-Ketosteroide erfolgte säulenchromatographisch nach Dingemanse u. a. (1952), die Aufarbeitung der Harnextrakte hierfür nach Lieberman u. a. (1954).

Gesunde, männliche Probanden (Abb. 2 u. 3). Bei den männlichen Probanden ergab der Vergleich der chromatographischen *Fraktionierung der 17-Ketosteroide* vor dem HCG-Test und während des Tests zur Zeit des maximalen 17-Ketosteroidanstieges, daß meist zwar alle Fraktionen an der vermehrten 17-Ketosteroidausscheidung Anteil haben, daß von der Steigerung — relativ betrachtet — aber hauptsächlich die Fraktionen IV und V zusammengenommen betroffen sind. Diese beinhalten vornehmlich Androsteron und Ätiocholanolon, beides Substanzen, die als Stoffwechselendprodukte des Testosterons gelten (Abb. 2). Birke u. a. (1954) sind in einem Falle zu ähnlichen Resultaten gelangt. Unsere Ergebnisse stehen damit in Übereinstimmung mit den herrschenden Vorstellungen, wonach HCG auf die Leydigschen Zwischenzellen des Hodens im Sinne einer Stimulierung der Testosteronbildung einwirkt.

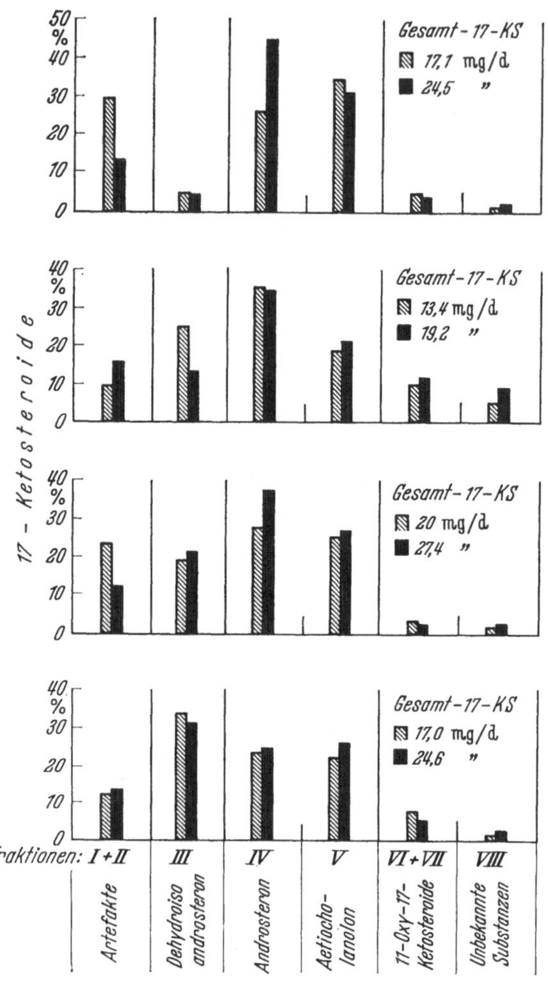

Abb. 2. 17-KS-Chromatogramme vor und während des HCG-Tests bei 4 männlichen Probanden im Alter zwischen 23 und 32 Jahren. ▨ Chromatogramme vor dem HCG-Test. ■ Chromatogramme beim HCG-Test

Die *Oestrogenausscheidung* wurde bei den männlichen Probanden infolge der HCG-Stimulation verdoppelt bis verachtfacht! Dieser Anstieg ist erheblich größer als derjenige der 17-Ketosteroide, und erreicht schon am 2. Injektionstag maximale Werte (Abb. 3). Die Oestrogenreaktion beim HCG-Test ist also ein sehr viel empfindlicheres Kriterium für die Hodenfunktion als die Veränderungen der 17-Ketosteroidausscheidung! Auf ähnliche Verhältnisse bei Pat. mit Keimdrüsenfunktionsstörungen haben Maddock u. a. (1952) hingewiesen. In Anbetracht dieser sehr eindeutigen Steroidhormonanstiege im Harn während einer HCG-Applikationsserie ist es erstaunlich, wie selten vom HCG-Test als Funktionsprobe für die endokrine Leistungsfähigkeit des Hodens Gebrauch gemacht wird.

Zwischen dem Verhalten der 17-Ketosteroide und dem der Oestrogene während des HCG-Tests besteht keine nachweisbare Korrelation — ein Befund, der nicht zugunsten der Annahme spricht, daß die Synthese von Oestrogenen und Androgenen

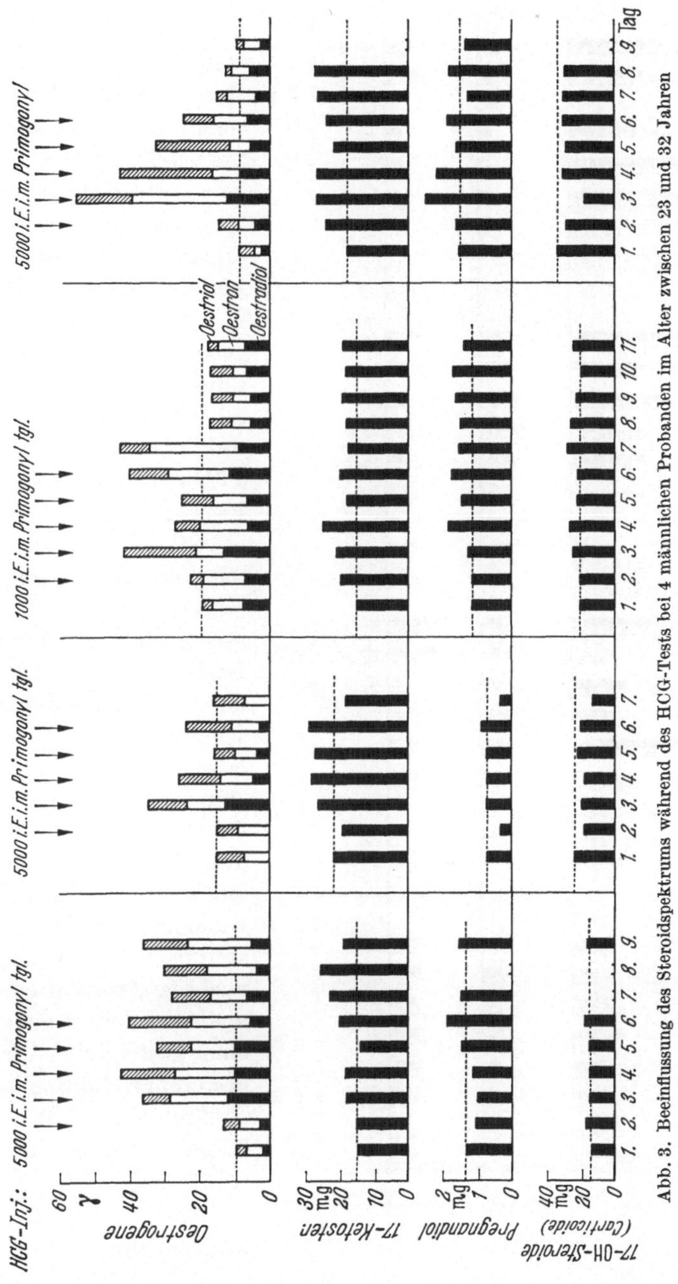

im Hoden eng miteinander verknüpft ist. Aus der Beobachtung, daß die höchsten Oestrogenwerte — zeitlich betrachtet — stets vor den 17-Ketosteroidmaxima anzutreffen sind, kann ebenfalls gefolgert werden, daß die testiculären Oestrogene nicht einfach als Umwandlungsprodukte der hauptsächlich gebildeten Androgene aufzufassen sind. Die zeitliche Differenz der Ausscheidungsspitzen kann auch nicht mit Unterschieden zwischen den beiden Hormongruppen hinsichtlich Metabolismus bzw. Nierenclearance erklärt werden; denn es ist ja bekannt, daß die 17-Ketosteroidausscheidung bereits in den ersten 24 Std. nach einer Testosteroninjektion anzusteigen pflegt. Unsere Ergebnisse sprechen jedenfalls mehr für eine voneinander unabhängige testiculäre Synthese von Oestrogenen und Testosteron (vgl. Leach u. a. 1956). Die heute vorherrschende Ansicht, daß bei der Bildung der Oestrogene Androgene als biosynthetische Zwischenprodukte auftreten („Prooestrogene" s. Simmer 1958), wird von dieser Feststellung nicht berührt.

Oft ist auch ein geringer Anstieg des *Harnpregnandiols* während des HCG-Tests zu beobachten (Abb. 3 u. unveröffentlichte Beobachtungen), die Veränderung der Pregnandiolausscheidung scheint in einer gewissen Korrelation zur Reaktion der 17-Ketosteroide zu stehen. Mit allem Vorbehalt möchten wir annehmen, daß sich hierin eine gesteigerte Bildung testiculären Progesterons widerspiegelt, das in der Testosteronsynthese bekanntlich eine wichtige Position einnimmt. Auf analoge Verhältnisse bezüglich einer gesteigerten adrenalen Progesteronproduktion unter dem Einfluß von ACTH bei Kastraten haben kürzlich Klopper u. a. (1957) hingewiesen.

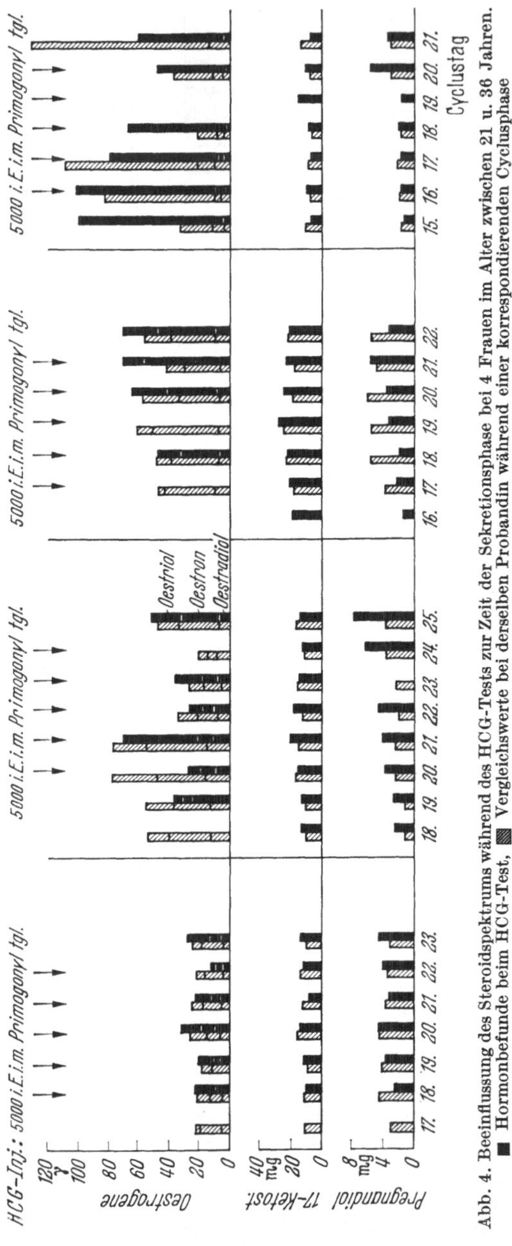

Abb. 4. Beeinflussung des Steroidspektrums während des HCG-Tests zur Zeit der Sekretionsphase bei 4 Frauen im Alter zwischen 21 u. 36 Jahren. ■ Hormonbefunde beim HCG-Test, ▨ Vergleichswerte bei derselben Probandin während einer korrespondierenden Cyclusphase

Als einzige der von uns untersuchten Hormongruppen bleibt die *Corticoidausscheidung* während der HCG-Belastung unbeeinflußt. Dies ist ein weiterer Anhaltspunkt dafür, daß die Steroidhormonbildung der Nebennierenrinde nicht unter der Kontrolle von HCG bzw. Luteinisierungshormon steht.

Gesunde Frauen in der Sekretionsphase (Abb. 4). Führt man den HCG-Test bei Frauen in der frühen Sekretionsphase durch, dann sind die Veränderungen des Steroidspektrums im Harn, abgesehen von einer mäßigen *17-Ketosteroid-erhöhung* im Harn, die auch fehlen kann (s. HAMMERSTEIN u. a. 1959), erstaunlich gering. Auch die Gegenüberstellung der 17-Ketosteroidchromatogramme vor und während des HCG-Tests zeigt keine typischen Veränderungen, was in Anbetracht der geringen HCG-bedingten 17-Ketosteroidanstiege der hierbei untersuchten Probandinnen nicht verwunderlich ist. Einmal fanden wir allerdings eine isolierte, starke Vermehrung des Dehydroisoandrosterons in der Fraktion III. Gleichzeitig war die Corticoidausscheidung erheblich gesteigert; außerdem klagte die Prob. an diesem Tag über erhebliche Schmerzen am Injektionsort. Diese Veränderungen der Steroidhormonausscheidung sind kennzeichnend für eine unspezifische Nebennierenrindenstimulation ("stress"). Sie dürfen nicht mit den ganz anders gearteten HCG-Reaktionen verwechselt werden. Bei fraglichen Fällen ist es daher ratsam, die HCG-Spezifität eines 17-Ketosteroidanstieges durch gleichzeitige Corticoidbestimmungen zu erhärten.

Vergleicht man die *Oestrogen- und Pregnandiolausscheidung* während des Tests mit den Hormonwerten einer korrespondierenden Cyclusphase ohne HCG-Stimulation, so ist keinerlei eindeutige Veränderung nachweisbar. Man wird diese überraschenden Befunde nur in dem Sinne deuten können, daß die Ovarien in der

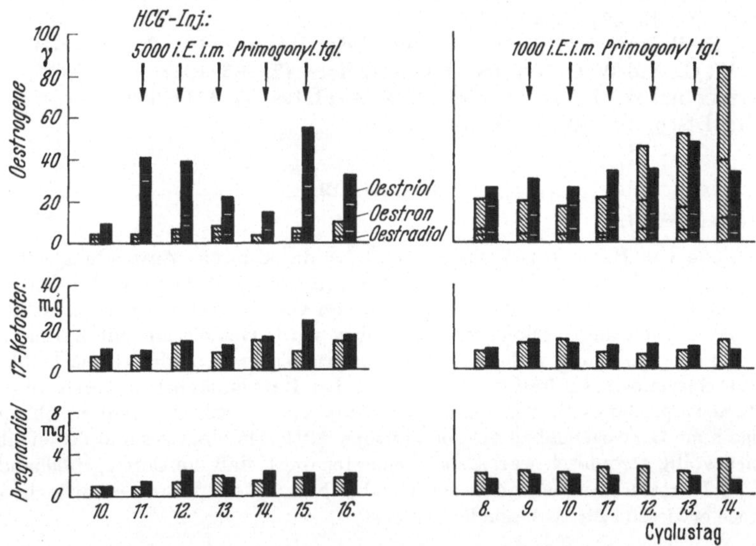

Abb. 5. Beeinflussung des Steroidspektrums während des HCG-Tests zur Zeit der Proliferationsphase bei 2 Frauen im Alter von 22 bzw. 27 Jahren. ■ Hormonbefunde beim HCG-Test, ▨ Vergleichswerte bei derselben Probandin während einer korrespondierenden Cyclusphase

frühen Sekretionsphase durch hypophysäre Gonadotropine bereits so optimal stimuliert werden, daß eine Steigerung der ovariellen Hormonbildung selbst bei exzessiver Gonadotropinzufuhr nicht mehr möglich ist.

Gesunde Frauen in der Proliferationsphase (Abb. 5). Von den beiden untersuchten Probandinnen zeigte die eine einen tiefergehenden Eingriff in das Cyclusgeschehen. Es kam zu einer vorzeitigen Steigerung der Oestrogenproduktion, wohingegen das Pregnandiol keine charakteristische Beeinflussung aufwies. Die Menses setzten 6 Tage früher als normal ein. Möglicherweise hat es sich in diesem Fall um eine HCG-bedingte Unterdrückung des Follikelsprunges mit einer Oestrogenabbruchblutung gehandelt. Bei der anderen Probandin wurde der Cyclusablauf nicht beeinträchtigt; auch die Hormonausscheidungen waren gegenüber den Kontrollwerten kaum verändert. Die am 18. und 19. Cyclustag ermittelten Pregnandiolwerte im Harn wiesen auf eine normale Corpus luteum-Funktion hin.

Vielleicht hängt die unterschiedliche Reaktionsweise dieser beiden Probandinnen mit der verschieden hohen Dosierung zusammen (s. Abb. 5). Zur Klärung der Reaktionsweise gesunder Frauen während der Proliferationsphase beim HCG-Test sind weitere Untersuchungen erforderlich.

Literatur

Appleby, J. I., G. Gibson, J. K. Norymberski and D. R. Stubbs: Biochem. J. **60**, 453 (1955).
Birke, G., G. B. Franksson u. L.-O. Plantin: Acta endocr. (Kbh.) Suppl. **17** (1954).
Brown, J. B.: Biochem. J. **60**, 185 (1955).
Dingemanse, E., L. G. Huis in't Veld and S. L. Hartogh-Katz: J. clin. Endocr. **12**, 66 (1952).
Hammerstein, J., E. Foerder u. V. Obrecht: Acta endocr. **31**, 505 (1959).
Klopper, A., E. Michie and J. B. Brown: J. Endocr. **12**, 203 (1955).
— J. A. Strong and L. R. Cook: J. Endocr. **15**, 180 (1957).
Leach, R. B., W. O. Maddock, I. Tokuyama, C. A. Paulsen and W. O. Nelson: Rec. Progr. Hormone Res. **12**, 377 (1956).
Lieberman, S., B. Mond and E. Smyles: Rec. Progr. Hormone Res. **9**, 113 (1954).
Maddock, W. O., and W. O. Nelson: J. clin. Endocr. **12**, 985 (1952).
— M. Epstein and W. O. Nelson: Ann. N. Y. Acad. Sci. **55**, 657 (1952).
Simmer, H.: Dtsch. med. Wschr. **83**, 349 (1958).

Diskussion

W. Hohlweg (Berlin):

Die Befunde von Herrn Hammerstein sind für die klinische Anwendung von HCG bei Potenzstörungen und der Sterilität des Mannes von großer Bedeutung. Die Tatsache, daß HCG beim Mann die Zwischenzellen zur Produktion von Testosteron anregt, ist der Grund, daß durch HCG auch die Spermiogenese gefördert wird. Gemeinsam mit Zahler habe ich bewiesen, daß das von den Zwischenzellen produzierte Testosteron direkt und nicht über den Blutweg die Spermiogenese fördert. Ich konnte bei Rattenmännchen durch Implantation eines Testosteronpreßlings in einen Hoden Potenz und Fertilität erhalten, obwohl durch gleichzeitige hohe Oestrogengaben die gonadotrope Aktivität blockiert und der nicht implantierte Hoden völlig atrophisch war. Es ist bemerkenswert, daß die Oestrogenbehandlung bei gleichzeitiger Testosteronimplantation den Geschlechtstrieb der Männchen nicht hemmte, im Gegenteil, sie erwiesen sich als besonders aktiv.

H. Nowakowski (Hamburg):

Mich interessiert die Frage, ob bzgl. der Steroidausscheidung nach HCG eine Dosisabhängigkeit besteht. Amerikanische Autoren fanden bei Dosen von 1000 iE HCG den gleichen quantitativen Effekt wie nach 10—20000 iE. Bevor man den HCG-Test für die Beurteilung der Leydigzell-Funktion benutzt, scheint mir die Klärung dieser Frage sehr wesentlich.

O. Weller (Gießen):

Durch Verabreichung von 7 × 1000 E Choriongonadotropin innerhalb 14 Tagen ist bei Vorliegen eines präpuberalen oder ungenügend entfalteten Hodens ein Anstieg der Harn-17-Ketosteroide um über 50% auszulösen. Bei Vorliegen eines reifen Hodens kommt es zu einer

Erhöhung um maximal 35%, bei primärem Hodenschaden tritt keine vermehrte Ausscheidung der Harnsteroide ein. Dieser unterschiedliche bzw. fehlende Stimulationseffekt erlaubt es, mit dem sog. Choriongonadotropin-Test

1. den primären vom sekundären Hypogonadismus zu unterscheiden,
2. den unvollständigen sekundären Hypogonadismus aufzudecken.

J. HAMMERSTEIN (Berlin):

Hinsichtlich der Dosisabhängigkeit der Steroidhormonreaktion beim HCG-Test beschränken sich unsere Erfahrungen auf die 17-Ketosteroidausscheidung (s. HAMMERSTEIN u. a. 1959). Für den Routinetest reichen 5 Injektionen zu 1000 iE eines handelsüblichen HCG-Präparates mit Sicherheit aus. Bei Verfünffachung dieser Dosierung sind zwar zuweilen ausgiebigere Reaktionen zu beobachten; eine prinzipiell andersgeartete Reaktionsweise (z. B. Positivwerden eines Tests) ist dagegen keinesfalls zu erwarten. Bei Frauen sollte die Einzeldosis von 1000 iE wegen der vor allem in letzter Zeit bekanntgewordenen HCG-Nebenwirkungen nicht überschritten werden.

Aus der Universitäts-Frauenklinik Kiel (Direktor: Prof. Dr. E. Philipp)

Die Stimulierung des Ovars durch Gonadotropine, gemessen mit Hilfe radioaktiven Phosphors[*, **]

Von

Karl-Ludwig Petersohn

Mit 6 Abbildungen

Mangels geeigneter quantitativer chemischer Gonadotropinbestimmungsmethoden sind wir auf biologische Teste angewiesen. Diese erfüllen selten in idealer Weise die an sie gestellten Forderungen, nämlich Spezifität, Empfindlichkeit, Genauigkeit, Einfachheit und Reproduzierbarkeit. Es nimmt daher nicht wunder, daß in den letzten Jahren von verschiedener Seite Versuche unternommen wurden, mit Hilfe der künstlichen radioaktiven Isotope die Prinzipien der biologischen Testverfahren zu modifizieren und damit zu exakteren Aussagen zu gelangen. So prüften Borrel und Holmgren 1949 die Anreicherung von Radiophosphor in der Schilddrüse infantiler Meerschweinchen nach Thyrotrophingaben und fanden eine graduelle Abhängigkeit bei hoher Empfindlichkeit. Ebenfalls die Relation zwischen thyreotropem Hormon und P^{32}-Anreicherung in der Schilddrüse wurde von Lamberg und Lamberg untersucht. Von Brown, Woodbury und Sayers wurde die Radiophosphor-Konzentration der Kropfdrüsen bei 6 bis 8 Wochen alten Tauben als Kriterium der Prolactin-Stimulierung empfohlen.

Die Wirkung von Choriongonadotropingaben auf die P^{32}-Anreicherung in der Prostata und Samenblase infantiler Ratten wurde von Manaro, Hill und Fournier 1954 untersucht, wobei eine signifikante Aktivitätsvermehrung schon nach 0,5 iE HCG erzielt wurde. Schließlich konnten Nati und Odeblad 1955 bei infantilen Mäusen eine verstärkte P^{32}- und S^{35}-Konzentration im Ovar nach Einsetzen der Geschlechtsreife messen. Die letztgenannten Autoren fanden nach Gaben von Stutenserumgonadotropin eine statistisch gesicherte Zunahme der Radioschwefel-Anreicherung, während sie dies für P^{32} nicht beobachten konnten.

Alle genannten Autoren gingen von der sicher zutreffenden Annahme aus, daß die stimulierenden Hypophysen-Vorderlappenhormone in den primären und sekundären Erfolgsorganen eine Stoffwechselsteigerung verursachen. Die Intensivierung des Kohlenhydratstoffwechsels kann dank seiner phosphorylierten Intermediärprodukte ebenso durch eine P^{32}-Bestimmung erfaßt werden wie der Umsatz der phosphorhaltigen Nucleinsäuren, Proteine und Lipoide. Autoradiographische Untersuchungen am Ovar verschiedener Versuchstiere (Odeblad 1952

---

[*] Mit Unterstützung der Deutschen Forschungsgemeinschaft.

[**] Vorgetragen auf dem 6. Symposion der Deutschen Gesellschaft für Endokrinologie 28.—30. 4. 1959 in Kiel.

PETERSOHN 1958) bestätigen diese Annahme. Zwei Autoradiogramme von Kaninchenovarien, einmal ohne voraufgegangene Gonadotropinstimulierung (Abb. 1) und einmal nach Gaben von PMS und HCG (Abb. 2) mögen dies demonstrieren. Die exzessive Radiophosphoranreicherung in den Granulosazellbezirken reifender und Graafscher Follikel, in den Corpora lutea und teilweise auch im interstitiellen Gewebe ist deutlich. Durch chemische Fraktionierung konnte nachgewiesen werden, daß hierbei mehr als die Hälfte des eingebauten Radiophosphors an Nucleinsäuren gebunden ist.

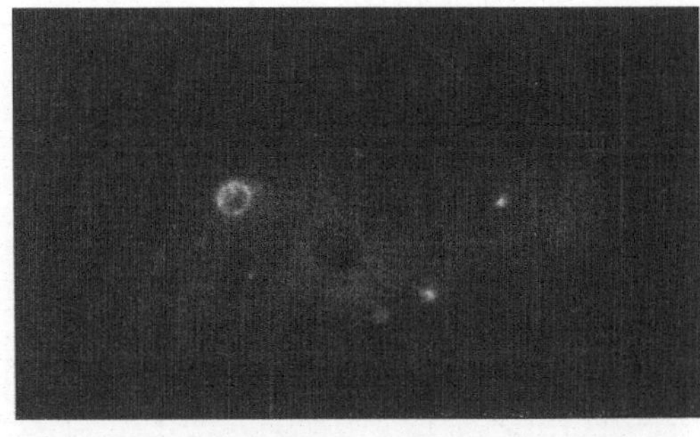

Abb. 1. Kontakt-Autoradiogramm eines Kaninchenovars, unbehandelt. Links oben: Granulosasaum eines Sekundärfollikels. (5 mC P^{32} 24 Std. vor Obduktion. Formolfixierung. Paraffinschnitt 10μ. Vergr. 3mal)

Die quantitative Abhängigkeit des P^{32}-Umsatzes im Ovar vom Ausmaß der Gonadotropin-Stimulierung untersuchte ich bei infantilen Mäusen von 6—9 g Körpergewicht.

Insgesamt 121 Tiere erhielten Stutenserum-Gonadotropingaben (Predalon-S „Organon") und 110 Tiere ein Choriongonadotropinpräparat (Predalon „Organon"). In Gruppen von je 17—20 Mäusen wurden 1,5; 3; 6; 12,5; 25; 50 und 100 iE PMS bzw. HCG in jeweils 0,5 ml Lösungsmittel subcutan injiziert. Die Tötung erfolgte 72 Std. später durch Leuchtgas. Außerdem erhielten die Tiere 24 Std. vor der Tötung je 200 μC P^{32} in 0,5 ml Kochsalzlösung subcutan appliziert. Eine Kontrollgruppe von 40 Mäusen bekam lediglich Radiophosphor ohne vorherige Gonadotropinstimulierung. Nach der Sektion wurden beide Ovarien gemeinsam sowie die Uteri gewogen und anschließend feucht verascht. Die

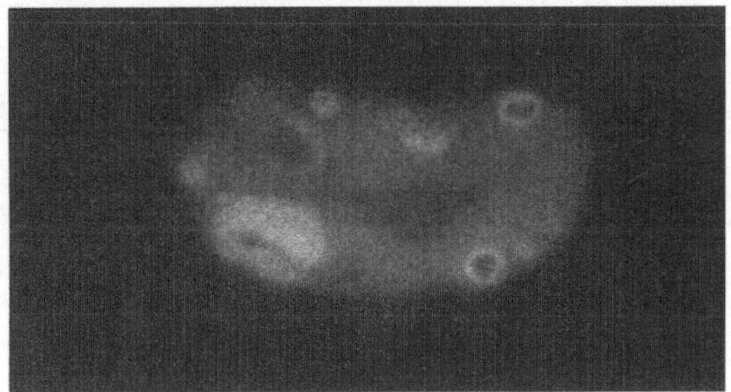

Abb. 2. Kontakt-Autoradiogramm vom Ovar eines mit PMS und HCG vorbehandelten Kaninchens bei gleicher Technik wie Abb. 1. Links unten Corpus luteum in Blüte

β-Aktivität der Veraschungsflüssigkeit wurde bei gleichbleibenden geometrischen Bedingungen mittels eines Geiger-Müller-Endfensterzählrohres gemessen. Nach Durchführung der notwendigen rechnerischen Korrekturen für Halbwertzeit, Nulleffekt und Stottereffekt wurden die Impulszahlen pro Minute registriert.

Die Abb. 3 zeigt die Ovarialgewichte nach PMS-Stimulierung in ihrer Dosisabhängigkeit, wobei die Streubreite der Messungen durch den Bereich des sog. dreifachen mittleren Fehlers dargestellt wurde. Die

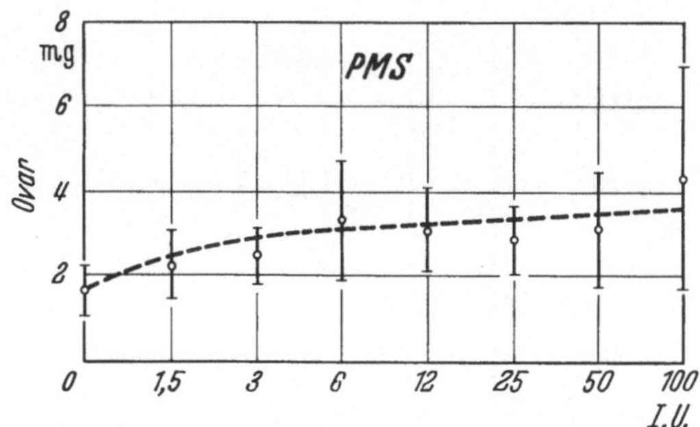

Abb. 3. Ovarialgewichte infantiler Mäuse nach PMS-Stimulierung

unempfindliche Gewichtsreaktion der Mäuseovarien auf PMS war zu erwarten. Die Zunahme der P^{32}-Anreicherung (Abb. 4) bei ansteigender PMS-Dosierung ist

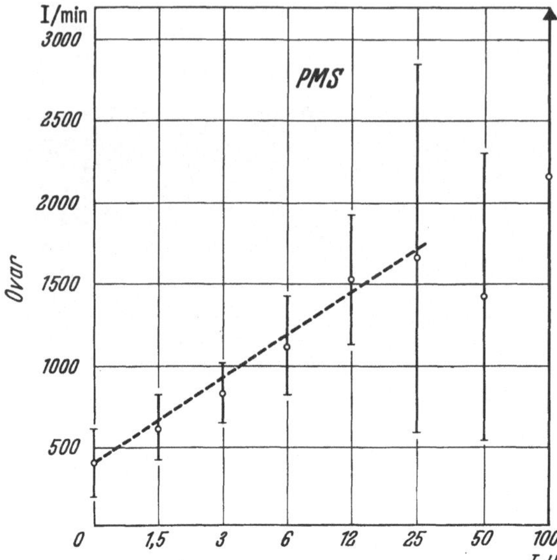

Abb. 4. P³²-Anreicherung im Ovar infantiler Mäuse nach PMS-Gaben

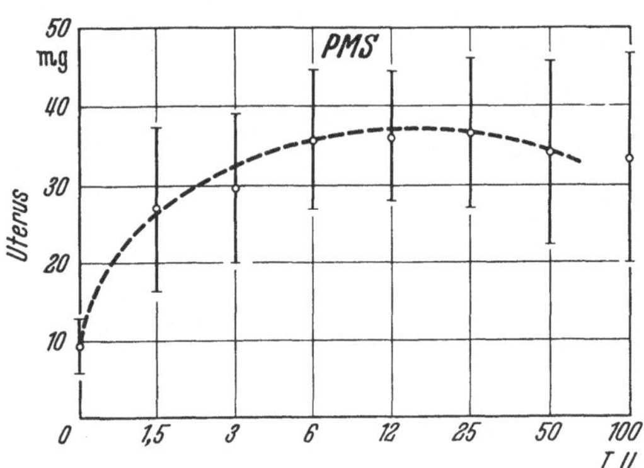

Abb. 5. Uterusgewichte infantiler Mäuse nach PMS-Stimulierung

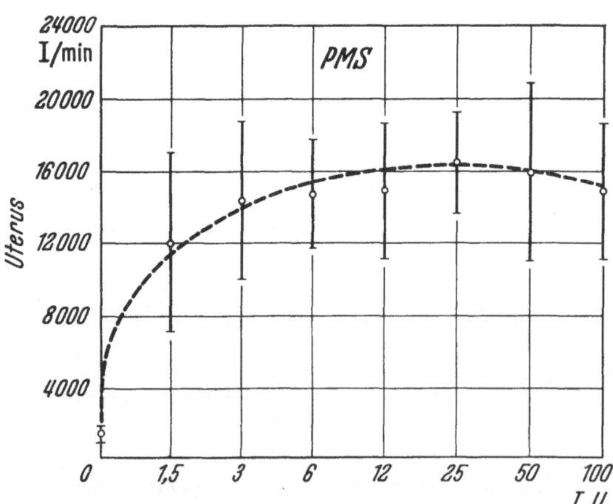

Abb. 6. P³²-Gehalt der Uteri infantiler Mäuse nach PMS-Gaben

wesentlich ausgeprägter. Ein nahezu linearer Anstieg bis zu Gaben von 25 Einheiten und die bis zu 12,5 iE durchaus vertretbare geringe Streubreite geben zur Hoffnung Anlaß, daß sich hier Ansätze für ein Testverfahren finden lassen.

Der Uterus als sekundäres Erfolgsorgan zeigte in der gleichen Versuchsreihe einen steilen Gewichtsanstieg nach niedriger PMS-Dosierung, wie dies vom Klinefelter-Test bekannt ist (Abb. 5). Nach stärkerer PMS-Stimulation ist jedoch kein weiterer Anstieg der Gewichtskurve zu verzeichnen, die Reaktionsfähigkeit des Mäuseuterus ist sodann erschöpft. Die Streubreite der gefundenen Werte ist auch im Beginn des Kurvenverlaufes recht hoch. Die P³²-Anreicherung im Uterus (Abb. 6) ergibt einen ähnlichen Kurvenverlauf wie das Gewicht, so daß hierbei die β-Aktivitätsmessung keine Vorteile bietet.

In einer zweiten Versuchsreihe wurde bei sonst völlig gleichen Bedingungen die Wirkung von *Choriongonadotropin*-Gaben auf Ovarien und Uteri infantiler Mäuse überprüft. Hierbei konnte keine eindeutige Dosisabhängigkeit der Ovarialgewichte und P³²-Anreicherung im Eierstock verzeichnet werden. Wie zu erwarten, war auch die Größen- und Aktivitätszunahme der Uteri nicht so ausgeprägt und regelmäßig wie nach PMS-Stimulierung.

Aufgabe weiterer Untersuchungen in der beschriebenen Versuchsanordnung soll es sein, die Einwirkung standardisierter *Menopausen-Gondatropin*-Präparate (HMG) auf die P³²-Anreicherung infantiler Mäuseovarien zu überprüfen.

Zusammenfassung

Bei infantilen Mäusen wurden Gewicht und P^{32}-Anreicherung der Ovarien und Uteri nach Stimulierung durch PMS und HCG gemessen.

Nach PMS-Einwirkung wurde eine nur unbedeutende Gewichtszunahme, jedoch eine lineare, reproduzierbare Aktivitätssteigerung der Ovarien in Dosisabhängigkeit gefunden. Die Uteri zeigten eine hohe Ansprechbarkeit gegenüber niedriger PMS-Dosierung bei rascher Erreichung eines Maximaleffektes und erheblicher Streubreite der Ergebnisse. Der Verlauf der Gewichts- und P^{32}-Aktivitätskurven ist nahezu identisch.

Nach HCG-Stimulierung zeigten die Ovarien keinen Gewichtsanstieg und nur eine unbedeutende Aktivitätsvermehrung. Die Uteri reagierten ähnlich, wenn auch schwächer ausgeprägt, wie nach PMS-Gaben.

Literatur

Borrel, W., and H. Holmgren: Acta endocr. (Kbh.) **3**, 331 (1949).

Brown, R. W., D. M. Woodbury and G. Sayers: Proc. Soc. exp. Biol. (N. Y.) **76**, 639 (1951).

Lamberg, B.-A., and C. Lamberg: Acta endocr. (Kbh.) **19**, 249 (1955).

Manaro, J. M., W. S. Hill et J.-C. M. Fournier: Presse méd. **62**, 1537 (1954).

Nati, G., and E. Odeblad: Acta endocr. (Kbh.) **19**, 43 (1955).

Odeblad, E.: Acta radiol. (Stockh.) Suppl. **93**, 1952.

Petersohn, K.-L.: Geburtsh. u. Frauenheilk. **18**, 1399 (1958).

Aus der Frauenklinik der Medizinischen Akademie in Düsseldorf
(Direktor: Prof. Dr. med. R. Elert)

Beeinflussung der Gonadotropinausscheidung beim Menschen durch Keimdrüsenhormone

Von

R. Buchholz

Mit 1 Abbildung

Die Beeinflussung der Hypophysentätigkeit durch Keimdrüsenhormone ist schon häufig Gegenstand tierexperimenteller Untersuchungen gewesen. Doch wurde in den letzten 20 Jahren von verschiedenen Autoren auch beim Menschen insbesondere die Wirkung der Oestrogene und Androgene auf die Gonadotropinausscheidung untersucht (*1, 7—9, 12, 13, 15—23, 27, 29—31, 33, 35, 37—44, 47*). Obgleich die erhaltenen Ergebnisse in manchem differieren, klingt aus diesen Untersuchungen heraus, daß im allgemeinen große Dosen Keimdrüsenhormone einen hemmenden Einfluß auf die Gonadotropinausscheidung ausüben, während Smith und Albert (*45*), Prunty u. Mitarb. (*32*) sowie Brown, Bradbury und Jungk (*3, 4*) vermeinten, nach geringen Oestrogengaben bzw. einer einmaligen Verabreichung von Oestrogenen einen Anstieg der Gonadotropinausscheidung feststellen zu können. Über die Wirkung des Progesterons auf die Hypophysentätigkeit liegen nur relativ wenige Mitteilungen vor. Ältere Untersucher wie Funke (*14*) sowie Büttner und Trappmann (*6*) und neuerdings auch Smith und Albert (*46*) fanden keinen signifikanten Effekt von Progesteron auf die Menge des ausgeschiedenen Gonadotropins. Laroche u. Mitarb. (*25*), Crooke und Butt (*10*) sowie Rothschild (*34*) dagegen stellten bei täglichen Gaben von hohen Dosen Progesteron eine Verminderung der Gonadotropinausscheidung fest.

Alle diese Untersuchungen wurden mit Bestimmungsmethoden durchgeführt, bei welchen wegen der zum Austesten verwendeten kleinen Tierzahl eine statistische Sicherung der Untersuchungsergebnisse nicht möglich war.

Da für das Verständnis der physiologischen Vorgänge im menschlichen Organismus sowie für die Behandlung glandulärer Störungen und anderer Erkrankungen die Kenntnis über das Ausmaß der Beeinflussung der Hypophysentätigkeit unerläßlich erscheint, versuchten wir durch eine möglichst genaue quantitative Bestimmung der Harngonadotropine hierüber einige Anhaltspunkte zu gewinnen.

Die Untersuchungen wurden durchgeführt an kastrierten Frauen, denen vor einem längeren Zeitraum die Ovarien operativ entfernt worden waren sowie an Frauen in der Menopause. Die Gonadotropinbestimmung erfolgte derart, daß jede Frau vor der Sexualhormonbehandlung für 10 Tage täglich den 24 Std.-Urin sammelte. Der aus diesen Urinen nach der Methode Loraine und Brown (*28*) gewonnene Extrakt wurde ausgetestet gegen den Extrakt, der bei der gleichen Frau unter der Hormonbehandlung ebenfalls von 10 mal 24 Std.-Urinen gewonnen wurde. Die Extrakte wurden zusätzlich nach den Angaben von LORAINE und BROWN mit Tricalciumphosphat gereinigt.

Auf die Problematik der Gonadotropinbestimmung soll hier nicht eingegangen werden. Abgesehen von der Notwendigkeit einer exakten Urinsammlung, bei welcher man sich auf die Mitarbeit der Pat. verlassen können muß, ergeben sich gerade durch die biologische Bestimmungsmethode zusätzliche große Fehlerquellen. Diese lassen sich nur verringern durch Verwendung von Vierpunkt-, besser noch Sechspunktbestimmungen (2). Quantitative Bestimmungen nach der Klinefelter-Methode (24) ergeben nur gröbste Anhaltswerte. Auch bei der häufig verwendeten 3-Punktbestimmung, zumal bei kleinen Tierzahlen, muß mit einer großen Fehlerbreite gerechnet werden.

Aus diesem Grunde wendeten wir bei dem größten Teil unserer Bestimmungen die Sechspunkt- und nur bei einem kleinen Teil die Vierpunktmethode an. Jeder Punkt der einzelnen Dosiswirkungskurven wurde mit mindestens 10, höchstens mit 20 Tieren bestimmt, so daß die Berechnung der relativen Wirkungsstärke (2) des Extraktes unter der Hormonbehandlung gegenüber dem Extrakt vor der Hormonbehandlung bei jeder Pat. im Durchschnitt auf den Werten von mindestens 50 Tieren basiert.

In allen Fällen wurde lediglich der Gesamtgonadotropinkomplex (5, 11) mit Hilfe des Mäuse-Uterus-Gewichtstestes nach LEVIN und TYNDALE (26) an infantilen Mäusen eines eigenen Inzuchtstammes bestimmt.

Unsere Ergebnisse sind in den Tab. 1—4 zusammengefaßt.

Die Verabreichung von einmal 50 mg Testosteron als Önanth- und Propionsäureester 3 Tage vor Versuchsbeginn bewirkt praktisch keine Änderung der Gonadotropinausscheidung (Tab. 1). Bei 100 mg erfolgt eine mäßige Senkung. Eine Verabreichung von 25 mg Testosteronpropionat jeden 2. Tag, beginnend 6 Tage vor Versuchsbeginn hat eine deutliche Hemmung der Gonadotropinausscheidung auf etwa 50% zur Folge.

Tabelle 1. *Wirkung von Testosteronönanthat und Testosteronpropionat auf die Gonadotropinausscheidung.* g = statistische Meßzahl zur Beurteilung der Regression, λ = Präzisionsindex nach GADDUM, L = Präzisionsindex von WOOLF (2). Die statistische Sicherung erfolgte unter Zugrundelegen der Vertrauensgrenzen ($P = 0,05$)

Testosteronönanthat

Pat.	Dosis mg	Relative Wirkungs-stärke	Vertrauensgrenzen ($P = 0,05$)	g	λ	L	Statistische Sicherung
Ra	50	0,90	0,71—1,10	0,173	0,17	6,1	∅
W	50	0,83	0,67—1,08	0,194	0,17	5,7	∅
G	50	1,30	0,98—1,83	0,162	0,17	6,0	∅
M	50	0,97	0,83—1,12	0,091	0,17	5,8	∅
N	50	1,05	0,87—1,28	0,143	0,15	6,7	∅
R	100	0,80	0,70—0,91	0,068	0,10	10,2	+

Testosteronpropionat jeden 2. Tag 25 mg

Pat.	Dosis mg	Relative Wirkungs-stärke	Vertrauensgrenzen ($P = 0,05$)	g	λ	L	Statistische Sicherung
K		0,66	0,55—0,76	0,106	0,12	8,4	∅
Po		0,28	0,22—0,34	0,205	0,15	6,5	+
Pe		0,43	0,35—0,55	0,182	0,17	5,9	+

Von den Oestrogenen (Tab. 2) verabreichten wir zunächst jeden 2. Tag 5 mg Oestradiolbenzoat. Hier erfolgte eine etwa 50%ige Hemmung der Gonadotropinausscheidung gegenüber den Ausgangswerten. Eine Erhöhung der Dosis auf täglich 5 mg bewirkte nur eine geringe Verstärkung der Hemmwirkung.

Tabelle 2. *Wirkung von Oestradiolbenzoat auf die Gonadotropinausscheidung*

Oestradiolbenzoat 5 mg jeden 2. Tag

Pat.	Relative Wirkungsstärke	Vertrauensgrenzen ($P = 0{,}05$)	g	λ	L	Statistische Sicherung
U	0,49	0,38—0,58	0,194	0,12	8,6	+
S	0,50	0,39—0,63	0,138	0,10	10,2	+
K	0,44	0,39—0,52	0,161	0,11	8,9	+
B	0,42	0,36—0,50	0,242	0,12	8,4	+
Ho	0,57	0,38—0,84	0,396	0,20	5,0	∅

Oestradiolbenzoat 5 mg jeden Tag

Pat.	Relative Wirkungsstärke	Vertrauensgrenzen ($P = 0{,}05$)	g	λ	L	Statistische Sicherung
T	0,18	0,15—0,21	0,098	0,12	8,1	+
W	0,59	0,54—0,65	0,080	0,11	8,9	+
Ha	0,30	0,25—0,36	0,132	0,13	7,9	+

Die Verabfolgung von 125 mg 17 α-oxyprogesteron-17-kapronat (Tab. 3) zwei Tage vor Versuchsbeginn hatte keinen Einfluß auf die Gonadotropinausscheidung. Aber auch 250 mg, also eine Dosis, die etwa der Menge Progesteron entsprechen soll, welche in einem Cyclus vom Corpus luteum gebildet wird, bewirkt keine sichere Beeinflussung.

Tabelle 3. *Wirkung von 17α-oxyprogesteron-17-kapronat auf die Gonadotropinausscheidung*

17α-oxyprogesteron-17-kapronat

Pat.	Dosis mg	Relative Wirkungsstärke	Vertrauensgrenzen ($P = 0{,}05$)	g	λ	L	Statistische Sicherung
N	125	1,12	0,97—1,32	0,116	0,11	9,5	∅
W	250	0,93	0,79—1,07	0,119	0,15	6,5	∅
O	250	0,63	0,54—0,76	0,146	0,12	8,4	+
D	250	1,04	0,92—1,17	0,063	0,13	7,5	∅
We	250	0,97	0,78—1,20	0,174	0,17	6,0	∅
B	250	0,79	0,70—0,91	0,075	0,16	6,4	+

Weiterhin untersuchten wir die Wirkung eines Kombinationspräparates von Oestradiol mit Testosteron (Tab. 4), wie sie heute Verwendung finden zur Behandlung von klimakterischen Ausfallserscheinungen. Die Kombination von 3,5 mg

Tabelle 4. *Wirkung von 3,5 mg 17β-Oestradiol-cyclopentylpropionat + 90 mg Testosteroncyclopentylpropionat auf die Gonadotropinausscheidung*

Pat.	Relative Wirkungsstärke	Vertrauensgrenzen ($P = 0{,}05$)	g	λ	L	Statistische Sicherung
St	0,11	0,09—0,13	0,167	0,10	10,5	+
Sch	0,38	0,34—0,45	0,097	0,14	7,2	+
L	0,62	0,53—0,70	0,094	0,09	11,3	+
A	0,58	0,44—0,76	0,175	0,11	9,1	+
H	0,52	0,42—0,63	0,109	0,09	11,5	+

17 β-Oestradiol-cyclopentylpropionat und 90 mg Testosteroncyclopentylpropionat wurde 7 Tage vor Versuchsbeginn injiziert. Die Hemmwirkung auf die Hypophyse erwies sich als relativ stark und lag bei etwa 50%.

Eine vergleichende graphische Darstellung aller Untersuchungsergebnisse (Abb. 1) zeigt, daß die gonadotrope Partifalfunktion des Hypophysenvorderlappens durch Androgene offenbar wesentlich geringer gehemmt wird, als allgemein angenommen. Die Hemmfunktion der Oestrogene erscheint wesentlich stärker. Die Androgene erfahren offenbar eine Potenzierung ihrer Wirkung durch gleichzeitige Verabreichung von geringen Oestrogengaben. Erstaunlich erscheint die geringe Wirkung des Gestagens auf die Gonadotropinausscheidung mit Dosen, von denen man annimmt, daß sie in etwa physiologischen Verhältnissen entsprechen. Erstaunlich auch deswegen, weil es gelingt, mit Gestagengaben die Ovulation zu unterdrücken und weil wir annehmen, daß dieser Wirkungsmechanismus über die Hypophyse läuft. Offenbar spielt bei dem Wirksamwerden des Progesterons auf die Hypophysenfunktion das gleichzeitige Vorhandensein von Oestrogenen eine wesentliche Rolle, wie es auch aus einzelnen tierexperimentellen Studien hervorgeht (36).

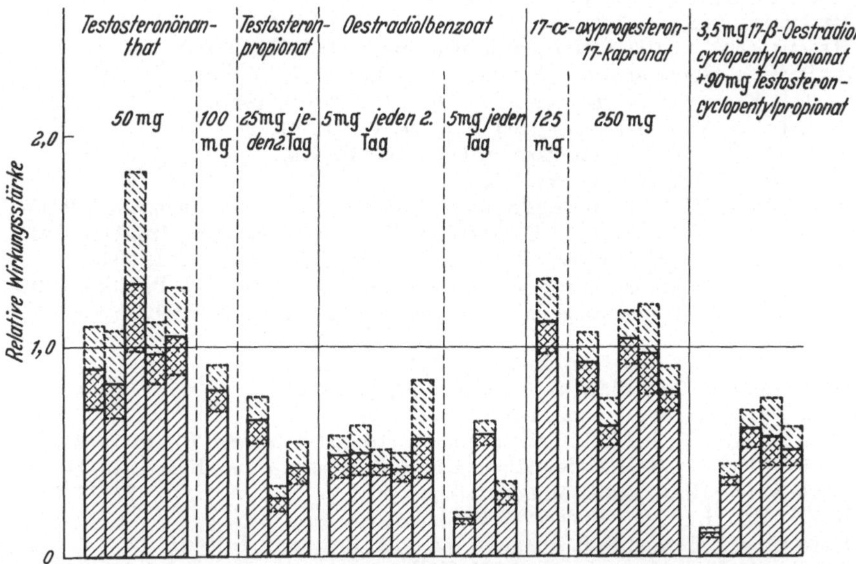

Abb. 1. Graphische Darstellung der Versuchsergebnisse. Die gestrichelten Werte geben die Vertrauensgrenzen an

Unsere Untersuchungen können und wollen nicht eine erschöpfende Beantwortung der Frage nach der Beeinflussung der Gonadotropinausscheidung unter Keimdrüsenhormonzufuhr darstellen. Die vorliegenden Ergebnisse dienten uns lediglich als Testuntersuchungen, um einen Anhaltspunkt zu gewinnen über die Größenordnung der erforderlichen Menge Keimdrüsenhormon, mit welcher eine sichere Beeinflussung der Hypophysentätigkeit zu erzielen war. Die Fragen nach dem Zeitfaktor und den Kombinationen verschiedener Hormone, wie sie im Organismus gegeben sind, mußten zunächst noch offengelassen werden. Entsprechende Untersuchungen sind angelaufen, doch liegen noch nicht genügend Ergebnisse vor, die mir erlauben würden, hierüber zu berichten.

Die Untersuchungen wurden durchgeführt mit Unterstützung des Landes Nordrhein-Westfalen. Den Firmen Schering AG, Berlin, und Farbwerke Hoechst AG., Frankfurt-Höchst, sagen wir für die Überlassung entsprechender Versuchspräparate unseren besten Dank.

Literatur

1. ALBERT, A.: Rec. Progr. Hormone Res. **12**, 227 (1956).
2. BORTH, R., E. DICZFALUSY u. H. D. HEINRICHS: Arch. Gynäk. **188**, 497 (1957).
3. BROWN, W. E., and J. T. BRADBURY: Trans. Amer. Soc. Study Fertil. **3**, 117 (1947).
4. — — and E. C. JUNGK: Amer. J. Obstet. **65**, 733 (1953).
5. BUCHHOLZ, R.: Z. ges. exp. Med. **128**, 219 (1957).
6. BÜTTNER, W., u. R. TRAPPMANN: Arch. Gynäk. **170**, 413 (1940).
7. CATCHPOLE, H. R., and W. W. GREULICH: Amer. J. Physiol. **129**, 331 (1940).
8. — and J. B. HAMILTON: Amer. J. Physiol. **126**, 459 (1939).
9. — — and G. R. HUBERT: J. clin. Endocr. **2**, 181 (1942).
10. CROOKE, A. C., and W. R. BUTT: Proc. Soc. Study Fertil. **1953**, Nr. V, 87—96.
11. DICZFALUSY, E., u. H. D. HEINRICHS: Arch. Gynäk. **187**, 556 (1956).
12. FRANK, R. T., and U. J. SALMON: Proc. Soc. exp. Biol. (N. Y.) **33**, 311 (1935).
13. — — Proc. Soc. exp. Biol. (N. Y.) **34**, 804 (1936).
14. FUNKE, R.: Thesis. Gelnhausen: Kalbfleisch 1937.
15. FUNELL, J. W., C. KEATY and A. A. HELLBAUM: J. clin. Endocr. **11**, 98 (1951).
16. GREENBALTT, R. B.: Geriatrics **10**, 165 (1955).
17. HELLBAUM, A. A.: Recent Pogr. Hormone Res. **5**, 256 (1950).
18. HELLER, C. G., and E. J. HELLER: J. clin. Invest. **18**, 171 (1939).
19. — R. E. CHANDLER and G. B. MYERS: J. clin. Endocr. **4**, 109 (1944).
20. — J. P. FARNEY and G. B. MYERS: J. clin Endocr. **4**, 101 (1944).
21. — and G. B. MYERS: J. Amer. med. Ass. **126**, 472 (1944).
22. JONES, M. S., and T. N. MacGREGOR: Lancet **1936** II 974.
23. — — and H. TOD: Lancet **1937** I, 320.
24. KLINEFELTER, H. F., F. ALBRIGHT and G. C. GRISWOLD: J. clin. Endocr. **3**, 529 (1943).
25. LAROCHE, G., H. SIMMONET et E. BOMPARD: C. R. Soc. Biol. (Paris) **126**, 1159 (1937).
26. LEVIN, L., and H. H. TYNDALE: Endocrinology (Springfield, Ill.) **21**, 619 (1937).
26a. LINDER, A.: Planen und Auswerten von Versuchen. Basel/Stuttgart: Birkhäuser 1953.
27. LORAINE, J. A.: Il symposion internazionale sul cancro della memmella. Perugia, 24. bis 29. Juli 1957.
28. — and J. B. BROWN: J. clin. Endocr. **16**, 1180 (1956).
29. McCULLAGH, E. P.: Bull. N. Y. Acad. Med. **24**, 341 (1948).
30. — and F. J. HRUBY: J. clin. Endocr. **9**, 113 (1949).
31. NATHANSON, I. T., and L. E. TOWNE: Endocrinology (Springfield, Ill.) **25**, 754 (1939).
32. PRUNTY, F. T. G., R. R. McSWINEY and B. E. CLAYTON: J. clin. Endocr. **13**, 1480 (1953).
33. ROTHERMICH, N. O., and L. M. FOLTZ: Endocrinology (Springfield, Ill.) **27**, 37 (1940).
34. ROTHSCHILD, I.: J. clin. Endocr. **17**, 754 (1957).
35. ROWLANDS, I. W., and E. P. SHARPEY-SCHAFER: Brit. med. J. **1940** I, 205.
36. SALHANICK, H. A., F. L. HISAW and M. X. ZARROW: J. clin. Endocr. **12**, 310 (1952).
37. SALMON, U. J.: Proc. Soc. exp. Biol. (N. Y.) **37**, 488 (1937).
38. — and R. T. FRANK: Endocrinology (Springfield, Ill.) **21**, 476 (1937).
39. — S. H. GEIST and R. I. WALTER: Proc. Soc. exp. Biol. (N. Y.) **43**, 424 (1940).
40. SEGALOFF, A., D. GORDON, R. A. CARABASI, B. N. HORWITT, J. V. SCHLOSSER and P. J. MURISON: Cancer **7**, 758 (1954).
41. — B. N. HORWITT, R. A. CARABASI, P. J. MURISON and J. V. SCHLOSSER: Cancer **6**, 483 (1953).
42. — — — — — Cancer **8**, 82 (1955).
43. — D. GORDON, B. N. HORWITT, J. V. SCHLOSSER and P. J. MURISON: Cancer **4**, 319 (1951).
44. SHORR, E., G. N. PAPNICOLAOU and B. F. STIMMIL: Proc. Soc. exp. Biol. (N. Y.) **38**, 759 (1938).
45. SMITH, R. A., and A. ALBERT: Proc. Staff Meet. Mayo Clin. **30**, 617 (1955).
46. — — Proc. Staff. Meet Mayo Clin. **31**, 309 (1956).
47. TOKUYAMA, I., R. B. LEACH, S. SHEINFIELD and W. O. MADDOCK: J. clin. Endocr. **14**, 509 (1954).

Medizinische Universitätsklinik Gießen (Direktor: Prof. Dr. Dr. H. Bohn)

Beobachtungen zur Pubertätsauslösung bei idiopathischem hypophysären Zwergwuchs*

Von

O. Weller

Bei der Mehrzahl der Fälle mit idiopathischem hypophysären Zwergwuchs verharren bekanntlich die meisten Organe und Organsysteme hinsichtlich Größe und Funktion in infantilem Zustand. Nur einzelne Mitteilungen berichten über das zeitlich ungewöhnliche Auftreten puberaler Merkmale im mittleren Lebensalter (Rocklin, Bauer, Ecke).

Das Ausbleiben der Pubertätsentwicklung gab Veranlassung neben der Störung der Wachstumshormonbildung ein Versagen der gonadotropen Hypophysenfunktion als pathogenetische Faktoren dieser seltenen Zwergwuchsform anzunehmen [Prader (1956), Martin und Wilkins].

Bei einem Patienten mit idiopathischem hypophysären Zwergwuchs, der wegen des sekundären Hypogonadismus mit Choriongonadotropin behandelt wurde, konnten nun folgende Beobachtungen gemacht werden:

Der 15$^1/_2$jährige Junge, bei dem puberale Reifungsanzeichen fehlten, war 121 cm groß („Längenalter" 6$^1/_2$ J.), als er in Behandlung kam. Das „Knochenalter" betrug 7—8 Jahre. Im Harn war keine Gonadotropinausscheidung nachweisbar; Harn-17-Ketosteroide 3,25 mg.

Das Hodenbiopsiebild, das erst nach 3 monatiger Choringonadotropintherapie angefertigt werden konnte, ließ als Folge dieser Hormonzufuhr eine geringe Entfaltung der Leydigzellen feststellen. Die kleinen Tubuli, deren Wand mäßig verbreitert war, enthielten neben einem differenzierten Sertolizellverband zahlenmäßig geringe Spermatogonien und ganz vereinzelt Spermatocyten.

Unter der Verabreichung von 3 × 1000 E Choriongonadotropin pro Woche trat neben der Entwicklung androgenabhängiger Reifemerkmale ein beträchtlicher Anstieg der Körperlänge und ein rasches Voranschreiten der Skeletentwicklung ein. Nach einjähriger Therapie betrug bei einer Längenzunahme von 12 cm das „Knochenalter" etwa 12 Jahre.

Zu diesem Zeitpunkt war nach Aussetzen der Hormonzufuhr überraschend eine Gonadotropinausscheidung von 6—8 MUE festzustellen. Als weiteren Hinweis auf ein Ingangkommen der hypophysären Gonadotropinsekretion fand man im Hodenbiopsiebild eine komplette Spermiogenese, deren Zustandekommen bei Choriongonadotropinverabreichung nur durch die Anwesenheit hypophysären FSH (Tonutti) erklärt werden kann.

---

* Die Untersuchungen wurden gemeinsam mit Prof. Dr. E. Tonutti, Tübingen, ausgeführt.

Gegenüber dem zu Beginn der Behandlung angefertigten Präparat war im einzelnen eine Vergrößerung der Tubuli mit Verdünnung ihrer Wandung zu sehen. Das Samenepithel zeigte jetzt alle Stadien der Spermiogenese einschließlich Spermien, jedoch noch in zahlenmäßig schwacher Besetzung. In den relativ weiten Zwischenräumen des Interstitiums waren Nester und Straßen gut entfalteter Zwischenzellen erkennbar.

Den endgültigen Beweis für das Einsetzen einer vollen gonadotropen Aktivität erbrachte dann die nach Beendigung der Hormontherapie in regulärer Weise spontan fortschreitende Reifeentwicklung. Im 20. Lebensjahr war mit annähernder Maskulinisierung des Somas der Pubertätsabschluß erreicht. Zu diesem Zeitpunkt fand man bei einer Gonadotropinausscheidung von 24—32 MUE im Biopsiebild die voll entfalteten Strukturen eines reifen Hodens, im Ejaculat konnte eine Spermadichte von 35 Mill./cm³ und eine Fructosekonzentration von 2800 γ/cm³ nachgewiesen werden. Bei kompletter Synostosierung der Epiphysenfugen betrug die endgültige Körperlänge 148 cm.

Die Verlaufsbeobachtung zeigte somit, daß bei diesem Fall von hypophysärem Zwergwuchs kein permanentes Versagen der gonadotropen Hypophysenfunktion vorlag, sondern diese bei einem durch Choriongonadotropinbehandlung erreichten „Knochenalter" von etwa 12 Jahren einsetzte und die Pubertät spontan in regulärem Ablauf beendete.

Gleiche Feststellungen über eine gonadotrope Sekretionsaufnahme der Hypophyse nach Erreichen eines „Knochenalters" von 12 Jahren konnten bei einem weiteren Patienten mit idiopathischem hypophysären Zwergwuchs gemacht werden.

Der 14¹/₂jährige Obertertianer, bei dem ebenfalls Pubertätsmerkmale fehlten, war 117 cm groß („Längenalter" 6 J.). Es war keine Gonadotropinausscheidung festzustellen; die 17-Ketosteroidwerte betrugen 2,15 mg/24 Std., die Porter-Silber-Chromogene 2,0 mg/24 Std. Nach dem Grundumsatzwert von +15% und dem Ergebnis des Radiojodtest lag eine normale Schilddrüsenfunktion vor. Der Patient hatte ein „Knochenalter" von 5—6 Jahren.

Bei diesem Patienten verabreichten wir aus Versuchsgründen statt dem beim sekundären Hypogonadismus gebräuchlichen Choriongonadotropin Testosteron, und zwar 250 mg Testosteronönanthat in 3¹/₂wöchigen Abständen. Auch hier trat bei Entfaltung der sekundären Geschlechtsmerkmale ein rascher Anstieg der Körperlänge und eine beschleunigte Reifung des Skeletes ein. Beim Vorliegen eines „Knochenalters" von 8, 10 und 12 Jahren wurden nach jeweils 4wöchigem Aussetzen der Testosterongaben Gonadotropinbestimmungen im Harn ausgeführt. Während bei den ersten Überprüfungen — bei einem „Knochenalter" von 8 und 10 Jahren — keine Gonadotropine gefunden wurden, war bei einem Skeletalter von 12 Jahren im Harn eine gonadotrope Aktivität von 6—8 MUE festzustellen. Dieser, das gesamte Skelet betreffende, Entwicklungsstand war bei einer Größenzunahme um 16 cm nach 14monatiger Testosteronverabreichung erreicht.

Nach jetzt beendeter Hormontherapie schritt die Pubertät ebenfalls spontan in regulärem Tempo und gewohntem Ablauf weiter. Innerhalb eines Jahres erhöhten sich die Umfangsmaße der Hoden von 1,3 × 1,9 cm auf 2,8 × 4,1 cm; die Harn-17-Ketosteroide stiegen mit Ingangkommen der endogenen Testosteronsekretion auf 8,25 mg/24 Std. an. Im gleichen Zeitraum nahm die Körperlänge um weitere 9,5 cm zu und die Pubertätsmerkmale erfuhren eine zunehmende Entfaltung. Die Harngonadotropinausscheidung erhöhte sich auf 16—24 MUE.

Bei beiden Fällen mit idiopathischem hypophysären Zwergwuchs setzte somit die Gonadotropinsekretion der Hypophyse ein, nachdem durch therapeutische Androgeneinwirkung ein „Knochenalter" von 12 Jahren herbeigeführt war. Diese Skeletreife wird nach den vorliegenden Mitteilungen (APITZ, ECKE, SCHWARTZER, WILKINS, PRADER) von unbehandelten Patienten nicht oder erst im Erwachsenenalter erreicht. Dies dürfte vermutlich die Erklärung dafür sein, daß bei ihnen die Pubertät ausbleibt oder sehr verspätet eintritt.

Der sekundäre Hypogonadismus, der sich dem Zwergwuchs beigesellt, wäre somit nicht durch ein irreversibles Versagen der gonadotropen Hypophysenfunktion bedingt, sondern stellte eine indirekte Folgeerscheinung des Somatotropinmangels dar. Die gonadotrope Aktivität verbleibt entsprechend dem kindlichen Entwicklungsstand des Organismus in einem funktionellen Ruhezustand.

Literatur

APITZ, K.: Virchows Arch. path. Anat. **302**, 555 (1938).

BAUER, J.: Klin. Wschr. **1930**, 625.

ECKE, W.: Fortschr. Röntgenstr. **60**, 107 (1939).

MARTIN, M. M., and L. WILKINS: J. clin. Endocr. **7**, 679 (1958).

PRADER, A.: Schweiz. med. Wschr. **1954**, 575.

— Hypophysärer Zwergwuchs in A. LABHART: Klinik der inneren Sekretion. Berlin: Springer 1956.

ROCKLIN, D. J.: Z. Anat. **82**, 354 (1927).

SCHWARTZER, K.: Erg. inn. Med. Kinderheilk. **58**, 285 (1939).

TONUTTI, E.: 1. Sympos. Dtsch. Ges. f. Endokrinol. 1953, S. 146. Berlin 1955.

WILKINS, L.: The diagnosis and treatment of endocrine disorders in childhood and adolescence; ed. 2. Springfield, Ill.: C. C. Thomas 1957.

Aus der Chemischen Abteilung der Chirurgischen Universitäts-Klinik Bonn-Venusberg
(Direktor: Professor Dr. A. GÜTGEMANN)

Stoffwechsel der Oestrogene in der menschlichen Leber

Von

H. BREUER und LIESELOTTE NOCKE

(vorgetragen von H. BREUER)

Mit 6 Abbildungen

Obgleich die Oestrogene zu jenen Steroidhormonen zählen, die als erste vor nunmehr 30 Jahren aus dem menschlichen Urin isoliert wurden, ist über ihren Stoffwechsel — im Gegensatz zu dem der Androgene und Corticoide — bisher nur wenig bekannt. Zwar beobachteten SILBERSTEIN, MOLNAR und ENGEL bereits 1933 eine enzymatische Zerstörung von Oestron nach Inkubation mit Leberbrei; eine Aufklärung der chemischen Natur der dabei entstehenden Metaboliten war jedoch unmöglich, da zum Nachweis und zur Bestimmung der Oestrogene nur biologische Methoden zur Verfügung standen. Immerhin führten diese Versuche, die von zahlreichen anderen Autoren während der folgenden Jahre bestätigt wurden, zu der wichtigen Erkenntnis, daß die Leber auch bei den Umwandlungen der phenolischen Steroide eine zentrale Stellung einnimmt.

Das Interesse am Stoffwechsel der Oestrogene erhielt einen neuen Impuls durch die Isolierung weiterer phenolischer Steroide. Im Verlauf weniger Jahre gelang es MARRIAN und seinen Mitarbeitern, aus Schwangerenurin sieben neue Verbindungen kristallisiert zu erhalten. In der Tab. 1 sind die bis heute im menschlichen Schwangerenurin nachgewiesenen Oestrogene zusammengestellt.

Tabelle 1. *Phenolische Steroide, die aus menschlichem Schwangerenurin isoliert wurden*

Nr.	Steroid	Isoliert von
I	Oestron	BUTENANDT (1929); DOISY et al. (1929)
II	Oestradiol-17 β	SMITH et al. (1939)
III	Oestriol	MARRIAN (1930)
IV	2-Methoxy-oestron	LOKE und MARRIAN (1958)
V	6-Hydroxy-oestron	MARRIAN (1958)
VI	16 α-Hydroxy-oestron	MARRIAN et al. (1957)
VII	16 β-Hydroxy-oestron	LAYNE und MARRIAN (1958)
VIII	16-Keto-oestradiol-17 β	LAYNE und MARRIAN (1958)
IX	16-epi-Oestriol	MARRIAN und BAULD (1955)
X	18-Hydroxy-oestron	LOKE und MARRIAN (1958); LOKE et al. (1958)

Bei 16-epi-Oestriol handelt es sich um ein Epimeres von Oestriol. Nicht zuletzt auf Grund biogenetischer Überlegungen äußerten MARRIAN, WATSON u. PANATTONI (1957) die Vermutung, daß die beiden Triole durch Reduktion von 16 α- und 16 β-Hydroxy-oestron gebildet werden;

die Ketole sollen ihrerseits durch direkte Hydroxylierung von Oestron entstehen. Neben der 16-Hydroxylierung sind aber auch Hydroxylierungen an anderen C-Atomen bekannt geworden. So führt die Hydroxylierung von Oestron am C-Atom 18 unter Bildung von 18-Hydroxy-oestron möglicherweise zu einer Entfernung der angulären Methylgruppe und damit zur Bildung von 18-nor-Steroiden. 6-Hydroxy-oestron ist als Metabolit von Oestron auch bei Mäusen (MUELLER und RUMNEY, 1957) und Ratten (BREUER, NOCKE und KNUPPEN, 1958b) beobachtet worden. Die Bildung von 2-Methoxy-oestron verläuft wahrscheinlich über eine Hydroxylierung am C-Atom 2, an die sich eine Methylierung anschließt.

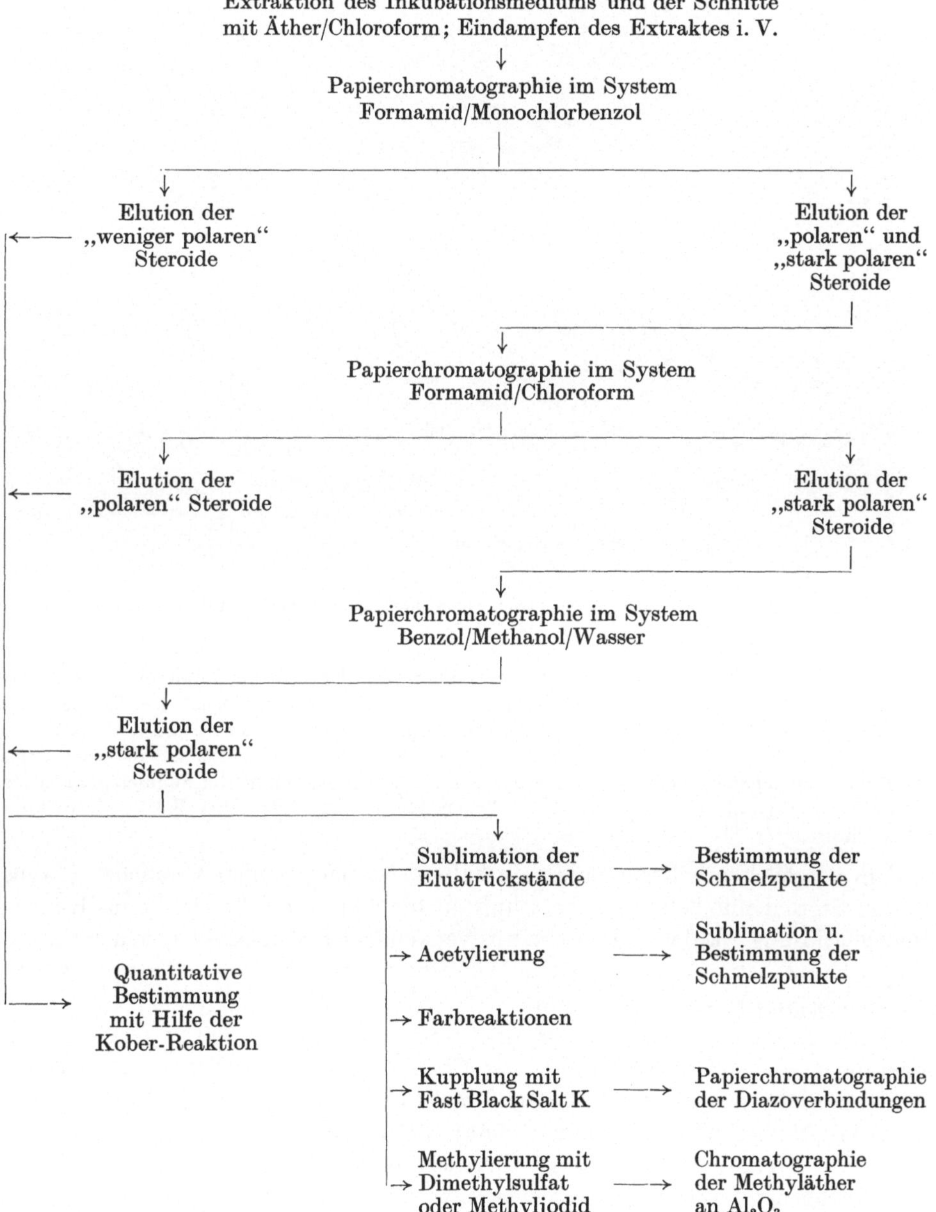

Abb. 1. Aufarbeitung der phenolischen Steroide nach Inkubation mit Leberschnitten des Menschen

Das Studium des Oestrogenstoffwechsels in der menschlichen Leber und die Identifizierung der dabei entstehenden Metaboliten machte die Ausarbeitung mikrochemischer Verfahren zur Trennung, Isolierung und Identifizierung kleiner Substanzmengen erforderlich. In Abb. 1 sind die wesentlichen Schritte der von uns benutzten Methoden zur qualitativen und quantitativen Bestimmung der phenolischen Steroide zusammengefaßt (vgl. Breuer und Nocke, 1958).

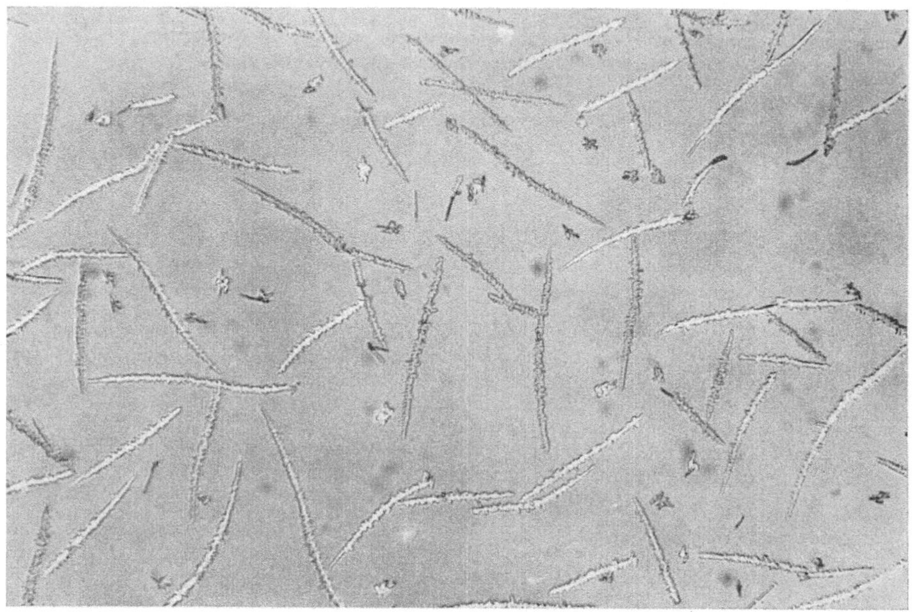

Abb. 2. Mikrophotographie von 16-epi-Oestriol nach Sublimation unter normalem Druck. Polarisiertes Licht, Vergrößerung 500 fach

Besondere Erwähnung verdient hier die Sublimation der von den Papierchromatogrammen eluierten Substanzen. Die Sublimation erfolgt bei normalem Druck im Temperaturbereich von 150—220°; dabei werden in vielen Fällen charakteristische Sublimations-Bilder erhalten (Abb. 2 und 3). Mit Hilfe dieses relativ einfachen Verfahrens ist die Isolierung von Substanzmengen bis herab zu etwa 2 μg möglich. Die Bestimmung der Schmelzpunkte der sublimierten Kristalle geschieht in der üblichen Weise mit Hilfe eines Kofler-Mikroskop-Heiztisches.

Um vergleichbare Ergebnisse zu erhalten, wurden in allen Versuchen jeweils 100 μg Steroid mit 200 mg Leberschnitten für 60 min bei 37° in Krebs-Ringer-Phosphatlösung inkubiert. Das von uns verwendete Lebergewebe erschien mikroskopisch und makroskopisch normal. Die Zeit zwischen Entnahme (Operation) und Versuchsbeginn betrug etwa 5 min.

Nach Inkubation von 16α-Hydroxy-oestron (Abb. 4) mit Leberschnitten entstanden zwei Metaboliten, die als *Oestriol* und *17-epi-Oestriol* identifiziert werden konnten; es wurde etwa 10 mal mehr Oestriol gebildet als 17-epi-Oestriol (Breuer, Nocke und Knuppen, 1958a). 17-epi-Oestriol war bereits 1945 von Prelog, Ruzicka und Wieland synthetisiert, bisher aber noch nicht als Metabolit des Oestrogenstoffwechsels nachgewiesen worden. Wenn auch die Reduktion der Ketogruppe am C-Atom 17 zu einer α-ständigen Hydroxylgruppe nur eine untergeordnete Rolle spielt, so ist doch mit dem Auftreten von 17-epi-Oestriol im Urin zu rechnen[1]. Denn die Vorstufe dieser Verbindung — 16α-Hydroxy-oestron — kommt z. B. im Schwangerenurin in etwa gleicher Konzentration wie Oestron vor.

Die Inkubation von 16β-Hydroxy-oestron (Abb. 4) mit Leberschnitten führte zur Bildung von *16-epi-Oestriol* und *Oestriol-3, 16β, 17α* (BREUER, KNUPPEN und

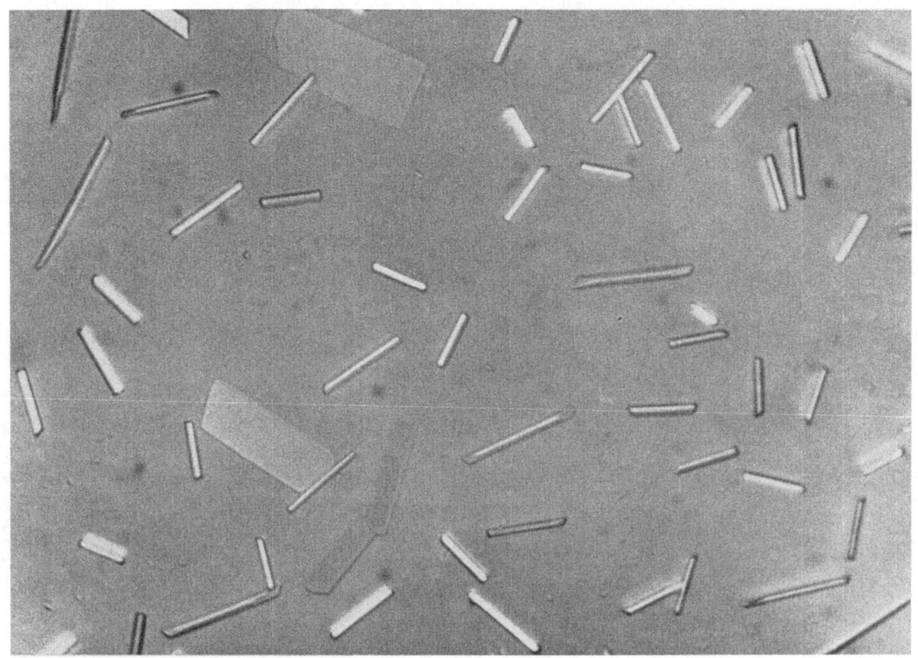

Abb. 3. Mikrophotographie von Oestriol-3,16β,17α nach Sublimation unter normalem Druck. Polarisiertes Licht
Vergrößerung 500fach

NOCKE, 1959; BREUER und NOCKE 1959). Von beiden Triolen entstand 16-epi-Oestriol in der größeren Menge. Wie bereits erwähnt, ist diese Verbindung vor einigen Jahren von MARRIAN und BAULD (1955) im menschlichen Urin nachgewiesen worden. Dagegen war Oestriol-3, 16β, 17α bisher als Oestrogen-Metabolit noch nicht bekannt. Die Bildung von Oestriol-3, 16β, 17α aus 16β-Hydroxy-oestron durch die Reduktion der Ketogruppe am C-Atom 17 zu einer α-ständigen Hydroxylgruppe ist sterisch wenig begünstigt; infolge der β-ständigen Hydroxylgruppe am C-Atom 16 ist der Zugang der Dehydrogenase zur Vorderseite des Molekül stark behindert. Es ist jedoch wahrscheinlich, daß Oestriol-3, 16β, 17α — ebenso wie 17-epi-Oestriol — in geringer Menge im menschlichen Urin vorkommt[1].

Nach Inkubation von 16-Keto-oestradiol-17β (Abb. 4) entstanden in etwa gleicher Ausbeute *Oestriol* und *16-epi-Oestriol* (BREUER, NOCKE und KNUPPEN, 1958). Demnach scheint bei der Reduktion der 16-Ketogruppe zur 16-Hydroxylgruppe weder die 16α- noch die 16β-Stellung eindeutig bevorzugt zu sein. 16-Keto-

---

[1] Zusatz bei der Korrektur: Inzwischen sind 17-epi-Oestriol [H. BREUER, Nature (Lond.), **185**, 613 (1960)] und Oestriol-3, 16β, 17α [H. BREUER und G. PANGELS, Biochim. biophys. Acta **36**, 572 (1959)] aus Schwangerenurin isoliert worden.

oestradiol-17 α (Abb. 4) ergab nach Inkubation mit Leberschnitten als Hauptmetaboliten *Oestriol-3,16 β,17 α*, während *17-epi-Oestriol* in geringerer Menge auftrat (Breuer und Nocke, 1959).

Die an menschlichen Leberschnitten gewonnenen Ergebnisse sind in Abb. 5 zusammengefaßt; dabei sind die bevorzugten Reaktionen durch stärkere Pfeile

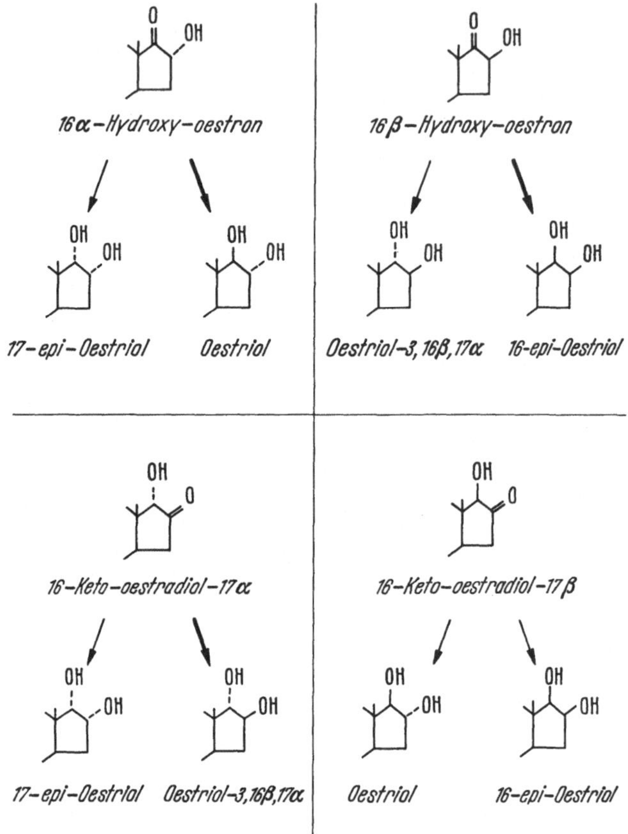

Abb. 4. Stoffwechsel der phenolischen 16,17-Hydroxy-Ketone in menschlichen Leberschnitten

angedeutet. Die direkte Hydroxylierung von Oestron in Stellung 16 zu 16 α- oder 16 β-Hydroxy-oestron konnte bisher in vitro noch nicht nachgewiesen werden. Es sei jedoch erwähnt, daß Brown, Fishman und Gallagher (1958) nach Injektion von radioaktivem Oestron das Auftreten von radioaktivem 16 β-Hydroxyoestron im Urin beobachteten.

Von besonderem Interesse ist die Frage, auf welchem Wege 16-Keto-oestradiol-17 β und 16-Keto-oestradiol-17 α entstehen. Während nach Injektion von radioaktivem Oestradiol-17 β als Metabolit radioaktives 16-Keto-oestradiol-17 β im Urin nachgewiesen werden konnte (Levitz, Spitzer und Twombly, 1956), liegen über das Vorkommen von 16-Keto-oestradiol-17 α noch keine Angaben vor. Zwei Möglichkeiten können für die Bildung von 16-Keto-oestradiol-17 β diskutiert werden. Im ersten Falle spielt 16-Keto-oestron als Schlüsselsubstanz eine wesentliche Rolle (Abb. 6). Bei diesem Reaktionsablauf würden 16 α- oder 16 β-Hydroxy-

-oestron zunächst zu 16-Keto-oestron oxydiert; anschließend könnte 16-Keto-oestron wieder reduziert werden, wobei unter den möglichen Reaktionsprodukten

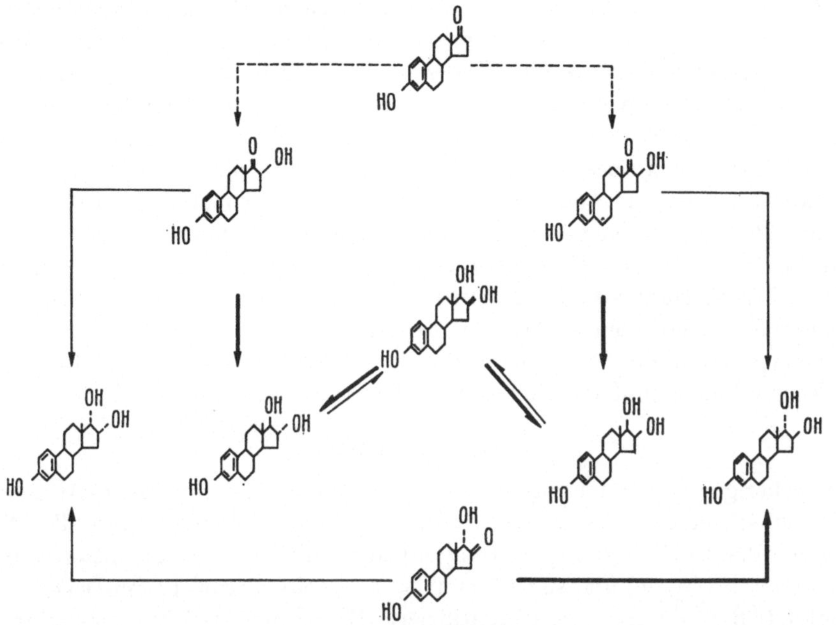

Abb. 5. Stoffwechsel der an den C-Atomen 16 und 17 disubstituierten phenolischen Steroide in menschlichen Leberschnitten. Ausgezogene Pfeile: bewiesene Reaktionen. Gestrichelte Pfeile: Postulierte, aber noch nicht bewiesene Reaktionen

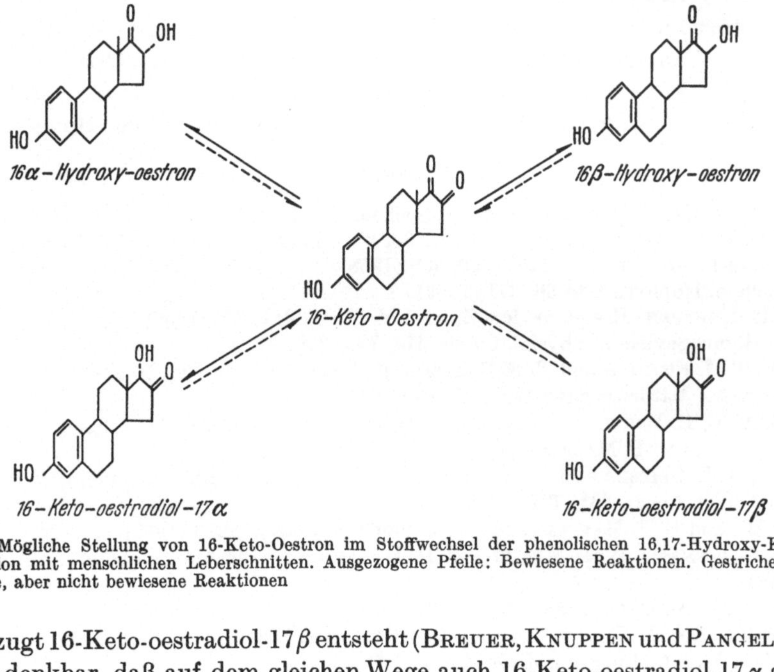

Abb. 6. Mögliche Stellung von 16-Keto-Oestron im Stoffwechsel der phenolischen 16,17-Hydroxy-Ketone bei Inkubation mit menschlichen Leberschnitten. Ausgezogene Pfeile: Bewiesene Reaktionen. Gestrichelte Pfeile: mögliche, aber nicht bewiesene Reaktionen

bevorzugt 16-Keto-oestradiol-17β entsteht (BREUER, KNUPPEN und PANGELS, 1959). Es ist denkbar, daß auf dem gleichen Wege auch 16-Keto-oestradiol-17α gebildet wird. Die zweite Möglichkeit zur Bildung von 16-Keto-oestradiol-17β würde sich aus einer Oxydation von Oestriol und 16-epi-Oestriol zu 16-Keto-oestradiol-17 β ergeben. Diese Reaktion erhält eine wesentliche Stütze durch die Umwandlung von Oestriol in 16-epi-Oestriol und umgekehrt nach Inkubation der genannten Steroide mit Lebergewebe; auch nach Injektion von radioaktivem Oestriol werden, wie Levitz, Spitzer und Twombly (1958) gefunden haben, radioaktives 16-epi-Oestriol und 16-Keto-oestradiol-17 β im Urin ausgeschieden. Da eine direkte Epimerisierung der Triole unwahrscheinlich ist, erscheint ihre gegenseitige Umwandlung über 16-Keto-oestradiol-17 β naheliegend. Für die Bildung von 16-Keto-oestradiol-17 α wäre ein analoger Weg anzunehmen, wobei 17-epi-Oestriol und Oestriol-3, *16 β,17 α* zu der genannten Verbindung oxydiert würden.

Die hier geschilderten Ergebnisse zeigen, daß auch die Oestrogene im Stoffwechsel einer Vielzahl von Reaktionen unterliegen. Neben die drei klassischen weiblichen Sexualhormone — Oestron, Oestradiol-17 β und Oestriol — sind neue Oestrogene getreten; das Studium der Biogenese, des Stoffwechsels und des Abbaus dieser Verbindungen muß das Ziel weiterer Untersuchungen sein.

Zusammenfassung

Die bisherigen Untersuchungen über den Stoffwechsel der an den C-Atomen 16 und 17 substituierten Oestrogene werden zusammenfassend dargestellt. Nach Inkubation der 16,17-Hydroxy-Ketone mit menschlichen Leberschnitten wurden als Metaboliten Oestriol und seine 3 Isomeren 16-epi-Oestriol, 17-epi-Oestriol und Oestriol-3, *16 β,17 α* isoliert und identifiziert. Es werden zwei Möglichkeiten zur Bildung von 16-Keto-oestradiol-17 β und 16-Keto-oestradiol-17 α besprochen.

Die vorliegenden Untersuchungen wurden durch eine Forschungsbeihilfe des Landes Nordrhein-Westfalen unterstützt. Herrn Dr. J. Fishman, Sloan-Kettering Institute for Cancer Research, New York, sind wir für die Überlassung von Oestriol-3, *16 β,17 α* und 16-Keto-oestradiol-17 α sehr zu Dank verpflichtet. Herrn Professor Dr. Dr. W. Dirscherl danken wir für wertvolle Hinweise.

Literatur

Breuer, H., R. Knuppen and L. Nocke: Biochem. J. **71**, 26P (1959).
— — u. G. Pangels: Acta endocr. (Kbh.) **30**, 247 (1959).
— u. L. Nocke: Acta endocr. (Kbh.) **29**, 489 (1958).
— — Biochim. biophys. Acta **36**, 271 (1959).
— — u. R. Knuppen: Hoppe-Seylers Z. physiol. Chem. **311**, 275 (1958).
— — — Hoppe-Seylers Z. physiol. Chem. **315**, 72 (1959).
Brown, B. T., I. Fishman and T. F. Gallagher: Nature (Lond.) **182**, 50 (1958).
Butenandt, A.: Naturwissenschaften **17**, 879 (1929).
Doisy, E. A., C. D. Veler and S. A. Thayer: Amer. J. Physiol. **90**, 329 (1929).
Layne, D. S., and G. F. Marrian: Biochem. J. **70**, 244 (1958).
Levitz, M., J. R. Spitzer and G. H. Twombly: J. biol. Chem. **222**, 981 (1956).
— — — J. biol. Chem. **231**, 787 (1958).
Loke, K. H., and G. F. Marrian: Biochim. biophys. Acta **27**, 213 (1958).
— — W. S. Johnson, W. L. Meyer and D. D. Cameron: Biochim. biophys. Acta **28**, 214 (1958).
Marrian, G. F.: Biochem. J. **24**, 435 (1930).
— Symposium No. IV, IV. Int. Kongreß für Biochemie, Wien, 1.—6. Sept. 1958.
— and W. S. Bauld: Biochem. J. **59**, 136 (1955).
— K. H. Loke, E. J. D. Watson and M. Panattoni: Biochem. J. **66**, 60 (1957).
— E. J. D. Watson and M. Panattoni: Biochem. J. **65**, 12 (1957).

Mueller, G. C., and G. Rumney: J. Amer. chem. Soc. **79**, 1004 (1957).
Prelog, V., L. Ruzicka u. P. Wieland: Helv. chim. Acta **28**, 250 (1945).
Silberstein, F., K. Molnar u. P. Engel: Klin. Wschr. **12**, 1694 (1933).
Smith, G. V., O. W. Smith, M. N. Huffman, S. A. Thayer, D. W. McCorquodale and E. A. Doisy: J. biol. Chem. **130**, 431 (1939).

Diskussion

W. Hohlweg (Berlin):

Wir haben in letzter Zeit die Oestron- bzw. Oestradiol-Inaktivierungsfähigkeit der Leber weiblicher Ratten untersucht. Es zeigte sich, daß die Leber von Rattenweibchen stets die gleiche Inaktivierungsfähigkeit aufwiesen, gleichgültig ob die Lebern von normalen, kastrierten oder Oestron- bzw. Oestradiol-belasteten Tieren stammten. Vor kurzem erschien eine Arbeit amerikanischer Autoren, welche auf einen Geschlechtsunterschied der Ratten hinsichtlich der Testosteroninaktivierung hinwies. Die Leber weiblicher Ratten soll die 3fache Menge an Testosteron inaktivieren können als die männliche. Haben Sie, Herr Breuer, Erfahrungen in dieser Richtung?

E. Diczfalusy (Stockholm):

Die Reduktion von 16-Keto-17 β-oestradiol mit KHB_4 in vitro führt fast ausschließlich zur Bildung von 16-Epioestriol. Bei Inkubationsversuchen mit menschlichem Lebergewebe erhält man, wie Herr Breuer gezeigt hat, etwa gleiche Mengen von 16-Epioestriol und Oestriol. In metabolischen Untersuchungen am Menschen fanden wir kürzlich, daß nach Verabfolgung von 16-Keto-17 β-oestradiol etwa 5mal so viel Oestriol wie 16-Epioestriol ausgeschieden wurde. Ich möchte Herrn Breuer fragen, inwieweit seiner Meinung nach Ergebnisse aus Inkubationsversuchen in quantitativer Hinsicht auf die Verhältnisse im Organismus übertragen werden dürfen.

H. Breuer (Bonn):

Zur Frage von Professor Hohlweg:

Wir haben den Stoffwechsel von Oestradiol und Oestron in Rattenleberschnitten und bei Perfusion von Rattenleber untersucht. In beiden Fällen beobachteten wir eine Hydroxylierung an den C-Atomen 6 und 16, wobei die 16-Hydroxylierung überwog. Hinsichtlich der Bildung der 6- und 16-Hydroxyverbindungen haben wir keinen nennenswerten Unterschied zwischen männlichen und weiblichen Tieren gefunden. Es wäre natürlich denkbar, daß noch andere, Oestrogen-wirksame Metaboliten bei männlichen und weiblichen Tieren in verschiedener Menge gebildet werden.

Zur Frage von Dr. Diczfalusy:

Die bevorzugte Bildung von Oestriol aus 16-Keto-Oestradiol-17 β in vivo steht nicht unbedingt im Gegensatz zu den Ergebnissen in vitro. Denn am in vivo-Stoffwechsel der Oestrogene sind außer der Leber noch andere Organe beteiligt, so daß sich die von uns an der Leber gefundene Relation für Oestriol/16-epi-Oestriol für den Gesamtstoffwechsel verschieben kann.

Aus der Universitäts-Frauenklinik Bonn (Direktor: Professor Dr. H. Siebke)

Weitere Untersuchungen über die biologische Bedeutung des Oestriols

Von

A. Puck

Mit 15 Abbildungen

Das Oestriol spielt in der Reihenfolge der biologischen Wirksamkeit der Oestrogene eine untergeordnete Rolle. Nach früheren Untersuchungen wurde es als schwaches Oestrogen eingeordnet. Die Menge Oestriol muß 300 mal größer sein als Oestradiol, um im Allen, Doisy Test ein Schollenstadium zu erreichen. Vielleicht ist aber doch eine qualitative Unterscheidung der einzelnen Oestrogene möglich, die über die einfache Beurteilung: schwach oder stark hinausgeht. Bekannt ist die Oestrogen-Ausscheidungskurve am Ende der Schwangerschaft. Auch die Brownschen Untersuchungen haben gezeigt, daß vor der Entbindung die Oestriolfraktion im Verhältnis zum Oestradiol erheblich ansteigt. Wir wissen auch, daß die mütterlichen Hormone auf das Kind übergehen und bei dem weiblichen Neugeborenen bestimmte Veränderungen an den Genitalorganen hervorrufen können. Nach Philipp ist der Uterus fast nie stimuliert, dagegen ist die Cervix uteri tonnenförmig aufgetrieben. Die Drüsen befinden sich auf das Mächtigste im Stadium der Sekretion. Die Vagina ist weit, das Epithel ist hochgradig verändert, 60—80 Zellagen werden nicht selten gefunden. Kommt es zur Blutung, blutet es nie aus dem Corpus uteri, sondern dadurch, daß die Zellagen in der Cervix zu schnell abgestoßen werden und es dabei zur Eröffnung von Gefäßen kommt. Warum sollte man diese charakteristischen Veränderungen an der Cervix und an der Vagina des Neugeborenen nicht mit dem hohen Oestriolspiegel der Mutter in Verbindung bringen? Sollte dieser Effekt auf das Oestradiol zurückzuführen sein, wäre auch eine Stimulierung des Corpus uteri zu erwarten. Dazu kommen noch Beobachtungen bei der glandulär-cystischen Hyperplasie und auch die charakteristischen Veränderungen an der Cervix und an der Vagina kurz ante partum, die in Zusammenhang mit dem hohen Oestriolspiegel die Möglichkeit zulassen, daß die Veränderungen an der Vagina und an der Cervix durch das Oestriol hervorgerufen werden. Wenn diese Wahrnehmungen zutreffen, könnte man nicht mehr nur von starken und schwachen Oestrogenen sprechen, sondern es wären dann qualitative Unterschiede in den einzelnen Oestrogenen vorhanden und eine unterschiedliche Ansprechbarkeit einzelner Abschnitte der Genitalorgane.

Wir haben uns mit der Wirkung des reinen Oestriols auf Vagina, Cervix und Corpus uteri beschäftigt. Dabei ließ sich in früheren Untersuchungen zeigen, daß gerade die Cervix uteri und die Vagina stimuliert werden, während die Wirkung auf das Endometrium nur gering ist und vor allen Dingen keinen proliferativen Charakter trägt. Nach der Publikation unserer Ergebnisse erfuhren wird, daß das von uns verwendete Oestriol der Firma Organon noch eine Verunreinigung von

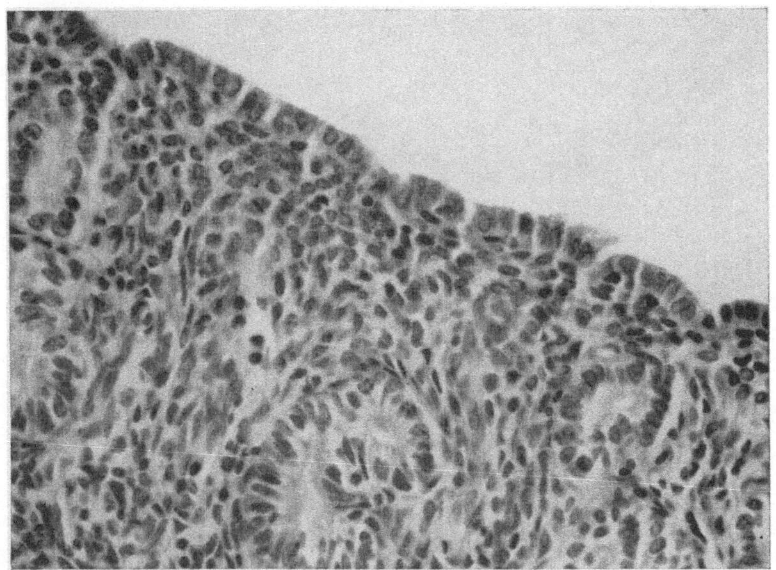

Abb. 1. Uterus. Kontrolle

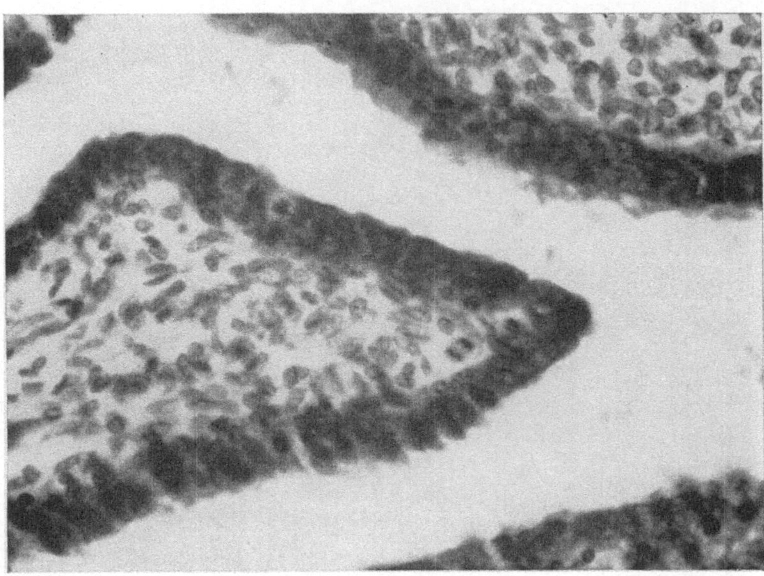

Abb. 2. Cevoix uteri. Kontrolle

0,4% Oestradiol enthält. Trotzdem konnte das Oestriol chemisch und pharmakologisch als reines Präparat bezeichnet werden, zumal man nicht mit der Möglichkeit rechnen konnte, daß noch diese geringfügige Beimengung wirksam sein würde.

Wir haben uns in der letzten Zeit festzustellen bemüht, ob das von uns verwendete Oestriol oder eben die Beimengung Oestradiol oder aber beide Präparate gemeinsam die von uns beschriebenen Wirkungen hervorrufen.

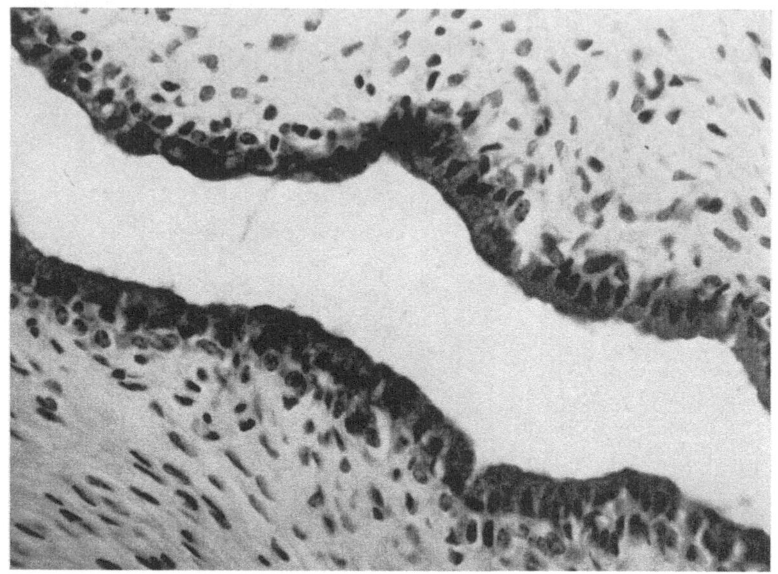

Abb. 3. Vagina. Kontrolle

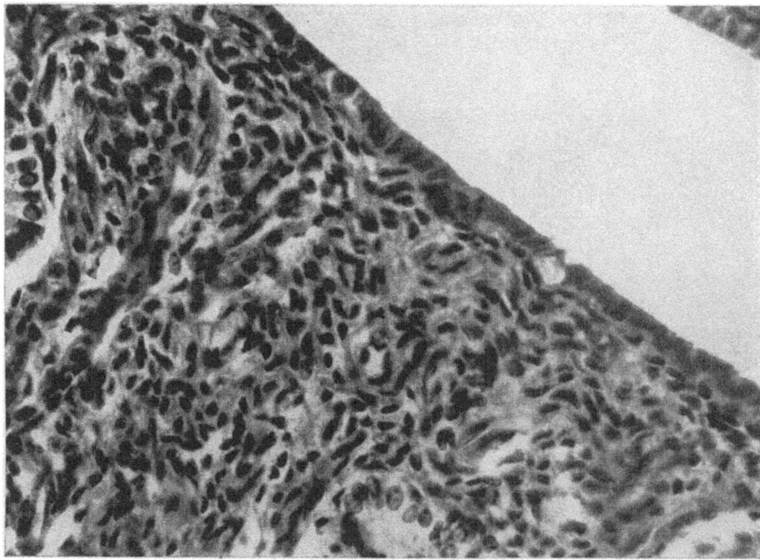

Abb. 4. Uterus. Nach 10 γ Oestriol

In Blind-Versuchen wurde verschiedenen Gruppen von Meerschweinchen je 10 γ hochgereinigtes Oestriol, injiziert und zwar im Laufe von 20 Tagen an jedem 2. Tag 1 Injektion von 1 γ Oestriol. Zur gleichen Zeit erhielt eine andere Gruppe von Meerschweinchen eine Gesamtdosis von 0,04 γ Oestradiol, ebenfalls in 20 Tagen jeden 2. Tag 0,004 γ Oestradiol, also die im Ovestin-Organon vorhandene Menge an Oeströdiolbeimengung. Die Ergebnisse unserer Untersuchungen sehen Sie in

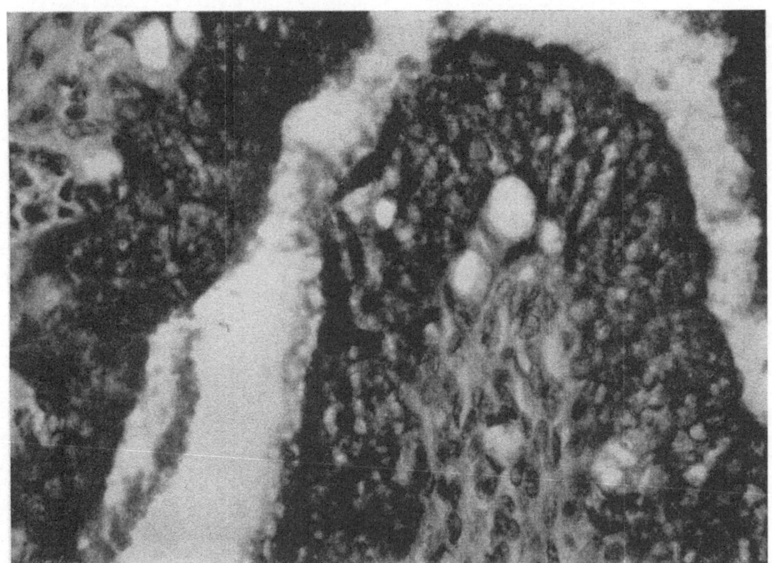

Abb. 5. Cervoix uteri. Nach 10 γ Oestriol

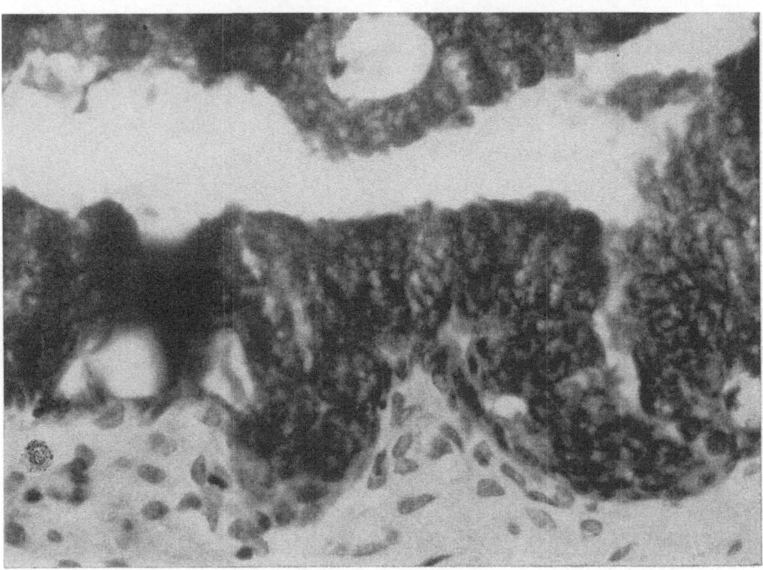

Abb. 6. Vagina nach 10 γ Oestriol

PAS-Präparaten, also nach histochemischer Färbung der Vagina, der Cervix und des Uterus. Eine weitere Gruppe bekam noch 2 γ Oestradiol. Die Kastration war jeweils 4 Monate vor dem Versuch erfolgt (Kontrollen Abb. 1—3). Sie sehen, daß

die Tiere (Abb. 7—9), die die geringe Dosis Oestradiol erhalten haben, wenig
Veränderungen gegenüber den Kontrolltieren zeigen, vielleicht daß die Vagina
geringgradig stimuliert ist, daß die Zellreihe unterhalb des Vaginalepithels dichter

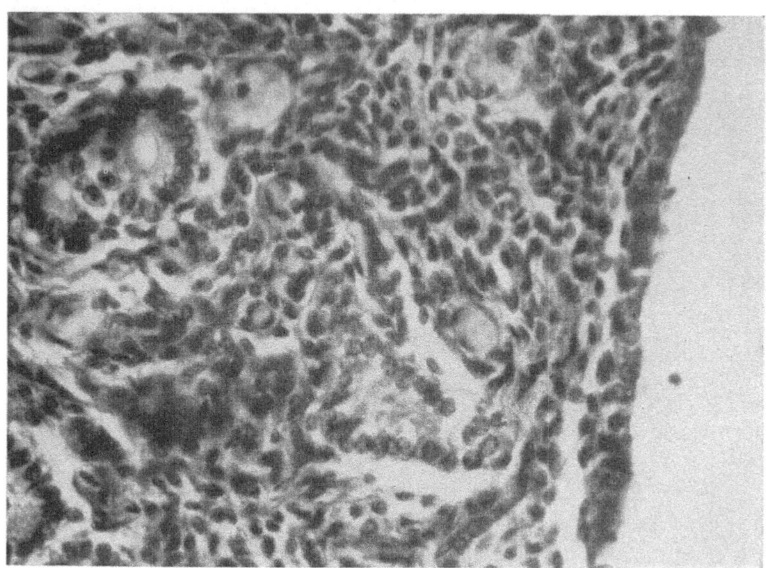

Abb. 7. Uterus nach 0,04 γ Oestradiol

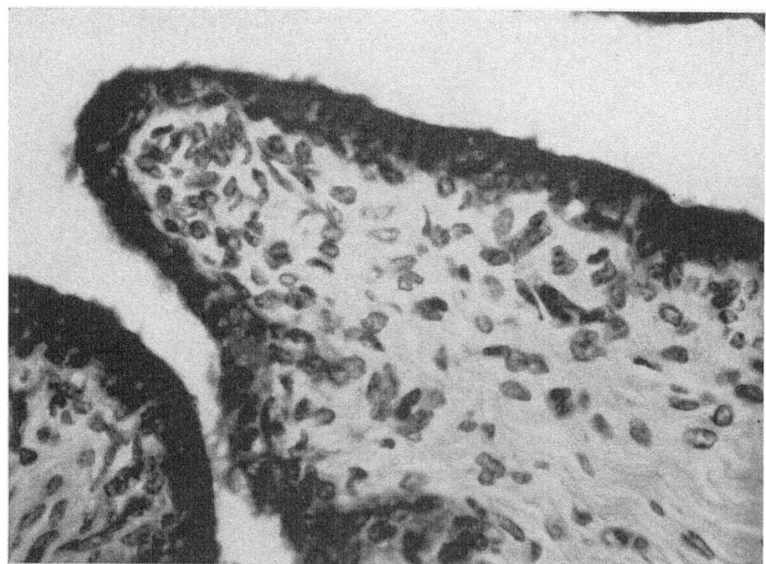

Abb. 8. Cervoix uteri. Nach 0,04 γ Oestradiol

wird und die Kerne etwas ins Lumen hineinrücken. Nun gibt es Unterschiede von
Tier zu Tier. Man könnte sich hier eine ganz geringe Wirkung vorstellen, ohne daß
man diese als beweisend ansehen kann. Die 10 γ Oestriol zeigen nun aber einen

ganz deutlichen Effekt sowohl im Vaginal- wie im Cervixepithel (Abb. 5—6). Das Oestriol entfaltet genau die Wirksamkeit, die wir ihm zugesprochen haben. Die Beimengung Oestradiol, die in den alten Präparaten vorhanden war, ruft selbst

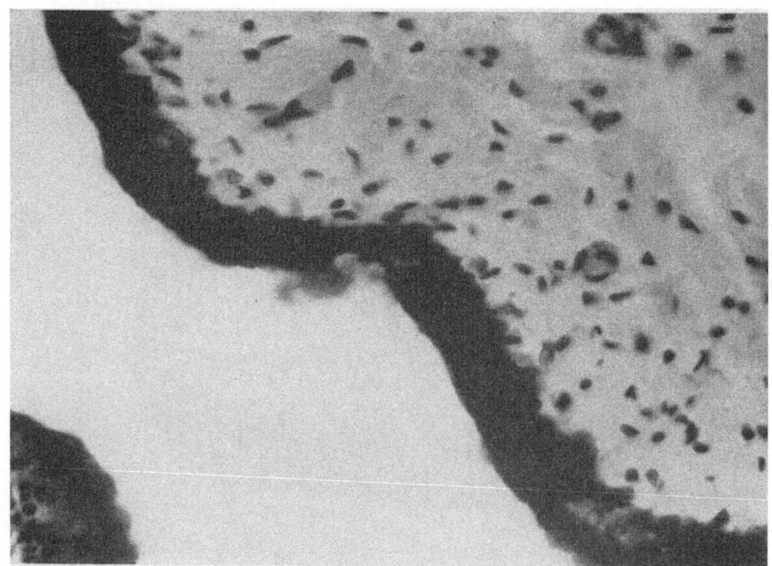

Abb. 9. Vagina. Nach 0,04 γ Oestradiol

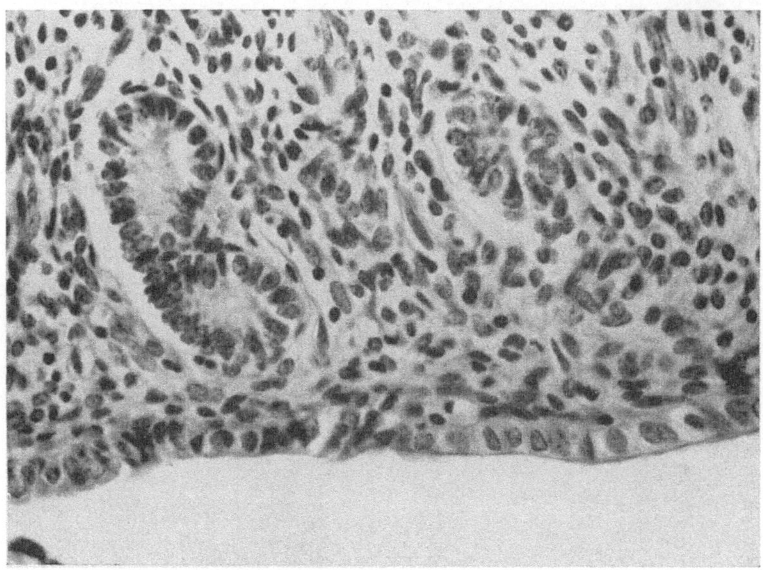

Abb. 10. Uterus. Nach 0,4 γ Oestradiol

keinen Effekt hervor. Das Oestriol besitzt also eine Wirksamkeit auf die Cervix uteri und auf die Vagina, es ist nicht die Beimengung Oestradiol gewesen, die die früher von uns beschriebenen Effekte ausgelöst hat.

Es ergab sich weiter die Frage, welche Mengen Oestradiol sind erforderlich, um das Bild an der Vagina und an der Cervix zu sehen, das wir mit den 10 γ Oestriol erhalten. Dabei konnten wir feststellen, daß wir mit der zehnfachen

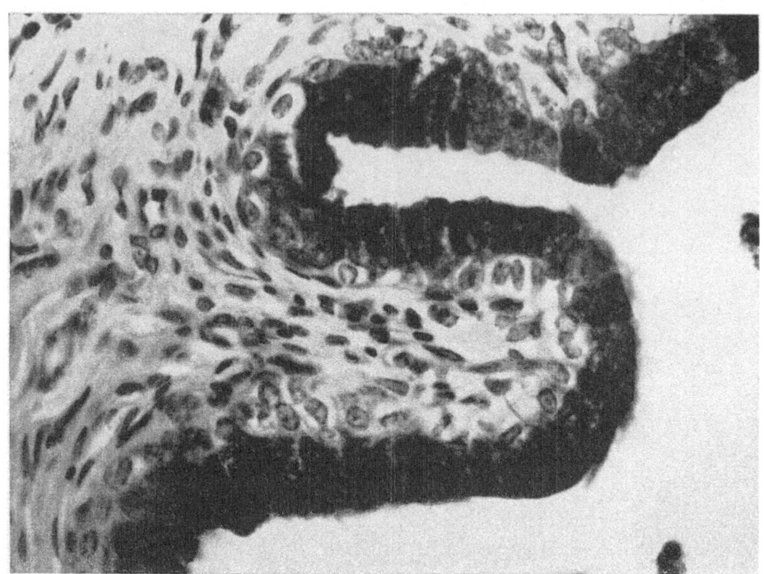

Abb. 11. Cervix uteri. Nach 0,4 γ Oestradiol

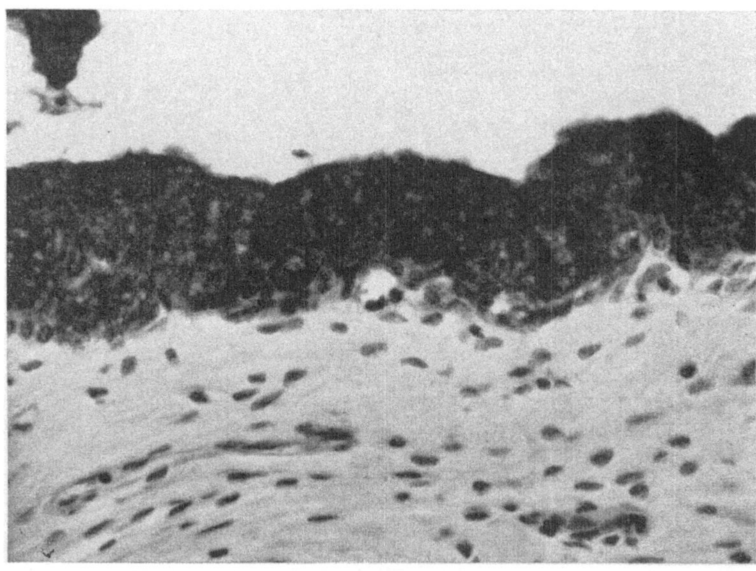

Abb. 12. Vagina. Nach 0,4 γ Oestradiol

Dosierung an Oestradiol, also 0,4 γ Oestradiol (Abb. 11—12) eine gute Stimulierung von Cervix und Vagina erzielen, diese Stimulierung aber längst nicht den Ergebnissen entspricht, wie wir sie mit den 10 γ Oestriol erreichen können. Und erst, wenn wir diese Dosierung nochmals um das Fünffache erhöhen, also 2 γ Oestradiol (Abb. 14—15) geben, haben wir einen Effekt, wie er von den 10 γ Oestriol erreicht wird. Wir können also sagen, daß wir mit 2 γ Oestradiol dieselbe

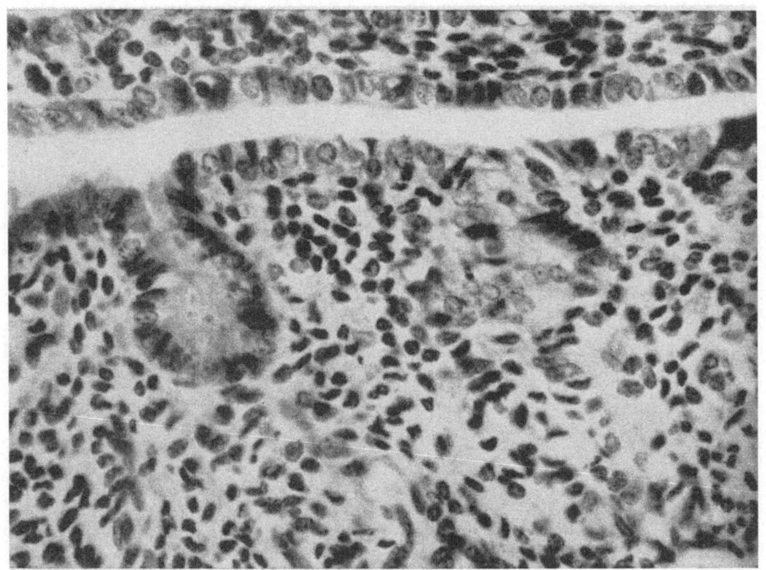

Abb. 13. Uterus. Nach 2 γ Oestradiol

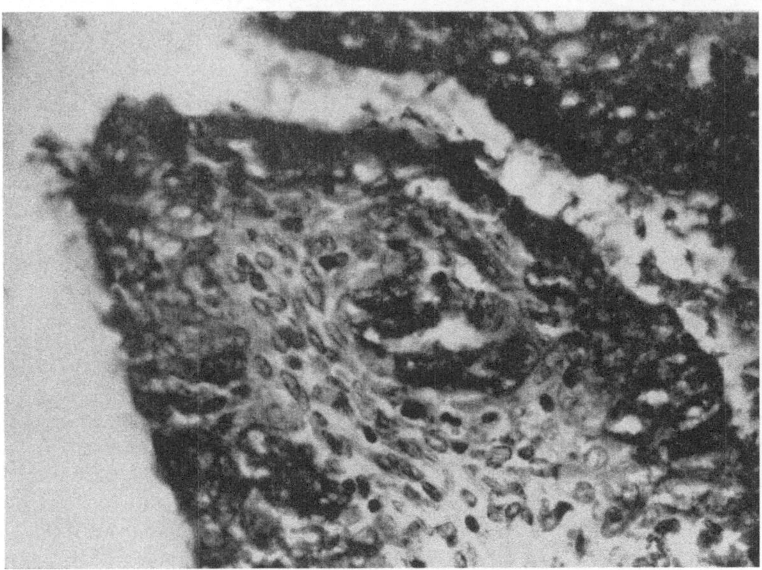

Abb. 14. Cervix uteri. Nach 2 γ Oestradiol

Wirkung am Cervixepithel und an der Vagina erzielen, wie wir sie von 10 γ Oestriol kennen. Wichtig für unsere Betrachtungen ist die Frage, gibt es Unterschiede in der Wirksamkeit von Oestriol und Oestradiol auf das Endometrium bei gleicher Wirkung auf Cervix und Vagina? Diese vergleichenden Ergebnisse sehen sie in den Abb. 1, 4 und 13. Die Präparate, die nach 10 γ Oestriol (Abb. 4) gewonnen werden, entsprechen etwa den Kontrollen (Abb. 1), während die 2 γ Oestradiol (Abb. 13), also eine Dosis, die denselben Effekt an Cervix und Vagina erzielt wie unsere 10 γ Oestriol, eine Stimulierung der Uterusschleimhaut hervorrufen.

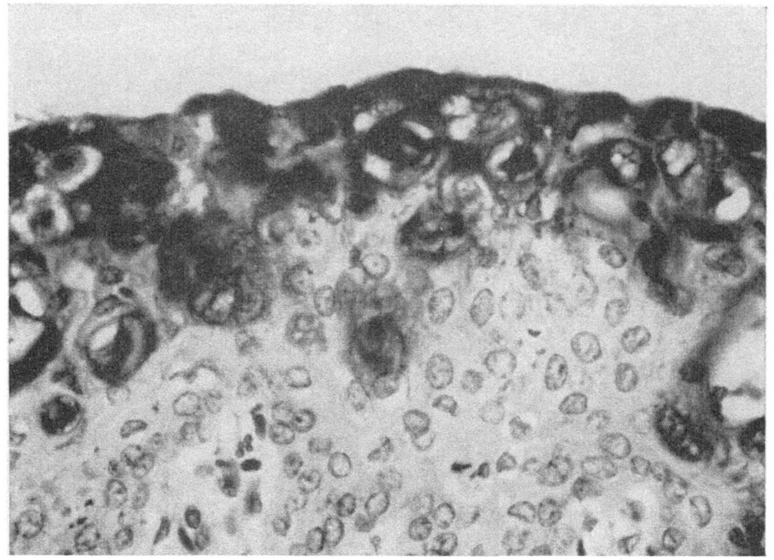

Abb. 15. Vagina. Nach 2 γ Oestradiol

Zusammenfassend können wir sagen, daß die bisherigen Ergebnisse unserer Untersuchungen dafür sprechen, daß die einzelnen Genitalabschnitte unterschiedlich auf Oestradiol und Oestriol ansprechen. Cervix und Vagina werden vom Oestriol leichter stimuliert als das Endometrium, während die Menge Oestradiol, die diesen Effekt ebenfalls an Cervix und Vagina hervorrufen kann, im Gegensatz zum Oestriol gleichzeitig einen Proliferationsreiz auf das Endometrium ausübt.

Diskussion

G. L. Ijzerman (Oss):

Im Anschluß an die tierexperimentellen Daten, die eben von Dr. Puck vorgeführt worden sind, möchte ich kurz berichten über eine Reihe Untersuchungen bei der Frau, die in Zusammenarbeit mit Dr. Hofman in der Frauenklinik der Medizinischen Akademie in Rotterdam, Holland, durchgeführt wurden.

Als Versuchspersonen dienten weibliche Insassen eines Altersheims. In Doppelblindversuchen wurde die Wirkung auf die Vaginalschleimhaut von drei Serien oraler Präparate verglichen:

Die erste Serie enthielt das handelsübliche Oestriolpräparat (Ovestin), das also noch etwa 0,4% Oestradiol-Verunreinigung enthält. Die zweite Serie enthielt hochgereinigtes Oestriol (Reinheitsgrad größer als 99,99%) und die dritte Serie enthielt nur Oestradiol, und zwar jeweils in einer Menge von 0,4% der verwendeten Ovestindosis, also jeweils der Verunreinigung des handelsüblichen Präparates entsprechend.

Die Ergebnisse dieser Untersuchungen waren nun, daß z. B. bei einer Tagesdosierung von 250 γ hochgereinigtem Oestriol eine ausgeprägte Oestrogenisierung des vorher atrophischen Vaginalepitheliums gefunden wurde, die von dem Effekt nach der gleichen Behandlung mit 250 γ des handelsüblichen Oestriolpräparates nicht zu unterscheiden war. Bei den täglich mit 1 γ Oestradiol behandelten Frauen war das Scheidenepithel auch nach wochenlanger Behandlung vollkommen atrophisch.

Wir glauben aus diesen Untersuchungen schließen zu können, daß die im verwendeten handelsüblichen Oestriolpräparat vorhandene leichte Oestradiolverunreinigung in der verwendeten Dosierung keinen Einfluß hat auf die am Scheidenepithel objektiv wahrzunehmenden Effekte.

Aus der Urologischen Universitätsklinik Homburg/Saar, Landeskrankenhaus
(Direktor: Prof. Dr. C. E. ALKEN)

Untersuchungen über den Einfluß oestrogener Substanzen auf den Serum-Cholesterin-Spiegel männlicher Ratten

Von

A. TAUPITZ und K. OTAGURO

Mit 3 Abbildungen

Zahlreiche Untersuchungen haben sich besonders in jüngster Zeit mit der Frage nach der Steuerung des Lipoid- bzw. Cholesterinstoffwechsels befaßt. Es konnte festgestellt werden, daß die Höhe des Cholesterin-Spiegels, abgesehen von bestimmten Grundleiden, außer durch Alter, Ernährung und Konstitution, vom Funktionszustand des hypophysär-adrenalen Systems und der Leber bestimmt wird [BEST und CAMPBELL (2), HARTL (4), STENGER (7)].

Im einzelnen sind die Befunde hierüber sehr widersprechend, sie drücken aus, daß es eine genaue Kenntnis über die Regulationsmechanismen des Lipoidstoffwechsels bisher nicht gibt.

In der vorliegenden Arbeit waren wir zunächst von der klinischen Fragestellung über die Nebenwirkungen der Hormontherapie mit Oestrogenen bei urologischen Erkrankungen ausgegangen. Da sich bei Anwendung verschiedener Hormonformen ein gewisser Unterschied zwischen natürlichen und synthetischen Oestrogenen bemerkbar machte, überprüften wir die Ergebnisse anhand von Tierversuchen.

Die Untersuchungen erfolgten an 60 älteren, ausgewachsenen und 100 jüngeren, wachsenden Rattenmännchen.

An Medikamenten wurden verabreicht:

1. Diäthyldioxystilbendipropionat[1]
2. Diäthyldioxystilben-diphosphat[2]
3. Oestradiolbenzoat[3]
4. Placebo.

Die Dosierung betrug 1 und 2 mg pro kg Körpergewicht täglich und für Diäthylstilboestrol-diphosphat zusätzlich in einer Gruppe 30 mg pro kg.

Während einer Untersuchungsdauer von 8 Wochen wurden in verschiedenen Zeiträumen Tiere aus jeder Gruppe getötet. Neben allgemeinen Untersuchungen,

---

[1] *Cyren-B-forte*, „Bayer" Leverkusen.
[2] *Honvan* (St — 52), Asta-Werke A.-G., Brackwede (Westf.).
[3] *Progynon B ol.*, Schering AG., Berlin/West.

wie Körpergewichts- und Organgewichtskontrolle, wurden quantitative Serum- und Organanalysen und histologisch-histochemische Untersuchungen verschiedener Organe vorgenommen.

Dabei ergaben sich besonders hinsichtlich des Cholesterin-Spiegels im Serum bemerkenswerte Resultate.

Im Vergleich mit einigen allgemeinen Untersuchungsergebnissen konnte im wesentlichen folgendes festgestellt werden:

Abb. 1. Bei allen 4 Hormonformen sinken die Hodengewichte zwischen dem 10. und 14. Behandlungstag übereinstimmend ab.

Abb. 2. Im Verhalten der Körpergewichte besteht eine Differenz zwischen den natürlichen Oestrogenen und den Stilbenen. Die mit Stilbenen behandelten Tiere verlieren stärker an Gewicht als die Oestradiol-Tiere.

Abb. 3. Eine eindeutige Differenzierung zwischen natürlichen und synthetischen Oestrogenen geht aus dem Verhalten des Serum-Cholesterins hervor.

Sie sehen eine starke Abnahme des Gesamt- und Ester-Cholesterins nach Gaben von Stilbenen gegenüber einer nur geringen Abnahme nach Oestradiol-Medikation. Es sei erwähnt, daß diese Kurven aus den Versuchen mit wachsenden Ratten stammen, ausgewachsene Ratten beantworten die Oestradiol-Applikation sogar mit einem Anstieg des Cholesterins im Serum. Ferner sei darauf hingewiesen, daß das Gesamt-

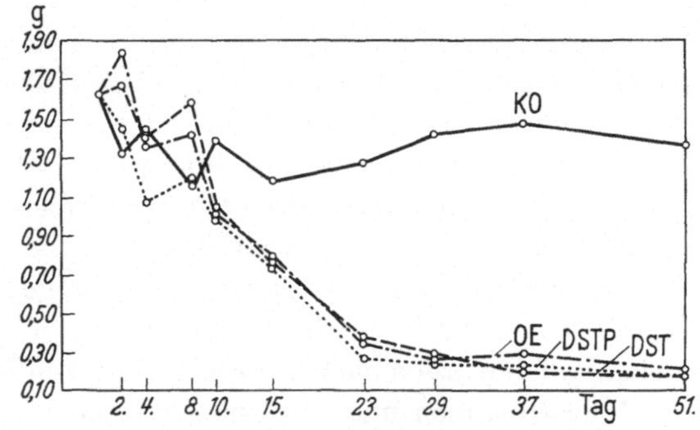

Abb. 1. Hodengewichte

O‒ ‒O Diäthyldioxystilbendipropionat
O·····O Diäthyldioxystilbendiphosphat
O‒·‒O Oestradiolbenzoat
O‒‒‒O Kontrolle (Placebo)

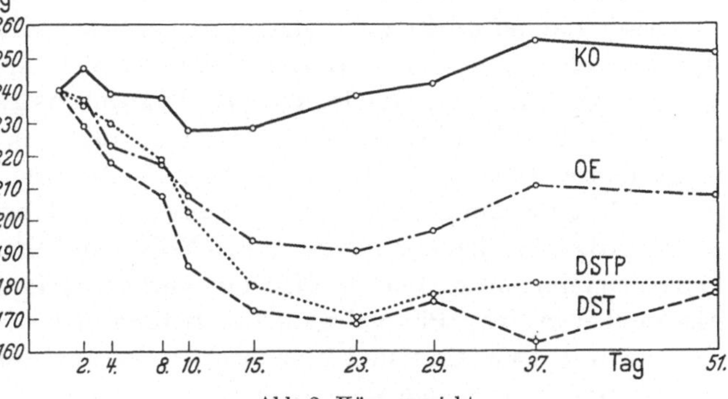

Abb. 2. Körpergewichte

O‒ ‒O Diäthyldioxystilbendipropionat
O·····O Diäthyldioxystilbendiphosphat
O‒·‒O Oestradiolbenzoat
O‒‒‒O Kontrolle (Placebo)

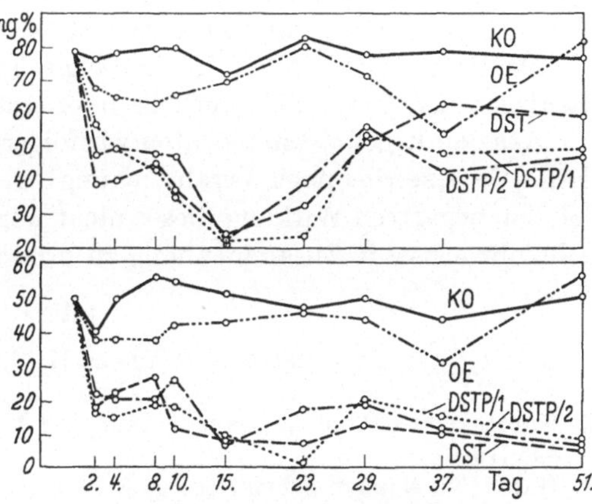

Abb. 3. Gesamt-Cholesterin (oben),
verestertes Cholesterin (unten)

O‒ ‒O Diäthyldioxystilbendipropionat
O·····O Diäthyldioxystilbendiphosphat (30 mg/kg)
O‒·‒O Diäthyldioxystilbendiphosphat (1 mg/kg)
O·····O Oestradiolbenzoat
O‒‒‒O Kontrolle (Placebo)

Cholesterin nach 4 Wochen Versuchsdauer eine gewisse Normalisierung zeigt, die Abnahme des Ester-Cholesterin in diesem Zeitraum und darüber hinaus bis zu 8 Wochen jedoch nicht reversibel zu sein scheint. Zum Vergleich ist die Gruppe, in der das Diäthylstilboestrol-diphosphat 30mal höher dosiert wurde, mit angeführt. Es ergibt sich bezüglich der Cholesterin-Fraktionen kein signifikanter Unterschied zu den übrigen Gruppen.

In der Deutung des Befundes ist die Frage zu stellen, ob für das Verhalten des Cholesterin-Spiegels ein hormoneller Faktor verantwortlich zu machen sei. In vielen Fällen wurden nach Verabreichung von Hypophysen-Vorderlappen-Extrakten Hyperlipämien und Fettablagerungen in der Leber beobachtet [Baker (1), Hasch u. Mitarb. (5), Selye (6)].

Unsere Gesamt-Lipoid- und Cholesterin-Bestimmung in der Leber zeigte keine signifikanten Abweichungen von Normalwerten in den einzelnen Gruppen. Die Werte lagen für Gesamt-Fett im Durchschnitt bei 5,8% und für Cholesterin bei durchschnittlich 650 mg-% berechnet auf Trockensubstanz.

Dieser Befund dürfte zumindest eine vermehrte Ausschüttung des sog. Fettstoffwechselhormons des HVL nach Oestrogen-Verabreichung ausschließen.

Da einige Autoren, wie Hartl (4), Thannhauser (8) und Thomas (9) bei Leberzellstoffwechselschäden eine Abnahme des Gesamtcholesterins und einen ausgeprägten Cholesterin-Ester-Sturz im Serum fanden, haben wir der histologischen Untersuchung der Leber besondere Aufmerksamkeit geschenkt.

Wir sahen bei den mit synthetischen Stilbenen behandelten Tieren in 60% der Fälle eine feintropfige, teils fleckförmige Verfettung in der Leber bei gleichzeitiger Akkumulierung von Plasmalogen. Ein Befund, der sich mit den Versuchsergebnissen von Grumbrecht und Loeser (3) deckt. Des weiteren war eine auffallende fleckförmige Vermehrung der alkalischen Phosphatase im Schnitt zu erkennen. Dieses Bild steht im Gegensatz zu dem läppchenförmigen Vorkommen der alkalischen Phosphatase bei Normaltieren.

Die Leber der mit Oestradiol behandelten Tiere zeigte dagegen keine histologisch nachweisbare Verfettung. Gleichzeitig waren die Läppchenperipherien außerordentlich arm an alkalischer Phosphatase.

Damit ist auch anhand des histologischen Leberbefundes eine unterschiedliche Reaktion der Tiere auf natürliche und synthetische Oestrogene hin festzustellen.

Aus den Ergebnissen möchten wir folgern, daß die Reduktion des Gesamt- und Ester-Cholesterins nach Verabreichung von synthetischen Oestrogenen mit einer lokalen negativen Wirkung dieser nicht körpereigenen Substanzen auf den Leberzellstoffwechsel in Zusammenhang zu bringen ist.

Literatur

1. Baker, B. L., D. J. Ingle, C. H. Li and H. M. Evans: Amer. J. Anat. 82, 75 (1948).
2. Best, C. H., and J. Campbell: J. Physiol. 92, 91 (1938).
3. Grumbrecht, P., u. A. Loeser: Naunyn-Schmiedebergs Arch. exp. Path. Pharmak. 195, 445 (1940).
4. Hartl, F., Naunyn-Schmiedebergs Arch. exp. Path. Pharmak. 213, 235 (1951).
5. Hasch, Z., and I. Hajdu: Arch. Physiol. 241, 507 (1939).
6. Selye, H.: Acta endocr. Montreal 1947, 2. Aufl. 1949.
7. Stenger, E. G.: Arch. int. Pharmacodyn. 4, 403 (1955).
8. Thannhauser, S. J.: Ärztl. Forsch. 2, I 295 (1948).
9. Thomas, E. M.: Amer. J. Dis. Child. 74, 563 (1947).

Aus dem Institut für Physiologie und Ernährung der Tiere der Universität München
(Vorstand: Prof. Dr. Dr. Johs. Brüggemann)

Über die Ascorbinsäurekinetik in Gonaden

Von

Heinrich Karg

Mit 3 Abbildungen

Die Ascorbinsäurekonzentrationen in endokrinen Organen sind vielfach diskutiert worden. Experimentell wurden in erster Linie die Nebennieren der Ratte — einer Tierart, die zur intermediären Vitamin C-Synthese befähigt ist — berücksichtigt und dabei folgende Befunde herausgestellt:

1. Die Tatsache des relativ hohen Ascorbinsäuregewebsspiegels,

2. dessen Beeinflussung durch spezifisch glandotrope Stimulierung im akuten Versuch, dabei

3. quantitative Zeit-Dosis-Korrelationen, womit die Testmöglichkeit für ACTH gegeben ist. Es ergaben sich weiter daraus

4. biochemisch-funktionelle Erörterungen sowie

5. die praktische Heranziehung von Ascorbinsäurebestimmungen in Nebennieren als Kriterium für Stressversuche allgemeiner Art.

Vergleicht man die einschlägigen Befunde an Gonaden nach diesen Gesichtspunkten, so trifft man erhebliche Lücken sowie Unklarheiten in der Interpretation an.

1. Was die Größenordnung der Ascorbinsäurekonzentrationen betrifft, so ist in Tab. 1 die bekannte Abstufung von den Höchstwerten in den Nebennieren, über die Ovarien bis zum Hoden, dessen Vitamin C-Werte nach der Pubertät bereits im Bereich anderer Organe, wie Leber und Thymus, liegen, wiedergegeben. Es sei ergänzend bemerkt, daß wir unter Vitamin C den colorimetrisch ermittelten Wert von Gesamtascorbinsäure, also Ascorbinsäure plus Dehydroascorbinsäure, verstehen.

Tabelle 1. *Vitamin C-Gehalt in Nebennieren und Gonaden von Ratten*

	mg-%
Nebennieren	350—450
Ovarien	
juvenil, funktionslos.	90—130
geschlechtsreif, C. l. vorhanden .	70— 90
Hoden	
juvenil	30— 50
geschlechtsreif	25— 30

Bei den Ovarwerten der Ratten deuten sich bereits funktionell bedingte Unterschiede in den „Normalwerten" an, so die höheren Konzentrationen beim inaktiven Eierstock und die niedrigen Werte beim Oestrus. Nach Everett (*1, 2*) haben das auch die französischen Autoren Coste (*3*) u. Mitarb. erkannt, letztere haben gleichzeitig hinsichtlich der postpubertal erniedrigten *Hoden*werte Zusammenhänge mit der gonadotropen Stimulierung vermutet (*4*).

2. Bereits vorher waren vom schwedischen Arbeitskreis [CLEASSON u. Mitarb. (*5, 6, 7, 8*)] Befunde veröffentlicht worden, wonach unter anderem beim Kaninchen hochdosierte Gaben von Serumgonadotropin im Differenzversuch (d. h. im Vergleich von vor der Injektion exstirpiertem Ovar mit dem verbliebenen) akuten Ascorbinsäureabfall zur Folge hatten.

Tabelle 2. *Gewichte und Ascorbinsäuregehalte von Rattenovarien nach 100 E Choriongonadotropin in Abhängigkeit von der Zeit*

Stunden nach Injektion	Tierzahl	Ovargew. mg/100 g Körpergew.	d. i. % gegen Dioestr.	Vit. C mg-%	relat. %-Abfall	„wahrer" Abfall %
0	8	27,9	± 0	86,4	± 0	± 0
1	11	33,6	+20	59,6	—31	—14
4	6	39,8	+43	48,8	—44	—14
8	8	42,1	+50	40,9	—53	—20
12	5	45,0	+61	53,1	—39	— 1
24	6	44,8	+60	65,2	—25	+12

Einen ähnlichen zeitlichen Verlauf der Ascorbinsäurekinetik fanden wir (Tab. 2) in Rattenovarien nach Stimulierung mit der provozierenden Dosis von 100 E Choriongonadotropin. Wir verzichteten dabei auf die Differenzmessung an ein und demselben Tier, da wir orientierend beim Vergleich linker und rechter Ovarien häufig und unregelmäßig unterschiedlichen Entwicklungszustand und Gewichtsabweichungen bis zu 35% feststellen konnten. Wir verglichen zwischen den Tieren, wobei wir feststellten, daß die Additionswerte beider Ovarien eines Tieres gut reproduzierbare, durch den Cyclus und durch den glandotropen Effekt charakterisierte Werte ergaben. Nach uns (*9*) teilten NOACH und VAN REES (*10*) mit, daß sie ebenfalls bei 100 E Choriongonadotropin, und zwar nach 4 Std., die Ascorbinsäuregehalte in Rattenovarien abgesunken fanden. Die von diesen Autoren im Differenzversuch ermittelten Werte ermutigten sie nicht, niedrigere Gonadotropindosen anzuwenden.

Tabelle 3. *Gewichte und Ascorbinsäuregehalte von Rattenovarien 8 Std. nach Verabreichung von Choriongonadotropin in Abhängigkeit von der Dosis*

Dosis E Choriongonadotropin	Tierzahl	Ovargew. mg/100 g Körpergew.	d. i. % gegen Dioestr.	Vit. C mg-%	relat. %-Abfall	„wahrer" Abfall %
0	8	27,9	± 0	86,4	± 0	± 0
5	8	31,1	+18	67,0	—22	— 7
10	8	36,4	+30	54,1	—37	—14
20	5	41,2	+47	46,2	—47	—15
100	8	41,4	+48	41,5	—52	—20

3. Wir konnten unter Berücksichtigung von 8 Std.-Werten graduierte Dosiswirkungen bis herunter zu 5 E Choriongonadotropin gegenüber Dioestrus-Kontrollwerten nachweisen (Tab. 3). Die relativ niedrigen Tierzahlen erlauben bereits sichere Gruppenunterscheidungen, nicht mehr aber bei Werten über 20 E. Bei 5 E liegen die Ergebnisse im Bereich der Oestruswerte, haben damit also

physiologische Größenordnungen. Wichtig für die Reproduzierbarkeit ist mithin die scharfe Selektion des Tiermaterials durch Vaginalausstrich.

Ich habe lediglich auf die Konzentrationsschwankungen hingewiesen. Es ist noch der Anteil der Drüsengewichtsschwankungen an der Ascorbinsäurekinetik zu berücksichtigen. Die Ovargewichte, hier bezogen auf Körpergewicht, zeigen entsprechend graduierte Gruppenunterschiede, die sich bis zu den 8 Std.-Werten gegenüber den Ascorbinsäuregehalten gegenläufig entwickeln. Zum einen ist damit gesagt, daß für eine grobe Prüfung auf Gonadotropinwirksamkeit konzentrierterer Präpa-

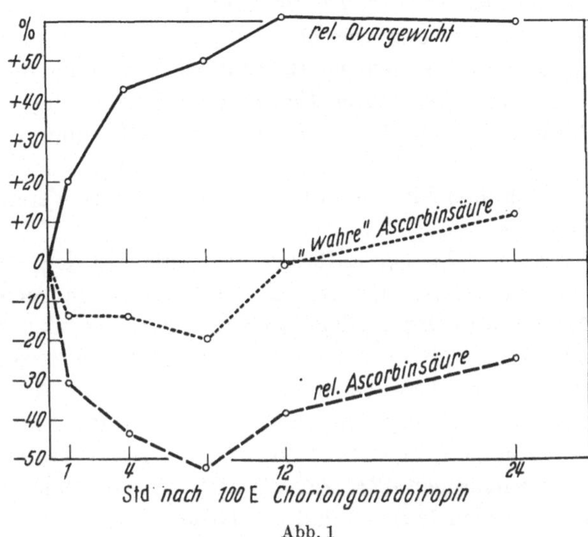

Abb. 1

rate mit der Ascorbinsäurebestimmung am Erfolgsorgan Ovar ein weiteres Kriterium gewonnen ist, wobei qualitative Anhaltspunkte bereits bei der Verwendung von z. B. nur zwei Ratten erhalten werden können.

Zum anderen erfahren die relativ gemessenen Ascorbinsäurewerte eine Deutung dahingehend, daß der scheinbare Abfall teilweise auf Kosten der Gewichtsveränderung zu buchen ist.

4. Als Beitrag zu funktionellen Überlegungen haben wir deshalb noch jeweils den sog. „wahren Abfall" errechnet, der auf der theoretischen Annahme beruht, daß der absolute Gesamtwert von im Ovar vorhandener Ascorbinsäure durch die Größenveränderungen des Organs selbst nicht betroffen würde. Dabei lassen sich noch immer gesicherte „Schwund"-Werte bis zu 15 und 20% kalkulieren. (Die graphischen Darstellungen der besprochenen

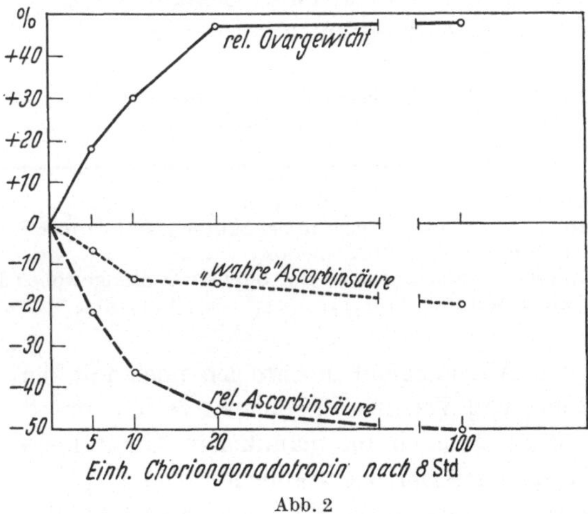

Abb. 2

Zeit- und Dosis-Effekte sollen das noch einmal verdeutlichen. Abb. 1 und 2.) Wir dürfen also wohl auch die Beeinflussung der Ascorbinsäurekinetik im Ovar als einen spezifisch-glandotropen Effekt auffassen.

Es kann nun nicht auf die in bezug auf die Nebennieren bekannten Diskussionen eingegangen werden, ob es sich beim Vitamin C-Abfall in Geweben um unspezifische Utilisation im Verlauf lokaler Stoffwechselsteigerung (*11, 22*), um spezifisches Eingreifen bei der Steroidbiosynthese (*12, 13, 14, 15, 16*) oder aber lediglich um Ausschwemmung aus dem Organ (mit mehr oder weniger finaler Bedeutung) (*17, 18, 19, 20*) handelt. Die erste Möglichkeit ist unverbindlich. Sie kann ebensowenig wie die zweite durch den Hinweis entkräftigt werden, daß man im akuten Versuch bei Rattenhoden ja keine Beeinflussung der Ascorbinsäurekonzentrationen durch Choriongonadotropin feststellen kann. Diesbezüglich von Noach und van Rees (*10*) mitgeteilte Befunde konnten auch von uns bestätigt werden.

Erlauben Sie mir in gebotener Kürze als Versuch zur Klärung nur folgenden Hinweis:

Es besteht eine auffallende Parallele in der Abstufung 1. der Ascorbinsäurekonzentrationen, die ja NB! in Gewebshomogenaten gemessen werden, 2. des Anteils am Organ, der wahrscheinlich von der akuten Stoffwechselsteigerung infolge glandotroper Stimulierung besonders betroffen ist, und 3. schließlich der ebenfalls aus Gewebshomogenaten ermittelten Ascorbinsäureerniedrigung bei den drei besprochenen Organen. Zu diesem Phänomen würde eine weitere Stütze dazukommen, wenn man noch annimmt — dazu ermutigen einige histochemische Untersuchungen (*21, 22, 23, 24*), andere Befunde stehen dazu allerdings im Widerspruch (*10*) —, daß ein Großteil der Gonadenascorbinsäure im Zwischengewebe lokalisiert angereichert ist. Das würde die Folgerung erlauben, daß in den Gonaden eine in der Größenordnung durchaus mit den Nebennieren vergleichbare Ascorbinsäurekinetik stattfinden könnte, die aber — weil lokalisiert — in Organhomogenaten von Ovarien geringfügiger, beim Hoden überhaupt nicht signifikant in Erscheinung treten kann. Die in unserer Tab. 4 als Gewebsanteil angegebenen Werte sind natürlich Schätzwerte mit einer Reihe von Fehlerquellen, wobei wir uns aber bemüht haben, mit Hilfe des Trefferoculars doch die Aussage nach Kräften zu unterbauen.

Tabelle 4. *Vergleichswerte zur Ascorbinsäurekinetik in Nebennieren und Gonaden von Ratten*

	Nebennieren	Ovarien	Hoden
Ascorbinsäure, Ausgangswerte mg-%	400	85	30
Absinken der Ascorbinsäure bei akuter glandotroper Stimulierung, % vom Ausgangswert	40—55	15—20	0
Anteil des wahrscheinlich betroffenen Drüsengewebes am Gesamtorgan, %	70—80	30—40	5—15

5. Abschließend möchte ich noch mit der Abbildung ein Beispiel aus einer Reihe von Versuchsergebnissen zeigen, mit denen wir glauben eine Vitamin C-Utilisation auch im männlichen Genitalbereich nachgewiesen zu haben. [Als Brunstsymptom bei weiblichen Tieren gilt — wie bekannt — die verminderte Ascorbinsäureausscheidung parenteral zugeführter Mengen (*25*)]. Bei der Untersuchung chemischer Inhaltsstoffe in Eberejaculaten (*26*) zeigten sich die Ascorbinsäurekonzentrationen im Samenplasma immer außerordentlich konstant, die Normalwerte (d. h. bei Geschlechtsbeanspruchung 1—2mal wöchentlich) von 3—5 mg-%, die also geringe Streuung hatten, lagen praktisch nie unter 2 mg-%, beim Eber des gezeigten Beispieles immer über 2,6 mg-%. Minimalwerte bis unter 1 mg-% stellten sich nur ein bei gesteigerter Samenabnahme und, wie hier (Abb. 3)

gezeigt, im Exhaustionsversuch. Auffällig ist dabei, daß die Abnahme der Ascorbinsäurekonzentrationen im Samenplasma von der nicht charakteristisch betroffenen
Ejaculatmenge praktisch unabhängig ist und einer entsprechenden Beeinflussung

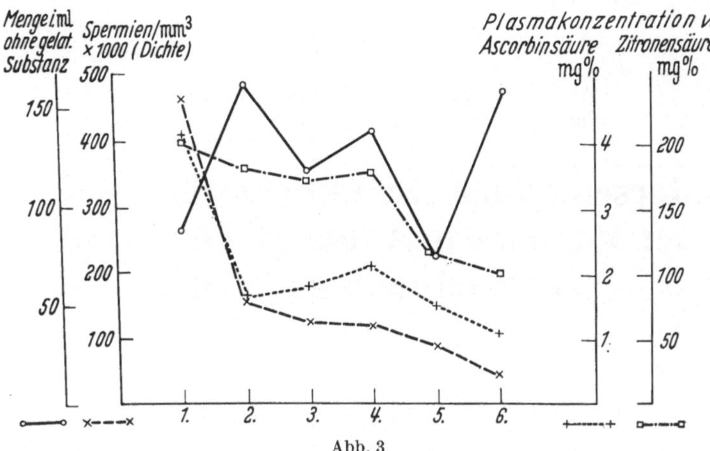

anderer Inhaltsstoffe, wie hier z. B. Citronensäure, aber auch der Blutascorbin-
säure eindeutig vorauseilt. Es scheint also, als ob Vitamin C nicht nur bei den
adrenalen, sondern — wenn ich so sagen darf — auch bei „genitalen Stress-
situationen" indiziert ist.

Literatur

1. Everett, J. W.: Endocrinology **43**, 389 (1948).
2. Miller, D. C., and J. W. Everett: Endocrinology **42**, 421 (1948).
3. Coste, F., F. Delbarre et F. Lacronique: C. R. Soc. Biol. (Paris) **147**, 608 (1953).
4. — — — C. R. Soc. Biol. (Paris) **147**, 611 (1953).
5. Cleasson, L., E. Diczfalusy, N. Hillarp and B. Högberg: Acta physiol. scand. **16**, 183 (1948).
6. — N. Hillarp, B. Högberg and B. Hökfelt: Acta endocr. (Kbh.) **2**, 249 (1949).
7. — — — Acta physiol. scand. **29**, 329 (1953).
8. Hökfelt, B.: Acta physiol. scand. **20**, 172 (1950).
9. Karg, H.: Klin. Wschr. **35**, 643 (1957).
10. Noach, E. L., u. G. P. van Rees: Acta endocr. (Kbh.) **27**, 502 (1958).
11. Karg, H.: Habil.-Schrift. München 1958.
12. Hughes, C. O., M. J. Swenson, G. K. Underbjerg and J. S. Hughes: Science **116**, 252 (1952).
13. Kahnt, F. W., u. A. Wettstein: Helv. chim. Acta **34**, 1790 (1951).
14. Staudinger, H. J.: Probleme des Hypophysen-Nebennierenrindensystems. 1. Freiburger Symposion 1952, S. 11. Berlin-Göttingen-Heidelberg: Springer.
15. Kersten, H., W. Kersten u. H. J. Staudinger: Biochem. Z. **328**, 24 (1956).
16. Brady, R. O.: J. biol. Chem. **193**, 145 (1951).
17. Löwenstein, B., and R. L. Zwemer: Endocrinology **39**, 63 (1946).
18. Vogt, M.: J. Physiol. **107**, 239 (1948).
19. Briggs, F. N., and W. Toepel: Endocrinology **62**, 24 (1958).
20. Munson, P. L., and W. Toepel: Endocrinology **63**, 785 (1958).
21. Giroud, A., C. P. Leblond et M. Giroux: C. R. Acad. Sci. (Paris) **198**, 851 (1934).
22. Tonutti, E., u. K. H. Matzner: Z. mikrosk.-anat. Forsch. **42**, 193 (1937).
23. Ravesteyn, Th. van: Acta morphol. neerl. **5**, 285 (1941).
24. Clara, M.: Vitam. u. Horm. **6**, 12 (1955).
25. Schmidt, H.: Tierzucht u. Züchtungsbiol. **63**, 303 (1954).
26. Karg, H., u. W. Leidl: Zuchthyg., Fortpfl. u. Besam. Haust. **3**, 232 (1959).

Aus der Universitäts-Frauenklinik Göttingen
(Direktor: Professor Dr. med. Heinz Kirchhoff)

Unterschiedliche Strukturveränderungen der Mammae in Abhängigkeit von der Prolactinausschüttung

Von

J. Haller

Mit 1 Abbildung

Während der Schwangerschaft wird nach unseren heutigen Vorstellungen durch die synergistische Wirkung des Follikel- und Gelbkörperhormons und die histiotrope Wirkung des Prolactins der Drüsenapparat der Mammae auf die Lactation vorbereitet. Der Aufbau der Milchdrüsen erfolgt vorwiegend in der ersten Schwangerschaftshälfte, so daß sich die Drüsen während des zweiten Teiles der Schwangerschaft in einem funktionstüchtigen Zustand befinden. Nach Absinken des Progesteronspiegels im Anschluß an die Geburt setzt die Lactation ein, wobei die Abgabe von Milch ("letting down of milk") nach den bisher vorliegenden Beobachtungen über das hypothalamisch-neurohypophysäre System gesteuert wird. Auch während der Lactation, wenn die Placentarier aplacentar geworden sind, gewährleistet das Prolactin das Erhaltenbleiben der Milchdrüsen (Fauvet).

Wir verdanken diese Kenntnis von der Wirkung des Prolactins einer Vielzahl experimenteller Beobachtungen. Die *histiotrope Wirkung* des Hormons läßt sich am einleuchtendsten aus einem Versuch von Lyons ableiten, der in einen Milchgang eines mit beiden Keimdrüsenhormonen vorbehandelten Kaninchens Prolactin injizierte. Er sah nur in den injizierten Läppchen der Milchdrüse eine Lactation auftreten.

Aus den Arbeiten von Folley geht hervor, daß das Polactin nicht nur eine histiotrope Wirkung besitzt, sondern auch als *chemischer Katalysator* in die Vorgänge der Milchbildung eingreift. Der Gasaustausch von Milchdrüsenabschnitten wird in vitro durch Prolactin gesteigert.

Daß es sich bei dem Prolactin um ein phylogenetisch altes Hormon handelt, geht daraus hervor, daß es auch bei niederen Wirbeltieren einschließlich der Vögel wirksam ist. Der von Riddle gefundene Einfluß des Prolactins auf die Kropfmilchdrüsen der Taube, die während der Brutzeit zu holokriner Sekretion gelangen, wird auch heute noch zur biologischen Testierung des Prolactins verwandt.

Außer der beschriebenen mammotropen Wirkung besitzt das Prolactin auch eine *luteotrope Wirkung*, die u. a. von Voss im Tierexperiment belegt wurde.

Natürliche oder experimentell erzeugte Corpora lutea des Ovariums der Ratte, die an sich funktionell unwirksam sind, werden durch dieses luteotrope Hormon (LTH), das in den acidophilen Zellen des HVL gebildet wird, zu funktionierenden Gelbkörpern umgewandelt.

In eigenen Untersuchungen an virginellen Meerschweinchen fiel uns bei der serienmäßigen Testierung pflanzlicher und synthetischer Stoffe in ihrer Wirkung auf die gonadotrope Funktion des Hypophysenvorderlappens eine Substanz auf, bei der in bestimmter peroraler Dosierung eine parallel verlaufende verstärkte Luteinisierung der Eierstöcke und eine Proliferation der Mammae als Ausdruck einer verstärkten LTH-Wirkung zu beobachten war (siehe Abb. 1, Spalten A—D, obere Reihe).

Wenn man 350 g schwere virginelle Meerschweinchen kastriert und anschließend ein Ovar in die Milz implantiert, kommt es durch den Wegfall der Ovarialhormonwirkung auf die Hypophyse zu einer Hypertrophie des Ovarialimplantats (Milzovar) mit großen Follikeln und Corpora lutea als Ausdruck einer verstärkten gonadotropen Wirkung[1]. Die in den Pfortaderkreislauf abgegebenen Ovarialhormone werden anfangs noch in der Leber völlig inaktiviert. Bei der von uns hier gewählten Versuchsdauer von 90 Tagen wird das Inaktivierungsvermögen der Leber insuffizient und ein Teil der Ovarialhormone passiert die Leber, führt einerseits durch einen „Hohlwegeffekt" zu einer weiteren Luteinisierung und bewirkt andererseits eine relative Uterushypertrophie. Bei der Kontrollserie beträgt die an Serienschnitten gemessene durchschnittliche luteinisierte Fläche 217 Noniuseinheiten (NE)[2], das durchschnittliche Uterusgewicht liegt mit 778 mg etwa 3mal so hoch wie das eines Kastratenuterus. Die Mammae sind wenig entwickelt. Behandelt man die operierten Meerschweinchen mit einem Pflanzenextrakt aus Agnus Castus[3] in der Dosierung der Serien B und C (0,3 bzw. 0,5 Tropfen Extrakt/400 g Tiergewicht täglich), so führt eine vermehrte Ausschüttung von LTH einerseits zu einer verstärkten Luteinisierung der Ovarien (durchschnittliche maximale luteinisierte Flächen 431 bzw. 443 NE) und andererseits zu einer Proliferation der Mammae. Die eingangs erwähnten Voraussetzungen für eine Proliferation der Mammae sind mit den synergistisch wirkenden, die Leber passierenden Ovarialhormonen und einer geeignet starken, durch den Extrakt angeregten Prolactinausschüttung hier gegeben. Bei einer Verstärkung der Dosis des Extraktes in Serie D kommt es zu einer statistisch signifikanten[4] Hypophysenatrophie (Hypophysengewicht durchschnittlich 10,3 mg gegenüber 12,9 mg bei Kontrolltieren) mit geringerer Ausschüttung von LTH, kenntlich an der geringeren Luteinisierung (186 NE). Die daraufhin in verminderter Menge von den Milzimplantaten abgegebenen Ovarialhormone werden von der Leber vollkommener inaktiviert, da sie das Inaktivierungsvermögen weniger überschreiten. Dadurch kommt es zu einer statistisch signifikanten[4] Uterusatrophie (durchschnittliches Uterusgewicht von 436 mg im Vergleich zu 778 mg bei Kontrollen). Die Proliferation der Mammae bleibt bei den relativ niedrigen LTH- und Ovarialhormonspiegeln aus.

---

[1] In dem Schema der Abb. 1 sind nur das luteinisierende und das luteotrope Hormon (LH und LTH) eingezeichnet und ist das follikelstimulierende Hormon nicht mit dargestellt.

[2] Ottsches Polarplanimeter; 1 NE = 9765 μ^2.

[3] Agnolyt (Madaus).

[4] Zu den statistischen Berechnungen wurde der t-Test nach PÄTAU herangezogen.

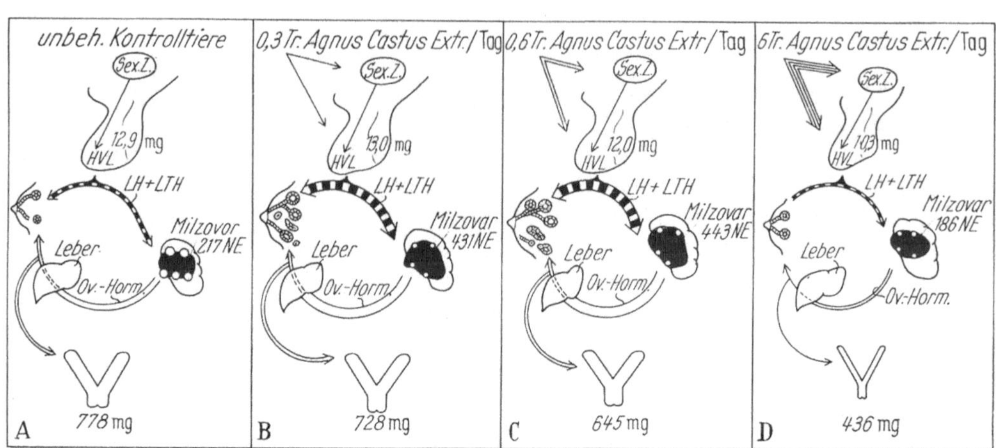

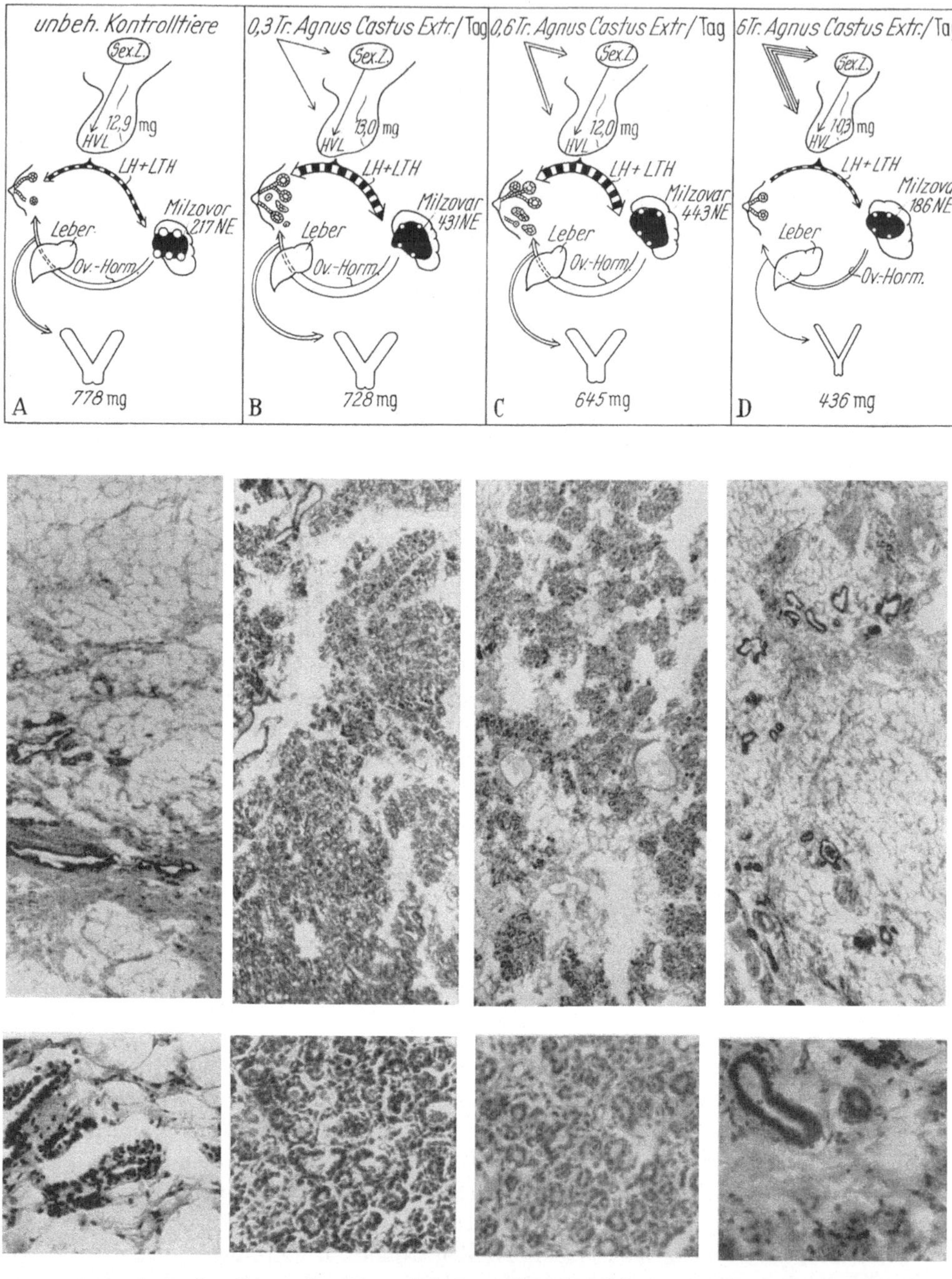

Abb. 1. Spalte *A—D, obere Skizzenreihe:* Schematische Darstellung der Wirkung von Agnus-Castus-Extrakt auf die LTH-(= Prolactin) Ausschüttung weiblicher virgineller Meerschweinchen von 300—400 g, denen nach Kastration ein Ovar in die Milz implantiert wurde. Nach einer Versuchsdauer von 90 Tagen ist das Inaktivierungsvermögen der Leber für die in den Pfortaderkreislauf abgegebenen Ovarialhormone des Ovarimplantats insuffizient geworden. Die synergistische Wirkung der Ovarialhormone an den Mammae ist der Boden, auf dem sich die durch den Extrakt gesteigerte LTH-Wirkung entfalten kann. Es kommt zur Mammahypertrophie bei gleichzeitiger verstärkter Luteinisierung der Ovarien (Spalte *B* und *C*). Bei stärkster Dosierung sind die Mammae atrophisch, da die LTH-Bildung gehemmt wird (Spalte *D*). Die *mittlere* und *untere Abbildungsreihe* zeigt in den verschiedenen Spalten in Lupen- und stärkerer Vergrößerung die zu den Versuchsserien gehörenden jeweiligen histologischen Bilder der Mammae. H. E. (32 mal und 128 mal)

Die folgenden Diapositive zeigen in Lupenvergrößerung typische histologische Bilder der Mammae der 4 Versuchsserien (Spalten A—D, mittlere Reihe): Ruhende Drüsen der Kontrolltiere, Proliferation der Endstücke und Ausführungsgänge bei den mittleren Dosierungen und atrophische Mammae der stärksten Dosierung, die bei stärkerer Vergrößerung (Abb. 1, A—D, untere Reihe) noch eindrucksvoller erscheinen.

Zusammenfassend können wir also feststellen, daß es im geeigneten Tierexperiment am Meerschweinchen möglich ist, auch ohne Vorliegen einer Schwangerschaft eine Mammahypertrophie mit gleichzeitiger Luteinisierung der Ovarien in Abhängigkeit von der Prolactinausschüttung durch Behandlung mit einem Pflanzenextrakt zu erzeugen. Die Befunde sind ein weiterer Beweis für die *histiotrope Wirkung* des *Prolactins.* Umgekehrt sprechen diese Beobachtungen für einen diencephal-hypophysären Angriffspunkt des verwendeten Pflanzenextraktes. Klinische Befunde stehen damit in gutem Einklang.

Literatur

1. ANSELMINO, K., u. FR. HOFFMANN: Handbuch der Pharmakologie, Ergänzungsband, 1939.
2. BATES, R. W., O. RIDDLE and E. L. LAHR: Amer. J. Physiol. **113**, 259 (1935).
3. BUSCHBECK, H.: Verh. dtsch. Ges. Endokrinologie in Goslar 1954.
4. FAUVET, E.: Arch. Gynäk. **178**, 104 (1950).
5. — Arch. Gynäk. **175**, 184 (1944).
6. FOLLEY, S. J.: J. roy. Soc. **93**, 114 (1945).
7. — Brit. med. Bull. **2—3**, 1100 (1947).
8. — Recent Progr. Hormone Res. **7**, 107 (1952).
9. HALLER, J.: Geburtsh. u. Frauenheilk. **11**, 1353 (1958).
10. HARRIS, G. W.: Verh. Kongr. dtsch. Ges. Gynäkol. in München 1952.
11. HESS, G., u. M. HESS: Arch. Gynäk. **181**, 700 (1952).
12. HUME, B. J., Biochem. J. **52** (1952).
13. IVERSEN, K., and G. ASBOE-HANSEN: Acta endocr. (Kbh.) **11**, 111 (1952).
14. KRACHT, J.: Dtsch. med. Wschr. **1956**, 537.
15. — Naturwissenschaften **44**, 15 (1957).
16.— Viertes Symposion der dtsch. Ges. für Endokrinol. in Berlin, 1956. Berlin-Göttingen-Heidelberg: Springer 1957.
17. LI, CH., and H. M. EVANS: Recent Progr. Hormone Res. **3**, 3 (1948).
17a.LYONS, W. R.: Proc. Soc. exp. Biol. (N. Y.) **51**, 308 (1942).
18. MEITES, J., and C. W. TURNER: Lactogenic Hormone; in Hormone assay. Edit. by EMMENS. New York: Acad. Press Inc. 1950.
19. PHILIPP, E.: Zbl. Gynäk. **54**, 3076 (1930).
20. ROMEIS, B.: Handbuch der mikroskopischen Anatomie. VI, 3. Berlin: Springer 1940.
21. VOSS, H. E.: Arch. Gynäk. **178**, 180 (1950).
22. — Arzneimittelforsch. **2**, 477 (1952).
23. — 5. Colloquium der Gesellsch. für Physiologie Chemie 1954 in Mosbach/Baden. Berlin-Göttingen-Heidelberg: Springer 1955.
24. YOUNG, F. G.: Recent Progr. Hormone Res. **8**, 498 (1953).